D1696615

Секреты красоты и здоровья

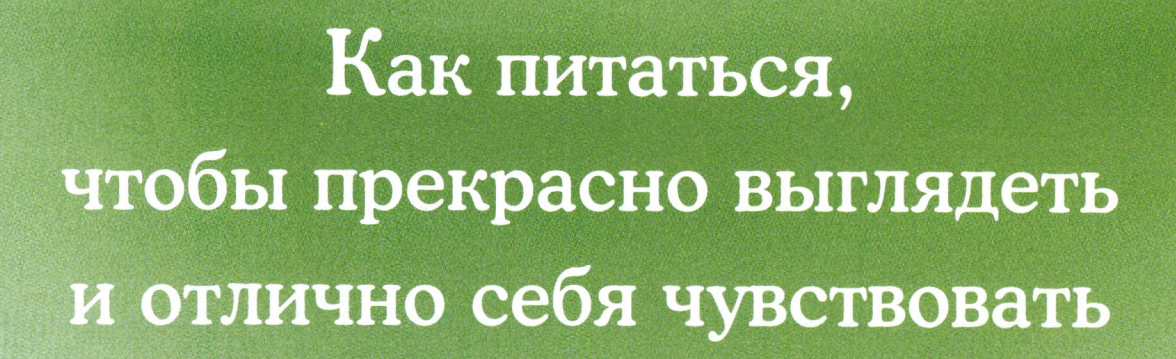

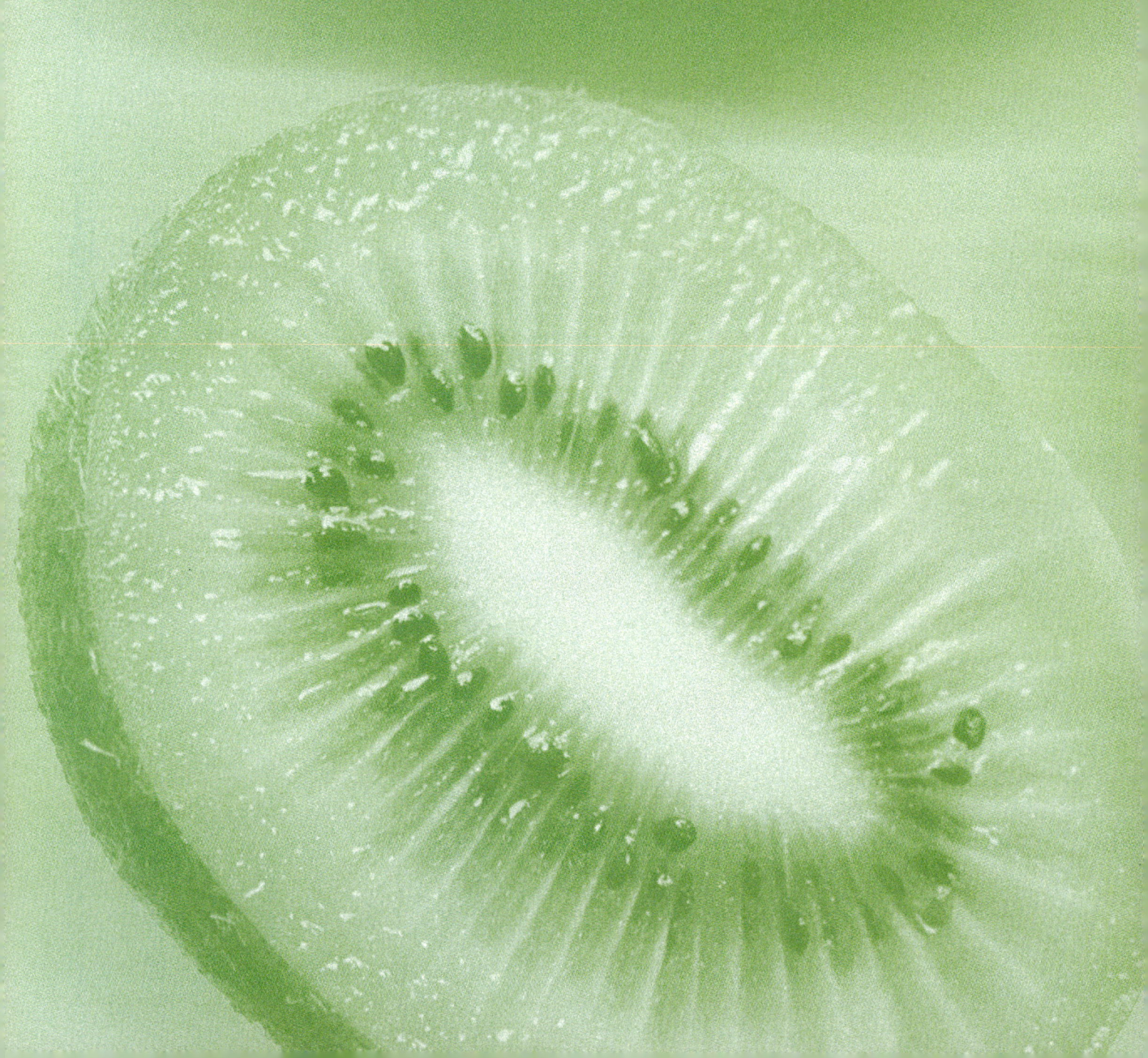

Как питаться, чтобы прекрасно выглядеть и отлично себя чувствовать

Секреты красоты и здоровья

ридерз дайджест

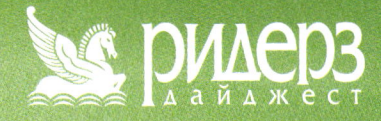

ЛОНДОН • НЬЮ-ЙОРК • СИДНЕЙ • МОСКВА

Секреты красоты и здоровья

Печатается по изданию
Food for Your Body
Подготовлено издательством
Carroll & Brown Limited,
20 Lonsdale Road, London NW6 6RD
по заказу Reader's Digest Association
Limited, London

First English Edition Copyright © 2001

Ведущий редактор
Ивона Дойч
**Ведущий художественный
редактор**
Аделла Моррис

Перевод с английского
Copyright © 2002
ЗАО «Издательский Дом
Ридерз Дайджест»

Перепечатка в любом виде,
полностью или частями,
на русском или других языках
запрещена.
Эмблемы «Ридерз Дайджест»
и «Пегас»
являются зарегистрированными
торговыми марками.

ISBN 5-89355-022-6

Произведено во Франции, 2003 г.

Русское издание подготовлено
ЗАО «Издательский Дом Ридерз Дайджест»

Главный редактор книжной программы
Натела Ярошенко

Редакторы
Татьяна Коршунова
Галина Филатова

Редактор-консультант
Нина Фомина

Корректоры
Елизавета Толстикова
Румия Шаймарданова

Компьютерная верстка
Мария Маврина
Юлия Таранова

Директор по производству
Светлана Егорова

ПРЕДИСЛОВИЕ

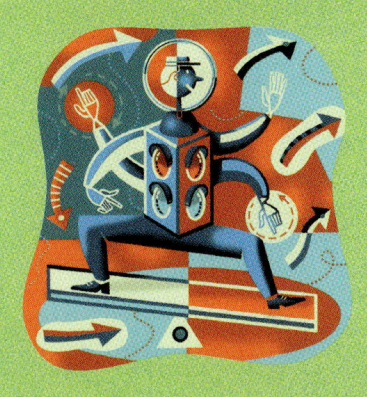

Еда – одно из величайших наслаждений жизни. Всем хорошо знакомо состояние предвкушения, когда волшебные ароматы доносятся из кухни, и то удовлетворение, которое охватывает нас после сытной трапезы.

Однако хорошее питание – не просто удовольствие, это целое искусство. Пища принесет гораздо больше пользы, если вы научитесь разбираться в том, что она собой представляет, какие важные и нужные вещества содержит и, главное, насколько подходит именно вам.

Полезно также знать, какое воздействие оказывают те или иные продукты на состояние физического и духовного здоровья. Порой даже незначительные изменения привычного рациона могут существенно улучшить самочувствие. Так что старая пословица: я есть то, что я ем, едва ли является преувеличением.

Кроме того, не будем забывать, что пища может быть и отличным развлечением: приготовление и дегустация новых блюд, обед с друзьями, магия кухни и сервировки стола – мало кто согласился бы обойтись без всего этого. «Хорошая пища, а не возвышенные слова – вот что дает мне силы жить», – говорил Мольер.

СОДЕРЖАНИЕ

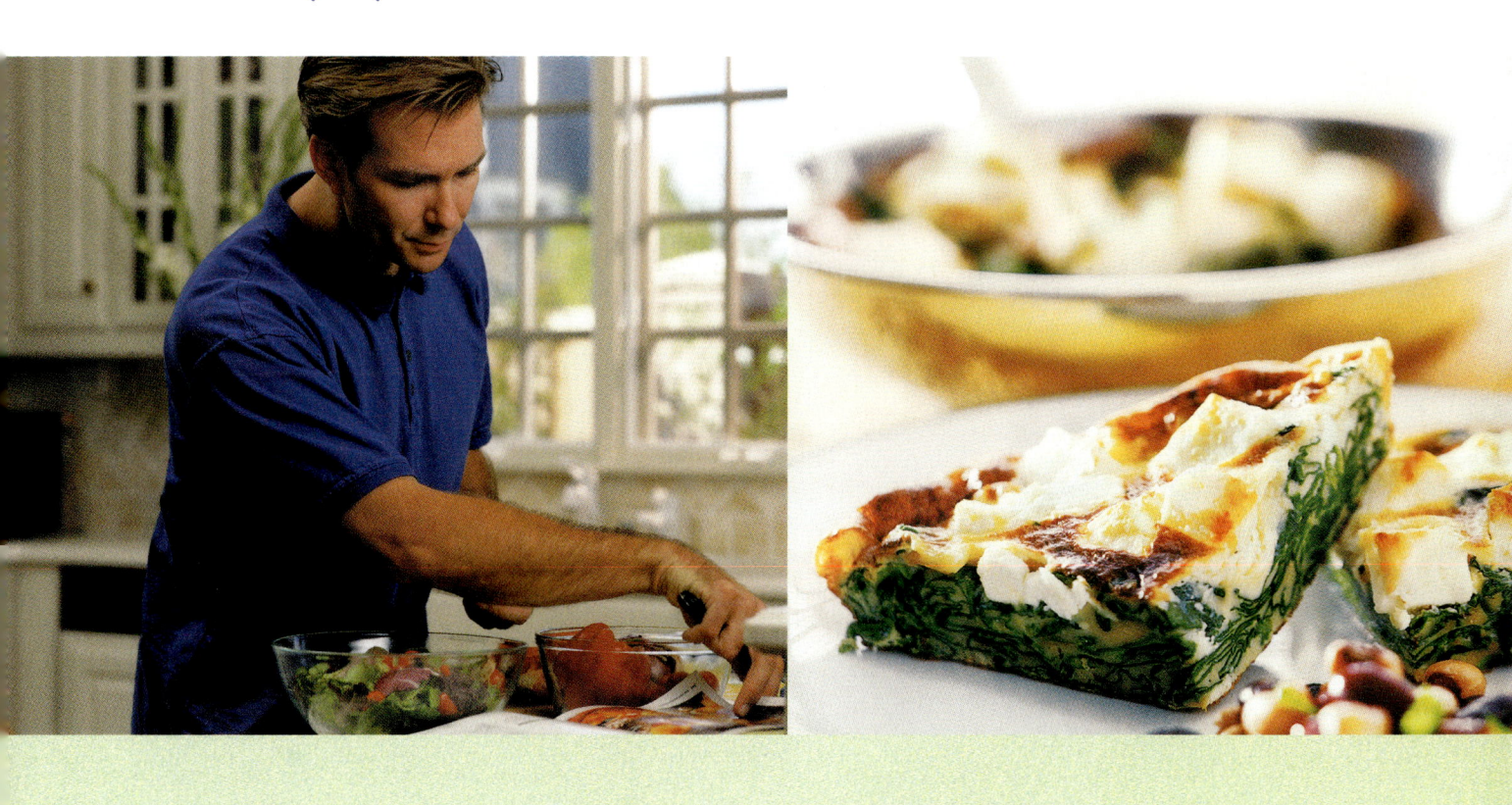

Введение 8–23

Сила тела

Излучая здоровье	26–35
Мозг и нервы	36–43
Телу – надежная опора	44–53
Ровное биение сердца	54–65
Дыхание жизни	66–73
Здоровое пищеварение	74–87
Пища, энергия, вес	88–101
Гормональная система	102–107
Секс и сексуальность	108–115
Как усилить защиту	116–129

Через года

Все лучшее – детям	132–141
Бурный рост	142–153
Веселое время	154–159
Рождение семьи	160–169
Молодая мама и малыш	170–177
Пора расцвета	178–189
Наперекор годам	190–197
Когда старость в радость	198–203

Сила духа

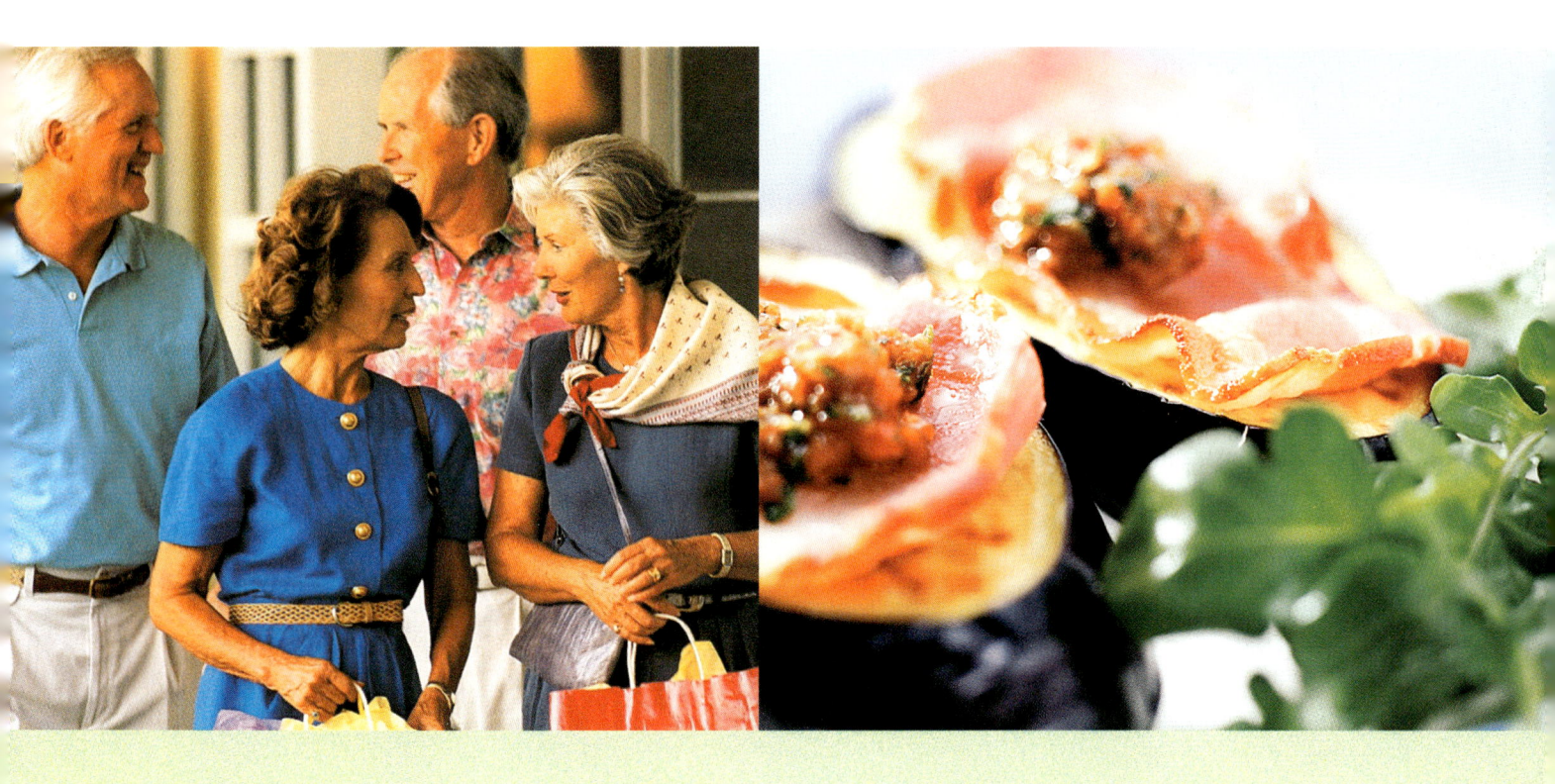

Как спастись от стресса	206–215
Поднимем настроение	216–227
Аппетит и здоровье	228–231
К пище – с уважением	232–241
Пища и сон	242–249
Как победить усталость	250–257
Не впадайте в крайности	258–263
Возможности памяти	264–269
Питание и поведение	270–275

Образ жизни

Как вы отдыхаете	278–289
Условия на работе	290–305
Питание в дороге	306–313
Стресс на работе	314–321
Согласно обстоятельствам	322–337

Основные рецепты	**338–339**
Таблица пищевых продуктов	**340–341**
Указатель рецептов	**342–343**
Алфавитный указатель	**344–352**
Список иллюстраций	**352**

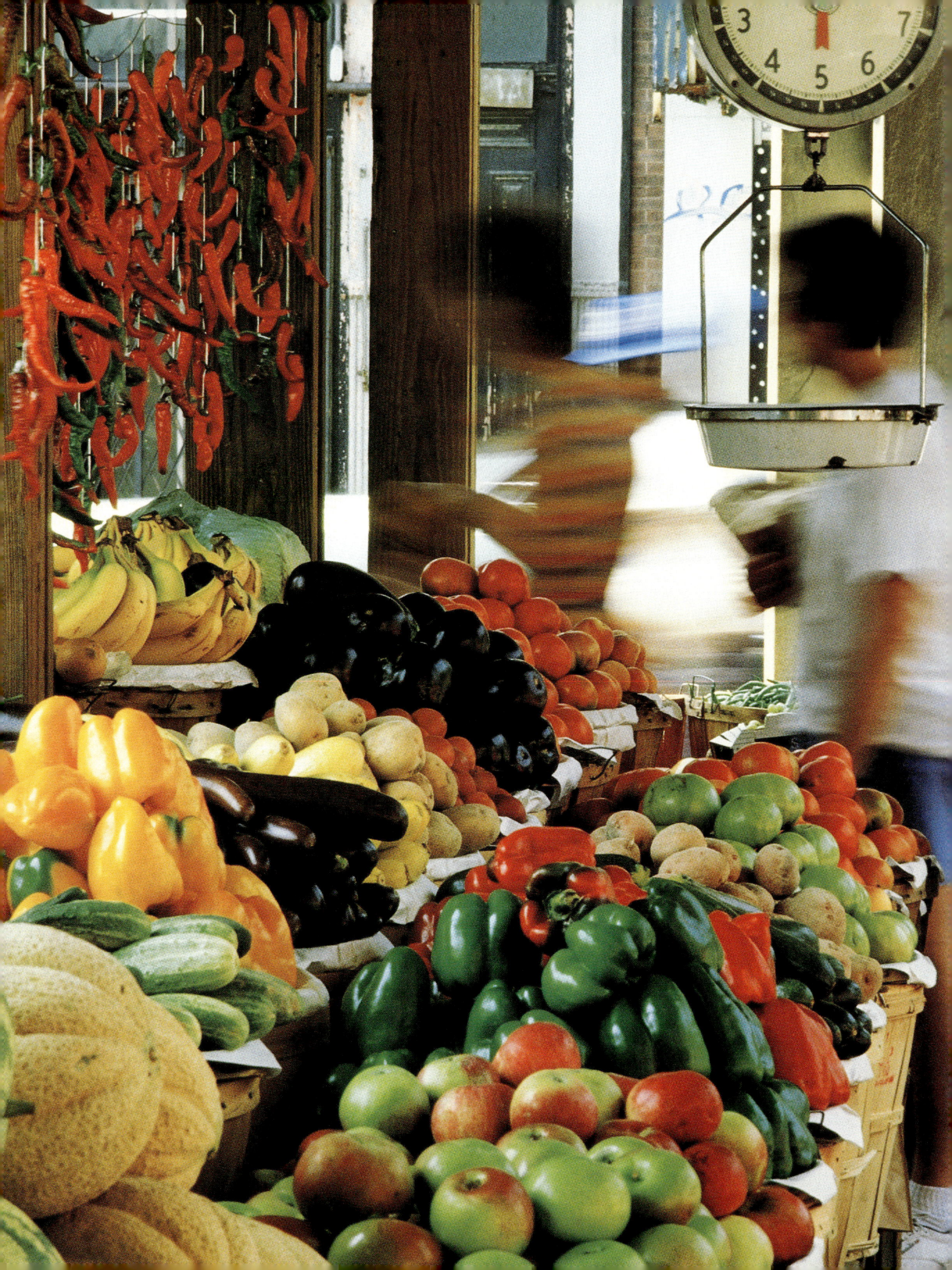

ВВЕДЕНИЕ

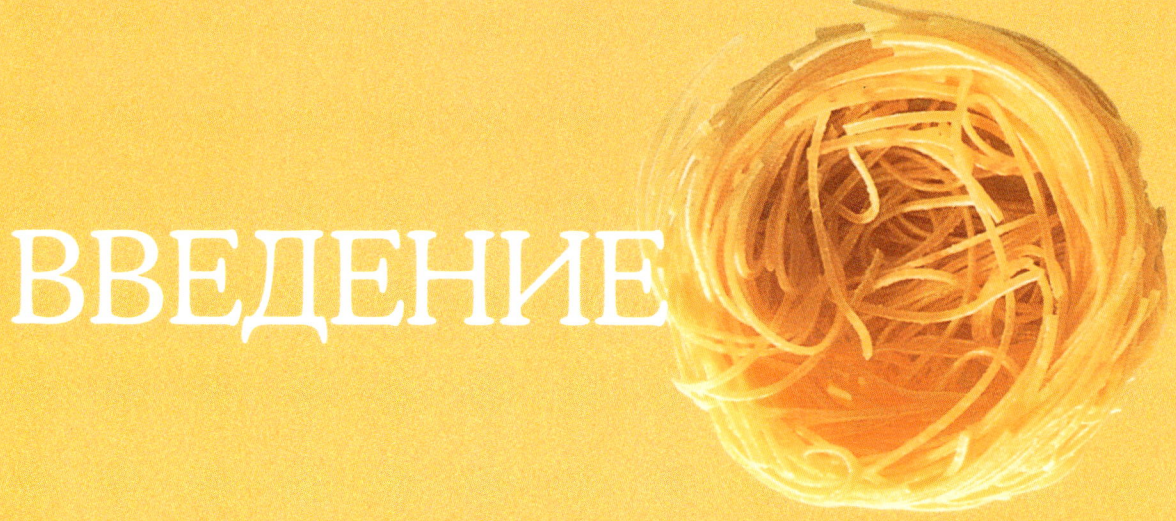

С пищей организм человека получает большую часть питательных веществ, необходимых для нормальной работы. Поэтому умение разбираться в пищевых продуктах – ключ к сохранению здоровья, собственного и своих близких. С нашей книгой вы научитесь этому быстро и без особых усилий.

Книга содержит четыре главы. Первая, «Сила тела», знакомит с тем, как именно пища влияет на организм человека и его функции; во второй, «Через года», объясняется, как и почему на разных этапах жизни меняются наши пищевые потребности; в третьей главе, «Сила духа», изучается наше отношение к питанию и сложная взаимосвязь пищи и настроения; наконец, в последней, четвертой главе, «Образ жизни», даются рекомендации, как приспособить рацион питания к сложившемуся образу жизни.

Вашему вниманию предлагается множество интересных идей для составления меню и рецептов оригинальных блюд, разработанных на основе принципов правильного питания с учетом возраста и образа жизни. Особо выделены разделы, касающиеся способов приготовления пищи, методов решения конкретных проблем здоровья, а также «суперпищи» – обычных или экзотических ингредиентов, обладающих особенно полезными для здоровья свойствами.

Хотя едим мы каждый день, но зачастую не замечаем, что едим и как. Книга поможет внимательнее отнестись к рациону, чтобы получить как можно больше пользы и удовольствия от еды.

Как пользоваться рецептами
- Если количество продукта измеряется ложками, то имеется в виду полная ложка без верха, если не указано иначе; 5 мл соответствует 1 чайной ложке без верха; 15 мл – 1 столовой ложке без верха.
- Яйца берутся крупные, если не указано иначе.
- В состав многих блюд входит черный перец; лучше, если он будет свежемолотым. Сыр пармезан лучше натереть на терке непосредственно перед использованием.
- По возможности используйте свежую зелень.

Если в вашем распоряжении только сухие травы, берите их из расчета 1–1,5 чайной ложки вместо 1 столовой ложки свежей зелени.

Пищевая ценность Для каждого рецепта приведены средние цифры без учета сопутствующих продуктов, используемых по желанию, например хлеб к супу. В рецептах основных блюд цифровые данные не включают овощей или других гарниров, кроме тех случаев, когда они являются частью самого блюда.

Сбалансированное питание

Здоровье организма зависит от регулярного, хорошо сбалансированного поступления питательных веществ. Использование правильного рациона имеет массу преимуществ: здоровая диета снижает риск развития заболеваний сердца, некоторых форм рака, ожирения, диабета, высокого артериального давления и остеопороза.

С пищей мы получаем два вида питательных веществ – макро- и микроэлементы. К первым относятся углеводы, жиры и белки. Углеводы и жиры обеспечивают организм энергией, причем часть ее может откладываться про запас в виде жира. Кроме того, жиры служат источником незаменимых жирных кислот, которые сам организм не вырабатывает, и жирорастворимых витаминов A, D, E и K. Белки обеспечивают нас аминокислотами – строительным материалом, необходимым для формирования мышечной ткани, нежировой ткани и восстановления клеток.

Микроэлементы включают минералы и витамины. Минералы нужны организму для роста и восстановления тканей и регулирования обменных процессов. Существует два вида витаминов – водорастворимые (витамины группы B и витамин C) и жирорастворимые (витамины A, D, E и K). Водорастворимые витамины не накапливаются в организме, поэтому во избежание дефицита они должны поступать с пищей ежедневно. Жирорастворимые витамины организм способен откладывать про запас, однако некоторые из них, особенно A и D, в чрезмерных количествах становятся токсичными. Они должны поступать в организм понемногу, но регулярно. Часто помогает прием витаминов и других питательных веществ в виде пищевых добавок.

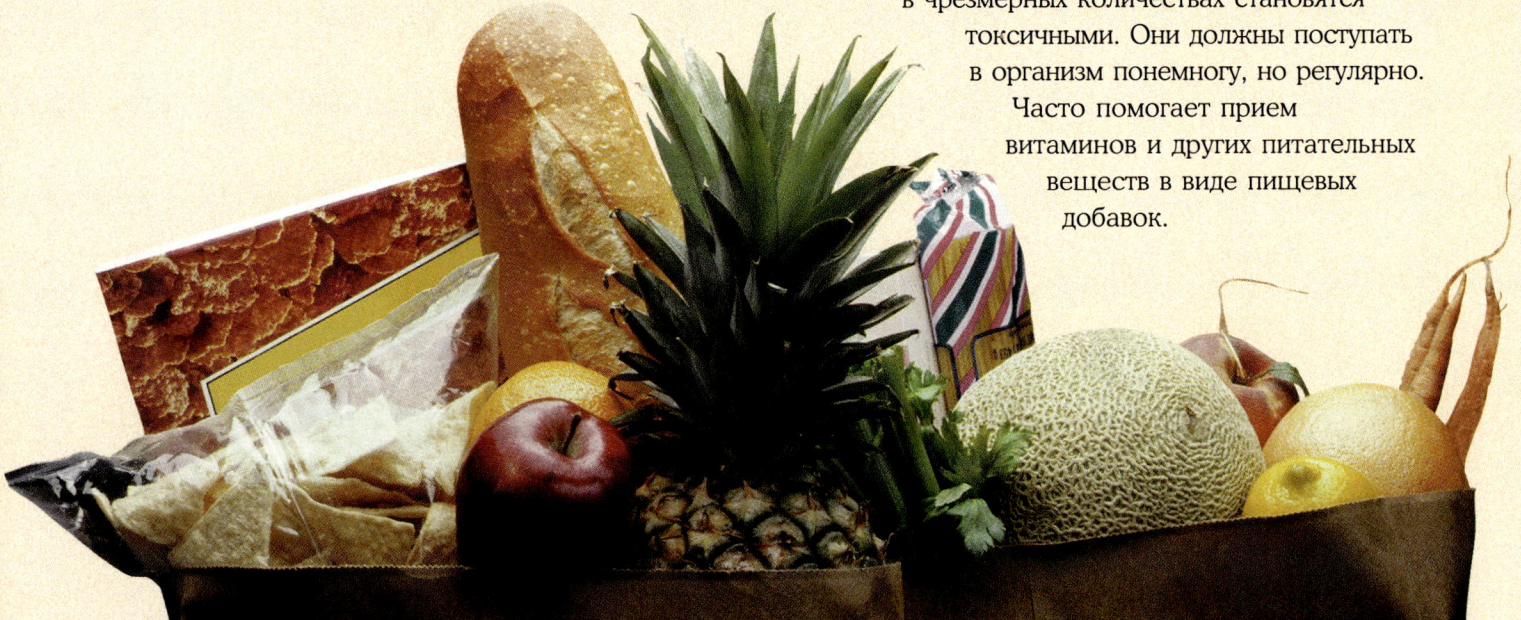

ПЯТЬ ГРУПП ПРОДУКТОВ

Чтобы помочь в выборе необходимых продуктов питания, диетологи предлагают простой способ. В зависимости от содержания питательных веществ они разделили все продукты на пять групп и разработали рекомендации по количественному соотношению продуктов разных групп в ежедневном сбалансированном рационе.

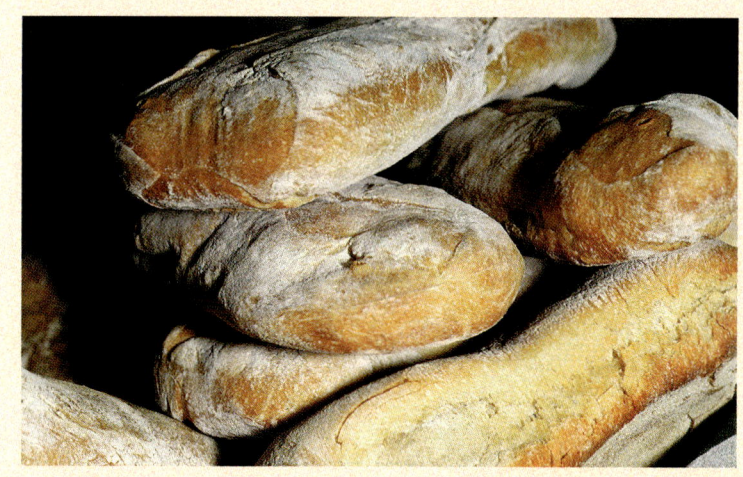

6–11 порций ежедневно

Хлеб, картофель, зерновые

Стандартные порции: 1 ломтик хлеба или тост; 3 ст. л. хлопьев; 3 хрустящих хлебца или крекера; 1 картофелина средних размеров; 2 ст. л. с верхом вареного риса или макаронных изделий.
Под зерновыми подразумевают макаронные изделия, изделия из дробленого зерна, рис, овсяную крупу, кукурузу, просо, кукурузную муку. В эту группу входят также различные бобовые. Все перечисленные продукты богаты углеводами, витаминами группы В и селеном, содержат кальций и железо. Они – важный источник клетчатки и должны составлять 33% сбалансированного рациона. Они дают ощущение сытости, не обременяя лишними калориями (при условии, что не подаются с жирными соусами или большим количеством масла). Нерастворимая клетчатка, которой богаты зерновые продукты, овощи и орехи, помогает предотвратить запоры и расстройства желудка, ускоряя прохождение пищи по толстой кишке. Растворимая клетчатка, содержащаяся в основном в бобовых и овсяной крупе, способствует снижению уровня холестерина и регулирует уровень сахара в крови. Больше всего клетчатки в хлебе из цельнозерновой муки, нешлифованном рисе и продуктах из цельного зерна. Взрослым следует потреблять по крайней мере 18 г клетчатки в день: один ломтик хлеба из непросеянной муки содержит 2 г клетчатки, яблоко – 2,7 г. Для малышей богатые клетчаткой зерновые продукты не рекомендуются, так как насыщение может наступить раньше, чем ребенок съест все, что должно входить в его рацион.

Фрукты и овощи

Стандартные порции: свежие фрукты – 1 штука; 1 средняя порция овощей или салата; 6 ст. л. компота или

Фрукты и овощи

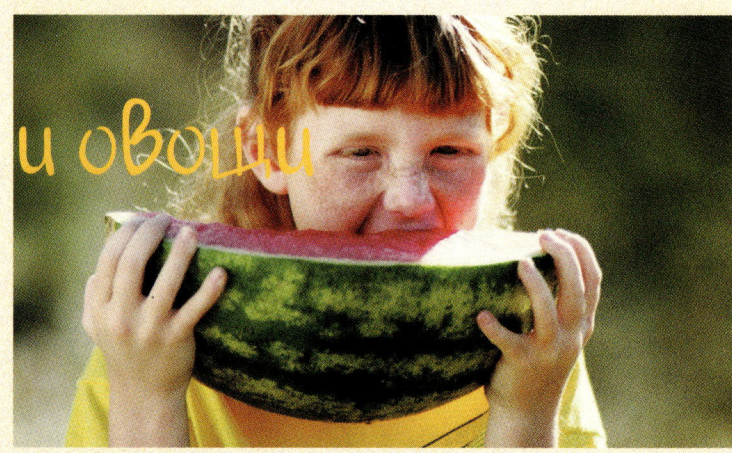

Не меньше 5 порций ежедневно

консервированных фруктов; 1 маленький стакан (100 мл) фруктового сока. Продукты этой группы должны составлять 33% ежедневного сбалансированного рациона.

Фрукты и овощи высокопитательны, так как богаты витаминами, особенно А, С и Е, минералами, такими, как кальций, магний, калий и железо, и антиоксидантами, способными защитить организм от некоторых видов рака и сердечных заболеваний. Кроме того, многие из них содержат ценные химические вещества растительного происхождения, которые предохраняют от болезней, а также придают пище характерный цвет и аромат.

Фрукты и овощи практически не содержат жиров, малокалорийны, хорошие источники растворимой и нерастворимой клетчатки. В день их следует потреблять около 400 г. Сделать это совсем нетрудно благодаря разнообразию фруктово-овощной продукции (соки, компоты, а также свежие, замороженные, сушеные плоды).

Мясо, рыба и их заменители

Стандартные порции: 3 кусочка (по 70 г) говядины, свинины, ветчины, баранины, печени, почек, курицы или жирной рыбы; 115–140 г белой рыбы; 2 яйца (но не более 4 в неделю); 5 ст. л. вареной фасоли, чечевицы или других бобовых; 2 ст. л. орехов, арахисового масла.

Продукты этой группы – основной источник белка, необходимого для выполнения организмом важнейших функций, включая рост клеток, а также их поддержание и восстановление. Белки, содержащиеся в мясе, рыбе, молочных продуктах и яйцах, обеспечивают организм восемью незаменимыми аминокислотами, которые сам он не синтезирует.

Потребность в белках не столь велика, поэтому продукты этой группы должны составлять всего 12% ежедневного рациона. Мужчинам необходимо 55 г богатой белком пищи в день, женщинам – 45 г. Детям от 7 до 10 лет достаточно около 28 г.

Мясо, домашняя птица и рыба богаты такими минералами, как железо, цинк и магний, а также важными для здоровья витаминами группы В. Кроме того, они содержат жиры. Современные технологии выращивания скота позволяют получать очень постное мясо, но мясопродукты (например, колбаса или пирог с мясом) могут содержать большое количество жира. Белое мясо домашней птицы нежирное, а вот темное и кожа очень богаты жиром.

Жирная рыба содержит омега-3-жирные кислоты, которые предупреждают развитие сердечных

Мясо и рыба

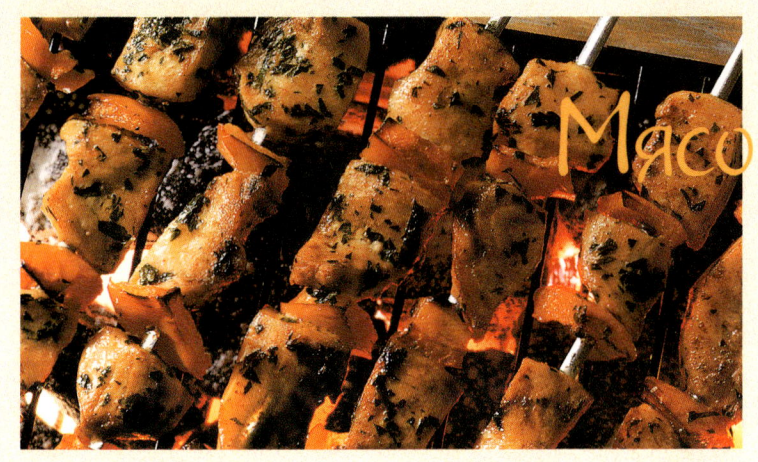

2–3 порции ежедневно

заболеваний и инсульты и рекомендуются при артрите и псориазе. Эти виды рыбы – один из немногих пищевых источников витамина D. Рыба богата и витамином B_{12}, крайне необходимым для здоровья нервной системы, и йодом, в котором нуждается щитовидная железа. Белая рыба, содержащая мало жира, хороший источник антиоксиданта – минерала селена.

Яйца богаты витамином B_{12}, однако желток содержит большое количество холестерина. Поэтому, хотя и считается, что холестерин пищевых продуктов не повышает уровень его в крови, людям с наследственной предрасположенностью к сердечно-сосудистым заболеваниям рекомендуется ограничить потребление яиц до двух штук в неделю.

Орехи, бобовые и семечки – хороший источник магния, необходимого для здоровья нервной системы, зубов и костей, а также витаминов группы В. Орехи богаты витамином Е и минералами, но при этом высококалорийны и иногда вызывают аллергические реакции.

Бобовые содержат много клетчатки и мало жира. Соевые бобы – источник фосфора, калия, железа, фолата и витамина Е, а семена – витамина Е, клетчатки и ненасыщенных жиров.

Молоко и молочные продукты

Стандартные порции: 1 стакан (200 мл) молока; 25 г сыра чеддер; 1 маленький стаканчик натурального йогурта; 115 г домашнего сыра, творога. Молоко, йогурт и сыр – хорошие источники кальция и белка. По мнению диетологов, они должны составлять около 15% ежедневного рациона.

Эти продукты содержат насыщенные жиры, поэтому взрослым рекомендуется ограничивать потребление цельных молочных продуктов, заменив их нежирными аналогами. Молочные продукты богаты рибофлавином (витамин B_2), необходимым для высвобождения энергии из пищи и усваивания витамина B_6 и ниацина. Цельное молоко и продукты из него содержат витамины А и D. Все дети, включая подростков, нуждаются в жире для роста, поэтому малышам до двух лет не следует давать обезжиренные молочные продукты. Дети старше двух лет могут потреблять молоко с пониженным содержанием жира при условии, что их пища разнообразна и питательна.

Жиры и сахар

Стандартные порции жиров: 10 г сливочного масла или маргарина; 20 г мягкого масла; 1 ч. л. кулинарного жира; 1 ст. л. майонеза или заправки для салата; 1 ст. л. сливок; 1 пакетик

сбалансированное питание

2–4 порции ежедневно

Молоко и молочные продукты

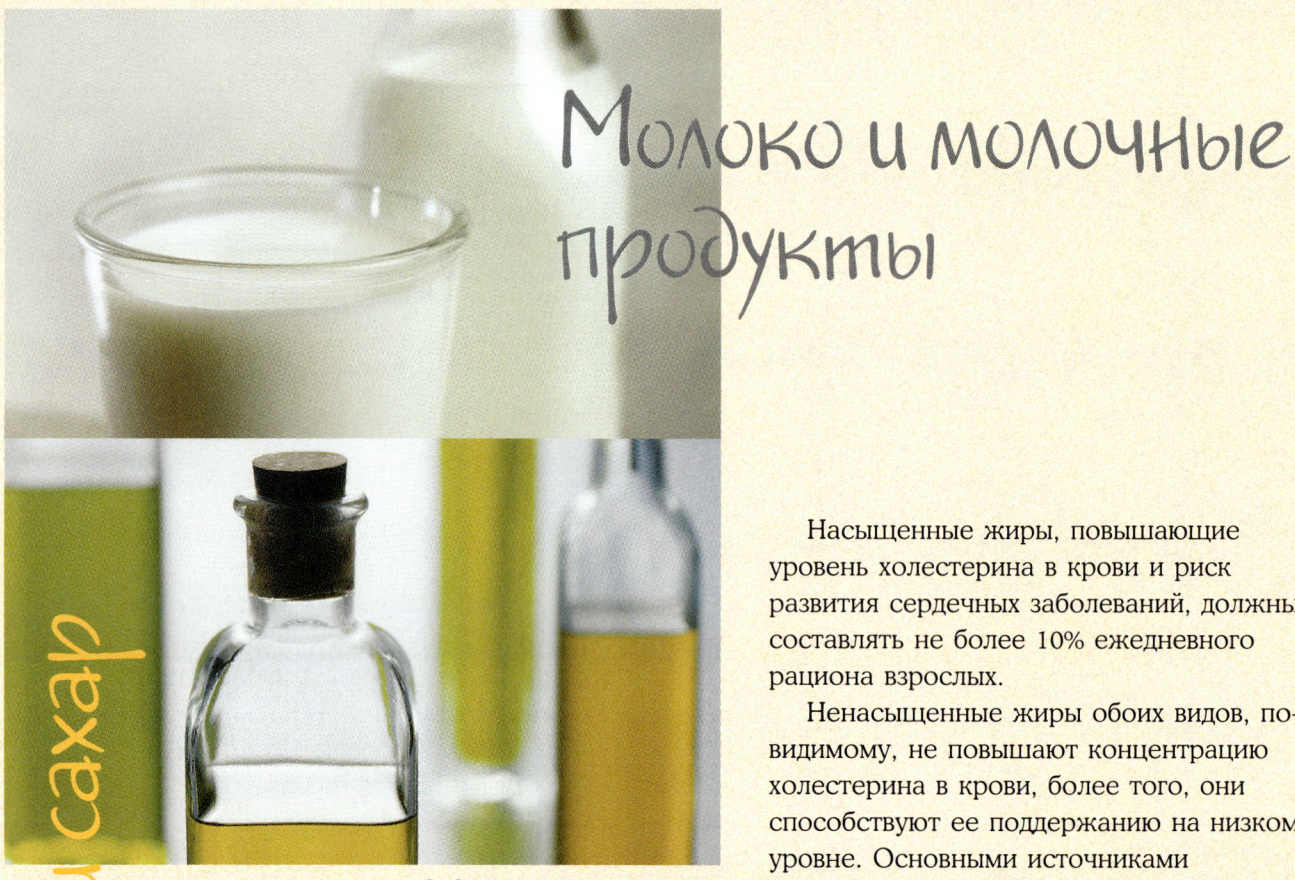

0–2 порции ежедневно

Жиры и сахар

хрустящего картофеля.
Стандартные порции сахара: 3 ч. л. сахара; 1 ч. л. (с верхом) джема или меда; 2 сладких печенья; 1 пончик; 1 маленькая плитка шоколада.
Продукты, содержащие жиры и сахар, должны составлять наименьшую долю в рационе: всего лишь около 8%.

Жиры – наиболее концентрированный источник калорий в питании, дающий в два раза больше энергии, чем углеводы или белки. Организму требуется лишь 25 г жиров в день, чтобы обеспечить усвоение жирорастворимых витаминов.

Все жиры состоят из трех видов жирных кислот: насыщенных (большинство при комнатной температуре находятся в твердом состоянии), моно- и полиненасыщенных (при комнатной температуре остаются жидкими).

Насыщенные жиры, повышающие уровень холестерина в крови и риск развития сердечных заболеваний, должны составлять не более 10% ежедневного рациона взрослых.

Ненасыщенные жиры обоих видов, по-видимому, не повышают концентрацию холестерина в крови, более того, они способствуют ее поддержанию на низком уровне. Основными источниками мононенасыщенных жиров служат оливковое и рапсовое масло, авокадо, орехи и семечки. Организм не синтезирует полиненасыщенные жирные кислоты, поэтому эти так называемые «незаменимые жирные кислоты» должны поступать с пищей в виде полиненасыщенных жиров, входящих в состав большинства растительных масел, рыбьего жира и жирной рыбы.

Существуют два вида полиненасыщенных жирных кислот: омега-3 и омега-6. Омега-3-жирные кислоты содержатся в жирной рыбе, соевом и рапсовом масле и грецких орехах. Ежедневная потребность организма в них 1–2 г. Кусок жареного лосося весом 150 г дает 2,7 г.

Источником омега-6-жирных кислот является подсолнечное и кукурузное масло. Они необходимы для восстановления клеток; но в день их требуется не более 4 г.

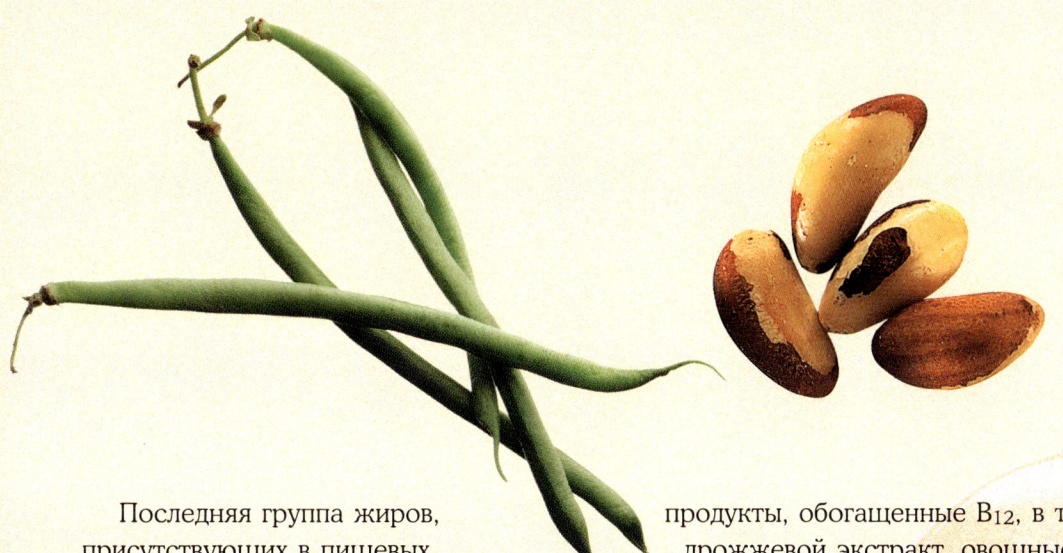

Последняя группа жиров, присутствующих в пищевых продуктах, – трансизомерные жиры. Они входят в состав говядины, баранины и молочных продуктов, а также полуфабрикатов. Трансизомерные жирные кислоты способствуют развитию сердечных заболеваний. Поэтому их доля в ежедневном рационе не должна превышать 2%.

Сахарсодержащие продукты – это безалкогольные напитки, шоколад и кондитерские изделия. Потребляйте их в умеренных количествах и лучше всего во время основных приемов пищи, чтобы уменьшить риск разрушения зубов.

ВЕГЕТАРИАНЦЫ

Белки растительного происхождения не содержат всех незаменимых аминокислот, а поскольку строгие вегетарианцы не едят сыр, яйца и молоко, им приходится комбинировать растительные белки.

Идеальный вариант в этом случае – сочетание бобовых с цельнозерновыми продуктами, такими, как рис или хлеб.

Вегетарианцам необходимы другие источники питательных веществ, которые обычно поступают с мясом.

Витамин B$_{12}$ Вегетарианцы, потребляющие молочные продукты, получают достаточно B$_{12}$. Строгим вегетарианцам, вероятно, следует есть продукты, обогащенные B$_{12}$, в том числе дрожжевой экстракт, овощные бульоны, соевые напитки и готовые зерновые завтраки.

Железо Хорошие источники его – темно-зеленые листовые овощи, бобовые, тофу, яйца, сухофрукты, хлеб из непросеянной муки и обогащенные готовые зерновые завтраки. Из растительных продуктов железо усваивается хуже, чем из мяса, чтобы улучшить процесс его усвоения, ешьте больше витамина С.

Цинк содержат бобовые, нешлифованный рис, ржаной хлеб, яйца, морковь, арахис и сыр.

Кальций поступает с цельнозерновыми продуктами, белым хлебом из обогащенной муки, с мюсли, овсянкой, бобовыми, орехами, темно-зелеными овощами и сухофруктами.

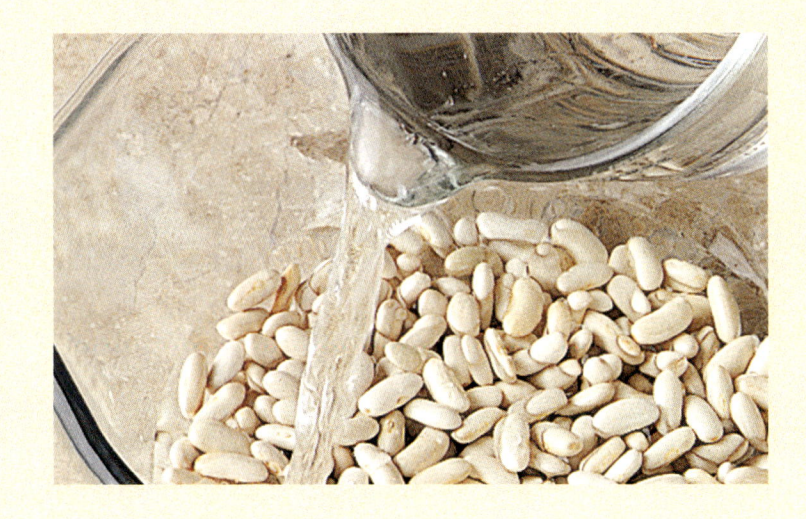

Пища, энергия и вес

Энергию, получаемую из пищи, измеряют в калориях или джоулях. 1 ккал равна примерно 4 кДж.

Большая часть потребляемых калорий используется на поддержание жизни в организме, т.е. на функционирование органов и тканей. Причина избыточного веса не в самих калориях, а в том, что поступает их больше, чем требуется. Изображенные на этих страницах воздушные шары схематически показывают, что количество необходимых калорий зависит от роста, длительности занятий физическими упражнениями и интенсивности нагрузки.

Значительная часть калорий, поступающих с пищей, тут же расходуется. Остаток превращается в химические вещества, которые накапливаются в мышцах, или преобразуется в жир. Вот почему, получая меньше калорий, чем сжигается, вы начинаете использовать жир – и худеете.

У людей старше 30 лет обмен веществ начинает замедляться. Одна из причин этого в том, что по мере старения уменьшается мышечная масса. С 20 до 50 лет человек теряет около 10% мышечной ткани. Постепенно она заменяется жиром (если вы не ведете активный образ жизни и не потребляете меньше калорий).

Важнейший элемент нашего питания – углеводы и жиры. Процесс переваривания пищи требует энергии. Однако на переваривание жиров расходуется меньше энергии, чем на ту же массу белков или сложных углеводов. Кроме того, жиры занимают первое место по калорийности. Чтобы держаться в форме, старайтесь получать

ПРОЖИТОЧНЫЙ МИНИМУМ
Минимальная суточная потребность в энергии
Мужчины: около 1700 ккал
Женщины: около 1300 ккал

РАСТУЩИЙ ДЕТСКИЙ ОРГАНИЗМ
Мальчики и девочки:
1800–2200 ккал в день

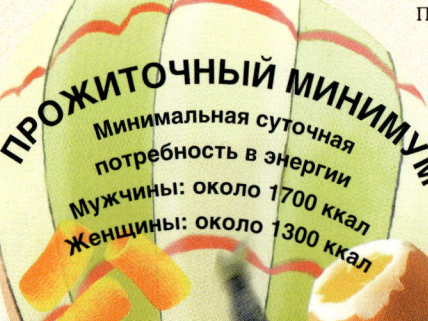

МАЛОПОДВИЖНЫЙ ОБРАЗ ЖИЗНИ
Мужчины: около 2400 ккал в день
Женщины: около 2000 ккал в день

АКТИВНЫЙ ОБРАЗ ЖИЗНИ
Мужчины: около 2850 ккал в день
Женщины: около 2150 ккал в день

В ПОЧТЕННОМ ВОЗРАСТЕ
Мужчины: около 2200 ккал в день
Женщины: около 1850 ккал в день

не меньше 50% ежедневного количества необходимой энергии за счет углеводов и не более 35% за счет жиров. Показатель массы тела (или ПМТ; см. диаграмму внизу) – хороший способ контроля за весом. Рассчитайте его, соединив линии, соответствующие вашему росту и весу. ПМТ выше 25 означает, что вы страдаете избыточным весом.

УТОЛЕНИЕ ЖАЖДЫ
Вода составляет 2/3 массы тела. Потребность в жидкости зависит от роста и массы тела, степени физической активности и температуры воздуха. Вообще же следует выпивать по 6–8 стаканов (или 1,5 л) жидкости в день.

Вода – лучшее средство для восстановления водного баланса организма. В умеренном количестве хороши кофе и чай, но они содержат возбуждающие вещества – кофеин, теобромин и танин, затрудняющие усвоение железа и цинка. Поэтому чай желательно пить через полчаса после приема пищи. Кроме того, кофе и чай обладают мочегонным действием и тем самым ускоряют вымывание из организма водорастворимых витаминов С и В. Фруктовый сок, натуральный или разбавленный, более полезен в питательном отношении, чем чай, кофе, кола или газированные напитки. Алкоголь в небольших дозах даже полезен для здоровья, однако его нельзя считать непременной составляющей ежедневного потребления жидкости.

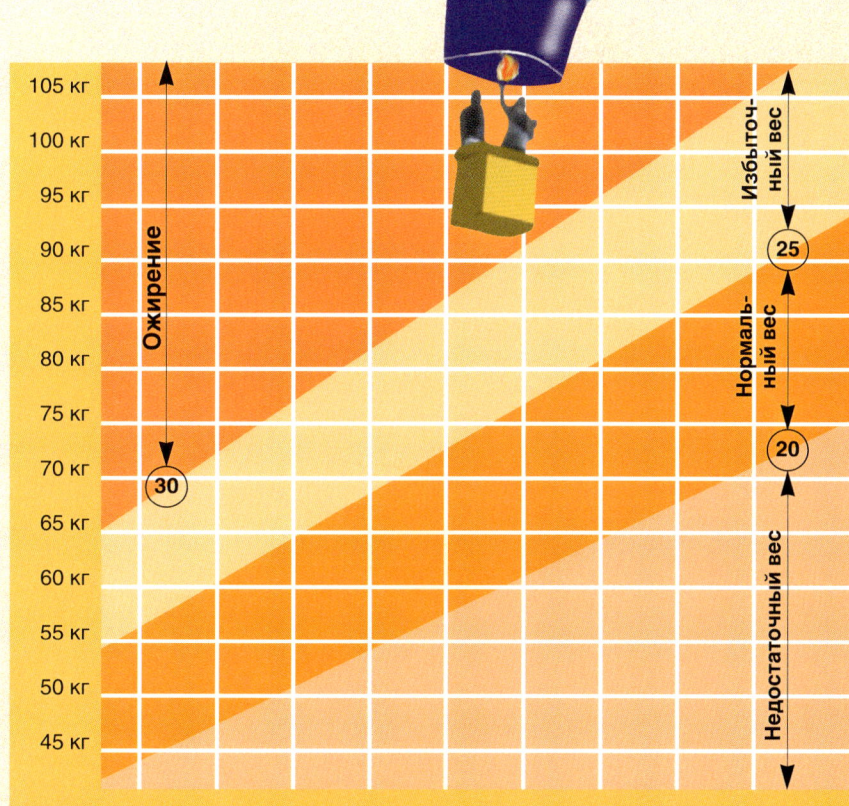

Значение ПМТ: до 20 – недостаточный вес, 20 – 25 – нормальный, свыше 25 – избыточный, свыше 30 – ожирение.

Питание
ПО СЕЗОНУ

зима

Дичь, в том числе фазан, куропатка и другая птица, оленина и мясо дикого кролика, – хороший источник белков, железа, цинка, магния и калия, витамина B_{12} и фолатов. Мясо дичи содержит больше ненасыщенных жиров, чем мясо домашней птицы.

Апельсины и другие цитрусовые содержат витамин С, способствующий повышению иммунитета, и биофлавоноиды, укрепляющие кровеносные сосуды.

Фиолетовые ростки брокколи и брюссельская капуста богаты фолатом, железом и антиоксидантами, предупреждающими развитие сердечных заболеваний и некоторых форм рака, и питательными веществами растительного происхождения. Клюква содержит те же питательные вещества, что и другие ягоды, а кроме того, способствует предупреждению инфекций мочевых путей.

весна

Спаржа – хороший источник фолата.
Ревень богат калием, способствующим регулированию деятельности нервной системы и мышц.
Крыжовник содержит витамин С и клетчатку.
Экстракты из корня артишока используются в медицине для снижения уровня холестерина.
Макрель и сельдь (вылавливают в апреле – июле) – хорошие источники омега-3-жирных кислот, которые облегчают течение воспалительных процессов, способствуют профилактике сердечных заболеваний и полезны при лечении псориаза и артрита.

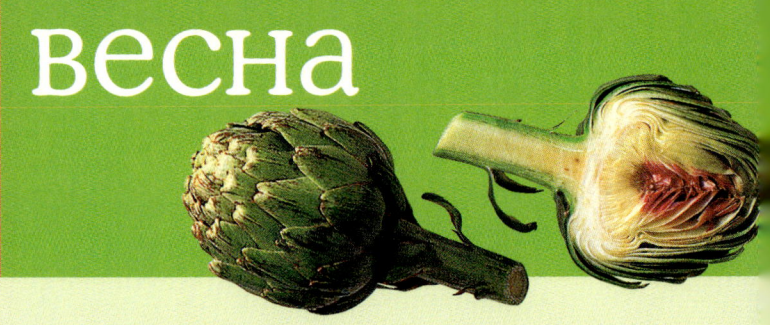

Совсем недавно наш рацион полностью зависел от медленного круговорота времен года. Желание поесть груш зимой или черной смородины весной показалось бы столь же неуместным, как празднование Рождества в июле.

Современные методы сельскохозяйственного производства и широкий импорт сделали свежие фрукты и овощи в массе своей доступными круглый год. Это вносит в наш рацион приятное разнообразие, но в то же время люди совершенно перестали разбираться в сезонных продуктах питания и разучились их покупать. Исследование, проведенное в 1999 г., показало, что две трети опрошенных не имеют ни малейшего представления о том, когда созревает брокколи.

Забытое наслаждение В некотором отношении такое невежество вредит здоровью. Умение делать покупки подразумевает знание того, когда тот или иной продукт наиболее полезен. Надо понимать, что салат из свежих помидоров в феврале совсем не тот, что летом.

Кроме того, сезонные продукты связаны с ежегодными ритуалами, которые придают нашей жизни особый колорит.

Многие овощи, ягоды и фрукты, правильно выращенные и хранящиеся в определенных условиях, есть в продаже круглый год. Однако сезонная продукция (спаржа, клубника, горошек) гораздо вкуснее и содержит больше питательных веществ именно в свой сезон. Воспользуйтесь приведенными здесь советами, чтобы со знанием дела покупать фрукты, овощи и другие продукты.

лето

Лосось – хороший источник жирных кислот.
Ягоды (малина, земляника и черная смородина) богаты витамином С и другими антиоксидантами, а также питательными вещества растительного происхождения с защитными свойствами.
Горох содержит витамин С, растворимую клетчатку и витамины группы В.
Моллюски и ракообразные богаты цинком, необходимым для заживления ран и сохранения репродуктивной функции.
Томаты богаты ликопеном – антиоксидантом, предупреждающим развитие некоторых форм рака.
Дыня – хороший источник каротина и ликопена.

осень

Грецкие орехи содержат омега-3-жирные кислоты.
Морковь богата бета-каротином, важным для предупреждения рака.
Лук репчатый содержит кверцетин – антиоксидант, способный снизить риск возникновения сердечных заболеваний и рака.
Яблоки содержат кверцетин и пектин, растворимую клетчатку.
Тыква – богатый источник каротина.
Сахарная кукуруза содержит каротиноиды, лютеин и зеаксантин, предупреждающий развитие катаракты и других глазных болезней.
Корнеплоды (брюква и репа) содержат питательные вещества растительного происхождения, которые, как полагают, также способствуют предупреждению рака. Кроме того, это хороший источник витамина С.

Речь идет не только об овощах и фруктах: пасхальные куличи уже не будут таким долгожданным лакомством, если их можно есть хоть каждый день.
О пользе запасов на зиму Во многих европейских странах до сих пор сохранилась традиция делать соленья и маринады из сезонных даров природы: немцы квасят капусту; скандинавы обожают сельдь и соленую треску, а русские просто помешаны на заготовках грибов, ягод и овощей.

Сезонные заготовки – настоящее искусство, и ничто не может помешать кулинарам в разгар зимы пробовать свои силы в приготовлении мармелада из апельсинов, созревающих в феврале в Севилье.
Когда наступит время Совсем необязательно быть поваром-профессионалом и иметь специальные знания, чтобы покупать продукты в оптимальное для них время. Нужно только немного подумать, прежде чем отправиться в магазин. Если сейчас весна, купите для воскресного обеда молодую баранину; летом ешьте больше зеленого салата.

Если кончился сезон клубники, отдохните от нее. Дождитесь следующего июня, и вы получите гораздо больше удовольствия.

За покупками с умом

Покупка продуктов в супермаркете на неделю – важная и непростая задача. Чтобы решить ее, вы должны располагать всесторонней информацией о пищевых продуктах, разбираться в содержании этикеток и знать, когда полезные свойства того или иного продукта достигают своего пика.

О ЧЕМ ГОВОРЯТ ЭТИКЕТКИ

Все продукты питания, выпускаемые пищевой промышленностью, по закону должны быть снабжены этикеткой с указанием ингредиентов и пищевой ценности. В одном перечне приводятся все ингредиенты в порядке их количественного содержания, в другом указана энергетическая ценность, содержание белков, углеводов, жиров, клетчатки. Количество микроэлементов обычно указано в граммах на 100 г продукта, иногда – в граммах в одной стандартной порции. В некоторых случаях указывается также, сколько и каких витаминов и минералов содержится в данном продукте.

Следует внимательно проверить наличие добавок: одни из них используются в качестве консервантов, другие усиливают вкусовые качества и окраску продукта. Известно, что некоторые добавки могут вызывать аллергию, проявляющуюся в виде приступов астмы, экземы и чрезмерной активности. Провоцирующими факторами могут быть добавки группы Е, особенно тартразин (Е102), краситель (Е110), эритрозин (Е127) и бензойная кислота (Е219). Глютамат натрия тоже может стать причиной аллергической реакции, например головной боли.

КАК СДЕЛАТЬ ВЫБОР

Умение разбираться в питательной ценности продуктов – одна сторона грамотного похода по магазинам, вторая – знание о процессе производства пищи. В последнее время все большую популярность завоевывают экологически чистые продукты и «натуральная пища». Возможно, в будущем люди откажутся от готовых продуктов, произведенных промышленным способом (например, консервированных или замороженных), как от менее ценных в питательном отношении. Это не всегда справедливо: например, современные методы сублимационной сушки фруктов гарантируют минимальную потерю витамина С. Часто по питательной ценности такие продукты приближаются к свежим, а в ряде случаев и превосходят их. Если вы воздерживаетесь от излишне рафинированных, переработанных продуктов, значит, вы едите здоровую пищу.

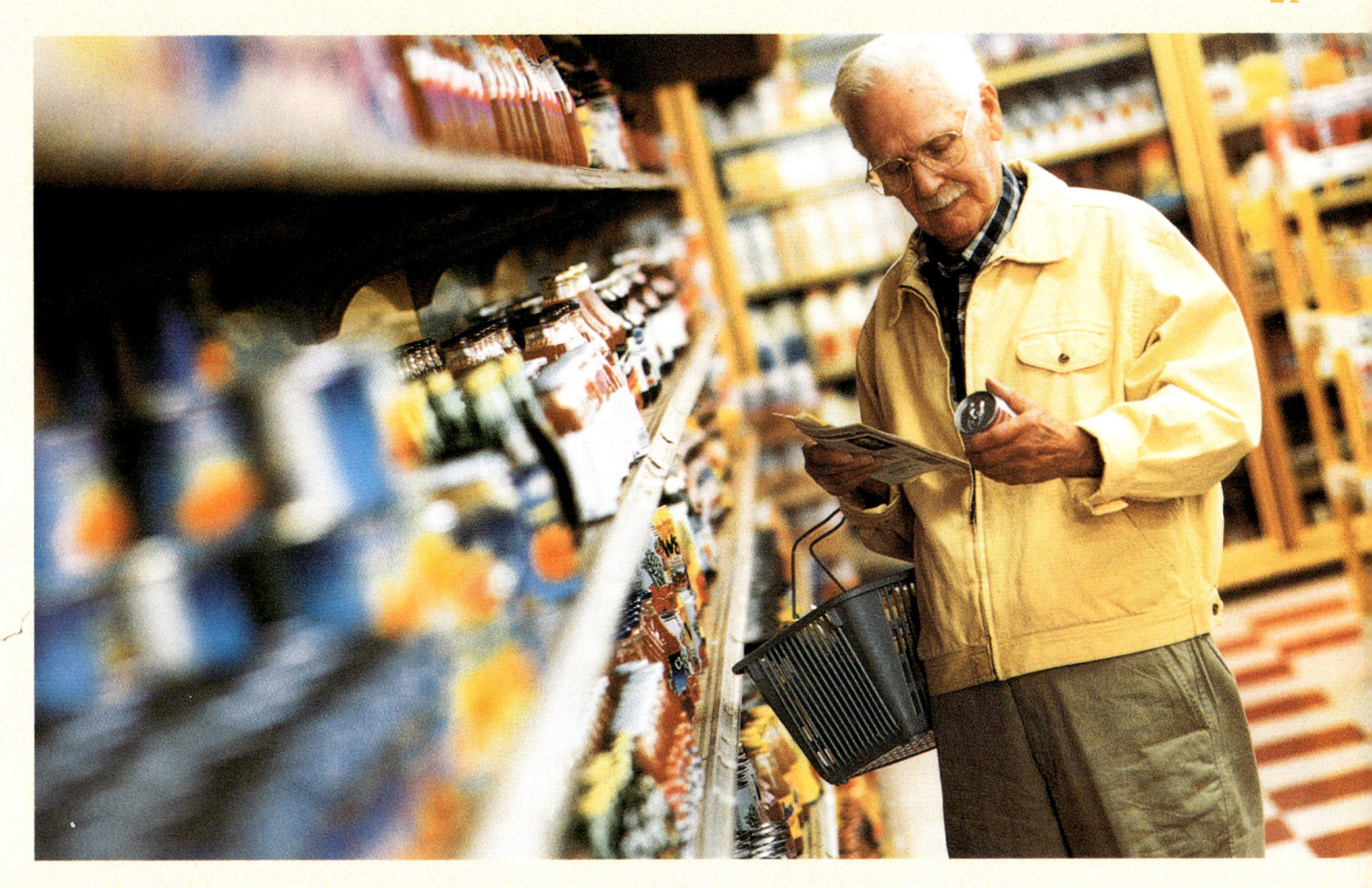

Экологически чистые продукты Многие сторонники экологически чистых продуктов утверждают, что они лучше на вкус, что содержание витаминов и минералов в них выше, чем в тех, которые выращены по традиционной технологии. При выращивании экологически чистых овощей и фруктов не используются минеральные удобрения, пестициды и фунгициды. А животным, выращенным с помощью экологически чистых методов, не дают антибиотиков и гормонов роста.

Однако такие продукты дороже, и вам решать, стоят ли они лишних денег.

«Натуральная пища» При обработке зерна, например при производстве шлифованного риса или белой муки, происходит значительная потеря питательных веществ и клетчатки. Так, в 28 г муки из цельного зерна содержится 2,7 г клетчатки, а в таком же количестве белой муки – только 1 г. Однако это не означает, что купленный вами батон белого хлеба беден питательными веществами. Хотя клетчатки в нем меньше, он дополнительно обогащен кальцием, ниацином, железом и тиамином.

Хлеб из непросеянной муки пекут либо только из цельнозерновой, либо из белой муки с добавлением отрубей и проростков пшеницы. В таком хлебе на 40% больше железа, в три раза больше цинка, чем в белом, он богаче магнием, марганцем и витаминами группы В. Действительно, нешлифованный рис, макаронные изделия и хлеб из цельнозерновой муки содержат больше питательных веществ и клетчатки, чем продукты из белой муки или шлифованный рис, тем не менее последние тоже могут быть полезны и занимают свое место в сбалансированном рационе. Дополняя друг друга, эти продукты вносят разнообразие в наше питание. Нешлифованный рис сохраняет грубую внешнюю оболочку и содержит больше витаминов, минералов, клетчатки, чем белый рис. Однако отруби затрудняют усвоение кальция и железа. Чрезмерное потребление такого риса может привести к дефициту минералов.

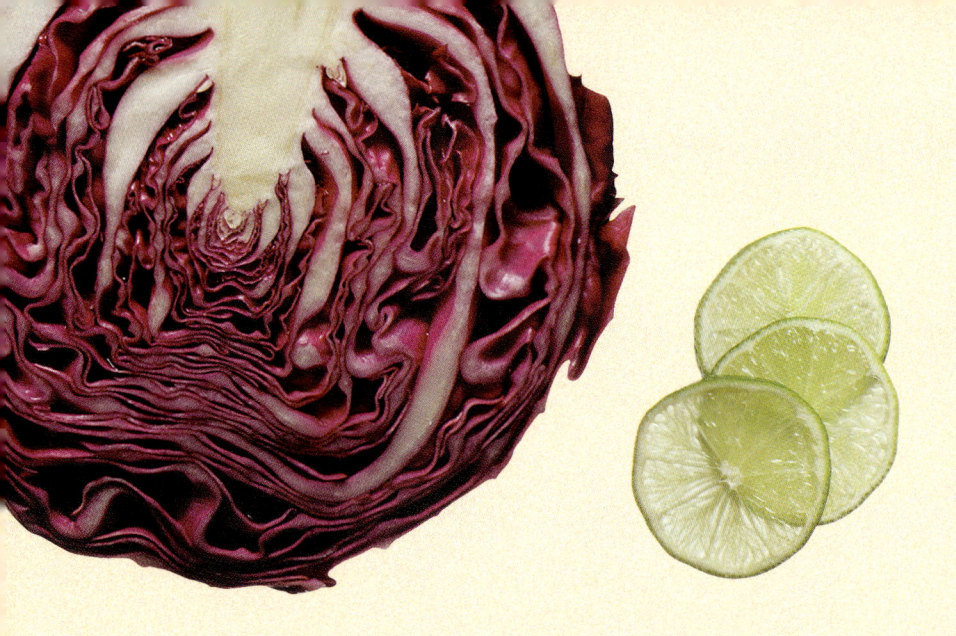

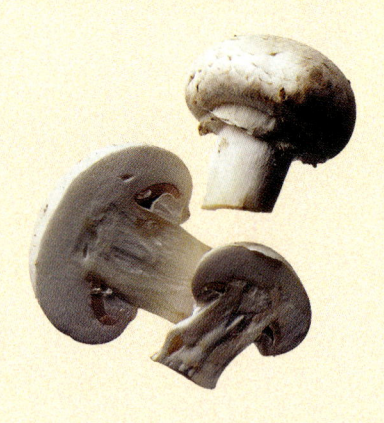

Генетически измененные продукты
Современная биотехнология позволяет переносить генетический материал от одного вида растений или животных к другому. Например, способность к раннему созреванию или высокорослость можно перенести на злаковые, изначально лишенные таких свойств.

Вокруг генетически модифицированной продукции не утихают жаркие споры. Необходимы дальнейшие исследования, чтобы решить, насколько они полезны или, наоборот, опасны для человека или окружающей среды.

ПРИГОТОВЛЕНИЕ ПИЩИ
Существует несколько простых способов избежать возможных неприятностей, например пищевого отравления.
- Мойте руки перед едой, а также после посещения туалета, при кашле и чихании. Не кашляйте и не чихайте в непосредственной близости от продуктов питания.
- Используйте разные разделочные доски и кухонные принадлежности для сырых и готовых продуктов.
- Во время приготовления пищи почаще убирайте отходы, а по окончании протрите все поверхности.
- Мусорное ведро держите закрытым.

Соблюдайте температурный режим
Чтобы уничтожить бактерии, которые могут находиться в сырых продуктах, пищу необходимо нагреть до 70ºC и подержать при этой температуре по крайней мере две минуты. Всегда хорошо проваривайте и прожаривайте блюда и подавайте их «с пылу, с жару».

Не оставляйте приготовленную пищу при комнатной температуре больше чем на два часа, не разогревайте блюда дважды. Приготовленную пищу быстро охладите, затем накройте крышкой и немедленно уберите в холодильник. Не замораживайте повторно оттаявшие продукты.

Потенциально опасные продукты
Яйца и мясо домашней птицы подвержены заражению сальмонеллами, опасными бактериями, которые погибают только при тепловой обработке.
- Бактерии сальмонеллы в яйцах, погибают при 71ºC, при такой температуре желток сварится вкрутую.
- Мясо домашней птицы всегда нужно доводить до полной готовности.

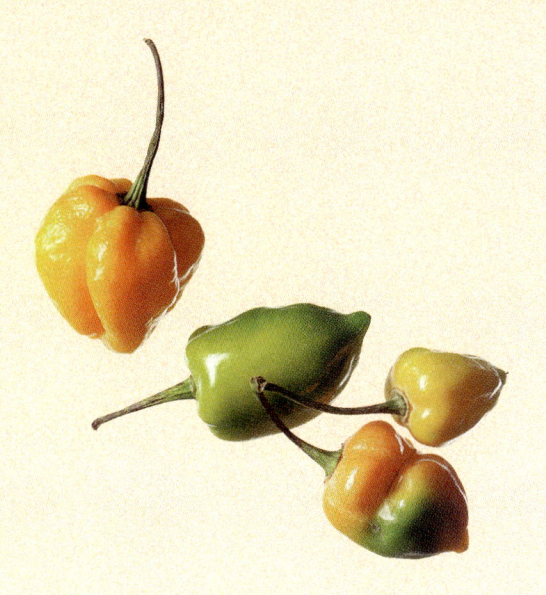

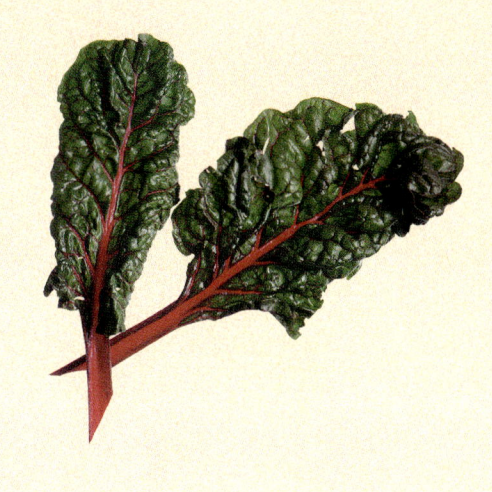

Проверяйте степень готовности самого толстого куска с помощью ножа: при протыкании мяса из него должен выделяться прозрачный сок.
- В паштетах, невыдержанных сырах типа бри и камамбера и в готовых замороженных блюдах могут содержаться бактерии, вызывающие листериоз, особенно опасный для беременных. Разогревая готовые блюда, необходимо сильно прогреть их, тогда бактерии погибнут. Маленьким детям, беременным женщинам, пожилым и больным людям, а также тем, у кого имеются нарушения в иммунной системе, не следует есть сырые и подвергшиеся легкой кулинарной обработке яйца. Они должны избегать и употребления паштетов, мягких сыров, майонеза, заварного крема, голландского соуса, пирожных меренги, мороженого, шербетов, суфле, муссов и безе.

Как свести к минимуму потери витаминов

Правильное приготовление фруктов и овощей сохранит витамины.

- Подготавливайте фрукты и овощи непосредственно перед кулинарной обработкой. Не оставляйте их в холодной воде более чем на 5 минут перед готовкой.

- Старайтесь резать фрукты и овощи не очень мелко, поскольку в этом случае увеличивается поверхность, подверженная окислению, а также потеря питательных веществ. Натертые на терке продукты ешьте сразу после приготовления, чтобы свести эти потери к минимуму.

- Сразу же сбрызгивайте нарезанные продукты лимонным соком.

- Избегайте срезать кожуру: клетчатка и многие питательные вещества находятся непосредственно под ней.

- Варите овощи и фрукты в небольшом количестве воды и по возможности недолго; готовьте на пару или запекайте.

- Используйте овощной бульон для приготовления супов и соусов, так как в нем остаются минералы, выделившиеся при варке.

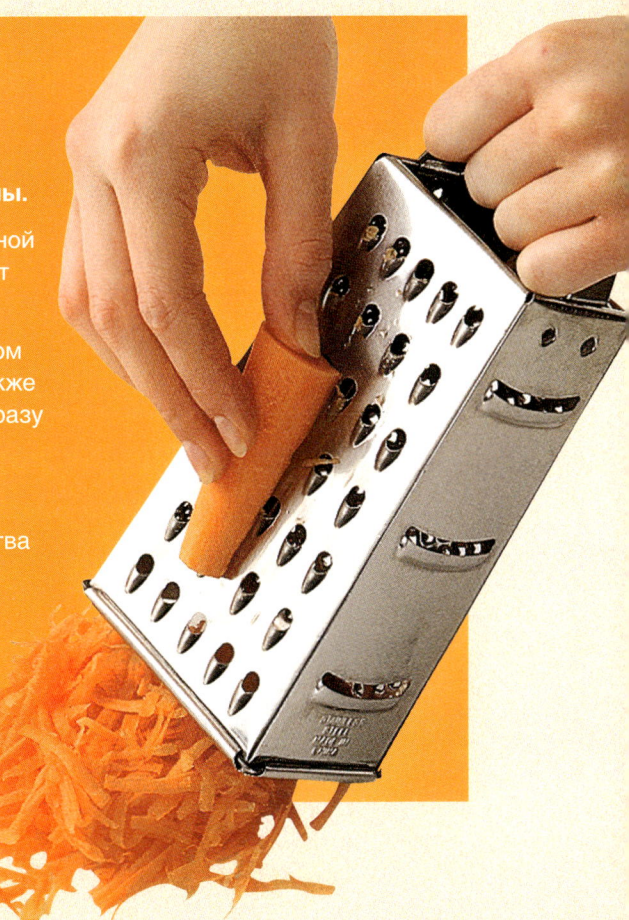

Сила тела

Глава I

То, что вы едите, затрагивает каждую частичку организма: наиболее наглядные показатели правильного питания – здоровая кожа и блестящие волосы. Однако пища оказывает и более глубокое воздействие на организм. Она может влиять на работоспособность, сопротивляемость инфекции, сообразительность, силу и выносливость. Наслаждаясь вкусной, разнообразной, здоровой пищей, вы одновременно закладываете прочный фундамент своего благополучия на долгие годы.

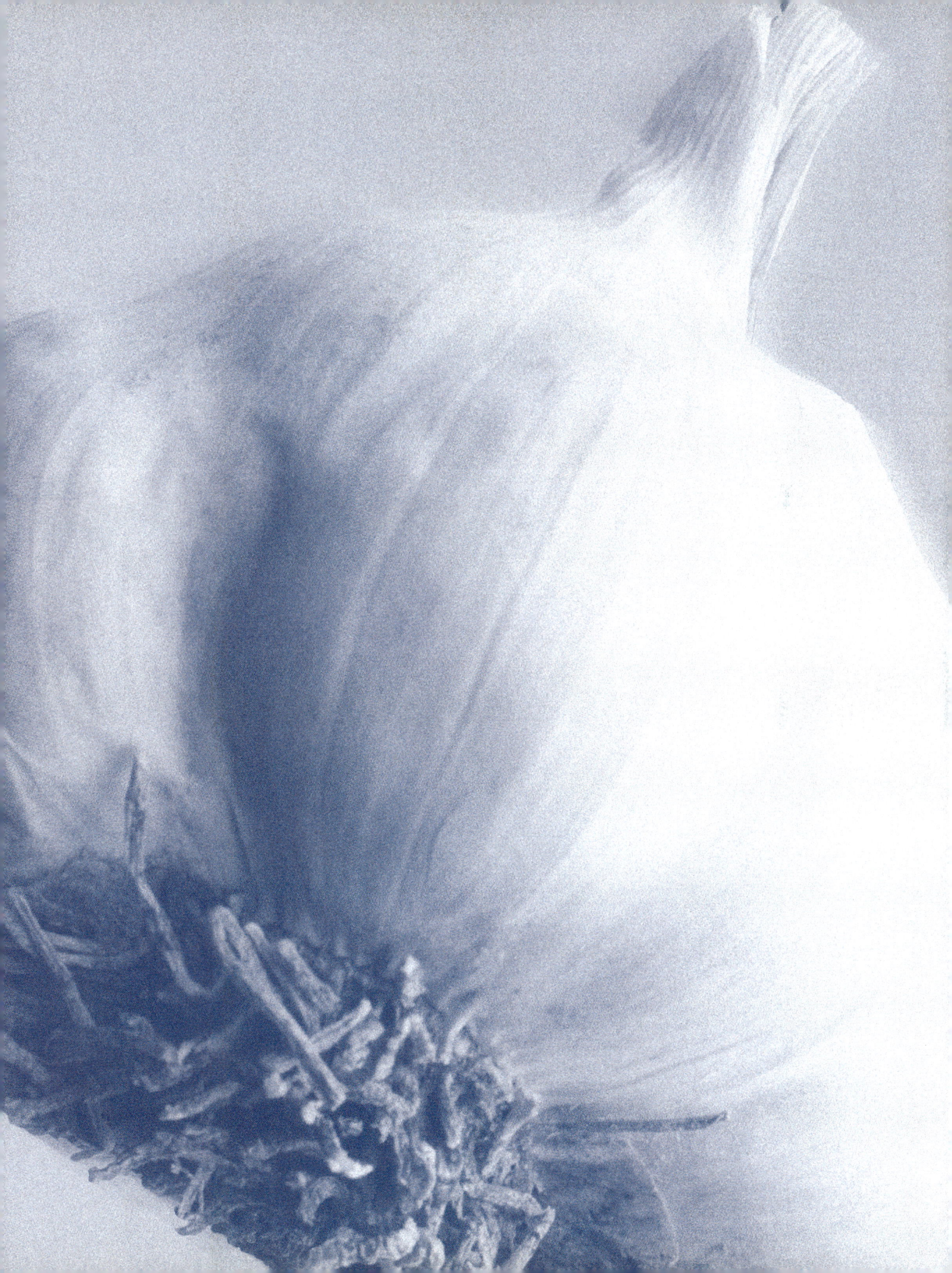

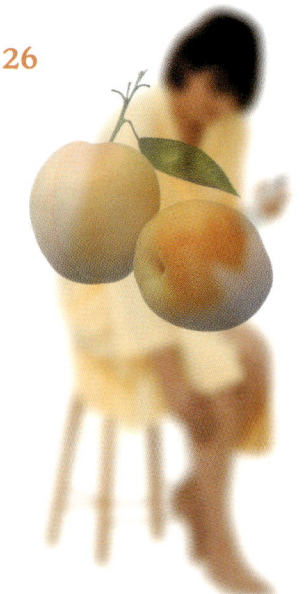

Излучая здоровье

Чистая кожа и блестящие волосы – прямое следствие того, что вы едите, и отражение состояния вашего здоровья. Хотите привлекательно выглядеть и хорошо себя чувствовать, вкладывайте средства в полезную пищу, определяющую здоровье организма.

Кожа, самый обширный орган нашего тела, выполняет важную защитную функцию. Она служит барьером между внутренними органами и внешним миром, оберегая их от травм, вредного солнечного света и бактерий. Кожа обладает высокой чувствительностью благодаря нервным клеткам, реагирующим на прикосновение, температуру и давление.

Кожа водонепроницаема: она препятствует проникновению воды в организм и, наоборот, потере жизненно важной жидкости. Кроме того, она играет важнейшую роль в терморегуляции. Когда нам холодно, мельчайшие кровеносные сосуды кожи сужаются, чтобы сохранить тепло. Когда жарко, потовые железы выделяют пот, который, испаряясь, охлаждает кожу. Кровеносные сосуды расширяются, отводя тепло от поверхности тела.

ПОД КОЖЕЙ

Кожа состоит из трех основных слоев: тонкого внешнего слоя, эпидермиса, более толстого внутреннего слоя, дермы, и подкожной клетчатки, в которой расположены жировые клетки.

Поверхность эпидермиса покрыта плотным защитным слоем мертвых ороговевших клеток. Они постоянно отшелушиваются и быстро заменяются новыми, образующимися в более глубоких слоях эпидермиса. Этот процесс обновления требует регулярного снабжения кислородом и питательными веществами.

Одни клетки эпидермиса производят кератин – белок, из которого формируется плотный внешний слой эпидермиса; это главный компонент волос и ногтей. Другие клетки производят меланин – пигмент, придающий коже характерную окраску и образующий защитный загар под воздействием солнечных лучей.

Стареющая кожа Дерма образована соединительной тканью, содержащей коллаген и сальные железы. Коллаген – это плотный волокнистый белок, придающий коже прочность и упругость. С возрастом он разрушается, что вызывает появление морщин. Это начинается примерно в 30 лет, а при продолжительном пребывании на солнце или у курильщиков даже раньше. Замедлить образование морщин можно, уменьшив воздействие свободных радикалов. Эти природные вещества наносят вред всем клеткам организма, в том числе и кожи. Но, включив в свой рацион продукты, богатые антиоксидантами – бета-каротином, витаминами С и Е и селеном, – можно ограничить их воздействие.

Упругость кожи сохраняется также благодаря сальным желе-

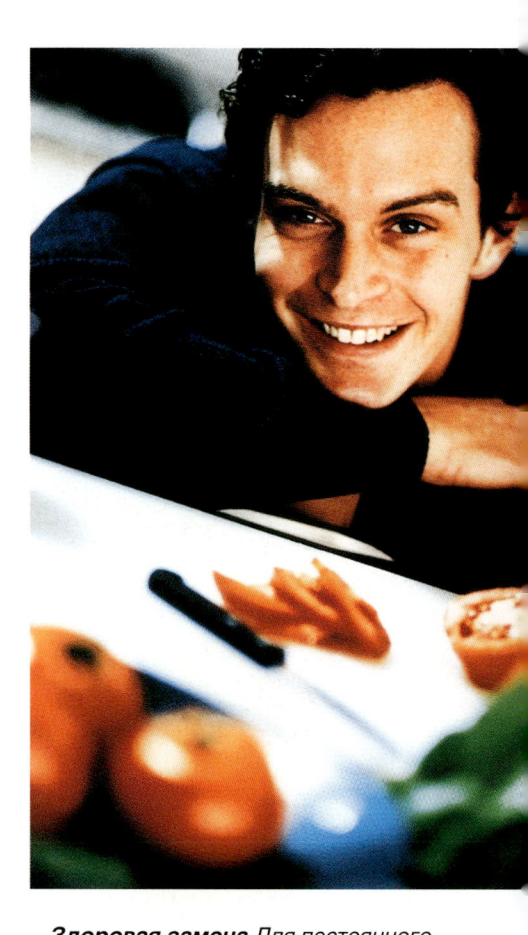

Здоровая замена Для постоянного роста и обновления ваша кожа и волосы нуждаются в основных питательных веществах. Их содержат свежие овощи, богатые маслом грецкие орехи и авокадо (вверху и справа). Попробуйте приготовить по нашему рецепту салат из авокадо с грецкими орехами.

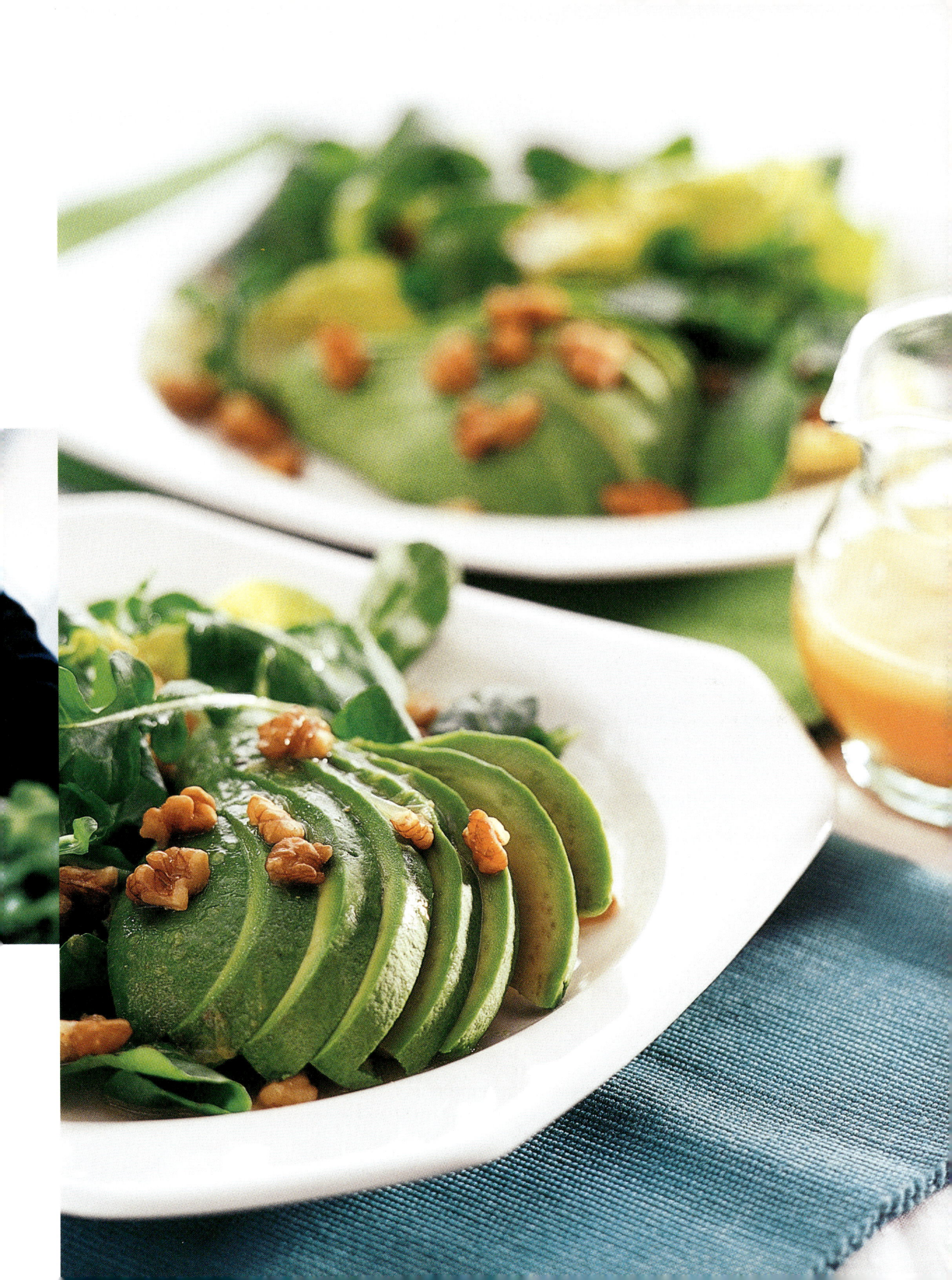

зам, выделяющим жирный секрет. Железы либо открываются в волосяные мешочки, либо выделяют секрет непосредственно на поверхность кожи. Наибольшее количество сальных желез помещается на волосистой части головы и на лице.

Самолечение Если вы будете придерживаться здорового, сбалансированного рациона питания, с пищей вы получите все необходимое коже для самовосстановления и поддержания ее в хорошем состоянии. При порезе или царапине кровь образует сгусток в месте повреждения, и оно покрывается волокнистой тканью, способствующей росту новых клеток кожи. Неповрежденные клетки вокруг раны размножаются и в конце концов затягивают ее.

Волосы и ногти На коже находятся крошечные ямки, называемые волосяными мешочками. В каждой из них помещается корень волоса, который растет вверх, питаемый кровеносными сосудами внутри мешочка. Цвет волос определяется количеством и тоном меланина, производимого клетками в волосяном мешочке, а курчавость зависит от формы мешочка.

Волосы на голове вырастают примерно на 1 см в месяц. Каждый из приблизительно 300 000 волосков растет в среднем в течение трех лет, затем выпадает. Новый волос вырастает из того же волосяного мешочка. Ногти на руках от основания до кончика образуются в течение шести месяцев, на ногах – около года.

ПИЩА ДЛЯ ВОЛОС И КОЖИ

Для здоровых кожи, волос и ногтей требуется много питательных веществ: белки, жирные кислоты, витамин А, бета-каротин,

Работящая кожа *Каждый слой кожи выполняет особые функции, одинаково важные для жизни. Правильное питание поможет коже работать с максимальной эффективностью.*

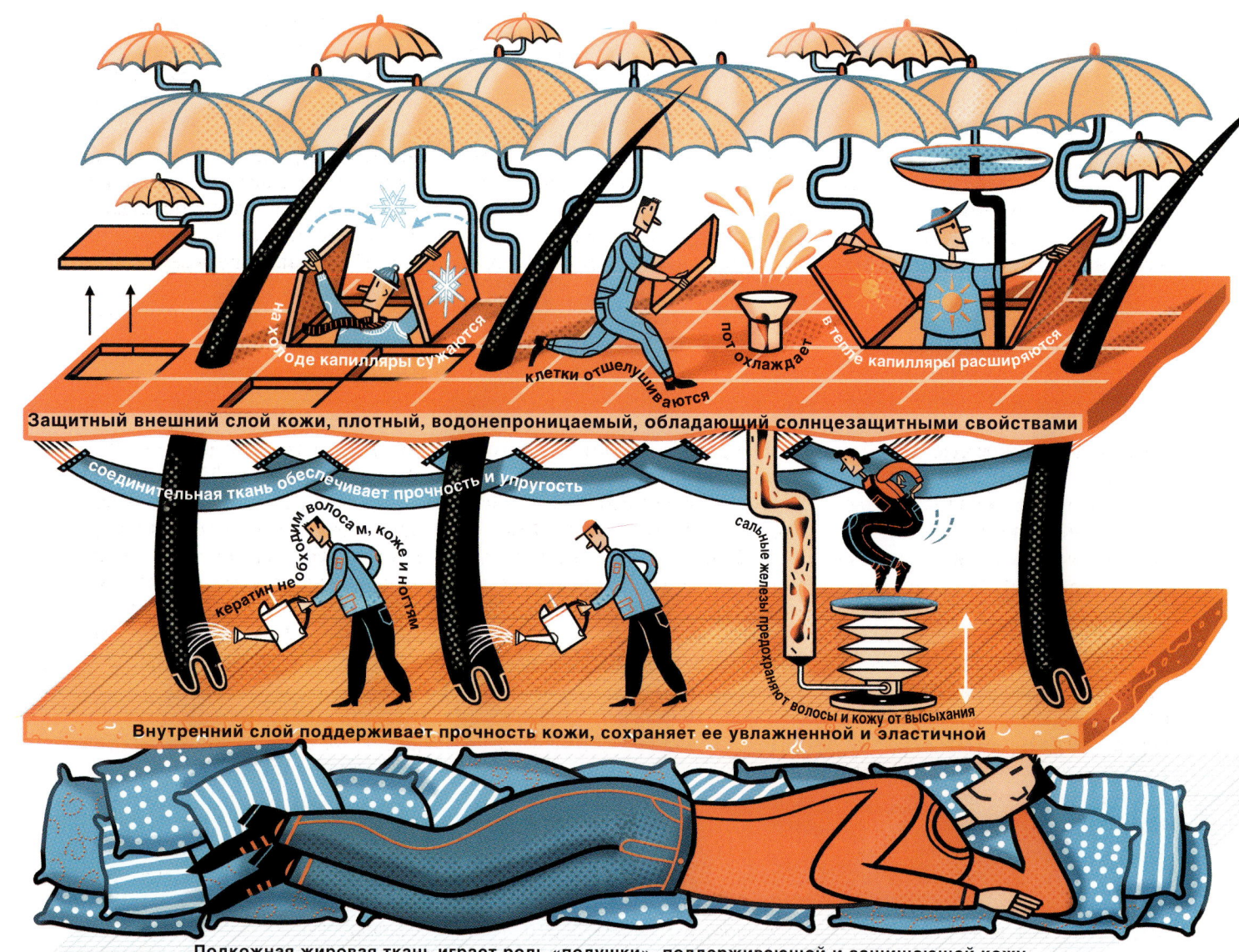

Защитный внешний слой кожи, плотный, водонепроницаемый, обладающий солнцезащитными свойствами

Внутренний слой поддерживает прочность кожи, сохраняет ее увлажненной и эластичной

Подкожная жировая ткань играет роль «подушки», поддерживающей и защищающей кожу

витамин С, витамин Е, витамины группы В, особенно B_{12}, цинк и вода. Белки необходимы для роста и восстановления волос и кожи. Хорошими источниками белка служат мясо, рыба, домашняя птица, зерновые продукты – овес, рис и хлеб; яйца, сыр, бобовые и орехи. Белок расщепляется на аминокислоты, участвующие в образовании коллагена и кератина.

Рыба – пища для кожи

Богатая белком (одна маленькая порция обеспечивает от трети до половины ежедневной потребности в белке), рыба служит источником и других важных питательных веществ. Белая рыба (треска, пикша и камбала) содержит мало жира, но богата витамином B_{12}. По правилам здорового питания ее лучше не жарить, а готовить в гриле или запекать.

Жирная рыба (сардины и макрель) обеспечивает организм омега-3-жирными кислотами, витаминами А и D и цинком. Сардины, кроме того, содержат железо. В консервированном виде такая рыба недорога и вполне доступна. Кости у консервированной рыбы съедобны, они обеспечивают организм кальцием, фтором и фосфором.

Незаменимые жирные кислоты

Участвуют в строительстве всех видов клеток, включая клетки кожи. Организм не может производить незаменимые жирные кислоты самостоятельно, поэтому должен получать их с пищей.

Источник омега-6-жирных кислот в основном линолевая кислота, содержащаяся в подсолнечном и кукурузном масле. В организме человека линолевая кислота преобразуется в гамма-линолевую, необходимую для выработки кератина и коллагена и поддержания гормонального баланса.

Омега-3-жирные кислоты – производные линолевой кислоты, содержащейся в жирной рыбе.

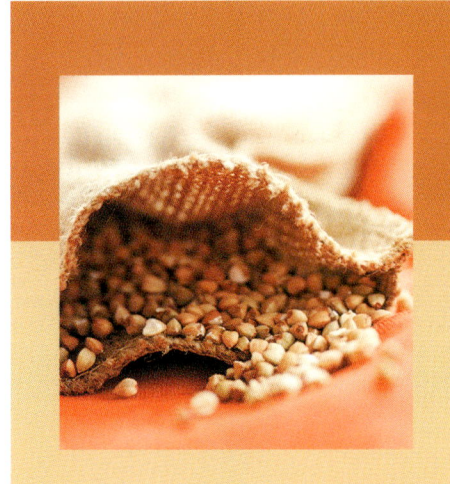

Богатые рутином цитрусовые, сладкий перец и гречка помогут избавиться от неэстетичной сосудистой сеточки.

ГРЕЧКА *(слева) – богатый источник рутина, биофлавоноида, способствующего укреплению мелких кровеносных сосудов.*

ПИЩА ДЛЯ ЗДОРОВЫХ СОСУДОВ

Кроме того, соевое масло сочетает в себе и омега-3-, и омега-6-жирные кислоты.

НЕОБХОДИМОЕ ПИТАНИЕ

Здоровье кожи и волос зависит от роста и восстановления клеток.

Витамин А, мощный антиоксидант, важнейший участник этого процесса. Он в изобилии содержится в субпродуктах – печени и почках, жирной рыбе, цельном молоке, яичном желтке, сыре, маргарине и сливочном масле. Бета-каротином богаты оранжевые, красные, желтые и темно-зеленые фрукты и овощи: дыня, морковь, тыква, брокколи, абрикосы и манго. В организме он преобразуется в витамин А. Являясь эффективным антиоксидантом, он предупреждает развитие рака кожи.

Витамин С, еще один антиоксидант, играет решающую роль в выработке коллагена. В цитрусовых, сладком перце и гречихе он в сочетании с рутином укрепляет мельчайшие кровеносные сосуды на поверхности кожи. Кроме того, витамин С существенно ускоряет заживление ран. Цитрусовые, клубника, черная смородина, киви и сладкий перец – все они хороший источник витамина С. При приготовлении пищи этот витамин быстро разрушается, поэтому разумнее есть фрукты и овощи в сыром виде.

Витамин Е действует в сочетании с незаменимыми жирными кислотами. Он предупреждает окисление жира, при котором высвобождаются вредные свободные радикалы. Содержится в семечках и масле из семян, маргарине, авокадо, орехах, проростках пшеницы, хлебе из цельнозерновой муки, яичном желтке и цельнозерновых изделиях.

Витамины группы В, особенно B_{12}, жизненно необходимы для роста и деления клеток, они делают возможным рост волос и постоянную замену отмерших клеток кожи новыми. Любой животный белок обеспечивает витамином B_{12} в большом количестве (порция белой рыбы или одно яйцо удовлетворяют суточную потребность взрослого человека). Другие витамины этой группы содержатся в цельзерновых продуктах, дрожжевом экстракте, молочных продуктах, чечевице и других бобовых, печени, зеленых овощах, морепродуктах, постном мясе, яйцах, орехах, семечках и сухофруктах.

ИДЕИ ДЛЯ МЕНЮ
Защитники волос и кожи

Витаминные лакомства для питания волос и кожи.

САЛАТЫ Насладитесь изумительным вкусом жареных перцев, сбрызнутых оливковым маслом; свежих овощей под соусом из авокадо; мелких листовых овощей, заправленных лимонным соком, оливковым маслом и посыпанных грецкими орехами; тертой моркови с лимонным соком.

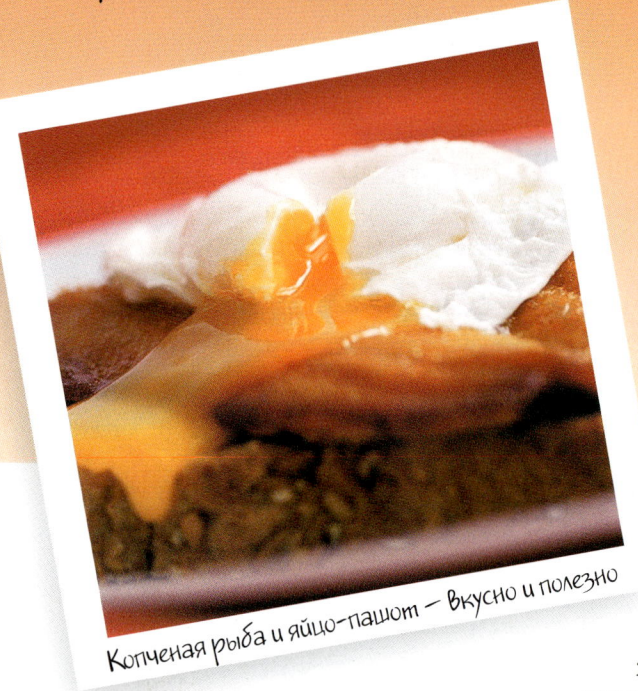

ЗОЛОТЫЕ ФРУКТЫ Сделайте салат из фруктов с желтой мякотью – абрикосов, апельсинов, персиков, дынь, манго и грейпфрутов.

МОРЕПРОДУКТЫ Выбирайте богатые цинком устрицы и крабы или покупайте консервированные креветки.

НАПИТКИ Выпивайте ежедневно по крайней мере восемь стаканов воды; в промежутках пейте фруктовые соки – цитрусовые, яблочный, абрикосовый и ананасный, а также овощные соки, особенно морковный, томатный и из сельдерея.

ЕДА МЕЖДУ ОСНОВНЫМИ ПРИЕМАМИ ПИЩИ Мякоть авокадо, сбрызнутая оливковым маслом; горстка орехов разных видов, например грецких и миндаля.

Копченая рыба и яйцо-пашот – вкусно и полезно

Цинк в основном содержится в моллюсках и ракообразных, а также в бобовых, семечках тыквы, хлебе из цельнозерновой муки и других цельнозерновых продуктах. Цинк способствует заживлению ран и предотвращает кожные инфекции.

Увлажняйте кожу При потере влаги эпидермисом кожа становится сухой и начинает трескаться. Выпивайте ежедневно не менее восьми стаканов воды.

ПРОБЛЕМНАЯ КОЖА

Наиболее распространенные проблемы (например, появление пятен) можно решить, изменив образ жизни. Полноценный сон, обильное питье, свежий воздух – и все придет в норму. Содержите кожу в чистоте. Пользуйтесь теплой водой и мягким моющим средством. Более тяжелые хронические заболевания кожи требуют медицинского вмешательства, но и их симптомы во многих случаях можно облегчить с помощью сбалансированной диеты.

Гормоны и угри Образование кожного сала происходит частично под воздействием андрогенов, мужских половых гормонов, присущих и мужчинам, и женщинам. При высоком уровне гормонов, например в подростковом возрасте или перед менструацией, образуется больше кожного сала, волосы и кожа становятся жирными и появляются угри.

Причина образования угрей заключается в том, что кожное сало забивает волосяные мешочки, способствуя распространению бактерий и вызывая воспаление и покраснение кожи. Стимулируют появление угрей и гормональные изменения, происходящие в организме в период полового созревания. Это явление чаще встречается у мужчин, чем у женщин, и, возможно, обусловлено наследственным фактором.

Долгое время считалось, что причина появления угрей кроется в злоупотреблении шоколадом и жирной пищей. Однако на самом деле усугубляющим фактором являются йодсодержащие вещества, присутствующие в соли.

Способы профилактики угрей
Многие готовые продукты, такие, как бургеры и хрустящий картофель, содержат большое количество соли. При появлении угрей лучше от них отказаться.

Причина появления угрей кроется и в дефиците каких-либо продуктов. Многие подростки сидят на «диете» из сладостей, едят на ходу, увлекаются газированными или спиртными напитками, лишая себя основных витаминов и минералов, необходимых для кожи. Угрей станет меньше, если в рацион войдут цельнозерновые продукты, свежие фрукты и овощи, постное мясо и полиненасыщенные жиры.

Высокоэффективным средством от угрей служит витамин А. В синтетической форме он входит в состав некоторых противоугревых лекарственных препаратов. Его не следует принимать в больших дозах, а при беременности он совершенно противопоказан.

Абсолютно безвредный способ увеличить поступление витамина А в организм – есть пищу, богатую бета-каротином. В промежутках между едой жуйте свежую морковь или курагу, замените пирожные фруктовыми салатами из манго, дыни и персиков.

В борьбе с угрями полезны также цинк и ацидофильные бактерии, содержащиеся в натуральном йогурте. Заживлению небольших шрамов после угревой сыпи способствуют продукты, богатые витамином Е.

Экзема
Экзема – одно из наиболее распространенных кожных заболеваний. Характерная ее особенность – шелушащиеся высыпания красного цвета и сильный зуд. При расчесывании сыпи на коже образуются мокнущие и кровоточащие ранки, куда может попасть инфекция.

Подобно сенной лихорадке и астме, экзема относится к аллергическим реакциям. Более чем в половине случаев причиной называют пищевую аллергию (а не такие аллергены, как стиральный порошок, синтетические ткани и шерсть животных).

Основными пищевыми продуктами, вызывающими аллергию, считаются молочные продукты и яйца, хотя спровоцировать аллергическую реакцию могут также рыба, моллюски и ракообразные, томаты, орехи, изделия из пшеничной муки, дрожжи и некоторые пищевые красители, в частности тартразин.

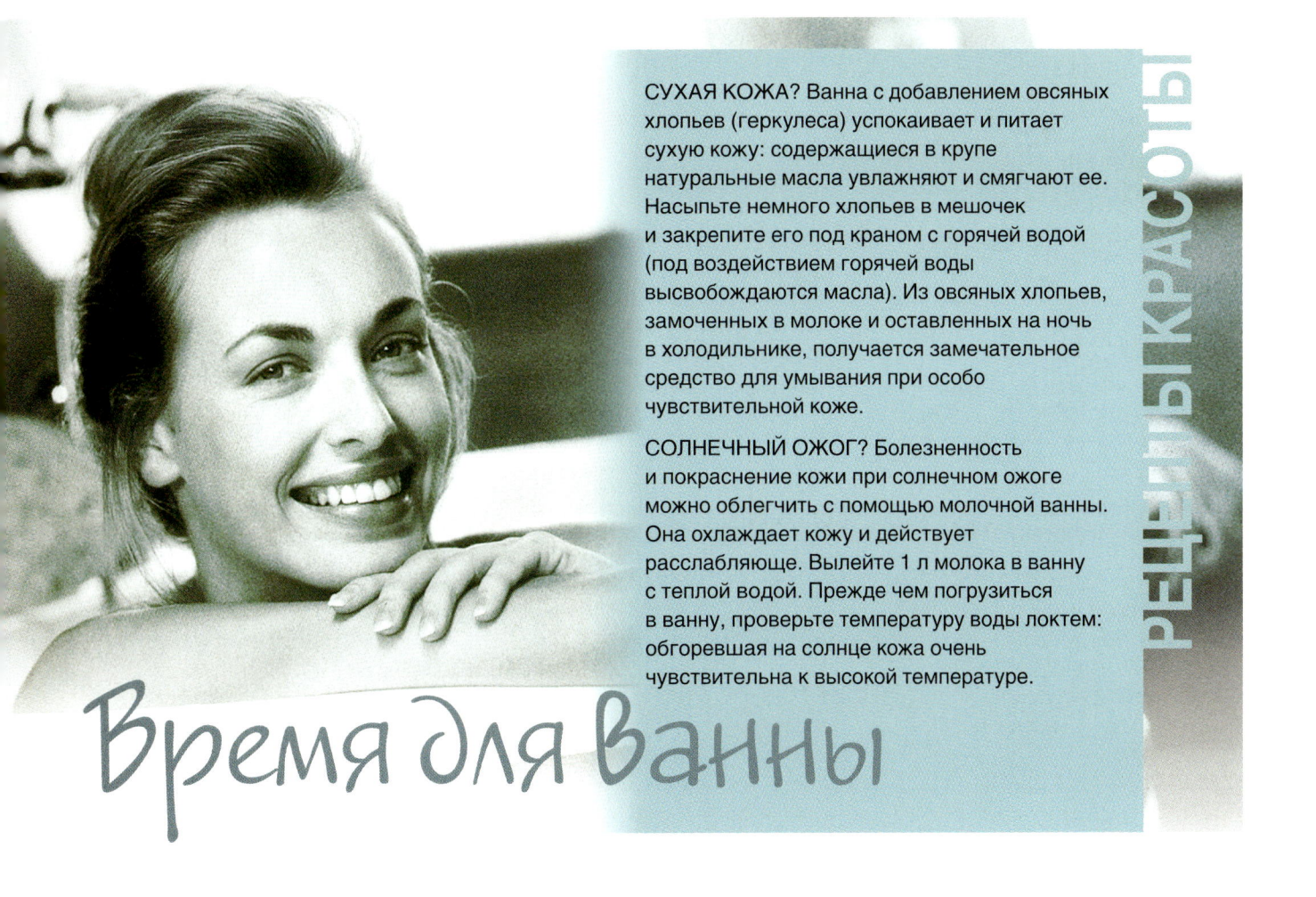

РЕЦЕПТЫ КРАСОТЫ

СУХАЯ КОЖА? Ванна с добавлением овсяных хлопьев (геркулеса) успокаивает и питает сухую кожу: содержащиеся в крупе натуральные масла увлажняют и смягчают ее. Насыпьте немного хлопьев в мешочек и закрепите его под краном с горячей водой (под воздействием горячей воды высвобождаются масла). Из овсяных хлопьев, замоченных в молоке и оставленных на ночь в холодильнике, получается замечательное средство для умывания при особо чувствительной коже.

СОЛНЕЧНЫЙ ОЖОГ? Болезненность и покраснение кожи при солнечном ожоге можно облегчить с помощью молочной ванны. Она охлаждает кожу и действует расслабляюще. Вылейте 1 л молока в ванну с теплой водой. Прежде чем погрузиться в ванну, проверьте температуру воды локтем: обгоревшая на солнце кожа очень чувствительна к высокой температуре.

Время для ванны

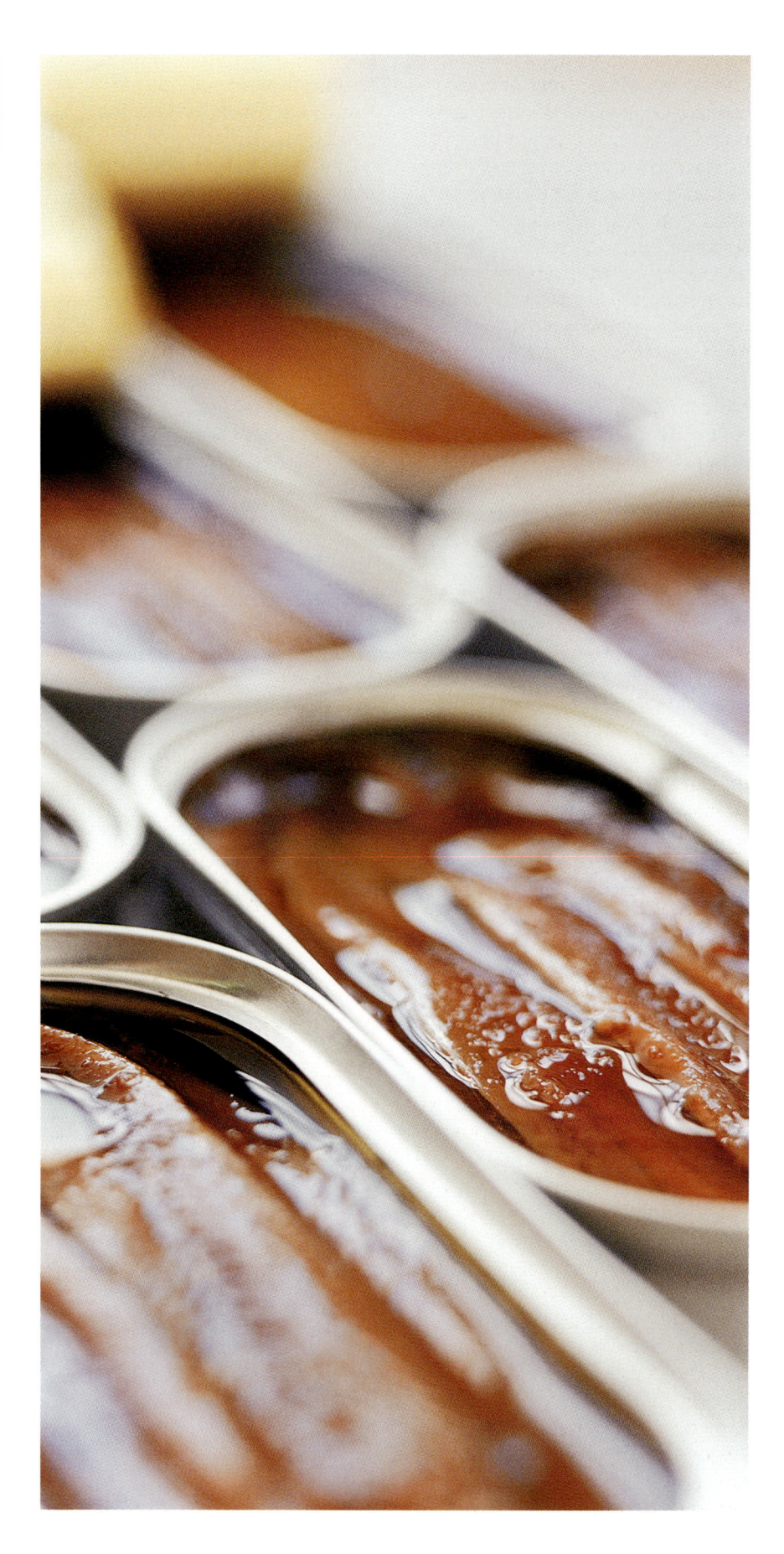

Целебные жиры Омега-3-жирные кислоты в жирной рыбе, например в анчоусах (слева), успокаивают воспаленную кожу. Особенно полезна жирная рыба при псориазе.

Псориаз

Симптомы псориаза – это воспаленные уплотненные участки кожи, чаще всего на коленях, локтях, торсе, спине и волосистой части головы. Псориаз также иногда поражает ногти, вызывая образование на них вмятин и отслаивание ногтя от ногтевого ложа. Этой болезнью страдает около 2% населения, причем обычно она передается по наследству. Новые клетки кожи, разрастаясь в 10 раз быстрее нормальных, образуют чешуйчатые роговые участки. Причины этого пока не ясны.

Хотя псориаз не относится к заболеваниям аллергического характера, известно, что на его течение благотворно влияют и определенные изменения в рационе питания. Так, облегчению симптомов способствует диета с низким содержанием жиров. Омега-3-жирные кислоты сдерживают воспалительный процесс, который предположительно и вызывает псориаз. Поэтому в качестве одного из средств борьбы с этой болезнью можно посоветовать есть побольше жирной рыбы или принимать препараты рыбьего жира. Кроме того, в жирной рыбе содержится витамин D, применяемый в настоящее время для лечения тяжелых форм псориаза.

Исключение из рациона молочных продуктов, мяса и пряностей иногда помогает ослабить проявления псориаза. Но не делайте этого без консультации с врачом: вы можете лишить себя важнейших питательных веществ.

Во многих случаях облегчение при псориазе приносит пребывание на солнце, причем чувствительность кожи к солнечному свету усиливается с потреблением пищи, содержащей псоралены. Это фрукты, овощи и пряные травы, в частности петрушка, сельдерей, салат-латук, цитрусовые – лаймы и лимоны. Благодаря своим противовоспалительным свойствам полезны лук и чеснок.

Ожоги и порезы

В процессе заживления питательные вещества, накопленные организмом, расходуются гораздо интенсивнее. Например, после ожога организм теряет жидкость, минералы и незаменимые жирные кислоты, и эти потери должны быть восстановлены. Особенно большое значение для успешного заживления ран и ожогов имеет коллаген, плотный белок, содержащийся в коже. Для ускорения процесса заживления ешьте пищу, богатую витаминами C, E и A, а также цинком. Кроме того, полезны калий и кальций.

Хорошим источником калия являются бананы, виноград, овощные супы и тушеные овощи, кальций содержится в молоке и молочных продуктах.

Чтобы избежать обезвоживания организма, воздержитесь от потребления таких мочегонных напитков, как чай и кофе. Не злоупотребляйте алкоголем, поскольку он вызывает сухость кожи. Пострадавшие от ожогов, в том числе и солнечных, должны пить много воды, причем через равные промежутки времени.

ВОССТАНОВЛЕНИЕ ВОЛОС И НОГТЕЙ

Старые волосы постоянно заменяются новыми, поэтому нормой считается потеря 100–150 волос ежедневно. Чрезмерное выпадение волос может быть обусловлено рядом факторов: это некоторые болезни, в том числе кожные, лекарственные препараты, стресс, беременность. Выпадение волос у мужчин и, как следствие, облысение не поддается лечению, это явление носит наследственный характер, и все попытки найти эффективное лекарство не увенчались успехом. Было высказано предположение о связи между чрезмерным выпадением волос и низким уровнем содержания железа в организме. Это может быть признаком анемии наряду с ломкими или слоящимися ногтями. Анализ крови разрешит ваши сомнения.

Чтобы увеличить поступление железа в организм, необходимо есть больше железосодержащих продуктов: постного красного мяса, дичи, яичных желтков, бобовых и темно-зеленых овощей, например шпината. Чтобы железо из пищи лучше усваивалось, обязательно нужен в достаточном количестве витамин C.

Полезна также пища, богатая белками, так как волосяные мешочки и ногти нуждаются в незаменимых аминокислотах, содержащихся в белке. Доказано также, что недостаток белка замедляет способность организма накапливать необходимые запасы железа.

Дефицит биотина Выпадение волос может быть вызвано нехваткой биотина, образующегося в результате деятельности бактерий в кишечнике; кроме того, биотин содержится в вареных яйцах, арахисовом масле, цельнозерновом хлебе и печени.

При обычном типе выпадения волос на голове образуются лишенные волос участки. Такой тип называется мелкоочаговым облысением, он может сопровождаться повреждением ногтей. Почти в половине случаев основной причиной бывает стресс. Люди, переживающие состояние стресса, испытывают нехватку витаминов группы B, в этом случае помогает усиленный прием витаминов B, а также потребление большого количества цельнозерновых продуктов, дрожжевого экстракта, молочных продуктов, чечевицы и других бобовых, печени, зеленых овощей, морепродуктов, постного мяса, орехов, семечек и сухофруктов.

Сухость кожи волосистой части головы и перхоть Перхоть образуется, когда отмершие клетки начинают отшелушиваться гораздо быстрее, чем обычно. Проблему усугубляет чрезмерное потребление готовых кулинарных продуктов, нехватка витаминов и полиненасыщенных жиров. Кроме того, сухая кожа головы и перхоть могут быть следствием недостатка цинка. Профилактике этих неприятных явлений способствуют незаменимые жирные кислоты. Они содержатся в растительных маслах, орехах и жирной рыбе.

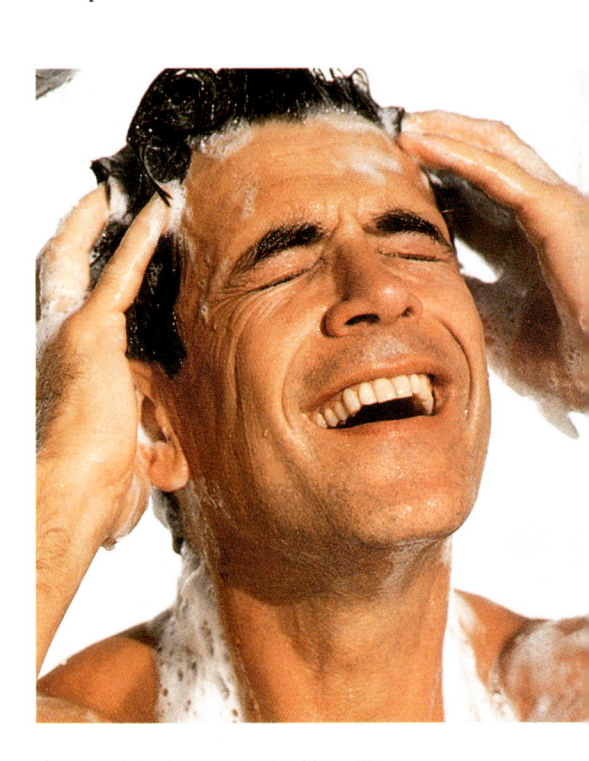

Здоровая кожа головы Чешуйки перхоти на одежде могут сигнализировать о недостатке цинка. Ешьте больше продуктов, богатых цинком. Используйте щадящие шампуни и тщательно прополаскивайте волосы.

Салат с горячими утиными грудками

Просто наслаждение: сочная, ароматная утка с хрустящими листьями салата и апельсиновой заправкой. Жир с утиной грудки легко удаляется, и остается постное красное мясо.

Подготовка: **25 минут**

Приготовление: **5–7 минут**

Выход: **4 порции**

ПИЩЕВАЯ ЦЕННОСТЬ 1 порции:	
калорийность **275 ккал**	
углеводы	10 г
(сахар)	9 г
белки	31 г
жиры	13 г
(насыщенные)	3 г
клетчатка	2 г

4 филе утиных грудок по 140 г
3 ст. л. темного соевого соуса
Сок из 1 апельсина
2 зеленых или красных стручка перца чили, удалите семена, нарежьте
Кусочек корня имбиря длиной 5 см, очистите и натрите на терке
125 г веточек кресса водяного
1 средний кочан салата, промойте, обсушите
2 апельсина, очистите, нарежьте дольками
Цедра 1/2 апельсина, нарежьте тонкой стружкой

ДЛЯ ЗАПРАВКИ
Сок из 1 апельсина
2 ст. л. оливкового масла
Соль и черный перец (по вкусу)

1 Сильно нагрейте гриль. Удалите кожу и толстый слой жира с утиного филе. Разрежьте каждую грудку на 6 кусков. Положите на мелкое блюдо.

2 Смешайте соевый соус, апельсиновый сок, чили и имбирь и вылейте в миску. Обваляйте куски в этой смеси. Выложите филе на решетку гриля и запекайте до готовности 5–7 минут, переворачивая и поливая соусом. Готовые куски выньте из гриля.

3 На сервировочном блюде разложите веточки водяного кресса, листья салата и дольки апельсина, выложите куски утки, слегка перемешайте. Посыпьте нарезанной цедрой. Влейте ингредиенты для заправки в емкость с плотной крышкой и взболтайте. Заправку подавайте отдельно.

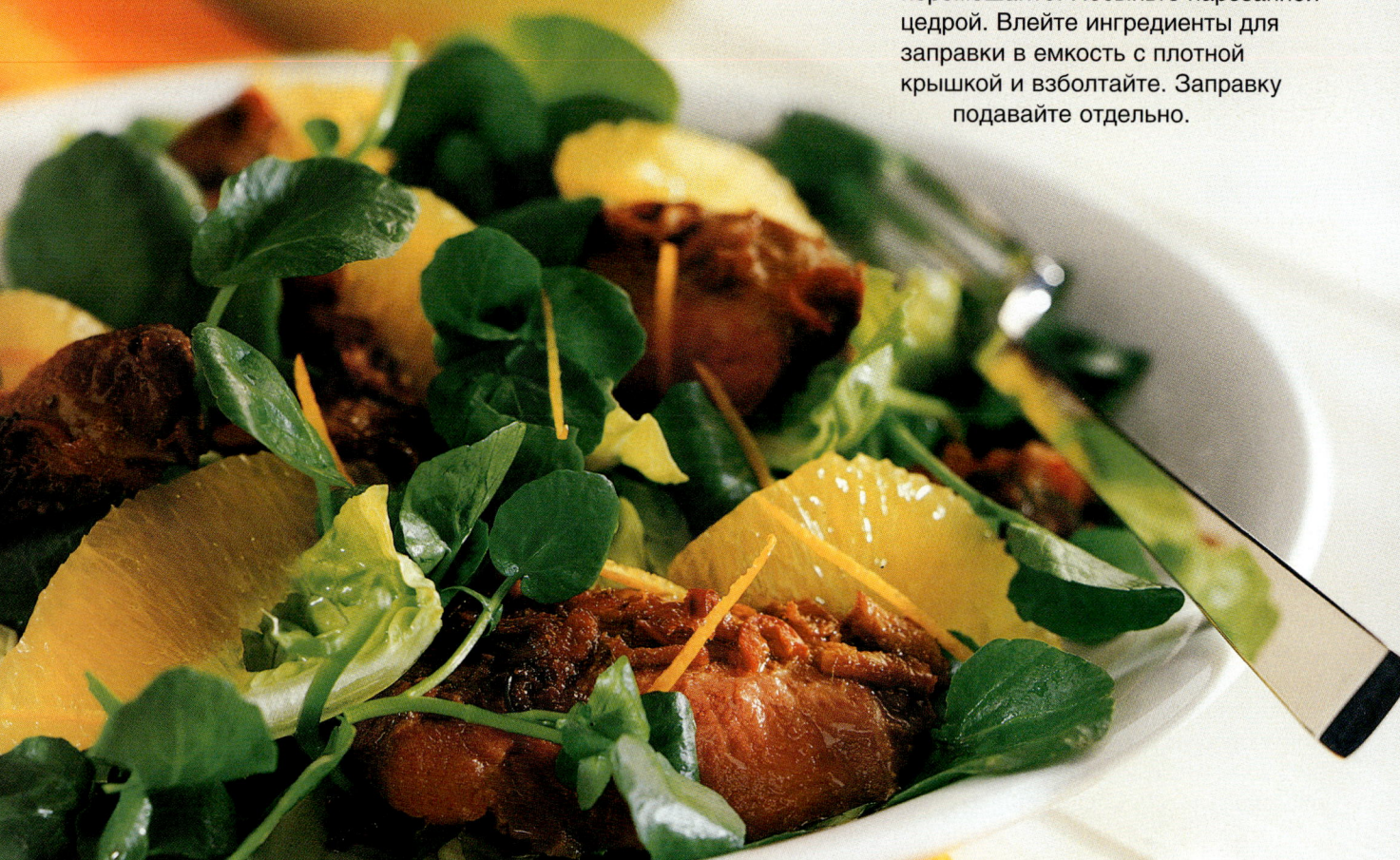

Чечевичный суп с жареным красным перцем

Выберите цвет по желанию: красный оттенок супу придают томат-пюре и лущеная красная чечевица, коричневый – континентальная чечевица и красный чесночный соус (песто). Оба варианта одинаково вкусны.

Подготовка: **20 минут**

Приготовление: **30 минут**

Выход: **6 порций**, подавать как первое блюдо

3 сладких красных перца, очистите от семян и разрежьте на четыре части
2 ст. л. оливкового масла
2 ст. л. томат-пюре или красного соуса песто (в последнем случае возьмите 1 ст. л. оливкового масла)
1 средняя луковица, нарезанная кубиками
1 зубчик чеснока, измельченный
1 крупная морковь, разрезанная на четыре части
115 г лущеной промытой красной, коричневой или зеленой чечевицы
1,2 л овощного бульона

1 Держите перец в горячем гриле, пока кожица не почернеет. Накройте чистой влажной тканью или сложите в полиэтиленовый пакет и дайте остыть. Снимите кожицу с перцев и обсушите их бумажным полотенцем.

2 В сковороде с толстым дном разогрейте масло и томат-пюре или песто. Добавьте лук и чеснок и слегка обжарьте, пока овощи не станут мягкими, но не коричневыми. Положите перец, перемешайте, накройте крышкой и готовьте еще 5 минут, помешивая.

3 Сложите морковь и чечевицу в большую кастрюлю с бульоном и доведите до кипения. Уменьшите огонь и дайте прокипеть в течение 15 минут. Добавьте смесь с луком и перцем, накройте крышкой и проварите 10–15 минут, пока овощи и чечевица не станут мягкими.

4 Снимите кастрюлю с плиты и вылейте содержимое в кухонный комбайн. Перемешайте до консистенции пюре. Перед подачей на стол снова вылейте суп в кастрюлю и подогрейте.

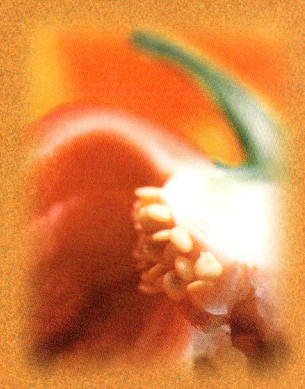

ПИЩЕВАЯ ЦЕННОСТЬ 1 порции:	
калорийность	**150 ккал**
углеводы	**22 г**
(сахар)	**11 г**
белки	**7 г**
жиры	**4,5 г**
(насыщенные)	**1 г**
клетчатка	**4 г**

Салат из авокадо и грецких орехов

Этот салат не только вкусен, но и богат питательными веществами, в том числе витамином Е (в авокадо) и незаменимыми жирными кислотами (в орехах), которые придадут волосам блеск, а коже бархатистость.

Приготовление: **10 минут**

Выход: **4 порции**

2 зрелых плода авокадо, очистите, разрежьте пополам и удалите косточку
1 ч. л. лимонного сока (по желанию)
50 г рокет-салата
2 маленьких кочанчика салата-латука
100 г измельченных грецких орехов
ДЛЯ ЗАПРАВКИ
2 ст. л. масла грецкого ореха
Сок из 1 апельсина
2 ч. л. белого винного уксуса
Морская соль и черный перец (по желанию)

1 Нарежьте авокадо тонкими ломтиками. Слегка натрите их лимонным соком или ореховым маслом, чтобы не потемнели.

2 Смешайте листья рокет-салата и салата-латука на блюде. Поверх зелени разложите дольки авокадо. Посыпьте ореховой крошкой.

3 Влейте ингредиенты для заправки в емкость с плотной крышкой, взболтайте, чтобы все хорошо перемешалось. Заправку подавайте отдельно.

ПИЩЕВАЯ ЦЕННОСТЬ 1 порции:	
калорийность	**370 ккал**
углеводы	**4 г**
(сахар)	**2,5 г**
белки	**5 г**
жиры	**37 г**
(насыщенные)	**5 г**
клетчатка	**2 г**

Мозг и нервы

Мозг – это центр управления работой организма. Благодаря ему мы способны наслаждаться запахом и вкусом жизни. Выбирая продукты, богатые витаминами группы В, антиоксидантами и минералами, вы заставите мозг и нервную систему работать максимально эффективно.

Наша нервная система – механизм, поражающий организованностью и слаженностью работы. На протяжении всей жизни, не останавливаясь ни на минуту, мозг принимает, сортирует, обрабатывает и хранит огромное количество информации, поступающей по разветвленной нервной системе.

Нервная система подразделяется на центральную и периферическую. Центральная нервная система представлена головным и спинным мозгом. Она состоит из миллионов нервных клеток (нейронов) и регулирует деятельность всей нервной системы. Периферическая нервная система – связующее звено между центральной нервной системой, центрами «ввода» (органы чувств и рецепторы) и центрами «вывода» (мышцы и железы). В головном мозге находятся регулирующие отделы, в том числе гипоталамус, регулирующий обмен веществ, аппетит, чувство жажды, температуру тела, сон, эмоциональное состояние и сексуальное поведение, и гипофиз, отвечающий за деятельность щитовидной железы и надпочечников.

Большая часть информации, обрабатываемой мозгом, поступает от пяти органов чувств. Все они самостоятельны, но функционируют в тесном взаимодействии. Язык различает только сладкое, кислое, горькое и соленое, тогда как нос способен улавливать тысячи разнообразных запахов. Аромат пищи через нос направляется к задней стенке глотки, таким образом, с помощью обоняния определяется вкус еды и питья. Вот почему при насморке пища кажется безвкусной.

ПЛАНИРОВАНИЕ БЕРЕМЕННОСТИ

Мозг – один из тех органов, которые закладываются у эмбриона в первую очередь. Спустя три недели от зачатия формируются три основных слоя клеток, из которых развиваются все органы и ткани.

Витамин группы В – фолиевая кислота (фолат), взаимодействуя с витамином B_{12}, участвует в образовании генетического материала ДНК и РНК. Фолиевая кислота настолько важна для развития головного и спинного мозга, что женщинам, планирующим беременность, рекомендуется ежедневно принимать 400 мкг этого витамина (вдвое больше нормы взрослого человека). Лучше всего начинать прием фолиевой кислоты за три месяца до планируемого зачатия и продолжать 12 недель беременности. Это позволяет снизить риск развития расщелины по-

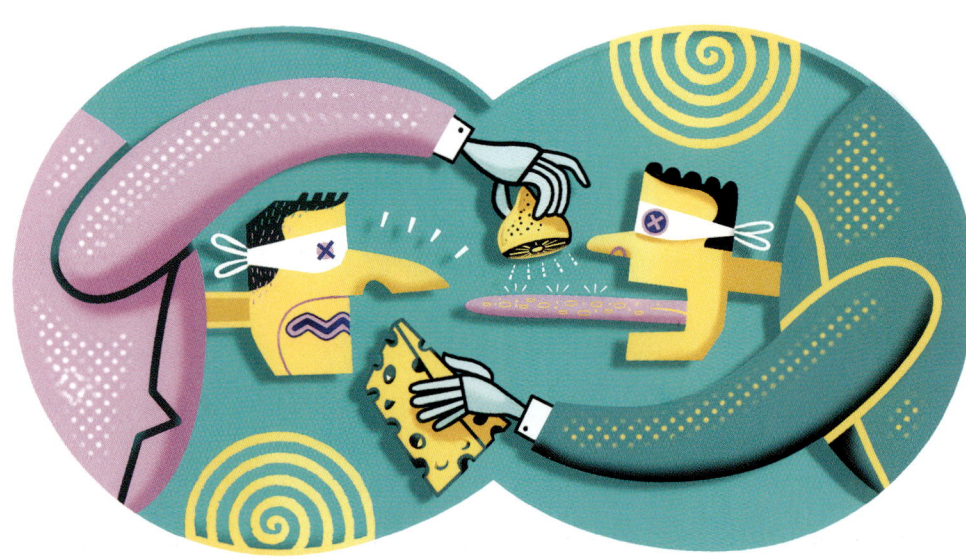

Вкус и обоняние Они дают настолько полную информацию, что можно узнать любое блюдо даже с завязанными глазами.

НЕШЛИФОВАННЫЙ РИС Способствует здоровью нервной системы благодаря большому содержанию витамина B_1, который сохраняется во внешней оболочке зерна, удаляемой при шлифовке.

1 Витамин B_1 (тиамин). Нешлифованный рис, горох, фасоль, цельнозерновой хлеб, свинина, печень.

2 Витамин B_2 (рибофлавин). Печень, почки, мясо, молоко, готовые зерновые завтраки, яйца, сыр, дрожжевой экстракт.

3 Ниацин (никотиновая кислота). Мясо, жирная рыба, птица, хлеб, картофель.

4 Биотин. Нешлифованный рис, цельнозерновой хлеб, печень, почки, орехи, цветная капуста, горох, фасоль и яйца.

5 Пантотеновая кислота. Цельнозерновой хлеб, орехи, молочные продукты, почки и печень, сухофрукты.

ВНИМАНИЕ! Во время беременности не ешьте печень.

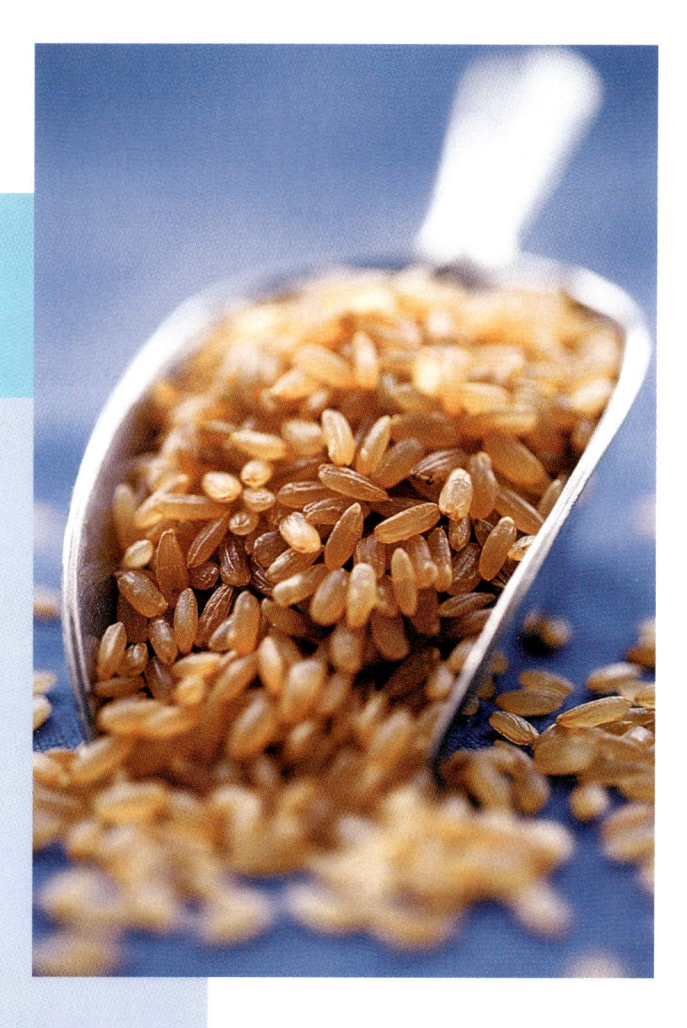

источники витаминов группы В

звоночника у ребенка и других дефектов нервной системы.

Следует регулярно потреблять продукты, богатые фолиевой кислотой (см. таблицу на с. 39). Овощи нужно подвергать легкой кулинарной обработке, поскольку при продолжительной варке большая часть фолатов разрушается.

Одна порция брюссельской капусты или обогащенного витаминами готового зернового завтрака содержит 100 мкг фолатов, большой стакан свежего апельсинового сока – 40 мкг, а небольшой ломтик цельнозернового хлеба – 15 мкг.

Не употребляйте при беременности печень Хотя она и богата фолиевой кислотой, при беременности от нее лучше отказаться, поскольку печень содержит много витамина А. Если он добавится к тому количеству, которое поступает из сбалансированного рациона, в организме возникнет его избыток, так как этот витамин не выводится с мочой, что может повредить плоду.

Что полезнее для мозга?

Продукты, наиболее полезные для мозга и всей нервной системы, содержат питательные вещества, способные накапливаться в мозге. Среди них витамины группы В, витамин С и цинк.

Чтобы организм функционировал, необходимо высвободить энергию из пищи: в этом и заключается роль витаминов группы В. За исключением витамина B_{12}, они не накапливаются в организме и поэтому должны поступать с пищей ежедневно.

Витамины группы В работают в комплексе, но некоторые из них особенно активно влияют на деятельность нервной системы. Так, при дефиците витамина B_1 (тиамина) в организме накапливаются токсичные вещества, что оказывает отрицательное воздействие на нервную систему. Комбинированное действие фолиевой кислоты и витамина B_{12} (присутствующего только в продуктах животного происхождения) поддерживает здоровье

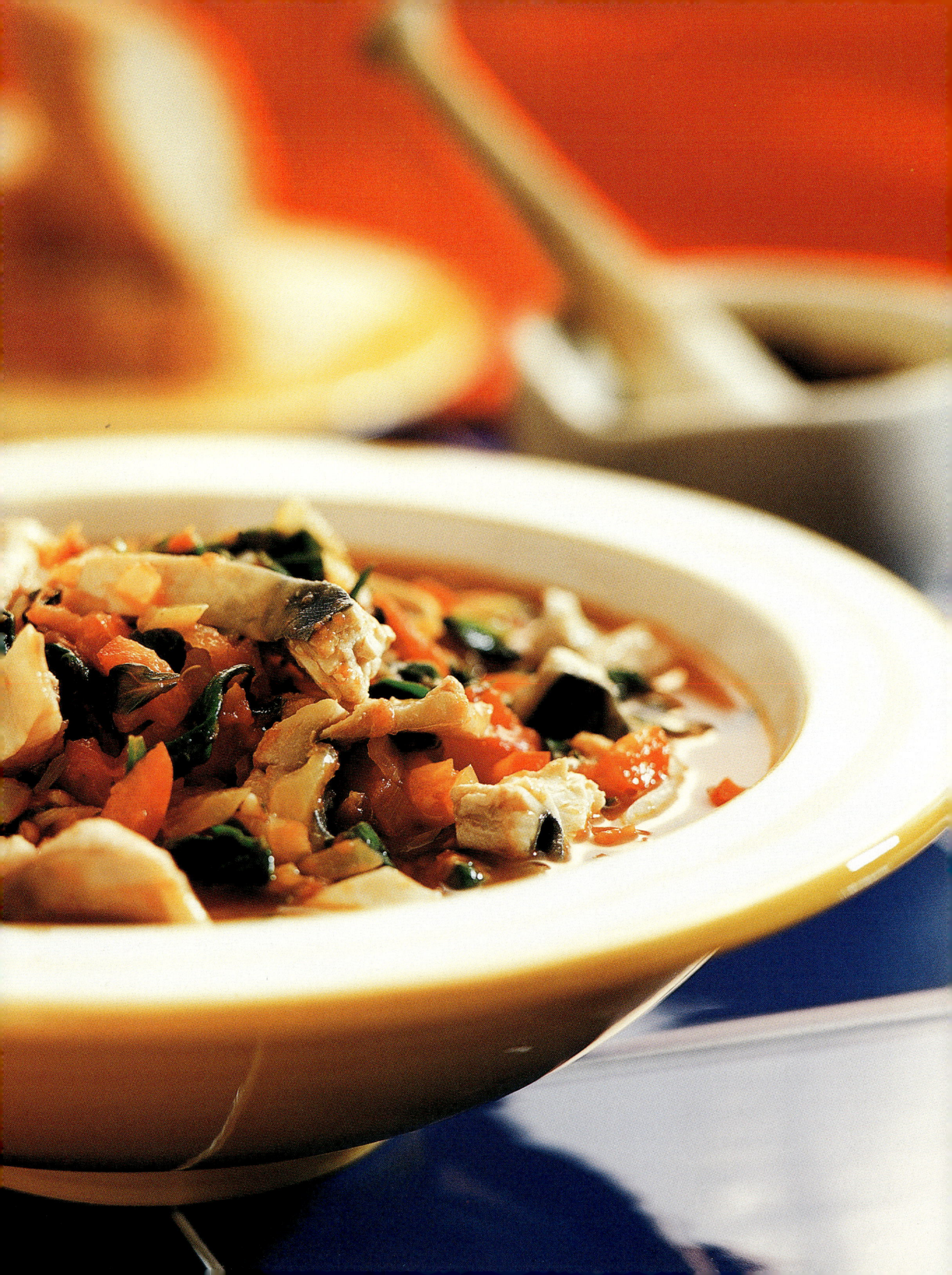

Праздник для ума и сердца
Свежая рыба и овощи в этом пряном креольском супе дают все необходимое питание мозгу (рецепт см. с. 42).

нервных клеток у взрослых людей и играет ключевую роль в развитии нервной системы эмбриона. Эти питательные вещества способствуют метаболизму жирных кислот, которые защищают миелиновую оболочку (изолирующий слой, окружающий нервные волокна) и поддерживают нормальную структуру нервных клеток.

Дефицит витамина B₁₂ приводит к потере чувствительности и покалыванию в онемевших частях тела, нарушению координации движений. Особенно уязвимы пожилые люди: у них может наблюдаться частичное затемнение сознания и нарушения психики. Прием больших доз витаминов обычно безопасен для здоровья, вызывает опасения только B₆ (пиридоксин), популярный препарат, применяемый для лечения предменструального синдрома и отпускаемый без рецепта. В некоторых случаях у женщин, долгое время принимавших это лекарство в больших дозах, наблюдалась потеря чувствительности в конечностях.

Роль антиоксидантов

В настоящее время общепризнанно, что антиоксиданты способствуют усилению мыслительной деятельности, улучшению памяти и здоровья нервной системы в целом. Они защищают нервные клетки, или нейроны, от повреждения за счет того, что не дают свободным радикалам разрушать структуру клеток.

Для сохранения здоровья нервной системы и нормальной мыслительной деятельности необходимы полиненасыщенные жиры, а витамин Е препятствует их окислению и образованию вредных свободных радикалов. Эти жиры в изобилии содержатся в растительном масле (подсолнечном, оливковом), мюсли, проростках пшеницы, авокадо, орехах, зеленых листовых овощах, цельнозерновом хлебе, изделиях из дробленого зерна и яичных желтках.

Эффективным антиоксидантом является также витамин С. Его много в большинстве свежих фруктов и овощей и фруктовых соках. Пищу, богатую витамином С, необходимо потреблять каждый день, так как организм не запасает его впрок.

Еда и память Исследования показали, что в странах с высоким уровнем потребления оливкового масла – в Италии, Испании, Греции, Франции – у пожилых людей память и реакция лучше, чем в странах, где потребление масла меньше.

Многообещающими оказались результаты исследования незаменимых жирных кислот: установлено, что омега-3-жирные кислоты, содержащиеся преимущественно в жирной рыбе и грецких орехах, необходимы для здоровья нервной системы и работы мозга. Их дефицит, возможно, играет определенную роль в

СОДЕРЖАНИЕ ФОЛАТОВ В ПИЩЕВЫХ ПРОДУКТАХ

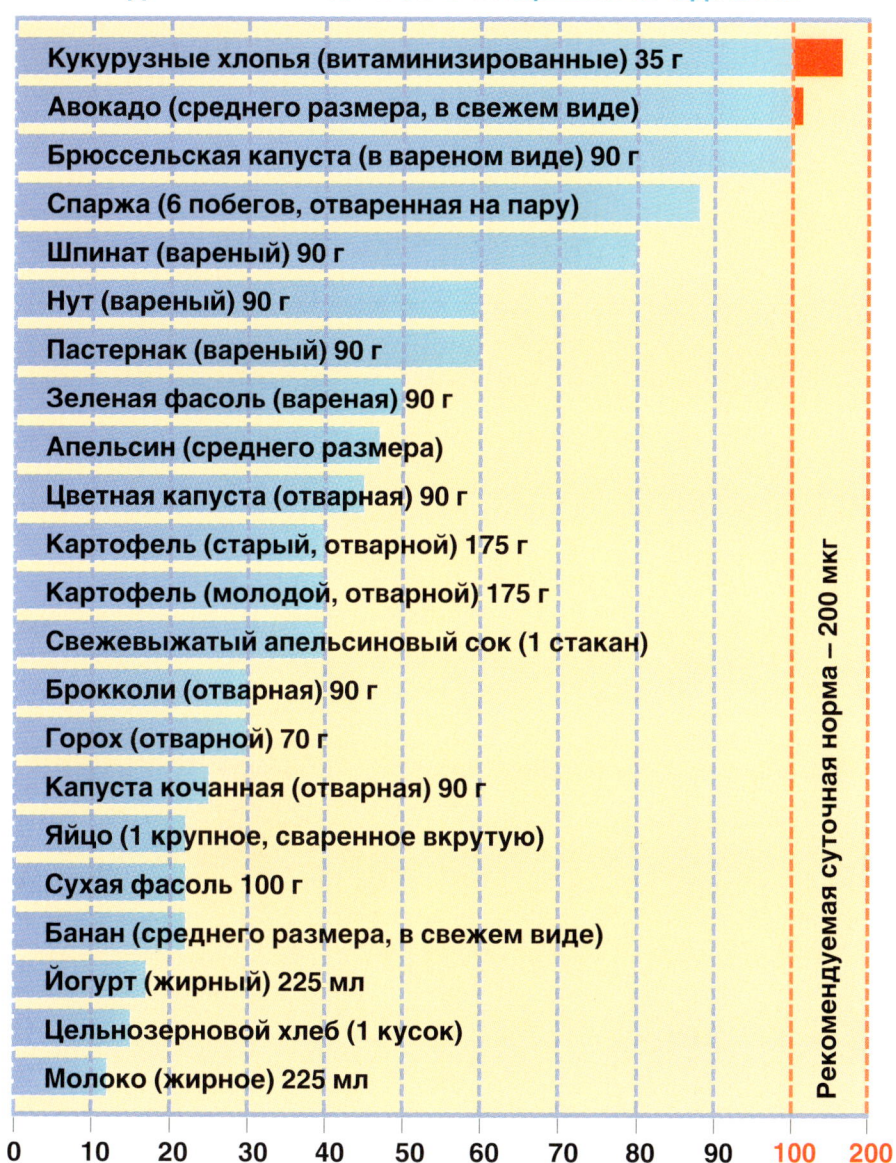

Продукт	Содержание фолиевой кислоты в средней порции, в микрограммах
Кукурузные хлопья (витаминизированные) 35 г	~105
Авокадо (среднего размера, в свежем виде)	~100
Брюссельская капуста (в вареном виде) 90 г	~90
Спаржа (6 побегов, отваренная на пару)	~85
Шпинат (вареный) 90 г	~80
Нут (вареный) 90 г	~65
Пастернак (вареный) 90 г	~60
Зеленая фасоль (вареная) 90 г	~55
Апельсин (среднего размера)	~50
Цветная капуста (отварная) 90 г	~45
Картофель (старый, отварной) 175 г	~45
Картофель (молодой, отварной) 175 г	~45
Свежевыжатый апельсиновый сок (1 стакан)	~40
Брокколи (отварная) 90 г	~40
Горох (отварной) 70 г	~35
Капуста кочанная (отварная) 90 г	~30
Яйцо (1 крупное, сваренное вкрутую)	~25
Сухая фасоль 100 г	~25
Банан (среднего размера, в свежем виде)	~20
Йогурт (жирный) 225 мл	~20
Цельнозерновой хлеб (1 кусок)	~15
Молоко (жирное) 225 мл	~15

Рекомендуемая суточная норма – 200 мкг

ИДЕИ ДЛЯ МЕНЮ
Пища для мозга

Выбирайте продукты, помогающие сохранить остроту ума, крепкие нервы и быструю реакцию.

ПОМНИТЕ Вы должны выпивать по крайней мере 8 стаканов жидкости в течение дня, включая фруктовые соки и травяные чаи, и съедать не менее пяти порций овощей и фруктов ежедневно.

ЧТОБЫ ВЗБОДРИТЬСЯ УТРОМ Бутерброд с вареным яйцом; цельнозерновой тост с арахисовым маслом; мюсли с большим количеством орехов и сухофруктов; готовые зерновые завтраки со снятым молоком; лосось, сваренный в молоке.

ЧЕМ ПЕРЕКУСИТЬ, ЧТОБЫ СОХРАНИТЬ ЯСНОСТЬ МЫСЛИ Бутерброды из цельнозернового хлеба с бананом или с яйцом, горсть сухофруктов и орехов, салат из сырых овощей — красных, оранжевых и зеленых — моркови и красного перца с соусом из авокадо.

ОСНОВНЫЕ БЛЮДА Жаркое из морепродуктов и свежих овощей, приготовленное с малым количеством жира; суп из свежих овощей; жареные овощи; печеный картофель с фасолью; цветная капуста с сыром; печень с репчатым луком; макаронные изделия из цельнозерновой муки.

СЛАДКИЕ БЛЮДА Свежие фрукты с нежирными сливками или нежирным йогуртом; печеные фрукты.

нарушении процесса образования клеток, что характерно для болезни Альцгеймера.

Фрукты и овощи Тесты по проверке памяти доказывают пользу фруктов и овощей. Съедая рекомендованные пять порций фруктов и овощей в день, вы сохраните стабильно высокий уровень витамина С и бета-каротина в крови, что способствует улучшению памяти.

Крепкие нервы
Для сохранения здоровья нервной системы необходимы кальций и марганец, железо и калий. Доказана связь дефицита железа в организме с низкой концентрацией внимания, плохой памятью у детей; у подростков отмечается частая смена настроения.

Особую роль играет цинк. Он необходим для нормального функционирования гипофиза. При его дефиците обычны резкая смена настроения, раздражительность, депрессия и потеря аппетита.

Цинк также способствует выработке гормонов, поэтому его дефицит может отрицательно повлиять на работу нейромедиаторов мозга. Эти химические вещества, высвобождаясь из нервных окончаний, передают информацию от одной нервной клетки к другой по всему организму.

Цинка много в мясе, печени, моллюсках и ракообразных (особенно в устрицах), яичном желтке, цельнозерновом хлебе и бобовых. Легче всего усваивается цинк, содержащийся в продуктах животного происхождения.

Топливо для мозга
Мозг испытывает постоянную потребность в глюкозе, которая обеспечивает его энергией, необходимой для нормальной деятельности. Вы можете съесть плитку шоколада или выпить сладкий напиток и мгновенно получить требуемую подзарядку, но это далеко не лучший выход, поскольку такие продукты не имеют питательной ценности.

Продукты, содержащие сложные углеводы: бобовые, хлеб, рис, макаронные изделия, картофель, изделия из дробленого зерна, которыми можно наскоро перекусить, — представляются более приемлемым вариантом. Сложные углеводы расщепляются на простые сахара, дают необходимую энергию и обеспечивают организм ценными питательными веществами.

Пища для настроения
Все процессы в мозге осуществляются с помощью нейромедиаторов, на деятельность которых могут повлиять определенные питательные вещества, входящие в рацион. Продукты с высоким содержанием сложных углеводов поднимают уровень триптофана (незаменимая аминокислота) в мозге. Триптофан в свою очередь способствует образованию серотонина, вещества, улучшающего настроение. Тяга к углеводам бывает проявлением предменструального синдрома и указывает на потребность в дополнительном количестве серотонина.

Рацион без мяса

Вегетарианцам придется приложить особые усилия, чтобы обеспечить организм достаточным количеством витамина B_{12}, поскольку самые богатые его источники – это продукты животного происхождения. Дефицит B_{12} может отрицательно сказаться на состоянии нервной системы и привести к поражению спинного мозга. Потребление большого количества фолатов часто скрывает дефицит B_{12}, так что вы, возможно, обнаружите симптомы только тогда, когда здоровью уже будет нанесен ущерб.

Если ваш рацион включает молочные продукты и яйца, то вы будете обеспечены витамином B_{12}. В противном случае необходимо добавить продукты, обогащенные витамином B_{12}, такие, как хлеб, дрожжевые экстракты, соевые напитки, другие соевые продукты и цельнозерновые изделия. Всегда внимательно изучайте этикетки, удостоверьтесь в том, что нужный витамин присутствует в продукте. Альтернативой могут служить пищевые добавки с B_{12}.

Цинк и железо Низкое содержание цинка и витамина B_{12} характерно для вегетарианской диеты, так как эти вещества содержатся в основном в продуктах животного происхождения.

Если вы не употребляете мяса, в качестве хороших источников цинка можно порекомендовать яичные желтки, морепродукты, цельнозерновые и семечки тыквы. Железо вы получите из консервированных томатов, моркови, жареного арахиса, гороха и сахарной кукурузы.

Большое значение имеет правильное потребление цинка. Если в организм поступает чрезмерное количество фитатов – с продуктами, содержащими отруби, чаем, цельнозерновыми и бобовыми, потребление цинка можно уменьшить.

коварные продукты

алкоголь

Даже незначительное количество алкоголя обязательно скажется на работе мозга. Будучи стимулятором для сердца, алкоголь оказывает противоположное воздействие на мозг и нервную систему.

Алкоголь подавляет те области мозга, которые контролируют поведение, ухудшает работу органов чувств и нарушает координацию движений. Регулярное потребление больших доз алкоголя может привести к гибели нервных клеток и сокращению объема мозга, т.е. нанести ему (а также сердцу и печени) непоправимый ущерб.

Алкоголизм часто становится причиной психологических проблем – бессонницы, депрессии, беспричинной тревоги и забывчивости.

кофеин

Кофеин оказывает на мозг стимулирующее действие, именно поэтому, чтобы сохранить ясность мысли, мы пьем кофе, чай и напитки с колой.

Кофе содержит почти на 40% больше кофеина, чем чай и шоколад; в напитках с колой содержание кофеина варьирует (внимательно читайте этикетку).

Реакция на кофеин может быть различной: на кого-то он оказывает такой сильный возбуждающий эффект, что человек не может уснуть после выпитой вечером чашки кофе, на другого он не действует вовсе.

Ежедневное потребление 8–10 чашек кофе может привести к нарушению сердечного ритма, появлению дрожи, спутанности сознания, желудочным расстройствам и даже судорогам. Могут возникнуть абстинентные симптомы, например дрожь, – признак того, что у вас развилось привыкание к кофеину. Обратитесь за советом к врачу.

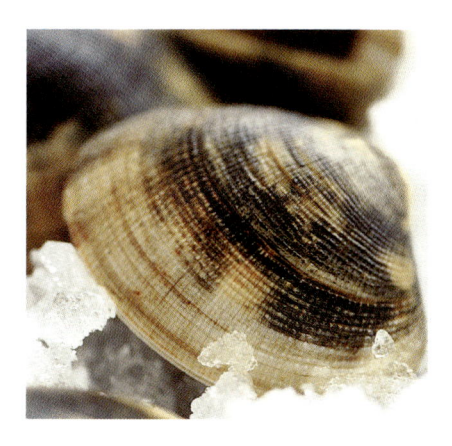

Цинк из морских глубин Наслаждаясь изысканным вкусом свежих моллюсков, мы одновременно получаем столь необходимый нам цинк.

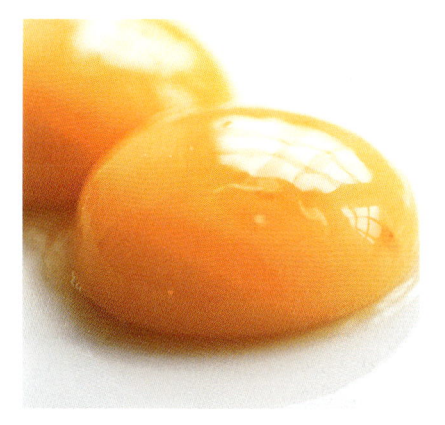

Полезная еда Если вы воздерживаетесь от мяса, но едите яйца, то желтки обеспечат вас железом, витаминами и белками.

Кулебяка с лососем

Дразнящий аромат традиционного русского пирога с лососем и рисом возбуждает аппетит. Это питательное и сытное блюдо украсит ваш стол.

Подготовка: **30 минут**

Приготовление: **30 минут**

Выход: **6 порций**

ПИЩЕВАЯ ЦЕННОСТЬ 1 порции:	
калорийность	**410 ккал**
углеводы	**33 г**
(сахар)	**1 г**
белки	**18 г**
жиры	**23 г**
(насыщенные)	**2 г**
клетчатка	**0**

350 г готового слоеного теста, замороженное предварительно разморозьте
250 г вареного нешлифованного риса (для получения этого количества возьмите 85 г сырого риса)
2 сваренных вкрутую, порубленных яйца
2 ст. л. нарезанной зелени петрушки
Соль и черный перец
300 г филе лосося, отварите и покрошите
Взбитое яйцо для глазировки

1. Нагрейте духовку до 200°С. Раскатайте тесто в виде прямоугольника 35 x 25 см и переложите на противень, смазанный маслом.

2. Смешайте в миске рис, яйца, петрушку и специи. Равномерно выложите смесь на середину пласта теста по всей длине. Сверху положите измельченную рыбу, затем накройте слоем оставшейся рисовой смеси.

3. Смажьте края теста взбитым яйцом, заверните и защипите. Обрезки теста снова раскатайте и разрежьте на тонкие полоски для украшения кулебяки. Всю поверхность смажьте взбитым яйцом и выпекайте 30 минут, до золотистого цвета.

4. Подавайте с большим количеством салата. Картофель и хлеб к этому блюду не подают.

Креольский рыбный суп

Этот пряный суп – замечательный способ приготовления макрели. Томаты, шпинат и лимон придают остроту жирному мясу макрели, а домашний рыбный бульон очень полезен для здоровья.

Подготовка: **25 минут**

Приготовление: **30 минут**

Выход: **4 порции**

ПИЩЕВАЯ ЦЕННОСТЬ 1 порции:	
калорийность	**400 ккал**
углеводы	**8 г**
(сахар)	**7 г**
белки	**32 г**
жиры	**28 г**
(насыщенные)	**5 г**
клетчатка	**2 г**

Кусочек натертого на терке корня имбиря длиной 2,5 см
1 ст. л. оливкового масла
1 порубленная луковица
1 красный перец, очищенный от семян и нарезанный
400 г консервированных и нарезанных томатов
125 г крупно нарезанных листьев шпината
Сок 1 лимона
300 мл рыбного бульона
4 куска филе макрели, нарезанные полосками
Соль и черный перец

1. Разогрейте масло в сковороде, положите имбирь, лук, красный перец и жарьте 12 минут, до мягкости.

2. Добавьте томаты, шпинат, лимонный сок и бульон и дайте прокипеть еще 5 минут, помешивая.

3. Выложите рыбу на овощи и накройте крышкой. Готовьте на слабом огне еще 10 минут или до полной готовности рыбы. Перемешайте рыбу с другими ингредиентами и выложите на подогретые тарелки. К рыбе подайте свежий хлеб с хрустящей корочкой.

Фасоль под соусом карри

Фасоль, приготовленная по этому рецепту, буквально тает во рту. Она впитывает ароматы всех ингредиентов и при этом сохраняет свою форму. Это блюдо, несмотря на внушительный перечень специй, несложно приготовить.

Подготовка: **20 минут плюс замачивание на ночь**

Приготовление: **1 час**

Выход: **4 порции**

225 г фасоли, замочите на ночь, затем слейте воду
2 порубленные луковицы
1 стручок перца чили, очищенный от семян и нарезанный кубиками
Кусочек очищенного и натертого на терке корня имбиря длиной 2,5 см
2 зеленых плода кардамона
6 горошин черного перца
Кусочек палочки корицы длиной 2,5 см
6 штук гвоздики
1 ст. л. оливкового масла
2 зубчика измельченного чеснока
1 ч. л. куркумы
1 ч. л. молотого тмина
1 ч. л. молотого кориандра
1/4 ч. л. молотого чили
3 ст. л. зелени кориандра и еще немного для украшения (по желанию)
3 ст. л. лимонного сока

1 В кастрюлю положите фасоль и половину нарезанного лука, чили, имбирь, плоды кардамона, перец горошком, корицу и гвоздику. Залейте холодной водой и доведите до кипения. Уменьшите нагрев и варите на медленном огне около часа, пока фасоль не станет мягкой. Откиньте на дуршлаг, бульон слейте в отдельную кастрюлю.

2 Разогрейте масло в сковороде, положите оставшийся лук и чеснок и обжарьте в течение 2 минут. Добавьте куркуму, тмин, кориандр и молотый чили и хорошо перемешайте. Выложите фасоль и осторожно перемешайте. Добавьте зелень кориандра и лимонный сок и влейте оставшийся бульон – столько, чтобы получить консистенцию соуса. Прогрейте и подавайте.

ПИЩЕВАЯ ЦЕННОСТЬ 1 порции:	
калорийность	**250 ккал**
углеводы	36 г
(сахар)	6 г
белки	14 г
жиры	6,5 г
(насыщенные)	1 г
клетчатка	5 г

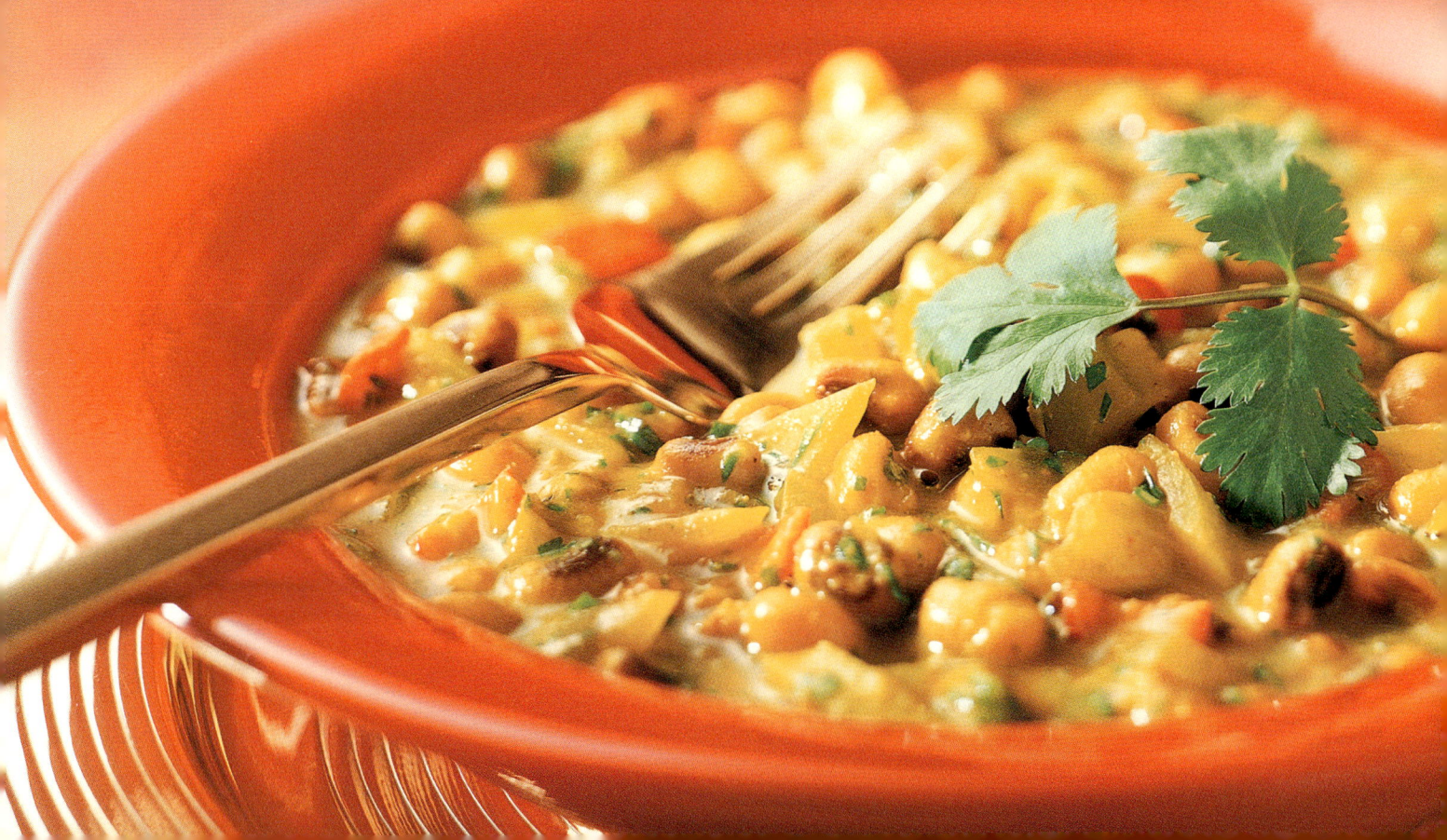

Телу – надежная опора

В нашем представлении кости – это нечто твердое, жесткое и неподвижное. На самом же деле они состоят из активной живой ткани, содержащей белки и минералы. Пища оказывает влияние на прочность костей, а правильное питание способствует развитию хорошей осанки.

Скелет обеспечивает опору телу и состоит из соединенных между собой костей. Взаимодействуя с мышцами и суставами, кости позволяют нам двигаться и защищают внутренние органы. Поддержание здоровья костей играет важнейшую роль в сохранении подвижности и гибкости. Костная ткань состоит из клеток и плотного межклеточного вещества, содержащего кальций и другие минералы. Ежедневно в костную ткань поступает около 700 мг кальция. Он запасается остеобластами – клетками, вырабатывающими костную ткань. Другой вид клеток – остеокласты – удаляют минералы из костной ткани.

ДИНАМИКА РАЗВИТИЯ

Костная ткань постоянно растет и заменяется новой в зависимости от потребностей организма и испытываемых нагрузок. В здоровом организме происходит постоянный круговорот кальция, его поступление и выведение сбалансированы.

Однако в ряде случаев, например при остеопорозе или при длительной неподвижности, этот баланс нарушается; количество кальция, выделяемого костной тканью, начинает пре-

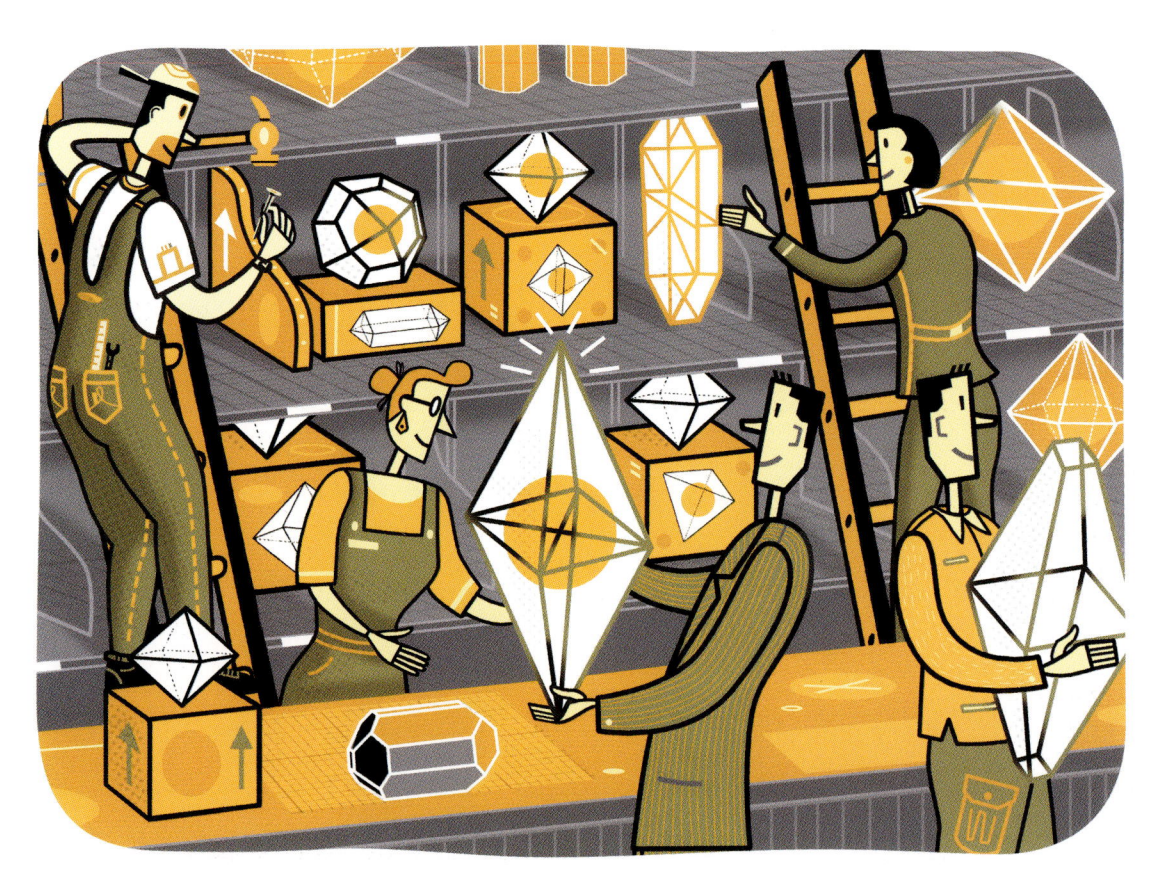

Интенсивная деятельность
Минеральные соли кальция, фосфора и магния постоянно распадаются и образуются вновь. Этот процесс называется реконструкцией, он необходим для роста и восстановления костной ткани. Кальций по мере надобности высвобождается из костей и используется другими тканями и органами.

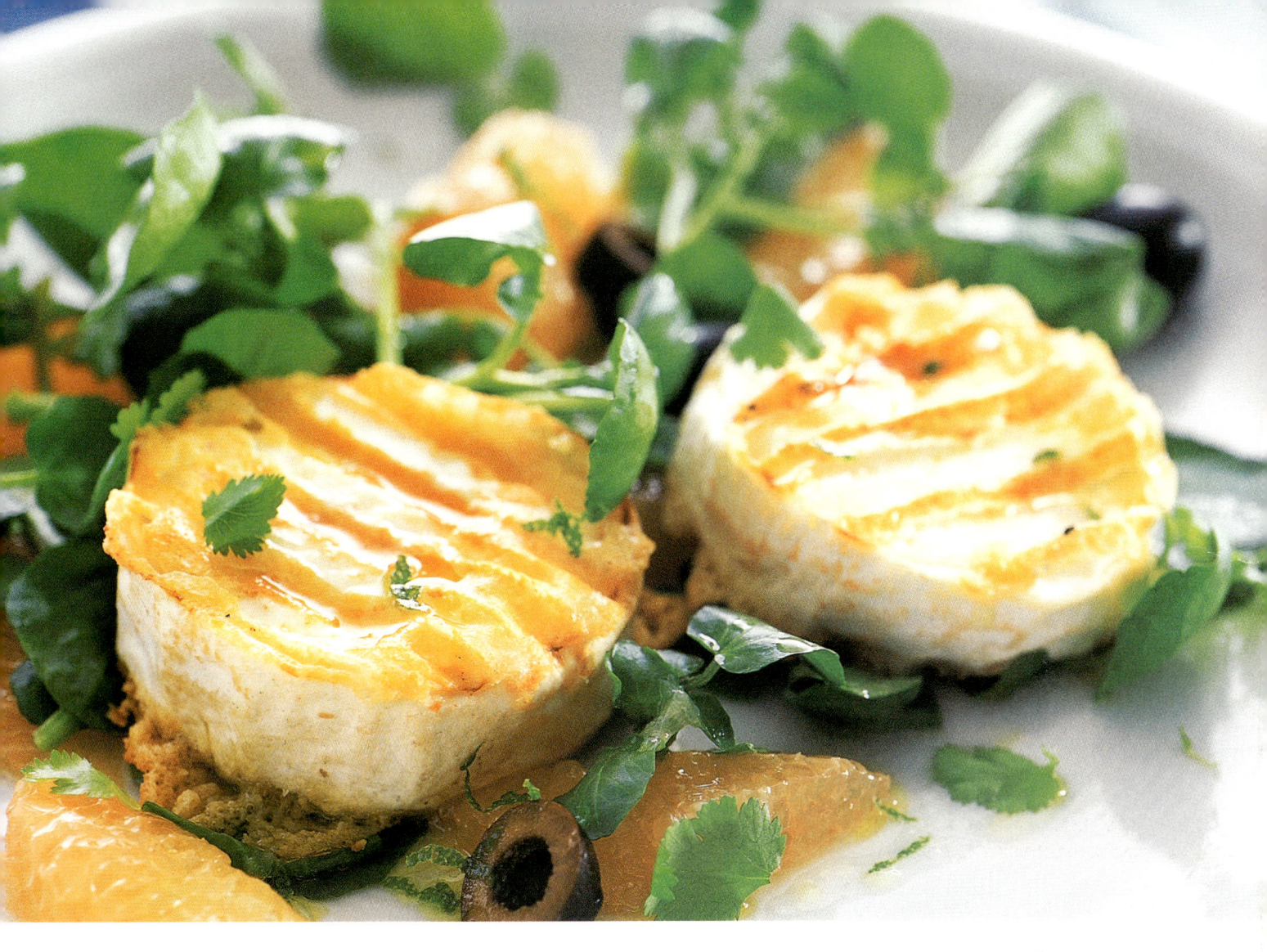

Пища для крепких костей Идеальное блюдо для ланча или легкого ужина: кресс-салат, оливки и грейпфрут, поданные к жареному козьему сыру с кориандром, создают освежающе контрастное сочетание вкусовых оттенков. А высокое содержание кальция способствует здоровью и крепости костей и зубов.

вышать количество запасаемого в ней.

В детстве и отрочестве кости растут не только в длину и ширину, благодаря накоплению минеральных веществ увеличивается и их плотность, от нее зависит прочность костей. Чем прочнее кость, тем меньше риск переломов.

Накопление минеральных веществ в костной ткани продолжается до 20–30 лет, к этому возрасту плотность кости достигает максимума. У молодых, активных людей здоровый баланс сохраняется: кальций поступает в костную ткань и выделяется из нее в равных количествах.

Хрупкие кости С возрастом костная ткань теряет кальция больше, чем получает. Кости становятся менее плотными, «легкими», и, как следствие, они становятся слабыми и подверженными переломам. Это относится и к женщинам, и к мужчинам, но у женщин риск развития остеопороза повышается во время менопаузы. Объясняется это тем, что в сохранении плотности костей важнейшая роль принадлежит эстрогену. В период менопаузы происходит снижение уровня этого гормона в организме, что ведет к потере кальция.

Оптимальный способ сохранить крепкие кости на протяжении всей жизни – вести здоровый образ жизни, правильно питаться и регулярно заниматься спортом. Здесь стоит особо подчеркнуть роль продуктов, богатых кальцием и витамином D.

Кальций прежде всего

В костях и зубах содержится около 99% всех запасов кальция в организме. Остальная часть циркулирует в крови. Кальций необходим для функционирования клеток, передачи нервных импульсов в мышцы, сокращения мышц и свертывания крови.

СУТОЧНАЯ ПОТРЕБНОСТЬ В КАЛЬЦИИ

Многие диетологи рекомендуют потреблять кальция больше нормы (в мг):

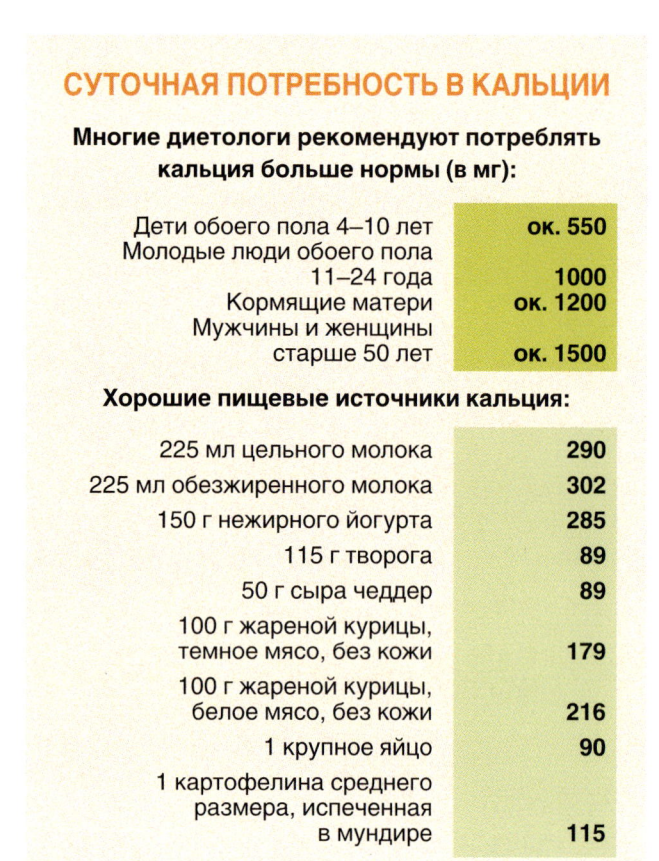

Дети обоего пола 4–10 лет	ок. 550
Молодые люди обоего пола 11–24 года	1000
Кормящие матери	ок. 1200
Мужчины и женщины старше 50 лет	ок. 1500

Хорошие пищевые источники кальция:

225 мл цельного молока	290
225 мл обезжиренного молока	302
150 г нежирного йогурта	285
115 г творога	89
50 г сыра чеддер	89
100 г жареной курицы, темное мясо, без кожи	179
100 г жареной курицы, белое мясо, без кожи	216
1 крупное яйцо	90
1 картофелина среднего размера, испеченная в мундире	115

Разумнее всего для получения кальция использовать как можно больше разнообразных продуктов, являющихся к тому же источниками и других питательных веществ. Это особенно важно для людей, страдающих непереносимостью лактозы, которые не могут потреблять молочные продукты – основной источник кальция.

Высоко содержание кальция в молоке, сыре, сливках и йогурте. В молочных продуктах с пониженным содержанием жира (снятое молоко, нежирные твердые сыры) столько же кальция, что и в жирных аналогах, но меньше витамина D. Другой хороший источник кальция – консервированные сардины, лосось и макрель. Особенно много кальция в их мелких костях. Кроме того, кальций есть в хлебе, цельнозерновых изделиях, бобовых, семенах кунжута и зеленых листовых овощах.

Солнечный витамин

Витамин D играет решающую роль в усвоении и использовании кальция. Можно получить этот витамин и с пищей, но большая его часть образуется в организме под воздействием солнечного света, который преобразует химическое вещество, изначально присутствующее в организме, в активный витамин D. Поэтому он и был назван солнечным витамином.

Полученный таким образом активный витамин откладывается в печени для последующего расходования зимой, когда из-за более короткого светового дня и меньшего количества солнечных дней его образуется мало. У большинства людей под воздействием солнца вырабатывается достаточно витамина D, однако некоторые не получают его в необходимом количестве.

К категории особо уязвимых относятся дети до четырех лет, люди старше 65 (особенно прикованные к дому, например по болезни) и люди, которые редко выходят из дома Если их рацион не содержит нужного количества витамина D, возможно, им придется принимать препараты, содержащие этот витамин.

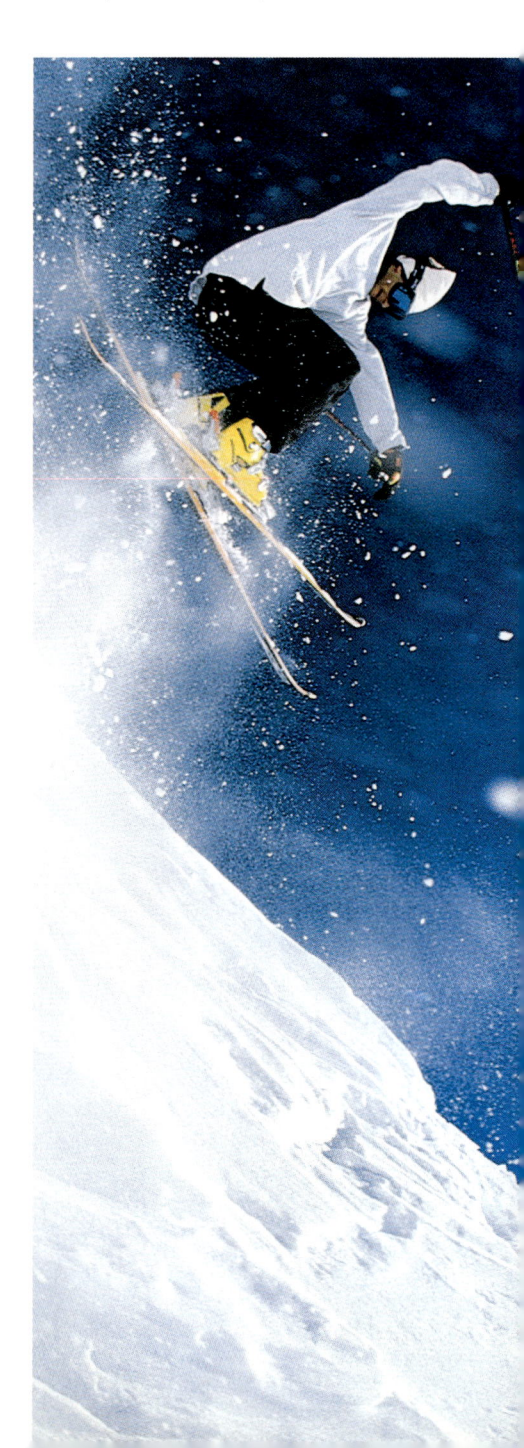

Недостаток витамина D часто вызывает у детей рахит. Его симптомы – кривые ноги, деформация коленного сустава и «куриная грудь». У взрослых дефицит витамина D может привести к развитию остеомаляции, выражающейся в ноющей боли в костях, мышечных спазмах и искривлении позвоночника.

Наиболее богата витамином D жирная рыба – макрель, сельдь и сардины. Он содержится также в сливочном масле, маргарине, жирном и витаминизированном молоке, в некоторых витаминизированных готовых зерновых завтраках и яйцах.

Отруби – негативный фактор Если у вас низкий уровень витамина D и при этом вы потребляете значительное количество отрубей, способность вашего организма усваивать кальций снизится. Причина кроется в высоком содержании фитиновой кислоты в сырых отрубях. Она связывает кальций и некоторые другие минералы в кишечнике и тем самым препятствует их усвоению организмом.

Роль магния Около 60% всего магния в организме также содержится в костях и зубах. Остальное количество необходимо для передачи нервных импульсов, сокращения мышц и деятельности ферментов. Дефицит магния – крайне редкое явление, так как он в изобилии присутствует в разнообразных продуктах.

Цельнозерновые изделия из дробленого зерна, орехи, арахисовое масло, мясо, рыба и молочные продукты – все они содержат много магния.

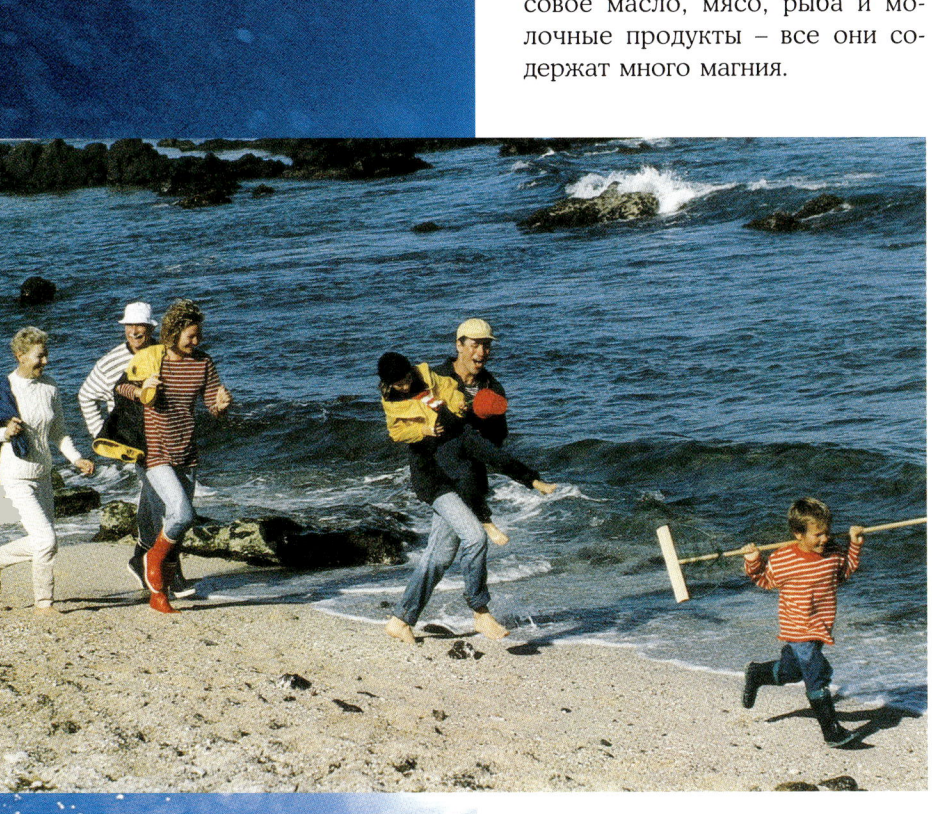

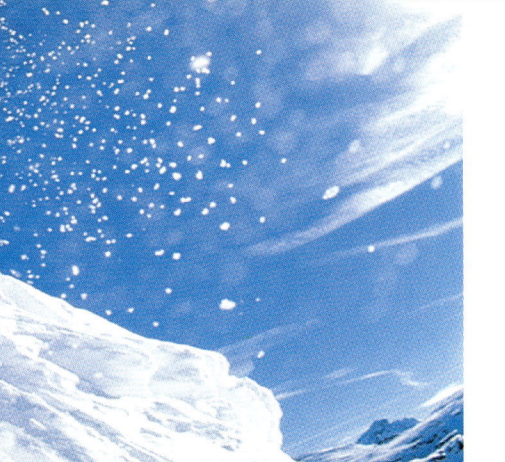

Ловите солнечные лучи *Особое значение имеет пребывание на солнце в зимние месяцы. А ходьба – прекрасный способ укрепить кости и мышцы в любое время года. Солнечный свет волшебным образом действует на кожу, вызывая образование витамина D, столь необходимого для организма.*

Фосфор для крепких костей
85% всего фосфора в организме сконцентрировано в костях и зубах в виде сложных соединений с кальцием. Фосфор придает костям силу и упругость, вместе с кальцием играет главную роль в образовании костной ткани. Этот процесс известен как кальцификация, хотя правильнее было бы назвать его минерализацией. Фосфор также высвобождает энергию из клеток и способствует усвоению многих питательных веществ, включая белки.

Продукты питания, богатые белками и кальцием, как правило, содержат и много фосфора. Это касается молока, сыра, йогурта, мяса, курицы, рыбы и орехов. Таким образом, если ваш рацион разнообразен и включает продукты, содержащие кальций, вы получаете и достаточное количество фосфора.

Осторожнее с солью Исследования показали, что при высоком уровне потребления соли у женщин во время климакса и в пожилом возрасте растет и потеря кальция, вымываемого из организма с мочой. Кроме того, в этот период существенно увеличивается количество гормонов, способствующих удалению кальция из костной ткани.

Доказана и обратная зависимость: при снижении потребления соли уменьшаются и потери кальция с мочой, наблюдается более низкий уровень содержания гормонов, ответственных за вымывание кальция. Поэтому людям, которые более других подвержены потере кальция, разумно будет отказаться от пищи с большим содержанием соли и вообще ограничить ее потребление.

Дайте встряску костям

Как бы усердно вы ни старались сделать свои кости крепкими за счет правильного питания, успе-

продолжение на стр. 50

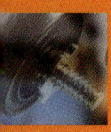

Как предупредить ОСТЕОПОРОЗ

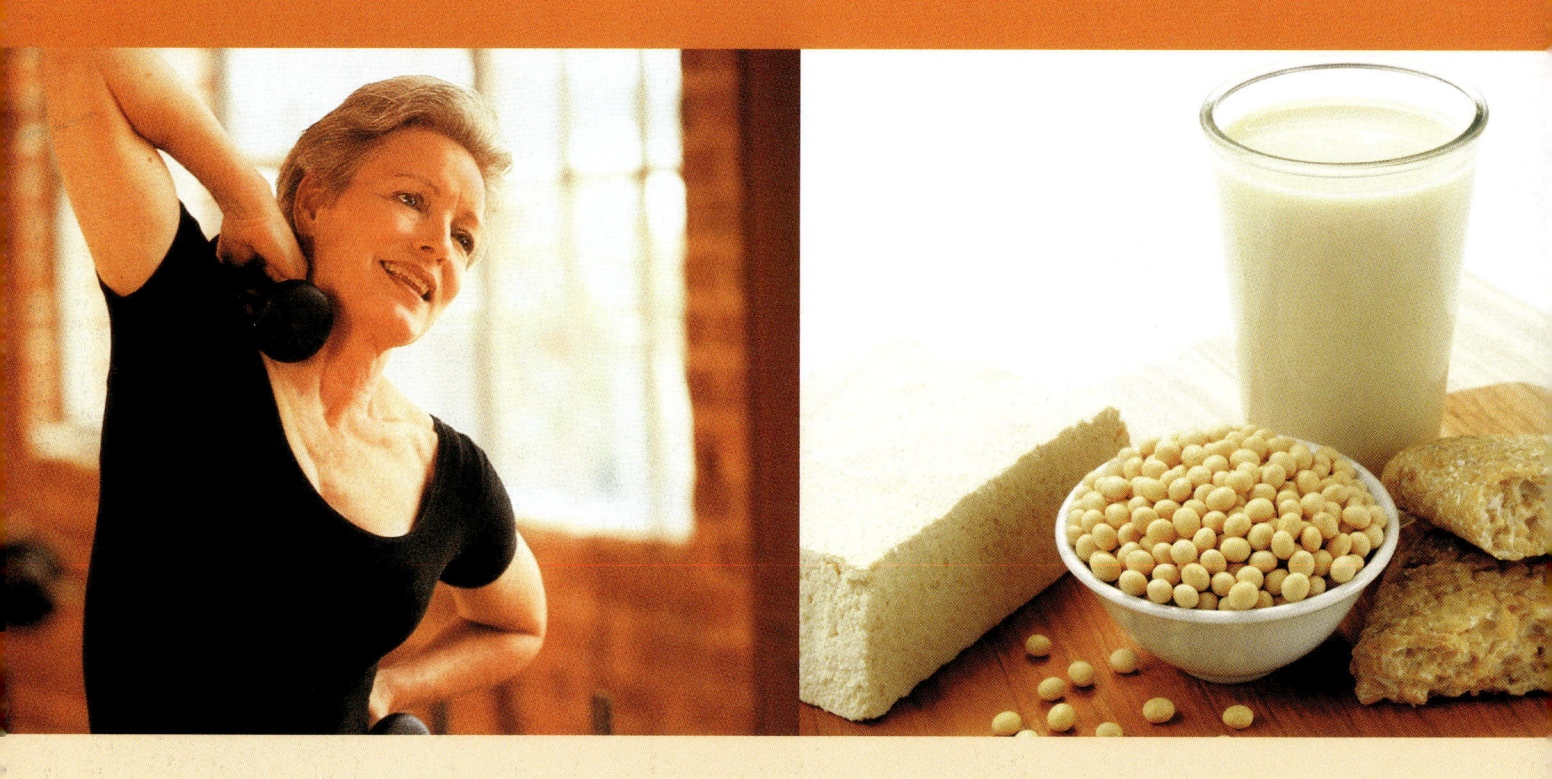

Примерно каждая четвертая женщина старше 50 лет и один из 12 мужчин старше 70 лет подвержены риску перелома костей вследствие остеопороза. Женщины сильнее предрасположены к этому заболеванию, так как их кости более мелкие и менее плотные, чем у мужчин, кроме того, потеря костной массы ускоряется после климакса. Выходцы из Африки и Карибского региона менее подвержены развитию остеопороза, чем жители Европы и Азии, поскольку имеют более плотную структуру костей.

Последствия остеопороза

До некоторой степени остеопороз – неизбежное следствие старения и может сопровождаться болями и нарушением трудоспособности. Известно несколько факторов, влияющих на степень и скорость снижения плотности костной ткани.

Достаточное поступление в организм кальция и витамина D отодвинет начало развития остеопороза.

Необходимо также следить за потреблением соли. Все, кто входит в группу риска, должны сократить количество соли в пище, так как ее избыток непосредственно связан с более интенсивной потерей костной массы. Следует также умерить количество потребляемого алкоголя: большие дозы снижают усвояемость кальция и тем самым уменьшают плотность костной ткани.

Очень важны занятия физкультурой. Регулярные упражнения для опорно-двигательного аппарата – два-три раза в неделю – укрепят кости и сохранят их твердость.

Профилактике остеопороза способствуют женские гормоны эстрогены. Хотя и мужчины, и женщины страдают от хрупких костей просто потому, что стареют, у женщин этот процесс проходит интенсивнее: он обусловлен гормональными изменениями. Процесс можно замедлить с помощью гор-

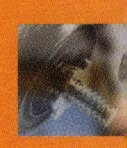

Остеопороз – это прогрессирующая потеря костной ткани, вызывающая снижение ее плотности и повышающая риск переломов, особенно тазобедренного сустава, запястья и позвоночника. Поскольку снижение плотности костной ткани – следствие старения, каждый подвергается риску развития остеопороза. Но последствия его можно свести к минимуму.

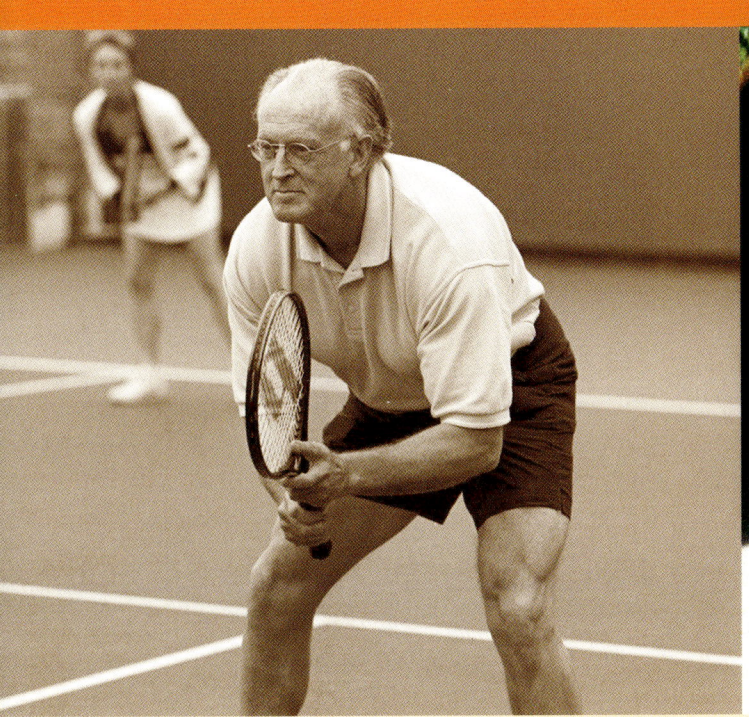

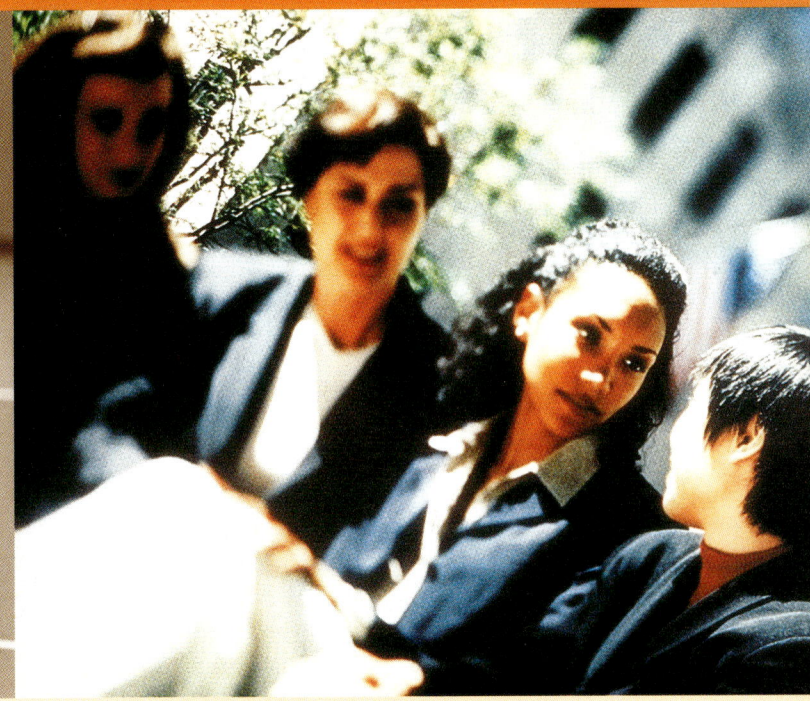

ПРОФИЛАКТИКА ОСТЕОПОРОЗА *Регулярные упражнения для опорно-двигательного аппарата и пища, богатая кальцием, помогут предупредить прогрессирующее снижение плотности костной ткани.*

монозаместительной терапии. Курение тоже связывают с более интенсивной потерей костной массы, поэтому сократите число выкуриваемых сигарет, а еще лучше совсем бросьте курить.

Пища, укрепляющая кости
Молоко и молочные продукты – сыр, йогурт и творог – прекрасные источники кальция, необходимого для укрепления костей. Нежирные сорта содержат почти столько же кальция, что и цельные продукты, к тому же они позволяют не набирать лишний вес. Вместе с регулярными физическими нагрузками это поможет сохранить здоровыми сердце и спину. Хорошими источниками кальция являются также соевые продукты.

- Каждый прием пищи должен включать один из следующих продуктов: хлеб, изделия из дробленого зерна, картофель, бананы, рис или макаронные изделия.
- Ежедневно в дополнение к картофелю съедайте 5 порций любых фруктов и овощей.
- Каждый день съедайте 2–3 порции: постного мяса, птицы, рыбы, яиц, фасоли, гороха, чечевицы или других бобовых. Они обеспечивают организм белками, витаминами и минералами, необходимыми для образования костной ткани.
- Продукты, содержащие большое количество жиров и сахара (чипсы, печенье, кондитерские изделия и безалкогольные напитки) содержат мало полезных питательных веществ, не потребляйте их слишком часто.

ИДЕИ ДЛЯ МЕНЮ

Самое полезное для ваших костей

Чтобы кости стали крепкими, а мышцы — сильными и упругими, включите эти простые блюда в рацион. Все они богаты кальцием и витамином D.

НАЧИНКА ДЛЯ ТОСТОВ Сардины; вареные яйца; копченая макрель или паштет из форели; запеченная куриная печень; бараньи почки.

МЕЖДУ ОСНОВНЫМИ ПРИЕМАМИ ПИЩИ Печеный картофель с нежирным домашним сыром; омлет с нежирным сыром чеддер, спаржей или кабачками; вареное яйцо со шпинатом и сыром пармезан.

НАПИТКИ Охлажденное нежирное молоко; фруктовые коктейли с молоком и медом; молочные коктейли с нежирным мороженым.

ПРИПРАВЫ Кунжутные семена к зеленым салатам или нежирному йогурту; семена мака к отварной капусте брокколи.

РЫБА, ПРИДАЮЩАЯ СИЛЫ Запеченная или жареная рыба: лосось, макрель, тунец или свежие сардины; креветки с лимонным соком.

Запеченные грибы
Удалите ножки у 2 больших грибов, шляпки промойте, обсушите, сбрызните оливковым маслом, посыпьте панировочными сухарями с приправами и поставьте в нагретый гриль на 2–3 минуты. Подавайте на цельнозерновых тостах.

ПИЩЕВАЯ ЦЕННОСТЬ 1 порции:
калорийность **140 ккал**;
углеводы **22 г** (сахар **1 г**); белки
5 г; жиры **4 г** (насыщенные **1 г**);
клетчатка **3 г**.

Перекусить на ходу можно грибами в сухарях

ха вы добьетесь лишь при одном условии – регулярной физической нагрузке. Физическая активность – залог того, что питательные вещества, поступающие в организм с пищей, пойдут на пользу костной ткани. Нагрузки, которым подвергаются кости во время физических упражнений, придают им объем и крепость, одновременно увеличивают массу костной ткани и ее плотность.

Физические упражнения должны стать привычкой на всю жизнь. Регулярные занятия до 30 лет, когда плотность костей достигает максимума, обеспечат крепость скелету. При уменьшении костного вещества по мере старения физические упражнения помогут сохранить его прочность.

Упражнения для опорно-двигательного аппарата – ходьба или бег трусцой – подходят лучше всего, но полезна и любая физическая активность.

СУСТАВЫ И МЫШЦЫ
Скелет дает телу опору и позволяет держаться прямо, тогда как скелетные мышцы и суставы, соединяющие кости, обеспечивают движение.

У человека примерно 600 скелетных мышц. При передаче нервного импульса в мышцу благодаря изменению электрических свойств поверхности клетки этот сигнал распространяется по всей мышечной ткани. Происходит высвобождение кальция, результат его – сокращение мышцы.

Как сохранить гибкость Мышцы работают постоянно на протяжении всего дня, даже когда мы сидим на стуле или стоим. Лучший способ сохранения здоровья мышц, как и костей, – это физические упражнения. Без них мышцы атрофируются (уменьшаются в размере), постепенно утрачивают силу.

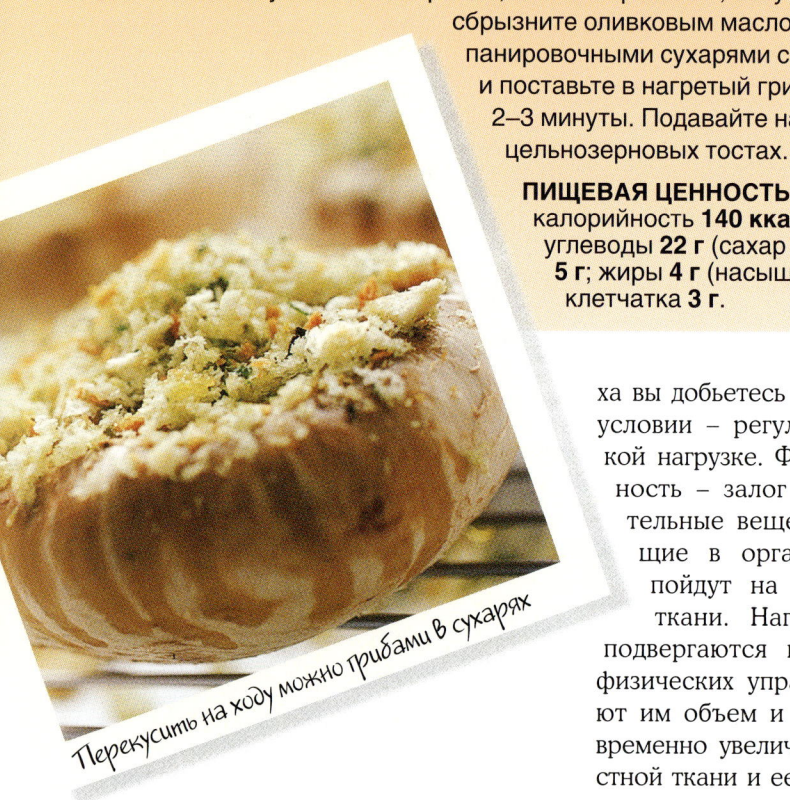

Мышечная ткань образуется главным образом за счет белков. Большинству взрослых достаточно всего 55 г белков в день, что легко достижимо с помощью сбалансированного разнообразного питания, включающего постное мясо, домашнюю птицу, рыбу, изделия из дробленого зерна, молочные продукты, орехи и картофель. При каждом сокращении мышцы расходуется энергия. Лучший источник энергии для выполнения движений и физических упражнений – глюкоза, которую мышца получает из гликогена (углевод) и жира, запасаемого в организме. Самый здоровый источник энергии – рацион с низким содержанием жиров и высоким уровнем углеводов.

Проблемы со спиной Боль в спине может быть вызвана разными причинами, в том числе воспалением суставов, повреждениями позвонков или спинных мышц. Хотя чудодейственной пищи, излечивающей от болей в спине, не существует, тем не менее продукты, способствующие крепости костей, хороши и для спины.

Боли в спине зачастую бывают следствием плохой осанки, которая в свою очередь формируется при сидении в неправильной позе, поднятии тяжестей.

ЗДОРОВЫЕ ЗУБЫ

Зубы состоят из той же ткани, что и кости, но они в большей степени подвержены неблагоприятным воздействиям. Внешний, защитный слой зуба образован эмалью. Это очень прочное вещество, но со временем под действием кислотной среды в ротовой полости и оно начинает разрушаться.

Микроорганизмы, живущие в ротовой полости, перерабатывают сахара, содержащиеся в пище и напитках, и преобразуют их в кислоты, которые постепенно разъедают зубную эмаль. Такое разрушение может начаться уже в раннем детстве, поэтому очень важно проявить заботу о зубах детей, не давать им вредные продукты и напитки.

Полезными напитками для грудных детей и детей младшего возраста являются вода и грудное (или искусственное) молоко. В возрасте до пяти лет лучший напиток – цельное молоко. Фруктовые кислоты, содержащиеся во фруктовых соках, пюре, газированных напитках и напитках с колой, могут оказать разрушающее воздействие на зубы. Давайте детям только разбавленные фруктовые соки или пюре, избегайте газированных напитков и напитков с колой. Сахар, содержащийся в том или ином блюде и съеденный во время приема пищи, а не между едой, наносит меньший вред, особенно если дети чистят зубы после еды. Для детских зубов полезна жевательная резинка без сахара. Подсластитель ксилит стимулирует выделение слюны, которая очищает зубы от частичек пищи и уменьшает количество микроорганизмов в ротовой полости.

Следует воздержаться от продуктов, богатых сахарозой (белый сахар), быстро превращающейся в кислоту. Сахара, содержащиеся во фруктах (фруктоза) и молоке (лактоза), менее вредны.

Гигиена полости рта Чтобы зубы и десны были здоровыми, постарайтесь чистить зубы дважды в день (зубная паста с фтором помогает предотвратить кариес) и регулярно посещать стоматолога. При болезненности десен попробуйте полоскание для рта с лечебными травами. Настои шалфея, гвоздики или розмарина оказывают успокаивающее действие на десны, очищают зубы и освежают дыхание.

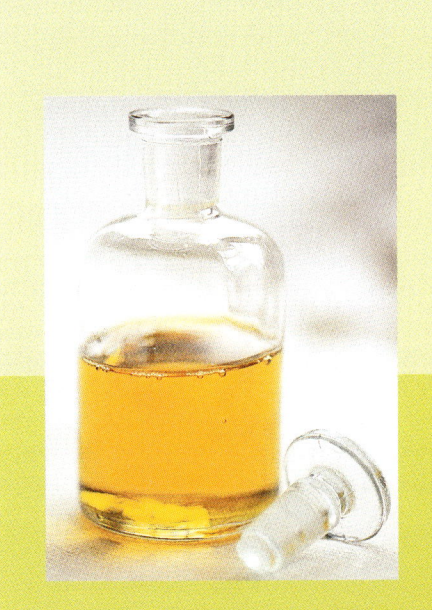

ПЕЧЕНЬ ТРЕСКИ ИЛИ МЯСО ПАЛТУСА – *источники омега-3-жирных кислот, витаминов A и D. Все эти микро- и макроэлементы необходимы для здоровья суставов, но в очень небольших количествах. Жирная рыба раз в неделю, полностью удовлетворит потребность организма в омега-3-жирных кислотах.*

МАСЛО ЭНОТЕРЫ *содержит гамма-линоленовую кислоту, обладающую способностью снимать воспаление. Оно полезно для тех, кто страдает артритом. Масло выпускают в капсулах в сочетании с рыбьим жиром. Подобные свойства имеет и подсолнечное масло, гамма-линоленовой кислоты в нем даже больше.*

СОЕВОЕ МАСЛО *содержит смесь омега-6- и омега-3-жирных кислот. Обе кислоты обладают противовоспалительными свойствами и способны облегчить симптомы ревматоидного артрита – болезни суставов воспалительного характера. Есть и другие масла, богатые омега-6-жирными кислотами: подсолнечное, кукурузное и из пророщенной пшеницы.*

ПИЩА ДЛЯ больных суставов

Жареный козий сыр с салатом

Нежный козий сыр слегка обжаривается и подается на листьях салата, приправленного зеленью кориандра. Дополнительную остроту придают грейпфрут и оливки.

Подготовка: **10 минут**
Приготовление: **10 минут**
Выход: **2 порции**

ПИЩЕВАЯ ЦЕННОСТЬ 1 порции:	
калорийность	**320 ккал**
углеводы	9 г
(сахар)	9 г
белки	9 г
жиры	27 г
(насыщенные)	8 г
клетчатка	3 г

100 г круглого козьего сыра, разрезанного пополам горизонтально
75 г кресс-салата
1 розовый грейпфрут, используйте только мякоть, разделите на дольки
15 черных маслин без косточек

ДЛЯ ЗАПРАВКИ
3 ст. л. оливкового масла
2 ст. л. лимонного сока
2 ст. л. зелени кориандра
Черный перец
Щепотка сахарного песка

1 Разогрейте сковороду с рифленым дном, положите половинки козьего сыра и слегка обжарьте в течение 2–3 минут, переверните, чтобы на обеих сторонах отпечатались бороздки.

2 На мелкое блюдо выложите листья кресс-салата. Сверху положите сыр, дольки грейпфрута и маслины.

3 Смешайте ингредиенты для заправки. Полейте салат. Подавайте немедленно, при желании украсьте лимонной цедрой.

Замороженный ягодный шербет

Освежающее завершение обильной трапезы – замороженный десерт из клубники, можно использовать и другие летние ягоды, свежие или замороженные.

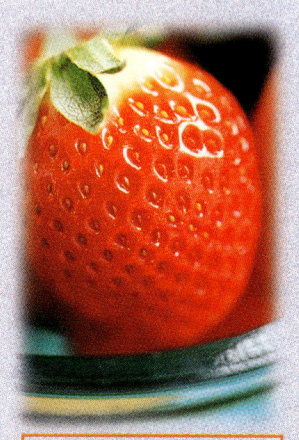

Подготовка: **10–15 минут**
Приготовление: **3–4 часа**
Выход: **6 порций**

450 г клубники
100 г сахарной пудры
1 ст. л. лимонного сока
225 г сыра маскарпоне
175 г йогурта
2 яичных белка
Свежая клубника и/или другие ягоды

1 В кухонный комбайн или миксер сложите клубнику, сахарную пудру, влейте лимонный сок, смешайте до однородной массы.

2 Взбейте вместе сыр и йогурт, добавьте в клубничное пюре, снова взбейте.

3 Взбейте яичные белки до крепкой пены. Металлической ложкой осторожно соедините взбитые белки с ягодной массой.

4 Выложите смесь на мелкое блюдо из неокисляющегося металла или стекла. Накройте фольгой, поставьте в морозильник примерно на 1 час, пока по краям не начнут образовываться кристаллики.

5 Быстро взбейте полузамороженную смесь с помощью кухонного комбайна. Снова поставьте в морозильник. Примерно через 1 час повторите процедуру. Проделайте то же самое еще 1–2 раза, пока десерт не будет однородным и застывшим.

6 Выложите в бокалы на высокой ножке и подавайте, украсив ягодами.

ПИЩЕВАЯ ЦЕННОСТЬ 1 порции:	
калорийность	**285 ккал**
углеводы	23 г
(сахар)	23 г
белки	4 г
жиры	20 г
(насыщенные)	12,5 г
клетчатка	1 г

Тофу, жаренный с соусом сатай и рисом

Это блюдо с экзотическим восточным вкусом и ароматом. Тофу, хороший источник кальция, идеально подходит для жарки. В этом блюде он подается с рисом и пряным соусом сатай.

Подготовка: **40 минут и 25–30 минут на маринование**

Приготовление: **40 минут**

Выход: **4 порции**

ДЛЯ МАРИНАДА
1 ст. л. светлого соевого соуса
1 ст. л. тайского рыбного соуса
2 ч. л. кунжутного масла

ДЛЯ СОУСА
1 ч. л. подсолнечного или кукурузного масла
1 маленькая луковица, мелко нарезанная
1/2 ч. л. измельченного чеснока
125 г арахисового масла
1 ч. л. красного перца
Щепотка молотого перца чили

ДЛЯ ЖАРЕНИЯ
150 г плотного тофу, порезанного кубиками
2 ст. л. арахисового или кукурузного масла
1 измельченный зубчик чеснока
175 г грибов шиитаке, разрезанных пополам
1 ст. л. нарезанной зелени базилика
1/2 ч. л. измельченного имбиря
1 красный перец, очищенный и нарезанный полосками
1 зеленый перец, очищенный и нарезанный полосками
450 г свежей или замороженной китайской овощной смеси
Несколько капель жгучего соуса чили
55 г поджаренных несоленых орехов кешью для украшения

1. Тщательно перемешайте все ингредиенты маринада, добавьте тофу и оставьте на 25–30 минут.

2. Для приготовления соуса разогрейте растительное масло, обжарьте лук и чеснок до мягкости. Добавьте остальные ингредиенты соуса и прогрейте, постоянно помешивая. Затем охладите.

3. Для жарения разогрейте котелок с выпуклым днищем и влейте в него столовую ложку арахисового или кукурузного масла. Добавьте чеснок, обжаривайте, помешивая, несколько секунд, затем положите грибы и базилик. Жарьте 2 минуты.

4. Выньте грибы. Влейте оставшееся масло, добавьте имбирь и слегка обжарьте, помешивая. Ложкой выложите тофу с маринадом в котелок и жарьте, постоянно помешивая, до золотистого цвета.

5. Добавьте зеленый и красный перец и жарьте, помешивая, еще 2 минуты. Выложите китайские овощи и готовьте до мягкости. Положите грибы, приправьте соусом чили и прогрейте. Выложите на рис и подавайте, украсив орехами кешью.

ПИЩЕВАЯ ЦЕННОСТЬ 1 порции:	
калорийность	485 ккал
углеводы	20 г
(сахар)	14 г
белки	21 г
жиры	36 г
(насыщенные)	7 г
клетчатка	7 г

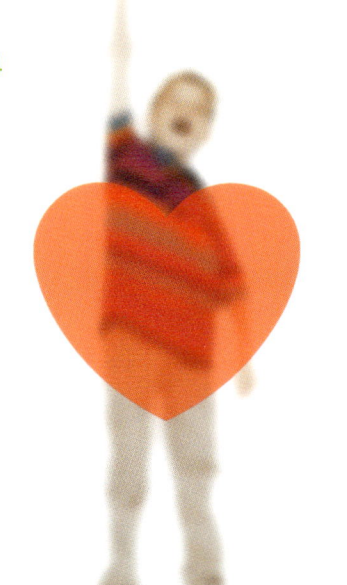

Ровное биение сердца

Хотите сохранить силу и здоровье сердечно-сосудистой системы? В этом вам помогут определенные продукты. В любом возрасте разумно питаться тем, что полезно для сердца, и отрадно, что это может доставлять удовольствие и быть приятным на вкус.

Заботиться о своем сердце и системе кровообращения не так уж сложно. Вам не придется отказываться от любимой пищи, просто сократите потребление менее полезных продуктов и замените их вкусной едой, способной защитить сердце. Добавьте к этому регулярные физические упражнения, и ваше самочувствие сразу улучшится.

Сердце – самая мощная мышца организма. Оно бьется без устали, обеспечивая движение крови по всему организму через систему артерий и возвращение ее через вены. Кровь доставляет живительный кислород и питательные вещества по эластичным кровеносным сосудам в каждую клетку организма и выводит продукты обмена, например углекислый газ.

Несмотря на большой запас прочности сердца и системы кровообращения, они все-таки уязвимы и при чрезмерной нагрузке в конце концов начнут подавать сигналы тревоги. Поэтому жизненно важно оберегать их от разрушения. В этом поможет правильное питание, так что пора по-новому взглянуть на все, что вы едите. Здоровая сердечно-сосудистая система прокачивает больше крови по артериям и венам и работает очень эффективно. Однако сужение одного из сосудов затрудняет движение крови. А при повышенном артериальном давлении сердце вынуждено, сокращаясь, преодолевать слишком сильное сопротивление. В результате могут развиться сердечно-сосудистые заболевания. Предупредить это поможет правильное питание. Сократив потребление жиров, чтобы понизить уровень холестерина в крови, поддерживая разумный вес и ограничив потребление соли, можно уберечь себя от гипертонии.

Способы приготовления пищи также оказывают влияние на состояние сердечно-сосудистой системы.

КОНТРОЛЬ ЗА ХОЛЕСТЕРИНОМ

Холестерин – это одна из жирных кислот, или липидов, выполняющая в организме несколько функций. Существует два вида холестерина – холестерин, содержащийся в продуктах питания, и холестерин в крови. Холестерин, содержащийся в крови, образуется в печени и имеет мало общего с холестерином пищевого происхождения. Он играет важную роль в образовании некоторых гормонов, желчи (необходимой для расщепления жиров) и клеточных мембран. Однако холестерин способен накапливаться в крови, и вот тогда он начинает вредить здоровью.

Избыток холестерина в крови опасен для сердца. Обогащенная

Полезная добавка Несколько капель оливкового масла придадут восхитительный вкус любому блюду. Кроме того, оно очень полезно для сердца, так как снижает уровень холестерина.

Здоровая кухня *Низкую заболеваемость ишемической болезнью сердца в странах Средиземноморья объясняют питанием. Традиционная кухня отличается использованием оливкового масла, рыбы, фруктов и овощей, риса, хлеба, макаронных изделий, более низким потреблением мяса.*

кислородом кровь поступает в сердце по коронарным артериям, но с возрастом на стенках артерий образуются атеросклеротические бляшки – отложения холестерина, жирных кислот и других веществ. При этом стенки артерий уплотняются, и их просвет сужается, т.е. развивается атеросклероз.

Затвердевшая бляшка легко некротизируется, и клетки крови образуют вокруг нее сгусток. Большой сгусток может полностью закупорить артерию. Если такое случится с коронарной артерией, произойдет инфаркт.

Липопротеины Подобно другим жирам, холестерин не растворяется в крови, но связывается с белками, которые разносят его по всему организму. Существует два основных типа белков, транспортирующих холестерин: липопротеины низкой плотности (ЛНП) и липопротеины высокой плотности (ЛВП). ЛНП присоединяются к рецепторам, продуцируемым клетками, которым требуется холестерин. Получив достаточное количество холестерина, клетки перестают вырабатывать эти рецепторы. Лишний холестерин остается в крови и может раздражать слизистую оболочку кровеносных сосудов. В результате образуется бляшка – главная причина атеросклероза, ишемической болезни сердца и инсульта.

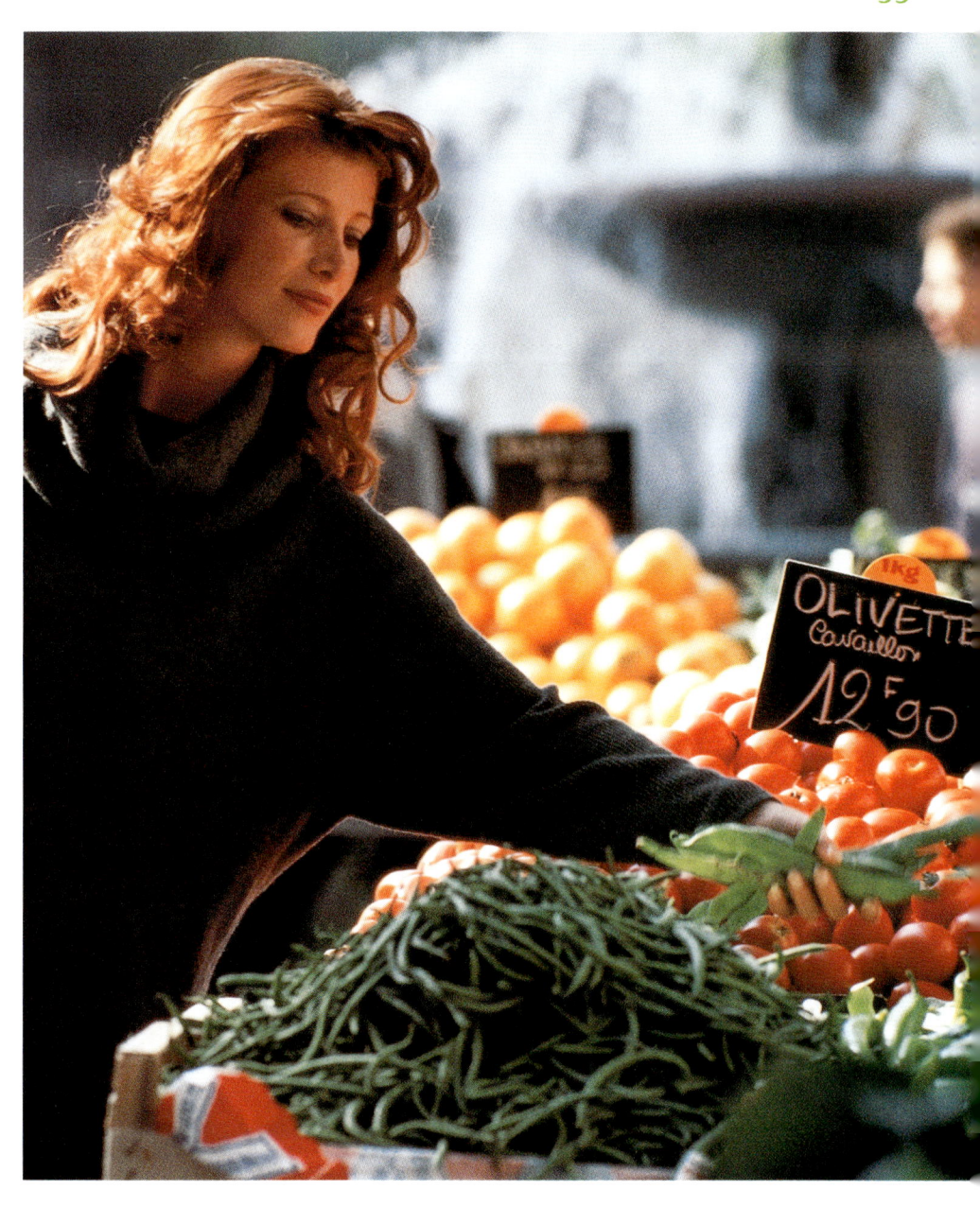

«Хороший» холестерин ЛВП часто называют «хорошим» холестерином, так как он связывает избыточный ЛНП в тканях и артериях и доставляет его в печень для последующего выведения из организма. Таким образом, если ЛНП наносит вред сердцу, то ЛВП старается его защитить. Лечащий врач может определить уровень холестерина в крови, сделав анализ крови. Холестерин в крови измеряется в миллимолях на литр (ммоль/л). Для взрослых мужчин и женщин желателен общий уровень холестерина ниже 5,2 ммоль/л. С помощью других, более точных анализов можно определить содержание в крови холестерина разных типов. Врач поможет разобраться в результатах анализов и, вероятно, посоветует внести некоторые изменения в питание. Есть и другие меры, которые способствуют снижению уровня холестерина: отказ от курения, снижение веса, а также более подвижный образ жизни.

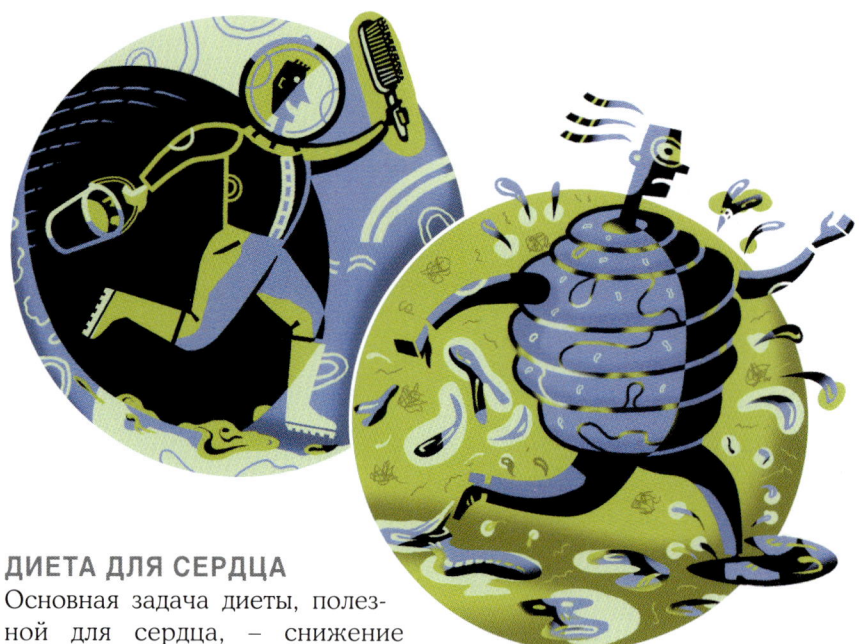

Избавители Липопротеины высокой плотности (ЛВП) часто называют «хорошим» холестерином, так как они эффективно удаляют излишки холестерина, оставляемые на стенках артерий липопротеинами низкой плотности (ЛНП).

ДИЕТА ДЛЯ СЕРДЦА

Основная задача диеты, полезной для сердца, – снижение вредного ЛНП в крови и увеличение содержания защитного ЛВП. При высоком уровне холестерина с помощью одной только здоровой пищи можно понизить его содержание на 25%. Хотя 75% холестерина образуется в самом организме независимо от потребляемой пищи, снижение на 25% – важнейший фактор в уменьшении опасности развития ишемической болезни сердца.

Избегайте насыщенных жиров
Бытует мнение, что необходимо полностью исключить такие продукты, как яйца, ракообразные, субпродукты (особенно печень и мозги) и сливочное масло, так как в них велико содержание холестерина. Однако эти продукты далеко не так сильно влияют на уровень холестерина в крови, как количество потребляемых нами насыщенных жиров. Поэтому можно сократить потребление пищи, богатой холестерином, но не следует совсем отказываться от нее; содержащийся в этих продуктах холестерин относительно легко расщепляется в организме.

Виды жиров

Основные «строительные блоки» жиров называются жирными кислотами. Они делятся на два главных типа – насыщенные и ненасыщенные. Продукты питания классифицируются в зависимости от преобладающих в них жирных кислот. Насыщенных жиров в избытке в таких продуктах, как сливочное масло, сливки, лярд, во многих готовых продуктах, жирном мясе, коже домашней птицы, а также в кокосовом и пальмовом маслах.

Насыщенные жиры стимулируют выработку печенью ЛНП, поэтому потребление пищи с высоким содержанием этих жиров повышает уровень ЛНП в крови. А поскольку это потенциально опасно для сердца, потребление подобных продуктов следует свести к минимуму. В идеале они должны составлять не более 10% общей калорийности дневного рациона. Самые простые меры, например выбор постных кусков мяса, удаление с них жира и приготовление в гриле или на сковороде с рифленым дном, могут дать ощутимые результаты.

Самые полезные жиры Если вы хотите контролировать свой вес, то следует ограничивать потребление всех жиров. Однако старайтесь по возможности потреблять продукты, богатые ненасыщенными жирами. Ненасыщенные жиры делятся на мононенасыщенные и полиненасыщенные. Растительные масла с высоким содержанием мононенасыщенных жиров – оливковое, рапсовое и арахисовое, а также авокадо, орехи и семечки весьма эффективно снижают уровень холестерина в крови.

Жирные кислоты

Полиненасыщенные жиры делятся на две основные группы. Омега-3-жирные кислоты, содержащиеся главным образом в рыбьем жире, понижают уровень ЛНП, и их можно потреблять без ограничений. Омега-6-жирные кислоты содержатся преимущественно в маслах из злаков и семян. Они менее вредны, чем насыщенные жиры, но их потребление следует ограничивать. Богатыми источниками омега-6-жирных кислот служат сафлоровое, подсолнечное и мягкие масла. Соевое масло содержит оба вида жиров: 51% омега-6- и 7% омега-3-жирных кислот.

Существует еще один вид ненасыщенных жиров – трансизомеры жирных кислот. Они образуются при гидрогенизации ненасыщенных жиров в процессе производства маргаринов, печенья и пирожных. Считается, что эти жиры не только повышают уровень ЛНП, подобно насыщенным жирам, но и снижают уровень полезных ЛВП и могут привести к повышению свертываемости крови. Рекомендуется сводить их потребление к минимуму.

КОНТРОЛЬ ЗА ВЕСОМ

Каждый лишний килограмм веса ложится тяжелым бременем на сердце. Поэтому так важно следить за калорийностью пищи. Если вы получаете больше калорий, чем сжигаете, излишки энергии запасаются впрок в виде жира. Это может привести к таким проблемам со здоровьем, как диабет, гипертония и высокое содержание холестерина в крови, которые в свою очередь способствуют развитию сердечно-сосудистых заболеваний.

«Яблоко и груша». В настоящее время полагают, что форма и расположение жировых отложений имеют более важное значение, чем превышение веса. Эта гипотеза получила название «яблоко и груша». Накопления жира в области живота имеют форму яблока (классическое брюшко) и повышают риск развития ишемической (коронарной) болезни сердца. Если же накопления жира имеют форму груши с лишним жиром на бедрах, они менее опасны.

У мужчин «яблоко» обычно встречается чаще, чем у женщин; возможно, в этом причина их большей подверженности болезням сердца. Однако, поскольку характер распределения жировых отложений определяют гормоны, у женщин во время менопаузы, когда уменьшается выработка женских гормонов эстрогенов, также наблюдается тенденция к образованию «яблок» в области живота; поэтому женщинам тоже необходимо обратить особое внимание на диету и заняться физическими упражнениями.

Стройные и здоровые

Лучшее, что вы можете сделать для своего сердца, – это сбросить лишний вес. Добиться этого можно, придерживаясь здоровой, сбалансированной диеты с низким содержанием жиров и регулярными занятиями физкультурой.

Физическая активность, например ежедневные 20-минутные прогулки, полезна вдвойне. Она поможет избавиться от лишнего веса и защитит от развития ишемической болезни сердца, повысив эффективность работы сердца и легких.

На воздушных шарах, изображенных на с. 16–17, показано, сколько калорий следует потреблять ежедневно. Если необходимо сбросить вес, откажитесь от жирной пищи (она обычно наиболее калорийна) в пользу продуктов, богатых ненасыщенными жирами. Постарайтесь принимать пищу регулярно; это поможет побороть искушение перехватить на ходу неполезные, жирные, высококалорийные продукты. Потребляйте более объемные углеводы и выбирайте десерты на фруктовой основе, а не сладости и пирожные.

Следует также разумно относиться к спиртным напиткам: они высококалорийны и при употреблении в чрезмерных количествах вредят сердцу. Однако некоторые исследования позволяют предполагать, что в небольших дозах алкоголь может даже защитить сердце.

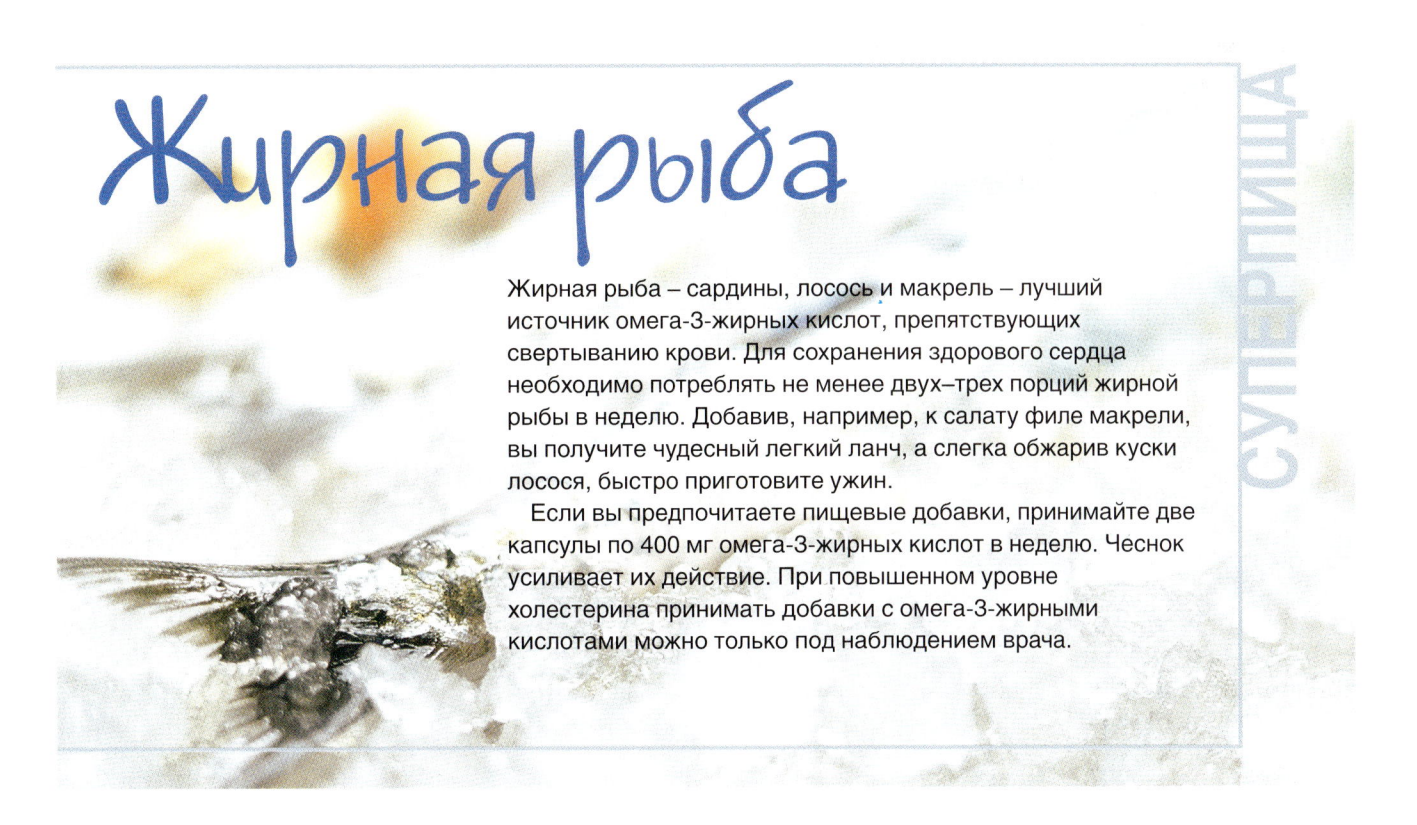

Жирная рыба

Жирная рыба – сардины, лосось и макрель – лучший источник омега-3-жирных кислот, препятствующих свертыванию крови. Для сохранения здорового сердца необходимо потреблять не менее двух–трех порций жирной рыбы в неделю. Добавив, например, к салату филе макрели, вы получите чудесный легкий ланч, а слегка обжарив куски лосося, быстро приготовите ужин.

Если вы предпочитаете пищевые добавки, принимайте две капсулы по 400 мг омега-3-жирных кислот в неделю. Чеснок усиливает их действие. При повышенном уровне холестерина принимать добавки с омега-3-жирными кислотами можно только под наблюдением врача.

Резкое похудение и постоянные колебания веса вредны для сердца так же, как и избыточный вес. Поэтому разумнее придерживаться долговременной программы контроля за весом, чем худеть сразу и сильно.

АЛКОГОЛЬ И ЗДОРОВЬЕ

Впервые данные о том, что люди, потребляющие алкоголь в умеренном количестве, обычно живут дольше, чем трезвенники, появились несколько десятков лет назад. Теперь, после долгих дискуссий, специалисты пришли к выводу, что небольшие дозы алкоголя полезны для сердца. Действительно, последние исследования показывают, что одна-две рюмки алкоголя в день могут снизить риск развития ишемической болезни сердца на 30%.

Предполагают, что алкоголь способствует повышению уровня ЛВП в крови, защищая стенки артерий от образования бляшек. Кроме того, он снижает уровень в кровотоке фибриногена – белка, вызывающего свертывание крови. Таким образом, алкоголь уменьшает риск инфаркта.

Алкоголь в умеренном количестве полезен для сердца, но потребляемый сверх нормы приводит к нарушениям ритма сердечных сокращений и повышению артериального давления, а также к другим серьезным заболеваниям – циррозу и раку печени. Лучше пить умеренно, один-два бокала в день; обильные возлияния не принесут сердцу никакой пользы.

ВЫСОКОЕ ДАВЛЕНИЕ

Лучший способ позаботиться о здоровье сердца – поддерживать артериальное давление в рекомендуемых пределах; хорошо было бы измерять его раз в год даже у здоровых людей. Среди факторов, обусловливающих высокое артериальное давление, или гипертонию, – плохая физическая форма, избыточный вес, чрезмерное потребление соли и злоупотребление алкоголем.

Чем выше артериальное давление, тем тяжелее нагрузка на сердце. Гипертония – наиболее распространенный фактор риска развития сердечно-сосудистых заболеваний. Она усложняет работу сердца и делает артерии слишком уязвимыми для атеросклероза.

Роль соли По мнению специалистов, соль вызывает повышение артериального давления только у особо восприимчивых людей. Однако трудно определить, относитесь вы к этой категории или нет. Лучше проявить предусмотрительность и ограничить потребление соли. Научное название соли – хлорид натрия, и вреден именно натрий, если он поступает в организм в избытке.

В среднем потребление соли составляет примерно 10 г в день. Большая ее часть поступает с готовыми продуктами. Если полуфабрикаты и готовая пища со-

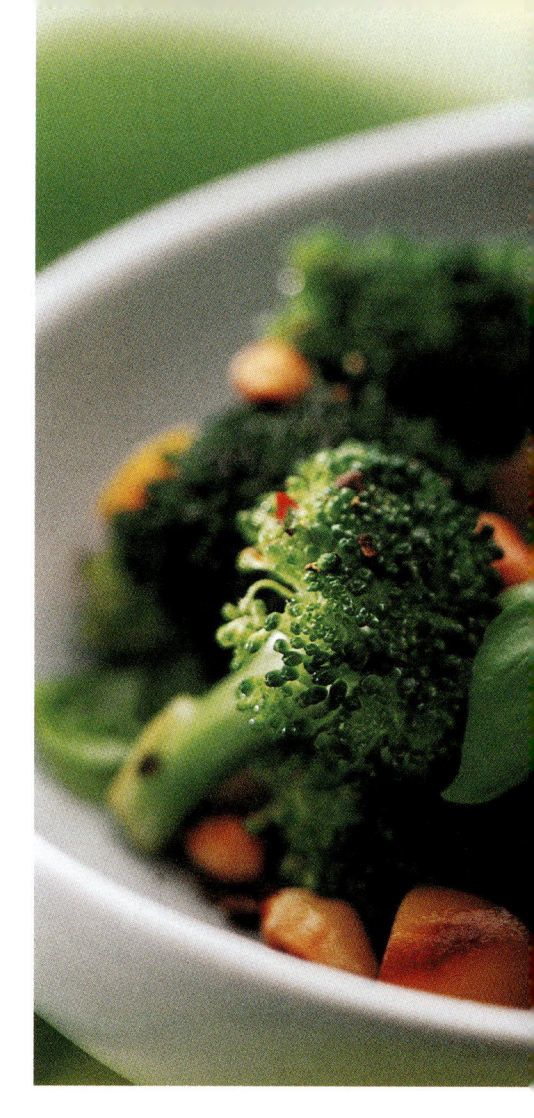

ПРАВДА ИЛИ МИФ
Красное вино для сердца

Предположения о пользе красного вина основаны на сравнительно низкой заболеваемости ишемической болезнью сердца во Франции. Считается, что, поскольку обычный рацион французов насыщен жирами, именно потребление большого количества красного вина снижает частоту этой болезни.

Хотя потребление жиров во Франции сравнимо с аналогичным показателем для США, во Франции их высокое потребление началось относительно недавно. Поскольку затвердение сосудов занимает десятилетия потребления пищи с высоким содержанием жиров и холестерина, можно предположить, что действует эффект запаздывания и со временем по заболеваемости ишемической болезнью Франция догонит США.

Исследования показали, что само по себе красное вино не обладает какими-то особенными свойствами. Все дело в том, как его пить. Предположительно эффект разжижения крови под действием алкоголя сохраняется менее суток. Так что лучше пить вино ежедневно, но помалу, чем редко, но помногу.

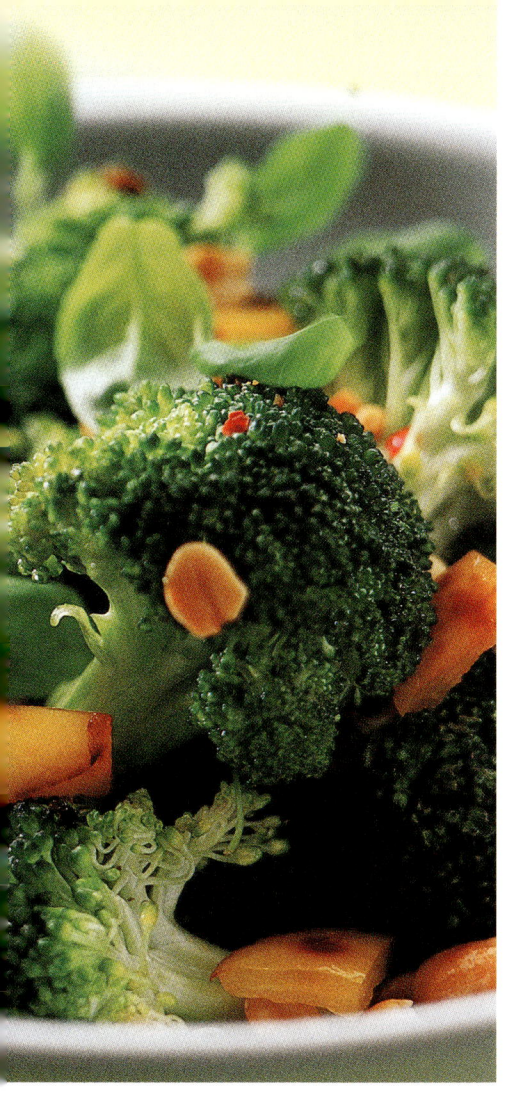

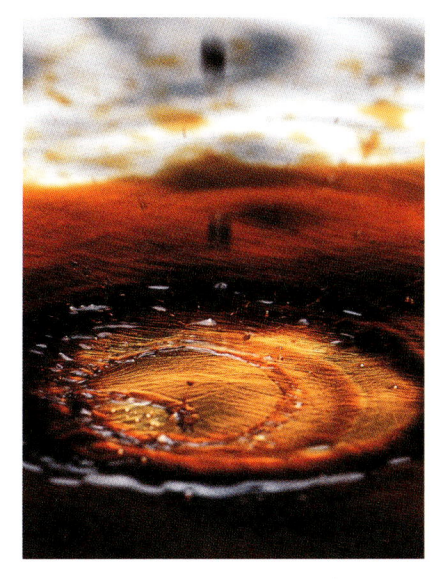

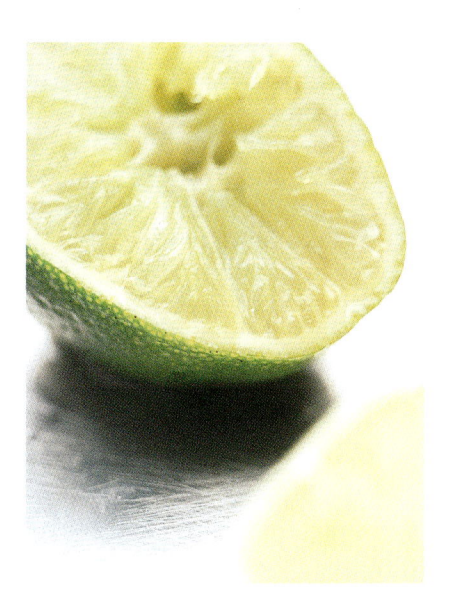

Всего одна капля Ароматизированный уксус (вверху слева) обладает приятным запахом и вкусом. Добавляйте его в пищу – и вам не понадобится соль. Лимонный сок (вверху справа) придает пище неповторимый вкус и пикантность; достаточно всего нескольких капель – и вы поймете, что вам почти не нужна соль.

Вкусная приправа Это блюдо из брокколи приправлено орехами и соевым соусом вместо соли. В соевом соусе меньше натрия, чем в обычной столовой соли; тем не менее людям, страдающим гипертонией, следует брать вдвое меньше соевого соуса, чем указано в рецепте «Брокколи с орехами».

ставляют основу вашего питания, вы, вероятно, потребляете больше соли. Для сохранения здоровья сердца сведите общее потребление соли до 6 г в день (чуть больше 1 чайной ложки). Следующие советы помогут ограничить потребление соли.

• Определите количество соли, используемой для приготовления пищи, и постепенно снижайте его до половины чайной ложки на четыре порции.

• Постарайтесь не добавлять соль в пищу за столом.

• Поэкспериментируйте с другими приправами – свежемолотыми специями, сушеными и свежими ароматическими травами, стручковым перцем и свежемолотым черным перцем.

• Если вам трудно привыкнуть к малосоленой пище, попробуйте заменители соли. Некоторые заменители содержат на две трети меньше натрия, чем обычная соль, что делает их весьма практичными и удобными. Однако при заболеваниях почек от заменителей следует отказаться: в них содержится много калия, который вреден для больных почек.

• Используйте продукты с низким содержанием соли – овощи, консервированные в воде, или несоленые хлеб и масло.

• Для вкуса добавляйте лимонный сок, яблочный уксус и соус чили.

• Внимательно изучайте этикетки: соль может скрываться под такими названиями, как натрий, хлорид натрия, моноглутамат натрия или сода.

• Ограничьте потребление соленой пищи, например чипсов, соленых орехов или печенья. Отдавайте предпочтение свежим фруктам, несоленым орехам и воздушной кукурузе.

• Соленые и копченые продукты – сыр, бекон, колбасы, копченая рыба, некоторые рыбные консервы, например анчоусы, и другие готовые продукты часто содержат очень много соли. По возможности ешьте свежие продукты – рыбу, постное мясо, фрукты и овощи, в которых соли гораздо меньше.

ПИЩА ДЛЯ ЗДОРОВЬЯ

Потребление некоторых продуктов следует ограничить или совсем исключить из рациона, однако есть много другой вкусной и питательной пищи, безусловно полезной вашему сердцу.

Незаменимые антиоксиданты

Иногда в организме начинает вырабатываться избыточное количество свободных радикалов (побочные продукты обмена вещеста), которые атакуют холестерин в крови. При этом в артериях начинается образование жировых отложений, ведущее к развитию сердечно-сосудистых заболеваний. Вредное воздействие свободных радикалов нейтрализуют антиоксиданты – незаменимые союзники в борьбе с ишемической болезнью сердца. Увеличить поступление антиоксидантов в организм поможет потребление продуктов, богатых бета-каротином, – шпината, моркови, кресса водяного и брокколи; витамином С – цитрусовых и других фруктов; витамином Е – семечек, растительных масел, маргарина, авокадо, орехов, проростков пшеницы, цельнозернового хлеба и изделий из дробленого зерна.

Защитные питательные вещества

Особую роль в защите сердца играют некоторые витамины, минералы и другие микроэлементы.

Железо Одна из главных функций крови – разносить кислород по всему организму с помощью красного пигмента крови – гемоглобина. Однако нормальное протекание этого процесса возможно только при определенном количестве железа в пище. Большинству женщин достаточно 12–15 мг железа в день (мужчинам требуется чуть меньше). Беременным женщинам необходимо больше железа, так как плод получает необходимое ему железо от матери. Дефицит железа – наиболее распространенная причина анемии – заболевания, при котором количество красных кровяных клеток падает ниже допустимого уровня. Анемия чаще встречается у девочек-подростков и женщин репродуктивного возраста – обычно из-за потери крови во время менструаций. У мужчин также возможно развитие анемии, например при потерях крови вследствие геморроя или язвы.

Источником железа могут быть самые разные продукты, однако железо, содержащееся в овощах, усваивается хуже. Усвоение железа происходит более эффективно, если одновременно в организм поступает витамин С. Например, стакан апельсинового сока со спагетти под соусом болоньез и салатом из шпината помогает усвоению железа, содержащегося в мясном соусе и зеленых овощах.

В отличие от сока чай мешает усвоению железа, поэтому не следует запивать чаем пищу, богатую железом. Особенно много железа в говядине и печени, но оно содержится и в темно-зеленых листовых овощах, например в шпинате, и в чечевице. Приготовление пищи в чугунной посуде повышает содержание в ней железа.

Витамин B_{12} Витамин B_{12} содержится только в продуктах животного происхождения и способствует образованию красных кровяных клеток. Длительный дефицит этого витамина может привести к анемии. Ежедневная доза вита-

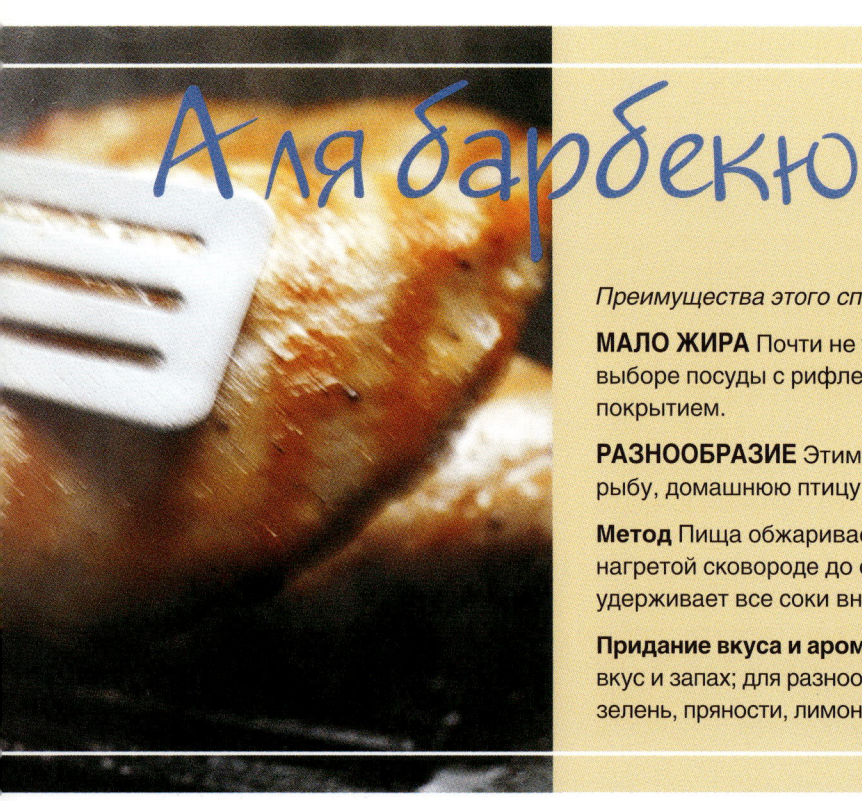

А ля барбекю

КУХНЯ ЗДОРОВЬЯ

Преимущества этого способа для здоровья сердца

МАЛО ЖИРА Почти не требует масла, особенно при богатом выборе посуды с рифленым дном и антипригарным покрытием.

РАЗНООБРАЗИЕ Этим способом можно готовить овощи, рыбу, домашнюю птицу и дичь, все виды мяса.

Метод Пища обжаривается с обеих сторон на сильно нагретой сковороде до образования корочки, которая удерживает все соки внутри.

Придание вкуса и аромата Пища сохраняет естественный вкус и запах; для разнообразия можно добавить свежую зелень, пряности, лимонный сок и ароматизированный уксус.

мина B$_{12}$ (1,5 мкг) очень мала, обычно разнообразное питание вполне обеспечивает ее. Хорошие источники – мясо, домашняя птица, рыба, яйца и молочные продукты. Строгим вегетарианцам следует принимать пищевые добавки или потреблять изделия из дробленого зерна, обогащенные витамином B$_{12}$.

Клетчатка Снижению уровня холестерина в крови способствует клетчатка. Она препятствует всасыванию в кровь некоторых жиров и желчных кислот в тонком кишечнике, обеспечивая транспортировку этих жиров в толстый кишечник для последующего выведения из организма. Богаты клетчаткой чечевица, консервированная фасоль в томате, сладкая столовая кукуруза, горох, нут, фасоль обыкновенная, овес и цитрусовые.

Старайтесь включать в свой рацион дополнительное количество растворимой клетчатки: используйте, например, фасоль и чечевицу в таких блюдах, как мясо в остром соусе с красным перцем, или готовьте бобовые как основное блюдо. Изделия из дробленого зерна на основе овса, например мюсли или овсянка, – прекрасный завтрак.

Растительные пигменты Большинство фруктов и овощей содержат пигменты, называемые флавоноидами. Известно свыше 4000 таких пигментов. Предполагают, что их защитные свойства объясняются тем, что они действуют как антиоксиданты; установлено, что они снижают риск ишемической болезни сердца и инфаркта. Особенно велико содержание флавоноидов в ярко окрашенных фруктах и овощах. Например, один абрикос вмещает в себя много разных флавоноидов, а в лимонах и других цитрусовых было обнаружено 40 видов этих пигментов. Морковь, шпинат, брокколи, красный виноград

ИДЕИ ДЛЯ МЕНЮ
Пища для сердца

Ешьте с удовольствием, сочетая приятное с полезным.

ПРЕКРАСНОЕ НАЧАЛО ДНЯ Приготовьте коктейль из свежих фруктов или смешайте ягоды с овсянкой, а сверху выложите нежирный творог. Положите ломтики свежих фруктов в мюсли без сахара и соли. Съешьте тост из цельнозернового хлеба с пастой из оливкового масла.

МЕЖДУ ДЕЛОМ Грызите батончик мюсли или горсть несоленого попкорна.

ПРАВИЛЬНЫЙ ВЫБОР Рыба очень полезна для сердца; попробуйте приготовить лосось по-средиземноморски. Подайте курицу с салатом из свежих овощей. Приправьте овощи, например жареный сладкий перец и зеленую фасоль, семенами кунжута.

ДЕСЕРТ Салат из свежих фруктов украсьте шариком нежирного мороженого.

Молодой картофель в мундире – настоящий деликатес

и зеленый чай также богаты биофлавоноидами.

Ликопен Красный пигмент, содержащийся в томатах и красном перце, получил название ликопена. В настоящее время он признан исключительно мощным антиоксидантом. Как показали исследования, он более эффективен для предупреждения ишемической болезни сердца, чем бета-каротин. Ликопен высвобождается из пищевых продуктов в процессе их кулинарной обработки, поэтому кетчуп, пюре, продукты, консервированные в томатном соусе, и томаты, украшающие пиццу, могут существенно снизить опасность развития ишемической болезни сердца.

Фолаты также очень полезны для сердца. Установлено, что люди, потребляющие продукты с высоким содержанием фолиевой кислоты, менее подвержены болезням сердца (особенно инфарктам). Богатые источники фолиевой кислоты – зеленые листовые овощи, бобовые, витаминизированные изделия из дробленого зерна и печень.

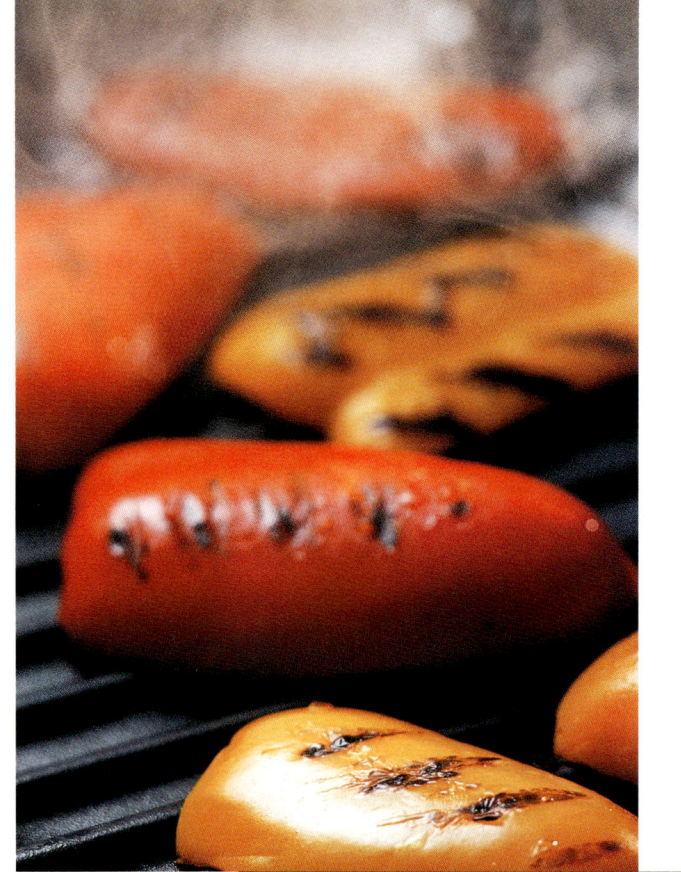

Сила калия Мужчины среднего возраста, придерживающиеся диеты с высоким содержанием калия, меньше рискуют умереть от ишемической болезни сердца. В одном широкомасштабном исследовании участвовали 40 000 человек, которых наблюдали на протяжении восьми лет. За это время среди них произошло 328 случаев инсульта. Для тех участников, которые потребляли наименьшее количество калия, вероятность развития инсульта оказалась вдвое выше, чем для тех, кто потреблял его в наибольшем количестве. Защитный эффект калия особенно четко выра-

Пища для сердца Овощи, жаренные на сковороде с рифленым дном, – это вкусно и полезно. При этом способе приготовления почти не используется масло, а результат прекрасный. Перец разных сортов содержит флавоноиды, защищающие сердце; красный к тому же богат высокоэффективным антиоксидантом – ликопеном.

Выбор за вами Подумайте о разнообразии в еде. Например, возьмем блюдо индийской кухни – пряный дал из красной чечевицы (справа). Здесь он подается в трубочках из цельнозерновой муки. Можно также подать его с индийским хлебом наан или с рисом. Такая пища полезна для сердца.

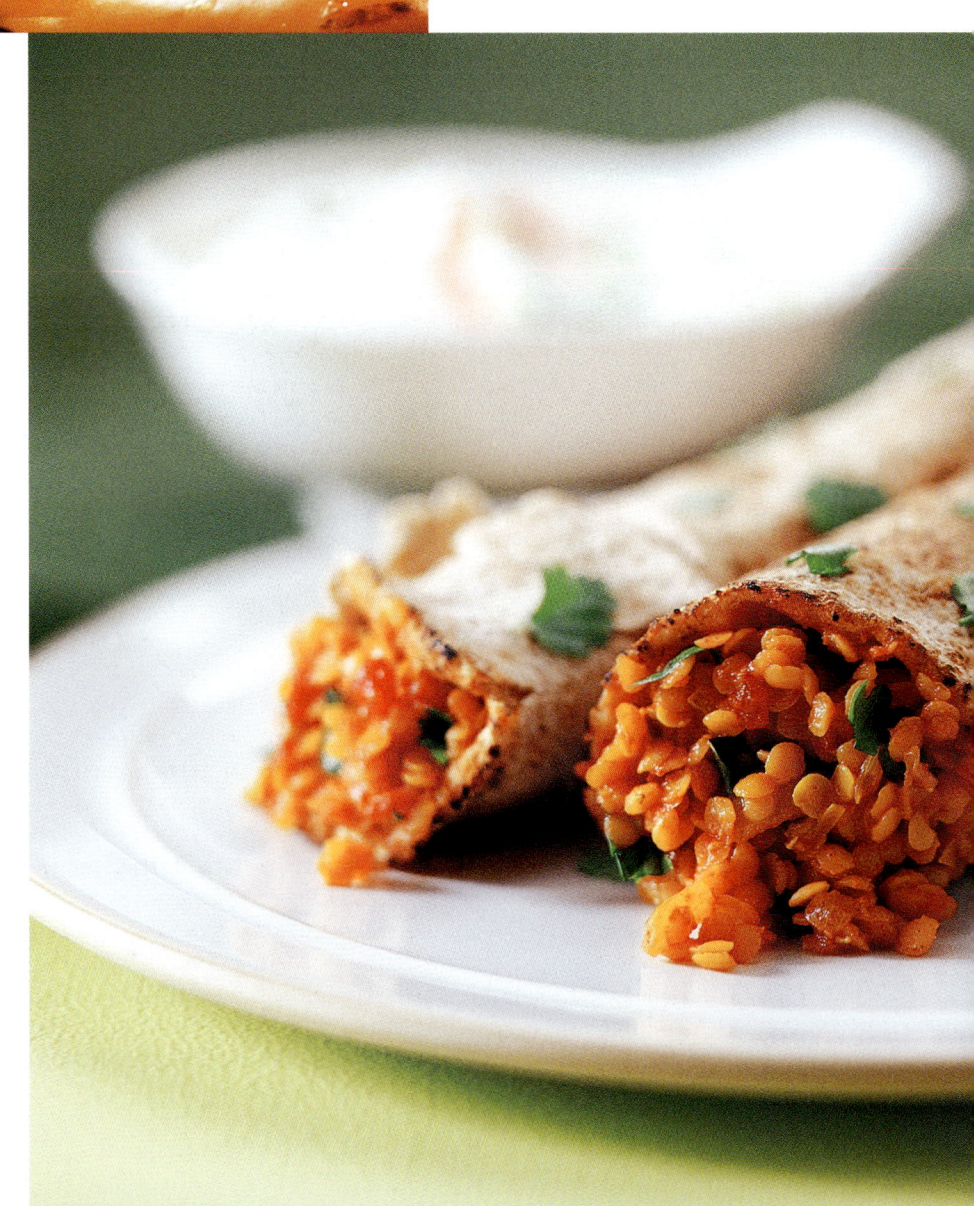

зился среди мужчин с высоким артериальным давлением. Калием богаты бананы, апельсины, картофель, зеленые листовые овощи, бобовые и авокадо.

Защитные свойства сои Растительные эстрогены (изофлавоноиды), содержащиеся в сое, по-видимому, действуют как антиоксиданты. Способность сои снижать уровень холестерина известна уже более 80 лет, а вот ее роль в защите сердца была обнаружена только недавно. Частота ишемической болезни сердца значительно ниже в тех странах, где регулярно едят сою.

СОСТАВЛЕНИЕ МЕНЮ

Существует множество разнообразных продуктов, полезных для сердца, – есть из чего выбрать, чтобы приготовить блюда, которые придутся по вкусу всей семье. При составлении здорового, сбалансированного рациона руководствуйтесь рекомендациями из раздела «Пять групп продуктов» (см. с. 11).

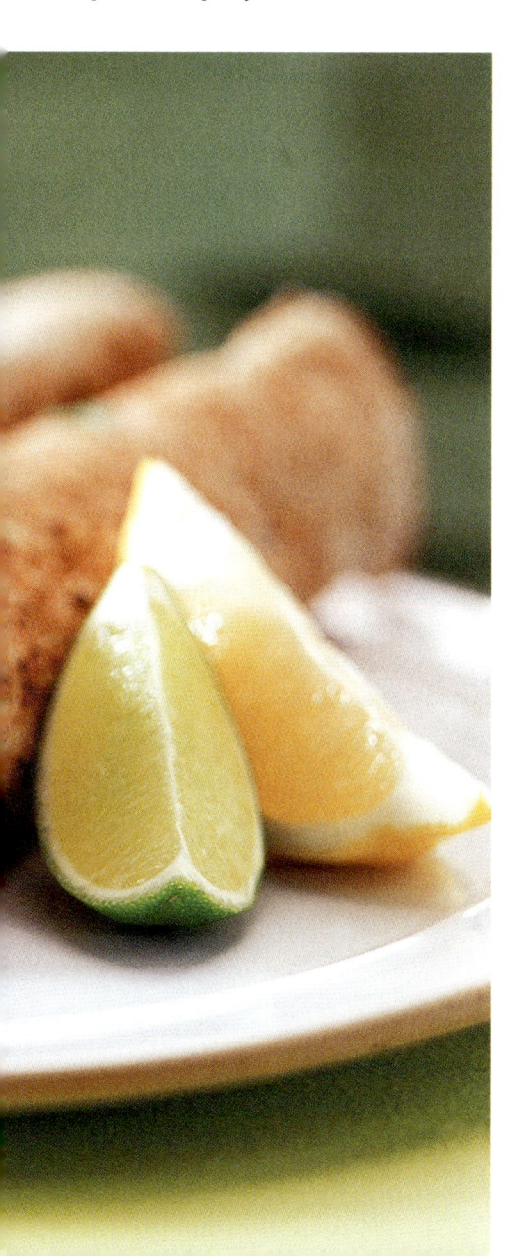

Основу меню должна составлять пища, богатая сложными углеводами, – цельнозерновой хлеб, макаронные изделия, нешлифованный рис, изделия из дробленого зерна и картофель. Эти продукты способны насытить даже самых изголодавшихся членов вашей семьи и снизить их потребность в высококалорийной жирной пище.

Ешьте фрукты и овощи в изобилии – по крайней мере пять порций фруктов и овощей ежедневно. Грызите яблоки, груши и морковку между основными приемами пищи, не испытывая чувства вины. Насыщенные антиоксидантами и клетчаткой, фрукты несомненно защитят сердце.

Старайтесь всегда подавать к столу нарезанные сырые овощи – цветную капусту, томаты, перец, морковь и огурцы.

Будьте осторожны с жирами Готовьте пищу и заправляйте салаты, используя оливковое масло и другие мононенасыщенные жиры. Не увлекайтесь сливочным маслом, маргарином, майонезом и другими пастообразными или жидкими жирами. Попробуйте перейти на нежирные молочные продукты – полужирное или снятое молоко и нежирные йогурты. Имейте в виду, что дети до пяти лет должны получать цельное молоко и необезжиренные молочные продукты.

Ограничьте потребление мяса Возможно, вы привыкли есть говядину каждый день, однако для сердца гораздо полезнее заменить его рыбой, мясом птицы без кожи или вегетарианскими блюдами. Это не значит, что вы должны совершенно отказаться от мяса. Благодаря достижениям селекционеров, выведены породы скота с гораздо менее жирным мясом, чем прежде.

Особенно мало жира содержат говядина и свинина; и все-таки надо стараться выбирать самые постные куски мяса и при необходимости придавать ему мягкую консистенцию, маринуя перед приготовлением. Как основа для маринада хороши лимонный сок, вино и винный уксус. Можно также сделать самим фарш из высококачественного постного мяса.

Кулинария, полезная для здоровья Уменьшить содержание жира в мясе или рыбе можно с помощью кулинарной обработки. Срежьте весь жир с куска мяса, снимите кожу с курицы. Попробуйте жарить мясо на рифленой сковороде, запекать в гриле, варить в кипятке или на пару, вместо того чтобы жарить его с большим количеством жира или во фритюре.

Используйте кастрюли и сковороды с антипригарным покрытием, старайтесь не жарить овощи и не подавать их плавающими в масле. Готовьте овощи в скороварке или микроволновой печи, чтобы сохранить витамины и минералы; приправляйте щепоткой перца, украшайте зеленью.

Не ослабляйте контроль Чтобы поддерживать нормальный вес, постарайтесь сократить количество сахара в чае, кофе и десертах. Читайте этикетки на упаковках, чтобы убедиться, что продукт не содержит слишком много соли, сахара или жира.

Сохраняйте умеренность в потреблении спиртных напитков. Вечером прежде всего выпейте стакан минеральной воды или неподслащенного фруктового сока. Так вы утолите жажду, прежде чем перейдете к вину, пиву или крепким спиртным напиткам.

Брокколи с орехами

Легкая кулинарная обработка свежей, ароматной капусты брокколи сохраняет все ее полезные свойства. Соблазнительный аромат кунжутного масла и хрустящий арахис придают блюду необычный вкус и консистенцию.

Подготовка: **5 минут**

Приготовление: **15 минут**

Выход: **4 порции**

ПИЩЕВАЯ ЦЕННОСТЬ 1 порции:	
калорийность **330 ккал**	
углеводы	11 г
(сахар)	7 г
белки	17 г
жиры	24 г
(насыщенные)	4 г
клетчатка	6 г

175 г несоленого арахиса
2 ч. л. кунжутного масла
1 ч. л. рапсового или кукурузного масла
450 г свежей или замороженной брокколи
1 сладкий желтый перец, нарезанный кубиками
1 ст. л. соевого соуса
Крупно помолотый черный перец
Несколько листиков свежего базилика для украшения

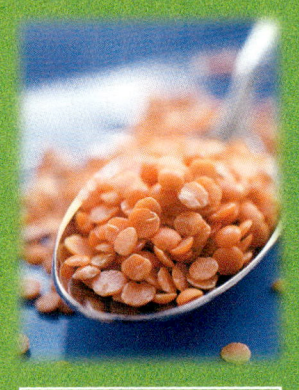

1. Обжарьте арахис на сковороде без масла в течение 5 минут на среднем огне до коричневого цвета.

2. Разогрейте котелок с выпуклым дном или большую сковороду. Влейте растительное масло двух видов, а затем положите овощи.

3. Заправьте соевым соусом и черным перцем.

4. Смешайте с арахисом и подавайте, украсив блюдо листиками базилика.

Дал из красной чечевицы

Обильно сдобренный пряностями, дал имеет прекрасный вкус. Его можно подавать с индийским хлебом наан или с рисом.

Подготовка: **20 минут**

Приготовление: **30 минут**

Выход: **4 порции**

ПИЩЕВАЯ ЦЕННОСТЬ 1 порции:	
калорийность **230 ккал**	
углеводы	36 г
(сахар)	5 г
белки	14 г
жиры	3,5 г
(насыщенные)	0,5 г
клетчатка	4 г

1 ст. л. рапсового масла
1 мелко нарезанная луковица
2 измельченных зубчика чеснока
Измельченный кусочек корня имбиря длиной 1 см
250 г консервированных томатов
1/4 ч. л. куркумы
1/4 ч. л. молотого перца чили
1 ч. л. молотой приправы гарам масала
1 ч. л. молотого кориандра
225 г сухой красной чечевицы
425 мл горячей воды
Соль и молотый черный перец
Сок 1 лимона
55 г крупно нарезанной зелени кориандра

1. Разогрейте чугунную сковороду с крышкой или используйте сковороду с антипригарным покрытием. Влейте масло и положите лук, чеснок и имбирь. Жарьте, помешивая, 5 минут.

2. Добавьте томаты, куркуму, перец чили, приправу гарам масала и молотый кориандр. Уменьшите нагрев и жарьте 5 минут, периодически помешивая.

3. Положите чечевицу и влейте горячую воду. Накройте крышкой и оставьте кипеть на тихом огне примерно 20 минут, пока дал не будет готов, но следите, чтобы он не разварился. При необходимости добавьте еще немного воды.

4. Добавьте соль и перец, лимонный сок и зелень кориандра, осторожно помешивая.

Лосось по-средиземноморски

Приготовив это вкуснейшее блюдо, вы насладитесь ароматами солнечного Средиземноморья. Подавайте его с молодым картофелем, отваренным в мундире, или с листьями зеленого салата и ломтем французского батона.

Подготовка: **10 минут**

Приготовление: **25 минут**

Выход: **4 порции**

1 ст. л. оливкового масла плюс немного масла для смазывания посуды
1 мелко нарезанная маленькая луковица
1 зеленый перец, нарезанный полосками
1 красный перец, нарезанный полосками
600 г филе лосося, разрезанное на 4 куска
3 томата, нарезанных ломтиками
2 измельченных зубчика чеснока
2 ст. л. ароматизированного уксуса
1 лавровый лист
1 ст. л. с верхом нарезанной зелени укропа
6 больших листьев базилика
Немного соли и перца

1 Нагрейте духовку до 190ºC. Слегка смажьте маслом плоское блюдо из жаропрочного материала.

2 Разогрейте масло в сковороде и пожарьте лук и перцы до мягкости.

3 Выложите куски лосося на блюдо, сверху положите остальные ингредиенты, в том числе смесь лука со сладким перцем, посолите, поперчите.

4 Сбрызните оливковым маслом и накройте фольгой. Запекайте в средней части духовки около 20 минут – до готовности рыбы.

ПИЩЕВАЯ ЦЕННОСТЬ 1 порции:	
калорийность	**340 ккал**
углеводы	7 г
(сахар)	6 г
белки	29 г
жиры	22 г
(насыщенные)	4 г
клетчатка	3 г

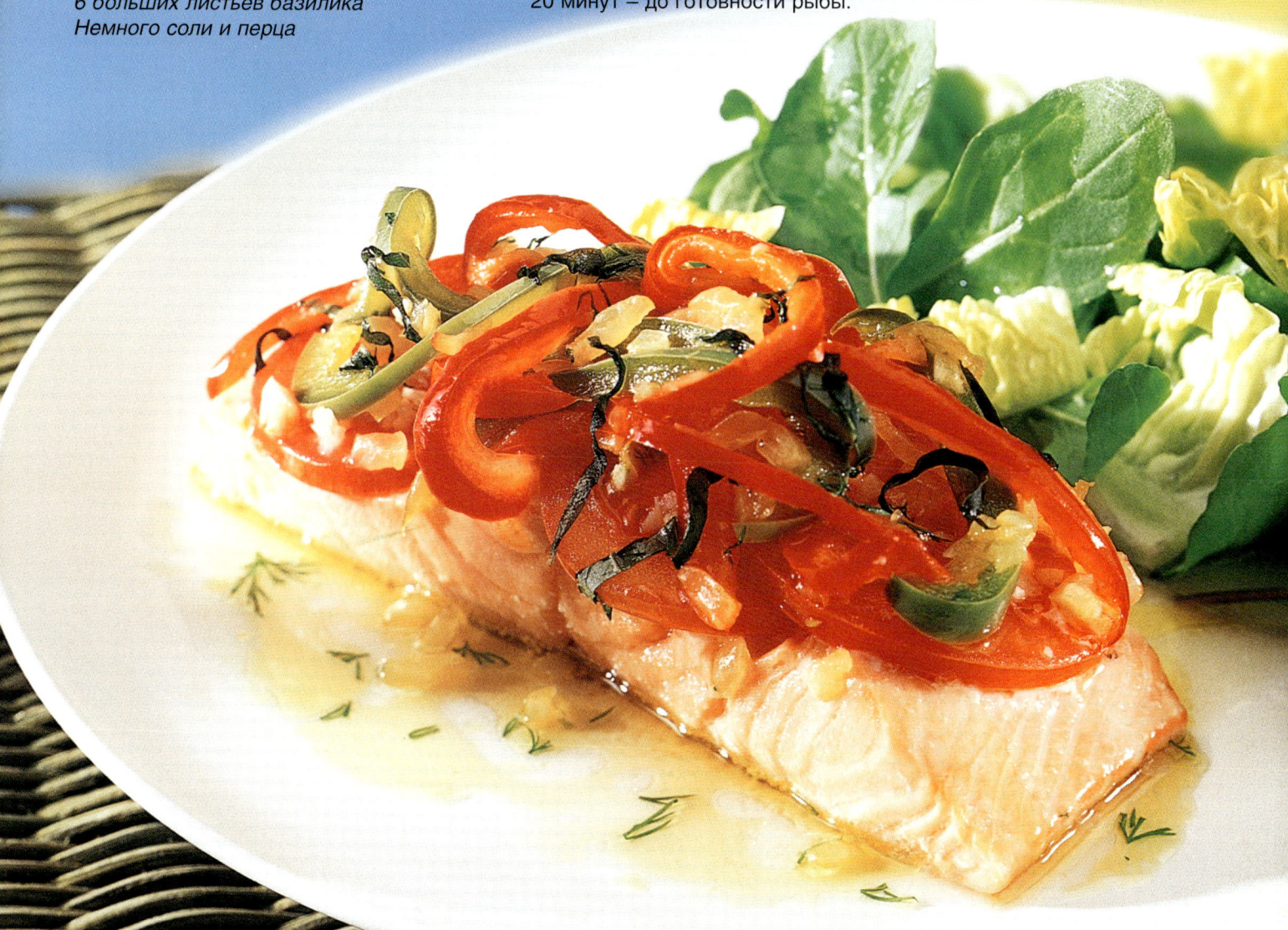

ровное биение сердца

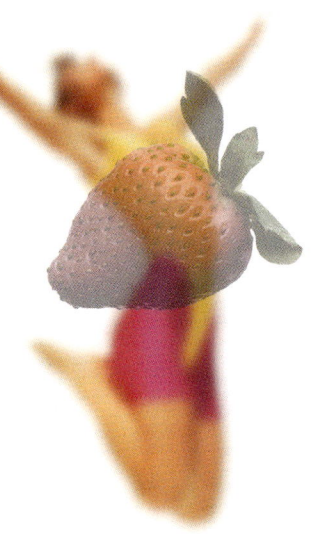

Дыхание жизни

День за днем дыхательная система снабжает организм живительным кислородом. Фрукты и овощи – лучшие союзники в борьбе с респираторными инфекциями и за сохранение здоровых легких. Включайте их в свой рацион, и у вас не будет трудностей с дыханием.

Наша дыхательная система – сложнейший механизм, предназначенный для извлечения из воздуха кислорода и его доставки в кровоток. Воздух вдыхается через нос и рот и по трахее и отходящим от нее бронхам поступает в легкие. Здесь он попадает в маленькие мешочки – альвеолы. Кровеносные сосуды на поверхности альвеол поглощают кислород и высвобождают углекислый газ – продукт жизнедеятельности клеток организма.

Дыхательная система способна к самоочищению: она защищает себя от атмосферных загрязнений, пропуская воздух сквозь тонкие волоски в носовой полости, на которых оседают инородные частицы и пыль. Кроме того, слизь, покрывающая трахею, задерживает любые частички, попавшие в нее при вдохе.

ПИЩА ДЛЯ ЛЕГКИХ

У людей, ежедневно съедающих не менее пяти порций овощей и фруктов, самые здоровые легкие. Питательные вещества, поступающие с этой пищей, укрепляют также иммунную систему.

Каким же образом питательные вещества, содержащиеся в овощах и фруктах, приносят пользу дыхательной системе? Считается, что антиоксиданты – витамины С и Е и бета-каротин, поступающие в большом количестве с овощами и фруктами, укрепляют иммунитет, защищая дыхательные пути от инфекции. Кроме того, они поглощают свободные радикалы – побочные продукты окислительных процессов и загрязнения, не допуская раздражения дыхательных путей.

Как действуют антиоксиданты
Витамин С помогает бороться с бактериями, вызывающими респираторные заболевания, и способствует выработыванию бронхолитического вещества, которое расширяет дыхательные пути, облегчая дыхание. Несмотря на то что это свойство витамина С широко известно, польза от его приема в чрезмерных дозах для профилактики или лечения простудных заболеваний пока не доказана. Существует мнение, что большая часть таких доз, возможно, даже не усваивается. Достоверных доказательств способности витамина С предупреждать простуду пока нет.

Витамин Е – еще один мощный антиоксидант, играющий важнейшую роль в поддержании здо-

---

ПИЩА ОТ ПРОСТУДЫ

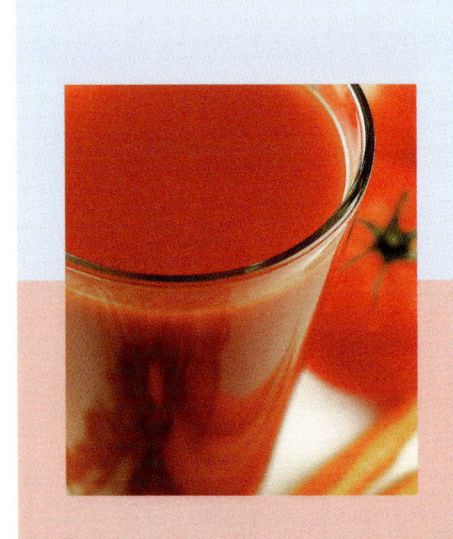

ПОЛЕЗНЫЕ КОКТЕЙЛИ
Свежевыжатые соки из овощей (слева) – дополнительная защита от простуды и вирусов гриппа. Хорошо укрепляют иммунитет томаты, богатые ликопеном, и морковь благодаря высокому содержанию бета-каротина.

СОКИ ИЗ ЦИТРУСОВЫХ
богаты витамином С, который борется с бактериями. В абрикосовом нектаре цинк помогает справиться с простудой.

Чтобы легче дышалось Из свежих овощей получается живописный салат, чрезвычайно богатый антиоксидантами, вступающими в бой с такими инфекциями, как простуда и грипп. Это прекрасное блюдо очень полезно для дыхательной системы: сладкий перец содержит бета-каротин и ароматические масла, ослабляющие заложенность носа.

ровья легких. При лечении недоношенных детей, легкие которых не успели полностью сформироваться, часто используют кислород. Им дают также витамин Е для предупреждения развития хронической болезни легких.

Достоинства витамина Е хорошо известны профессиональным спортсменам. Они поглощают кислорода больше нормы, подвергая свои клетки риску более сильного окислительного (свободнорадикального) воздействия. Исследования показали, что пищевые добавки с витамином Е уменьшают эту опасность вдвое.

Витамин Е снижает также чувствительность к легочным заболеваниям, вызываемым загрязнением воздуха и курением. Этот мощный уборщик свободных радикалов эффективно предупреждает разрушение мембран, ферментов, белков и ДНК свободными радикалами.

Другой антиоксидант, витамин А, необходим для восстановления клеток, особенно тех, которые образуют защитную слизистую выстилку легких.

Полезный минерал Магний непосредственно воздействует на дыхательную систему, способствуя расслаблению мышц дыхательных путей. Люди с дефицитом магния чаще испытывают затруднения с дыханием, чем те, у которых магния достаточно.

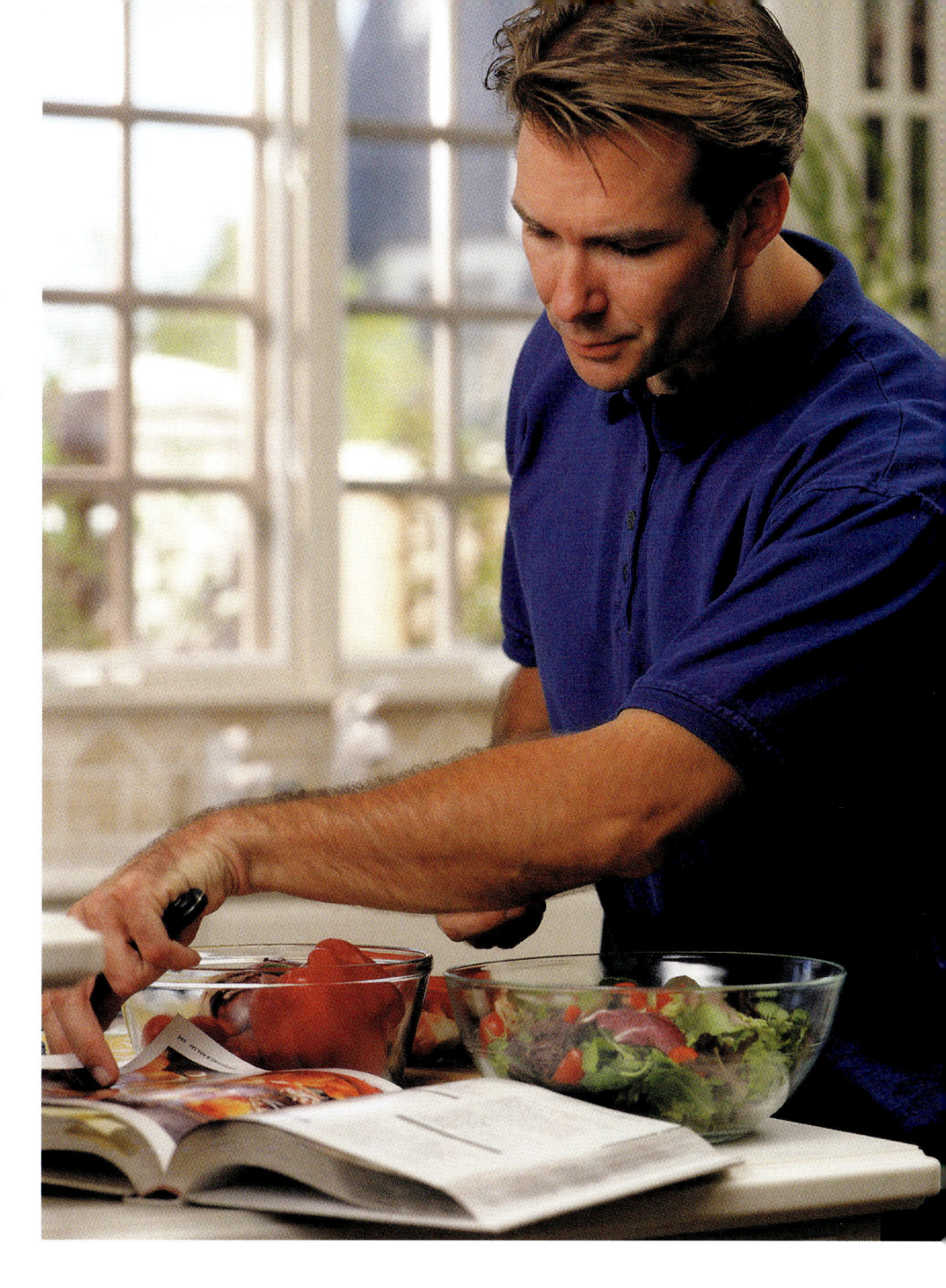

Цинк очень полезен легким, так как он сокращает длительность простудных заболеваний. Многие считают, что он также предохраняет от простуды, однако эффективность цинка в этом плане не установлена.

Источники здоровья

Одни продукты содержат больше важных питательных веществ, защищающих дыхательную систему, другие меньше. Ниже представлен перечень продуктов, богатых этими веществами.

Витамин С Свежие фрукты (особенно цитрусовые) и овощи, а также фруктовые соки.

Витамин А Хорошие источники – рыбий жир, молочные продукты, шпинат, печень, морковь, абрикосы и маргарин.

Витамин Е В изобилии содержится в растительных маслах – кукурузном, подсолнечном, сафлоровом, масле из зародышей злаковых, оливковом масле, авокадо, грушах, мюсли, орехах, зеленых листовых овощах, цельнозерновом хлебе, изделиях из дробленого зерна и яичном желтке.

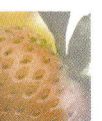

Бета-каротин Оранжевые, красные, желтые и темно-зеленые фрукты и овощи: морковь, красный сладкий перец, шпинат, манго, персики и абрикосы.

Магний Содержится в злаках и овощах, арахисе и цельнозерновом хлебе.

Цинк Его много в постной говядине, печени, моллюсках (особенно в устрицах), яичном желтке, цельнозерновых продуктах и бобовых.

РЕСПИРАТОРНЫЕ ИНФЕКЦИИ

Инфекция, проникшая в горло или грудь, вызывает кашель. Объясняется это тем, что любой воспалительный процесс в мембранах трахеи и бронхов раздражает нервные окончания, в результате начинается кашель. Обычно это происходит автоматически. При инфекциях частота кашля повышается.

Кашель помогает удалять слизь из бронхов и трахеи, прочищает дыхательные пути.

Передача вирусной инфекции
Чихание – непроизвольный способ освобождения носовых полостей от всего, что раздражает слизистую оболочку, будь то пыль или вирус. Это также способ распространения насморка. Покинув ваш организм, вирус легко может начать воспроизводиться в каком-нибудь другом.

Простуды, грипп и инфекции верхних дыхательных путей – фарингит, ангина, ларингит, круп или синусит вызываются вирусами или бактериями. Вирусы и бактерии являются также возбудителями заболеваний нижних дыхательных путей, затрагивающих трахею, бронхи и легкие. К таким заболеваниям относятся бронхит, бронхиолит и воспаление легких.

Вирусы – это мельчайшие болезнетворные частицы, способные размножаться только в живых клетках. Пораженная клетка начинает производить белок интерферон, препятствующий распространению вируса. Антибиотики не действуют на вирусные инфекции, они помогают только при бактериальных инфекциях. Бактерии – микроорганизмы, присутствующие везде: в воздухе, почве, пище, воде и в живых организмах. Некоторые из них, как, например, дружественные бактерии, обитающие в кишечнике, помогают бороться с инфекциями, другие, наоборот, вызывают болезни. Примеров таких болезней много – от воспаления легких до ангины.

Большинство простудных заболеваний затрагивают нос и горло. Симптомы – насморк, иногда слезящиеся глаза, небольшое повышение температуры, боль в горле, кашель и общее недомогание. Воспаляется слизистая дыхательных путей, при кашле может выделяться слизь. Если простуда перерастает в бактериальную, врач может назначить антибиотики, чтобы уничтожить бактерии.

Питание для органов дыхания

Фитохимические вещества (химические вещества растительного происхождения), взаимодействуя с химическими веществами, вырабатываемыми организмом, за-

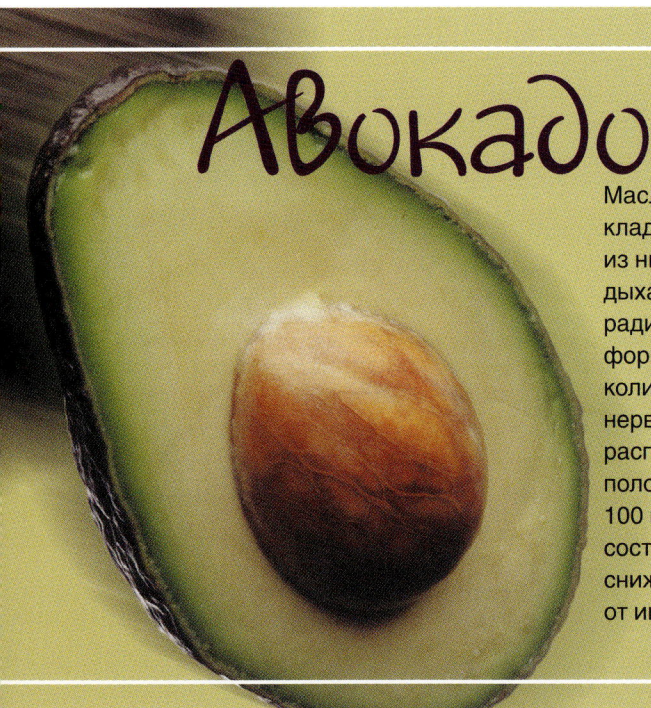

Авокадо

Маслянистые, очень вкусные плоды авокадо – настоящий кладезь полезнейших веществ. Самые замечательные из них – витамины Е и С (антиоксиданты, защищающие дыхательную систему и организм в целом от свободных радикалов – потенциальных факторов развития некоторых форм рака). Авокадо содержит также в достаточном количестве бета-каротин, калий (необходимый для здоровья нервов и мышц), клетчатку и фолиевую кислоту. Вопреки распространенному мнению, от авокадо не полнеют: половинка плода средних размеров содержит чуть больше 100 ккал и 11 г жира, причем половину этого количества составляют мононенасыщенные жиры, способствующие снижению уровня плохого холестерина и защищающие от ишемической болезни сердца.

суперпища

Чеснок преградит дорогу простуде, гриппу и другим респираторным инфекциям. Этот ценный продукт содержит мощные антивирусные и антибактериальные вещества, ослабляющие заложенность носа и симптомы простуды.

щищают иммунную систему. Их положительное воздействие весьма велико независимо от того, дополняют ли они действие других витаминов и минералов или непосредственно взаимодействуют с ними.

Традиционные лечебные средства Особенно богаты антивирусными веществами чеснок, репчатый лук и другие представители семейства лилейных. На протяжении многих веков их использовали для лечения респираторных заболеваний. Чеснок и лук содержат вещества, которые воздействуют на дыхательные пути, либо препятствуя их сужению, либо расширяя их.

Имбирь традиционно используется для разжижения слизи, чтобы облегчить ее удаление при кашле и освободить забитые ею дыхательные пути. При боли в горле помогает натуральный сок черной смородины: эта ягода богата флавоноидами, обладающими сильным противовоспалительным действием.

Сухой кашель облегчают отвары алтея аптечного и окопника. При больном горле долгожданное облегчение приносит питье с медом – мягким успокоительным средством, усиливающим слюноотделение, и лимоном, богатым витамином С.

От горячей пищи со жгучим красным перцем слезятся глаза и течет из носа. Сосудорасширяющее действие перца в сочетании с усиленным отделением слизи устраняет отечность дыхательных путей, вызванную кашлем или насморком, и помогает прочистить заложенный нос.

Укрепление иммунитета Натуральный йогурт благоприятствует существованию в кишечнике полезных бактерий, усиливающих выработку интерферона в иммунной системе. Интерферон препятствует размножению вирусов и повышает активность лимфоцитов – клеток-киллеров, помогающих организму бороться с респираторными и другими инфекциями.

Защита от рака Изучение роли сои и соевых продуктов в профилактике рака, в том числе рака горла и легких, – перспективное направление диетологии. Эффективность сои неодинакова при разных формах рака, тем не менее следует увеличить потребление сои, чтобы использовать ее профилактические свойства.

О вреде курения

Курение разрушительно действует на легкие и иммунную систему независимо от того, вдыхаете ли вы дым, когда курите сами, или же вследствие пассивного курения, т.е. находясь рядом с курильщиками. Оно подавляет иммунную систему, повышая количество свободных радикалов и снижая уровень защитных антиоксидантов в организме.

Бросайте курить!

Это поможет избавиться от вредной привычки.

Восстановите иммунную систему Ежедневно увеличивайте количество поступающих в организм антиоксидантов, съедая по пять порций таких продуктов, как морковь и красный сладкий перец (источники бета-каротина), апельсины и брокколи (витамин С), подсолнечное масло и арахис (витамин Е), цельнозерновые продукты и овощи (селен), хлеб, орехи и семечки (цинк), печень (витамин А и медь).

Хочется курить – жуйте Тянет к сигарете? Возьмите стакан апельсинового или другого фруктового либо овощного сока. Жуйте жевательную резинку без сахара; похрустите какими-нибудь сырыми овощами.

Старайтесь не полнеть Не заменяйте одно вредное пристрастие другим: воздерживайтесь от еды на ходу, от слишком сладкой и жирной пищи, выпивайте восемь стаканов воды в день и больше двигайтесь.

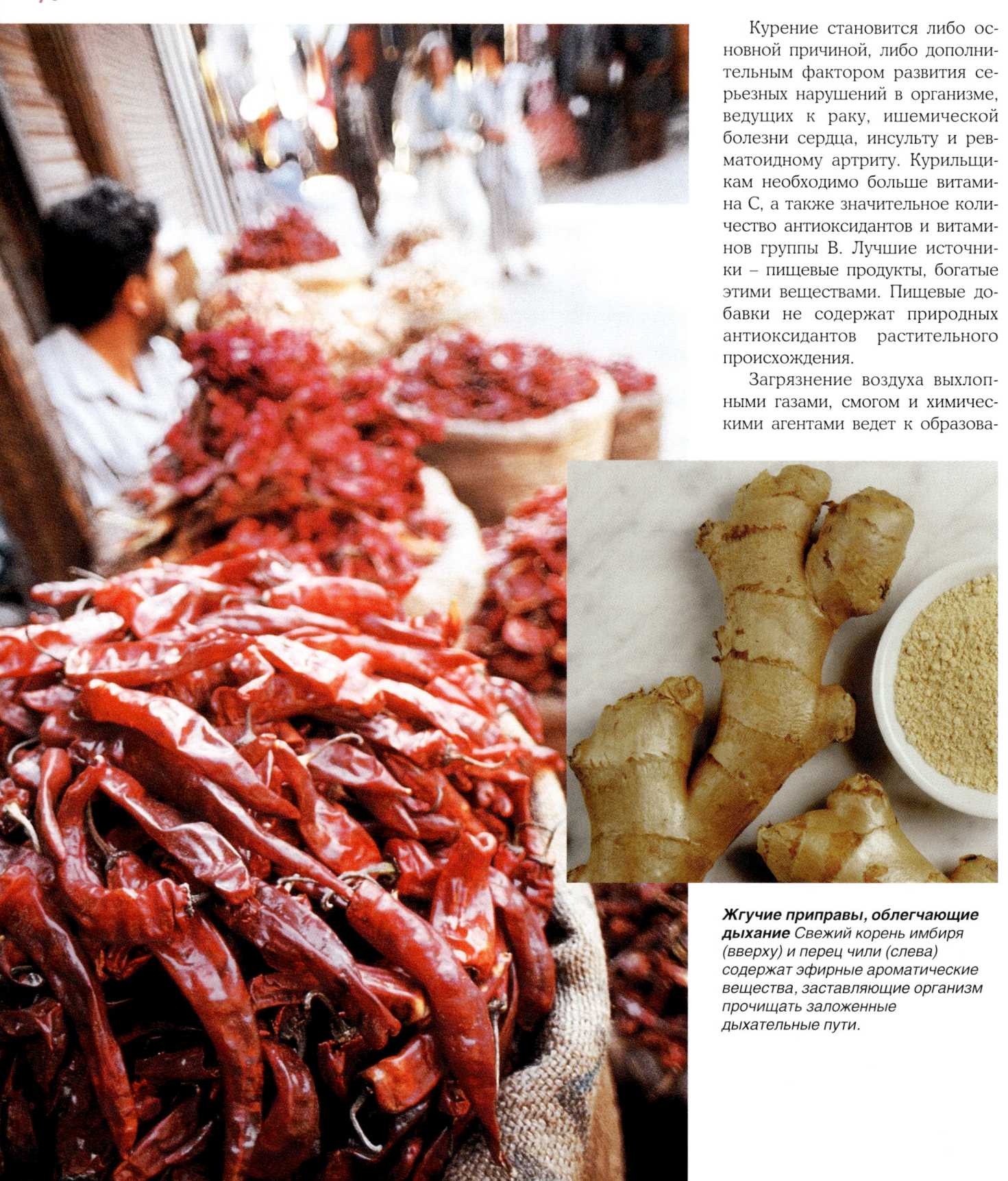

Курение становится либо основной причиной, либо дополнительным фактором развития серьезных нарушений в организме, ведущих к раку, ишемической болезни сердца, инсульту и ревматоидному артриту. Курильщикам необходимо больше витамина С, а также значительное количество антиоксидантов и витаминов группы В. Лучшие источники – пищевые продукты, богатые этими веществами. Пищевые добавки не содержат природных антиоксидантов растительного происхождения.

Загрязнение воздуха выхлопными газами, смогом и химическими агентами ведет к образова-

Жгучие приправы, облегчающие дыхание *Свежий корень имбиря (вверху) и перец чили (слева) содержат эфирные ароматические вещества, заставляющие организм прочищать заложенные дыхательные пути.*

нию свободных радикалов, вызывающих воспаление дыхательных путей, затрудняющее дыхание.

Меньше соли

Многих удивляет, что чрезмерное потребление соли повышает вероятность сужения дыхательных путей, затрудняющего прохождение кислорода в легкие. Такое сужение чаще наблюдается у мужчин. Тем не менее, как показали исследования, после сокращения потребления соли вдвое и у мужчин, и у женщин, страдающих респираторными заболеваниями, наблюдалось явное улучшение.

Сужение дыхательных путей могут вызвать также алкоголь и кофеин. Однако во многих случаях у некоторых эти вещества активно способствуют расширению дыхательных путей.

Жизненная емкость легких

Доказано, что эффективность работы и здоровье легких прямо зависят от питания. У людей, ежедневно потребляющих пять порций овощей и фруктов, легкие функционируют лучше, чем у тех, кто потребляет эти продукты в меньшем количестве.

Жизненная емкость легких, или максимальное количество воздуха, выдыхаемого после глубокого вдоха, определяется специальными приборами. Ученые исследовали этот показатель у 3000 мужчин среднего возраста в Финляндии, Нидерландах и Италии.

Результаты были неоспоримы: самые высокие показатели наблюдались у тех, кто получал больше всего витаминов-антиоксидантов. Их источником, как известно, служат разнообразные фрукты и овощи.

В Финляндии потребление витамина Е оказалось выше среднего; его основным источником были растительные масла, тогда как витамин С обеспечивали дикорастущие ягоды, например черника. В Италии антиоксидантом служил витамин С, поступавший с фруктами. В Нидерландах основным витамином-антиоксидантом был бета-каротин, содержащийся в красных и желтых фруктах и овощах. Кроме того, неожиданно важным источником витамина С оказался картофель. Причем лучше есть картофель с кожурой, в которой содержится больше витамина С, чем в очищенном клубне.

ИДЕИ ДЛЯ МЕНЮ
Сделайте глубокий вдох

Чтобы сохранить здоровье дыхательной системы и увеличить жизненную емкость легких, ешьте продукты, содержащие питательные вещества, укрепляющие иммунную систему.

ОСНОВНЫЕ РЕКОМЕНДАЦИИ Пейте много жидкости — не меньше восьми стаканов в день, а при простуде еще больше. Непременно съедайте по крайней мере пять порций овощей и фруктов в день.

ЧТО ЕСТЬ ПРИ ПРОСТУДЕ И ГРИППЕ К овощному рагу и супу из морепродуктов добавляйте чили, чеснок и имбирь; готовьте витаминные салаты из сладкого перца, моркови, брокколи, кресса водяного и зеленого лука, а также фруктовые салаты. Наполните половинку авокадо креветками, сбрызните оливковым маслом и соком лимона.

ЖИВИТЕЛЬНЫЕ НАПИТКИ Смешайте в миксере несколько разных овощей или фруктов. Пейте горячий напиток из черной смородины и меда или из свежевыжатого лимонного сока с медом.

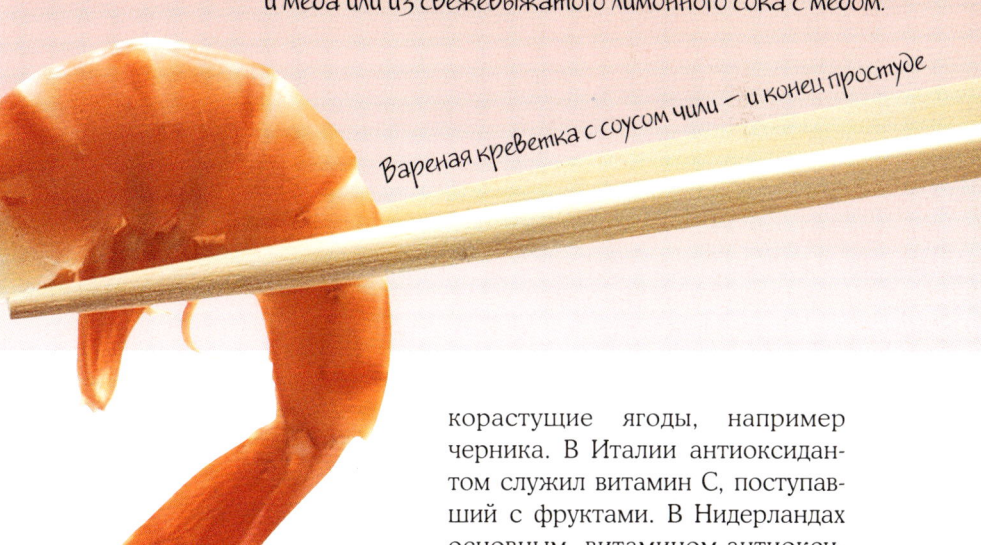

Вареная креветка с соусом чили — и конец простуде

Жареные цыплята с луком-шалотом и чесноком

Пропитанные ароматами чеснока и шалота, эти цыплята обладают прекрасным вкусом и ароматом. Подавайте с ассорти из овощей, сваренных на пару, шалотом и кусочком пармской ветчины.

Подготовка: **10 минут**

Приготовление: **45 минут**

Выход: **4 порции**

ПИЩЕВАЯ ЦЕННОСТЬ 1 порции:	
калорийность	**450 ккал**
углеводы	8 г
(сахар)	5 г
белки	37 г
жиры	30 г
(насыщенные)	9 г
клетчатка	1,5 г

12 зубчиков чеснока
4 готовых для жарки цыпленка, примерно по 400 г
1 лимон, разрезанный пополам
2 ст. л. оливкового масла
Соль и черный перец
16 листьев шалфея
16 луковиц шалота
4 ломтика пармской ветчины

1 Нагрейте духовку до 220°С. Разложите на противне чеснок, а на него – цыплят грудками вверх. Выжмите на цыплят немного лимонного сока, а затем натрите тушки половинками лимона. Обмажьте каждого цыпленка оливковым маслом и приправьте солью и перцем по вкусу. Украсьте цыплят листьями шалфея и разложите вокруг них лук-шалот.

2 Запекайте блюдо в средней части духовки в течение 30 минут до золотисто-коричневого цвета. Полейте соком, образовавшимся на противне. Запекайте еще 10 минут, затем положите на каждого цыпленка по ломтику ветчины. Подержите в духовке еще 5 минут или до тех пор, пока при протыкании самой толстой части бедра не потечет прозрачный сок.

3 Выньте из духовки. Удалите чеснок, поставьте цыплят с шалотом и ветчиной в теплое место за 5 минут до подачи. Тем временем удалите весь лишний жир с сока на противне, слейте сок в соусник и подайте отдельно.

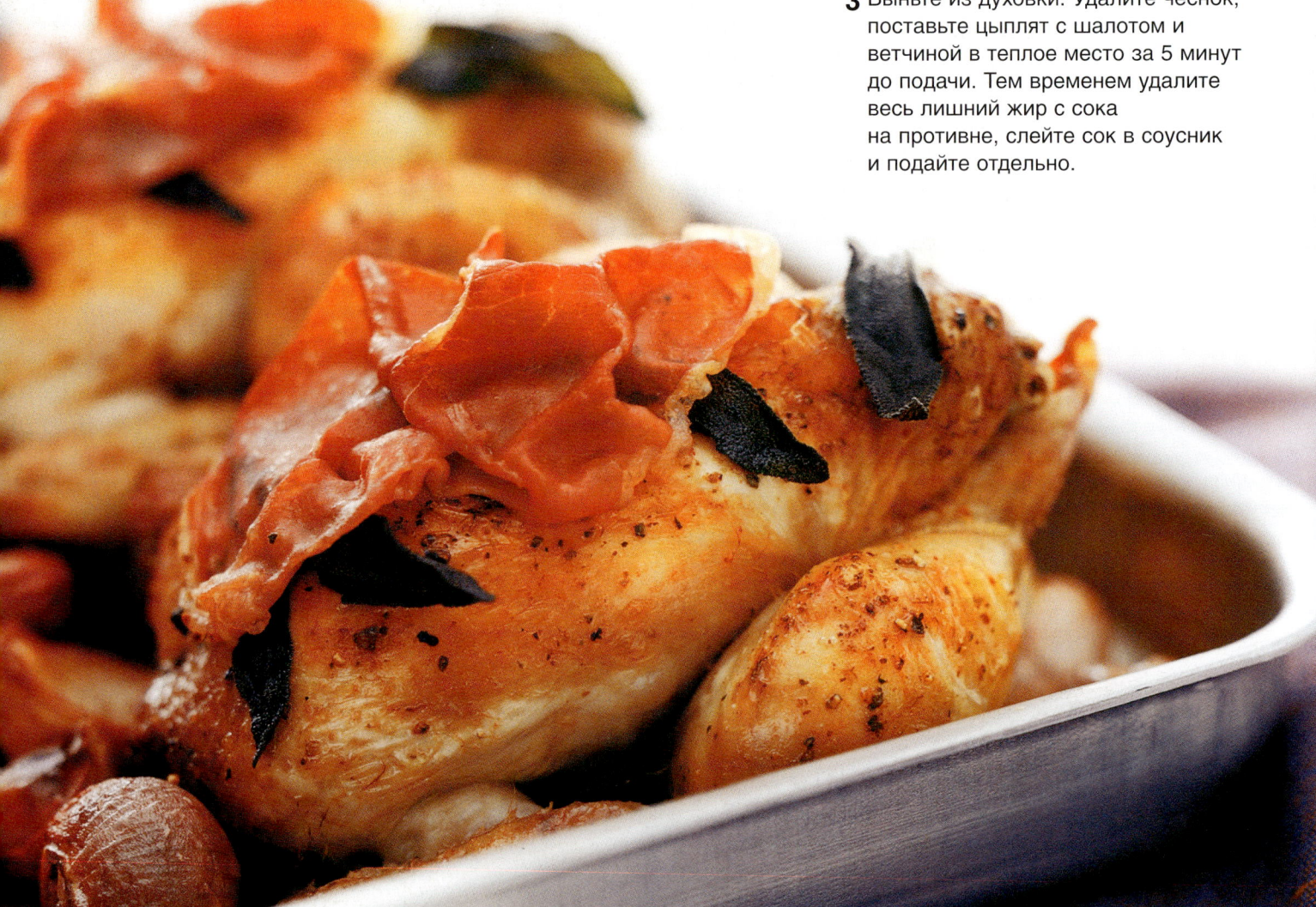

Дыня с ягодным соусом

Для этого живописного блюда можно использовать свежие или замороженные ягоды, но лучше брать разные, например чернику, черную и красную смородину, малину и клубнику.

Подготовка: 15 минут
Приготовление: 5 минут
Выход: 4 порции

- 450 г свежих или замороженных ягод, замороженные предварительно разморозьте; несколько ягод оставьте для украшения
- 1 большая веточка свежей мяты
- 2 ст. л. черносмородинного джема или желе из красной смородины
- 1/2 канталупы или другой дыни с оранжевой мякотью; удалите семена, очистите, нарежьте ломтиками
- 1/2 дыни с белой мякотью, приготовьте, как канталупу

1. Положите ягоды и мяту в кастрюлю, добавьте 2 ст. л. воды и доведите до кипения. Дайте выделиться соку, затем переложите ягоды вместе с джемом или желе в сито и протрите.

2. Разложите ломтики дыни на блюде. Украсьте цельными ягодами, ягодный соус подайте отдельно.

3. Подавайте с натуральным йогуртом или ванильным мороженым. Десерт хорош также с тонким ломтиком миндального кекса или с бисквитным печеньем.

ПИЩЕВАЯ ЦЕННОСТЬ 1 порции:	
калорийность	100 ккал
углеводы	24 г
(сахар)	24 г
белки	2 г
жиры	0
(насыщенные)	0
клетчатка	2 г

Креветки с перцем чили по-китайски

Это блюдо действует согревающе. Если хотите сделать его еще горячее, добавьте больше перца чили. Мелкие стручки более жгучие, чем крупные. Усилить остроту можно и с помощью перечной приправы табаско.

Подготовка: 15 минут
Приготовление: 25 минут
Выход: 4 порции

- 1 ст. л. оливкового масла
- 1 нарезанная луковица
- 1 измельченный зубчик чеснока
- 2 нарезанных стручка красного чили
- 1 нарезанный зеленый перец
- 1 нарезанный красный перец
- 1/4 ч. л. молотого чили или кайенского перца
- 1 ст. л. белого винного уксуса
- 400 г консервированных нарезанных томатов
- 250 г сваренных и очищенных креветок, замороженные креветки предварительно разморозьте
- 2 нарезанных кочана мангольда (листовой свеклы) или 125 г листьев шпината

1. Разогрейте масло в сковороде с толстым дном. Положите лук, чеснок, чили, перцы и молотый чили и жарьте на среднем огне 12 минут или до мягкости лука и перцев.

2. Добавьте, помешивая, уксус и томаты и подержите на огне 15 минут, не накрывая крышкой. Положите креветки и мангольд и оставьте на огне еще на 5 минут.

3. Подавайте с рисовой лапшой, приправленной небольшим количеством рисового уксуса.

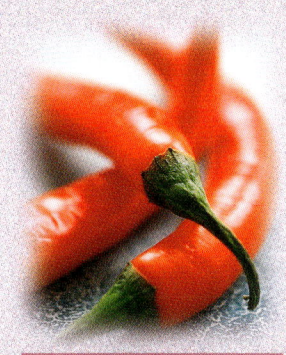

ПИЩЕВАЯ ЦЕННОСТЬ 1 порции:	
калорийность	140 ккал
углеводы	12 г
(сахар)	11 г
белки	14 г
жиры	4 г
(насыщенные)	0,5 г
клетчатка	3 г

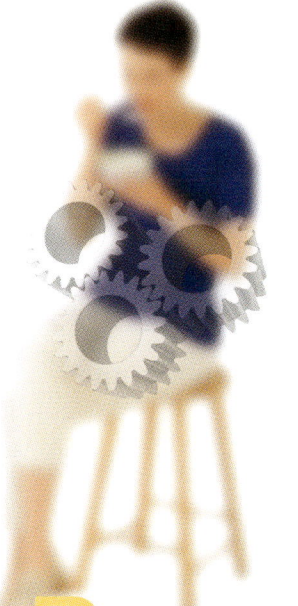

Здоровое пищеварение

Отлаженная система пищеварения – краеугольный камень здоровья и хорошего самочувствия, поэтому так важно следить за ее состоянием. Правильный выбор пищи – лучший способ обеспечить бесперебойную работу системы и извлечь максимум пользы от того, что едите.

В процессе пищеварения съеденная пища превращается в энергию, необходимую для эффективной работы организма и борьбы с болезнями. От состояния системы пищеварения зависит также способность извлечь из пищи максимальное количество питательных веществ.

В 400 г. до н.э. Гиппократ писал, что «плохое пищеварение – корень всех зол». Большинство людей воспринимают свою пищеварительную систему как нечто данное и вспоминают о ней, только когда что-то разлаживается. Значительная доля людей страдает в той или иной степени заболеваниями пищеварительного тракта. Однако не следует относиться к этому как к чему-то неизбежному, существуют простые способы поддерживать пищеварение в норме.

ХОРОШЕЕ ПИЩЕВАРЕНИЕ
Поступление в организм питательных веществ зависит не только от того, что мы едим, но и от того, насколько полно организм переваривает и усваивает пищу. Чтобы обеспечить достаточное количество питательных веществ, пищеварительная система должна расщеплять пищевые продукты на молекулы, которые организм может легко использовать.

Прежде всего клетчатка
Клетчатка проходит через пищеварительный тракт, почти не усваиваясь, но тем не менее она играет решающую роль в сохранении бодрости и здоровья. Клетчатка увеличивает объем фекалий и облегчает их прохождение по кишечнику.

В начале 1970-х годов врачи обнаружили, что жители африканских деревень редко страдают желудочно-кишечными заболеваниями, широко распространенными в странах Запада. Такие проблемы, как запор, геморрой, рак толстой кишки и дивертикулит (воспаление дивертикула – растянутой стенки пищевода или кишки в результате напряжения при проталкивании переваренной пищи), были практически неизвестны.

Врачи пришли к выводу, что типичная для Африки пища, состоящая преимущественно из естественных, не подвергнутых технологической обработке продуктов, содержит в четыре раза больше клетчатки, чем пища европейцев. Богатая клетчаткой пища проходит через кишечник гораздо быстрее, образующиеся каловые массы имеют больший объем, более мягкую консистенцию и легче выводятся из организма. В дальнейшем было экспериментально подтверждено, что люди, потребляющие клетчатку в изобилии, меньше подвержены риску заболевания раком толстой кишки.

Жесткое и мягкое В стенках растительных клеток содержится ряд сложных соединений. Существуют два вида этих соединений – нерастворимые и растворимые. Большинство пищевых продуктов растительного происхождения содержат как те, так и другие, но в разных пропорциях.

Нерастворимая клетчатка ускоряет процесс прохождения продуктов распада в организме. Предполагают, что это весьма существенно для предупреждения рака кишечника, главным образом за счет сокращения времени, когда канцерогенные вещест-

Вкусно и разнообразно Используйте воображение в поисках способов пополнить клетчаткой свою пищу. Например, попробуйте эти банановые сдобы. Они приготовлены из цельнозерновой муки и свежих фруктов, а сверху посыпаны семечками подсолнуха. Таким здоровым и питательным завтраком хорошо начать рабочий день.

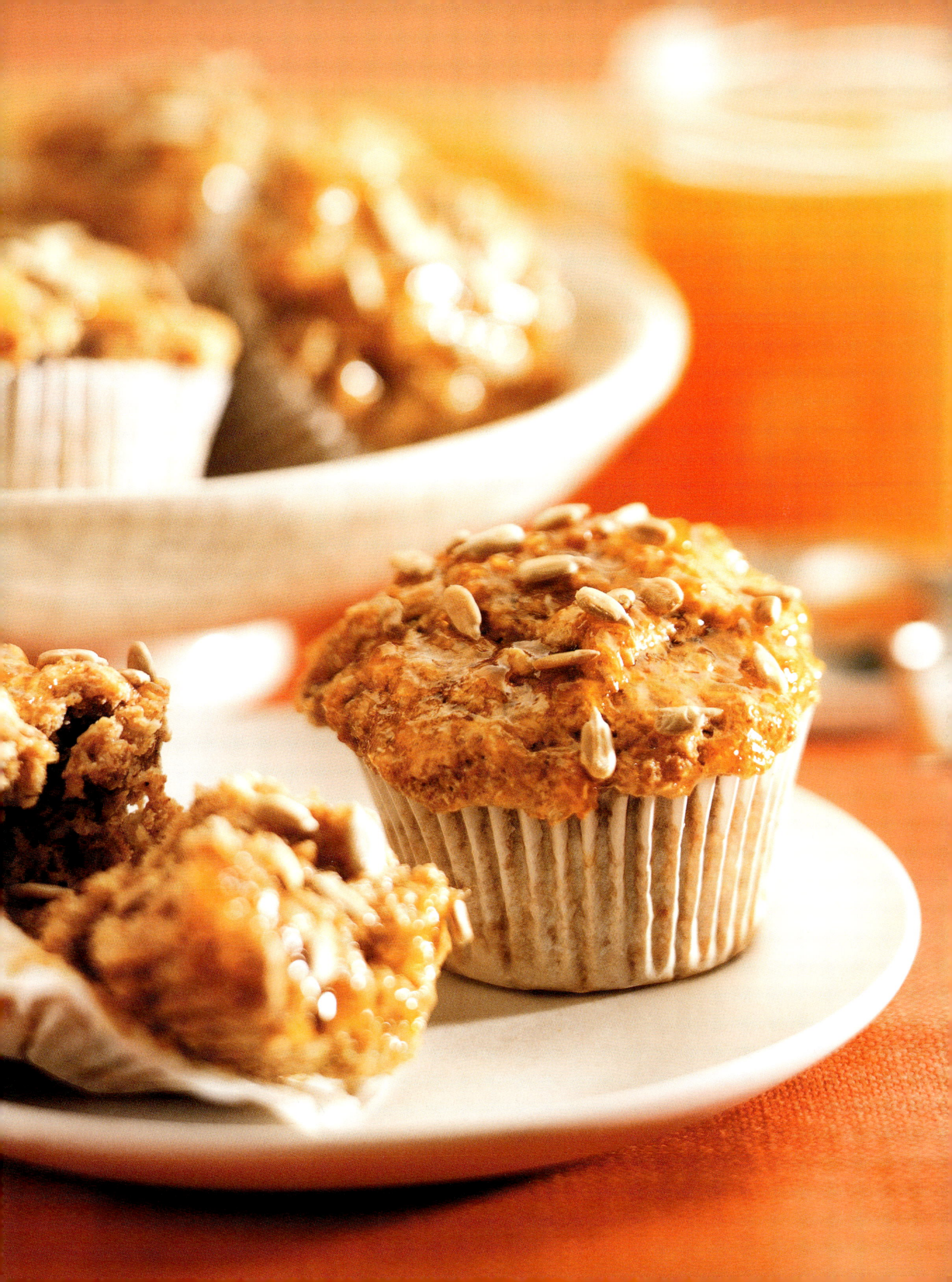

ва находятся в пищеварительной системе.

Хорошие источники нерастворимой клетчатки – цельнозерновые изделия, пшеница, отруби, хлеб из цельнозерновой муки, макаронные изделия, нешлифованный рис, орехи, семечки и овощи, например артишок и фасоль, пастернак, брокколи и бобовые.

Растворимые соединения играют активную роль в снижении уровня холестерина в крови. При переваривании жиров они связываются с холестерином и способствуют его выведению с каловыми массами, предотвращая таким образом его всасывание в кровь. Растворимыми соединениями богаты овес, овсяные отруби, фасоль и другие бобовые, яблоки, груши, цветная капуста, морковь, цитрусовые, сладкая кукуруза, ячмень и рожь.

Продукты-защитники В наше время доказано, что у людей, регулярно потребляющих много фруктов и овощей, гораздо ниже вероятность развития рака толстой кишки. Эти продукты обладают мощным защитным действием, обусловленным высоким содержанием в них не только клетчатки, но и соединений, называемых фитохимическими веществами. Фрукты и овощи обеспечивают разностороннюю помощь организму.

Этапы пищеварения

Полный процесс переваривания пищи занимает от 2 до 72 часов, в зависимости от того, что вы съели (особенно это касается клетчатки) и в каком количестве.

Механизм пищеварения
Попав в рот, пища начинает свое движение по пищеварительному тракту. Зубы размельчают ее, а ферменты слюны расщепляют содержащийся в ней крахмал на питательные вещества для последующего всасывания.

Кроме того, на него могут влиять образ жизни, в частности уровень физической активности и продолжительность сна, а также генетические факторы и общее состояние здоровья.

Процесс пищеварения начинается еще до того, как пища попадает в рот: одного вида пищи, ее запаха и мысли о ней достаточно, чтобы вызвать выделение пищеварительных соков. Каждый кусочек съеденного разжевывается зубами и смешивается со слюной. Слюна содержит ферменты, начинающие расщепление крахмала на питательные вещества, которые в итоге попадают в кровоток.

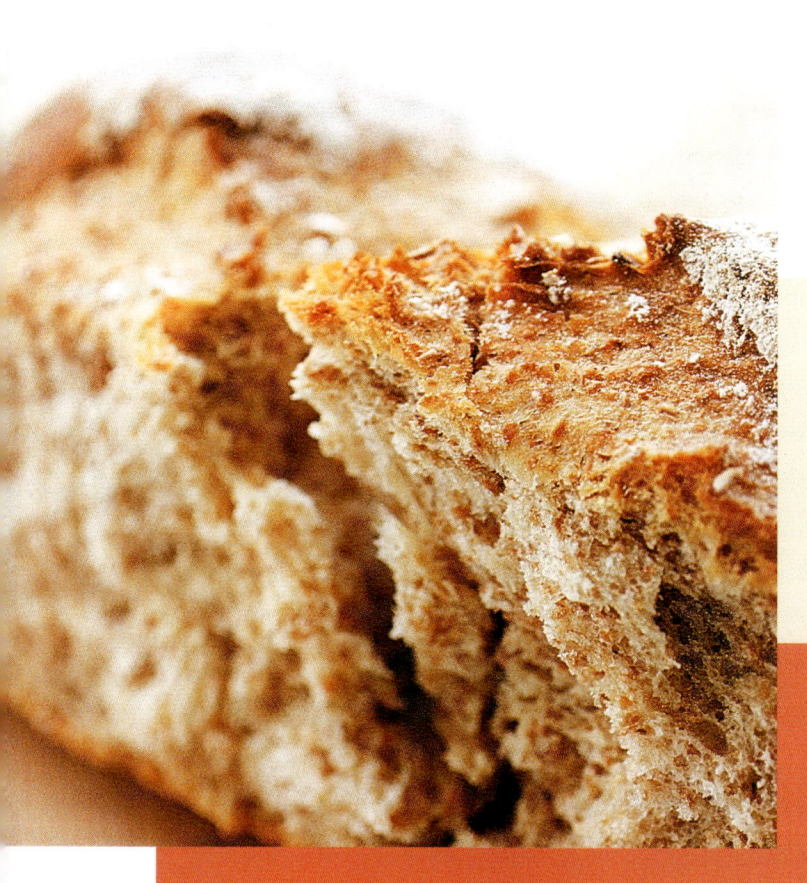

1 *Добавляйте фасоль и другие бобовые в супы и рагу.*

2 *Ешьте цельнозерновой хлеб, макаронные изделия и нешлифованный рис.*

3 *Используйте муку из цельного зерна.*

4 *Ешьте сухофрукты или добавляйте их к зерновым завтракам.*

5 *Стремитесь к тому, чтобы в ежедневный рацион входило по крайней мере пять порций фруктов и овощей, и ешьте их с кожурой.*

ЦЕЛЬНОЗЕРНОВОЙ ХЛЕБ *Ежедневное потребление цельнозернового хлеба – один из простейших способов увеличить поступление клетчатки в организм. Не покупайте по ошибке хлеб из непросеянной муки, как и белый, это не цельнозерновой хлеб.*

ПЯТЬ СПОСОБОВ увеличить потребление клетчатки

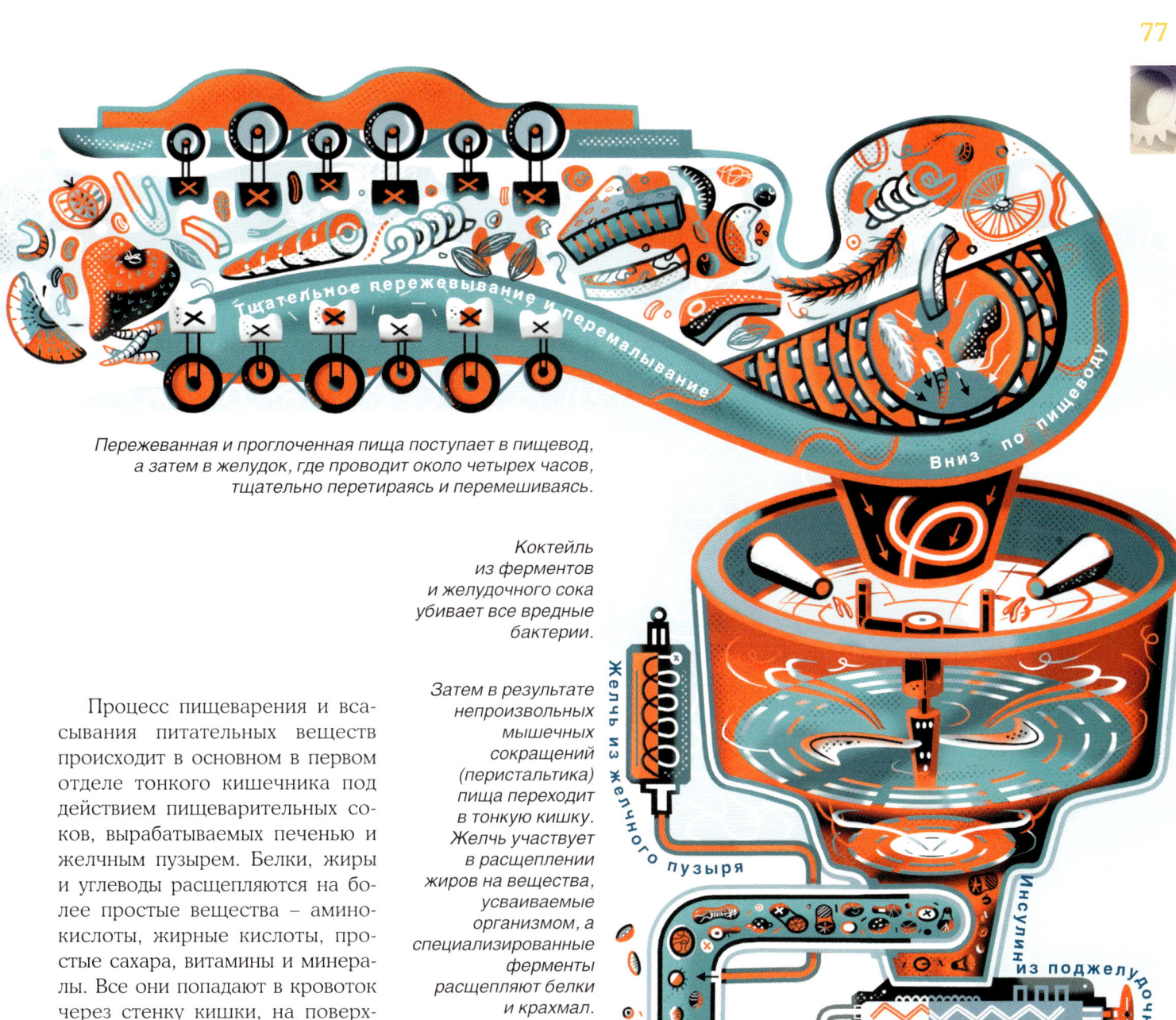

Пережеванная и проглоченная пища поступает в пищевод, а затем в желудок, где проводит около четырех часов, тщательно перетираясь и перемешиваясь.

Коктейль из ферментов и желудочного сока убивает все вредные бактерии.

Процесс пищеварения и всасывания питательных веществ происходит в основном в первом отделе тонкого кишечника под действием пищеварительных соков, вырабатываемых печенью и желчным пузырем. Белки, жиры и углеводы расщепляются на более простые вещества – аминокислоты, жирные кислоты, простые сахара, витамины и минералы. Все они попадают в кровоток через стенку кишки, на поверхности которой имеется множество складок, называемых пликами. Каждая складка покрыта миллионами микроскопических пальцеобразных выростов-ворсинок, увеличивающих площадь, на которой происходит всасывание переваренных веществ.

Непереваренная масса, состоящая главным образом из клетчатки и крахмала (который не подлежит дальнейшему расщеплению в кишечнике), движется по пищеварительному тракту в толстую кишку, где пищевые остатки превращаются в фекалии, которые затем выводятся из ор-

Затем в результате непроизвольных мышечных сокращений (перистальтика) пища переходит в тонкую кишку. Желчь участвует в расщеплении жиров на вещества, усваиваемые организмом, а специализированные ферменты расщепляют белки и крахмал. Образовавшиеся вещества всасываются в организм через стенки тонкой кишки.

Остальная масса движется по толстой кишке в основном в виде непереваренной клетчатки и крахмала.

Пища достигает последнего отдела толстой кишки и выводится из организма.

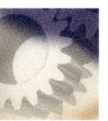

...ганизма. Когда переваренная пища достигает толстой кишки, процесс всасывания питательных веществ, необходимых для разносторонней деятельности организма, уже завершен. В толстой кишке происходит также всасывание воды.

Полезные бактерии

В толстой кишке обитает огромное количество бактерий и других микроорганизмов – дрожжеподобные, плесневые и другие грибы с общим названием «кишечная флора». У здоровых людей самые многочисленные группы микроорганизмов – это лактобактерии и бифидобактерии. Эти полезные бактерии помогают расщеплять часть пищевых остатков, а также синтезируют витамин К и небольшие количества витаминов группы В – B_{12} и биотин.

Поступает все больше данных о том, что специфические побочные продукты жизнедеятельности бактерий способны защитить толстую кишку от рака и укрепляют иммунную систему. Однако естественную микрофлору кишечника легко разрушают неправильное питание, стресс и некоторые лекарственные препараты, в частности антибиотики.

Малейшее нарушение равновесия может привести к размножению дрожжевых грибов и других болезнетворных организмов, вследствие чего возникают такие проблемы, как кандидозный стоматит, непереносимость тех или иных пищевых продуктов и другие нарушения пищеварения, например диарея. Обычно лечение дрожжевой инфекции не вызывает трудностей. Представители альтернативной медицины рекомендуют строгую диету, исключающую сахар и хлебобулочные изделия.

Для восстановления здорового баланса микрофлоры и увеличения количества полезных бактерий можно использовать ацидофильные добавки, которые продаются в аптеках. Строго следуйте инструкции по их применению, а открыв упаковку, храните ее в холодильнике.

Поддержка полезных бактерий

Пищевые продукты и добавки, содержащие полезные бактерии, называются пробиотиками. К ним относятся натуральные йогурты, а также ферментированная пища – квашеная капуста, пахта и мисо (соевый продукт). Некоторые съедобные растения, в частности артишок, спаржа, лук, цикорий, лук-порей, чеснок, пшеница, рожь, ячмень, бананы и томаты, содержат особый вид пищевой клетчатки, стимулирующей размножение в кишечнике полезных бифидобактерий и лактобактерий и в то же время подавляющей рост вредных бактерий. Пищевые продукты и добавки, содержащие этот вид клетчатки, называются пребиотиками.

Йогурт

суперпища

Если хотите улучшить пищеварение, выбирайте натуральный йогурт. Он способствует размножению в кишечнике полезных бактерий и подавляет рост вредных бактерий и дрожжей. Маленький стаканчик натурального йогурта содержит около миллиарда бактерий: может показаться, что это очень много, однако, чтобы от йогурта была польза, его следует потреблять регулярно.

Йогурт полезен при желудочно-кишечных нарушениях, поносе, запоре, синдроме раздраженной толстой кишки и пищевых отравлениях. Он способен также предупреждать появление неприятного запаха изо рта. Йогурт часто используют как наружное средство при лечении кандидозного стоматита; есть доказательства укрепляющего действия йогурта на иммунную систему.

Йогурт с добавлением фруктов так же полезен, как и натуральный; главное, чтобы он содержал мало жира и совсем не содержал сахара. Йогурт еще и замечательный источник кальция.

Источники энергии

Некоторые пищевые продукты надолго создают чувство сытости; кроме того, они поддерживают стабильный уровень сахара в крови. Дело в том, что эти продукты перевариваются и всасываются организмом медленнее, чем другие. Например, пища, богатая углеводами, переваривается, расщепляется на простые сахара и всасывается в кровь с разной скоростью, которую измеряют с помощью так называемого гликемического индекса (GI). С наивысшей скоростью всасывается в кровоток чистая глюкоза – ее GI равен 1000. Другие продукты – консервированная зеленая фасоль, нут, чечевица, зрелая фасоль в томатном соусе, яблоки, курага, персики, макаронные изделия и овес, йогурт, арахис, авокадо, шпинат и кабачки – имеют низкий GI, т.е. они усваиваются гораздо медленнее, чем другие продукты, богатые углеводами. К тому же большая часть перечисленных продуктов богата клетчаткой.

О пользе воды

Многие люди потребляют недостаточное количество воды. Между тем вода совершенно необходима для хорошего самочувствия, и в идеале ее следует выпивать около восьми стаканов в день. Но это среднее количество: людям с избыточным весом, а также тем, кто регулярно занимается спортом или работает в помещениях с кондиционером, необходимо пить больше.

Большинство людей пьют только тогда, когда чувствуют жажду. Это достаточно надежный индикатор потребности организма в жидкости. Однако к тому времени, когда вы чувствуете жажду, организм уже несколько обезвожен, поэтому пить нужно через регулярные промежутки времени. Если вы работаете в офисе, держите при себе бутыл-

Идеи для меню
Фрукты в центре внимания

При слове «клетчатка» большинство представляет себе чечевицу или обыкновенную фасоль. А ведь фрукты тоже ценный источник клетчатки и многих важных витаминов и минералов.

ПОЧЕМУ ИМЕННО ФРУКТЫ? Фрукты содержат клетчатку во всех своих частях, в том числе в кожуре и в семенах; их можно есть в любое время дня – с основной едой и в промежутках, в сыром и вареном виде. Фрукты стимулируют выделение пищеварительных соков, поэтому особенно полезны перед едой. Начните с чего-нибудь освежающего, вроде дыни или грейпфрута.

ЛАКОМСТВО НА ЗАВТРАК Сухофрукты особенно богаты растворимой клетчаткой, поэтому попробуйте начать день с фруктового компота, изображенного справа.

СВЕЖИЕ ДЕСЕРТЫ Это могут быть великолепные блюда, особенно если время от времени включать в них такие тропические деликатесы, как манго, ананасы и киви.

Фруктовый компот с пряностями

Положите в большую миску 250 г смеси сухофруктов на свой вкус (яблоки, абрикосы, сливы), палочку корицы и 3 измельченных плода кардамона. Залейте смесь 300 мл яблочного сока и 300 мл кипятка. Остудите, накройте крышкой и поставьте в холодильник на ночь. Удалите пряности и подавайте с нежирным йогуртом.
Выход: **4 порции.**

ПИЩЕВАЯ ЦЕННОСТЬ 1 порции: калорийность **145 ккал**; углеводы **36 г** (сахар **36 г**); белки **6 г**; жиры **6 г** (насыщенные **4 г**); клетчатка **3 г**.

Наслаждайтесь этим компотом в любое время дня

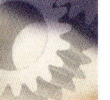

Наш организм на две трети состоит из воды, она жизненно необходима человеку. Ежедневно мы теряем 1,7 л воды, в основном в виде мочи, кроме того, вода выделяется через кожу и легкие.

Пейте больше воды Вода – простое и эффективное средство для ухода за организмом. Попробуйте выпивать по одному стакану воды на каждую чашку кофе, чтобы нейтрализовать действие кофеина на пищеварительную систему.

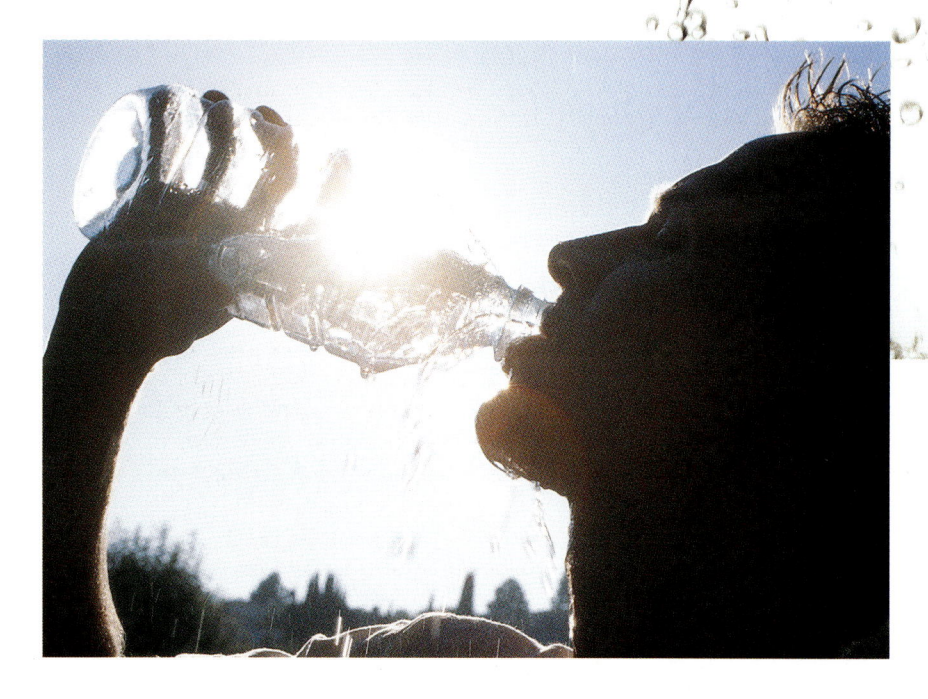

ку с водой и отпивайте понемногу в течение дня.

Без воды организм не может работать. Вода необходима для пищеварения и усвоения пищи, а также помогает почкам выводить продукты жизнедеятельности. Даже незначительное обезвоживание может вызвать головную боль, вялость, головокружение и сухость кожи, а также повысить вероятность инфекций мочевых путей, появления камней в почках и запоров. Если без пищи человек может прожить до девяти недель, то без воды – всего трое суток.

Как очистить пищеварительную систему По мнению некоторых представителей альтернативной медицины, образование и накопление в организме токсинов и ядов в значительной мере происходит в результате неправильного питания, остатков в пище пестицидов, загрязнения окружающей среды, потребления спиртных напитков и курения. Они считают также, что накопление токсинов вызывает разного рода нарушения здоровья – от чувства усталости и мигреней до синдрома раздраженной толстой кишки.

Эти практики часто рекомендуют специальный курс детоксикации, который, по их мнению, избавит организм от скопившихся в нем токсинов. Многие диетологи и другие врачи скептически относятся к детоксикационным диетам, поскольку клинических данных, подтверждающих их действенность, мало. Особые сомнения вызывают методы, которые предполагают такие крайние меры, как, например, голодание. Представители традиционной медицины считают такие диеты в лучшем случае ненужными, а в худшем – потенциально опасными. Однако существует ряд простых способов, с помощью которых можно активизировать естественный механизм самоочищения организма.

- Пейте больше жидкости – от 1,7 до 2,25 л в день.
- Пейте чаще и понемногу, а не сразу помногу, при этом можно вдохнуть лишний воздух и вызвать вздутие живота.
- Увеличьте потребление свежих фруктов и овощей.
- Основу рациона должны составлять продукты, богатые клетчаткой и углеводами, ускоряющими выведение продуктов жизнедеятельности из организма.
- Больше занимайтесь спортом – продукты жизнедеятельности выводятся также с потом.
- Сократите потребление жирной пищи, кофеина и алкоголя.

КАК ИЗБЕЖАТЬ НЕПРИЯТНОСТЕЙ

Существует множество желудочно-кишечных заболеваний, способных разрушить ваши добрые взаимоотношения с едой и надолго лишить удовольствия от приема пищи. Запоры, пептическая язва, диспепсия, изжога, желудочные колики, желчные камни, грыжа, синдром раздраженной толстой кишки, неприятный запах изо рта – все это следствие неправильного питания.

Не доводите до запоров Запор – серьезная проблема, знакомая очень многим. Ежегодно на слабительные выписываются миллионы рецептов. Вероятность возникновения запоров повышается, если в организм не поступает нужное количество клетчатки (18 г в день) и воды. Другая причина – малоподвижный образ жизни – особенно распространена среди людей пожилого возраста.

Запор, вызванный сочетанием этих факторов (так называемый атонический), возникает из-за недостаточного мышечного тонуса толстой кишки. С этим можно справиться, если есть продукты, богатые клетчаткой, пить больше жидкости и регулярно заниматься физическими упражнениями. Вещества, содержащиеся в реве-

ПИЩА ПРОТИВ ДИСПЕПСИИ

ЧАЙ ИЗ ПЕРЕЧНОЙ МЯТЫ *содержит вещества, снимающие спазм стенок кишечника. Считается, что чай из свежих листьев мяты улучшает пищеварение и облегчает диспепсию, вызванную обильной пищей. Он также снимает тошноту.*

КАРДАМОН *оказывает помощь при таких нарушениях пищеварения, как диспепсия, метеоризм, желудочные колики, и предотвращает кислую отрыжку. Отличается тонким пряным вкусом. Его можно добавлять в разные блюда или пить в виде отвара семян после еды.*

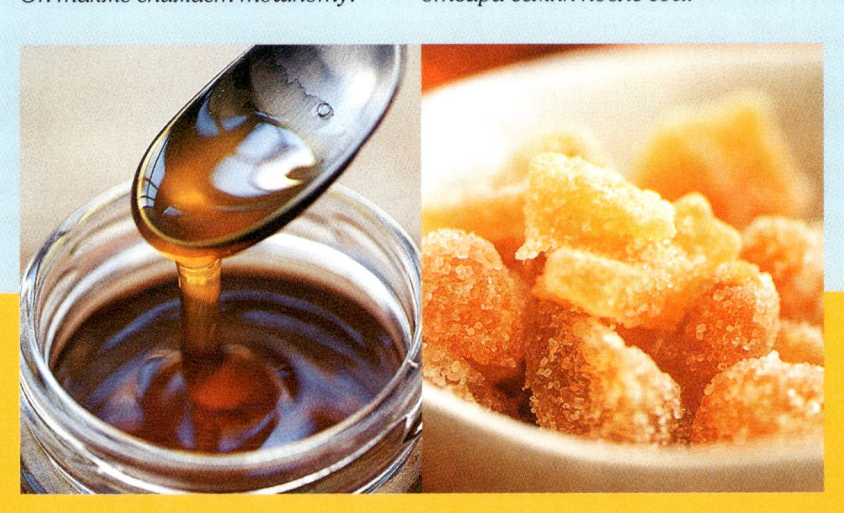

ФЕНХЕЛЬ *также улучшает пищеварение и снимает желудочные колики. Фенхелевый чай облегчает тошноту, метеоризм и вздутие живота. В Индии поджаренные семена фенхеля жуют после еды для предупреждения неприятного запаха изо рта. Однако считается, что семена фенхеля стимулируют менструацию; поэтому беременным женщинам употреблять их не рекомендуется.*

ИМБИРЬ (слева) *очень полезен для облегчения тошноты разного происхождения, например тошноты беременных и при укачивании. Некоторые считают, что достаточно пососать кусочек засахаренного имбиря или выпить имбирный эль, а также имбирный чай. Для приготовления имбирного чая натрите кусочек свежего имбиря (1 см) в кружку кипящей воды и дайте настояться в течение 10 минут, после чего пейте.*

МЁД *из цветков мануки, или новозеландского чайного дерева, обладает сильным антибактериальным действием. Принимая по одной десертной ложке меда мануки после еды и еще одну ложку перед сном, можно вылечить пептическую язву и убить болезнетворные бактерии.*

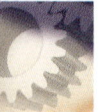

Чем питаться при язвенной болезни?

Язва желудка – это болезненная открытая рана слизистой стенки желудка или двенадцатиперстной кишки (первый отдел тонкого кишечника).

Симптомы варьируют от легкого дискомфорта до жгучей боли в верхнем отделе брюшной полости, а в тяжелых случаях до рвоты и потери веса. Во всех случаях необходима консультация с врачом.

Возникновению язвы способствует злоупотребление соленой, острой пищей и алкоголем. Ешьте больше фруктов и овощей – это ускоряет заживление и предупреждает новое поражение стенок кишечника.

В лечении язвы помогают бета-каротин и витамин С. Полезна также пища, богатая цинком, например морепродукты и изделия из цельного зерна.

может быть избыточное образование газов (метеоризм). Обычно оно возникает в результате воздействия бактерий, живущих в кишечнике, на любые непереваренные углеводы и белки. Будучи одним из этапов процесса пищеварения, это в большинстве случаев не создает серьезных проблем. Однако, если вы испытываете вздутие живота, следует принять некоторые меры.

Нельзя резко увеличивать количество пищи, богатой клетчаткой; делайте это постепенно, дайте пищеварительной системе время привыкнуть. Избегайте есть сразу много; воду и другие жидкости пейте маленькими глотками, а не залпом, так как при этом в организм может попасть лишний воздух и вызвать газообразование.

Как справиться с диспепсией

Диспепсия, или расстройство пищеварения, вызывает ощущение дискомфорта в верхней части брюшной полости; с этим явлением знакомы почти все. Причина недуга – воспаление слизистой желудка вследствие избыточного образования желудочного сока, злоупотребления алкоголем или инфекции. Особенно предрасположены к диспепсии беременные женщины, так как по мере роста плода матка начинает давить на пищеварительный тракт. Раздражают желудок и многие лекарства, в частности аспирин.

Некоторые продукты перевариваются труднее, чем другие, что также может стать причиной диспепсии у восприимчивых людей. Чаще всего диспепсию вызывают острая пряная пища, салаты из сырых овощей, таких, как огурцы, редис и лук, жирная пища, крепкий чай и кофе, жирный сыр.

Как бороться с изжогой Считается, что жжение или боли за грудиной, известные как изжога,

Избегайте изжоги *Если вам нравится восточная кухня, замените острые пряные блюда более мягкими, но столь же аппетитными. Заказывайте отварную, а не жареную лапшу или рис. Использование палочек для еды уменьшает количество пищи, съедаемой за один прием.*

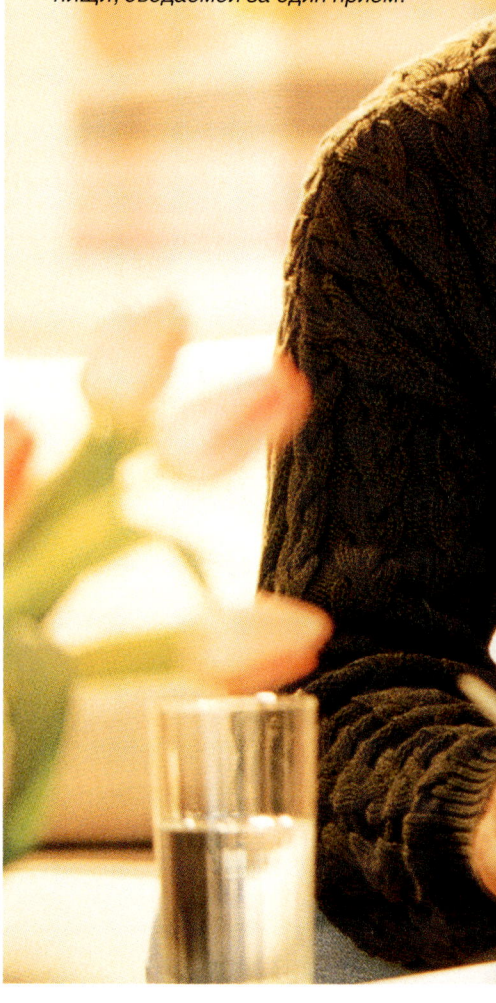

испытывали в тот или иной момент жизни 40% населения. Оно вызывается тем, что кислотное содержимое желудка поднимается обратно в пищевод – трубку, соединяющую полость рта и желудок. В отличие от желудка пищевод лишен защитной слизистой выстилки, поэтому под действием кислоты он воспаляется и становится болезненным. Обычно кольцевидная мышца в основании пищевода препятствует попаданию в него кислоты из желудка, но если эта мышца пере-

---

не, кофе и черносливе, стимулируют мышцы толстой кишки, их часто используют при запорах.

Спастический запор, при котором дефекация происходит нерегулярно, случается из-за стрессов, нервных расстройств, чрезмерного курения, продуктов, вызывающих раздражение, и непроходимости толстой кишки. При подобных симптомах лучше обратиться к врачу.

Газы в ловушке Побочным результатом потребления пищи с высоким содержанием клетчатки

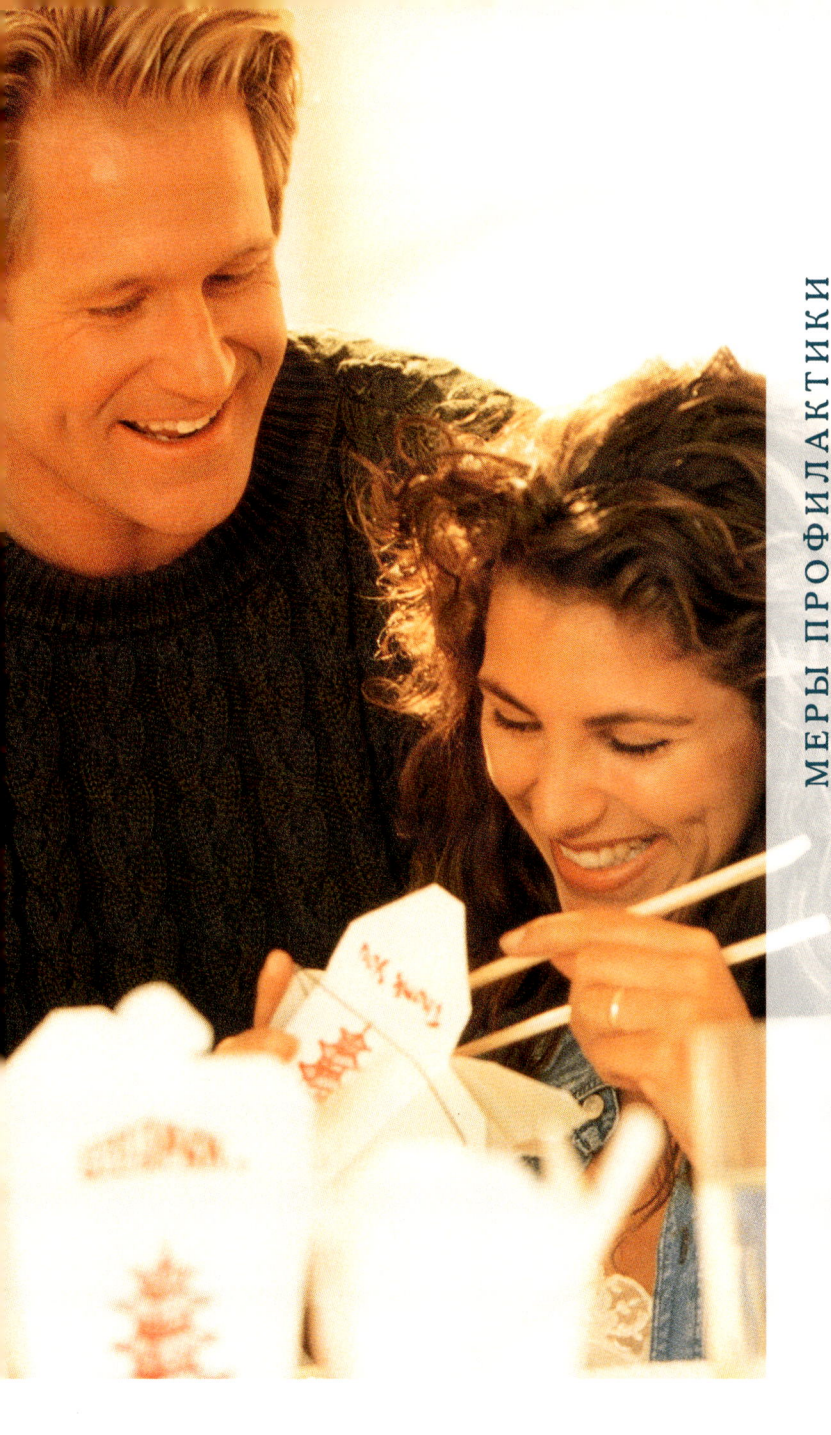

Изжога

МЕРЫ ПРОФИЛАКТИКИ

Ешьте понемногу, но часто.

Не наедайтесь на ночь: пища должна успеть перевариться прежде, чем вы ляжете спать.

Поднимите изголовье постели на 15–17 см, чтобы предотвратить возвращение кислоты в пищевод (регургитацию).

Не злоупотребляйте кофеином, алкоголем и пищей, которая, как вы убедились, ухудшает ваше самочувствие: это кислые фруктовые, горячие или крепкие алкогольные напитки, а также жирные и пряные блюда.

Не носите тесную одежду и пояса.

После приема пищи старайтесь не нагибаться и не ложиться на живот.

Не курите! При курении расслабляются мышцы, окружающие пищевод, что увеличивает вероятность регургитации кислоты.

Диспепсия

Ешьте понемногу, но несколько раз в день; не пропускайте время приема пищи.

Ешьте не спеша, тщательно пережевывая пищу.

Воздерживайтесь от жареной и жирной пищи, а также от пищи, которая ухудшает ваше состояние.

Для снятия боли лучше использовать парацетамол, а не аспирин.

Избегайте стрессовых ситуаций.

стает работать, обратный ток кислоты становится возможным. Вероятность изжоги увеличивается при беременности, курении, от обильной еды на ночь, ожирения и тесной одежды.

Грыжа Изжога возникает и в тех случаях, когда небольшая часть желудка, в норме помещающаяся в брюшной полости, проникает в отверстие, по которому пищевод проходит через диафрагму. Это явление называется грыжей и требует консультации с врачом. Иногда грыжа бывает врожденной, но чаще встречается у людей с избыточным весом, во время беременности и у курильщиков.

При грыже следует воздерживаться от обильной тяжелой пищи, лучше есть понемногу, но четыре-пять раз в день. Избегайте блюд, способных вызвать диспепсию: жареных или жирных, кислых или маринованных продуктов. Процессу пищеварения помогают некоторые травы (розмарин, шалфей, эстрагон, фенхель, укроп и мята), поэтому щедро добавляйте их в готовку. Пейте настойки из этих трав.

Нет неприятному запаху Неприятный запах изо рта может быть следствием болезни, но чаще его вызывают вещества с сильным запахом – карри, чеснок, алкоголь или табак. От него можно избавиться, разумно организовав питание и поддерживая гигиену полости рта. Запор, язва, диспепсия – все это возможные причины неприятного запаха; в таких случаях рекомендуется увеличить потребление клетчатки и жидко-

> **Шалфей считается особенно полезным для переваривания обильной тяжелой пищи. Травяной чай с шалфеем помогает также при диспепсии.**

сти. Ешьте больше сырых овощей и яблок, чтобы сохранить здоровыми десны и зубы, а после еды пожуйте несколько семян укропа или тмина. Считается, что, пожевав веточку петрушки, можно избавиться от запаха чеснока и алкоголя. Если не удается решить проблему самостоятельно, обратитесь к терапевту или стоматологу.

Синдром раздраженной толстой кишки

В ряде стран синдромом раздраженной толстой кишки страдает примерно каждый третий. Это одна из наиболее частых причин обращения к врачам, которая по числу потерянных рабочих дней соперничает с простудами. Симптомы у разных людей различны, но обычно наблюдаются боль в животе и колики, ощущение вздутия и нарушение стула. Последнее может выражаться запором, поносом или чередованием того и другого.

Некоторые врачи отмахиваются от синдрома раздраженной толстой кишки, относя его к психологическим проблемам. Однако уже есть доказательства, что это состояние сопровождается повышенной чувствительностью кишечника, вызывающей мышечный спазм. Причина такой гиперчувствительности пока неясна, но провоцирующими факторами могут быть страх, чувство тревоги и депрессия.

Синдром раздраженной толстой кишки встречается в любом возрасте, но чаще среди людей от 15 до 40 лет. У женщин он наблюдается вдвое чаще, чем у мужчин. Симптомы могут быть самыми разными; поэтому то, что помогает одному, необязательно годится другому. Многим особенно полезна диета с большим содержанием клетчатки, а у других такое питание только усугубляет состояние. Часто провоцирующим фактором бывает жирная, обильная или пряная пища. Действенной мерой может оказаться всего лишь изменение режима питания (есть понемногу и часто).

Некоторые люди приписывают свое состояние пищевой аллергии или непереносимости какого-либо продукта, однако врачи считают эту причину весьма редкой. Тем не менее многие больные чувствуют себя хуже после определенной пищи. Чаще всего среди провоцирующих продуктов называют молоко, хлеб, мясо, кофе, сладкую столовую кукурузу, горох и фасоль.

Альтернативный подход Борьба со стрессом – действенный способ предотвратить синдром раздраженной толстой кишки. Облегчить симптомы помогут приемы релаксации, сеансы иглоукалывания, медитация, йога и гипноз. Благотворное действие оказывают массаж и ароматерапия: смешайте пять капель мятного масла с четырьмя каплями нейтрального, например миндального или подсолнечного, которое делает безопасным использование эфирных масел. Втирайте эту смесь в живот легкими круговыми движениями. Массаж движения в сочетании с мятным маслом расслабляет мускулатуру толстой кишки и снимает боль. Массаж можно использовать и как средство от запора.

В качестве эффективных массажных масел рекомендуется также масло алоэ, вяза ржавого и энотеры. Многие пациенты с синдромом раздраженной толстой кишки считают полезным чай из мяты перечной, другим помогают спазмолитические и слабительные препараты. Прежде чем что-либо предпринимать, проконсультируйтесь с врачом или фармацевтом.

БЕРЕГИТЕ ПЕЧЕНЬ

Функции печени весьма многообразны: она перерабатывает и удаляет продукты жизнедеятельности организма и токсины; запасает глюкозу в виде гликогена; регулирует уровень сахара в крови; запасает жирорастворимые витамины; вырабатывает и выводит желчную кислоту и холестерин.

Некоторые пищевые продукты особенно полезны для сохранения здоровья печени. Это морковь, пастернак, свекла, топинамбур, цитрусовые и клубника, богатые витамином С. Для нормальной работы печени необходим также витамин B_{12}, содержащийся в печени животных, рыбе и молочных продуктах.

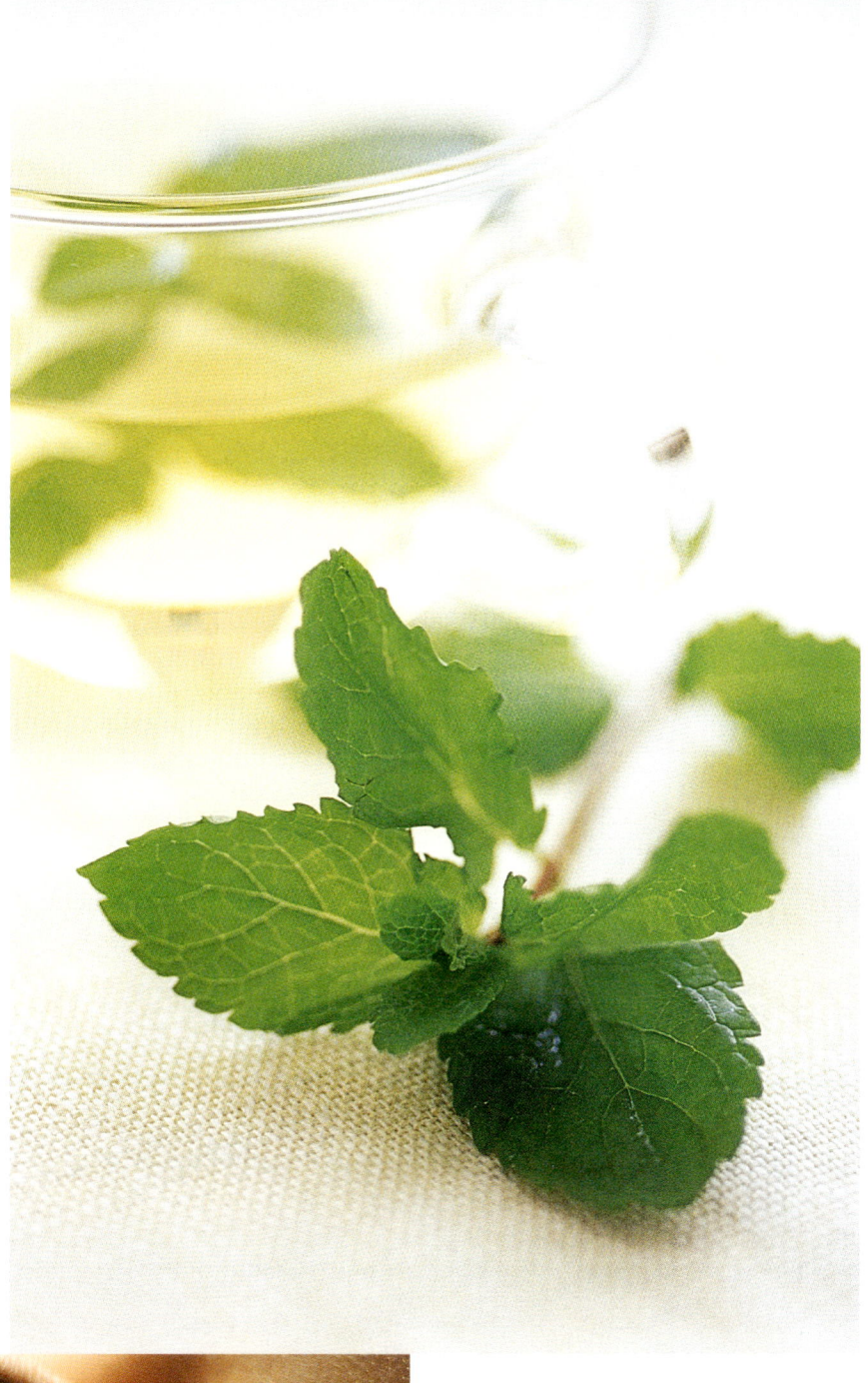

Болезненные желчные камни
Иногда в желчном пузыре образуются камни. Чаще всего это наблюдается у людей, потребляющих продукты, богатые насыщенными жирами. Вероятность образования желчных камней повышается при избыточном весе, сидячем образе жизни, высоком уровне холестерина в крови и многократных беременностях.

Наличие желчных камней вызывает расстройство пищеварения, особенно после обильной или жирной пищи. Они могут также стать причиной воспаления желчного пузыря, сопровождающегося острой болью в правом подреберье, вздутием живота, метеоризмом, лихорадкой, тошнотой и приводящего в конечном счете к желтухе и нарушениям функций печени.

Чтобы облегчить боли, связанные с желчными камнями, надо перейти на богатую клетчаткой пищу с низким содержанием жиров. Эта пища эффективно снижает содержание холестерина в крови, что в свою очередь уменьшает риск образования желчных камней. Для вегетарианцев этот риск вдвое ниже, чем для тех, кто ест мясо.

Полезные травы Многие травники утверждают, что цинарин – вещество, содержащееся в топинамбуре, защищает печень и улучшает ее работу, стимулируя образование желчи. Кроме того, оно, возможно, предупреждает образование желчных камней и снижает уровень холестерина в крови. Цинарин в капсулах можно приобрести в аптеках.

Предполагается, что силимарин, активный компонент расторопши из семейства сложноцветных, тоже защищает печень, ускоряя восстановление ее клеток.

Альтернативное лечение Чашка успокаивающего травяного чая, например из перечной мяты (вверху), помогает при вздутии живота, а также при нарушении пищеварения и метеоризме.

Нежное давление Массаж с ароматическими маслами (слева) творит чудеса при таком явлении, как синдром раздраженной толстой кишки.

Банановые сдобы

Сочные банановые сдобы с фруктовым вкусом – богатое клетчаткой лакомство, которое к тому же просто приготовить. Они с успехом заменят традиционную выпечку к завтраку.

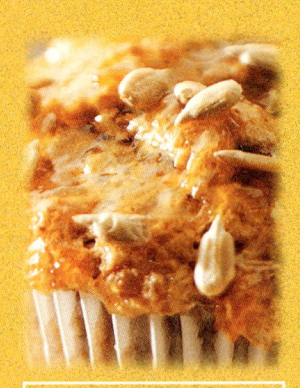

Подготовка: 15 минут

Приготовление: 25–30 минут

Выход: 6 порций

125 г муки из цельного зерна
25 г проростков пшеницы
3 ст. л. сахарной пудры
1 ч. л. пекарского порошка
1 яйцо
50 мл молока
50 мл подсолнечного масла
75 г семечек подсолнуха
2 зрелых банана без кожуры, около 225 г
Абрикосовый джем для глазировки
Жареные семечки подсолнуха для украшения

ПИЩЕВАЯ ЦЕННОСТЬ 1 порции:	
калорийность	295 ккал
углеводы	13 г
(сахар)	18 г
белки	8 г
жиры	14 г
(насыщенные)	2 г
клетчатка	4 г

1 Выстелите шесть формочек для сдобы специальной бумагой или хорошенько смажьте жиром. В большой миске смешайте муку, проростки пшеницы, сахар, пекарский порошок и семечки подсолнуха. В другой миске взбейте вместе яйцо, подсолнечное масло и молоко. Влейте смесь в первую миску и перемешайте до получения однородной массы.

2 Разомните бананы и добавьте их в тесто, размешайте, но не слишком тщательно.

3 Заполните формочки тестом на две трети. Выпекайте при 200ºС в течение 25–30 минут. Готовность можно проверить, проткнув тесто ножом: нож должен выйти чистым. Выложите сдобы на решетку и слегка остудите. Смажьте сверху теплым абрикосовым джемом, посыпьте семечками подсолнуха. Подавайте теплыми.

Хумус с красным перцем

На основе консервированного нута приготовьте густой хумус с чесноком и ароматной тахинной пастой. Консервированные бобовые – полезный ингредиент для многих блюд; всегда имейте в запасе несколько банок.

Подготовка: 15 минут

Приготовление: 20 минут

Выход: 4 порции

2 красных перца, очищенных от семян и разрезанных на 4 части
400 г консервированного нута без жидкости
2 ст. л. тахинной пасты
2 ст. л. оливкового масла
2 измельченных зубчика чеснока
Сок большого лимона
Питта из цельнозерновой муки

ПИЩЕВАЯ ЦЕННОСТЬ 1 порции:	
калорийность	217 ккал
углеводы	16 г
(сахар)	7 г
белки	7 г
жиры	14 г
(насыщенные)	2 г
клетчатка	5 г

1 Положите четвертушки красного перца в горячий гриль примерно на 15 минут или пока кожица не потемнеет. Накройте чистым влажным полотенцем и охлаждайте в течение 10 минут. Снимите кожицу с перцев и обсушите их бумажным полотенцем.

2 Сложите перец в кухонный комбайн или миксер вместе с другими ингредиентами и смешивайте до получения однородной массы. Попробуйте на вкус и проверьте консистенцию; подавайте с питтой.

Курица-гриль с пюре из сельдерея и кориандра

Травы и специи, которыми посыпана запеченная в гриле курица, создают изысканный букет ароматов. Это полезное блюдо с высоким содержанием клетчатки можно приготовить и в скороварке с рифленым дном.

Подготовка: 20 минут

Приготовление: 30 минут

Выход: 4 порции

- 550 г картофеля, нарезанного одинаковыми кусочками
- 550 г корневого сельдерея, нарезанного одинаковыми кусочками
- 4 куриные грудки, без кожи и костей
- 1 ст. л. оливкового масла
- 2 ст. л. нарезанной зелени (розмарин, тимьян, майоран, кориандр)
- 1 ст. л. измельченных семян кориандра
- 1 ст. л. лимонного сока
- Соль и черный перец
- 100 мл горячего молока
- 15 г сливочного масла
- 4 ст. л. нарезанной зелени кориандра

1. Сложите картофель и сельдерей в кастрюлю с подсоленной водой, доведите до кипения и варите 20 минут или до мягкости.

2. Нагрейте гриль до средней температуры. Положите куриные грудки между листами пленки и отбейте скалкой до одинаковой толщины. Обмажьте оливковым маслом, посыпьте травами, измельченными семенами кориандра и сбрызните лимонным соком.

3. Запекайте грудки 5–6 минут до золотистого цвета. Переверните, полейте вытекшим соком и запекайте еще 5–6 минут. Курица готова, если при протыкании ножом вытекает прозрачный сок. Держите в теплом месте.

4. Слейте воду из кастрюли с картофелем и сельдереем. Влейте молоко, добавьте сливочное масло, посолите, поперчите по вкусу и вымешайте до однородной массы. Добавьте нарезанную зелень кориандра, размешайте.

5. Каждую порцию курицы подайте, выложив на пюре.

ПИЩЕВАЯ ЦЕННОСТЬ 1 порции:	
калорийность	353 ккал
углеводы	30 г
(сахар)	9,6 г
белки	18 г
жиры	9,5 г
(насыщенные)	4 г
клетчатка	7 г

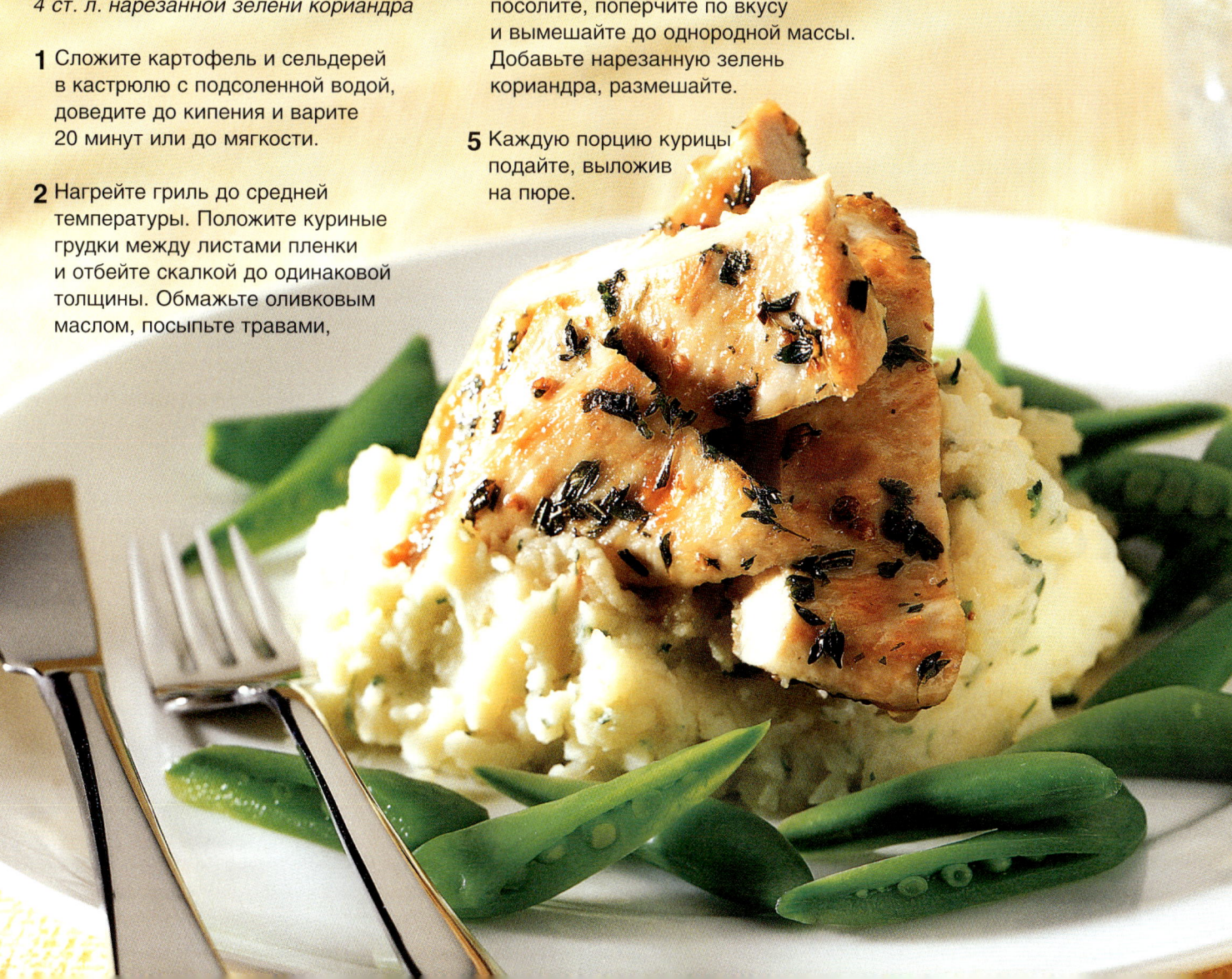

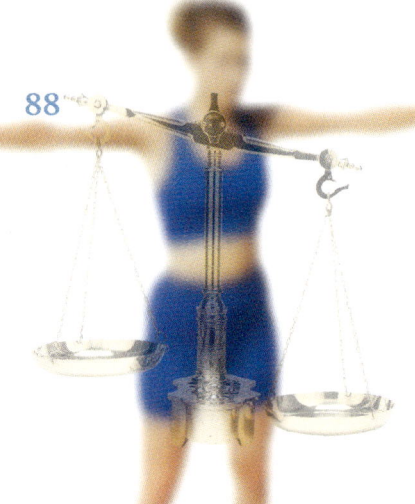

Пища, энергия, вес

Пища, которую мы едим, служит топливом, обеспечивающим нас необходимой энергией. Энергия, не использованная сразу, запасается в организме в виде жира. Единственный способ избавиться от этого лишнего груза – потреблять с пищей меньше калорий, чем вы расходуете.

Каким бы необычным на вид или замечательным на вкус ни был тот или иной продукт, для организма это всего лишь источник топлива, обеспечивающий его существование. Что бы мы ни ели – изысканную икру или скромную картошку, организм использует и то, и другое одинаково, расщепляя пищу на питательные вещества и превращая их в энергию.

Почти вся энергия пищи заключена в белках, углеводах и жирах и измеряется в килокалориях или в килоджоулях.

СУТЬ МЕТАБОЛИЗМА

Если вы прилагаете массу усилий, чтобы удержать вес на одном уровне, вам, вероятно, будет полезно узнать, что происходит с пищей, попавшей в организм. Под термином «метаболизм» понимают множество разнообразных непрерывных химических и физических превращений, которые поддерживают существование и нормальное функционирование организма.

Заставьте себя двигаться При упражнениях в бассейне вода поддерживает вас, поэтому не приходится перенапрягаться. Это особенно важно людям с избыточным весом. Полчаса интенсивного плавания в день добавят выносливости, гибкости и силы.

Процесс метаболизма делится на две основные части: расщепление сложных химических соединений на простые, сопровождающееся высвобождением энергии (катаболизм), и образование в органах и тканях сложных веществ, которые служат энергетическими депо или участвуют в росте и восстановлении (анаболизм) клеток организма.

Расчет энергозатрат

Скорость, с которой организм превращает питательные вещества в энергию, называется скоростью метаболизма. Самое минимальное количество энергии, необходимое организму в единицу времени для поддержания своего существования, называется скоростью основного обмена.

Этот показатель слагается из числа калорий, необходимых человеку для дыхания, кровообращения, пищеварения и других функций организма. Количество энергии, расходуемой во время сна, эквивалентно скорости основного обмена, тогда как коли-

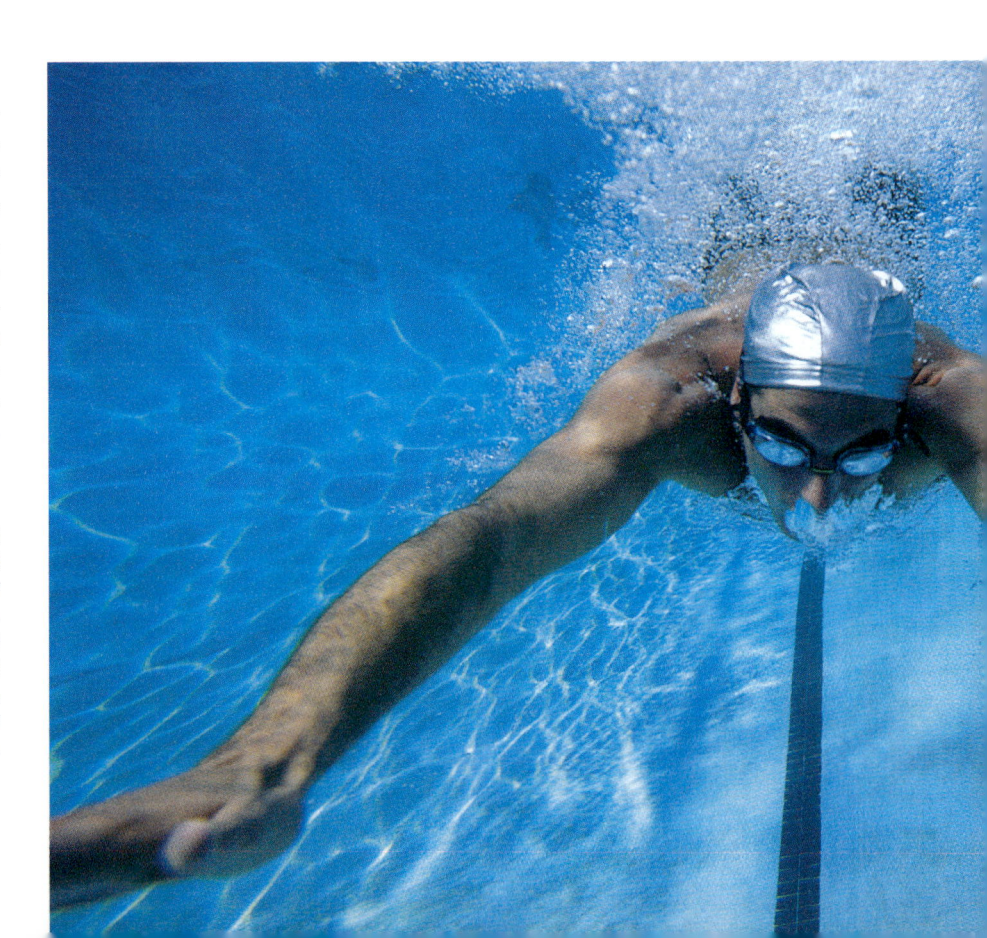

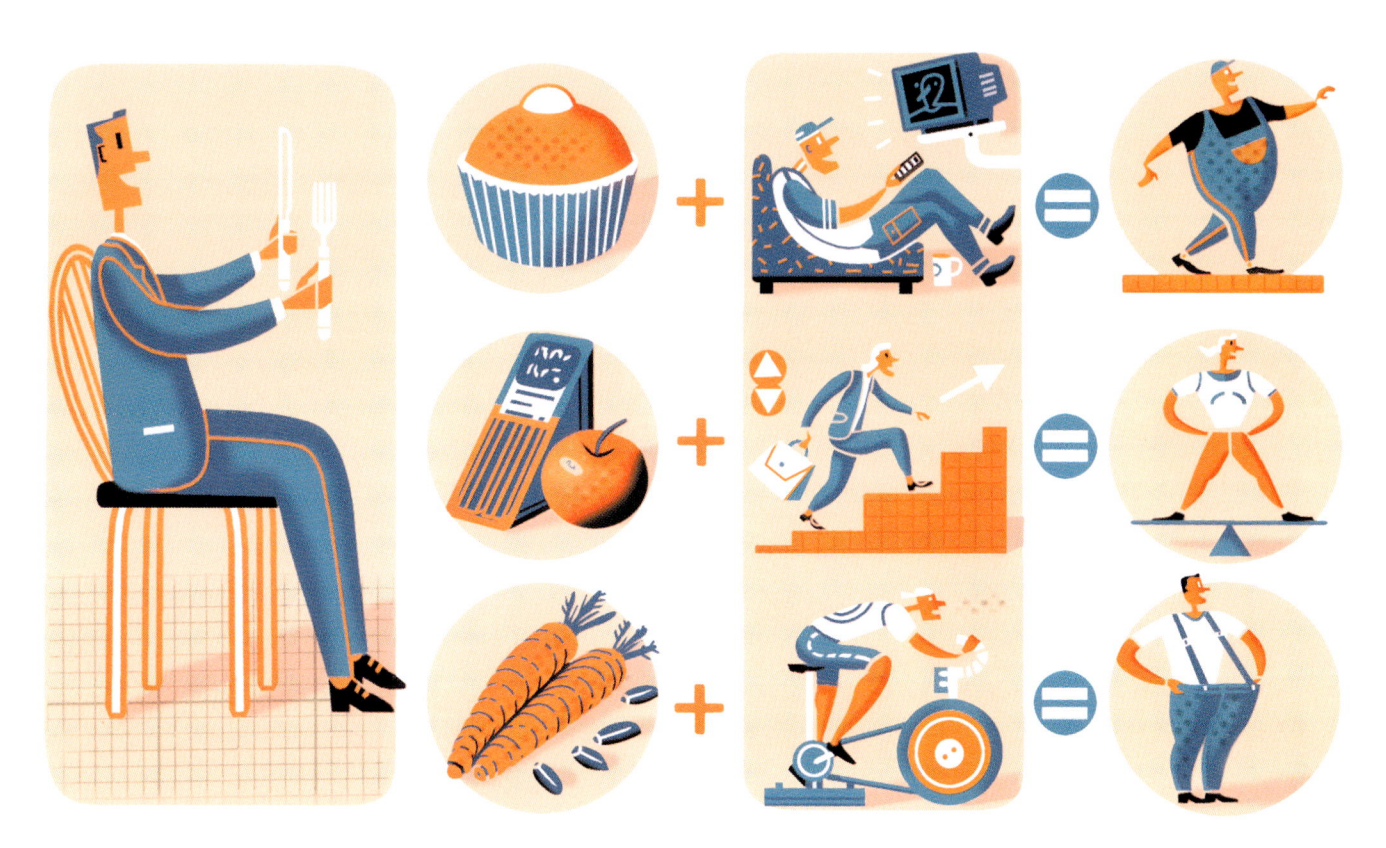

От растительного существования к активной жизни Закон сохранения и превращения энергии строг. Поглощение высококалорийной пищи при малоподвижном образе жизни приводит к увеличению веса. И наоборот, употребление нежирной, низкокалорийной, богатой клетчаткой пищи при постоянном увеличении физической активности делает вас гибкими, стройными, подтянутыми.

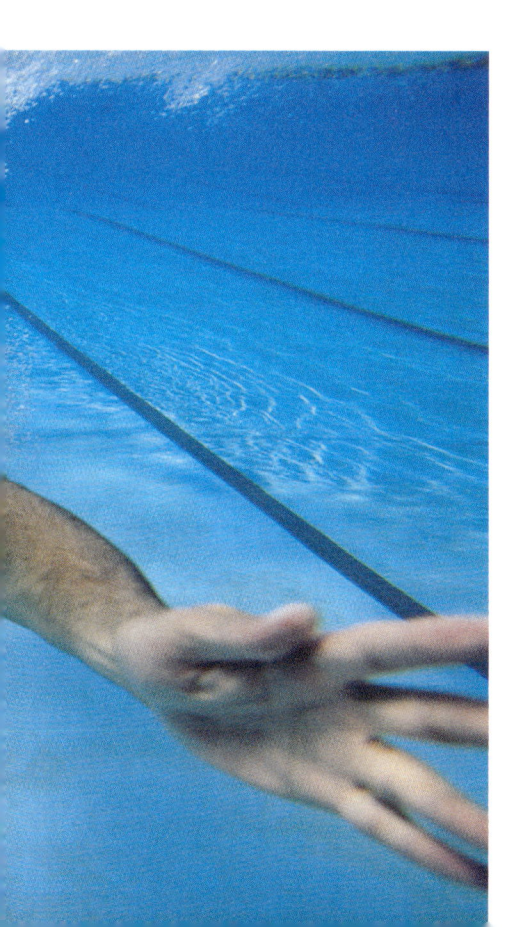

чество энергии, требуемое для выполнения тех или иных действий, связанных с напряжением, например для езды на велосипеде или плавания, может быть в семь раз больше.

Различия в энергозатратах Разные виды активности требуют разных затрат энергии, а также зависят от веса человека. Например, за получасовую прогулку женщина весом 59 кг тратит 140 килокалорий, а мужчина весом 68 кг – 160.

Конституция человека влияет также на скорость расходования энергии. Так, наращивание мышц требует больше энергии, чем сохранение запасов жира. Кроме того, существуют индивидуальные различия: одни люди используют энергию быстрее, другие – медленнее. Женщины обычно сжигают калории медленнее, чем мужчины; некоторую роль играет и наследственность. Заболевания, например нарушение функций щитовидной железы, также могут влиять на интенсивность обмена веществ.

Энергетическая ценность пищи Имеет также значение, что именно вы едите. При переваривании любой пищи расходуется энергия, однако усвоение пищевых продуктов, богатых жиром, требует меньше энергии, чем усвоение зерновых и бобовых, богатых белками и углеводами.

Любая пища дает калории, но есть продукты, в которых энергия более концентрирована. При одинаковой массе наиболее концентрированным источником энергии

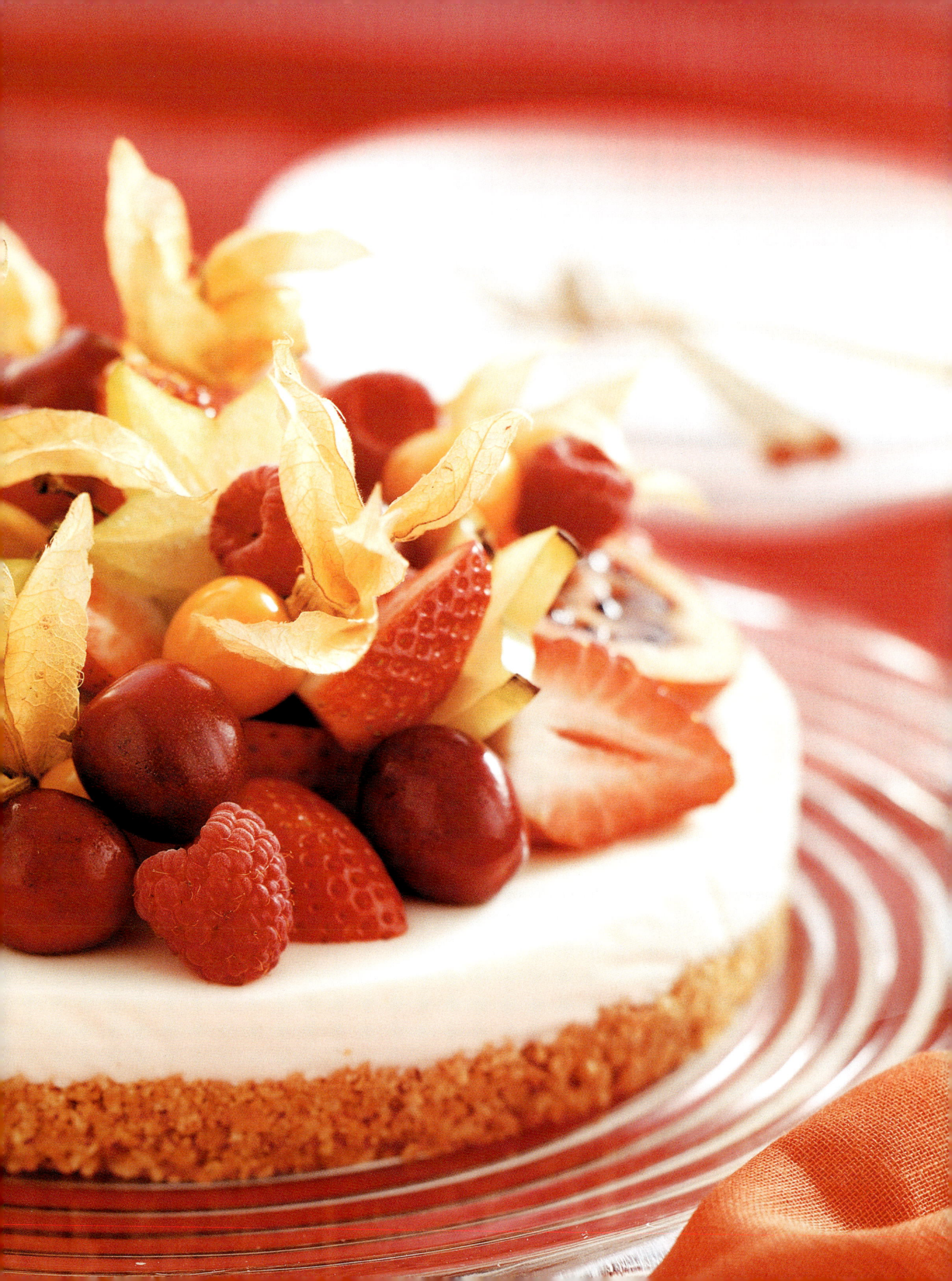

являются жиры. Например, яблоко, состоящее главным образом из воды, содержит мало жира и много клетчатки. Оно дает всего около 50 килокалорий, тогда как кусок сыра чеддер при той же массе – в восемь раз больше. Каждый грамм чистого жира содержит 9 килокалорий, а грамм белков или углеводов – около 4. Поэтому способ приготовления пищи (например, жарение) может резко повысить общую калорийность. При чрезмерном использовании насыщенных жиров, таких, как сливочное масло, вы подвергаете риску свое сердце.

Соотношение между поступлением и расходом энергии Если в течение дня число потребляемых с пищей калорий равно числу затраченных, ваш вес меняться не будет. Но если вы потребляете больше калорий, чем требуется при вашем возрасте, росте и образе жизни, излишек будет накапливаться в виде жира, и вы поправитесь.

Напротив, если вы будете есть меньше нормы, сохраняя при этом тот же уровень физической активности или же повышая его, запасы жира придется интенсивно расходовать, чтобы восполнить дополнительные затраты энергии. В результате вы начнете худеть.

Поступление и расходование энергии распределяются неодинаково не только в течение дня, но и в течение недели. Однако, если вес долгое время держится на одном уровне, это означает, что получаемая энергия примерно равна расходуемой.

Как повысить уровень метаболизма

При физической нагрузке мышцы преобразуют накопленную в организме энергию в соединения, позволяющие двигаться и вырабатывать тепло. Главные виды топлива, используемые в этом процессе, – углеводы и жиры. Организм запасает углеводы в форме гликогена в мышцах и печени. Усталость, возникающая во время занятий спортом, часто совпадает по времени с истощением запасов углеводов. Когда они израсходованы, организм обращается к запасам жира и начинает преобразовывать жирные кислоты (основные химические компоненты жиров), чтобы высвободить энергию. Поскольку запасы жира больше запасов углеводов, интенсивность обмена веществ возрастает.

Если вы ждете ребенка В течение трех последних месяцев беременности скорость основного обмена у будущей матери повышается. Это объясняется потребностями плода в питательных веществах и затратами энергии, связанными с необходимостью нести возросший вес. Будущая мать должна ежедневно потреблять дополнительно около 200 килокалорий, чтобы обеспечить себя и ребенка. Это соответствует калорийности трех кусочков хлеба.

Что снижает уровень метаболизма? Среди факторов, снижающих интенсивность обмена веществ, – голодные диеты, старение и менопауза, а также малоподвижный образ жизни. Причиной замедления может быть также недостаточность функции щитовидной железы.

УСТОЙЧИВОЕ РАВНОВЕСИЕ

В последнее время получено много новых данных о химическом действии пищевых продуктов в организме. Одно из самых значительных открытий состоит в том, что пища, богатая углеводами, не способствует увеличению веса, как думали раньше; напротив, она чрезвычайно полезна.

Согласно последним рекомендациям по здоровому питанию, основу рациона должны составлять богатая углеводами пища – хлеб, рис, макаронные изделия, изделия из дробленого зерна, пресный хлеб из непросеянной

ПРАВДА ИЛИ МИФ
О простуде

Бытует мнение, что следует «кормить озноб и морить голодом лихорадку». На самом деле все наоборот: недостаточное питание при лихорадке лишь ухудшит состояние.

При повышенной температуре больному необходимо больше калорий, так как с каждым градусом повышения температуры тела сверх нормальной скорость обмена веществ повышается на 7%.

При высокой температуре аппетит часто снижается, поэтому лучше есть легкую, но питательную пищу, например домашние супы, пюре и бананы.

Очень важно обильное питье; фруктовый сок, например, восстановит истощенные запасы витамина С.

Гармония удовольствия и здоровья Даже отказавшись от высококалорийной пищи, можно наслаждаться вкусными десертами. Этот экзотический творожный кекс с фруктами низкокалориен, но богат полезными для здоровья веществами, содержащимися в свежих фруктах.

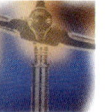

КОРРЕКЦИЯ ПИТАНИЯ

Если вы решили худеть, то эти аналоги ваших любимых продуктов приучат вас к более здоровой пище и помогут не чувствовать себя ущемленными. Возьмите список за основу и подкорректируйте его.

ОБЫЧНЫЕ ПРОДУКТЫ	ПОЛЕЗНЫЕ АНАЛОГИ
Жирное мясо	Постное мясо, домашняя птица (без кожи) или рыба
Слоеное тесто	Готовое сдобное тесто
Глазированные изделия из дробленого зерна	Мюсли, овсянка, неподслащенные изделия из дробленого зерна с большим количеством клетчатки
Майонез	Домашние салатные заправки на основе нежирного йогурта
Сладкие газированные напитки	Фруктовые соки без сахара, диетические напитки, вода
Сдобные кексы, пончики	Хлеб с цукатами и орехами, простое печенье или нежирные кексы
Цельное молоко, сыр, сливочное масло	Полуснятое молоко, полужирный сыр, масло с пониженным содержанием жира или обезжиренное
Растительное масло, чтобы жарить овощи, мясо или рыбу	Для жарки овощей используйте бульон или соевый соус с лимонным соком. Жарьте мясо и рыбу без жира, на раскаленной сковороде с толстым или рифленым дном
Мусс или бисквит, пропитанный вином и залитый взбитыми сливками	Нежирные фруктовые йогурты, нежирное мороженое, свежие фрукты или натуральные соки; такие нежирные десерты, как фрукты в нежирном твороге.

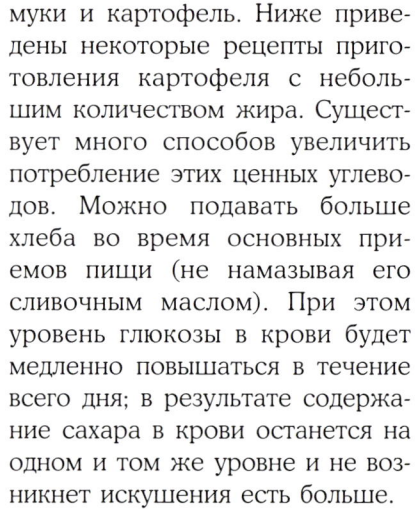

Фрукты в собственном соку

муки и картофель. Ниже приведены некоторые рецепты приготовления картофеля с небольшим количеством жира. Существует много способов увеличить потребление этих ценных углеводов. Можно подавать больше хлеба во время основных приемов пищи (не намазывая его сливочным маслом). При этом уровень глюкозы в крови будет медленно повышаться в течение всего дня; в результате содержание сахара в крови останется на одном и том же уровне и не возникнет искушения есть больше.

Богатые углеводами пищевые продукты создают, кроме того, ощущение сытости и, если их готовить с минимальным количеством жира, содержат мало калорий. Уменьшение в рационе мяса и сыра и восполнение затрат энергии за счет углеводов особенно полезны тем, кто хочет похудеть.

Больше фруктов и овощей

Потребление фруктов и овощей достигает только трети нормы, рекомендуемой в настоящее время. В идеале следует стремиться съедать пять и более порций этих продуктов в день (исключая картофель).

Фрукты и овощи обеспечат организм дополнительной клетчаткой и антиоксидантами. Эти вещества – бета-каротин (преобразующийся в организме в витамин А) и витамины Е и С – снижают риск развития ишемической болезни сердца, некоторых форм рака и желудочно-кишечных заболеваний.

Фруктовая добавка Стакан натурального неподслащенного фруктового сока считается равноценным одной порции фруктов, но в нем отсутствует клетчатка. Покупайте натуральный сок и избегайте так называемых напитков и нектаров. Они состоят в основном из воды и сахара.

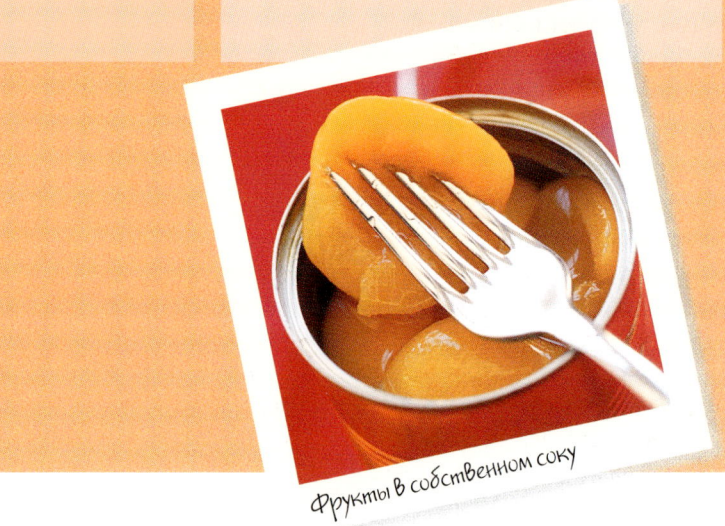

ПОЛЕЗНЫЕ ЧИПСЫ Можно удовлетворить страсть к жареной картошке без риска для здоровья и прибавки в весе. Не нужно жарить ее во фритюре из масла. Чуть-чуть выдумки – и результат превзойдет ожидания.

1 Домашние чипсы. Нагрейте духовку до 200°С. Варите картофель 5 минут. Слейте воду, обсушите и нарежьте ломтиками. Слегка смажьте противень с антипригарным покрытием растительным маслом. Чипсы обваляйте во взбитом белке одного яйца. Равномерно разложите на противне. Запекайте 35 минут, в середине процесса переверните.

2 Приготовьте пюре из картофеля со снятым молоком и нежирным маслом вместо сливочного.

3 Картофель обдайте кипятком. Нагрейте духовку до 200°С. Смешайте 1/2 ч. л. соли с 1 ст. л. оливкового масла. Обваляйте картофель, выложите на противень и запекайте 50 минут.

4 Подавайте картофель в мундире с нежирным йогуртом.

5 Тонко нарежьте картофель и луковицу и выдержите в холодной воде 15 минут. Нагрейте духовку до 180°С.

Слейте воду, обсушите. Выложите на жаропрочное блюдо, посолите, поперчите, посыпьте тертым мускатным орехом.

Залейте 600 мл овощного бульона с чесноком. Сверху положите нежирное масло и запекайте 1,5 часа.

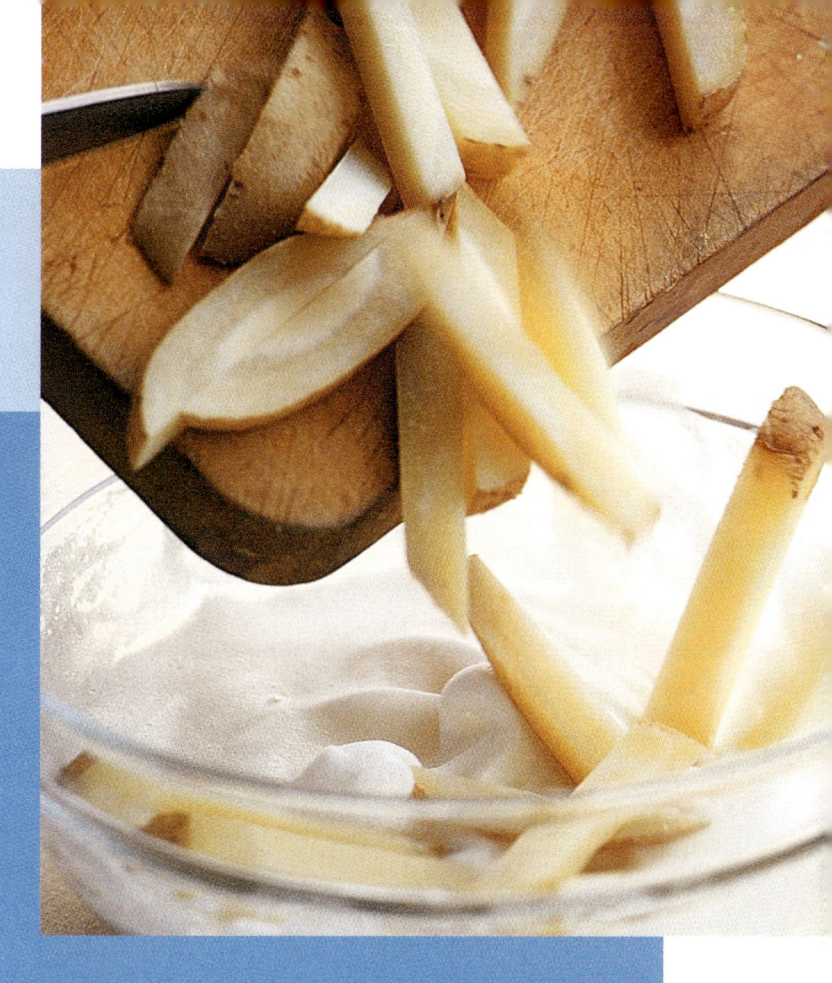

ПЯТЬ ДИЕТИЧЕСКИХ БЛЮД из картофеля

Источники белка

Мясо, рыба, орехи, бобовые и яйца богаты белками, а некоторые из них к тому же служат хорошими источниками витаминов и минералов. Однако белковая пища может содержать много жиров, и этот ее недостаток необходимо свести к минимуму.

• Выбирайте самые постные куски мяса и срезайте жир.
• Добавляйте к мясному фаршу бобовые или другие овощи. При этом содержание клетчатки в пище увеличивается, она переваривается дольше и ее калорийность снижается.
• Ограничьте потребление мяса и пользуйтесь кулинарными рецептами, требующими минимального количества жиров. Запекайте еду в гриле, жарьте на раскаленной сковороде с толстым рифленым дном или тушите.
• Поджарив мясо, отделяйте мясной сок от жира и на его основе готовьте подливу.
• Снимайте с домашней птицы кожу: она содержит около 60% общего количества калорий. Больше всего жира в ножках.
• Включайте в свое меню рыбу; старайтесь есть жирную рыбу – лосось, сельдь или макрель – хотя бы раз в неделю. Отдавайте предпочтение тунцу, консервированному в рассоле; тунец в масле содержит вдвое больше жира.
• Сыры богаты белками, ешьте их в разумном количестве или выбирайте нежирные сорта. Острый чеддер с пониженным содержанием жира обладает прекрасным вкусом.
• При вегетарианской диете лучшим источником белков служат орехи. Однако они содержат много жира, поэтому лучше использовать их как один из ингредиентов основного блюда.

продолжение на стр. 96

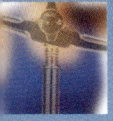

Трудный путь
К КРАСОТЕ

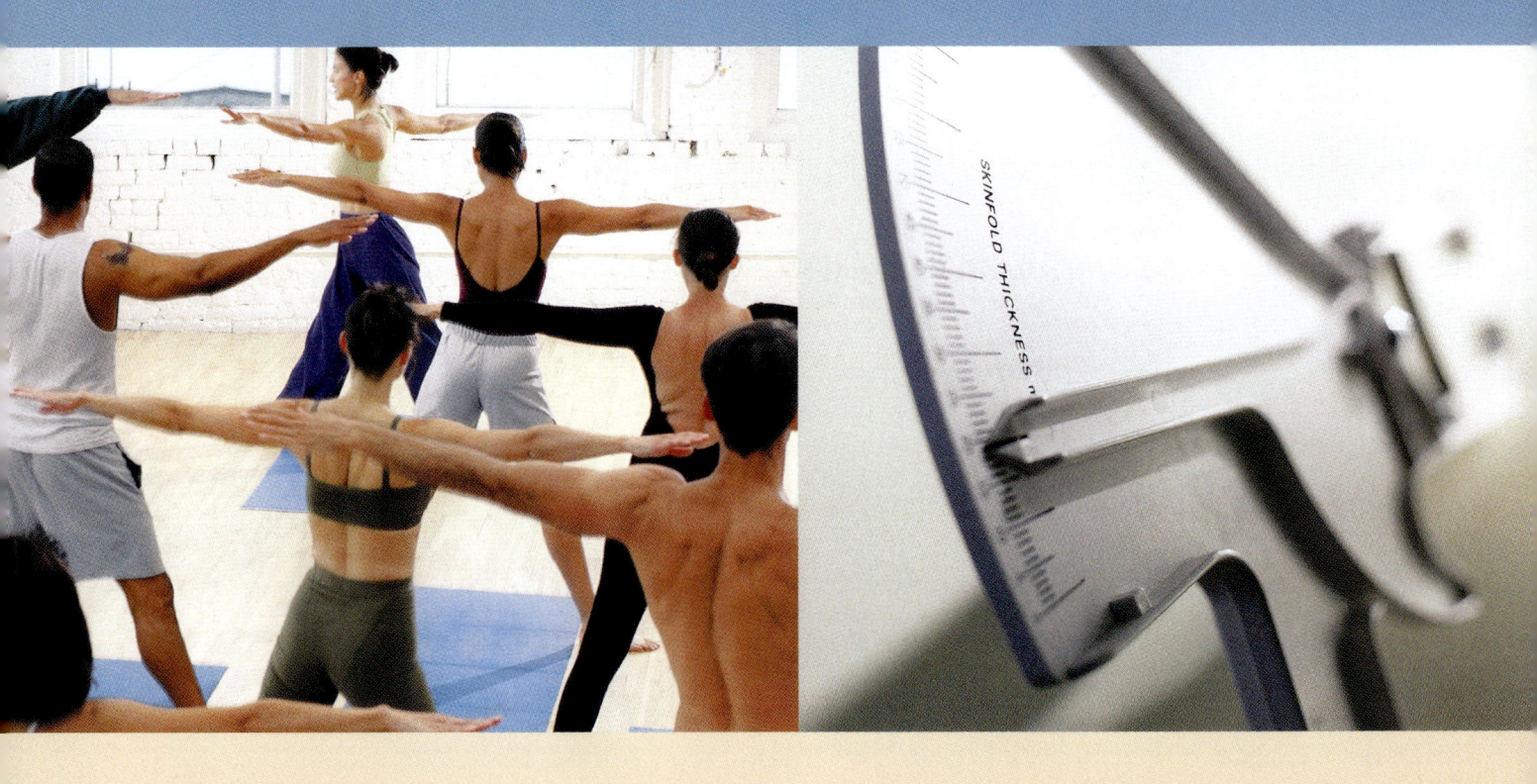

Прежде чем менять образ жизни и привычки в еде с целью достигнуть веса, более соответствующего росту и возрасту, необходимо создать определенный настрой. Самый эффективный подход к проблеме – поставить перед собой реальные задачи. Поэтому сядьте и составьте список целей, которые кажутся вам вполне достижимыми. Например, снова надеть любимую куртку, бежать к автобусу (и успеть сесть в него), привлекательно выглядеть и хорошо себя чувствовать, избавиться от одышки или снизить уровень холестерина в крови.

Правильный взгляд на проблему
Если вы практичны и хорошо знаете, почему вам необходимо похудеть, шансы на успех велики. Это означает отказ от иллюзий, что снижение веса решит все проблемы. Возможно, вы не будете выглядеть как модель, но достижение более здорового веса поможет вам чувствовать себя увереннее на службе, в обществе, возродит веру в свои силы. Это благотворно повлияет и на отношения с семьей, друзьями и коллегами.

Дневник питания
На первых этапах курса похудения полезно вести дневник, записывая все, что вы съели за день: это даст возможность проследить за достижениями в течение некоторого времени. Записывайте также, как вы себя чувствовали при отклонении от намеченного рациона. Тогда, возможно, вам удастся выявить связь между настроением и желанием доставить себе удовольствие. Дневник поможет выработать длительные изменения в питании. Следуйте указаниям о здоровом питании (с. 10–15), они помогут сбалансировать потребление полезных продуктов. Проверьте свой показатель массы тела по таблице на с. 17, составьте перечень ближайших целей

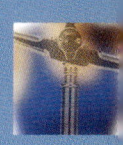

Чудодейственных диет не существует. Чтобы похудеть без ущерба для здоровья, нужны время и терпение. Поэтому, решив избавиться от лишнего веса, будьте реалистами. Ставьте перед собой достижимые цели, и тогда будет больше шансов добиться успеха.

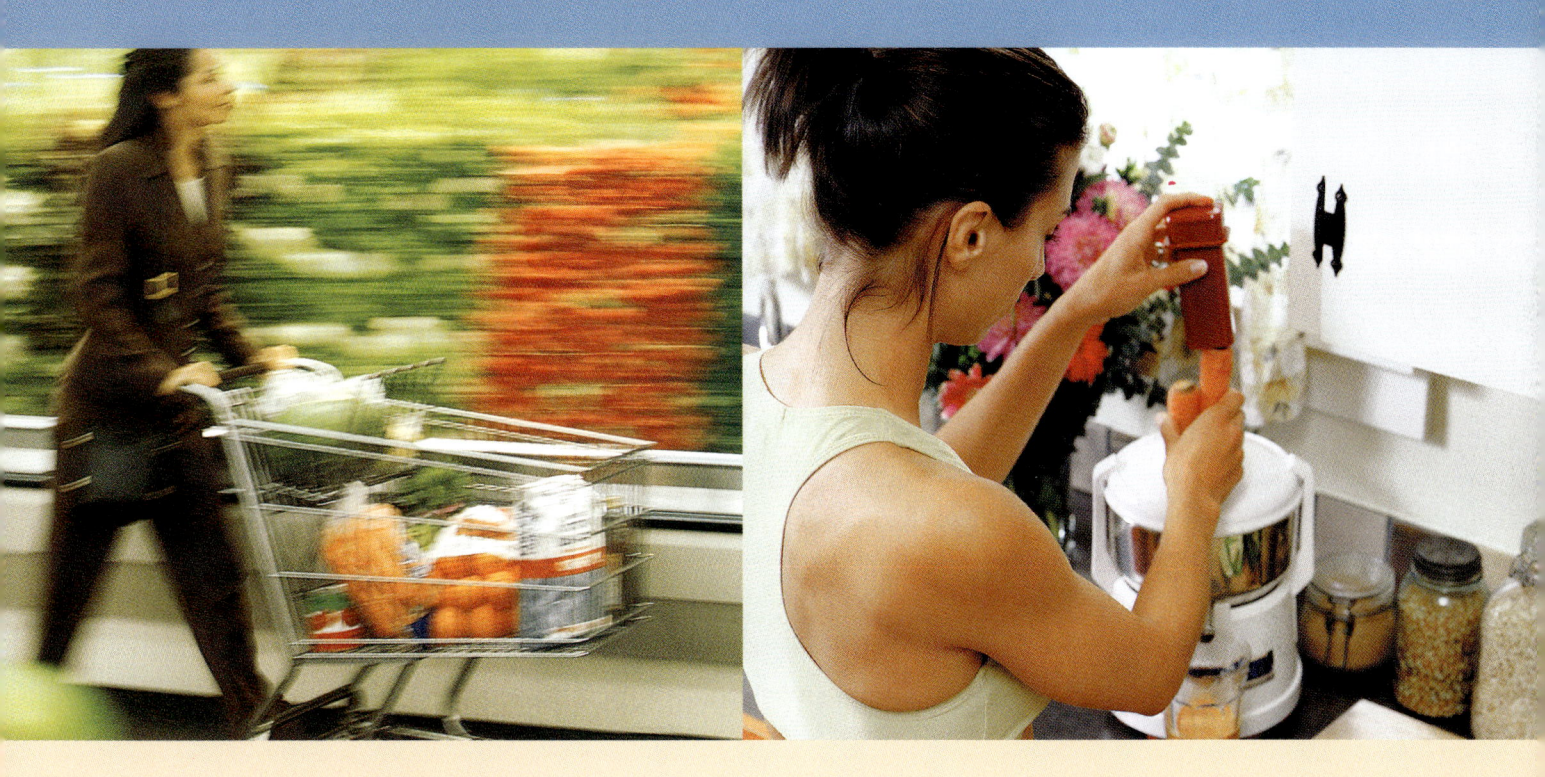

ВИЖУ ЦЕЛЬ *Чтобы успешно снижать вес, необходимо использовать любые средства. Регулярно занимайтесь спортом, но не вскакивайте ежедневно на весы. Покупайте продукты по списку и не жалейте времени на приготовление полезной, вкусной еды.*

и работайте над ними, пока не достигнете рекомендованного веса.

Полезные советы

Будьте терпеливы. Ведь вы не сразу набрали вес? Точно так же и снижение его потребует времени. Вам помогут следующие советы.

- Взвешивайтесь раз в неделю. Вес колеблется в разные дни, и это может ввести в заблуждение.
- Ешьте регулярно, не пропускайте основных приемов пищи, не забывайте перекусить в промежутках.
- Не ходите в магазин на голодный желудок, чтобы не поддаться соблазну перекусить готовой жирной и сладкой едой.
- Собравшись в магазин, составьте список необходимых продуктов и строго его придерживайтесь.
- Старайтесь не есть на ночь, сидя перед телевизором. Ешьте за столом, уделяйте больше внимания тому, что едите.
- Подавайте пищу на маленькой тарелке, чтобы порция казалась больше.
- Если чувствуете непреодолимое желание съесть что-нибудь лишнее, постарайтесь отвлечься – пойдите на прогулку, примите ванну или почитайте журнал.
- Поставьте перед собой конкретную задачу: например, сбросить 2 кг за месяц. Достигнув цели, вознаградите себя посещением театра или купите новую книгу.
- Усиленно занимайтесь физкультурой.

ИДЕИ ДЛЯ МЕНЮ
Здоровье и красота

Это меню поможет составить диету, отвечающую вашим целям.

Суточная норма молока: 570 мл снятого, 430 мл полуснятого или 285 мл цельного.

ЗАВТРАК Стакан фруктового сока без сахара и половина грейпфрута, 35 г изделий из дробленого зерна без сахара с высоким содержанием клетчатки, например хлопьев с отрубями или овсянки. Ломтик поджаренного или свежего хлеба с нежирным маслом и джемом. Вареное яйцо, яйцо-пашот или ломтик постного бекона, запеченного в гриле, с цельнозерновым тостом.

ВТОРОЙ ЗАВТРАК Кофе или чай с молоком из суточной нормы, фруктовый или травяной чай, вода или свежевыжатый фруктовый сок. Любой фрукт или простое печенье.

ОБЕД На выбор: сандвич из цельнозернового хлеба с куском (115 г) курицы, постного мяса или ветчины, консервированного тунца; 55 г сыра с пониженным содержанием жира или 40 г нежирного сыра чеддер; булочка с овощами и ломтиком постного мяса или курицы; маленькая картофелина в мундире с нарубленным крутым яйцом; 115 г консервированного тунца с низкокалорийным майонезом (1 ч. л.). На сладкое – свежие фрукты или диетический йогурт.

ПОЛДНИК То же, что и на второй завтрак.

УЖИН На выбор: 85 г отварного риса или макаронных изделий; две маленькие картофелины со 175 г рыбы, 115 г курицы, индейки или постного мяса, приготовленных без жира. Две большие порции овощей, например брокколи и моркови, сваренных на пару. На сладкое – свежие фрукты или легкий десерт на фруктовой основе.

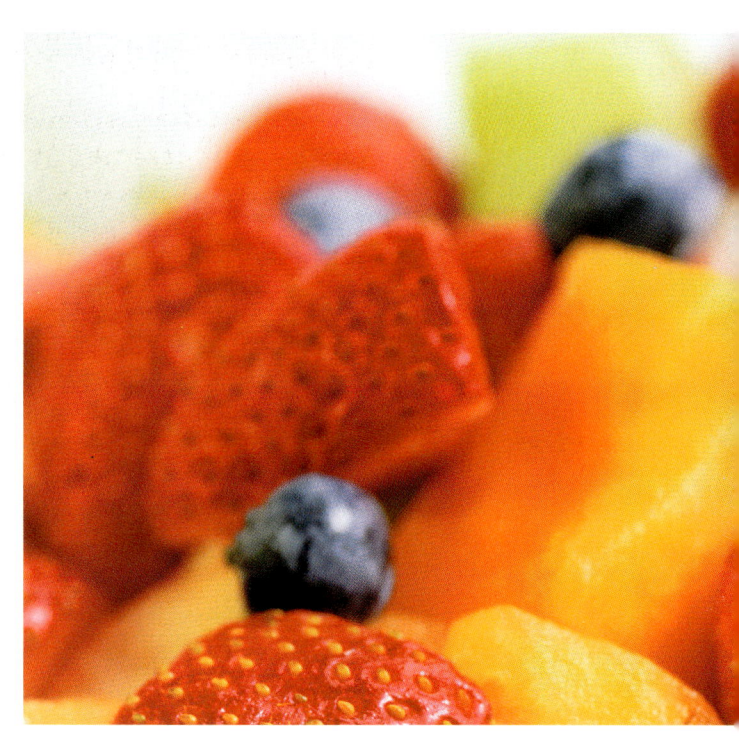

Полюбите фрукты Когда сосет под ложечкой и хочется чего-нибудь вкусненького, вспомните о фруктах. Они освежают, насыщают и так разнообразны, что всегда доставляют огромное удовольствие.

- Яйца можно варить в кипятке (пашот), просто варить или делать из них омлет со снятым молоком, а не жарить яичницу.
- Используйте полуфабрикаты с низким содержанием жира.
- Для жарения с небольшим количеством жира используйте растительное масло и сковороду с антипригарным покрытием, нанося масло кисточкой для теста.

Больше бобовых Фасоль и чечевица – хорошие источники белков и клетчатки, особенно для вегетарианцев. В сочетании с рисом и макаронными изделиями они составляют сытные, питательные блюда.

Продукты с низким содержанием жира

Вместо сливочного масла и маргарина используйте специальные пасты на основе ненасыщенных растительных масел, таких, как оливковое или подсолнечное. В настоящее время выбор продуктов с пониженным содержанием жира достаточно велик; на этикетках часто указано «легкий». Из молочных продуктов покупайте полужирное или снятое молоко, полужирный сыр чеддер и нежирный йогурт; используйте их для приготовления пищи. Однако пусть этикетки, сообщающие о низком содержании жира, не вводят вас в заблуждение. Эти продукты помогут снизить число калорий только при умеренном потреблении.

Легкие заправки для салатов Готовые соусы добавляют лишний жир и калории к полезным блюдам. Покупайте заправки с пониженным содержанием жира или обезжиренные, а лучше готовьте их сами; например, добавьте к стаканчику нежирного натурального йогурта две чайные ложки лимонного сока, приправьте черным перцем. Не добавляйте сливочное масло или маргарин в вареные овощи.

Порадуйте себя лакомством Отдавайте предпочтение нежирным сладким блюдам, таким, как дыня с ягодным соусом, но используйте джем с пониженным содержанием сахара и подавайте диетический йогурт.

Алкоголь По мнению специалистов, женщины могут потреблять две-три дозы алкоголя в день без заметного риска для здоровья, мужчины – три-четыре дозы. Однако алкоголь высококалориен; поэтому, если вы пытаетесь похудеть, следует ограничить его потребление семью дозами в неделю. Одна доза соответствует 285 мл пива, бокалу вина или хереса. Если вы пьете крепкие спиртные напитки, разбавляйте их низкокалорийными напитками, один-два дня в неделю воздерживайтесь от спиртного, особенно если перед этим много пили.

ПО ПОВОДУ ДИЕТ

Ожирение становится все более серьезной проблемой в богатых странах. Но если вы решили похудеть и сохранить стройную фигуру, возможен лишь один путь: необходимо выработать такую схему здорового питания, которая станет частью жизни не на период похудения, а навсегда. Наряду с включением в распорядок дня дополнительных занятий физкультурой этот проверенный и испытанный метод наиболее эффективен.

Блиц-диеты

Результаты исследования эффективности или недостатков диетических продуктов и программ похудения отрезвляют. Они показывают, что после прекращения диеты большинство людей вновь набирают прежний вес, а некоторые даже увеличивают его.

Брошюры с обещаниями немедленного похудения безусловно соблазнительны. Но чудес не бывает: молниеносные диеты непрактичны и недальновидны. Многие из них состоят из напитков, похожих на молочные коктейли и предназначенных для замены одного или нескольких приемов пищи. Эти напитки содержат множество питательных

КАЛОРИИ И ЖИР

Калорийность и содержание жира в 100 г некоторых продуктов

Пищевой продукт	ккал	Содержание жира, г
Простой омлет	191	16,4
Вареное яйцо	147	10,8
Цельное молоко	66	3,9
Полужирное молоко	46	1,6
Снятое молоко	33	0,1
Сыр чеддер	412	34,4
Сыр бри	319	26,9
Сыр эдам	333	25,4
Нежирный чеддер	261	15
Картофель-фри	280	15,5
Домашние чипсы	162	4,2
Жареная треска в тесте	247	15,4
Треска, запеченная в гриле	95	1,3
Жареная курица (грудки с кожей)	216	14
Жареная курица (грудки без кожи)	148	5
Мягкий сыр средней жирности	179	14,5

Жгучий кайенский перец, повышая температуру тела, временно повышает интенсивность обмена веществ в организме. Это очень острая пряность, для придания пище пикантности достаточно щепотки.

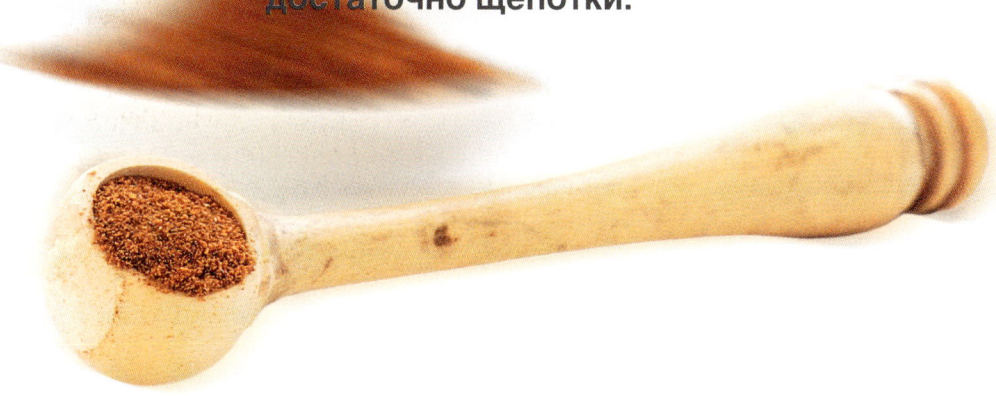

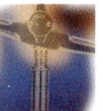

веществ. Однако у этих диет есть ряд серьезных недостатков.

• В них нет или почти нет упоминаний о необходимости постепенных изменений в рационе и занятий физическими упражнениями для успешного долговременного контроля за весом.

• Они часто пропагандируют быструю потерю веса, хотя добиться этого безвредным для здоровья способом невозможно.

• Они формируют неправильное отношение к пище: вместо того чтобы выбрать регулярный здоровый режим питания, вы пьете коктейль и считаете, что вы на диете.

• Их могут использовать люди, для которых стремление похудеть стало навязчивой идеей и которым это вовсе не нужно.

Диета «йо-йо» Одни диеты действительно способствуют постепенной, стабильной потере веса. Другие же обещают достижение желаемых результатов за неправдоподобно короткий срок. В результате возникает бесконечное чередование резкого снижения веса и столь же быстрого его прибавления. Это очень вредно для здоровья: резкие колебания веса создают дополнительную нагрузку на сердце. В одном из исследований показано, что подобные изменения веса в период полового созревания повышают риск развития ишемической болезни сердца и рака. Чрезмерное увлечение диетами может привести к нарушениям менструального цикла; это особенно часто наблюдается у молодых девушек, которые иногда доводят себя диетами до полного прекращения менструаций.

НАИЛУЧШЕЕ РЕШЕНИЕ

Здоровое питание, соответствующее вашим потребностям, пусть это звучит не очень вдохновляюще, – самый надежный и эффективный способ снижения веса. При значительном избытке веса врач, вероятно, посоветует обратиться к квалифицированному диетологу, который поможет пересмотреть привычки в еде и образ жизни в целом и начать курс медленного, но неуклонного снижения веса.

Помогите себе сами Теперь, когда вы больше узнали о пище, которую едите, и о ее воздействии на организм, вы располагаете возможностями контролировать свой вес. Однако подсчет калорий – только одна часть проблемы; не менее важно ставить перед собой реальные цели.

Диаграмма на с. 17 поможет определить, соответствуете ли вы желаемой весовой категории. Полезно также иметь представление о количестве энергии, необходимой вашему организму. Воздушные шары на с. 16–17 дают современные рекомендации о желательном потреблении энергии для мужчин и женщин. Цифры показывают количество калорий, необходимых для сохранения здорового веса. Но эти пока-

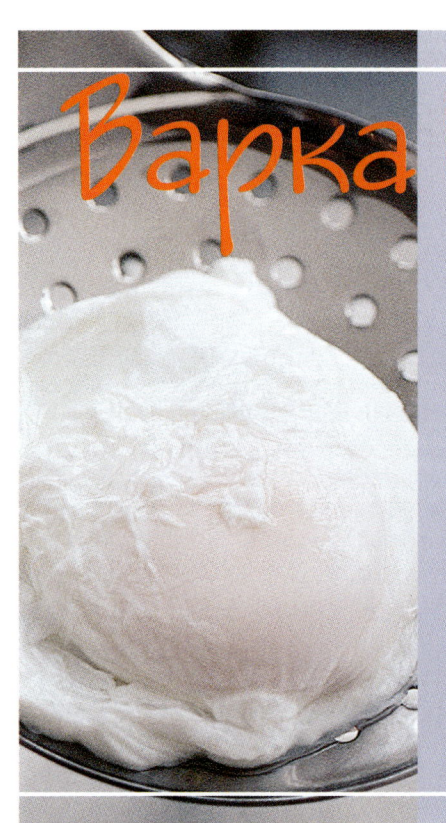

Варка в кипятке

Преимущества способа для здоровья

МАЛО ЖИРА Варка в кипятке не требует дополнительного жира.

РАЗНООБРАЗИЕ Широко распространена варка в кипятке яиц и лососевых, однако так можно готовить и белое мясо, например домашнюю птицу.

Способ приготовления Варить в кипятке несложно: положите продукт в кастрюлю, залейте жидкостью, накройте фольгой или плотно прилегающей крышкой и варите в духовке или на плите.

Жидкость для варки в кипятке Это может быть подкисленная вода (при варке яиц-пашот в воду добавляют лимонный сок или уксус), молоко или прозрачный ароматный бульон – для варки рыбы или птицы.

КУХНЯ ЗДОРОВЬЯ

Танцуйте и худейте Танцы – прекрасный вид физических упражнений и полезны тем, кто хочет похудеть. Они улучшают самочувствие, поддерживают физическую форму, а кроме того, это веселое, активное времяпровождение для людей любого возраста.

затели варьируют в зависимости от образа жизни.

Желающим похудеть следует руководствоваться такими величинами: мужчины должны получать около 1500–1700 килокалорий в день, а женщины – 1200.

Больше двигайтесь

Самый эффективный способ поддерживать нужный вес и нормальный обмен веществ – более интенсивные занятия физкультурой и спортом. В процессе этих занятий в организме вырабатываются эндорфины – медиаторы хорошего настроения, способные ослабить боль, подавить стресс и наполнить вас энергией.

● Как можно больше ходите пешком, выгуливайте собаку, гуляйте с детьми или паркуйте машину подальше от дома.

● Старайтесь идти с такой скоростью, чтобы чуть-чуть не хватало дыхания.

● Поднимайтесь по лестнице, а не в лифте; бегайте дома вверх и вниз по лестницам, если имеете возможность.

● Если у вас есть велосипед-тренажер, поставьте его перед телевизором и крутите педали, наслаждаясь любимым сериалом.

● Займитесь спортивными развлечениями: ходите с друзьями в бассейн или на танцы.

Затраты, которые можно измерить Ниже приведены затраты энергии при некоторых видах деятельности. Все они указаны в килокалориях в час: вам следует заметить время, затраченное на ту или иную деятельность, а затем вывести общий показатель.

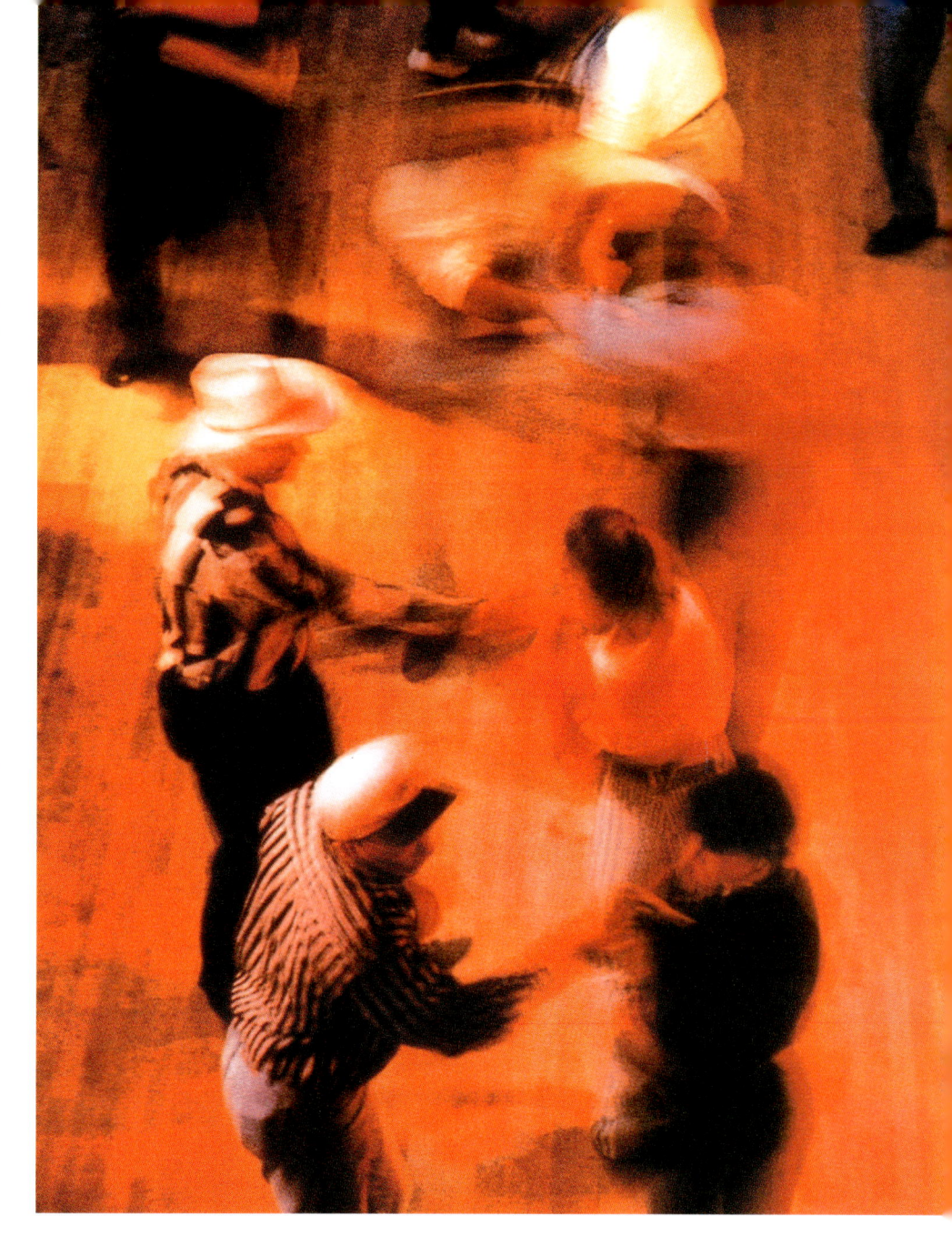

Легкие и умеренные нагрузки Глажка белья, заправка постелей, мытье полов, ручная стирка, легкая работа в саду, мытье автомобиля, ходьба со скоростью 3–5 км в час по ровной местности или езда на велосипеде со скоростью 5,5 км в час, боулинг требуют затратить 50–300 килокалорий в час.

Умеренные нагрузки Чтобы использовать 300–400 килокалорий в час, можно: вскопать землю, скосить газон, выполоть сорняки, поиграть в бадминтон, поплавать на каноэ (со скоростью 6,4 км в час), потанцевать, поиграть в гольф, совершить прогулку по ровной местности со скоростью 5–6 км в час, поиграть в пинг-понг или волейбол.

Интенсивные нагрузки Следующие виды деятельности позволяют сжигать 420–600 килокалорий в час: рубка дров, копка ям, восхождение на гору, водные лыжи, бег трусцой со скоростью 9–11 км в час, ходьба по ровной местности со скоростью 8 км в час, ходьба вверх по лестнице, ходьба вверх по склону холма, езда на велосипеде со скоростью 8–9 км в час вверх и вниз по склону холма.

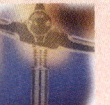

Пикантные мини-закуски к коктейлю

Вкусное низкокалорийное блюдо. Вместо индейки можно использовать рубленую курицу или баранину. Подавайте в холодном или горячем виде с томатным соусом или начините ею питту вместе с салатом.

Подготовка: **20 минут**

Приготовление: **6–8 минут**

Выход: **20 котлеток**

ПИЩЕВАЯ ЦЕННОСТЬ 1 котлетки:	
калорийность	20 ккал
углеводы	1 г
(сахар)	0,5 г
белки	3 г
жиры	0,3 г
(насыщенные)	0
клетчатка	0

ДЛЯ КОТЛЕТОК
300 г фарша индейки
1 измельченный зубчик чеснока
1 ч. л. красного перца
1 ч. л. семян тмина
4 ст. л. нарезанной зелени кориандра
1 ч. л. приправы гарам масала
2 ст. л. нежирного натурального йогурта
Соль и черный перец

ДЛЯ СОУСА
3 ст. л. кетчупа
1 ч. л. лимонного сока
1 ч. л. молотого перца чили
1 ч. л. мятного соуса
2 ст. л. холодной воды

1 Нагрейте гриль до умеренной температуры и выстелите противень фольгой.

2 Смешайте в миске все ингредиенты для котлет. Берите смесь десертной ложкой и лепите маленькие котлетки, их должно получиться 20.

3 Поставьте котлетки в гриль, запекайте примерно по 3–4 минуты с каждой стороны, перевернув один раз.

4 Смешайте ингредиенты для соуса в маленькой миске и подайте к готовым котлеткам.

Экзотический творожный торт с фруктами

Этот романтический торт с хрустящей основой, кремом и фруктами можно быстро приготовить из диетического печенья с пониженным содержанием жира и мягкого сыра и украсить фруктами или ягодами.

Приготовление: **30 минут плюс около 2 часов на застывание и охлаждение**

Выход: **6 порций**

ПИЩЕВАЯ ЦЕННОСТЬ 1 куска:	
калорийность	360 ккал
углеводы	44 г
(сахар)	24 г
белки	6 г
жиры	18 г
(насыщенные)	3 г
клетчатка	1,5 г

75 г масла с пониженным содержанием жира
225 г диетического печенья с пониженным содержанием жира
125 г мягкого сыра
100 г творога
75 г сахарной пудры
15 г желатина в виде порошка, растворенного в 3 ст. л. апельсинового сока
350 г ягод, например клубники или вишни

1 Выстелите форму для кекса с вынимающимся дном жиронепроницаемой бумагой.

2 Растопите масло и добавьте измельченное печенье. Тщательно вымешайте и выложите на дно формы, уплотните. Поставьте в холодильник на 15 минут или пока не затвердеет.

3 Взбейте вместе сыр, творог и сахарную пудру до густой однородной массы. Добавьте растворенный желатин, размешайте. Выложите равномерно на основу из печенья и поставьте в холодильник на 1 час или пока масса не застынет.

4 Разложите сверху фрукты. Перед подачей на стол поставьте на холод по крайней мере на полчаса.

Рагу из морепродуктов по-креольски

Это пряное блюдо из морепродуктов родом из Вест-Индии – нечто среднее между супом и рагу. Оно низкокалорийно, содержит мало жира и, значит, полезно для здоровья.

Подготовка: **1 час**

Приготовление: **15 минут**

Выход: **4 порции**

600 мл снятого молока
225 г картофеля, нарезанного кубиками
Соль и черный перец
1 большой зубчик чеснока, мелко нарезанный
1 стручок перца чили, нарезанный
1 кабачок среднего размера, нарезанный дольками
1 кг разных сырых, очищенных и промытых морепродуктов – мидий, двустворок, сердцевидок (в раковинах) и креветок
600 мл рыбного бульона или замороженная смесь морепродуктов (900 г) и 225 г свежих моллюсков
1 ст. л. нарезанной зелени кориандра
3 ст. л. сливок
ДЛЯ УКРАШЕНИЯ
4 крупные неочищенные креветки
4 веточки зелени кориандра

1. Влейте в кастрюлю снятое молоко, положите картофель, соль и перец, чеснок и перец чили. Доведите до кипения. Уменьшите огонь и дайте прокипеть 3 минуты.

2. Добавьте кабачки, морепродукты, рыбный бульон и кориандр.

3. Доведите до кипения, уменьшите огонь и дайте прокипеть 10 минут до того, как раковины устриц и двустворок откроют створки (неоткрывшиеся раковины удалите). Добавьте сливки, размешайте и прогревайте еще 2 минуты.

4. Разлейте в подогретые тарелки или глубокие миски и украсьте вареной креветкой в панцире и веточкой зелени кориандра.

ПИЩЕВАЯ ЦЕННОСТЬ 1 порции:	
калорийность	**350 ккал**
углеводы	**28 г**
(сахар)	**9 г**
белки	**48 г**
жиры	**5 г**
(насыщенные)	**2 г**
клетчатка	**2 г**

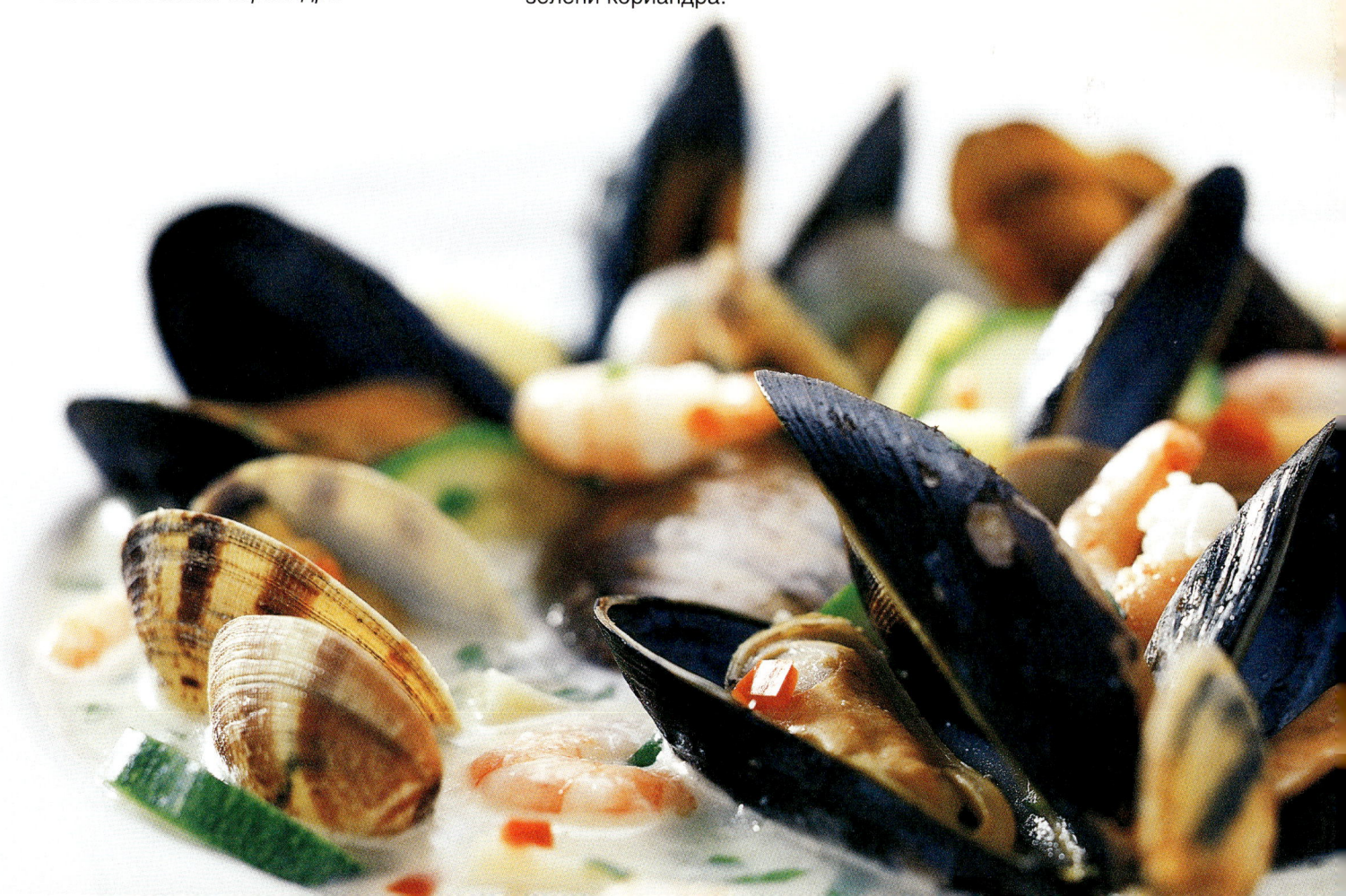

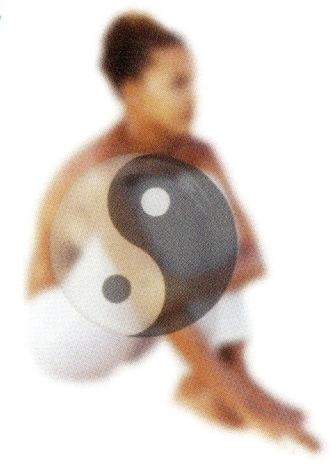

Гормональная система

Гормоны – химические вещества, стимулирующие деятельность различных органов и тканей. Поскольку они состоят из компонентов пищи, питание оказывает прямое воздействие на гормональную систему, а гормоны участвуют в регуляции аппетита и восприятии еды.

Гормоны – биологически активные вещества, вырабатываемые железами внутренней секреции. Они воздействуют на разные клетки организма, заставляя их работать в определенном направлении. Гормоны выделяются в кровь, доставляющую их к месту действия.

В зависимости от своего химического состава гормоны регулируют те или иные жизненно важные процессы. Так, инсулин заставляет клетки поглощать содержащуюся в крови глюкозу и таким образом регулирует уровень сахара в крови; гастрин воздействует на клетки, выделяющие соляную кислоту, облегчая процесс пищеварения; выделение адреналина возрастает при стрессах; эндорфины служат естественным болеутоляющим средством; тироксин играет важнейшую роль в метаболизме; серотонин помимо многих других функций способствует регуляции поведения и аппетита.

При нормальной работе гормональной системы достаточно придерживаться сбалансированного питания. Кроме того, необходимо следить за весом, так как ожирение способно нарушить гормональный баланс. При заболеваниях, связанных с нарушением обмена веществ, например при диабете, может потребоваться помощь врача. В любом случае разумный подход к питанию часто очень помогает держать симптомы болезни под контролем.

Помимо диабета существует ряд заболеваний, в значительной степени связанных с гормональной системой. Например, часто

Регулировщик на посту
Концентрация гормонов в организме находится под строгим контролем, и в случае нарушения гормонального баланса организм немедленно восстанавливает его. Правильное питание способствует этому.

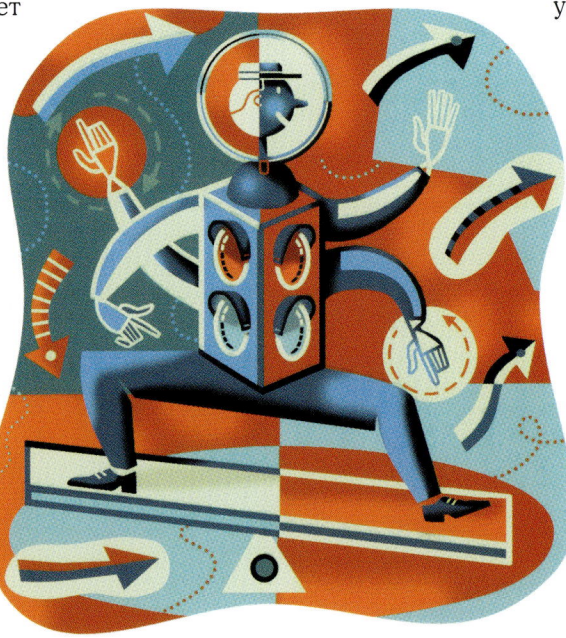

наблюдаемый у женщин предменструальный синдром, проявляющийся физическими и эмоциональными симптомами, вызывается колебаниями уровня гормона эстрогена. Нарушение гормонального баланса наблюдается также во время менопаузы и после нее.

ДИАБЕТ И ПИТАНИЕ

В процессе переваривания пищи образуется глюкоза, которая попадает в кровоток. У большинства людей содержание глюкозы в крови регулируется инсулином – гормоном, вырабатываемым поджелудочной железой. Инсулин помогает клеткам поглощать из крови и использовать глюкозу. Но у диабетиков организм либо вырабатывает недостаточное количество инсулина, либо не способен эффективно его использовать. В результате в крови оказывается избыток сахара, а ткани организма страдают от дефицита глюкозы. Диабет – серьезное заболевание, иногда приводящее к тяжелым последствиям – инфаркту, заболеваниям нервной системы и почек, ухудшению зрения и другим осложнениям. Различают диабет двух типов.

Инсулинзависимый диабет развивается при полной неспособности поджелудоч-

Идеальное равновесие Макароны-ракушки с маслинами и базиликом помогут поддерживать постоянный уровень глюкозы в крови. Углеводы, содержащиеся в макаронах, усваиваются медленно; фасоль способствует постепенному высвобождению энергии, а перец снабжает витамином С.

Питание при диабете

- Ешьте регулярно и часто – пять-шесть раз в день небольшими порциями.

- Следите за весом.

- Выбирайте продукты с низким гликемическим индексом.

- Ешьте пищу с высоким содержанием углеводов.

- Ограничьте потребление жирных продуктов, таких, как сливочное масло, жирный сыр, жирное мясо и кондитерские изделия.

- Съедайте три порции фруктов и две большие порции овощей в день.

- Замените слишком сладкие консервированные фрукты в сиропе их аналогами в собственном соку.

- Сократите потребление соли и для профилактики высокого артериального давления.

- Ешьте больше рыбы; раз в неделю включайте в меню жирную рыбу.

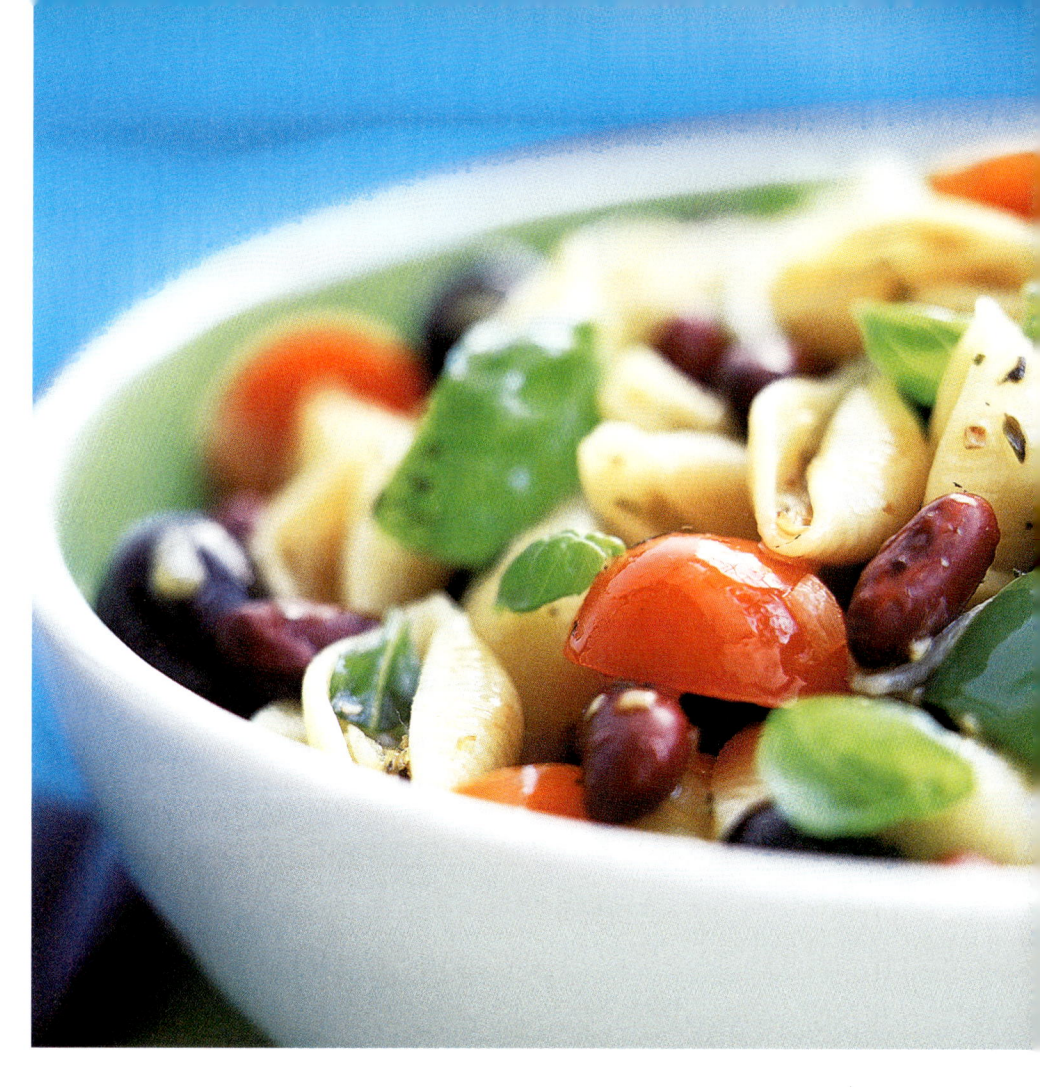

ной железы вырабатывать инсулин. Эта менее распространенная форма диабета обычно возникает у молодых людей в возрасте до 30 лет. Лечение состоит в ежедневных инъекциях инсулина и диете с пониженным содержанием жиров и сахара.

Инсулиннезависимый диабет связан с недостаточным количеством инсулина, вырабатываемого поджелудочной железой. Этой формой страдают 75% диабетиков, и ее часто называют диабетом зрелого возраста, поскольку обычно она возникает у людей старше 40. В обычных случаях бывает достаточно контролировать болезнь с помощью диеты, в тяжелых случаях необходимо медикаментозное лечение.

Правильное питание

Больным диабетом вовсе не обязательно совершенно отказываться от вкусной пищи. Необходимо лишь следить за тем, что и когда есть, чтобы контролировать содержание глюкозы в крови. Необходимо также помнить, что при диабете повышается вероятность развития сердечно-сосудистых заболеваний, поэтому следует как можно строже ограничить потребление жиров.

В целом ключ к здоровью – разнообразная пища, доставляющая удовольствие. Это позволяет не только нормализовать уровень глюкозы в крови, но и получать достаточное количество полезных питательных веществ.

Контроль за сахаром в крови

Чем быстрее расщепляется пища в процессе пищеварения, тем быстрее поднимается уровень глюкозы в крови. В лечении диабета главная цель состоит в том, чтобы обеспечить стабильный уровень глюкозы в течение всего дня; поэтому следует свести к минимуму потребление продуктов, вызывающих резкое повышение уровня глюкозы. Такие продукты имеют высокий гликемический индекс (GI). Самый надежный способ поддерживать содержание сахара в крови на постоянном уровне – использовать продукты с низким GI. К ним относятся, в частности, цельнозерновые изделия, фасоль и чечевица. Расщепление этих продуктов занимает больше времени, так что уровень глюкозы в крови повышается медленнее.

Контроль за весом Если вы будете потреблять пищу с высоким содержанием клетчатки, у вас останется меньше места для жирных продуктов.

Диетолог поможет составить такой рацион, чтобы поддерживать стабильный уровень глюкозы в крови. Возможно, придется время от времени измерять содержание сахара в крови.

Проблема сахара Широко распространено убеждение, что больным диабетом следует полностью исключить сахар из рациона. Однако это не совсем верно. Если вы опрометчиво съедите или выпьете что-нибудь сладкое на голодный желудок, это вызовет резкое повышение уровня глюкозы в крови. Но при потреблении сахара одновременно с пищей, богатой клетчаткой, уровень глюкозы будет расти медленнее, поскольку клетчатка замедляет ее высвобождение. Так что после блюда с высоким содержанием клетчатки можно позволить себе немного печенья или конфету, если, конечно, врач или диетолог не возражают.

Кулинарные советы

Приведенные ниже советы и кулинарные рецепты полезны и для всей семьи.

● Лучше выбирать такие рецепты, которые не требуют добавления большого количества жиров: запекать в гриле, жарить на раскаленной сковороде без жира, варить или готовить на пару.

● Основу блюд должны составлять продукты с высоким содержанием углеводов – макароны, рис, картофель и хлебобулочные изделия из цельного зерна.

● Принимайте пищу небольшими порциями несколько раз в день, избегайте длительных интервалов между едой.

● Используйте вместо сливочного мягкое масло на основе оливкового, подсолнечного или сафлорового. Эти масла способствуют снижению уровня холестерина в крови и служат полезной альтернативой для диабетиков, особенно подверженных риску сердечно-сосудистых заболеваний.

● С мяса срезайте весь жир.

● Для бутербродов используйте толстые ломти цельнозернового хлеба и поменьше другого хлеба. Вы насытитесь, хотя получите мало калорий.

● Для мясных блюд используйте только постное мясо, а в качестве гарнира – горох, фасоль, чечевицу и нут. Например, мясное блюдо с отварной чечевицей переваривается значительно дольше, следовательно, уровень глюкозы будет повышаться постепенно.

● Старайтесь использовать овощи как основной компонент трапезы, а не только как гарнир.

● В качестве десерта отдавайте предпочтение фруктам, фруктовым консервам в собственном соку, нежирному йогурту или творогу.

● Между основными трапезами ешьте сырые овощи. Держите в холодильнике специально для приступов голода свежие фрукты и овощи.

ПИТАНИЕ И ЩИТОВИДНАЯ ЖЕЛЕЗА

Щитовидная железа, расположенная в средней части шеи, под гортанью, вырабатывает тироксин – гормон, регулирующий интенсивность обмена в тканях

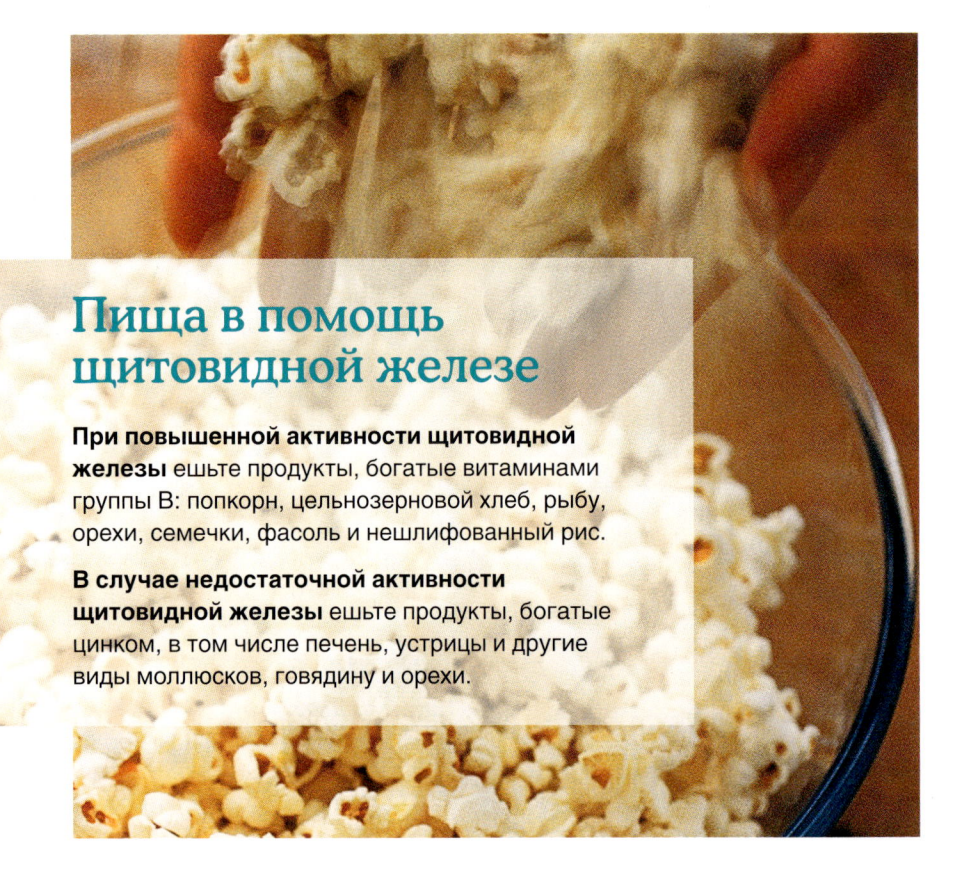

Пища в помощь щитовидной железе

При повышенной активности щитовидной железы ешьте продукты, богатые витаминами группы В: попкорн, цельнозерновой хлеб, рыбу, орехи, семечки, фасоль и нешлифованный рис.

В случае недостаточной активности щитовидной железы ешьте продукты, богатые цинком, в том числе печень, устрицы и другие виды моллюсков, говядину и орехи.

организма. Если щитовидная железа производит недостаточно тироксина, метаболизм замедляется, что может привести к заболеванию, известному как гипотиреоз. Если она выделяет слишком много тироксина, организм использует энергию быстро; при этом развивается гипертиреоз и наблюдается некоторое снижение веса.

Нарушения функции щитовидной железы относят к аутоиммунным заболеваниям, при которых иммунная система начинает атаковать собственную щитовидную железу. Чтобы поддержать нормальную функцию железы, введите в свой рацион морепродукты – богатый источник йода и цинка.

РЕГУЛИРУЮЩАЯ ФУНКЦИЯ ГОРМОНОВ
Эстрогены играют главную роль в регуляции менструального цикла и беременности. Кроме того, они защищают от остеопороза до и во время менопаузы и от инфаркта. По некоторым данным, женщины с высоким уровнем эстрогенов в крови больше подвержены развитию рака.

Фитоэстрогены Эти сильнодействующие химические вещества, близкие по свойствам к эстрогенам, содержатся во многих продуктах растительного происхождения – сое, бобовых (чечевице, фасоли), орехах, семечках и ягодах. Их активные ингредиенты называются изофлавонами, действуют как эстрогены и предположительно нормализуют обмен веществ в организме. Питание, богатое фитоэстрогенами, полезно женщинам с высоким уровнем эстрогенов в крови.

Преимущества сои Соевые бобы богаты изофлавонами. Среди китайцев и японцев, у которых соя составляет основу традиционного питания, реже отмечаются рак молочной железы и простаты, а также сердечно-сосудистые заболевания, болезни, связанные с гормональными нарушениями.

Гормоны и кальций
В организме человека большая часть кальция содержится в костях и зубах, обеспечивая их нормальное развитие и крепость. Паращитовидные железы выделяют два жизненно важных гормона, паратгормон (паратирин) и кальцитонин, участвующих в метаболизме кальция. При тех или иных сбоях в этом процессе могут возникнуть проблемы – от судорог до хрупкости костей.

Метаболизм кальция зависит от достаточного поступления витамина D. Большую его часть производит сам организм под действием ультрафиолетовых лучей солнца на обнаженные участки кожи. Следует также есть продукты, богатые этим витамином: жирную рыбу, цельное молоко и молочные продукты, маргарин, витаминизированные готовые завтраки и др.

Ассорти из фасоли с зеленым луком – просто и полезно

ИДЕИ ДЛЯ МЕНЮ
Гормоны в норме

Гормональный баланс поддержат продукты с витаминами группы В.

ЗАВТРАК Овсянка с ягодами; тост из цельнозернового хлеба; стакан неподслащенного фруктового сока.

ОБЕД Постная курица или рыба с салатом, овощами, цельнозерновым хлебом. Свежие или сушеные фрукты.

УЖИН Любые макаронные изделия; жареная рыба с рисом и карри; печеный картофель с тунцом; телячья печень, запеченная в гриле; омлет с сыром; салат из фасоли; овощи, отваренные на пару; свежие фрукты; нежирный йогурт или мороженое.

Салат из фасоли
Смешайте несколько видов фасоли, по одной столовой ложке каждого, мелко нарезанный зеленый лук и кориандр. Приправьте солью и перцем, сбрызните оливковым маслом и лимонным соком. Выход: **2 порции**.
ПИЩЕВАЯ ЦЕННОСТЬ 1 порции: калорийность **88 ккал**; углеводы **10,5 г** (сахар **1 г**); белки **4,5 г**; жиры **3,5 г** (насыщенные **0,5 г**); клетчатка **4 г**.

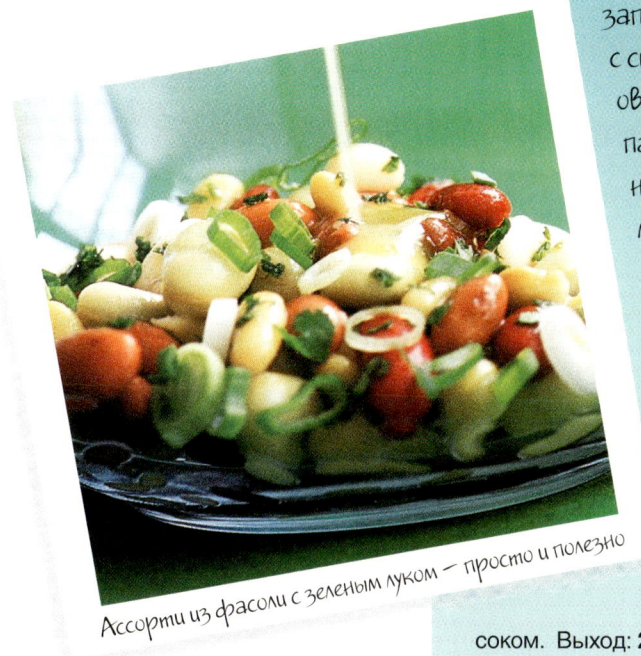

Фрикасе из индейки

Вкусное, густое, но нежирное, это фрикасе состоит из кусочков индейки и овощей, тушенных в йогурте и курином бульоне. Поданное с разваренным рисом, это блюдо подойдет для легкого, но сытного ужина.

Подготовка: **40 минут**

Приготовление: **40 минут**

Выход: **4 порции**

ПИЩЕВАЯ ЦЕННОСТЬ 1 порции:	
калорийность	**360 ккал**
углеводы	25 г
(сахар)	13 г
белки	47 г
жиры	8 г
(насыщенные)	2 г
клетчатка	7 г

1 ст. л. обычной муки
Соль и черный перец
4 грудки индейки без кожи (около 175 г каждая), нарезанные небольшими кусочками
1 ст. л. рапсового или подсолнечного масла
1 средняя луковица, мелко нарезанная
2 зубчика чеснока, измельченные
250 г домашнего куриного или овощного бульона
4 морковки, нарезанные кубиками
280 г замороженного горошка
1 зеленый перец, нарезанный мелко
115 г нежирного йогурта
4 ст. л. нарезанной зелени петрушки

1 Смешайте муку с солью и перцем, обваляйте в ней кусочки индейки.

2 Разогрейте масло в сковороде с антипригарным покрытием. Положите лук и чеснок и жарьте 3–4 минуты до мягкости.

3 Положите на сковороду индейку и обжаривайте на среднем огне в течение 20–25 минут. Если мясо начнет прилипать к сковороде, добавьте немного бульона.

4 Добавьте морковь, горошек и остальной бульон, размешайте. Накройте крышкой и тушите 5 минут.

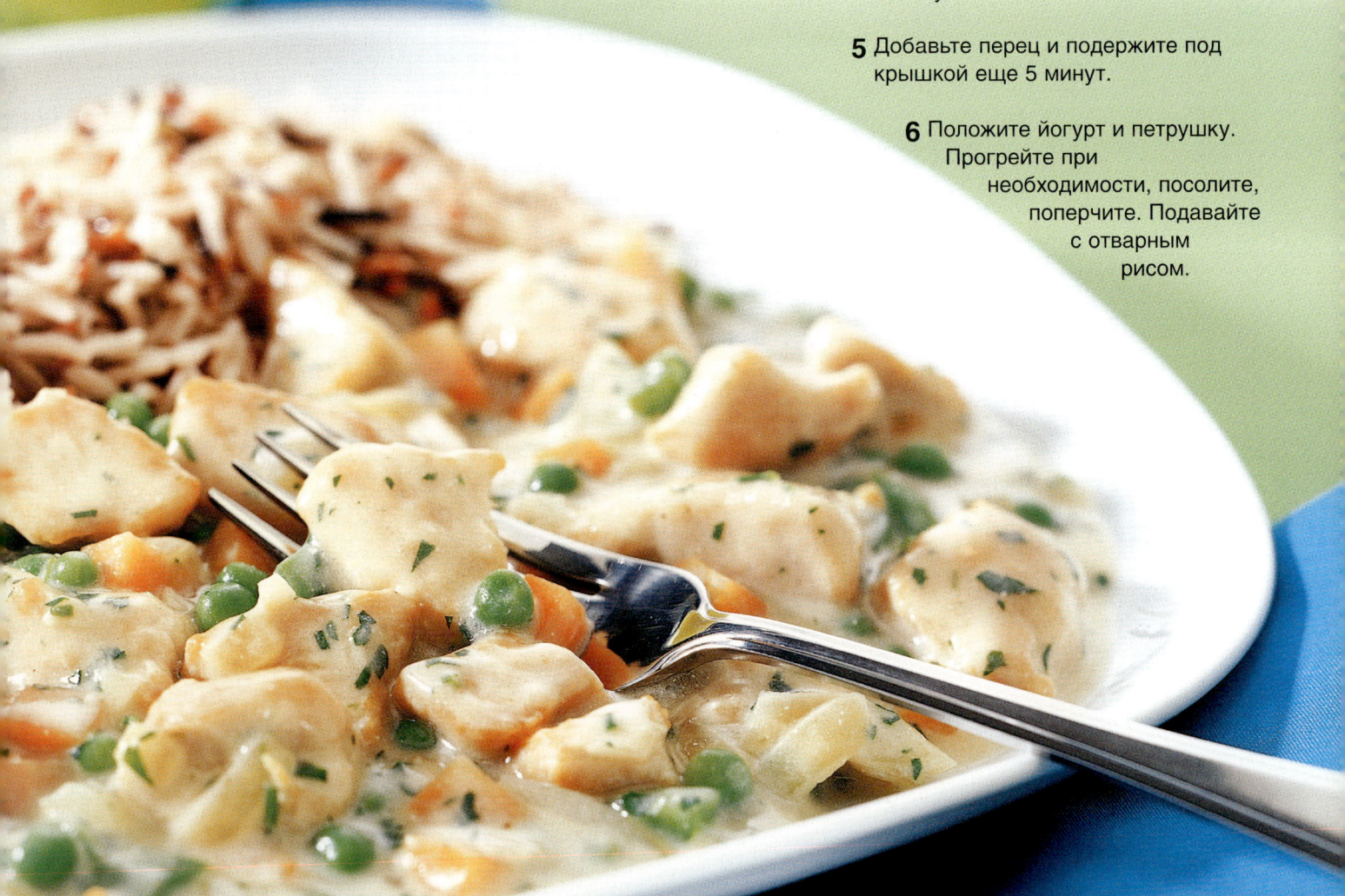

5 Добавьте перец и подержите под крышкой еще 5 минут.

6 Положите йогурт и петрушку. Прогрейте при необходимости, посолите, поперчите. Подавайте с отварным рисом.

Тропическое наслаждение

Роскошный десерт – экзотические фрукты в нежирном твороге, посыпанные шоколадной стружкой. Творог – прекрасный заменитель сливок. Фрукты любые, в том числе и консервированные в собственном соку.

Подготовка: 20 минут

Выход: 4 порции

300 г нежирного творога
4 ст. л. подсластителя в гранулах
1 плод манго, очистите, удалите косточку и нарежьте на мелкие кусочки
1 плод папайи, удалите семена, нарежьте крупными кусками
2 плода киви, нарежьте ломтиками
1 плитка шоколада, измельчите

1. Взбейте творог с подсластителем до однородной массы.

2. Осторожно добавьте в массу манго и папайю и разложите по 4 десертным вазочкам на высоких ножках.

3. Украсьте ломтиками киви, посыпьте шоколадной стружкой. Подавайте сразу.

ПИЩЕВАЯ ЦЕННОСТЬ 1 порции:	
калорийность	**180 ккал**
углеводы	**31 г**
(сахар)	**25 г**
белки	**8 г**
жиры	**3 г**
(насыщенные)	**1,5 г**
клетчатка	**4,5 г**

Макароны-ракушки с маслинами и базиликом

Порадуйте себя солнечным ароматом классического итальянского блюда. Вид у него такой же привлекательный, как и вкус. Подавайте, сбрызнув свежевыжатым лимонным соком.

Подготовка: 20 минут

Приготовление: 20 минут

Выход: 4 порции

350 г макарон-ракушек
1 ст. л. оливкового масла
2 растолченных зубчика чеснока
1 большая луковица, мелко нарезанная
1 зеленый перец, нарезанный кубиками
425 г (банка) красной фасоли (без добавления сахара или соли), слейте жидкость
2 ч. л. сухого орегана
15 г измельченных листьев базилика
100 г черных маслин без косточек
Соль и черный перец
100 г томатов черри, разрезанных на половинки, для украшения
Листья базилика для украшения

1. Отварите макароны в подсоленной воде в соответствии с инструкцией на упаковке.

2. Тем временем разогрейте масло в сковороде с антипригарным покрытием. Положите чеснок, лук и зеленый перец и жарьте, пока лук не станет светло-коричневым, а перец не размягчится (5–7 минут).

3. Добавьте фасоль, ореган, базилик и маслины, перемешайте и подержите на огне несколько минут, чтобы смесь приобрела выраженный вкус.

4. Положите макароны, осторожно перемешайте, посолите и поперчите.

5. Подавайте блюдо горячим, украсьте томатами и цельными листьями базилика.

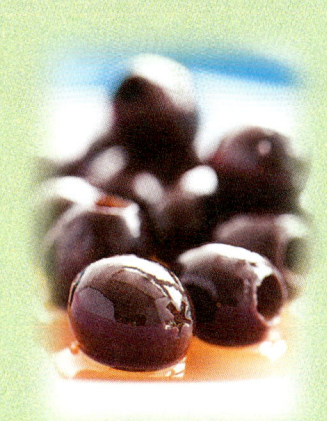

ПИЩЕВАЯ ЦЕННОСТЬ 1 порции:	
калорийность	**480 ккал**
углеводы	**89 г**
(сахар)	**12 г**
белки	**18 г**
жиры	**8 г**
(насыщенные)	**1 г**
клетчатка	**10 г**

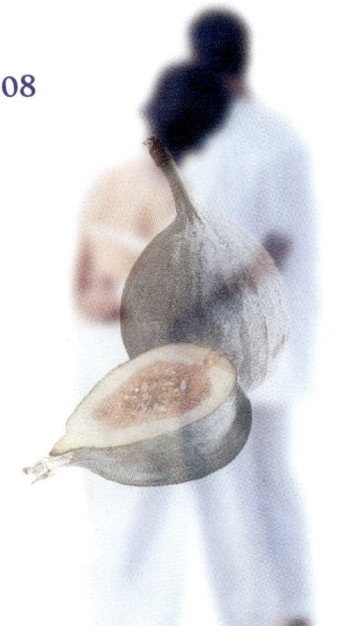

Секс и сексуальность

Здоровое питание имеет огромное значение для полноценной сексуальной жизни и нормальной работы репродуктивной системы. Известно, что некоторые питательные вещества способны повысить качество сексуальной жизни и повлиять на репродуктивную функцию.

Не следует рассматривать полноценную сексуальную жизнь как некую данность. Она требует определенных усилий: сбалансированного здорового питания, умеренно активного образа жизни и определенного позитивного настроя. Выполнение этих важнейших условий гарантирует высокий уровень сексуального влечения и нормальное функционирование репродуктивной системы.

Правильное питание, состоящее из множества разнообразных продуктов, должно содержать витамины и минералы, необходимые для полноценной сексуальной жизни и здоровья репродуктивной системы.

Принято считать, что некоторые витамины и минералы особенно важны для поддержания сексуального влечения и производства половых клеток, а остальные питательные вещества способны регулировать уровень половых гормонов в организме, причем некоторые из них даже помогают репродуктивной системе противостоять вредному воздействию тех или иных инфекций.

Учитывая такое большое значение правильного питания, вряд ли приходится удивляться, что часто сложившиеся привычки могут самым драматическим образом сказываться на сексуальной жизни. Например, дефицит цинка может стать причиной бесплодия и импотенции. Злоупотребление алкоголем негативно влияет на процесс овуляции и затрудняет прохождение спермы в фаллопиевы трубы. Чрезмерное количество алкоголя снижает либидо и у мужчин, и у женщин. Подобным же действием обладает и кофеин, содержащийся в кофе, чае и напитках с колой.

Следите за весом Качество половой жизни может зависеть и от количества потребляемой пищи. Достоверно известно, что обе крайности – как избыток, так и недостаток веса – могут стать причиной снижения либидо и бесплодия.

Психологически недовольство собственным весом или фигурой может подорвать уверенность в своих сексуальных способностях.

Аменорея (отсутствие менструаций) – обычный симптом анорексии у женщин, часто встречается у балерин и спортсменок, у которых ничтожные жировые отложения. Между тем некоторое количество жировой ткани совершенно необходимо для регуляции выработки гормонов, контролирующих процессы овуляции и менструации, и если оно оказывается ниже критического значения, эти процессы прекращаются. Вместе с тем ожирение может нарушить овуляцию у женщин и понизить количество вырабатываемой спермы у мужчин.

ВАЖНЕЙШИЕ ПИТАТЕЛЬНЫЕ ВЕЩЕСТВА

Некоторые пищевые продукты не только вкусны, но и содержат питательные вещества, необходимые для здоровья репродуктивных органов и поддержания либидо. Они способствуют полноценной половой жизни, регуляции гормональных циклов и повышению фертильности.

Витамин А Сохраняет здоровье эпителиальной ткани, выстилающей все наружные и внутренние поверхности организма, в том числе слизистую влагалища и матки. Хорошие источники этого витамина – печень, яичный желток, сыр, сливочное масло и морковь.

Витамины группы В Недостаток в организме витамина B_6 и фолиевой кислоты ведет к бесплодию; поэтому женщинам, желающим забеременеть, непременно надо есть больше пищи, богатой фолиевой кислотой, задолго до зачатия. Использование оральных противозачаточных средств усиливает потребность в этих витаминах.

Витамин B_6 поступает с постным мясом, курицей, рыбой, проростками пшеницы, пивными

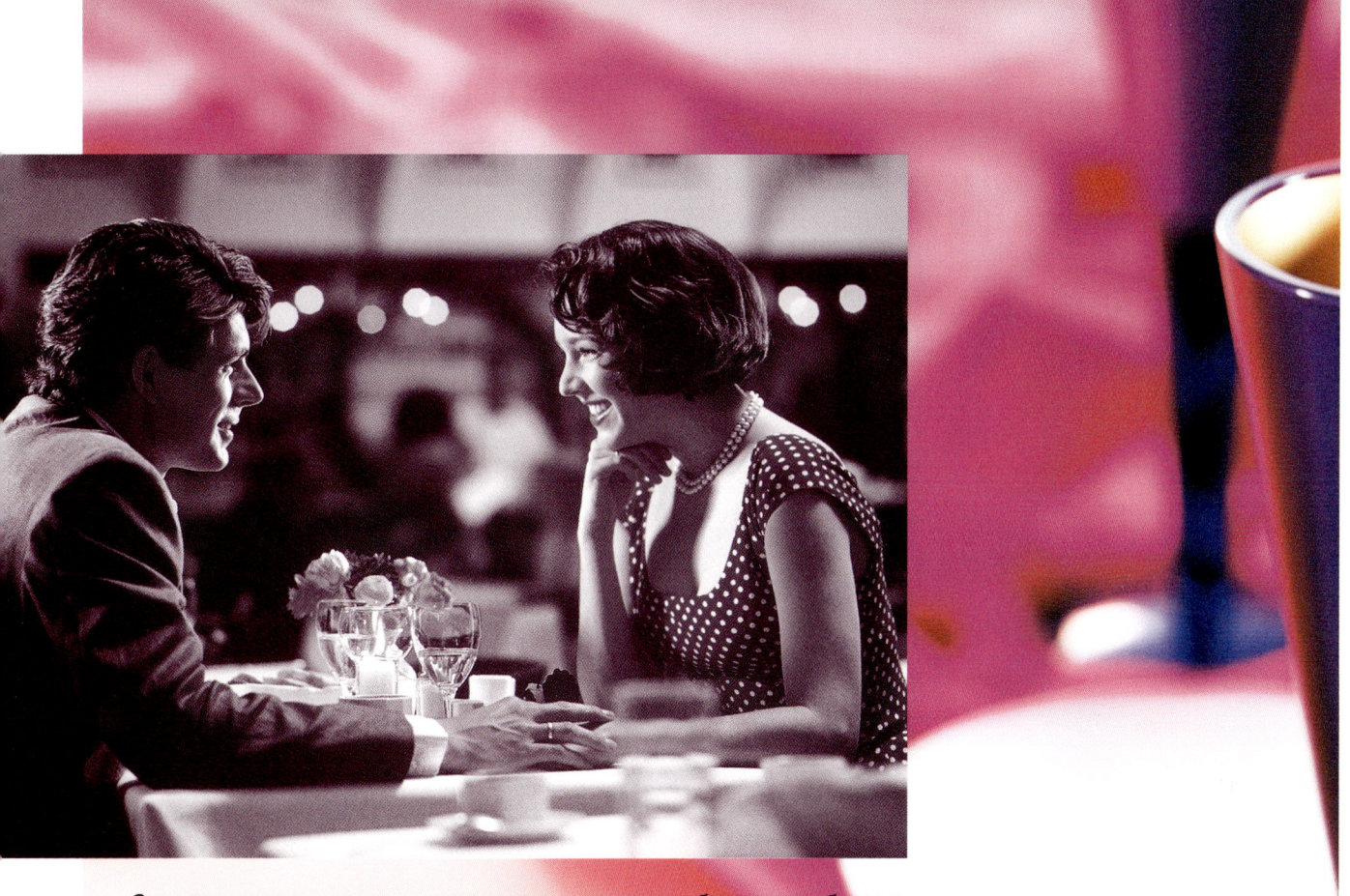

Совместная трапеза – один из приятных моментов близких любовных отношений Пища неразрывно связана с сексуальной жизнью, обладая питательной ценностью и возбуждая чувственность.

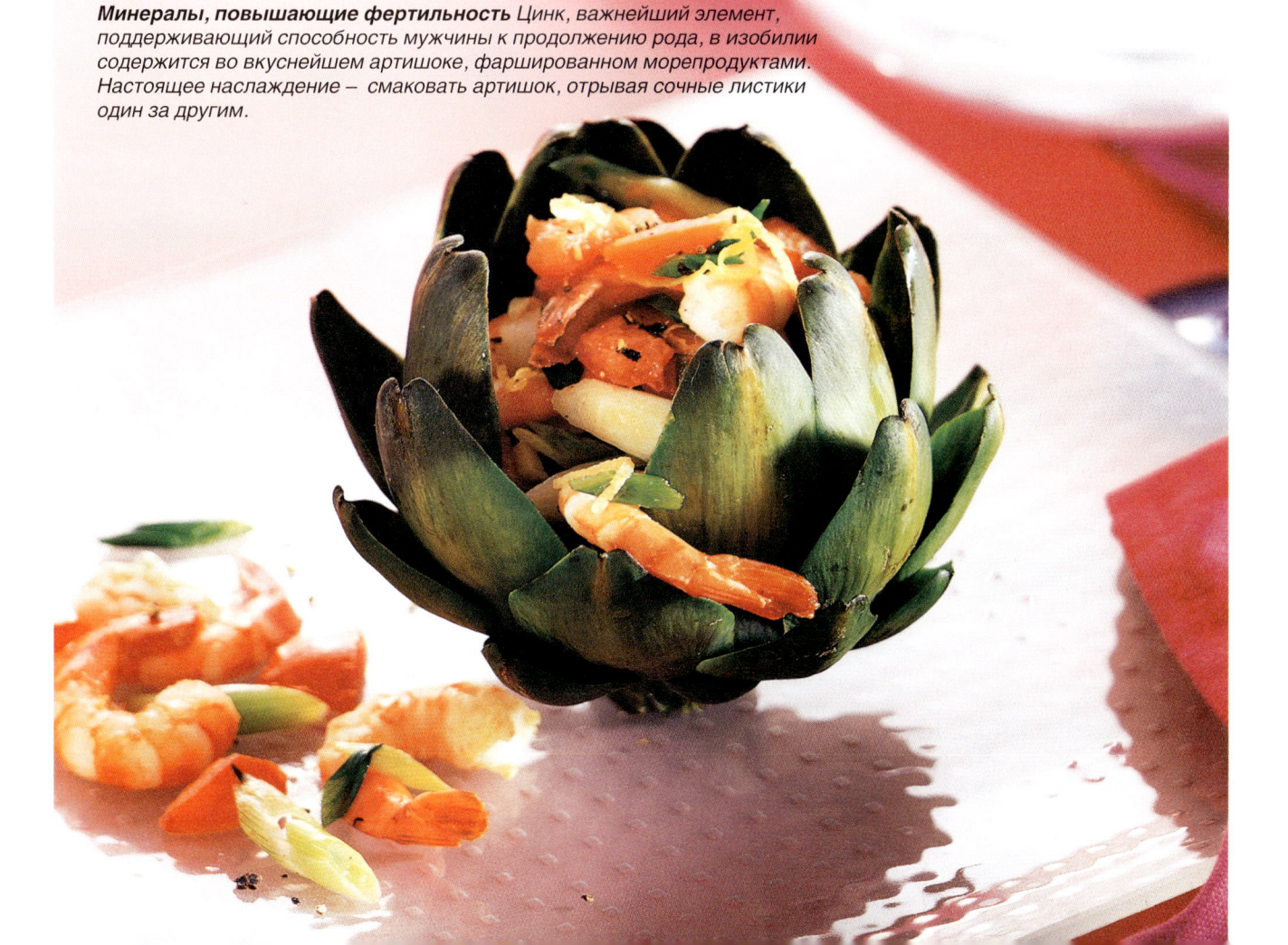

Минералы, повышающие фертильность Цинк, важнейший элемент, поддерживающий способность мужчины к продолжению рода, в изобилии содержится во вкуснейшем артишоке, фаршированном морепродуктами. Настоящее наслаждение – смаковать артишок, отрывая сочные листики один за другим.

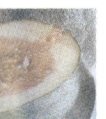

дрожжами, фасолью и другими бобовыми, арахисом и бананами. Продукты, богатые фолиевой кислотой, – это темно-зеленые листовые овощи (шпинат, кресс водяной и капуста), а также печень, апельсины, авокадо, свекла и брокколи.

Витамин С Увеличение потребления витамина С способствует повышению фертильности, особенно у мужчин. Исследования показали, что ежедневный прием 500–1000 мг витамина С может повысить количество и качество спермы и снизить вероятность отклонения от нормы. Кроме того, витамин С предупреждает такое явление, как агглютинация, т.е. слипание сперматозоидов друг с другом, препятствующее их проникновению в яйцеклетку. Витамина С много во всех фруктах и овощах, особенно в киви, сладком перце, черной смородине, клубнике и цитрусовых.

Пища, стимулирующая сексуальную жизнь

Напряженный ритм современной жизни ведет к стрессам, усталости, а нередко и к отсутствию сил на половую жизнь. Побороть эти неприятности помогают некоторые продукты питания.

Витамин Е Мощный антиоксидант, способствующий сохранению полноценной спермы. В больших количествах содержится в подсолнечном, сафлоровом и других растительных маслах, орехах и семечках, маргарине, проростках пшеницы и в авокадо.

Цинк Вероятно, в утверждении, что устрицы очень полезны для половой жизни, гораздо больше правды, чем можно было предполагать, поскольку они очень богаты цинком, а цинк – один из главных элементов, участвующих в образовании спермы. Низкий уровень цинка считают причиной ослабления либидо у женщин и снижения количества сперматозоидов в сперме мужчин. Источником цинка служат моллюски (особенно устрицы), цельнозерновой хлеб, нешлифованный рис, темно-зеленые листовые овощи, постная говядина и индейка.

Селен Этот минерал необходим для выработки полноценной спермы. Хорошие источники – постное мясо, субпродукты, нешлифованный рис и овсянка.

Марганец Необходим для метаболизма женских гормонов эстрогенов. Поэтому дефицит марганца существенно снижает фертильность женщин. Хорошими

ПРАВДА ИЛИ МИФ
Контрацептивы

Противозачаточные таблетки могут оказывать влияние на усвоение организмом некоторых питательных веществ и требуют усиленного потребления витаминов B_1, B_2, B_6, B_{12}, С, Е, фолиевой кислоты и цинка. Если вы принимаете противозачаточные таблетки, ешьте больше фруктов и овощей. Часто назначают препараты витамина B_6, так как использование оральных контрацептивов может нарушить его метаболизм в организме.

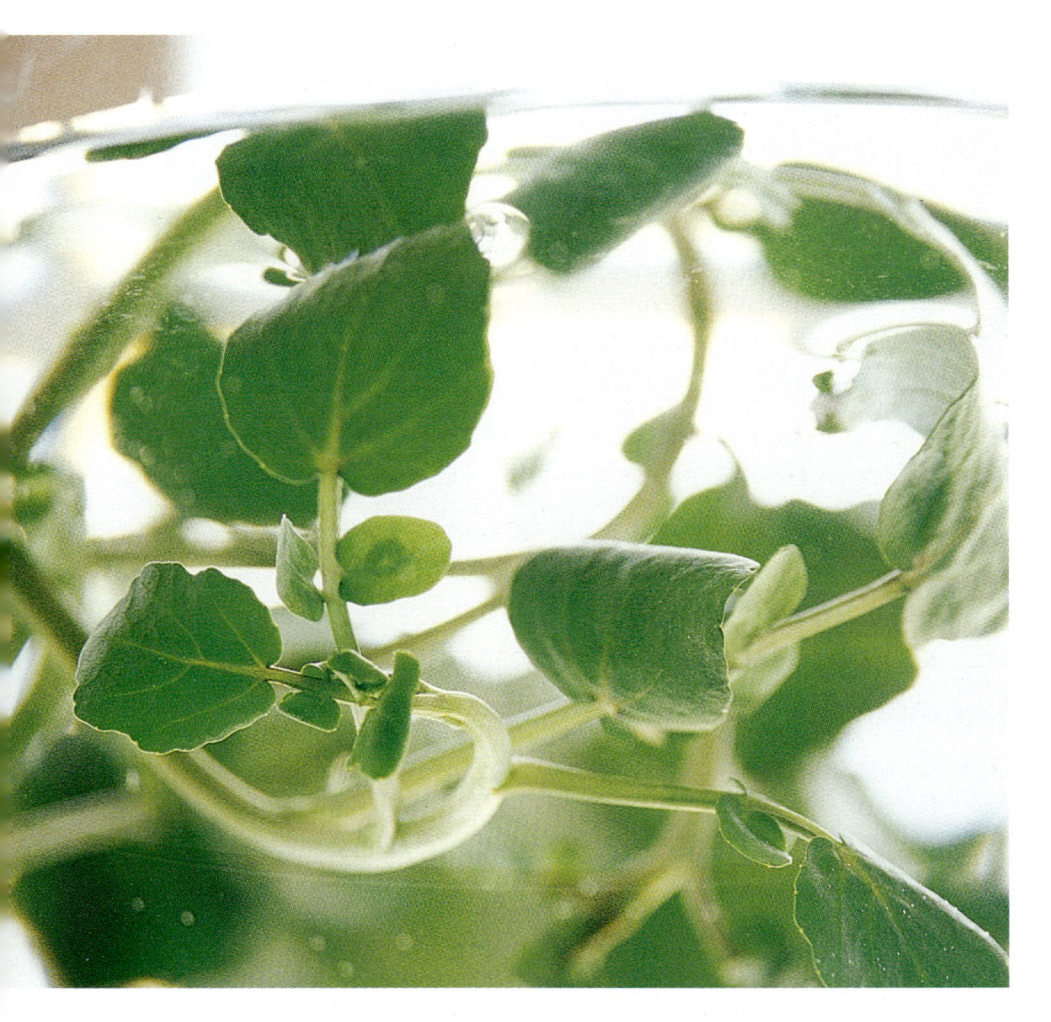

Фолаты и фертильность Кресс водяной – особенно ценный источник фолиевой кислоты, которая способствует сохранению здоровья репродуктивной системы.

Томаты

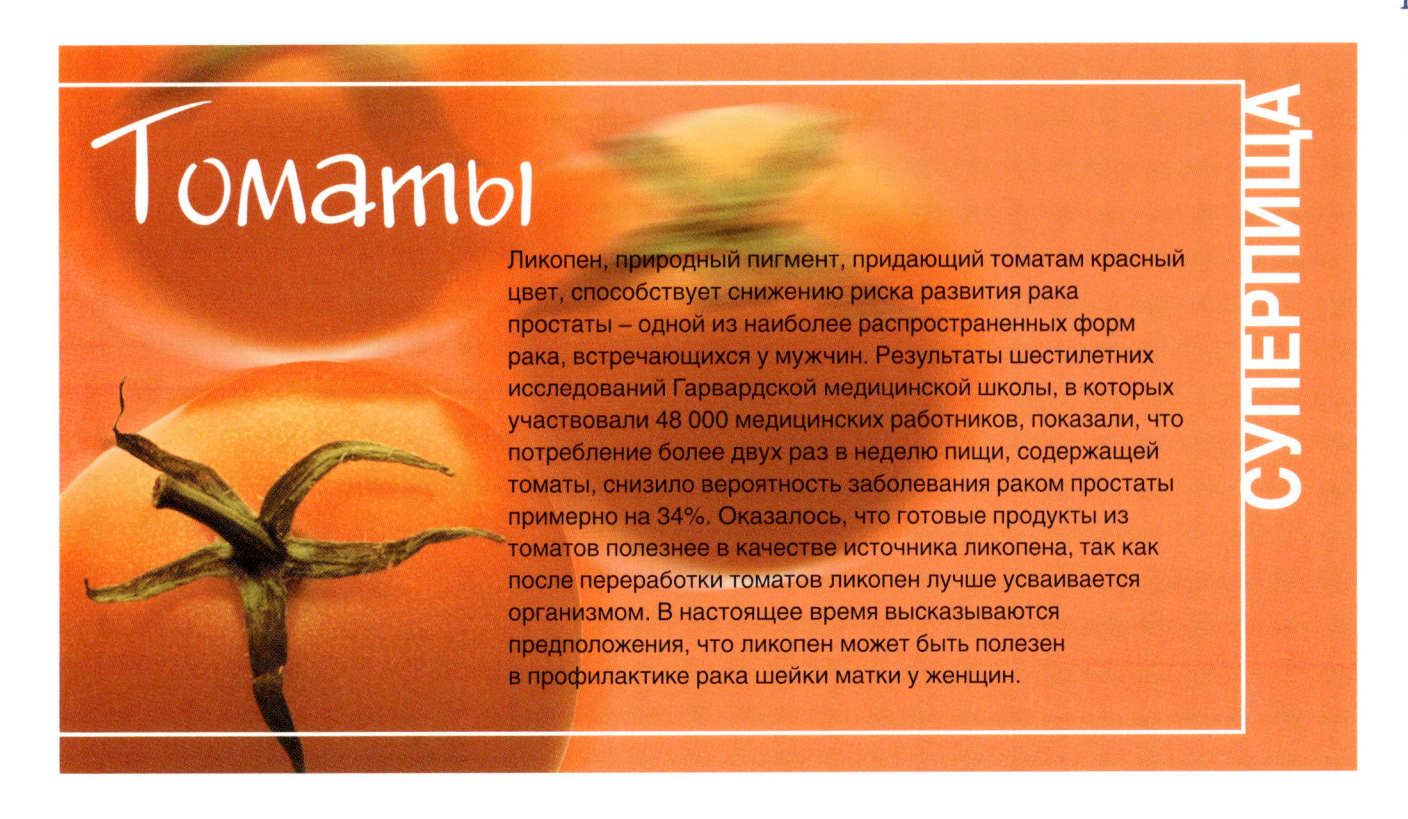

СУПЕРПИЩА

Ликопен, природный пигмент, придающий томатам красный цвет, способствует снижению риска развития рака простаты – одной из наиболее распространенных форм рака, встречающихся у мужчин. Результаты шестилетних исследований Гарвардской медицинской школы, в которых участвовали 48 000 медицинских работников, показали, что потребление более двух раз в неделю пищи, содержащей томаты, снизило вероятность заболевания раком простаты примерно на 34%. Оказалось, что готовые продукты из томатов полезнее в качестве источника ликопена, так как после переработки томатов ликопен лучше усваивается организмом. В настоящее время высказываются предположения, что ликопен может быть полезен в профилактике рака шейки матки у женщин.

источниками этого элемента служат шпинат, каштаны, чай, овес, готовые завтраки из зерновых, проростки пшеницы, изюм, черника, ананас, фасоль и горох.

Незаменимые жирные кислоты Линолевая кислота играет важную роль в выработке спермы. В больших количествах содержится в подсолнечном и других растительных маслах.

Фитоэстрогены Химические вещества растительного происхождения, близкие по свойствам к женским половым гормонам эстрогенам, в изобилии содержатся в сое и соевых продуктах – соевом молоке и тофу. Возможно, эти вещества способствуют профилактике рака простаты и других форм рака, препятствуя росту опухолей.

Антиоксиданты Фрукты и овощи богаты антиоксидантами, которые предположительно снижают вероятность развития рака шейки матки.

Аргинин Способствует повышению количества сперматозоидов в эякуляте и их подвижности. Хорошими источниками служит белковая пища – постное мясо, яйца, фасоль и другие бобовые, орехи и семечки, а также молочные продукты, например сыр.

ПОБОЧНЫЕ ЭФФЕКТЫ

Правильно подобранный рацион поможет в случае нежелательных последствий активной сексуальной жизни.

Например, цистит, вероятно, самая распространенная инфекция мочевых путей у женщин. Его бытовое название – «цистит медового месяца», так как он может быть вызван частыми и бурными половыми сношениями.

Цистит возникает в результате бактериальной инфекции мочевого пузыря или мочеиспускательного канала и выражается в болезненном мочеиспускании. Симптомы цистита эффективно облегчает обильное питье – не менее 3 л воды в день. Это способствует вымыванию бактерий из мочевого пузыря и разбавлению мочи, что делает ее менее кислой, уменьшая болезненность при мочеиспускании. Больным следует воздерживаться от креп-

Клюква и черника содержат природный антибиотик, который препятствует прилипанию бактерий *E. coli*, вызывающих цистит, к стенкам мочевого пузыря.

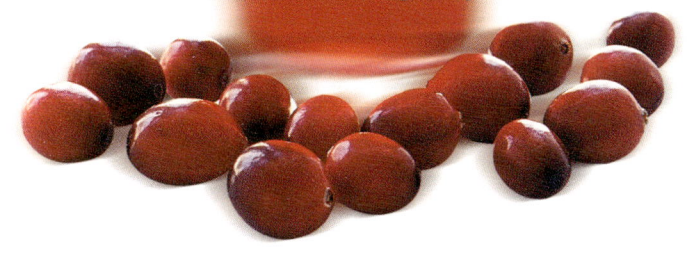

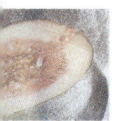

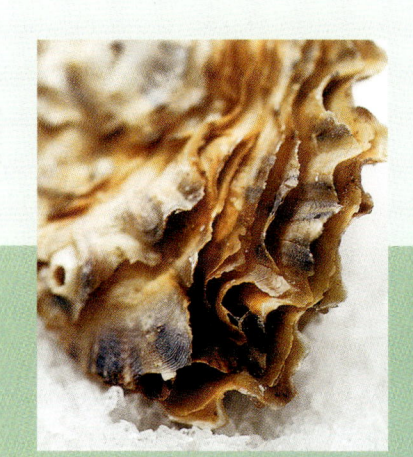

ГИНКГО *(двулопастный) улучшает кровоснабжение головного мозга и других органов. По некоторым данным, способствует нормализации эрекции у мужчин и излечению импотенции. Пищевые добавки с гинкго можно купить в аптеках.*

СОКРАЩЕНИЕ ПОТРЕБЛЕНИЯ КОФЕИНА *особенно актуально при импотенции. Объясняется это тем, что длительное злоупотребление кофеином затрудняет кровоснабжение пениса. Кофеин содержится в чае, кофе и напитках с колой.*

УСТРИЦЫ *богаты цинком, дефицит которого может привести к недостаточности мужского полового гормона – тестостерона. Некоторые исследования показывают, что при низком уровне цинка в организме включение в рацион пищи, богатой этим элементом, и прием препаратов цинка помогают решению проблемы.*

ПИЩА ОТ ИМПОТЕНЦИИ

кого чая, кофе и цитрусовых, раздражающих слизистую мочевого пузыря. Помогают клюква и клюквенный сок. В качестве профилактики пейте 350–500 мл сока в день. Считается, что повышенное потребление витамина C способствует подавлению роста бактерий. Рекомендуется также настой из семян фенхеля.

Скорректировав питание, вы попутно можете решить и другие проблемы, такие, как дрожжевые инфекции и заболевания простаты, а также высокое артериальное давление, длительный стресс или высокий уровень холестерина, которые снижают сексуальное влечение.

ИМПОТЕНЦИЯ

Способность к эрекции зависит от ряда физических и психологических факторов. Импотенция часто бывает следствием усталости, стресса, депрессии или сопровождает соматические заболевания – сахарный диабет, атеросклероз и некоторые нервные расстройства. Нередко неспособность к эрекции вызывают лекарственные препараты – бета-блокаторы, гипотензивные средства и антидепрессанты. Во многих случаях изменения рациона приводят к существенному улучшению. Кровоснабжение полового члена может нарушаться в результате образования наслоений холестерина и жира на стенках сосудов; в таких случаях поможет диета с низким содержанием жиров.

Если импотенция вызвана гормональными нарушениями, поможет питание, обогащенное цинком и витаминами группы B, усиливающими выработку мужских половых гормонов. Злоупотребление алкоголем ведет к ослаблению нервных сигналов, поступающих в половой член, и снижению количества вырабатываемых мужских половых гормонов.

ЭФФЕКТИВНА ЛИ «ЭРОТИЧЕСКАЯ» ПИЩА?

Издавна люди связывали выдающиеся сексуальные способности с определенными видами пищи. Так, согласно преданиям, Казанова съедал по 70 устриц в день; римляне кормили своих жеребцов нутом, чтобы повысить их производительные способности, а «Камасутра» рекомендует в качестве возбуждающего средства мед. Способность повышать половое влечение приписывают сотням различных продуктов – от анчоусов до аниса.

На некоторых языках эти вещества называют афродизиаками – по имени греческой богини любви Афродиты, рожденной, по преданию, из морской пены; возможно, именно поэтому морепродуктам приписывают возбуждающее действие.

Жгучий перец и другие специи также относят к средствам, усиливающим сексуальные возможности, вероятно потому, что по своему физиологическому воздействию на организм они сходны с половым актом, в частности учащают пульс и усиливают потоотделение.

В древности была широко распространена вера в закон подобия, согласно которому пищевые продукты или съедобные корни, например женьшеня или спаржи, похожие на половые органы, обладают способностью влиять на сексуальность. Продуктам, символизирующим жизнь или плодородие, таким, как яйца, икра, инжир, гранаты, орехи и семена, часто приписывалась способность повышать плодовитость. Однако подобные утверждения опираются скорее на фольклор, чем на научные факты. Между тем пища, подобно сексу, приносит чувственное наслаждение, создаваемое ее запахом, вкусом, текстурой и видом, так что при соответствующем настроении и с подходящим партнером даже тосты с вареной фасолью могут оказать возбуждающее действие.

Перечисленным ниже продуктам издавна приписывается способность усиливать сексуальное наслаждение.

Чернослив Во времена королевы Елизаветы сливы подавали в публичных домах, считая их возбуждающим средством.

Женьшень Это слово по-китайски означает «человек-корень», «корень жизни», и своей репутацией растение, возможно, обязано внешнему сходству с мужским половым органом.

Анис В древности в Индии семена аниса с медом втирали в половые органы.

Лук и чеснок В Египте жрецам, давшим обет безбрачия, было запрещено есть лук и чеснок, так как считалось, что эти овощи усиливают половое влечение.

Имбирь Существует поверье, что этот ароматный корень стимулирует половое влечение и усиливает приток крови к пенису.

Морковь Древние греки верили в сильное возбуждающее действие моркови и ели также ее семена и ботву.

Артишок Старая французская пословица гласит: «Артишоки, как и вино, полезны дамам, если эти артишоки едят кавалеры».

Баклажаны В Индии считаются афродизиаком. «Камасутра» советует натирать тело партнера соком баклажана для усиления полового влечения.

ИДЕИ ДЛЯ МЕНЮ
Для усиления полового влечения

Эти продукты усилят активность в течение всего дня и обеспечат энергией на всю ночь.

УТРЕННЯЯ ПОДЗАРЯДКА Начните день коктейлем из соевого молока с черникой, овсянкой с черникой и нежирным йогуртом. Чтобы получить больше марганца, добавьте к готовому завтраку из зерновых горсть изюма и нарезанные свежие фрукты. Подавайте с соевым молоком.

ЛЕГКИЙ ВТОРОЙ ЗАВТРАК Добавку цинка можно получить, съев бутерброд из цельнозернового хлеба с постным мясом, курицей или креветками, а также тост с крабовым паштетом. Консервированный томатный суп обеспечит вас большим количеством ликопена. Наполните половинку авокадо креветками, сбрызните оливковым маслом и свежим лимонным соком, приправьте щепоткой перца.

ВЕЧЕРНЯЯ ТРАПЕЗА Сохранению полового влечения помогут постное мясо, курица или рыба с большой порцией темно-зеленых листовых овощей и риса. Завершите еду свежими фруктами или соевым йогуртом.

НАПИТКИ И ЗАКУСКИ В ТЕЧЕНИЕ ДНЯ Бананы и арахис дают дополнительное количество витамина B6, а морковный сок или фруктовые соки — витамины-антиоксиданты.

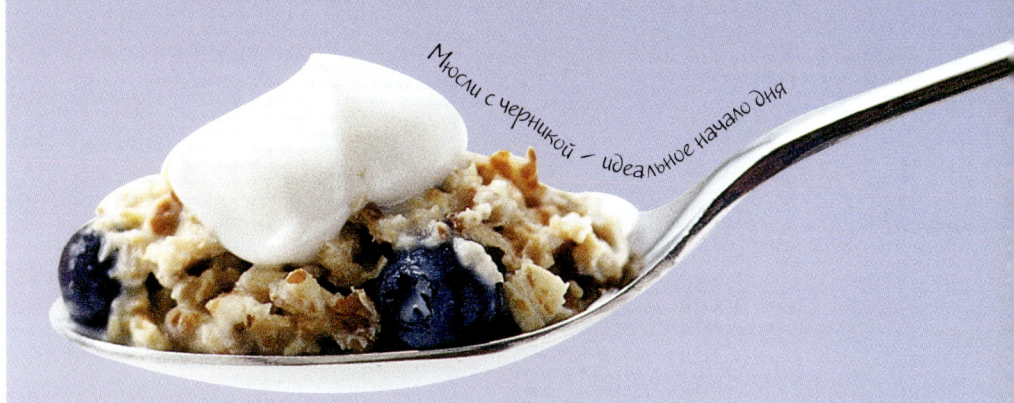

Мюсли с черникой — идеальное начало дня

Мюсли с черникой

Залейте 55 г мюсли без сахара 100 мл снятого молока, добавьте 1 ч. л. заменителя сахара, 2 ч. л. проростков пшеницы и 80 г черники. Размешайте. Подавайте, добавив ложку обезжиренного йогурта.
Выход: 1 порция.

ПИЩЕВАЯ ЦЕННОСТЬ 1 порции: калорийность **300 ккал**; углеводы **52 г** (сахар **23 г**); белки **13 г**; жиры **6 г** (насыщенные **1 г**); клетчатка **7 г**.

Шербет из манго и шампанского

Этот десерт для особого случая поднимает настроение благодаря шампанскому (подойдет и другое игристое сухое вино). Смотрится изысканно при подаче в бокалах, а не в вазочках для десерта. Можно подать с печеньем.

Приготовление: **15 минут**

Замораживание: **около 5 часов**

Выход: **4 порции**

ПИЩЕВАЯ ЦЕННОСТЬ 1 порции:	
калорийность	114 ккал
углеводы	34 г
(сахар)	33 г
белки	2,5 г
жиры	0,3 г
(насыщенные)	0
клетчатка	3 г

Пюре из 4 спелых плодов манго, около 500 мл
250 мл шампанского или другого сухого игристого вина
Сок 1 лимона
50 г сахарной глазури
Белок 2 яиц
Ломтики лимона для украшения

1. Пюре сложите в большую миску, залейте шампанским и соком лимона. Всыпьте через сито сахарную глазурь, все тщательно перемешайте.

2. Перелейте смесь в неглубокую морозоустойчивую пластиковую посуду, накройте крышкой, поставьте в морозильник на 3 часа, пока смесь не превратится в полузамороженную кашицу.

3. Выпустите белки в большую сухую миску и взбейте в плотную пену. Переложите фруктовую смесь в миску и осторожно перемешайте металлической ложкой.

4. Слейте смесь в морозоустойчивую посуду, накройте крышкой и замораживайте около 2 часов до затвердения. Выньте из морозильника и сразу подавайте, можно с печеньем; украсьте ломтиками лимона.

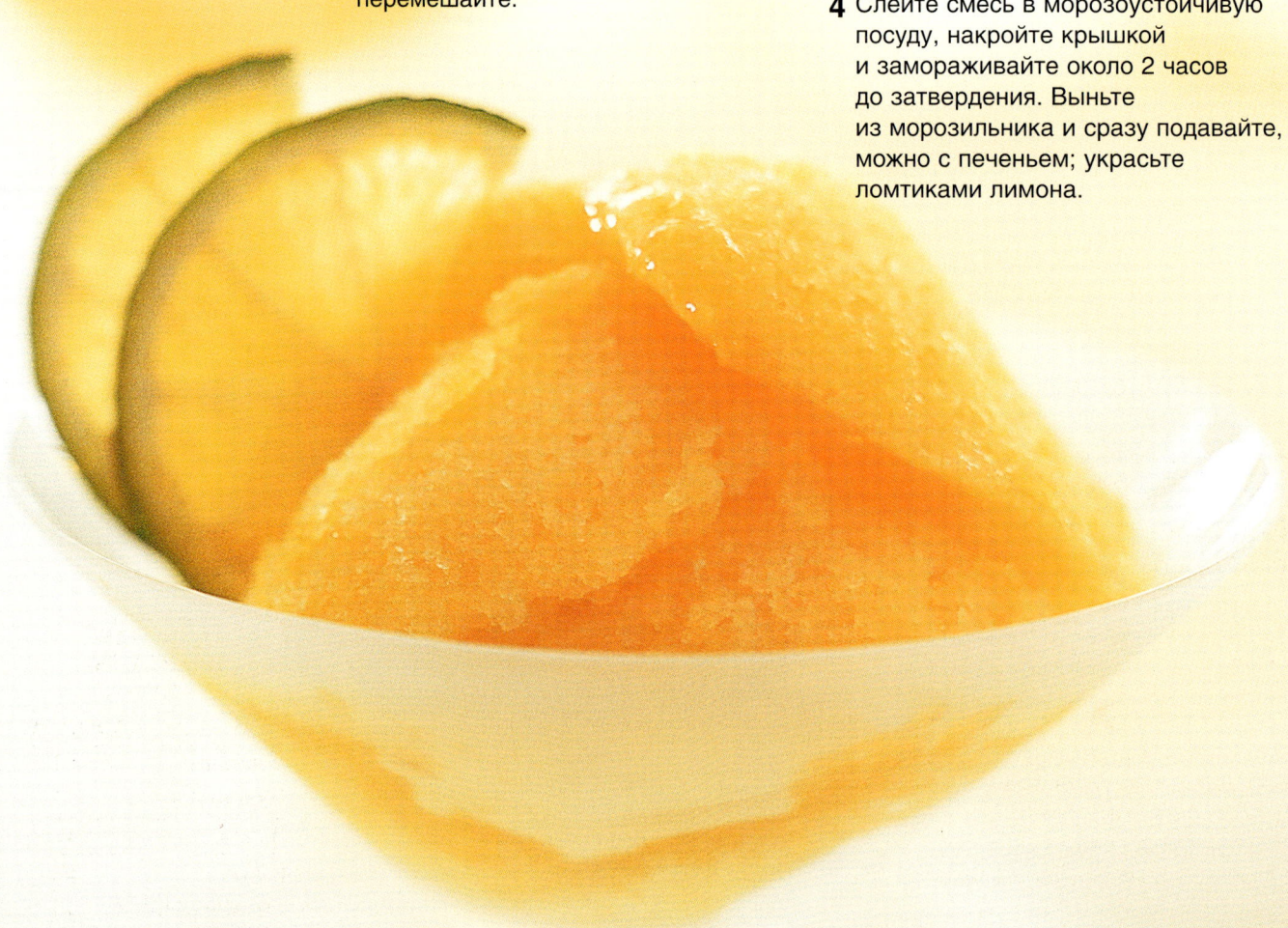

Артишоки, фаршированные креветками

У артишоков восхитительный вкус, но приготовление этого блюда – довольно кропотливая работа. Однако ваши усилия будут оценены и вознаграждены.

Подготовка: **20 минут**

Приготовление: **20 минут**

Выход: **2 порции**

Цедра и сок 1 большого лимона
2 артишока очистите, удалите черешки и все грубые наружные лепестки
1 ст. л. оливкового масла
1 большой зубчик чеснока, растолките или мелко нарежьте
3 пера зеленого лука, мелко порежьте
175 г креветок, очистите, отварите, удалите панцири, но оставьте хвосты
4 штуки томатов, разрежьте на 4 части, удалите семена и нарежьте мелкими кубиками
Соль и черный перец
Оливковое масло с лимонным ароматом

1. Влейте лимонный сок в большую кастрюлю с водой, доведите до кипения. Опустите артишоки в кипящую воду. Накройте крышкой и варите около 20 минут, пока листья не станут легко отделяться от основания.

2. Выньте артишоки из кастрюли и отложите основанием вверх; дайте стечь воде и остыть. Срежьте верхушку и удалите несъедобную волокнистую сердцевину.

3. Разогрейте в сковороде оливковое масло, положите чеснок и держите на среднем огне 4 минуты. Добавьте зеленый лук и подержите еще 2–3 минуты. Положите креветки и оставьте еще на 2 минуты, постоянно помешивая. Добавьте томаты, лимонную цедру, соль и перец.

4. Наполните артишоки креветочной массой. Сбрызните оливковым маслом с лимонным ароматом и украсьте лимонной цедрой. Подавайте сразу же.

ПИЩЕВАЯ ЦЕННОСТЬ 1 порции:	
калорийность	**200 ккал**
углеводы	11 г
(сахар)	8 г
белки	26 г
жиры	8 г
(насыщенные)	1,5 г
клетчатка	1 г

Палтус под соусом с крессом водяным

В этом случае кресс добавлен в соус в качестве оригинальной замены базилику. Его свежий острый вкус прекрасно гармонирует с палтусом, как бы он ни был приготовлен – в гриле или на раскаленной сковороде.

Подготовка: **15 минут**

Приготовление: **30 минут**

Выход: **2 порции**

2 куска палтуса, по 200 г каждый
Соль и черный перец
ДЛЯ СОУСА
85 г кресса водяного
2 ст. л. кедровых орешков
55 г натертого сыра пармезан
5 ст. л. оливкового масла
3 зубчика чеснока
Листья кресса для украшения

1. Положите куски палтуса в умеренно нагретый гриль или на слегка смазанную маслом раскаленную сковороду с рифленым дном, посыпьте солью и перцем, обжаривайте по 4–6 минут с каждой стороны или до готовности.

2. Для соуса сложите кресс, кедровые орешки, пармезан, чеснок в кухонный комбайн, влейте оливковое масло и смешайте до образования пюре. Подавайте палтус под соусом с гарниром из обжаренных овощей.

ПИЩЕВАЯ ЦЕННОСТЬ 1 порции:	
калорийность	**665 ккал**
углеводы	1 г
(сахар)	1 г
белки	49 г
жиры	52 г
(насыщенные)	11 г
клетчатка	1 г

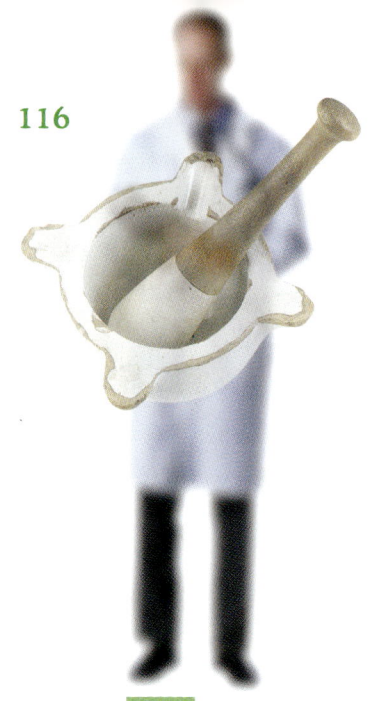

Как усилить защиту

Некоторые пищевые продукты укрепляют иммунную систему; они участвуют в борьбе с простудами, гриппом и помогают избегать таких заболеваний, как рак. Поддерживая защитные силы организма с помощью пищи, мы получаем оружие против инфекций.

Процветанию иммунной системы способствуют сбалансированное, разнообразное питание, подвижный образ жизни, хороший сон и оптимистический настрой. Однако некоторые пищевые продукты особенно полезны для укрепления сопротивляемости организма: они делают иммунную систему сверхэффективной. Ознакомившись с действием защитных сил организма и научившись выбирать наилучшие продукты для поддержания этих сил, вы почувствуете себя более уверенно.

КАК РАБОТАЕТ ИММУННАЯ СИСТЕМА

Иммунная система человека включает в себя такие органы, как костный мозг, тимус, лимфатические узлы и селезенка, а также кожа, легкие и желудочно-кишечный тракт. Все вместе они образуют систему, защищающую организм от вторжения чужеродных организмов – бактерий и вирусов.

Главную роль в иммунной системе играют белые кровяные клетки (лейкоциты). Они делятся на несколько типов, каждый из которых выполняет особую функцию. Фагоциты, образующиеся в костном мозге, поглощают бактерии и обезвреживают токсины (например, при сепсисе, или заражении крови). Другие лейкоциты, называемые лимфоцитами, продуцируют антитела, которые участвуют в идентификации и уничтожении клеток, воспринимаемых организмом как чужеродные (например, кровяные клетки несовместимой группы крови), а также обеспечивают иммунитет в целом.

Иногда иммунная система проявляет чрезмерное усердие и обращается против клеток собственного организма. Это может привести к аутоиммунным заболеваниям, таким, как ревматоидный артрит, при котором суставы воспаляются и становятся ригидными, а в тяжелых случаях деформируются.

Надежная защита *Изобилие пищи, богатой антиоксидантами, – мощная поддержка иммунной системы, создающая эффективную защиту от инфекции.*

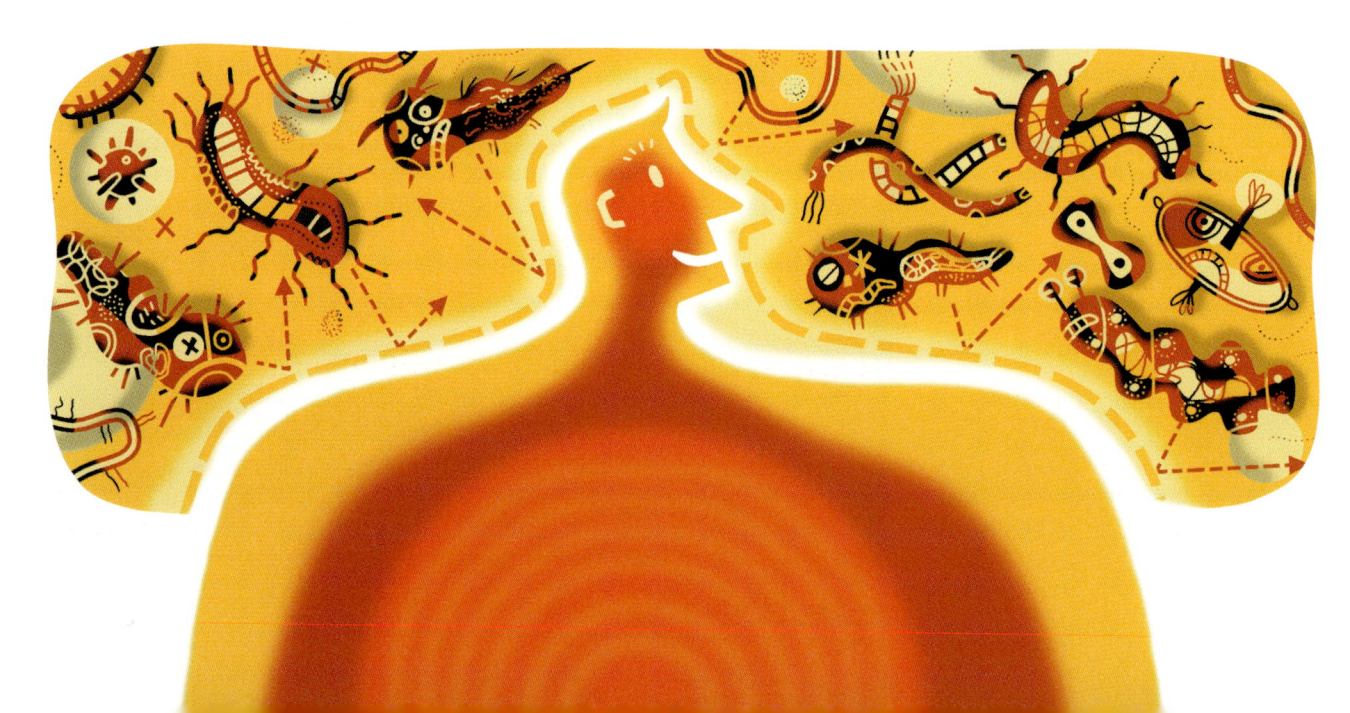

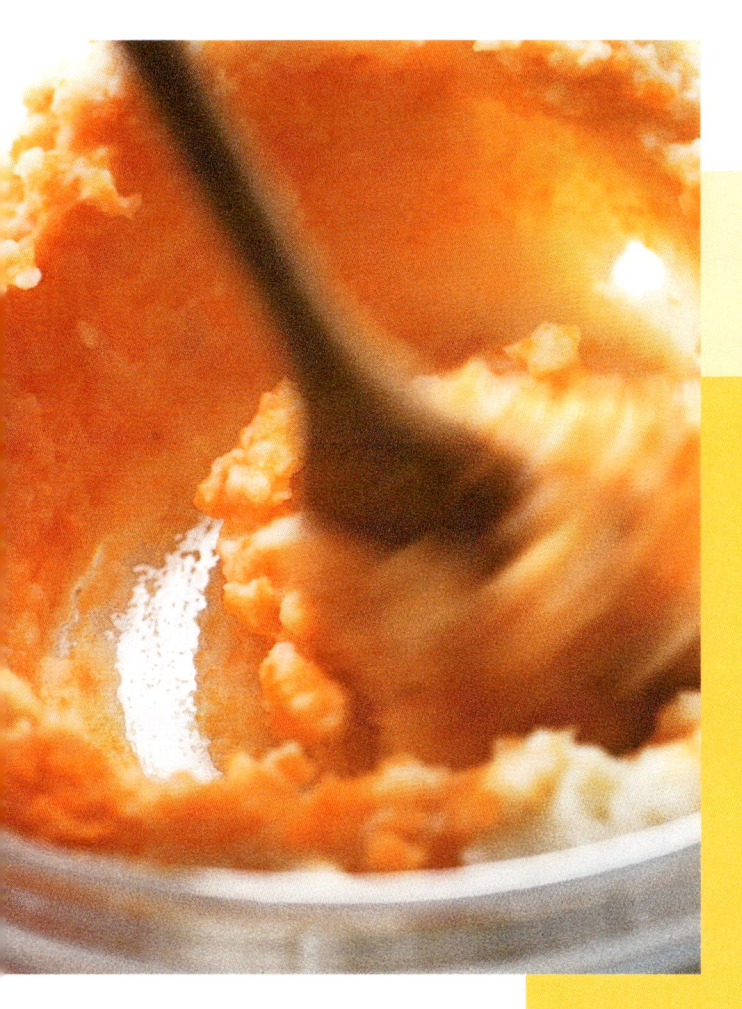

СИЛЬНОДЕЙСТВУЮЩАЯ СМЕСЬ Добавив к картофельному пюре протертую смесь из моркови, сладкого картофеля и тыквы, вы усилите сопротивляемость организма инфекциям.

1 Смешав в миксере красный сладкий перец, морковь, густой томатный соус, лимонный сок и перец, вы получите пикантный напиток.

2 Приготовьте жидкое пюре из свежих или замороженных ягод малины или клубники.

3 Приготовьте соус из красного и желтого сладкого перца, томатов, перца чили и чеснока и подайте к жареному мясу или рыбе.

4 Кладите в бутерброды кресс водяной вместо салата-латука.

5 Смешайте в миксере клубнику и малину с одной упаковкой «живого» йогурта.

6 Печеный сладкий картофель хорош на вкус и богат бета-каротином и витамином Е.

7 Ешьте курагу – богатый источник бета-каротина.

СЕМЬ СОВЕТОВ для укрепления иммунной системы

В некоторых случаях иммунная система воспринимает обычную безвредную пищу как чужеродных захватчиков, что приводит к аллергической реакции.

Стресс, неправильное питание и дефицит тех или иных питательных веществ повышают восприимчивость к инфекциям. Чтобы справиться с этими факторами, следует укреплять иммунитет с помощью соответствующих пищевых продуктов.

Пища, стимулирующая иммунитет

Широко известны защитные свойства следующих продуктов.
Восточные грибы Распространенные в странах Азии грибы шиитаке, вешенки, эноки и другие знамениты своей способностью укреплять иммунитет и ассоциируются с долголетием.

«Живой» йогурт содержит бактерии, которые активизируют клетки, борющиеся с болезнетворными бактериями, и усиливают выработку антивирусного фактора – гамма-интерферона. В результате у тех, кто регулярно вводит в свой рацион «живые» йогурты, простудные заболевания возникают на 25% реже, чем у тех, кто ест их редко или не ест совсем.

Чеснок издавна используют при лечении простуды и гриппа. Теперь свойства этого народного средства получили научное обоснование. Чеснок содержит химическое вещество аллицин, придающее ему характерный запах и вкус. Аллицин – мощный антибиотик, обладающий противовирусным и противогрибковым действием. Горячие приверженцы чеснока утверждают, что его следует есть в сыром виде. Остается, однако, неясным, действительно ли полезные свойства чеснока разрушаются при кулинарной обработке.

Незаменимое питание

Для эффективного функционирования иммунной системы необходимы определенные витамины.
Фрукты и овощи – самый доступный источник. Шпинат, кресс во-

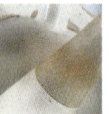

дяной, морковь, сладкий картофель, брокколи, перец и манго обеспечивают организм бета-каротином, цитрусовые (апельсины, лимоны и др.), а также киви, малина и клубника – витамином С.

АНТИОКСИДАНТЫ
Все фрукты и овощи содержат ряд химических веществ, называемых антиоксидантами. Не получая этих веществ, человек за несколько месяцев может потерять способность сопротивляться болезням (в том числе раку и инфаркту).

Свободные радикалы Антиоксиданты нейтрализуют вредные вещества, вырабатываемые организмом и называемые свободными радикалами. Это обычные продукты обмена веществ. Курение и загрязнение окружающей среды усиливают их выделение. Иммуноциты вырабатывают их в ответ на вторжение в организм бактерий и вирусов. Неконтролируемое образование свободных радикалов может нарушить нормальную деятельность клеток организма. Чтобы защитить клетки от разрушения, иммунная система производит антиоксиданты. Но процесс можно активизировать, включив в рацион продукты, богатые этими веществами.

Главные защитники
Первые рубежи обороны от вторжения чужеродных тел и веществ занимают кожа и слизистые оболочки, выстилающие желудочно-кишечный тракт.

Витамин А – важнейший антиоксидант, необходимый для сохранения здоровья кожи и слизистых. Он обеспечивает нормальное развитие иммуноцитов, борется с возрастными заболеваниями и защищает от рака кожи. Богаты витамином А жирная рыба, печень и почки, цельное молоко, яичные желтки, сыр, маргарин и сливочное масло.

Бета-каротин В дынях, моркови, абрикосах, тыкве, брокколи, манго и других оранжевых, красных, желтых, темно-зеленых фруктах и овощах содержится большое количество бета-каротина, который организм преобразует в витамин А.

Витамин С укрепляет иммунитет, способствуя увеличению числа иммуноцитов и повышая их способность уничтожать бактерии и вирусы. Его лучшие источники – цитрусовые (апельсины, лимоны, грейпфруты).

Витамин Е предупреждает вредный процесс окисления полиненасыщенных кислот в клеточных мембранах, способствует сохранению структуры иммуноцитов и тканей и улучшает функционирование лимфатической системы. Потребление растительных масел, маргарина, авокадо, орехов, цельнозернового хлеба и яичных желтков повышает содержание витамина Е в организме.

Цинк играет важнейшую роль в выработке антител и поддержании нормальной функции иммунной системы. Даже небольшой дефицит этого элемента может усилить восприимчивость к инфекции. Хорошими источниками цинка служат устрицы и другие моллюски, бобовые, семечки тыквы и цельнозерновой хлеб.

Железо – основной компонент гемоглобина и многих ферментов, участвующих в энергетическом обмене. При дефиците желе-

Укрепляйте защитные функции организма *Регулярные занятия спортом – один из самых надежных способов укрепления иммунитета. В идеале следует ежедневно полчаса посвящать физическим упражнениям.*

Шиитаке

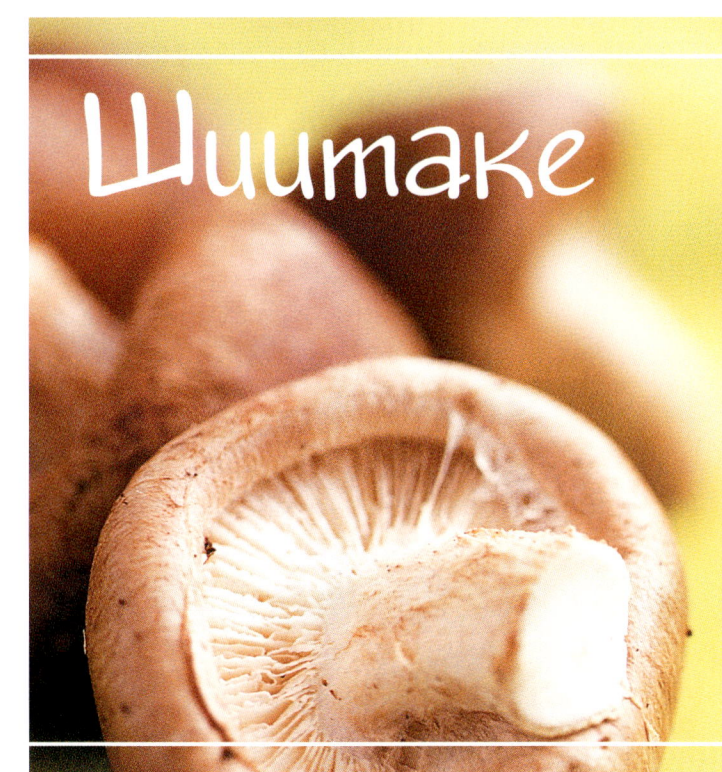

СУПЕРПИЩА

как усилить защиту

Грибы шиитаке содержат ментинан – вещество предположительно защищающее от рака: во-первых, оно препятствует перерождению нормальных клеток в опухолевые, а во-вторых, подавляет рост опухолей. Эти грибы имеют мясной вкус, слегка отдающий дымком, и очень хороши, если их пожарить или потушить с небольшим количеством масла и чеснока. Продаются и в сушеном виде.

за снижается активность лейкоцитов, что и приводит к ослаблению иммунитета. Богаты железом говядина, печень, другие субпродукты, яичные желтки, бобовые и темно-зеленые овощи.

Среди полезных витаминов и минералов следует отметить витамин B_6, фолиевую кислоту, пантотеновую кислоту, селен, медь, магний, никель и олово. Строго придерживайтесь рекомендуемых доз этих веществ. Чрезмерное количество того или иного витамина или минерала может нарушить деятельность иммунной системы.

ПИЩА ПРОТИВ РАКА

В среднем двое из пяти человек заболевают раком. Поскольку считается, что каждое третье заболевание раком связано с неправильным питанием, сбалансированный рацион может существенно снизить вероятность заболевания.

Разумный подход В настоящее время укрепилось мнение, что изменение привычного питания предотвратило бы девять из десяти летальных исходов при заболевании раком кишечника и половину – при раке молочной железы.

Связь между питанием и развитием рака довольно запутанная. Одни продукты играют защитную роль, другие, наоборот, повышают вероятность заболевания. Однако, отводя центральное место в рационе фруктам и овощам, вы несомненно укрепляете защитные силы самого организма. Поставьте вазу с фруктами на середину стола – один их вид стимулирует вкусовые рецепторы. Покупайте фрукты и овощи понемногу, но часто, храните в холодильнике или другом прохладном месте, чтобы свести к минимуму потери витаминов. Используйте фрукты в течение двух-трех дней со дня покупки.

Клетчатка против рака

Один из простейших способов снизить риск развития рака – увеличить потребление клетчат-

---

Эхинацея

Многим лекарственным травам приписывают способность укреплять иммунитет. Наиболее популярна и изучена эхинацея – растение родом из Северной Америки.

Американские индейцы издавна использовали ее для лечения самых разных болезней – от обычной простуды до укусов змей. Считается, что это растение стимулирует иммунную систему. Оно помогает организму бороться с инфекцией, повышая число и активность лейкоцитов. В настоящее время эхинацею широко применяют для профилактики и лечения простудных заболеваний.

ИДЕИ ДЛЯ МЕНЮ
Пища для профилактики рака

Свежие, замороженные, консервированные и сушеные фрукты и овощи, а также фруктовые соки должны быть в рационе ежедневно. Выбирайте, что вам по душе.

Каждый день отбирайте пять порций фруктов и овощей из этого списка (1 порция — 85 г).

ОДНО ЯБЛОКО, ГРУША, ПЕРСИК, АПЕЛЬСИН ИЛИ БАНАН Добавьте ломтики фруктов к готовому завтраку из зерновых с высоким содержанием клетчатки или съедайте их между приемами пищи.

ДВА НЕБОЛЬШИХ ПЛОДА Например, киви, сливы или мандарины — в промежутках между едой.

ТРИ СУХОФРУКТА Курагу и чернослив хорошо пожевать в дороге.

Фруктовая подпитка иммунной системы

ОДИН ПЛОД АВОКАДО ИЛИ ПОЛГРЕЙПФРУТА Прекрасная закуска для второго завтрака или ужина. Более питательный вариант — авокадо с креветками.

ОДНА ЧАШКА ЯГОД Клубнику, малину, вишни или виноград добавляйте к готовым завтракам из зерновых, к фруктовым салатам.

ФРУКТОВЫЙ САЛАТ ИЛИ КОМПОТ 2—3 ст. л. на десерт или к завтраку.

ОТВАРНЫЕ ОВОЩИ (2 ст. л.) Овощи сохраняют свои противораковые свойства, если готовить их на пару или жарить с малым количеством жира.

МИСКА САЛАТА Регулярно подавайте во время основного приема пищи, например ко второму завтраку или ужину.

СТАКАН ФРУКТОВОГО СОКА Освежающий сок хорош в любое время дня.

ки. Пища, богатая клетчаткой, защитит вас от рака кишечника и молочной железы.

Клетчатка ускоряет прохождение продуктов пищеварения по кишечнику, сокращая продолжительность контактов с канцерогенными веществами. В толстом кишечнике в результате взаимодействия ферментов с клетчаткой образуются химические вещества, способные помочь в борьбе с опухолями. Ученые изучают также влияние клетчатки на сохранение уровня эстрогена в организме. Высокое содержание этого гормона известно как фактор риска развития рака молочной железы.

Соя и рак Результаты многочисленных исследований позволяют предполагать, что соя играет важную роль в профилактике некоторых форм рака, в частности рака молочной железы, простаты и толстой кишки. Так, в странах Юго-Восточной Азии, где соя является основным продуктом питания, от рака молочной железы умирают из 100 000 женщин только 70, тогда как в Великобритании — 225; а в странах, где соя доминирует в рационе, ниже заболеваемость раком простаты и толстой кишки.

Ликопен В большом количестве содержащийся в томатах, он обладает ярко выраженными противораковыми свойствами. Ликопен содержится также в розовых грейпфрутах, арбузах.

Чай Сильнодействующие антиоксиданты, называемые флавоноидами, – активные противораковые компоненты чая. Особенно полезным считается зеленый чай; существует мнение, что он снижает риск развития некоторых форм рака органов пищеварения и мочевых путей.

НЕЖЕЛАТЕЛЬНЫЕ ПРОДУКТЫ

Не стоит лишать себя радостей жизни, проявляя чрезмерное беспокойство по поводу питания. Тем не менее важно знать о потенциальных канцерогенных свойствах некоторых продуктов.

Говядина Потребление свыше 140 г мяса в день увеличивает вероятность развития некоторых видов рака, в частности рака толстой кишки. Если вы регулярно едите больше 90 г в день, постарайтесь свести потребление говядины до двух раз в неделю.

Другие потенциально опасные продукты Не следует злоупотреблять консервированными и копчеными продуктами; достаточно есть их два-три раза в месяц, а не каждую неделю. Следует также ограничить потребление маринадов и мяса, приготовленного на углях. Последние содержат вещества, считающиеся канцерогенными.

Алкоголь и курение Злоупотребляя спиртным, вы подвергаете себя опасности развития рака полости рта, горла, гортани, пищевода и печени. Курение еще опаснее.

Меньше жиров Большое количество насыщенных жиров повышает риск заболевания раком молочной железы, кишечника, поджелудочной железы и простаты. Прекрасными защитными свойствами обладают ненасыщенные жиры, например оливковое масло, и продукты, богатые омега-3-жирными кислотами, в частности жирная рыба. Почти треть потребляемых жиров мы получаем из растительного и сливочного масла, маргарина или разного рода паст с низким содержанием жира. Поддерживая общее потребление жиров на уровне трети рациона, следует сократить количество насыщенных жиров так, чтобы на их долю приходилось примерно до 10% общей калорийности пищи.

Не следует считать, что лучше использовать сливочное масло, так как оно менее калорийно (37 ккал на 1 ч. л.), чем оливковое (45 ккал на 1 ч. л.). Ненасыщенные жиры в любом случае полезнее.

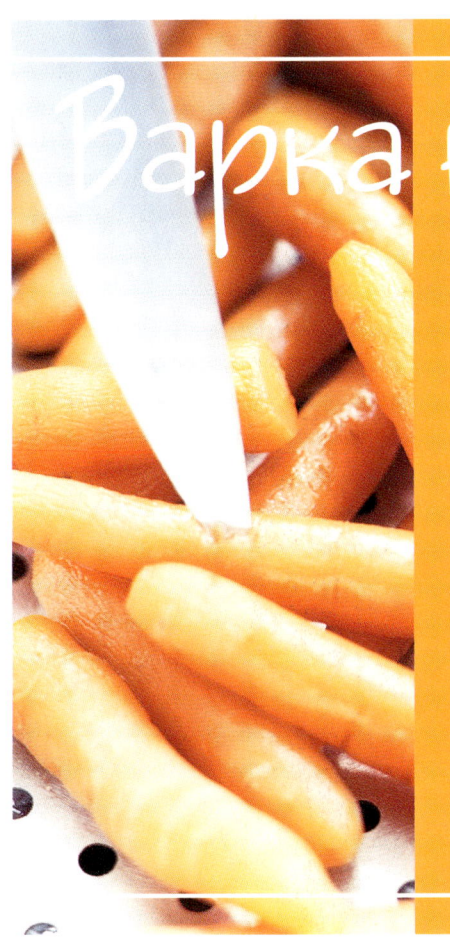

Варка на пару

КУХНЯ ЗДОРОВЬЯ

СОХРАНЕНИЕ ПИТАТЕЛЬНЫХ ВЕЩЕСТВ При варке на пару пища сохраняет свои питательные вещества. Например, при обычном отваривании брокколи теряет свыше 60% витамина С, а при варке на пару – только 20%. Кроме того, этот способ хорош тем, что не требует использования жира; жарение всего с 1 ст. л. растительного масла добавляет 135 ккал.

РАЗНООБРАЗИЕ Кроме овощей на пару можно готовить рыбу, птицу, пудинги, бисквит, заварной крем и клецки.

Способ приготовления Положите продукт в перфорированную кастрюлю или дуршлаг и поставьте на кастрюлю с кипящей водой. Плотно накройте крышкой. Образующийся пар доводит пищу до готовности. Пользуйтесь посудой из нержавеющей стали.

Подготовка К каждому продукту – свой подход. Например, рыбу перед варкой следует завернуть в пищевую фольгу, а бисквитный пудинг – готовить в жаропрочной посуде с герметичной крышкой.

Жаркое из свинины с грибами шиитаке

Настоящее восточное жаркое с богатым вкусом готовится быстро и легко. Грибы шиитаке придают блюду аромат копченостей и оказывают стимулирующее действие на иммунитет.

Подготовка: **10 минут**

Приготовление: **9 минут**

Выход: **4 порции**

ПИЩЕВАЯ ЦЕННОСТЬ 1 порции:	
калорийность	**237 ккал**
углеводы	**7 г**
(сахар)	**6 г**
белки	**28 г**
жиры	**11 г**
(насыщенные)	**2,5 г**
клетчатка	**3 г**

- 2 ст. л. кунжутного или другого растительного масла
- 450 г свиной вырезки, тонко нарезанной
- 2 толченых зубчика чеснока
- Кусочек (2,5 см) свежего корня имбиря, очистите и мелко нарежьте
- 1 пучок зеленого лука, нарежьте тонкой стружкой длиной 3 см
- 200 г молодой сладкой кукурузы, разрежьте початки пополам вдоль
- 225 г грибов шиитаке
- 3 ст. л. черного бобового соуса
- 1 ст. л. жидкого меда
- 225 г пекинской или савойской капусты, обрежьте поврежденные листья
- Лапша
- Тонко нарезанный зеленый лук для украшения

1 В котелке с выпуклым дном или большой сковороде разогрейте 1 ст. л. растительного масла, положите свинину и жарьте, помешивая, на сильном огне 3 минуты или пока мясо не подрумянится.

2 Бумажным полотенцем вытрите дочиста котелок, подлейте оставшееся масло и разогрейте. Положите чеснок и имбирь и жарьте, помешивая, 1 минуту. Добавьте зеленый лук, сладкую кукурузу и грибы и жарьте еще 2–3 минуты.

3 Снова выложите мясо на сковороду, влейте соус, мед, 3 ст. л. воды и положите пекинскую капусту. Доведите до кипения.

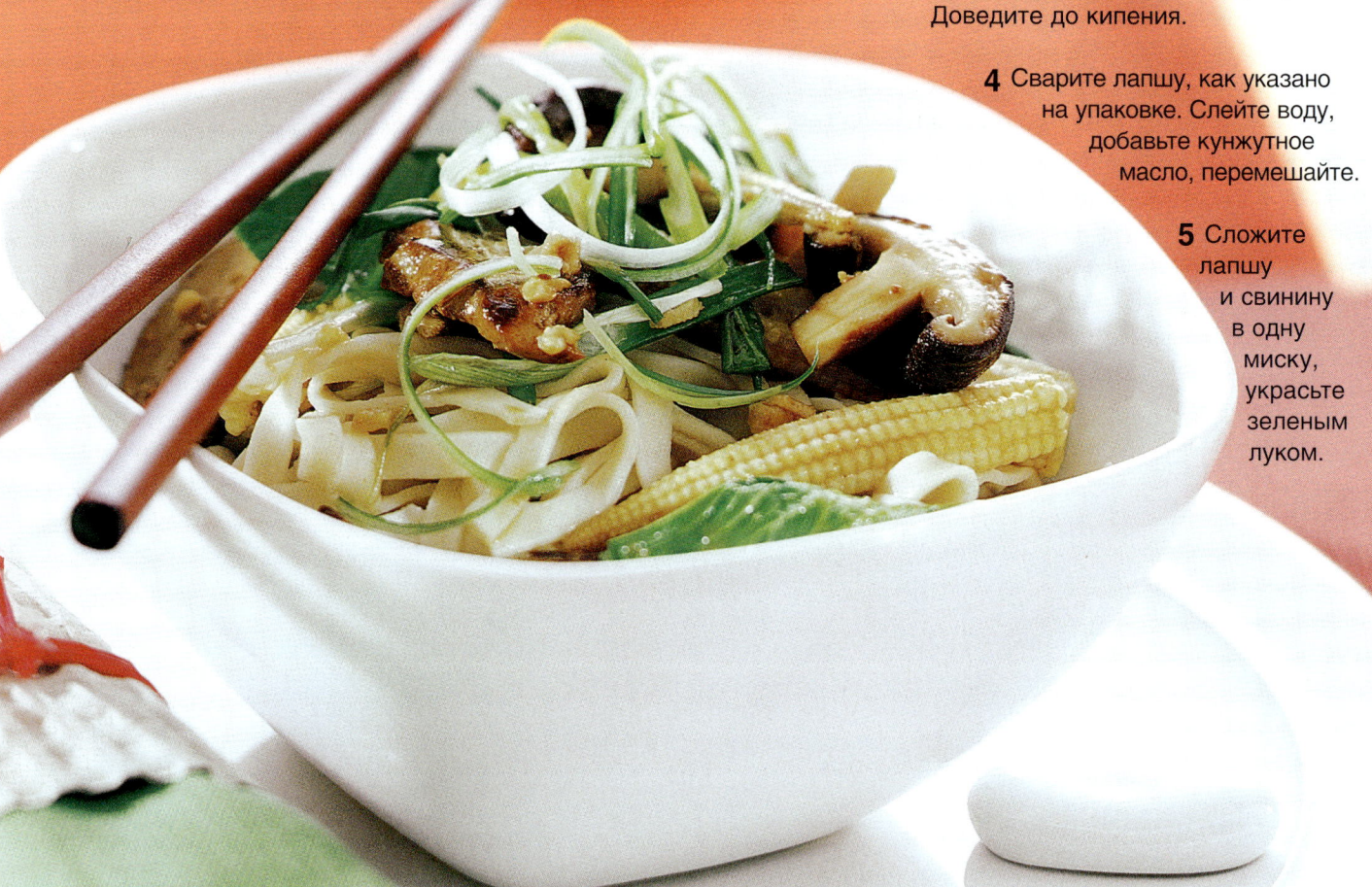

4 Сварите лапшу, как указано на упаковке. Слейте воду, добавьте кунжутное масло, перемешайте.

5 Сложите лапшу и свинину в одну миску, украсьте зеленым луком.

Курица с приправой из сладкого перца

Попробуйте приготовить это легкое ароматное блюдо из курицы с приправой из разноцветных перцев. Подавайте с полентой или кускусом. Приправа прекрасно подойдет и к филе из постной свинины.

Подготовка: 15 минут

Приготовление: 40 минут

Выход: 4 порции

3 зеленых перца, разрежьте пополам и удалите семена
2 желтых перца, разрежьте пополам и удалите семена
2 оранжевых перца, разрежьте пополам и удалите семена
85 г мягкого сыра с пониженным содержанием жира
Соль и черный перец
4 куриные грудки, удалите кожу
8 ломтиков ветчины
2–3 ст. л. соуса чили

1 Положите перцы в горячий гриль примерно на 10–15 минут, пока кожица не подрумянится. Накройте влажным полотенцем и дайте остыть в течение 10 минут. Удалите кожицу с перцев и промокните их бумажным полотенцем.

2 Положите 1 красный перец в кухонный комбайн или миксер и накрошите, но не мелко. Переложите в миску, добавьте сыр и перемешайте. Приправьте солью и черным перцем по вкусу.

3 Острым ножом сделайте на куриных грудках продольные надрезы и положите внутрь немного сырной смеси. Оберните каждую грудку 2 ломтиками ветчины и заверните в фольгу. Запекайте при 190°C 30 минут или до готовности.

4 Для приправы нарежьте остальные перцы тонкими полосками, сложите в миску. Влейте соус чили и хорошенько перемешайте. Снимите фольгу с готовых грудок, оставьте на 5 минут, после чего нарежьте ломтиками и подавайте с перечной приправой.

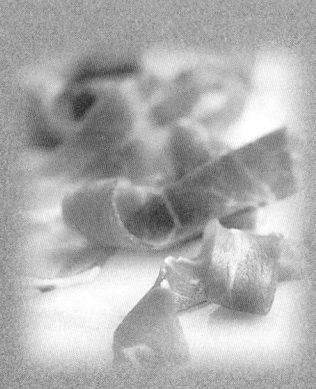

ПИЩЕВАЯ ЦЕННОСТЬ 1 порции:	
калорийность	346 ккал
углеводы	22 г
(сахар)	22 г
белки	37 г
жиры	11 г
(насыщенные)	4,5 г
клетчатка	6 г

Суп из моркови с имбирем

Пикантный смешанный вкус имбиря, чеснока и апельсинов придает привлекательность обычному продукту. Готовьте этот суп на домашнем бульоне: он вкуснее и полезнее, так как содержит мало соли.

Подготовка: 15 минут

Приготовление: 40 минут

Выход: 4 порции

2 ст. л. оливкового масла
1 средняя луковица, очистите и мелко нарежьте
1 зубчик чеснока, растолките или мелко нарежьте
Кусочек (5 см) свежего корня имбиря, мелко нарежьте
600 г моркови, очистите, крупно нарежьте
700 мл овощного бульона
Цедра и сок 2 больших апельсинов
Соль и черный перец
Шнитт-лук для украшения

1 Разогрейте масло в большой кастрюле, положите лук, чеснок, имбирь и тушите на среднем огне 3–4 минуты. Положите морковь, тушите еще 5 минут, периодически помешивая. Влейте бульон, апельсиновый сок, положите цедру, посолите, поперчите и доведите до кипения. Убавьте огонь, накройте крышкой и тушите 30 минут, пока морковь не станет мягкой.

2 Смешайте в миксере до однородной массы. Перелейте пюре в кастрюлю, подогрейте. Посыпьте шнитт-луком.

ПИЩЕВАЯ ЦЕННОСТЬ 1 порции:	
калорийность	122 ккал
углеводы	16 г
(сахар)	14 г
белки	2 г
жиры	6 г
(насыщенные)	0,9 г
клетчатка	4 г

ПИЩЕВАЯ АЛЛЕРГИЯ

Многие предпочитают молочные продукты и блюда из зерновых в качестве безвредных компонентов здорового питания. Однако у людей со сверхчувствительной иммунной системой вещества, содержащиеся в этих продуктах, могут вызывать аллергические реакции.

Что такое пищевая аллергия?

Любой продукт может спровоцировать аллергическую реакцию, но некоторые из них делают это особенно часто. Наиболее известны такие пищевые аллергены, как пшеница, коровье молоко, моллюски и ракообразные, арахис, яйца и цитрусовые.

Иммунная система пищевых аллергиков чрезвычайно активно реагирует на обычно безвредные продукты, вырабатывая антитела. Это стимулирует выделение в кровоток гистаминов и других химических веществ, вызывающих аллергическую реакцию. Для этого достаточно ничтожно малого количества пищи, содержащей аллерген.

Симптомы аллергии Проявления аллергических реакций разнообразны – от распухания губ до астмы, экземы, крапивницы, рвоты и диареи. В наиболее тяжелых случаях развивается анафилактический шок, сопровождающийся затрудненным дыханием и резким снижением артериального давления; возможны, хотя и крайне редки, смертельные исходы. Единственный способ решения проблемы – исключение из рациона аллергенов.

Пищевая аллергия может проявиться в любом возрасте, но чаще встречается у детей. Иногда она носит временный характер (8 из 10 детей к пяти годам «перерастают» аллергию), но иногда остается на всю жизнь.

Наследственный фактор Аллергия – наследственное состояние, поэтому дети родителей, страдающих пищевой аллергией, предрасположены к ней больше других. Раннее отнятие ребенка от груди также связывают с развитием аллергии, и это следует знать молодым родителям.

Некоторые факторы, например стресс, неправильное питание и слабое здоровье, повышают восприимчивость к аллергии и усиливают уже существующую.

Непереносимость пищи

Иногда организм отвергает ту или иную пищу, хотя аллергические пробы отрицательны. Такие состояния называют непереносимостью, а не аллергией. Непереносимость может быть вызвана нехваткой в организме некоторых пищеварительных ферментов, необходимых для расщепления определенных видов пищи. Яркий пример – непереносимость лактозы.

В более сложных случаях непереносимость пищи сопровождается теми же симптомами, что и аллергия, в частности сыпью или головной болью. Причиной может быть реакция на специфические вещества, содержащиеся в пище, например кофеин в кофе или чае, или на так называемые вазоактивные амины, содержащиеся в сыре и шоколаде. Такие случаи, вероятно, связаны с иммунной системой, но почему это происходит, пока не ясно.

Аллергические пробы

По разным оценкам, трое из десяти страдают от пищевой аллергии или непереносимости пищи, причем в ряде случаев поставить диагноз довольно трудно. Если симптомы проявляются вскоре

В чем причина?

Известно, что многие болезни вызываются определенными пищевыми продуктами.

Астму провоцируют молоко и молочные продукты, яйца, рыба, орехи, некоторые пищевые добавки, особенно диоксид серы (Е220) и бензоат натрия (Е211).

Экзему провоцируют молоко, молочные продукты и яйца.

Расстройства пищеварения, в частности диарея и метеоризм, бывают от молока и молочных продуктов, пшеницы, круп и дрожжей.

Синдром раздраженной толстой кишки вызывают пшеничные и молочные продукты.

Крапивницу у восприимчивых людей может спровоцировать практически любая пища, в частности клубника, моллюски и ракообразные, пищевые добавки, особенно бензоат натрия (Е211).

Синуситы и риниты вызывают пшеница, яйца, пищевые красители (особенно азокрасители), соли салициловой кислоты (входят в состав аспирина, содержатся в некоторых ягодах, например в клубнике) и бензоат натрия (Е211).

Мигрень и головные боли чаще всего провоцируют сыр, шоколад, цитрусовые, кофеин и красное вино.

после принятия определенной пищи, установить виновника легче. Однако часто до обнаружения симптомов проходит довольно много времени; кроме того, аллергические реакции на одну и ту же пищу проявляются у разных людей по-разному.

Для выявления аллергических реакций часто используют кожные пробы. С помощью иглы под кожу вводят небольшое количество подозреваемого продукта. При наличии аллергической реакции кожа краснеет и слегка набухает. Эти пробы нельзя считать надежными на 100%, тем не менее они дают полезные ориентиры на будущее.

Элиминационная диета Наиболее надежный метод распознавания пищевой аллергии или непереносимости – исключение подозрительного продукта из рациона. Это необходимо проводить под наблюдением врача. Если в результате состояние больного улучшается, значит, именно удаленный продукт вызывал аллергию или непереносимость.

Можно исключить из рациона сразу несколько пищевых продуктов, а затем вводить их по одному, чтобы установить виновника. Исключение из рациона нескольких продуктов или целой группы, например молочных продуктов, может привести к опасному дефициту необходимых питательных веществ. Поэтому так важно наблюдение врача.

Опасные свойства молочных продуктов

Молочные продукты могут создавать ряд серьезных проблем. Одна из них – неспособность к перевариванию молока, называемая непереносимостью лактозы. В этом случае организм не синтезирует фермент лактазу, необходимый для расщепления лактозы – молочного сахара.

Непереносимость коровьего молока наблюдается у 7% грудных младенцев и детей до пяти лет. Однако и у взрослых потребление молока и молочных продуктов может быть связано с неприятными явлениями. При отсутствии лактазы расщепление и усвоение лактозы становится невозможным, и она попадает в своем первозданном виде в толстую кишку. Там она подвергается воздействию бактерий, что приводит к таким явлениям, как метеоризм, боли в области живота и диарея.

Наследственное состояние, называемое дефицитом лактазы, которое проявляется вскоре после рождения, встречается крайне редко. Более распространенное явление – временная непереносимость лактозы, возникающая после расстройства желудка, в частности гастроэнтерита. Некоторые люди страдают от аллергии на белок коровьего молока. Она встречается реже, чем непереносимость лактозы, но обычно вызывает те же симптомы и может возникнуть в любом возрасте.

При непереносимости лактозы следует резко ограничить потребление молока и молочных продуктов, чтобы избежать вредных для здоровья последствий. Однако в более серьезных случаях единственный выход – полный отказ от этой пищи и переход на соевые и другие продукты, не содержащие лактозы.

В поисках альтернативы Внимательно изучите ассортимент ближайшего магазина лечебного питания и поэкспериментируйте с разными продуктами. Например, залейте соевым молоком завтрак из зерновых или приготовьте молочный коктейль из кокосового молока. Всегда можно найти подходящую замену. Так, страдающие аллергией на белок коро-

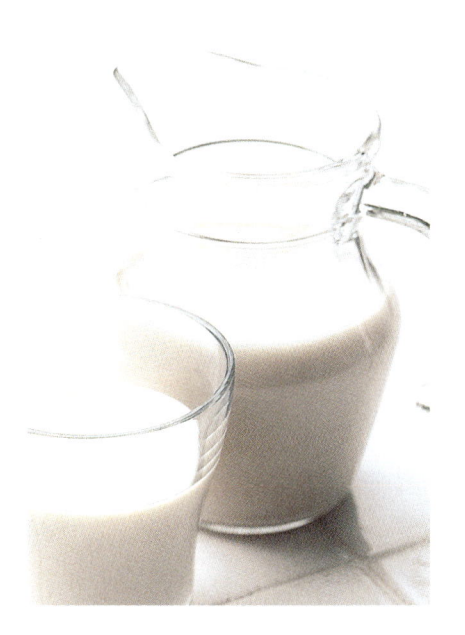

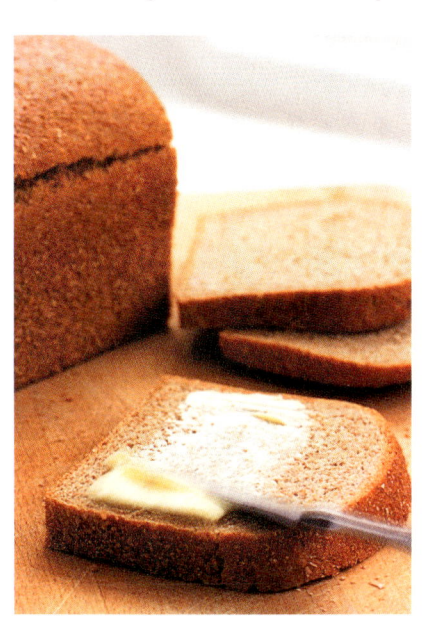

Альтернатива молочным продуктам Если приходится исключить из рациона молочные продукты, можно подобрать разные заменители, не содержащие лактозу. Это соевое и кокосовое молоко, овсяный напиток, соевый маргарин и несливочное мягкое масло на основе оливкового.

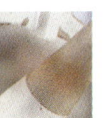

вьего молока могут использовать овечье или козье молоко и продукты из них – сыр и йогурт.

Тяжелая непереносимость лактозы Вероятно, в этом случае придется отказаться от молока в любом виде, в том числе от овечьего и козьего. Следует воздерживаться и от таких молочных продуктов, как сливки и мягкий сыр. Безопаснее есть сливочное масло и твердые сыры, так как они содержат мало лактозы. Натуральный йогурт также практически не вызывает осложнений.

Лактоза или следы коровьего молока содержатся во многих готовых продуктах, а также в некоторых искусственных подсластителях и лекарственных препаратах. Поэтому внимательно читайте этикетки.

Вот слова, встречающиеся в перечнях ингредиентов, которые должны вас насторожить: казеин или казеинат, гидролизованные казеин или сыворотка, лактоза, обезжиренные сухие вещества молока, лактоальбумин, лактоглобулин, снятое сухое молоко, сыворотка, перетопленное жидкое масло, моноглютамат натрия (MGS).

Аллергия на зерновые

У особо восприимчивых людей аллергия на глютен (клейковину) – белок, содержащийся в зерновых, например в пшенице, овсе, ячмене или ржи, – наносит вред ворсинкам – тончайшим, похожим на волоски выростам, выстилающим тонкий кишечник и ответственным за всасывание питательных веществ.

Это заболевание, называемое целиакией, или глютеновой недостаточностью, вызывает воспаление верхнего отдела тонкого кишечника, снижение веса и дефицит питательных веществ – витаминов и минералов, выражающееся в анемии. Полное исключение пищи, содержащей клейковину, приводит к быстрому улучшению состояния, и другого лечения обычно не требуется.

Нежелательные продукты При аглютеновой диете приходится исключать продукты из пшеницы, овса, ячменя, ржи, макаронные изделия, кускус, готовые завтраки из зерновых, торты и печенье. Часто в готовые продукты входят компоненты, содержащие глютен, поэтому внимательно читайте этикетки. Не пропустите такие термины, как модифицированный крахмал, связывающие вещества и наполнители на основе муки. Кроме того, не следует пить такие напитки, как ячменный отвар с лимоном, пиво и портер, сваренные из ячменя.

Квалифицированный диетолог поможет составить рацион и направит на консультацию в специализированные медицинские уч-

Источники кальция

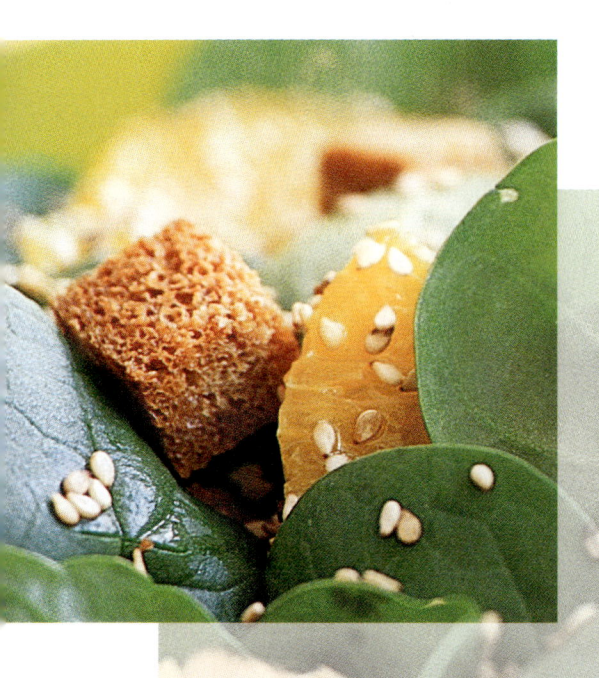

Молоко и молочные продукты – важнейшие источники кальция. Если эти продукты противопоказаны, придется искать другие источники.

Немолочные источники кальция – консервированная рыба, в частности сардины, и темно-зеленые листовые овощи (например, шпинат), белый хлеб, абрикосы, кунжутные семена, фасоль. Можно увеличить потребление кальция, сочетая разные продукты, например посыпать салат из шпината кунжутными семенами и подавать его с гренками.

Если думаете, что, исключив из рациона молочные продукты, вы получаете недостаточно кальция, посоветуйтесь с врачом, не принимать ли вам препараты кальция без лактозы.

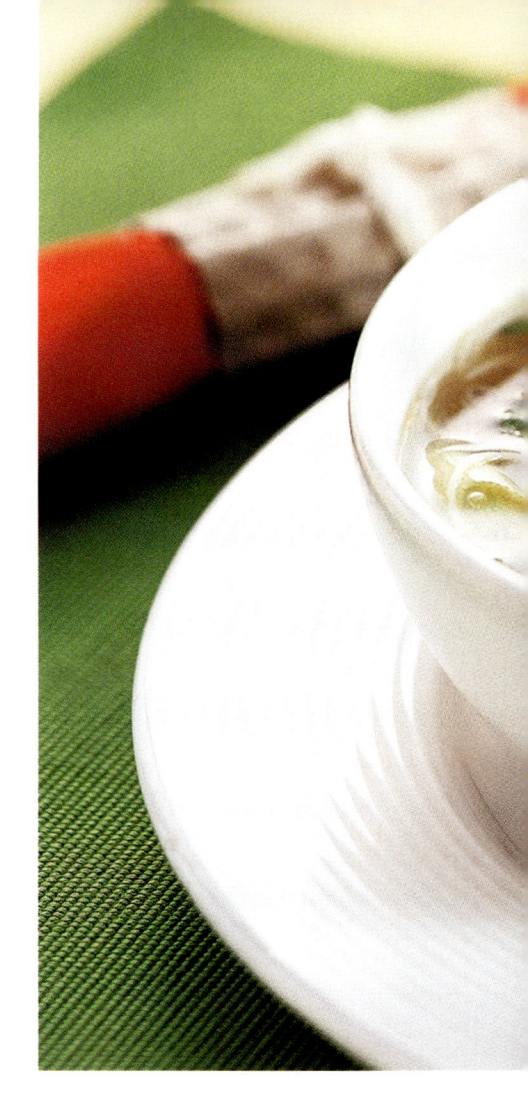

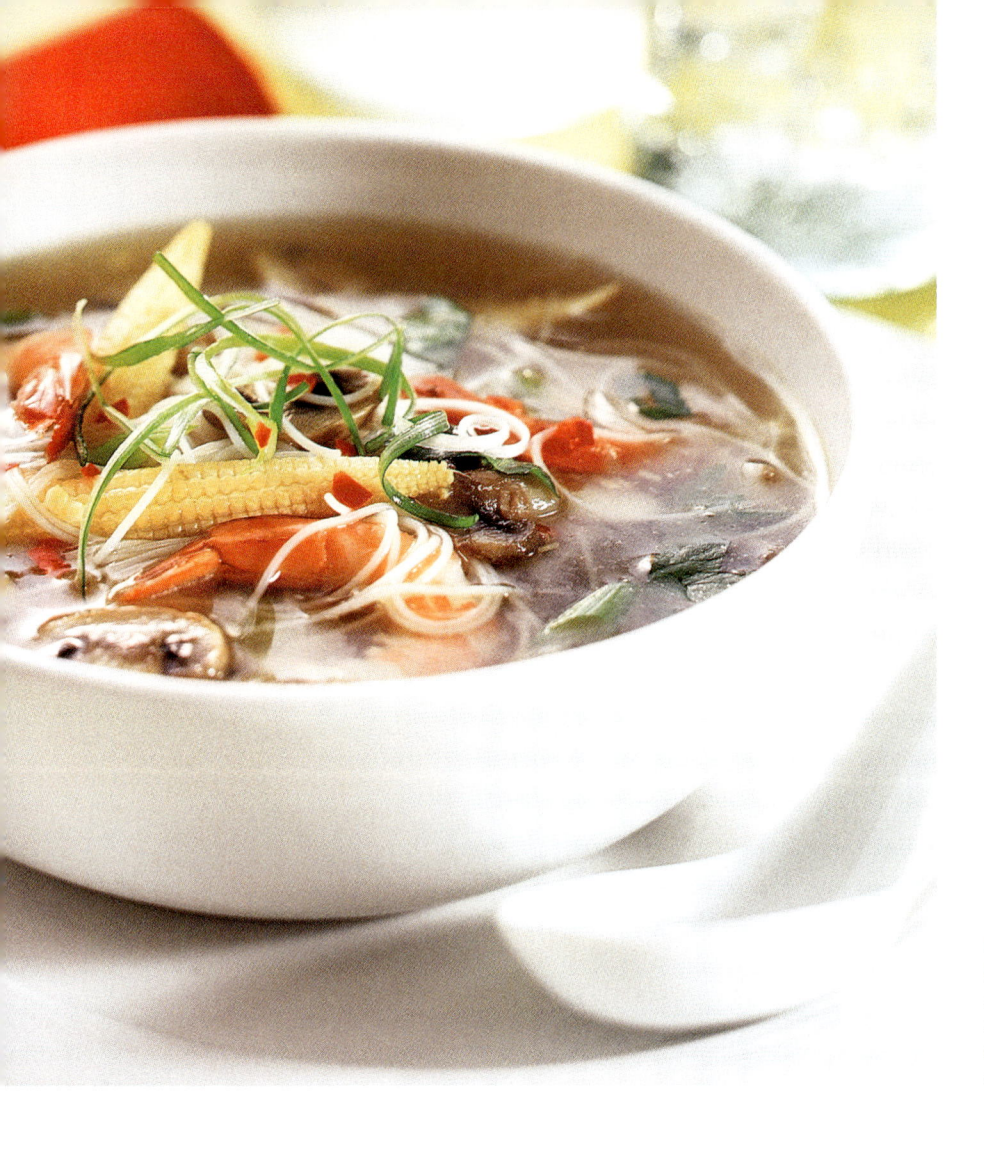

Вкусно и без клейковины
Насладитесь восточным букетом вкуса и аромата восхитительного супа, приготовленного из бульона: в нем мало соли, поэтому он не вызовет аллергию.

реждения. Поищите подходящие рецепты приготовления блюд, не содержащих клейковины. Заменяйте запрещенные продукты картофелем, бобовыми, рисом, кукурузой и орехами.

Кулинарные советы При аглютеновой диете приходится проявлять немало выдумки и фантазии, чтобы сделать меню разнообразным. Однако продуктов, не содержащих клейковины, довольно много, и, приложив некоторые усилия, можно добиться впечатляющих результатов.

Выпечка из муки без клейковины Благодаря клейковине, содержащейся в обычной муке, тесто поднимается и хлеб приобретает характерную текстуру. Изделия из муки, не содержащей клейковины, отличаются по текстуре от выпеченных из пшеничной муки. Однако, немного попрактиковавшись, вы вскоре с успехом сможете выпекать «альтернативный» хлеб и пироги.

Картофельная мука, известная также как картофельный крахмал, хороша для выпечки и отличный загуститель для соусов.

Соевая мука – прекрасный источник белка и витаминов группы В. Отличается ярко выраженным вкусом; лучше использовать ее в смеси с другими видами муки.

Кукурузная мука или кукурузный крахмал производится из кукурузы. Хороший загуститель для соусов; можно использовать для выпекания тортов, хлеба, печенья.

Мука из нута имеет приятный оригинальный вкус и широко используется для выпечки индийского хлеба. Хороший источник белка и витаминов.

Аррорут (мука из корневищ маранты и некоторых других растений) – замечательный загуститель, используемый для приготовления подлив и соусов.

Мука из каштанов имеет характерный вкус и хороша для выпечки сладостей.

Мука из саго почти безвкусная; по текстуре напоминает рисовую муку. Используется для приготовления пудингов и как загуститель.

Гречневая мука имеет ярко выраженный характерный вкус, из нее часто пекут оладьи и блинчики. Для выпечки используется обычно в смеси с другими видами муки, не содержащими клейковины.

Кукуруза не содержит клейковины, используется для производства разных продуктов. Среди них полента, воздушная кукуруза (попкорн) и кукурузный сироп, используемый как подсластитель.

Суп «Том Ям»

Ароматная лимонная трава, листья лимона придают блюду особый вкус. Если у вас аллергия на ракообразных, замените креветки курицей. Нарежьте куриные грудки ломтиками и добавьте к блюду на этапе 3.

Подготовка: **10 минут**

Приготовление: **15 минут**

Выход: **4 порции**

ПИЩЕВАЯ ЦЕННОСТЬ 1 порции:	
калорийность	**190 ккал**
углеводы	**25 г**
(сахар)	**1 г**
белки	**16 г**
жиры	**2,5 г**
(насыщенные)	**0,4 г**
клетчатка	**1 г**

115 г рисовой лапши
2 ч. л. растительного масла
Кусочек (2,5 см) корня имбиря, очистите, мелко нарежьте
2 черешка лимонной травы очистите, мелко нарежьте
1 стручок красного перца чили, удалите семена и мелко нарежьте
1,4 л домашнего куриного бульона
4 листика лимона
140 г мелких грибов, тонко нарежьте
85 г молодой сладкой кукурузы, початки нарежьте ломтиками
4 пера зеленого лука, мелко нарежьте
280 г сваренных и очищенных креветок с хвостами
3 ст. л. соуса для рыбы
Сок 2 лимонов
3 ст. л. нарезанной зелени кориандра
Мелко нарезанный зеленый лук и красный перец чили для украшения

1 Отварите рисовую лапшу согласно инструкциям на упаковке.

2 Разогрейте масло в большой кастрюле, положите имбирь, лимонную траву, чили и подержите на огне 1 минуту. Влейте куриный бульон, положите листья лимона, грибы, кукурузу и зеленый лук. Доведите до кипения, убавьте огонь и варите 10 минут.

3 Положите лапшу, креветки, влейте соус для рыбы и сок лимона и подержите на огне еще 2 минуты. Добавьте кориандр.

4 Удалите листья лимона, разлейте суп по тарелкам, украсьте смесью зеленого лука и перца чили.

Жаркое из креветок и горошка по-восточному

Это хрустящее жаркое имеет насыщенные цвет, консистенцию и вкус и быстро готовится. Можно подавать с обычным рисом или рисовой лапшой.

Подготовка: **5 минут**

Приготовление: **7–9 минут**

Выход: **2 порции**

ПИЩЕВАЯ ЦЕННОСТЬ 1 порции:	
калорийность	**200 ккал**
углеводы	**10 г**
(сахар)	**10 г**
белки	**21 г**
жиры	**7 г**
(насыщенные)	**1 г**
клетчатка	**3 г**

1–2 ст. л. рапсового или подсолнечного масла
1/2 сладкого красного перца, удалите семена и тонко нарежьте
4 луковицы, тонко нарежьте
100 г молодого зеленого горошка в стручках, промойте, аккуратно подрежьте
200 г очищенных креветок
Кусочек (2,5 см) свежего корня имбиря, натертого на терке
2 толченых зубчика чеснока
2 ст. л. сухого хереса

1 В большой сковороде с антипригарным покрытием разогрейте на сильном огне 1 ст. л. масла.

2 Обжаривайте перцы, лук и горошек 4–5 минут, помешивая. Добавьте креветки и жарьте еще 2–3 минуты. Всыпьте имбирь и чеснок, жарьте, помешивая, еще 1 минуту.

3 Снимите с огня, влейте херес и подавайте с рисом или рисовой лапшой.

Лимонный кекс из поленты

Этот лёгкий маленький кекс с ароматом лимона покажет, что можно получать удовольствие от пищи и при диете, исключающей потребление клейковины. Кекс подаётся с клубникой и черникой, к чаю или на десерт.

Подготовка: **15 минут**

Приготовление: **45–50 минут**

Выход: **8 порций**

ПИЩЕВАЯ ЦЕННОСТЬ 1 порции:	
калорийность	466 ккал
углеводы	43 г
(сахар)	35 г
белки	7 г
жиры	30 г
(насыщенные)	13 г
клетчатка	1,5 г

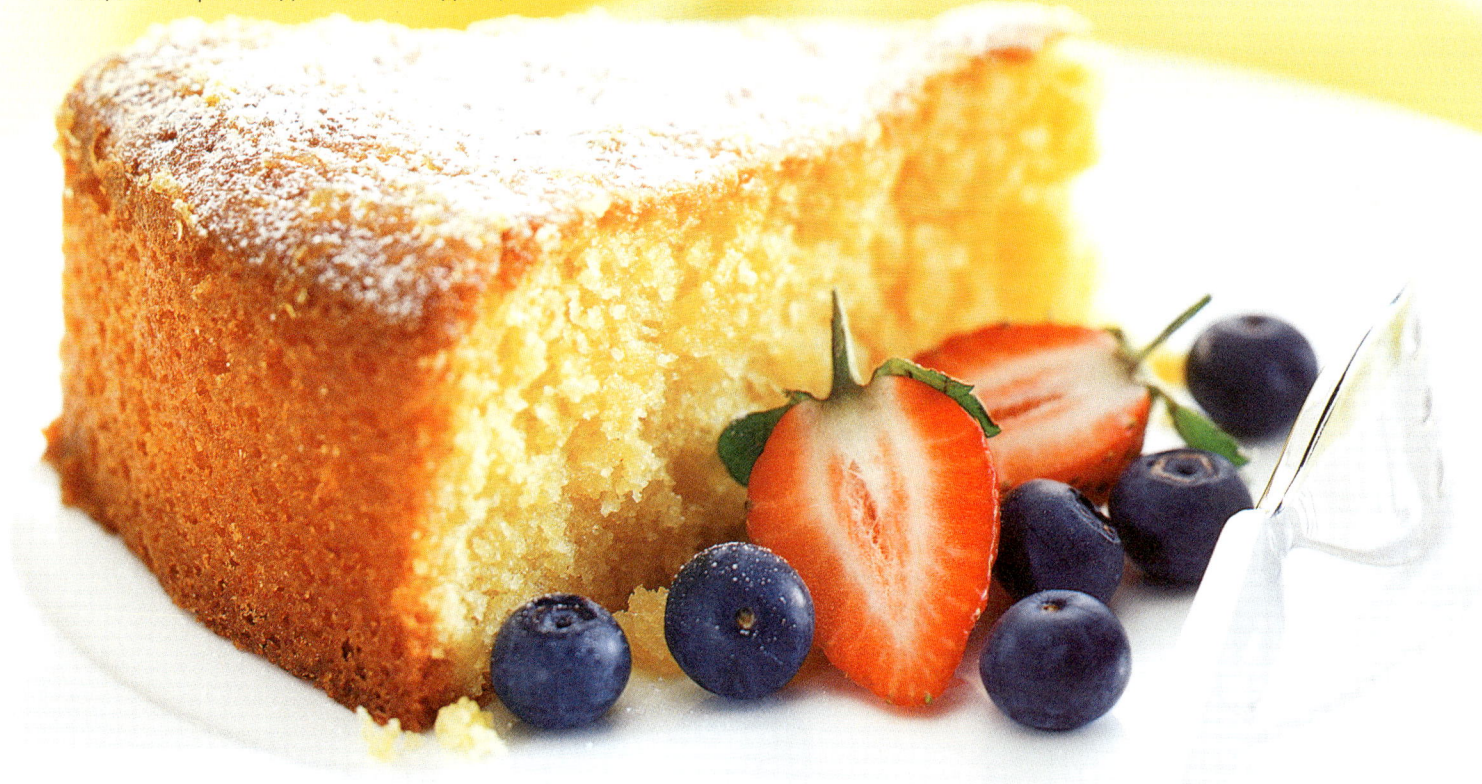

175 г сливочного масла
175 г сахарной пудры
2 крупных яйца
150 г молотого миндаля
85 г поленты
1/2 ч. л. пекарского порошка без клейковины
Цедра 2 больших лимонов
2 ст. л. лимонного сока
ДЛЯ ЛИМОННОГО СИРОПА
85 г сахарной пудры
Цедра и сок 1 большого лимона
Сахарная глазурь для посыпки, свежие ягоды клубники и черники

1. Нагрейте духовку до 180°C. Вынимающееся дно формы для кекса диаметром 17 см застелите пергаментной бумагой, а стенки слегка намажьте жиром.

2. Разотрите сливочное масло с сахаром до лёгкой, воздушной консистенции. По одному вбейте яйца. Осторожно добавьте миндаль, поленту, пекарский порошок, лимонную цедру, сок и тщательно перемешайте.

3. Выложите массу в подготовленную форму и выпекайте 45–50 минут до готовности (после протыкания кекса в центре лезвие ножа должно оставаться чистым).

4. Для приготовления сиропа положите в маленькую кастрюлю сахар, лимонную цедру, влейте лимонный сок, 2 ст. л. воды и нагревайте, пока сахар не растворится. Кипятите на слабом огне 5 минут, затем снимите с плиты.

5. Выньте кекс из формы и переложите на блюдо. Соломинкой для коктейлей проткните кекс в нескольких местах. Сбрызните сиропом. Перед подачей посыпьте сахарной глазурью.

Глава II

Через года

Пища играет огромную роль в жизни человека. С рождения и до глубокой старости мы черпаем силы, энергию и здоровье из этого источника. Очевидно, что с течением времени наши потребности в питательных веществах меняются. Научившись приспосабливать свой рацион к особенностям каждого возрастного периода, можно сохранить красоту и здоровье на долгие годы.

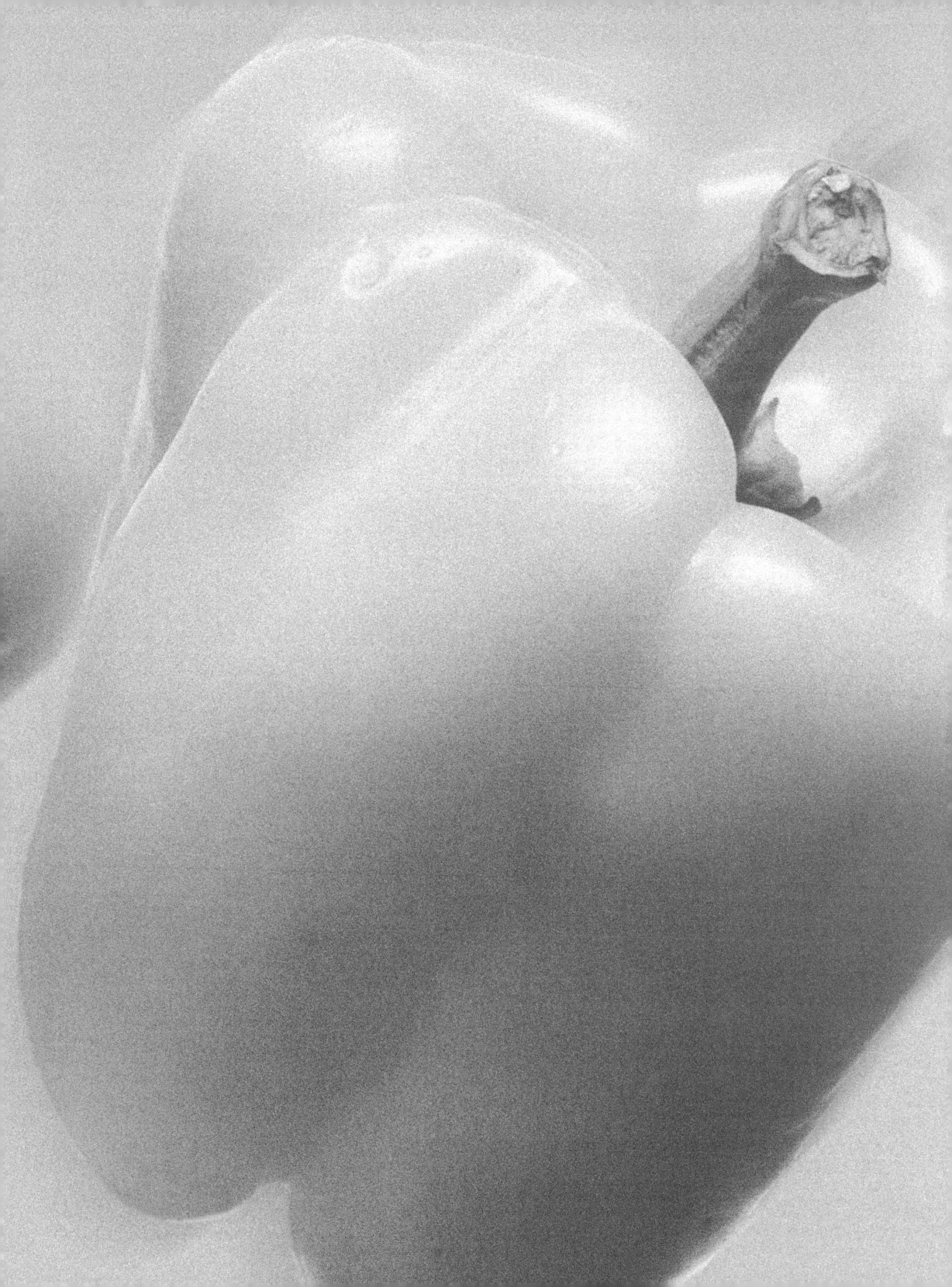

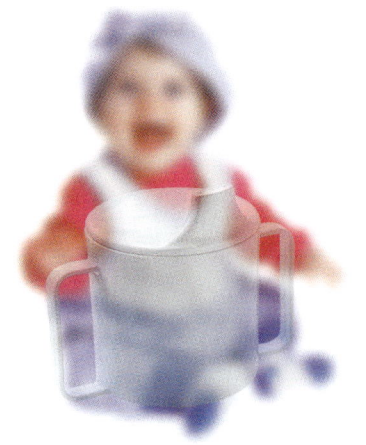

Все лучшее – детям

Все родители стремятся обеспечить своим детям успешный старт, а это прежде всего правильное, сбалансированное и регулярное питание. Оно закладывает прочный фундамент на всю его дальнейшую жизнь.

Взяв в первый раз на руки новорожденного ребенка, трудно представить себе, как быстро будет расти этот малыш. А между тем за первые шесть месяцев его вес увеличивается более чем вдвое. Когда ребенок начинает ходить, его рост замедляется, однако вес продолжает стабильно повышаться. Поэтому в первые месяцы детям требуется гораздо больше питательных веществ, чем взрослым.

ОСНОВЫ ПИТАНИЯ МЛАДЕНЦЕВ

В отличие от взрослых, которым полезнее всего рацион с большим количеством клетчатки, у грудных детей и у тех, кто только начинает ходить, желудок еще очень мал; поэтому им необходима пища с высокой концентрацией питательных веществ.

Самый концентрированный источник энергии – жиры, необходимые малышам в большом количестве. Грудное молоко содержит особые полиненасыщенные кислоты, играющие важнейшую роль в развитии мозга, центральной нервной системы и органов зрения. Материнское молоко или адаптированные молочные смеси полностью обеспечивают потребности грудного ребенка в энергии.

Строительные блоки

Детям на каждый килограмм массы тела требуется в три раза больше белка, чем взрослым. Это жизненно важное вещество участвует в построении всех клеток и тканей растущего организма. В первые шесть месяцев жизни все потребности в белке обеспечивают грудное молоко или искусственные молочные смеси. Но по мере перехода на более твердую пищу и сокращения потребления молока становятся необходимы и другие источники белка. К шести месяцам в рацион грудных детей уже следует включать мясо и/или бобовые. После шести месяцев можно постепенно вводить рыбу и крутые яйца.

Необходимые минералы Железо – незаменимый компо-

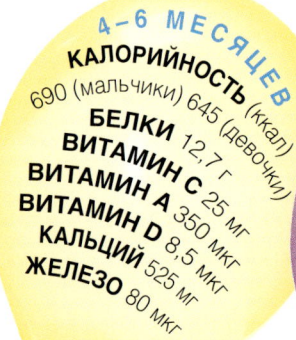

0–3 МЕСЯЦА
Калорийность (ккал)
545 (мальчики) 515 (девочки)
БЕЛКИ 12,5 г
ВИТАМИН С 25 мг
ВИТАМИН А 350 мкг
ВИТАМИН D 8,5 мкг
КАЛЬЦИЙ 525 мг
ЖЕЛЕЗО 30 мкг

4–6 МЕСЯЦЕВ
Калорийность (ккал)
690 (мальчики) 645 (девочки)
БЕЛКИ 12,7 г
ВИТАМИН С 25 мг
ВИТАМИН А 350 мкг
ВИТАМИН D 8,5 мкг
КАЛЬЦИЙ 525 мг
ЖЕЛЕЗО 80 мкг

7–9 МЕСЯЦЕВ
Калорийность (ккал)
825 (мальчики) 765 (девочки)
БЕЛКИ 13,7 г
ВИТАМИН С 25 мг
ВИТАМИН А 350 мкг
ВИТАМИН D 7 мкг
КАЛЬЦИЙ 525 мг
ЖЕЛЕЗО 140 мкг

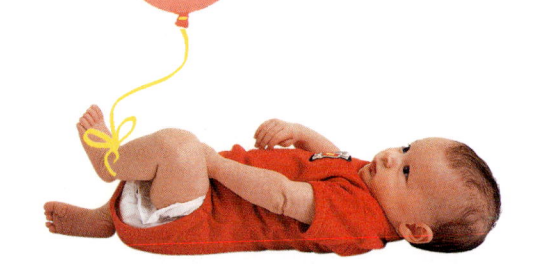

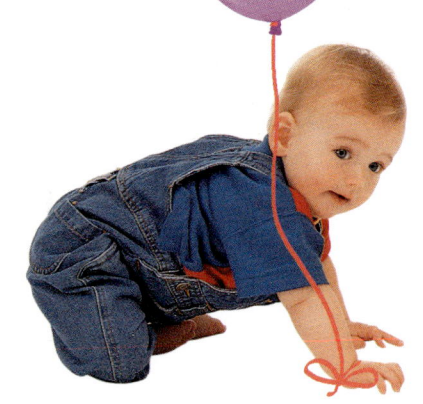

нент гемоглобина – красного пигмента крови, доставляющего кислород всем клеткам организма. Недостаток железа вызывает анемию, влекущую за собой утомляемость, упадок сил, потерю аппетита и замедление умственного и физического развития. Дети появляются на свет с запасом железа в организме, но его хватает в среднем на шесть месяцев. До полугода давайте грудному ребенку каши, обогащенные железом, для пополнения запаса этого незаменимого элемента. После шести месяцев можно включить в рацион крутые яйца, после десяти – говядину, печень и печеночный паштет, жирную рыбу и темно-зеленые овощи, например горох, брокколи, шпинат и брюссельскую капусту, а также сухофрукты.

Танин, содержащийся в чае, затрудняет усвоение железа, поэтому старайтесь не давать чай не только грудным, но и маленьким детям.

Кальций жизненно необходим для формирования скелета ребенка, здоровых зубов, мышц, сердца, нервной системы, а также для нормальной свертываемости крови. Как правило, в первые месяцы жизни нужное количество кальция ребенок получает из материнского молока или молочных смесей. Однако по мере роста малыша следует вводить в рацион в качестве источников кальция молочные продукты – сыр, йогурт, творог, жидкий заварной крем и молочные пудинги.

Необходимые витамины Давайте малышу витаминные капли ACD после шести месяцев, если кормите грудью, а при искусственном вскармливании – после прекращения использования молочных смесей. От витамина A (известен также как ретинол) зависит здоровье кожи и глаз. Он участвует в преобразовании попадающего на сетчатку света в нервный импульс.

Фрукты и овощи оранжевого цвета – морковь, персики и абрикосы – хорошие источники витамина A, так же как молоко, молочные продукты, яйца, маргарин и печень. При грудном вскармливании матери следует увеличить потребление витамина A.

Витамин C необходим для роста и восстановления тканей. Кроме того, он усиливает всасывание железа; поэтому следует сочетать продукты, богатые железом, с продуктами, богатыми витамином C, особенно если у ребенка вегетарианская диета. Ценнейшими источниками витамина C считаются цитрусовые, киви, манго, ананасы, томаты и сладкий перец. Он содержится также в картофеле, свежих фруктах и овощах – брокколи, зеленом луке и брюссельской капусте.

Витамин D необходим для усвоения кальция из пищи; его дефицит иногда приводит к нарушению процесса образования костей – рахиту. Витамин D в изобилии содержится в жирной рыбе, печени, витаминизированных продуктах из дробленого зерна, в маргарине, а также в молоке и сливочном масле. Большая часть витамина D вырабатывается организмом под действием солнечного света на кожу, поэтому малышам необходимо больше гулять, особенно летом, чтобы в организме образовался запас этого витамина.

10–12 МЕСЯЦЕВ
КАЛОРИЙНОСТЬ (ккал) 920 (мальчики) 865 (девочки)
БЕЛКИ 14,9 г
ВИТАМИН C 25 мг
ВИТАМИН A 350 мкг
ВИТАМИН D 7 мкг
КАЛЬЦИЙ 525 мг
ЖЕЛЕЗО 140 мкг

1–2 ГОДА
КАЛОРИЙНОСТЬ (ккал) 1230 (мальчики) 1165 (девочки)
БЕЛКИ 14,5 г
ВИТАМИН C 30 мг
ВИТАМИН A 400 мкг
ВИТАМИН D 7 мкг
КАЛЬЦИЙ 350 мг
ЖЕЛЕЗО 120 мкг

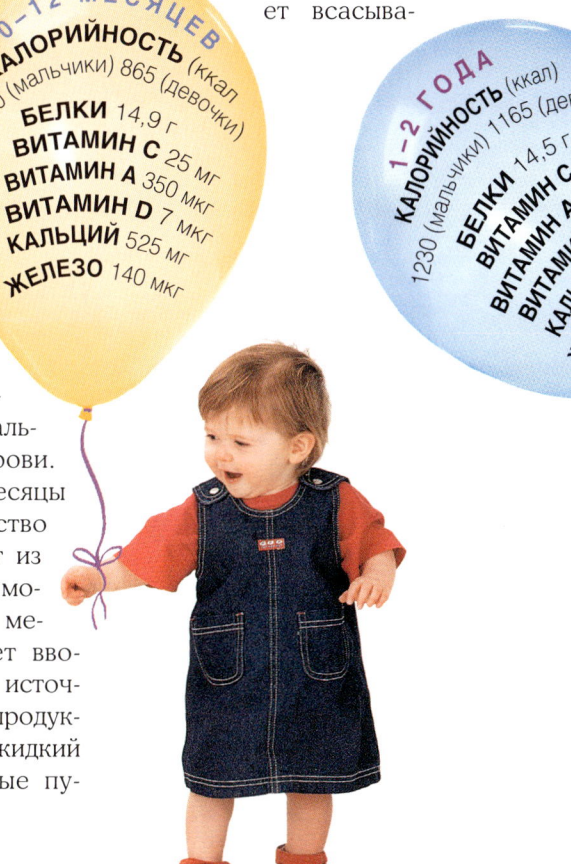

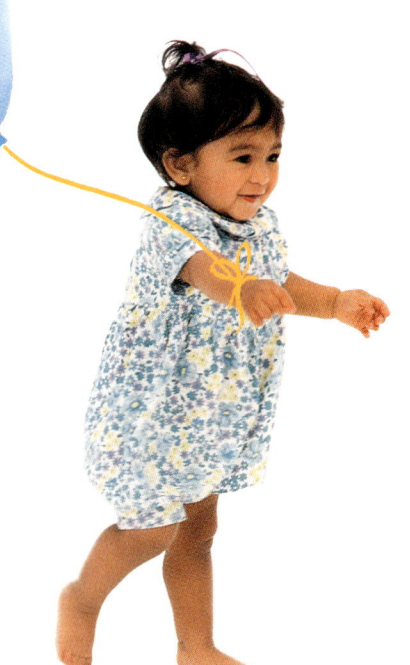

ИДЕИ ДЛЯ МЕНЮ
Ежедневный рацион для самых маленьких

4–6 МЕСЯЦЕВ

ПОСЛЕ ПРОБУЖДЕНИЯ Кормление грудью или молочными смесями.

ЗАВТРАК Детское питание без пшеницы с грудным молоком, кормление грудью или молочной смесью.

ОБЕД Овощное пюре с мясным пюре или бобовыми; кормление грудью или молочной смесью.

ПОЛДНИК Фруктовое пюре, кормление грудью или молочной смесью.

ПЕРЕД СНОМ Кормление грудью или молочной смесью.

7–9 МЕСЯЦЕВ

ПОСЛЕ ПРОБУЖДЕНИЯ Кормление грудью или молочной смесью.

ЗАВТРАК Каша с молоком; кормление грудью или молочной смесью.

ОБЕД Пюре из мяса, рыбы или бобовых; картофельное пюре с овощами; йогурт или молочный пудинг; охлаждённая кипячёная вода из чашки.

ПОЛДНИК Яйцо и поджаренный хлеб или макароны с сыром; молодая кукуруза или отварная морковь; спелые фрукты или размятый банан.

ПЕРЕД СНОМ Кормление грудью или молоко из бутылочки.

10–12 МЕСЯЦЕВ

ЗАВТРАК Готовый зерновой завтрак с молоком; молочная смесь из чашки или кормление грудью.

ОБЕД Кусочки мяса, рыбы или бобовые; картофель, рис или макароны; размятые овощи; йогурт или молочный пудинг; разбавленный фруктовый сок.

ПОЛДНИК Бутерброд или макаронные изделия с сыром; ломтики помидора, огурца или зелёного сладкого перца; компот, сухофрукты или ломтики спелых фруктов; чашка детской молочной смеси.

ПЕРЕД СНОМ Кормление грудью или молочной смесью из чашки.

1–3 ГОДА

ЗАВТРАК Готовый завтрак из зерновых с молоком; разбавленный фруктовый сок.

ВТОРОЙ ЗАВТРАК Лёгкая закуска, например хлебные палочки и сырные кубики; молочный напиток.

ОБЕД Мясо, рыба или бобовые с рисом или макаронами; овощи; йогурт или молочный пудинг; вода или разбавленный фруктовый сок.

ПОЛДНИК Ячменная или пшеничная лепёшка, сдобная булочка к чаю или оладьи; ломтики фруктов; вода.

УЖИН Макаронные изделия; рис с ветчиной, яйцами или сыром; бутерброд с тунцом; ломтики овощей и фруктов; молоко.

Аппетитные оладьи

Тесто для оладий: смешайте в миксере одно взбитое яйцо, 150 мл цельного молока, 40 г муки из цельного зерна и 1 ч. л. подсолнечного масла до образования густой массы. Дайте выстояться 1–2 часа. Слегка смажьте дно сковороды подсолнечным маслом, выливайте тесто десертной ложкой. Жарьте на среднем огне до золотистого цвета. Подайте с джемом, сыром или мёдом.

Выход: около 20 оладий.

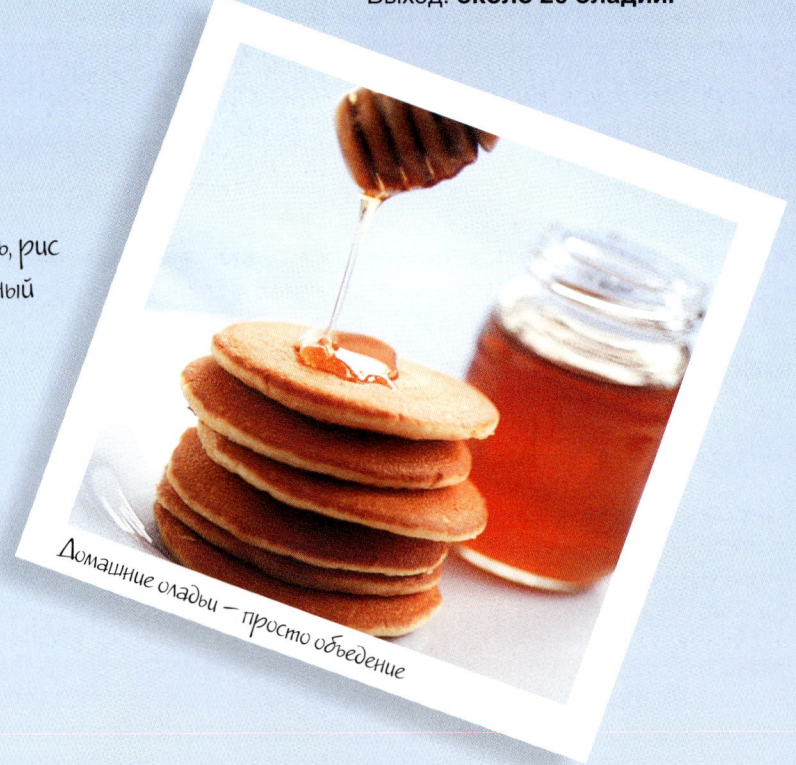

Домашние оладьи — просто объедение

Грудное вскармливание

Идеальный состав Грудное молоко содержит все необходимые ребенку питательные вещества в нужных количествах.

Надежная защита Грудное молоко содержит антитела и другие вещества, защищающие малыша от таких инфекционных заболеваний, как гастроэнтерит, простуда и грипп, от болезней уха. Факторы роста и гормоны, содержащиеся в грудном молоке, играют определенную роль в развитии ребенка.

Здоровье в будущем Дети, которых кормят грудью, меньше подвержены хроническим заболеваниям и аллергическим реакциям.

Хорошее усвоение Грудное молоко легко переваривается и усваивается организмом, поэтому дети, которых кормят грудью, меньше страдают от диареи и запоров.

Перемена питания без осложнений Вкус грудного молока зависит от пищи, которой питается мать, поэтому дети, находящиеся на грудном вскармливании, легче переходят к пище, принятой в семье, когда их начинают отнимать от груди.

Водный баланс

У маленьких детей соотношение между поверхностью тела и объемом довольно велико; поэтому они могут терять много влаги с потом, особенно в жаркую погоду. Во избежание обезвоживания организма почаще давайте ребенку пить.

Лучшие напитки – молоко и вода. Сладкие напитки перебивают аппетит и вредны для зубов, даже если зубы еще не прорезались. Фруктовые соки – хороший источник витаминов, но содержащиеся в них сахар и кислота также могут испортить зубы. Лучше разбавлять соки водой и давать их только во время еды.

ПИТАНИЕ В ПЕРВЫЕ МЕСЯЦЫ ЖИЗНИ

До четырех месяцев ребенок должен получать все необходимое для нормального роста – белки, жиры, углеводы, витамины и минералы – из грудного молока или молочных смесей. Его пищеварительная система еще недостаточно развита, чтобы справляться с иной пищей.

Грудное вскармливание

В идеале женщины должны кормить ребенка грудью, но если они не могут или не хотят делать это, адаптированные молочные смеси обеспечат малыша всеми нужными ему питательными веществами.

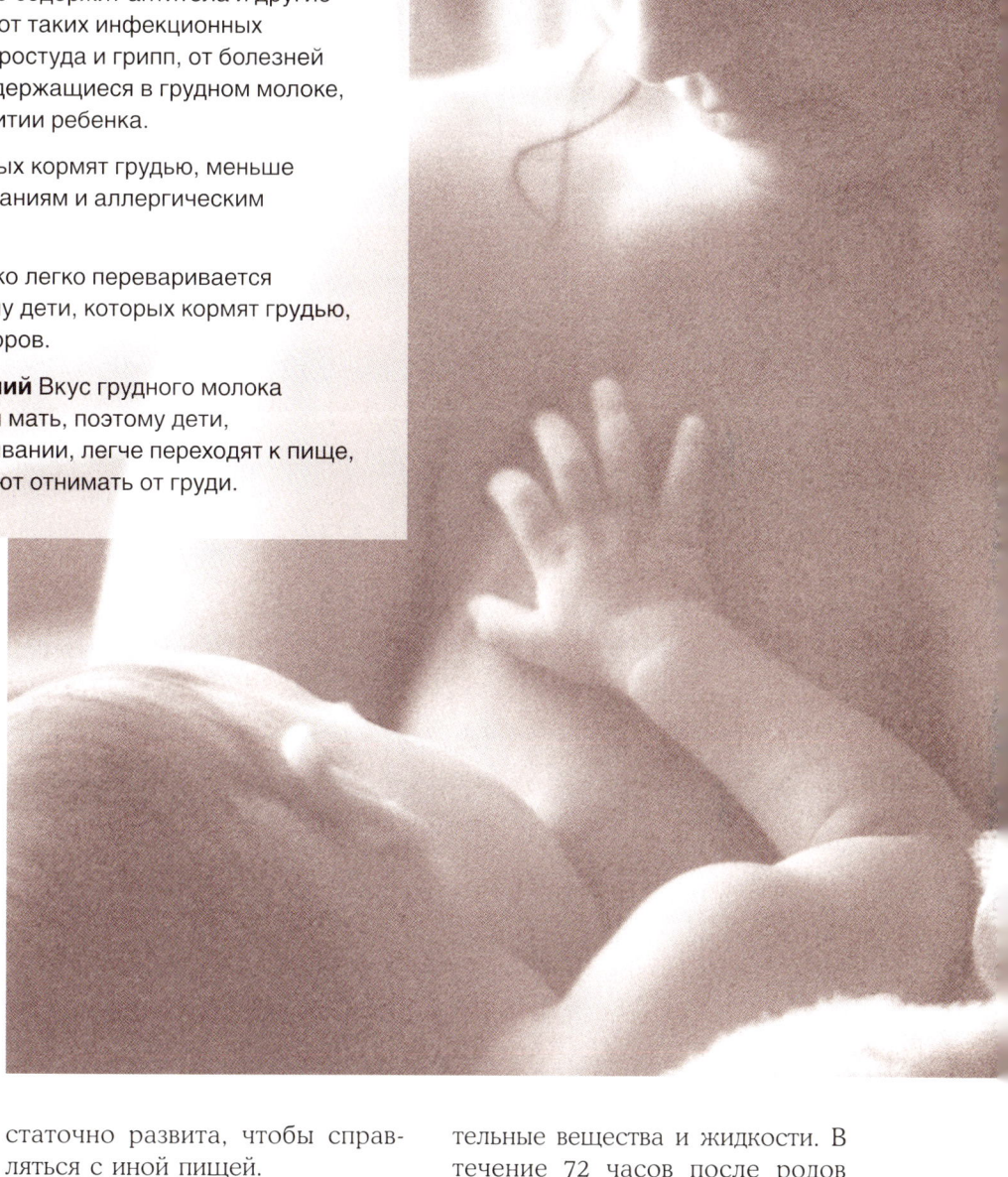

Грудное молоко содержит в необходимом соотношении питательные вещества и жидкости. В течение 72 часов после родов молочные железы вырабатывают водянистую желтую жидкость, называемую молозивом. Оно содержит в больших количествах белки, минералы и витамины A, D и B_{12}, но в нем мало жиров и оно некалорийно. Белки представлены главным образом иммуноглобулином A. Считается, что он предупреждает инфекции и препятствует проникновению потенциальных аллергенов из кишечника в кровоток.

К концу первой недели после родов состав молока изменяется. При каждом кормлении первая порция молока, которую получает ребенок, начиная сосать, имеет водянистую консистенцию, содержит мало жиров и очень хорошо утоляет жажду. В процессе кормления содержание жиров и белков повышается. Эти два вида молока называют соответственно «раннее молоко» и «позднее молоко». Они обеспечивают нормальное развитие малыша, снабжая его всеми необходимыми питательными веществами.

Я сам! Начиная есть самостоятельно, ребенок перепачкается с ног до головы, тем не менее его следует поощрять.

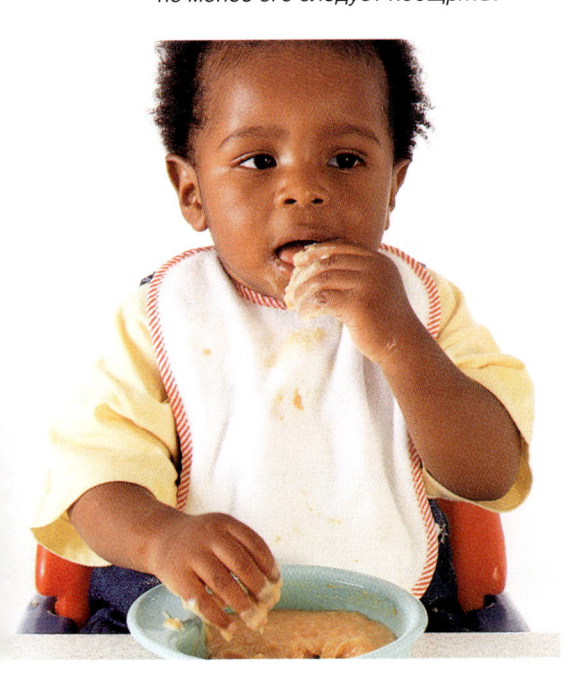

Молочные смеси

Заменители грудного молока производятся в строгом соответствии с разработанными нормами и, насколько это возможно, соответствуют материнскому молоку. Обычно адаптированные молочные смеси изготовляются из коровьего молока. В процессе производства в нем понижают содержание белков и соли и корректируют соотношение других питательных веществ. Молочные смеси выпускают в сухом виде или готовыми к употреблению, в пакетах или бутылках. Какие бы смеси вы ни использовали, непременно следуйте инструкциям по применению. Не берите больше порошка, чем указано, иначе ребенок получит избыточное количество белков и жиров и мало воды.

Чего избегать Ни в коем случае нельзя давать натуральное коровье молоко детям до года. В нем слишком мало витамина D и железа, но слишком много белков и соли, что создает чрезмерную нагрузку на почки и, кроме того, может вызвать желудочно-кишечное кровотечение. Цельное коровье молоко можно вводить в рацион детей после года.

Для детей постарше Выпускаются также молочные смеси для детей от шести месяцев до двух лет. Благодаря повышенному содержанию железа они способствуют профилактике анемии. Однако, если питание детей сбалансировано и содержит продукты, богатые железом, в них нет необходимости.

ОТНЯТИЕ ОТ ГРУДИ

В возрасте четырех – шести месяцев малыши становятся более активными; их потребности в энергии, железе, цинке, витаминах A и D и других веществах возрастают и не могут обеспечиваться одним только материнским молоком. В это время следует постепенно отучать ребенка от груди и вводить твердую пищу. Малыши уже хорошо держат голову, могут сидеть за столом и начинают понимать, как переместить пищу с языка вглубь, чтобы ее проглотить.

Когда начинать Ребенок сам даст вам понять, что ему не хватает пищи, вы заметите это по изменению его отношения к еде. Возможно, он будет выказывать неудовольствие после каждого кормления или требовать больше молока, чем обычно. Другой показатель – пробуждение для ночного кормления, хотя прежде он не просыпался всю ночь. Появление первого зуба – обычно в шесть месяцев – еще один сигнал о необходимости перехода к твердой пище.

Введение твердой пищи Есть твердую пищу – непростая задача для малыша. Одно только осознание того, что еда подается с ложечки и ее нужно переместить в глубину рта, чтобы проглотить, занимает довольно много времени. Поэтому будьте терпеливы. Не надо давать ребенку твердую пищу, если он отчаянно голоден или просто не в духе. Лучше сначала дать ему немного молока, а когда он успокоится, предложить одну-две чайные ложки довольно жидкой детской пищи. Не добавляйте в еду соль или сахар.

Дети начинают жевать, когда у них прорезываются зубы; до тех пор термин «твердая пища» весьма условен. Отучая ребенка от груди, следует в первое время готовить ему мягкую, жидкую пищу. Если привыкание пойдет успешно, можно постепенно делать ее более густой. Хорошо начинать с таких блюд:

- Детская каша, не содержащая пшеницы, смешанная с молочной смесью. Чаще всего это детское питание из риса, обогащенного железом, или же каша из овсянки.
- Овощные пюре: картофель с небольшим количеством моркови, цветной капусты или брокколи, брюквы или гороха.

В возрасте шести – девяти месяцев введите новые продукты.

- Мясное или бобовое пюре с протертыми овощами.
- Фруктовое пюре из яблок, груш, абрикосов, персиков, манго и авокадо.

ВВЕДЕНИЕ «ВЗРОСЛОЙ» ПИЩИ

В кормлении детей, рацион которых в возрасте до 12 месяцев отличался разнообразием, в последующие два года возникает гораздо меньше затруднений, чем с кормлением тех, кто получал однообразную легкую пищу. В этом возрасте дети с большим удовольствием пробуют самую разную по вкусу и консистенции пищу.

После шести месяцев начинайте давать ребенку мягкую пищу с комочками. Чтобы научиться справляться с новой едой, ему понадобится время, поэтому не удивляйтесь, если иногда он будет ее выплевывать. Новые навыки и умения приобретаются постепенно. Переходите на размятую, а затем на нарезанную кусочками пищу в зависимости от способностей ребенка. Предлагайте ему мясо, рыбу, бобовые, овощи, фрукты и изделия из дробленого зерна.

Самостоятельная еда

Примерно с семи месяцев вводите в рацион пищу, которую можно брать руками. Начинайте с мягких продуктов – ломтиков спелых фруктов; самые любимые – груши, бананы, дыни, абрикосы, авокадо, виноград без косточек, манго, папайя, персики и киви. Перемешайте их с кубиками твердого сыра, кусочками вареной курицы или индейки, четвертинками крутого яйца, кусочками поджаренного хлеба или вареными фигурными макаронными изделиями.

Когда малыш научится как следует жевать, включайте в рацион сырые овощи, например томаты, огурцы, морковь и сладкий перец. Детей старше года следует приучать пить из чашки. Использование бутылочек в этом возрасте может повредить зубам и отрицательно повлиять на формирование полости рта и развитие речи.

Аллергия и непереносимость пищи

Ребенок может унаследовать аллергию от родителей. Но даже если она не является семейным недугом, не следует слишком рано вводить в рацион некоторые продукты. До шести месяцев не рекомендуется давать ребенку пшеничные изделия, яйца и рыбу.

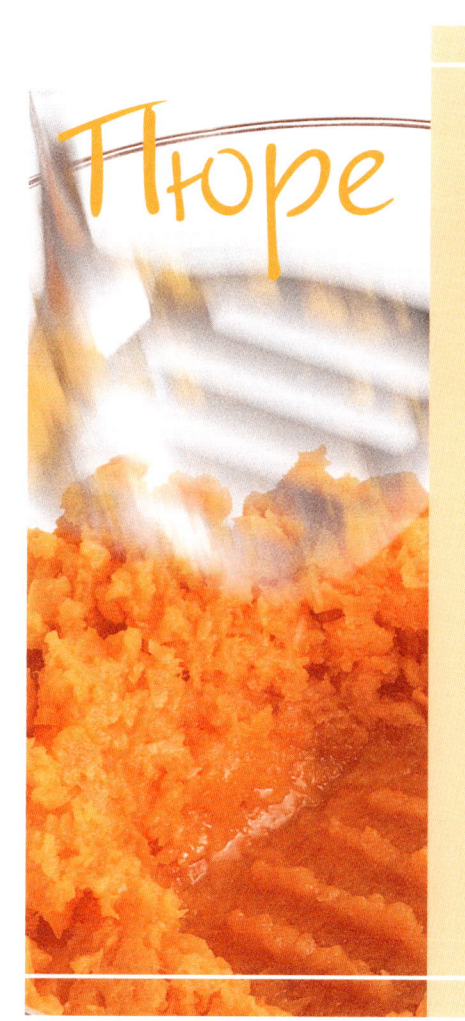

Пюре

Преимущества пюре для детского питания

ПИТАТЕЛЬНОЕ И НАТУРАЛЬНОЕ Пюре – идеальная пища для малышей: известен его состав, в нем нет искусственных добавок. Недоеденное ребенком пюре можно заморозить в лотках для льда и использовать по мере надобности.

РАЗНООБРАЗИЕ Пюре можно приготовить из самых разных продуктов – фруктов, овощей, мяса, рыбы или птицы.

Способы приготовления Используйте кухонный комбайн или соковыжималку. Пюре можно сделать более жидким, добавляя молоко, фруктовый сок или воду. В возрасте четырех – шести месяцев дети предпочитают полужидкое пюре, поэтому добавляйте поменьше жидкости. Можно размять пищу вилкой (например, печеное яблоко или грушу), протереть ложкой через пластмассовое сито (отварную чечевицу или абрикосы), размять картофелемялкой (отварные пастернак, брюкву, тыкву или кабачок).

Подготовка Очистите фрукты или овощи, удалите семечки и косточки и при необходимости подвергните кулинарной обработке. Удалите жир, кожу или кости с мяса или рыбы и готовьте в гриле, на пару, отварите или запеките.

Как противостоять КАПРИЗАМ

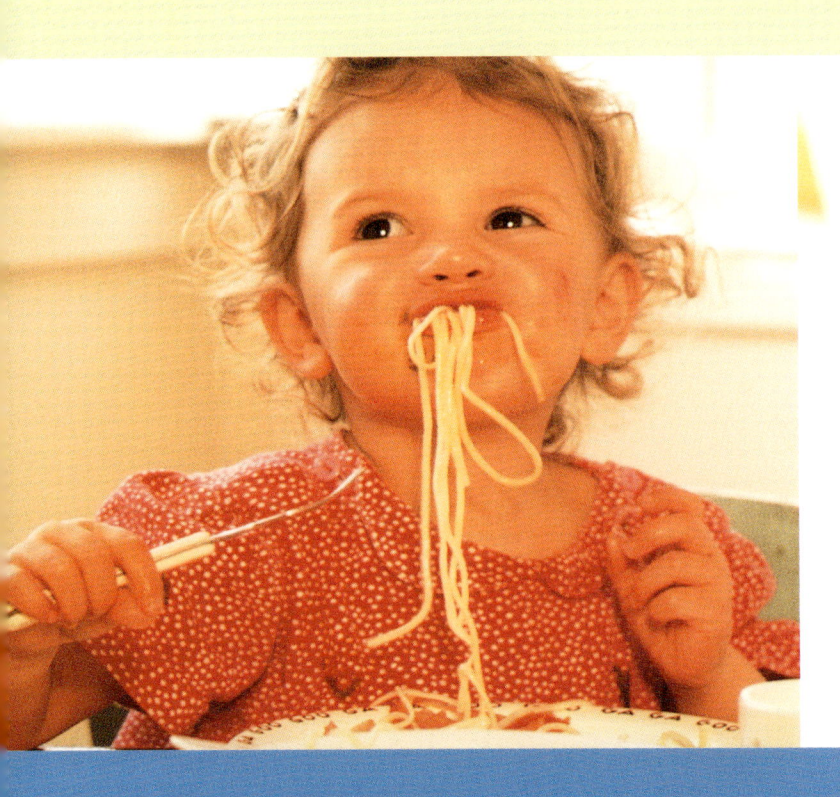

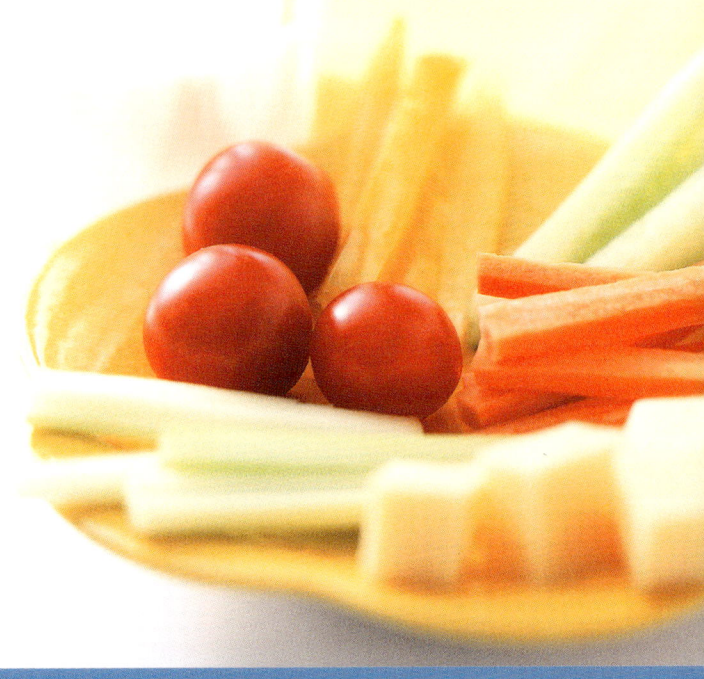

У многих детей бывают периоды, когда они отказываются от некоторых видов пищи, а то и вовсе не хотят есть. Это может вызывать беспокойство и раздражение. Однако не следует забывать, что в детском организме имеется запас большинства необходимых питательных веществ, поэтому, даже если ребенок некоторое время не будет есть нормально, это ему не повредит. На самом деле детям часто нужно меньше пищи, чем мы думаем.

От добра добра не ищут Самое обидное и для ребенка, и для его родителей то, что общение с ним происходит путем принуждения. Поскольку дети не могут выразить свои чувства словами, им приходится прибегать к другим средствам, чтобы их поняли: они отворачиваются, отодвигают тарелку, выплевывают пищу или стараются выбраться из-за стола. Нам кажется, что ребенок плохо себя ведет, на самом деле он просто говорит: «Я не голоден».

Отсутствие аппетита может объясняться тем, что в данный период ребенок растет менее интенсивно. Большинство детей развиваются скачками, поэтому и потребность в еде в разные периоды различна.

Если малыш голоден, а до следующего приема пищи еще далеко, предложите ему фрукты или несколько кусочков овощей. Слишком усталый или голодный ребенок также может быть не расположен к еде. В подобных ситуациях помогает правильный режим питания: три основных приема пищи (небольшими порциями) и два перекуса через одинаковые промежутки времени.

Еда как оружие
Иногда дети используют еду, чтобы выяснить, как далеко они могут зайти. Это именно тот случай, когда вы должны соблюдать полное спокойствие. Не заставляйте ребенка есть через силу, иначе кормление может превратиться в арену боевых дей-

Становясь старше, дети начинают проявлять пристрастия к одним видам пищи и решительно отказываются от других. В результате кормление превращается в настоящую пытку. Ваш малыш может начать демонстрировать, что ему хочется побегать, а вовсе не есть. Постарайтесь не делать из этого трагедию, что только испортит настроение вам обоим.

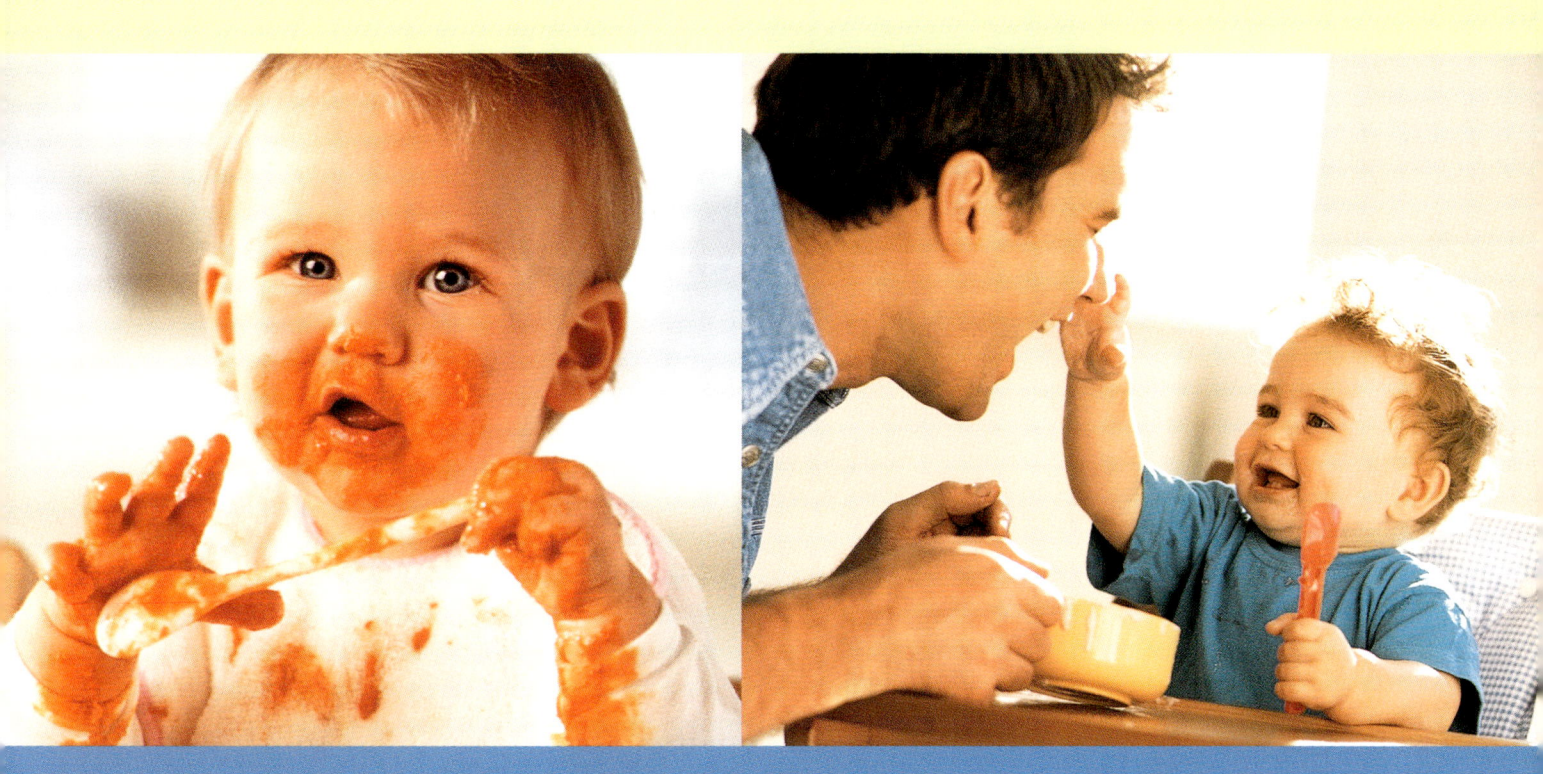

ЕДА – ЭТО РАЗВЛЕЧЕНИЕ *Дети с удовольствием возятся со спагетти, хрустят овощами, мажут себя соусом или хватают вас за нос, вместо того чтобы есть. Главное для вас – не терять чувство юмора.*

ствий. Примите его поведение как заявление, что он уже сыт, и спокойно уберите остатки еды со стола. Реагируйте на категорический отказ от еды без паники; не предлагайте другого блюда – это лишь подтолкнет ребенка к дальнейшим испытаниям вашего терпения.

Капризы за столом
Детям иногда не нравится та или иная пища: в этом возрасте у них обострены вкус и обоняние. Однако не стоит насильно заставлять ребенка есть что-то, это может вызвать у него стойкое отвращение к какому-то продукту на всю жизнь. Если ребенок отказывается от пищи из-за ее текстуры, например от жилистого или жесткого мяса, непроваренных или волокнистых овощей или супа с гренками, замените эти продукты другими из той же группы, чтобы обеспечить сбалансированное питание. Включайте в меню фрукты и сырые овощи, если ребенок отказывается есть вареные. А если он не хочет пить молоко, добавляйте его в картофельное пюре, омлет, оладьи, готовьте молочные коктейли. Можно заменить молоко дополнительной порцией сыра.

Чтобы еда была в радость Постарайтесь соблюдать режим питания всей семьей, ведь дети приобретают хорошие привычки, наблюдая и копируя взрослых. Наслаждайтесь пищей не торопясь, спокойно, с хорошим настроением, но не затягивайте трапезу – получаса вполне достаточно. Привлекайте детей к процессу приготовления пищи, позвольте им накрыть стол – разложить яркие салфетки, расставить тарелки и чашки.

Пюре из тыквы и яблок (5–6 месяцев)

Обычно детям нравится такое сочетание. Тыкву можно заменить двумя крупными морковками, предварительно очистив их и нарезав кубиками.

Подготовка: **10 минут**

Приготовление: **25 минут**

Выход: **4 порции**

ПИЩЕВАЯ ЦЕННОСТЬ 1 порции:	
калорийность	13,6 ккал
углеводы	5,3 г
(сахар)	4,3 г
белки	1 г
жиры	3,75 г
(насыщенные)	1,6 г
клетчатка	0,2 г

300 мл воды
115 г мякоти тыквы, нарежьте кубиками
2 средних яблока, очистите, выньте сердцевину и нарежьте кубиками

1. Влейте воду в кастрюлю и доведите до кипения. Не солите.
2. Положите в кипящую воду тыкву и дайте покипеть 5 минут.
3. Добавьте нарезанные яблоки и варите 15 минут до мягкости.
4. Слейте воду и разомните.
5. Разложите смесь по ячейкам лотка для льда. Содержимое двух ячеек соответствует одной порции. Остальное пюре быстро охладите, плотно накройте лоток пленкой, надпишите и можете хранить в морозильнике в течение месяца.

Примечание Если хотите получить жидкое пюре, оставьте 100 мл жидкости, в которой варились овощи и фрукты, и разведите ею яблочно-тыквенную смесь.

Рубленая баранина с абрикосами (6–9 месяцев)

Это вкусное блюдо легко приготовить; оно годится и для детей, и для взрослых. При необходимости добавьте больше бульона. Количество питательных веществ рассчитано на детскую порцию в 25 г.

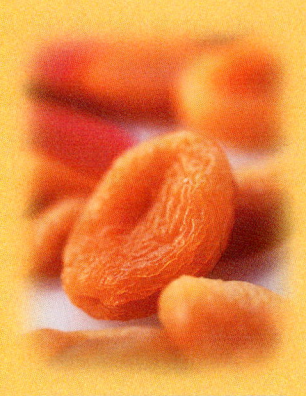

Подготовка: **15 минут**

Приготовление: **20 минут**

Выход: **4 порции**

ПИЩЕВАЯ ЦЕННОСТЬ 1 порции:	
калорийность	27 ккал
углеводы	1 г
(сахар)	0,1 г
белки	2 г
жиры	1,5 г
(насыщенные)	0,5 г
клетчатка	0,2 г

2 ст. л. растительного масла
1 маленькая луковица, мелко нарежьте
400 г фарша из баранины
60 г кураги, мелко нарежьте
1 желтый сладкий перец, удалите семена, мелко нарежьте
200 мл домашнего бульона без соли или овощного отвара без соли
ДЛЯ ВЗРОСЛЫХ
1 ст. л. острого соевого соуса
1/4 ст. л. паприки
Соль и перец
1 ст. л. муки (разведенной до пастообразного состояния в 5 ст. л. воды)

1. В кастрюле разогрейте масло и поджарьте лук до мягкости.
2. Положите мясо и слегка обжарьте, время от времени помешивая.
3. Добавьте абрикосы, перец и бульон и тщательно размешайте.
4. Накройте крышкой и дайте покипеть на малом огне 15 минут или пока мясо не станет мягким.
5. Отложите порцию для ребенка.
6. Добавьте соус, паприку, соль, перец, разведенную муку и размешивайте в течение минуты до загустения.

Макароны с тунцом (для детей, начинающих ходить)

Тунец смешивается с соусом, так что рыбный запах почти неуловим. Можно заменить тунец мелко нарезанными грибами и ветчиной.

Подготовка: 25 минут

Приготовление: 5 минут

Выход: 4 порции для взрослых

- 2 ст. л. оливкового масла
- 2 ст. л. томатного пюре
- 2 ст. л. соуса песто
- 2 банки (по 185 г) консервированного тунца в масле, слейте масло
- 300 г макаронных изделий отварите в подсоленной воде, воду слейте
- 50 г тертого сыра моцарелла

1. Разогрейте оливковое масло в большой кастрюле и влейте томатное пюре и соус песто; размешайте, после чего добавьте тунец.

2. Всыпьте сваренные макароны в три приема, всякий раз тщательно размешивая, чтобы тунец и соус хорошенько перемешались с макаронами.

3. Продолжайте нагревать, постоянно помешивая, чтобы макароны как следует прогрелись.

4. Подавайте, посыпав тертым сыром.

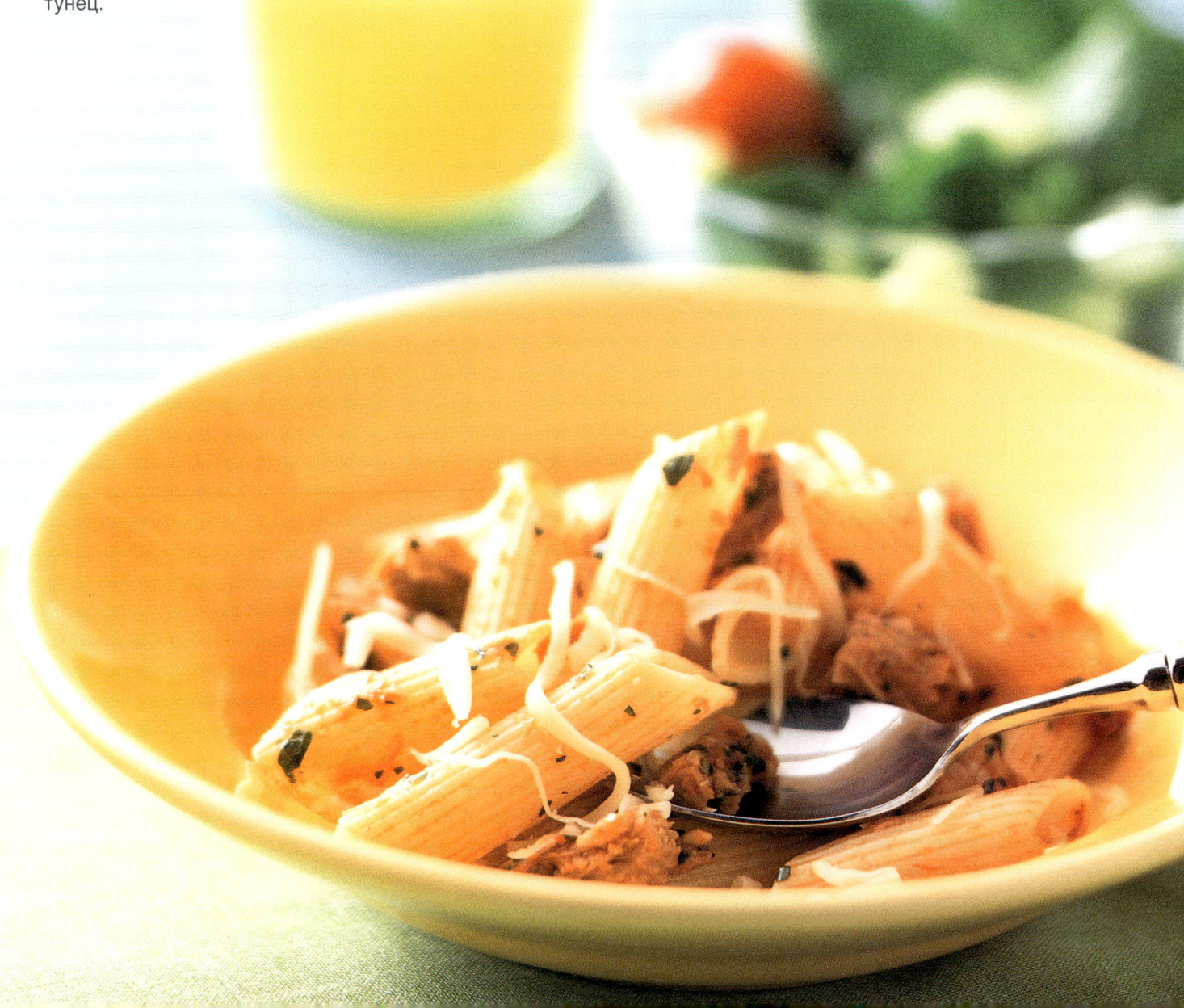

ПИЩЕВАЯ ЦЕННОСТЬ 1 порции:	
калорийность	370 ккал
углеводы	15 г
(сахар)	1 г
белки	31 г
жиры	17 г
(насыщенные)	5 г
клетчатка	1 г

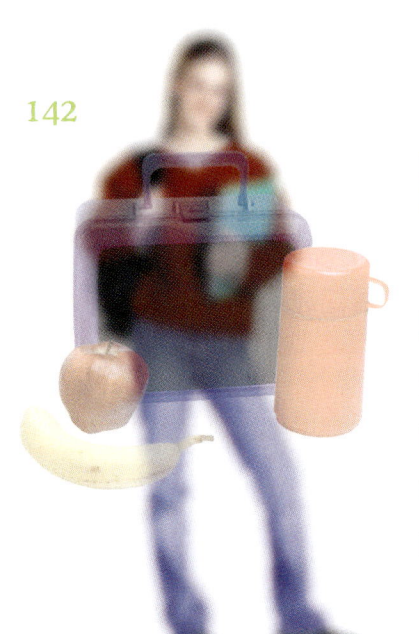

Бурный рост

Вы окажете своим детям неоценимую услугу, если научите их разбираться в пище. В этом вам помогут семейные трапезы. И даже если дети время от времени будут перекусывать чем-то на ходу, не беспокойтесь: привычка к хорошей пище сохранится у них на всю жизнь.

Создать у детей здоровое отношение к еде, умение воспринимать ее как один из приятных аспектов жизни – непременная составляющая воспитания в семье. Не надо прибегать к нотациям и поучениям. Лучше всего показать ребенку, как следует относиться к пище, на собственном примере: если дети видят, что вы испытываете удовольствие, выбирая лучшие продукты и готовя из них еду, они, естественно, будут подражать вам.

УМЕНИЕ ЦЕНИТЬ ХОРОШУЮ ПИЩУ

Многие дети проявляют живейший интерес к приготовлению пищи и хотят узнать об этом как можно больше. Соблазн стать шеф-поваром в телевизионной программе или даже владельцем ресторана играет в этом немалую роль.

Если ваш ребенок интересуется кулинарией, вы можете вместе смотреть телевизионные программы, посвященные искусству приготовления пищи, а также читать хорошие книги по кулинарии. Все это может вдохновить молодежь на серьезное изучение проблем питания.

Как пробудить интерес

Один из способов пробудить в детях интерес к пище – это привлечь их к составлению меню, покупке продуктов и приготовлению еды. Они с удовольствием пробуют свои силы в приготовлении блюд, не требующих большого опыта: макарон с томатным соусом, мясных или овощных шашлыков с рисом или пиццы, украшенной томатным соусом, ломтиками овощей и тертым сыром. Пусть они готовят сладкие блюда – оладьи, сдобы с фруктами или яблочный пирог.

Шоколадный бум Общеизвестно влияние телерекламы на детские пристрастия в еде. Во время каникул реклама чрезмерно жирных и сладких продуктов возрастает и становится более навязчивой. Старайтесь отучить детей от жевания всевозможных сладостей перед телевизором, но оставайтесь реалистами – они ведь все-таки дети.

Проявите изобретательность и готовьте еду, удовлетворяющую потребности растущего организма, но не перенасыщенную жирами. Сделайте основой рациона всей семьи овощи и пищу, богатую углеводами, в частности картофель, рис, макаронные изделия, лапшу и поленту, и пусть в доме всегда будет много свежих фруктов. Все эти продукты содержат мало жиров и много полезных питательных веществ.

Если дети любят бургеры, готовьте их дома в более полезном для здоровья варианте. Попробуйте рецепт вегетарианских бургеров по-итальянски или готовьте обычные бургеры из первосортного фарша и подавайте их с булочкой из цельнозерновой муки и вкусным хрустящим зеленым салатом. Такую еду дети с удовольствием готовят и сами.

Все хорошо в меру Пусть ваш ребенок сам решит, сыт он или нет. Дети растут скачками; естественно, что и аппетит у них время от времени меняется. Если заставлять их съедать все, что лежит на тарелке, они могут утратить способность регулировать свои потребности в пище. А это чревато развитием ожирения в более старшем возрасте.

ПРОЧНЫЙ ФУНДАМЕНТ ЗДОРОВЬЯ

Регулярное питание способствует формированию упорядоченного образа жизни; в идеале пищу следует принимать в определенное время, не торопясь. Блюда должны быть разнообразными, чтобы дети получали все необходимые питательные вещества в полном объеме.

В основу сбалансированного питания детей и подростков, так же как и взрослых, положены пять групп пищевых продуктов и их правильное соотношение. При разумном следовании этим принципам дети будут прекрасно

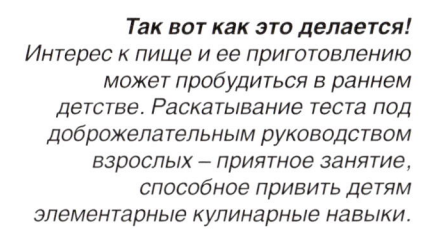

Так вот как это делается!
Интерес к пище и ее приготовлению может пробудиться в раннем детстве. Раскатывание теста под доброжелательным руководством взрослых – приятное занятие, способное привить детям элементарные кулинарные навыки.

себя чувствовать и нормально развиваться. Вы можете проверить потребности растущих детей в калориях и скорректировать количество продуктов каждой группы в соответствии с потребностями своего ребенка.

Зерновые и картофель Эти продукты должны составлять основу каждой трапезы и еды в промежутках между ними. Маленьким детям достаточно получать примерно пять раз в день такие продукты, как хлеб, изделия из дробленого зерна и макароны, а подросткам требуется больше. Все эти продукты богаты витаминами группы В, необходимыми для роста. Мальчикам-подросткам нужно до 12 порций в день.

Каждый день по яблоку Старайтесь, чтобы ребенок съедал пять порций фруктов и овощей в день. Детям не нужны большие количества этих продуктов, важно разнообразие. Если ребенок отказывается есть овощи, не настаивайте на этом, пусть его пять порций состоят из одних фруктов. Всячески поощряйте желание есть овощи, готовьте их с выдумкой: кладите в жаркое или в овощной суп.

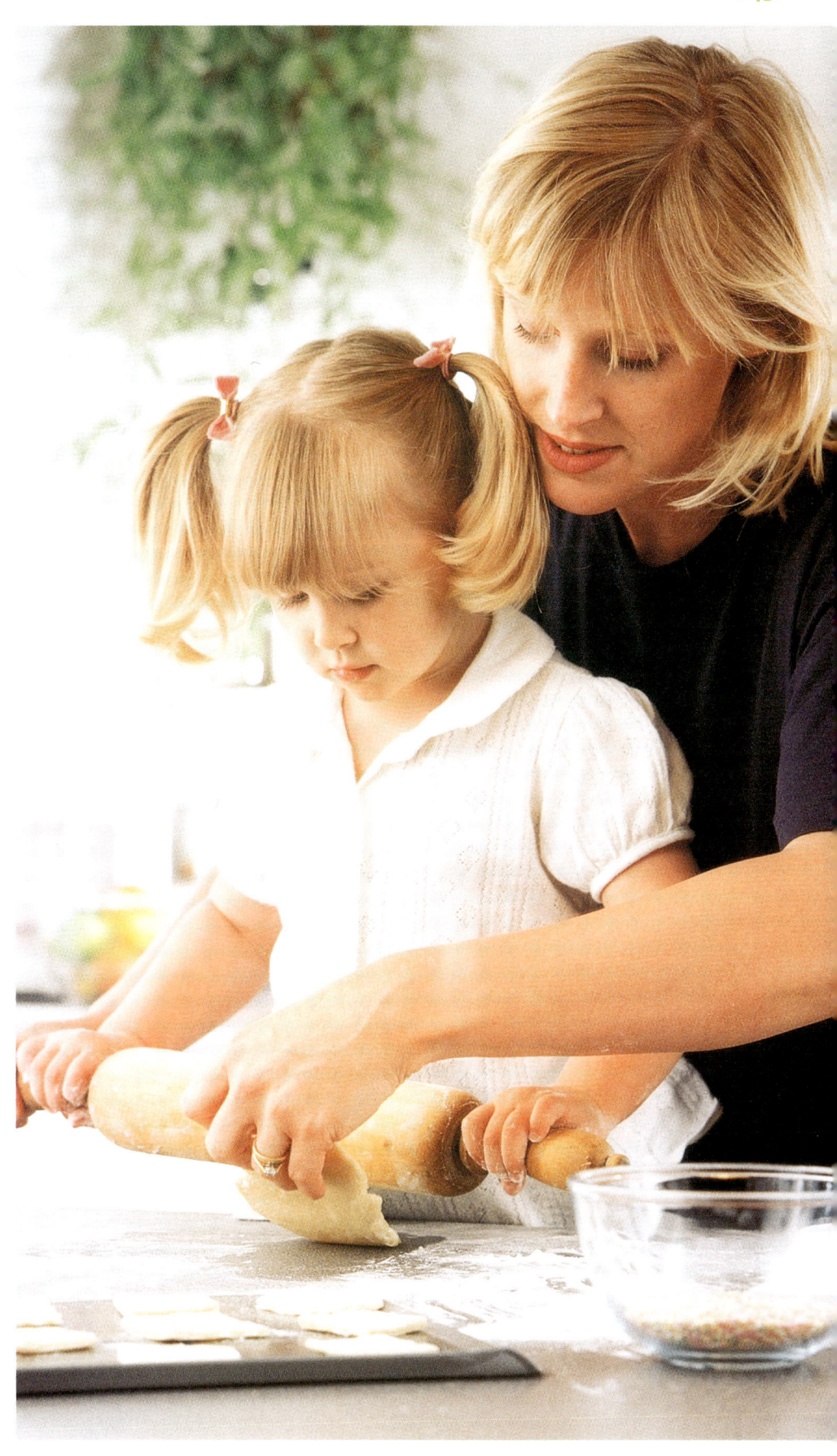

Молоко и молочные продукты Не забывайте, что ребенку до пяти лет необходимо цельное молоко как источник энергии и жирорастворимых витаминов. Детям старше пяти лет можно давать наполовину обезжиренное молоко, но если они весят меньше нормы, продолжайте давать им цельное молоко. Девочки-подростки, не желающие полнеть, могут пить снятое молоко, но следите, чтобы не допустить истощения.

Ежедневные три порции молока или молочных продуктов могут быть самыми разными.
- Первая – 200 мл молока (1 стакан).
- Вторая – стаканчик йогурта, творог или молочный пудинг.
- Третья – кусочек сыра с хлебом, в составе пиццы или с макаронами.

Детям нужно на одну порцию молочных продуктов больше, чем взрослым, чтобы обеспечить достаточно кальция для роста и развития костей. Мальчики-подростки растут так быстро, что им может потребоваться не меньше четырех порций в день.

Белки Две порции пищи, богатой белками, покрывают суточную потребность в них и в таких минералах, как железо, цинк и магний, необходимых для роста и восстановления тканей. Старайтесь покупать разнообразные продукты самого высокого качества. Используйте свежее мясо – курицу, индейку, баранину, свинину и говядину – и свежую рыбу. Не забывайте, что бобовые также содержат полезные белки.

Жиры и сахар Это необходимые компоненты питания ребенка. Сливочное масло и сливки снабжают организм незаменимыми жирными кислотами. Однако потребление таких продуктов, как хрустящий картофель и другие излишества, содержащие слишком много жира и соли, но мало ценных питательных веществ, следует ограничить. Особенно следите за количеством потребляемых жиров, если ребенок начинает полнеть. Конфеты и другие сладости обеспечивают энергией, но тоже содержат мало полезных веществ.

Однако избегайте скандалов и категорических запрещений. Ваш ребенок может почувствовать себя обделенным, видя, как другие дети спокойно едят конфеты.

Любимые сочетания продуктов
Малыши и подростки с удовольствием едят блюда, в которых сочетаются продукты из двух или более пищевых групп. Например, в запеканку из мяса и картофеля можно включить овощи или потушить мясо с луком и грибами. Большой популярностью у детей пользуются итальянские блюда, в частности лазанья с мясом и ветчиной и пицца. Они содержат продукты из четырех основных пищевых групп и идеальны для детского питания.

ВНЕЗАПНОЕ УСКОРЕНИЕ РОСТА

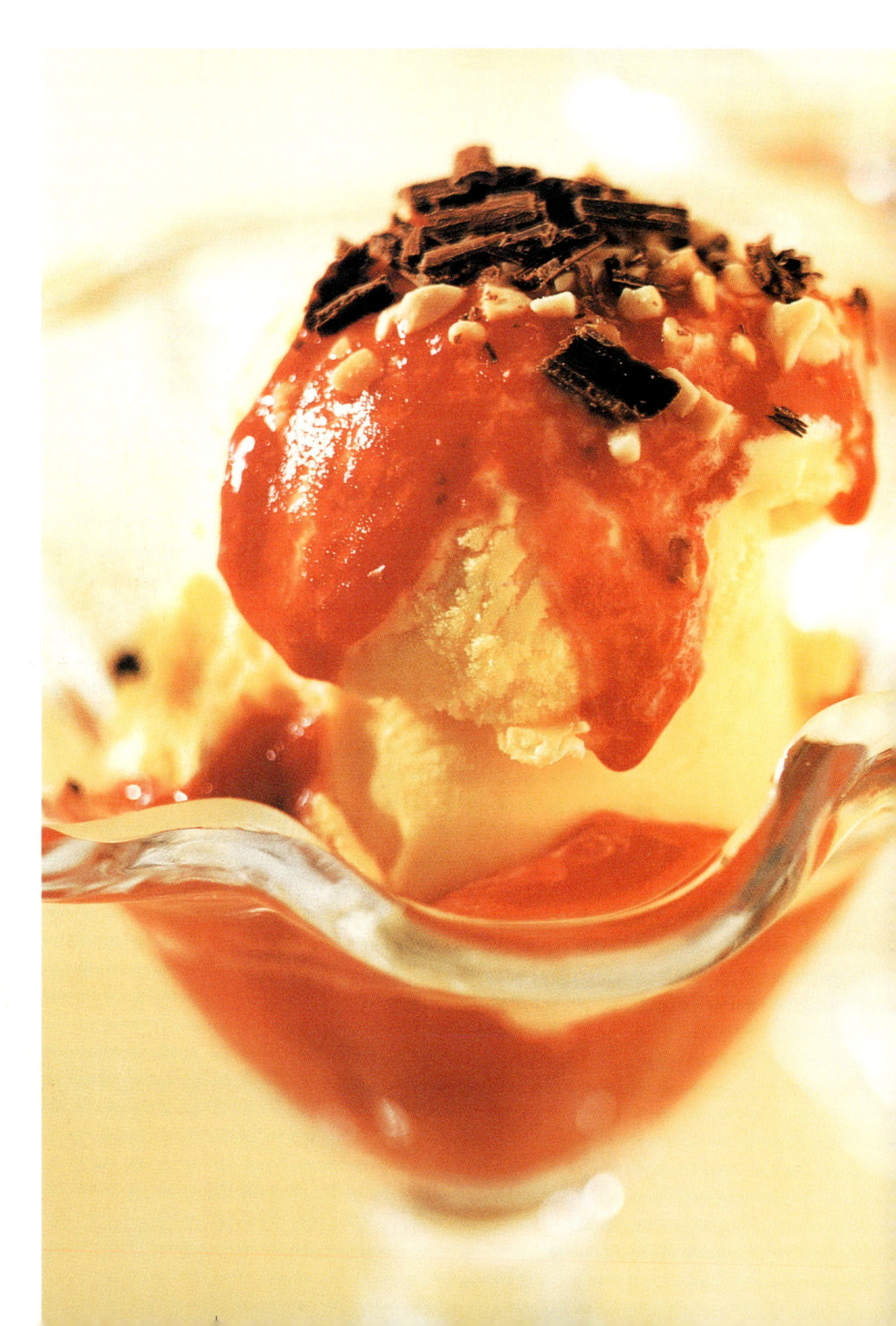

До 10 лет рост ребенка происходит относительно равномерно. Затем обычно в 11–15 лет у девочек и в 13–16 у мальчиков наблюдается ярко выраженный скачок. В этом возрасте существенно повышается суточная по-

требность в энергии и питательных веществах: девочкам необходимо получать 1845–2110, мальчикам – 2220–2755 ккал. Прекрасно, если дети едят больше продуктов, входящих в сбалансированный рацион. Однако ускоренный рост совпадает у подростков с периодом бунтарства, которое часто отражается на их пристрастиях в еде: например, они начинают поглощать в огромных количествах хрустящий картофель, шоколад, гамбургеры и газированную воду.

Рост потребностей У мальчиков потребность в энергии в период бурного роста чрезвычайно велика, многих родителей просто поражает их поистине волчий аппетит. Будьте готовы чаще ходить за провизией и старайтесь иметь под рукой какие-нибудь высококалорийные продукты, которыми можно перекусить. Запасайте побольше готовых зерновых завтраков, хлеба, молока и сыра, чтобы дети могли утолить голод в течение дня – нередко спустя всего часа два после сытной трапезы.

Кальций в действии

Бурно растущим костям необходим значительный запас кальция. Даже после прекращения роста потребность в кальции сохраняется, так как он продолжает откладываться в костях, делая их прочными и упругими. Этот процесс прекращается лишь к 20 годам. Известно, что если в молодости у человека накоплен значительный запас кальция, то в зрелом возрасте ему меньше угрожает остеопороз (хрупкость костей).

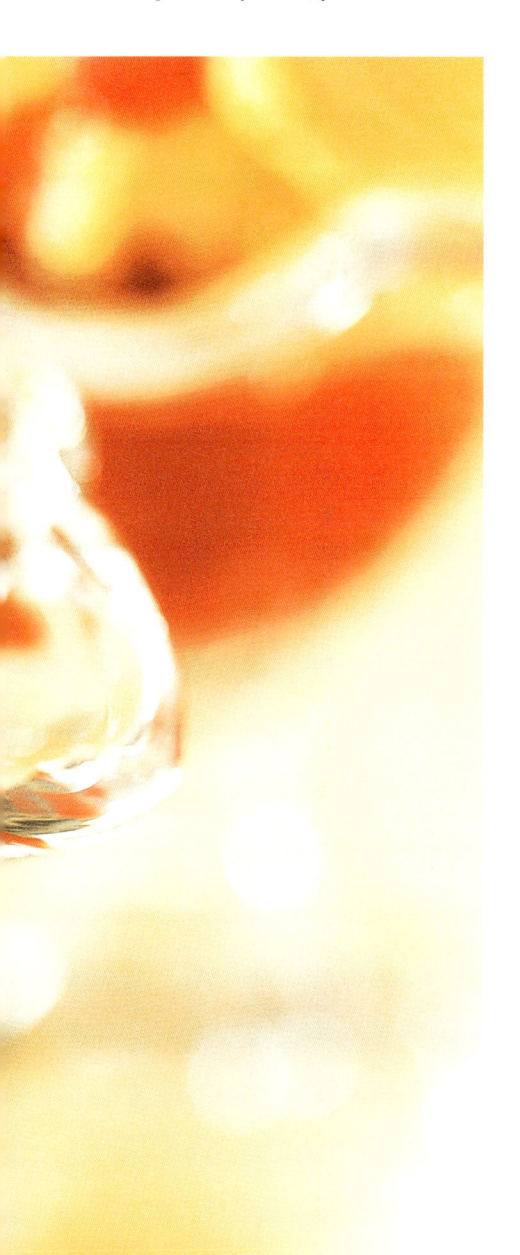

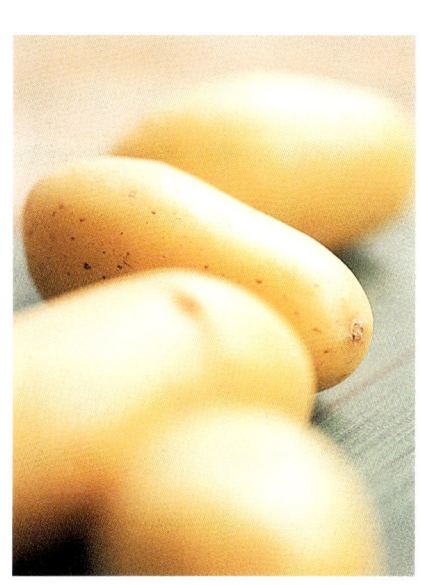

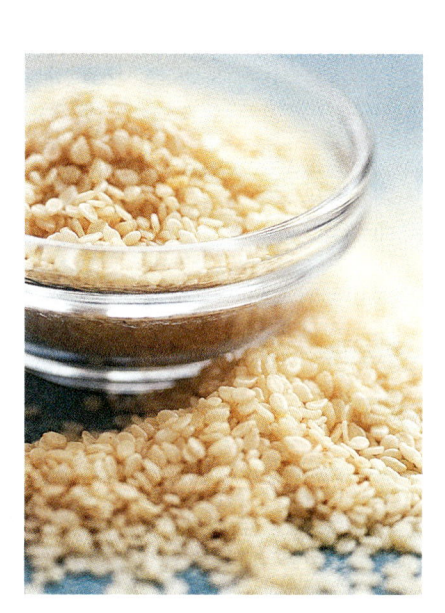

Сочетания, богатые кальцием Картофель не только богат витамином С, бета-каротином и калием, но и содержит немало кальция. Он прекрасно сочетается с другими продуктами, богатыми кальцием: попробуйте добавить к печеному картофелю ложку сметаны или йогурта либо приготовьте картофельное пюре или салат из молодого картофеля со сливками. Кунжутные семена (вверху справа) – еще один ценный источник кальция как в натуральном виде, так и в виде тахинной пасты.

Чтобы кости были крепкими и здоровыми Наилучшие источники кальция – молоко и молочные продукты, однако этот исключительно полезный элемент содержится и в лакомствах. Много кальция в мороженом, в частности в десерте с клубнично-апельсиновым соусом (слева); к тому же эта любимая детьми сладость обсыпана рублеными орехами, которые тоже богаты кальцием.

Молоко

СУПЕРПИЩА

Молоко – необыкновенно питательная пища, оно легко переваривается и содержит множество ценных витаминов и минералов. Это хороший источник белков, а содержащийся в нем кальций быстро усваивается организмом. Молоко и молочные продукты, такие, как сыр и йогурт, – основные поставщики кальция, необходимого для формирования у детей прочных костей и крепких зубов.

Молоко содержит также незаменимые витамины группы В, фосфор и цинк (укрепляющий иммунную систему). Дети до пяти лет должны получать только цельное молоко; позднее им можно давать частично обезжиренное или снятое.

Сколько нужно кальция? Дети пьют теперь гораздо меньше молока, чем 30 лет назад. Они предпочитают сладкие безалкогольные напитки и соки. Возможно, это объясняется модой на современную идеальную фигуру. Некоторые девочки-подростки отказываются от молочных продуктов, например сыра, йогурта и молока, в надежде, что это спасет их от лишнего веса.

В результате многие дети и подростки получают с пищей недостаточно кальция. Всячески поощряйте их пить больше молока и есть сыр или йогурт. Чтобы удовлетворить суточную потребность в кальции, подросткам следует ежедневно выпивать по крайней мере три стакана (по 200 г) молока и съедать 40 г сыра либо 125 мл йогурта.

Крепкие, здоровые зубы

Под действием сладкой пищи и напитков разрушение зубов может начаться в самом раннем детстве. Привычку ежедневно пользоваться зубной щеткой и специальной нитью, а также регулярно посещать стоматолога необходимо прививать, как только прорежутся зубы.

Стоматологи рекомендуют чистить зубы два раза в день, используя буквально капельку зубной пасты с фтором, поскольку малыши имеют обыкновение проглатывать ее. Кроме того, избыток фтора может привести к пигментации и эрозии эмали.

Любовь к сладостям Главная причина разрушения зубов – это сладкая пища, точнее, чрезмерное ее потребление. Под действием бактерий, обитающих в полости рта, сахара превращаются в кислоты, разъедающие зубную эмаль, что приводит к образованию кариеса – полостей в эмали и дентине зубов. Между основными трапезами лучше съесть фрукты, булочку, кусочек питты или крекеры с сыром.

Избегайте сладких напитков Между приемами пищи лучше всего выпить молока или воды, а не сладкие кислотообразующие напитки. Не забывайте разбавлять водой фруктовые соки, так как они изначально содержат большое количество кислоты, способствующей разрушению эмали.

Независимость и пища

Подростковый возраст – это время изменений в психологии и социальном статусе ребенка, а также физиологических перемен, связанных с ростом и половым созреванием. Дети начинают более ревностно относиться к мнению сверстников, а влияние родителей постепенно ослабевает. Это сказывается и на привычках в еде. Подростки больше времени проводят вне дома и сами покупают себе еду.

Популярность еды на ходу Подростки часто отказываются от регулярного трехразового питания, предпочитая постоянно перехватывать что-нибудь на ходу. Если это жирная готовая пища, то дети недополучают необходимые питательные вещества, в частности железо, кальций, цинк и витамины группы В. Лучшее, что могут сделать в такой ситуации родители, – это в полной мере обеспечивать детей дома здоровой, свежей, качественной и питательной пищей, не препятствуя влиянию сверстников на улице.

Перепады настроения и меланхолия Девочки-подростки подвержены частой смене настроения, особенно перед началом менструации. Это состояние, по-видимому, можно облегчить с по-

Источники кальция

Кальций – ценное вещество, необходимое растущему организму, но он содержится не только в молоке и сыре. Есть множество других продуктов, особенно полезных вегетарианцам или тем, кто соблюдает безлактозную диету.

Кальций содержат следующие продукты.

- Йогурт
- Творог (или мягкий сыр)
- Обогащенные соевые продукты – молоко, йогурт, сыр и тофу
- Абрикосы (особенно курага)
- Орехи, особенно миндаль (избегайте незрелого миндаля, так как он содержит потенциально ядовитые вещества); грецкие орехи, фундук
- Семена кунжута или подсолнечника
- Темно-зеленые листовые овощи (шпинат, мангольд, зеленый лук, капуста)
- Кресс водяной
- Креветки
- Анчоусы
- Сардины
- Тахинная паста (из кунжута)
- Белый хлеб (обогащенный кальцием)

мощью дополнительного потребления витаминов группы В, в частности B_6 (пиридоксин). Его лучшие источники – печень, цельнозерновые продукты, бананы, бобовые и семечки. Резкие перепады настроения могут вызываться нерегулярным питанием и большими перерывами между едой. У некоторых девочек наблюдается беспокойство и упадок духа, если в течение нескольких часов они ничего не едят, что объясняется снижением уровня сахара в крови. Прилагайте все усилия, чтобы обеспечить детям регулярное питание, хотя в отношении подростков это довольно затруднительно из-за их постоянных отлучек из дома. Следите за стабильностью содержания сахара в крови. Этому способствуют пища с большим количеством клетчатки и продукты с низким гликемическим индексом. Поэтому отдавайте предпочтение цельнозерновому хлебу, макаронам и рису и старайтесь включать в рацион больше бобовых.

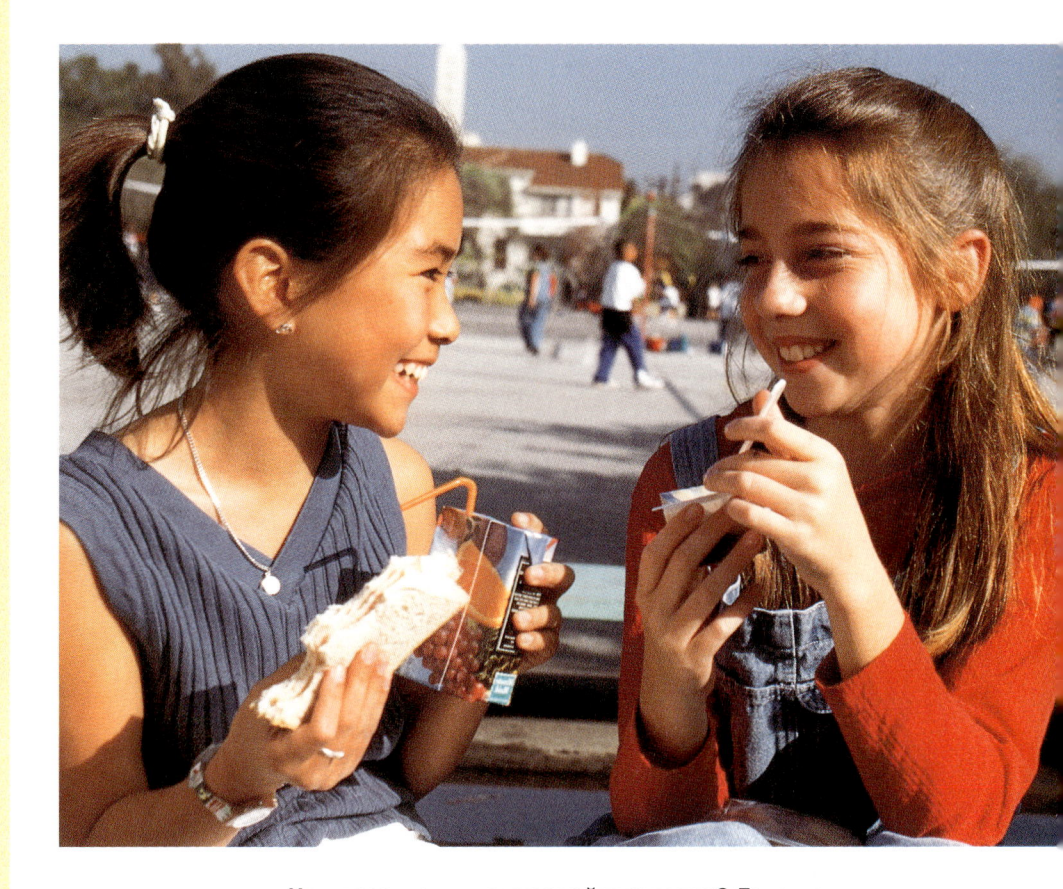

Чем перекусить на игровой площадке? *Девочкам-подросткам совершенно необходимо что-нибудь съесть в передышках между играми. Если дети не получают завтрак в школе, давайте им полноценную еду с собой. Это может быть пакетик молока, фруктовый сок; бутерброды, йогурт, свежие или сушеные фрукты; смесь из разных орехов, несладкий попкорн; салат из макаронных изделий или картофеля; сырые овощи и зеленый салат.*

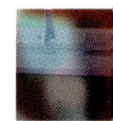

СВЕЖИЙ СЛАДКИЙ ПЕРЕЦ
Богат витамином С и бета-каротином, веществами, участвующими в образовании и обновлении клеток кожи. По мере созревания зеленые плоды становятся красными или желтыми, но их питательная ценность не зависит от окраски.

1 *Следите за чистотой кожи; предохраняйте ее от инфекции с помощью антисептического лосьона для лица.*

2 *Пейте больше жидкости, по крайней мере восемь стаканов воды и фруктовых соков в день.*

3 *Алкоголь, чай и кофе обладают мочегонным действием и, следовательно, усиливают выведение воды. Ограничьте их потребление или пейте больше воды.*

4 *Ешьте много фруктов, особенно цитрусовых, и свежих овощей, чтобы обеспечить себя витамином С, который играет важнейшую роль в восстановлении кожи.*

5 *Увеличьте потребление цинка, тоже необходимого для восстановления кожи. Лучшие источники – мясо, орехи, хлеб из дробленого зерна, молоко и зеленые овощи.*

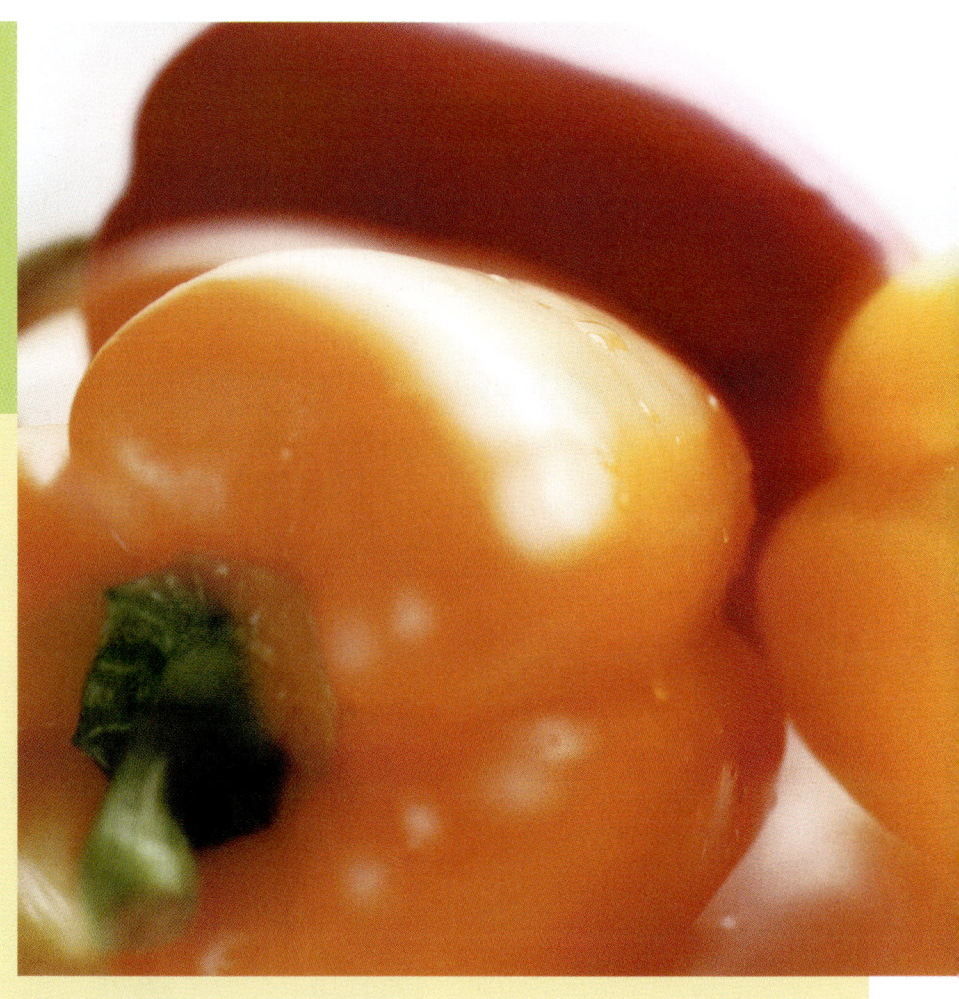

6 *Очень важны для здоровья кожи незаменимые жирные кислоты, содержащиеся в жирной рыбе; поэтому ешьте больше лососины, форели, макрели, сельди и сардин.*

7 *Для улучшения состояния кожи при псориазе ешьте больше пищи, богатой бета-каротином. Он в изобилии содержится в красных и желтых овощах и фруктах – моркови, томатах, манго.*

СЕМЬ СПОСОБОВ сохранить здоровую кожу

Под давлением моды Окруженные рекламными щитами с изображенными на них высокими худыми топ-моделями, многие девочки-подростки начинают критически относиться к собственной фигуре. Трое из пяти заявляют, что хотели бы похудеть. Однако в большинстве случаев они выбирают самые неэффективные способы похудения. Отказываясь от очередного приема пищи, проголодавшись, они перекусывают чем-нибудь жирным вроде хрустящего картофеля, хлопьев, шоколада или мороженого. В итоге общая калорийность потребляемой пищи возрастает.

Принято думать, что от продуктов с высоким содержанием углеводов (хлеба, картофеля, готовых зерновых завтраков, риса, макаронных изделий) толстеют. На самом деле все как раз наоборот. Сами продукты практически не содержат жиров – их добавляют при готовке. Это низкокалорийные продукты, создающие ощущение сытости за счет клетчатки. К тому же они богаты витаминами группы В, цинком и железом, так что, сокращая их потребление, люди лишают себя многих необходимых питательных веществ. Кроме того, они постоянно испытывают голод и поддаются соблазну утолить его на ходу за счет жирной и малоценной в питательном отношении пищи. При этом они снова набирают вес, и круг замыкается.

Необходимость железа

У детей дошкольного возраста часто наблюдается недостаток железа. Страдают им также подростки и те, кто сидит на диете.

Когда у девочек начинаются менструации, запасы железа в их организме истощаются из-за ежемесячной потери крови. Это может привести к анемии, выражающейся в дефиците гемоглобина – пигмента крови, который разносит кислород по всему организму.

Нехватка железа вызывает снижение уровня гемоглобина в крови и кислорода в тканях, что ведет к повышенной утомляемости и неспособности сосредоточиться на занятиях в школе. Разрешить эти проблемы поможет дополнительное поступление железа с пищей. Наиболее богаты железом печень, почки и говядина. Среди других продуктов, содержащих много железа, – яйца, красная фасоль, консервированная рыба, сухофрукты и зеленые листовые овощи.

Богатая железом пища легче усваивается организмом, если потреблять ее в сочетании с продуктами, содержащими витамин С. Лучшие его источники – цитрусовые и соки из них, но и средних размеров картофелина содержит вполне достаточно витамина С. Важно помнить, что в чае имеются вещества, затрудняющие всасывание железа; поэтому лучше не пить его во время приема пищи. Это относится не только к детям, но и ко взрослым.

К вопросу об алкоголе

Многие подростки начинают употреблять спиртные напитки задолго до того, как им исполнится 18 лет. Несмотря на все увеличивающийся объем информации в печати и по телевидению о вреде злоупотребления алкоголем, пристрастию молодежи к спиртному очень трудно воспрепятствовать из-за давления сверстников. Некоторые учатся на собственном горьком опыте, попав в результате алкогольного опьянения в аварию или узнав о своей беременности. Следующие советы помогут избежать нежелательных последствий.

Макаронные изделия из пшеничной муки грубого помола – идеальная замена мясу. Они содержат мало жира, но много клетчатки и витаминов группы В, а также белки и углеводы, обеспечивающие энергией.

- Не пейте на голодный желудок, когда алкоголь очень быстро всасывается в кровь.
- Съешьте что-нибудь легкое, прежде чем пить спиртное; это замедлит всасывание алкоголя, особенно если пища содержит некоторое количество жиров.
- Такой едой могут быть бутерброд, кусок пиццы, сыр и др.

Физиологические особенности

В печени молодых людей ферментов, расщепляющих спирт, еще недостаточно. Следовательно, уровень алкоголя в крови будет повышаться у них быстрее, чем у взрослых, которые употребляют спиртные напитки регулярно и в организме которых содержится достаточный запас нужных ферментов. У тех, кто только начинает пить, печень со временем тоже будет вырабатывать необходимые ферменты, но это произойдет не сразу и лишь после того, как уровень алкоголя уже начал повышаться. Китайцам и представителям других этнических групп свойственно более низкое содержание этих ферментов, что делает их менее устойчивыми к алкоголю. На девушек алкоголь действует сильнее, чем на юношей, что объясняется особенностями телосложения.

Когда остановиться Количество алкоголя, с которым может справиться организм, индивидуально. В среднем одна единица алкоголя в крови расщепляется в течение часа. Подростков следует предупредить об опасности употребления повышенных доз алкоголя. Единица алкоголя соответствует маленькой банке светлого пива, одному бокалу вина или одной порции крепкого спиртного напитка.

Лишь немногим известно, что содержание алкоголя в крови продолжает возрастать в течение еще почти двух часов после приема последней рюмки. Часто только по дороге домой человек начинает проявлять агрессивность или чувствует себя так плохо, что валится с ног.

Вегетарианская диета

Многие молодые люди неожиданно решают отказаться от мяса и рыбы. Это может быть продиктовано заботой о животных, убеждением в большей полезности вегетарианской пищи или же надеждой сохранить таким образом фигуру. Поскольку мясо и рыба богаты многими питательными

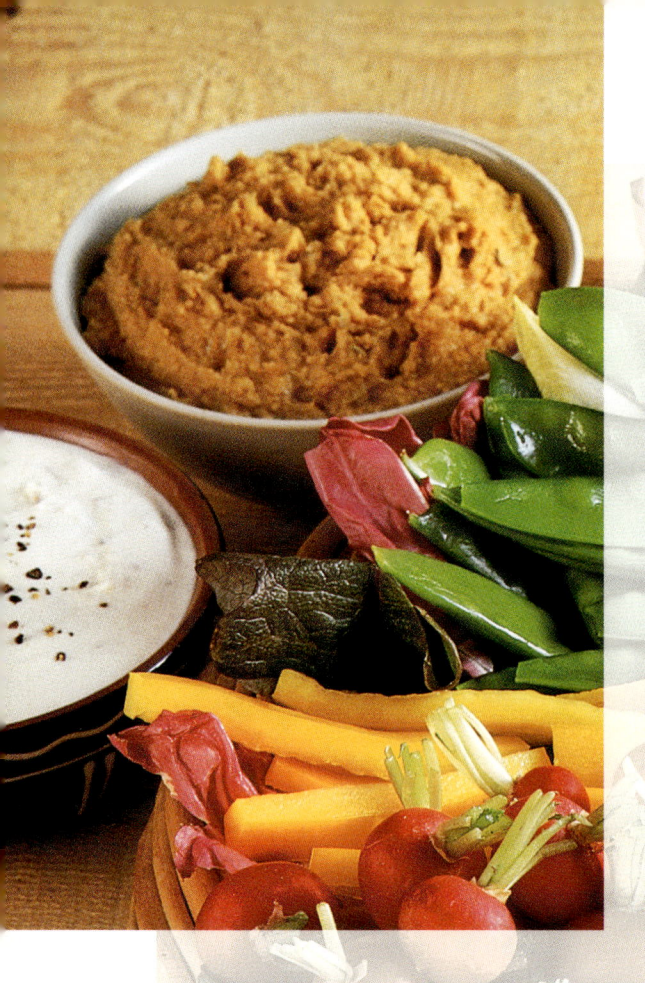

Больше бобовых

Используйте хумус (пюре из нута и тахинной пасты) как соус для салатов из сырых овощей или пасту для бутербродов.

Дхал из чечевицы подавайте с овощным карри или к блюдам из риса, например вегетарианскому плову.

Варите супы с фасолью Готовьте также супы с чечевицей.

Заменяйте мясо красной фасолью в таких блюдах, как лазанья.

Подавайте рис и бобы вместе Можете использовать любые бобовые: адзуки, нут, красную фасоль, а также консервированную фасоль, но выбирайте консервы без соли и сахара.

Приправляйте консервированные бобы карри или молотым перцем.

Готовьте салаты из бобов, смешивая разные виды, например красную и белую фасоль с нутом.

Используйте сою: такие продукты, как тофу и текстурированный растительный белок, могут быть полноценными заменителями мяса во многих блюдах. Они обладают менее выраженным вкусом, чем мясо, и больше подходят для блюд с перцем или запеканок с обилием ароматических трав.

Включайте в рацион больше орехов и семечек, добавляйте их в салаты; попробуйте приправить зеленый салат грецкими или кедровыми орехами. Посыпайте орехами готовый завтрак из зерновых.

Добавляйте измельченные орехи в сладости, например в меренги.

Используйте арахисовое масло для бутербродов.

Отдавайте предпочтение батончикам, кексам и печенью, содержащим орехи и разные семечки.

веществами, особенно белками, железом, цинком и витаминами группы В, совершенно необходимо подумать о полноценной замене исключенных продуктов.

Чем заменить Дважды в день следует включать в меню бобовые, орехи и яйца – это идеальные заменители мясных и рыбных продуктов. Начинающим вегетарианцам надо помочь составить рацион так, чтобы блюда из бобовых появлялись на столе каждый день.

Советы родителям

Очень непросто соперничать с привлекательностью готовой пищи или полуфабрикатов. Попробуйте приготовить нечто подобное, но более полезное для здоровья в домашних условиях.

- Для бургеров используйте только самый постный мясной фарш, панировочные сухари из цельнозернового хлеба, приправы и репчатый лук. Обваляйте их в яйце, жарьте в гриле или запекайте в духовке.

- Готовя куриные шницели, обмакните куски курицы во взбитый белок, обваляйте в сухарях и запеките в духовке.

- Приготовьте чипсы: нарежьте картофель толстыми ломтями (они меньше пропитываются жиром), обжарьте в растительном масле и обсушите бумажным полотенцем.

- Покупайте нежирные сосиски для приготовления в гриле.

Больше овощей Есть несколько способов увеличить в детском рационе количество овощей.

- Нарежьте сладкий перец, кабачки или грибы кусочками и всыпьте в готовый соус; проварите до мягкости. При необходимости замаскируйте овощи, сделав из полученной массы пюре.

- Хрустящие яркие овощи, обжаренные в небольшом количестве масла, пользуются большим успехом, чем отварные. Приправляйте их соевым соусом.

- Подавайте салат из сырых овощей с хумусом (пюре из нута), с цацики (густая подлива из йогурта, огурцов, чеснока и ароматических трав) или с пюре из авокадо, томатов и приправ.
- Готовьте разнообразные шашлыки: нанижите на вертел кусочки курицы со сладким перцем, грибами, молодой кукурузой и томатами черри.
- Почаще варите овощные супы.

Обилие углеводов Предлагайте детям блюда с высоким содержанием углеводов.
- Макаронные изделия, рис или картофель должны составлять не менее трети каждого блюда.
- Для тостов и бутербродов нарезайте хлеб толстыми ломтями.
- Вместо пирожных предлагайте ячменные, пшеничные лепешки, сдобные булочки, оладьи.

Замаскируйте продукты Печень – замечательный источник питательных веществ, но многие дети отказываются ее есть.
- Используйте ливерную колбасу для бутербродов или подавайте тосты с печеночным паштетом.
- По тем же причинам подавайте жирную рыбу в виде паштета.

Больше фруктов Фрукты должны стать обязательной составляющей каждого приема пищи, особенно качественные и вкусные сезонные и местные. Если ребенок не любит завтракать, предложите ему свежие или сухие фрукты.

Доверьте детям приготовление пищи

Приучайте подростков к кухне, разрешайте им самостоятельно готовить простые блюда для всей семьи. Постепенно они настолько освоятся, что смогут угостить своих друзей полным обедом или ужином.

Возможно, после этого кухня будет выглядеть как после бомбежки, но постарайтесь воздержаться от упреков, чтобы не отбить желание готовить.

ИДЕИ ДЛЯ МЕНЮ
В школьные годы

Если дети берут завтрак в школу, это должна быть высококалорийная пища, содержащая к тому же кальций и витамины.

ЗАВТРАК В качестве дополнительной дозы кальция дайте еще один стакан молока сверх того, которым заливается готовый завтрак из зерновых. Не забывайте о фруктах – стакан разбавленного фруктового сока или ломтики свежих фруктов, добавленные в кашу или хлопья, способствуют усвоению кальция.

НА ПЕРЕМЕНКЕ Дайте ребенку с собой стаканчик йогурта, булочку из цельнозерновой муки или бублик с сыром.

ОБЕД Кусок пиццы, прибавьте к ней сыр, чтобы организм получил больше кальция, а сверху положите ломтики сырых овощей – томатов, моркови или огурца. На сладкое – шоколадное пирожное и свежие фрукты.

ПОСЛЕ УРОКОВ Дайте ребенку дополнительно молока в виде какого-нибудь лакомства – молочного коктейля, мусса или горячего шоколада.

УЖИН Основу этой трапезы должны составлять макаронные изделия, рис или картофель. Подайте мясо или рыбу с поджаренными почти без масла овощами или с мясным соусом болоньез (тоже с овощами). Можете приготовить фруктовые или рисовые пудинги, а для особого случая – десерт с клубнично-апельсиновым соусом.

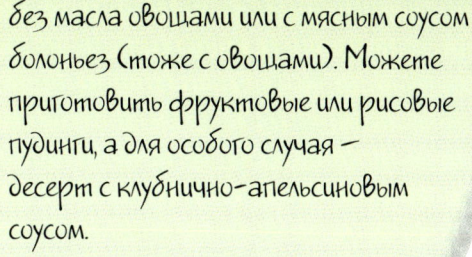

ПОСЛЕ ТРЕНИРОВКИ Вода, молоко или разбавленный фруктовый сок. Банан и что-нибудь легкое на закуску.

ЕСЛИ МУЧАЕТ ГОЛОД Тарелка хлопьев или каши с молоком; несколько ломтиков хлеба.

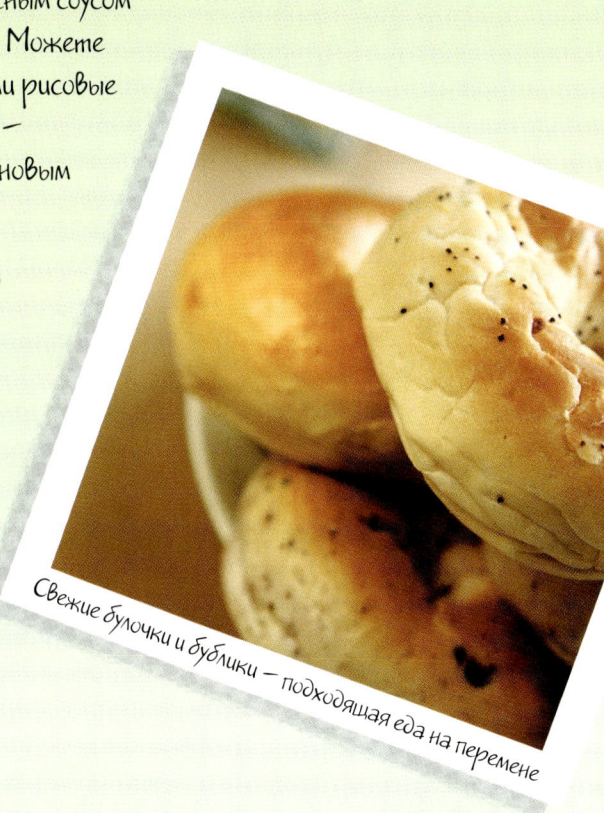

Свежие булочки и бублики – подходящая еда на перемене

Вегетарианские бургеры по-итальянски

Рис ризотто, томаты и сыр пармезан придают этим питательным бургерам итальянский оттенок. Сытные и забавные на вид бургеры подают с подогретым хлебом, ломтиками свежего помидора, красным репчатым луком и кетчупом.

Подготовка: **15 минут плюс 10 минут на остывание и 30 минут на охлаждение**

Приготовление: **45 минут**

Выход: **6 порций**

ПИЩЕВАЯ ЦЕННОСТЬ 1 порции:	
калорийность	325 ккал
углеводы	27 г
(сахар)	5 г
белки	10 г
жиры	18 г
(насыщенные)	4 г
клетчатка	4 г

1 ст. л. оливкового масла
1/2 ст. л. сливочного масла
1 зубчик чеснока, мелко нарезанный
1 луковица, мелко нарезанная
1 морковь, мелко нарезанная
2 ч. л. сушеного орегана
1 ч. л. сушеного тимьяна
85 г риса ризотто
200 мл горячей воды
7 ст. л. томатов, консервированных кусочками
25 г натертого сыра пармезан
400 г консервированного нута (жидкость слейте)
1 яйцо
Соль и черный перец
Проростки пшеницы для панировки
Подсолнечное масло для жарения

1 Разогрейте оливковое и сливочное масло в большой кастрюле с толстым дном. Добавьте чеснок, лук и морковь и подержите 5–7 минут на среднем огне до мягкости. Положите ароматические травы и рис, перемешайте с маслом и овощами. Потушите 1 минуту.

2 Смешайте томаты с горячей водой, добавьте треть жидкости в смесь риса с овощами. Варите 8–10 минут, часто помешивая, пока жидкость не впитается. Повторите операцию еще два раза, пока рис не станет мягким, но не разварится. Всыпьте сыр, размешайте и оставьте на 10 минут остудить.

3 Переложите смесь в миксер, добавьте нут и яйцо. Приправьте солью и перцем по вкусу и перемешивайте до получения однородной массы. Поставьте в холодильник на 30 минут.

4 Выложите на блюдо слой проростков пшеницы. Из 3 ст. л. смеси (на 1 бургер) слепите плоскую круглую лепешку. Обваляйте в проростках пшеницы. Изготовьте таким образом 6 бургеров. Разогрейте немного масла (чтобы оно только покрыло дно сковороды) и обжаривайте бургеры по 4 минуты с каждой стороны до образования золотистой корочки.

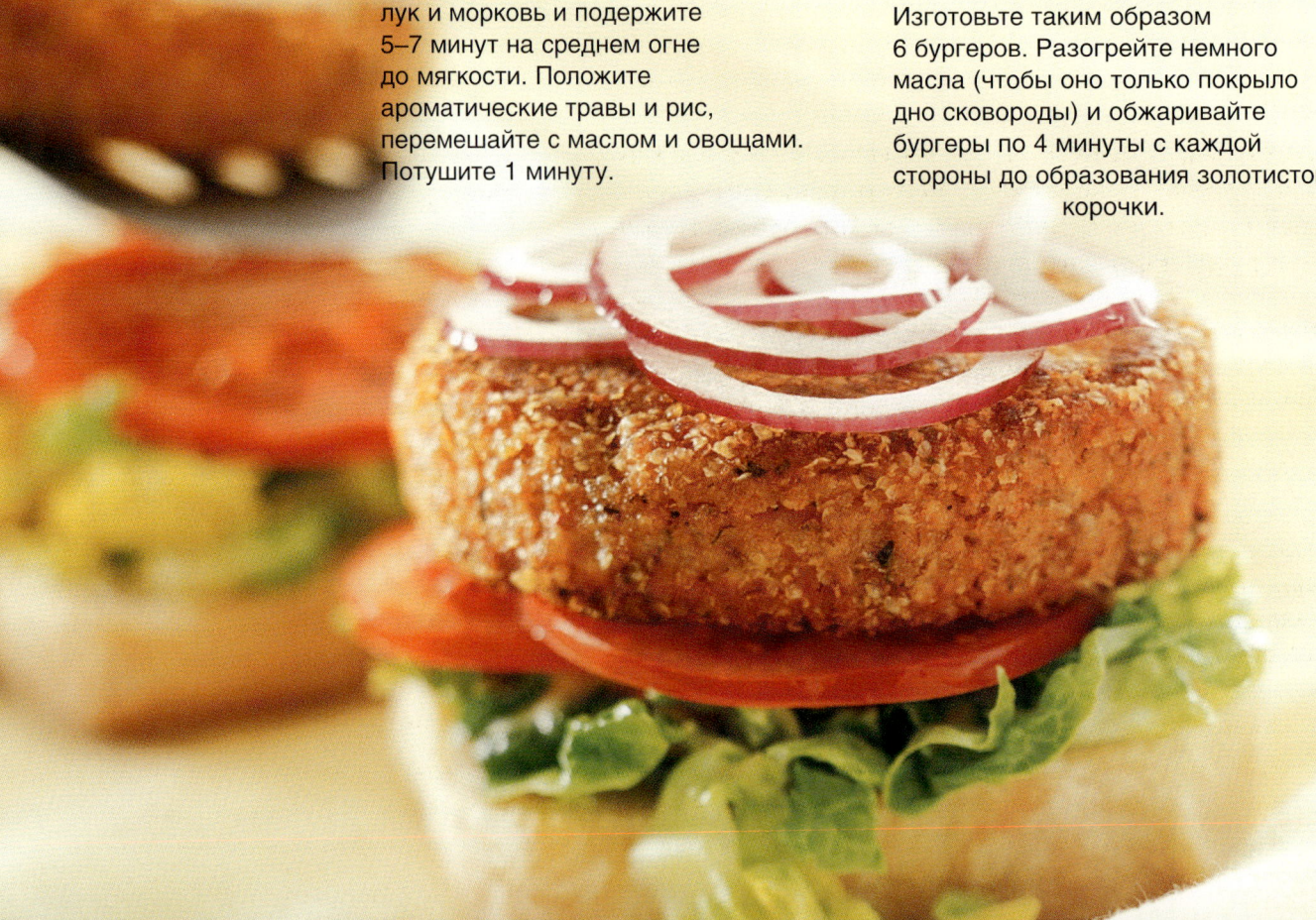

Сытный овощной суп

Этот классический итальянский суп с фасолью и макаронными изделиями подавайте с зеленым салатом и хрустящим хлебом. Он особенно хорош, если приготовлен на домашнем бульоне.

Подготовка: **10 минут**

Приготовление: **37 минут**

Выход: **4 порции**

5 ст. л. оливкового масла
1 нарезанная луковица
1 нарезанный черешок сельдерея
1 нарезанная крупная морковь
1 лавровый лист
1,2 л овощного бульона
400 г томатного соуса
175 г макаронных изделий, например ракушек или рожков
400 г консервированной красной фасоли, жидкость слейте, фасоль промойте
Соль и черный перец
250 г шпината, промойте, удалите толстые черешки
40 г сыра пармезан, натертого на мелкой терке

1. Разогрейте оливковое масло в большой кастрюле с толстым дном. Положите лук, сельдерей и морковь, подержите на среднем огне 8–10 минут, периодически помешивая, пока овощи не станут мягкими.

2. Добавьте лавровый лист и томатный соус и доведите до кипения. Уменьшите огонь, накройте крышкой и дайте покипеть 15 минут или до готовности овощей.

3. Всыпьте макаронные изделия и фасоль, снова доведите до кипения и дайте покипеть 10 минут или пока макароны не станут мягкими, но не разварятся. Периодически помешивайте, чтобы они не слипались.

4. Посолите и поперчите по вкусу, положите шпинат и тушите еще 2 минуты или до мягкости шпината. Разлейте по тарелкам; перед подачей посыпьте тертым пармезаном.

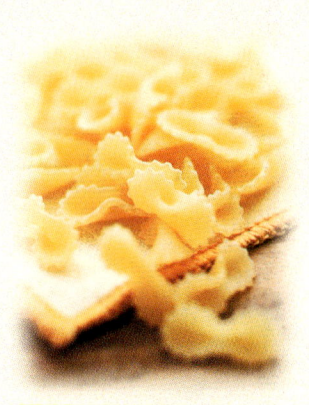

ПИЩЕВАЯ ЦЕННОСТЬ 1 порции:	
калорийность	450 ккал
углеводы	54 г
(сахар)	10 г
белки	18 г
жиры	19 г
(насыщенные)	4 г
клетчатка	9 г

Десерт с клубнично-апельсиновым соусом

Этот десерт выглядит необыкновенно соблазнительно и наверняка порадует ребенка, который к тому же получит порцию ценного кальция. В особых случаях украсьте десерт растопленным шоколадом.

Подготовка: **10 минут**

Приготовление: **15 минут**

Выход: **4 порции**

250 г клубники, разрежьте на половинки
Сок 1 апельсина
1 ч. л. апельсиновой цедры, натертой на мелкой терке (по желанию)
1 ст. л. сахарной пудры
25 г рубленых орехов (разных), слегка обжарьте на сухой сковороде
8 шариков ванильного молочного мороженого
Шоколадная стружка для украшения

1. Смешайте в кухонном комбайне клубнику, цедру (по желанию) и апельсиновый сок до однородной массы. Переложите смесь в кастрюлю и добавьте сахарную пудру. Подержите на среднем огне 10–12 минут до загустения. Охладите.

2. Положите в высокий бокал ложку клубнично-апельсинового соуса, два шарика мороженого и полейте ложкой соуса. Посыпьте рублеными орехами и тертым шоколадом.

ПИЩЕВАЯ ЦЕННОСТЬ 1 порции:	
калорийность	310 ккал
углеводы	38 г
(сахар)	35 г
белки	6 г
жиры	15 г
(насыщенные)	8 г
клетчатка	1 г

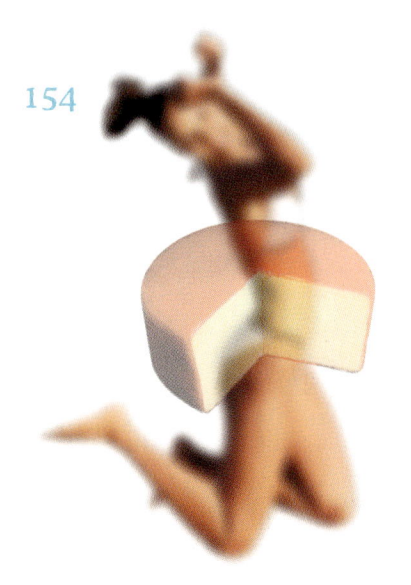

Веселое время

Пока молоды и свободны, мы стремимся в полной мере насладиться жизнью. Учеба, работа, общение с друзьями требуют много энергии и сил. Питайтесь правильно, и вы легко выдержите стремительный темп жизни.

Если вы много работаете, а развлекаетесь еще больше, вам приходится жить по очень плотному расписанию. Но при разумном питании вы обеспечите себя достаточной энергией, чтобы получать от жизни максимум удовольствий.

ПИЩА ДЛЯ АКТИВНОГО ОБРАЗА ЖИЗНИ

Иногда вместо нормального ужина приходится довольствоваться закусками в баре. Однако без соответствующей еды спиртные напитки крайне вредны. Постарайтесь съесть что-нибудь питательное: например, бутерброда с сырным салатом вполне достаточно, чтобы нейтрализовать вредное воздействие выпитого.

Как выбрать закуски Если в вашем распоряжении только меню бара, остановите свой выбор на острых закусках или канапе с мясом, рыбой или ракообразными: они богаты белками и витаминами. Избегайте жирных хрустящих крекеров и сухих соленых крендельков. А к соусам лучше заказать овощи, а не чипсы.

Соленые орешки содержат много жира; поэтому, если вы следите за весом, старайтесь есть их поменьше. Однако сами орехи содержат много питательных веществ, особенно арахис, фисташки или кешью.

Не отказывайтесь от завтрака

Из-за позднего возвращения вечером и утренней спешки практически не остается времени на приготовление завтрака дома. В этом случае выберите полезный для здоровья завтрак по дороге на работу. Это может быть булочка с начинкой, бутерброд, бублик или блинчик, а также обезжиренный йогурт, капуччино со сливками или молоком и натуральный фруктовый сок. Такой завтрак зарядит вас энергией на несколько часов.

Обед В середине дня обычно появляется возможность основательно поесть, особенно если позже не удастся это сделать. В идеале основу обеда должны составлять макаронные изделия, картофель, рис, хлеб из цельнозерновой муки или другие продукты, богатые углеводами. Вместе с овощами и зеленым салатом эти блюда обеспечат вас энергией на несколько часов.

Еда на ходу Готовая пища очень удобна, если нет времени на стряпню. Но старайтесь выбирать наиболее полезные блюда. Избегайте круассанов и шоколадных батончиков. Они быстро повышают уровень сахара в крови, но затем этот уровень резко падает, и вы чувствуете усталость и голод.

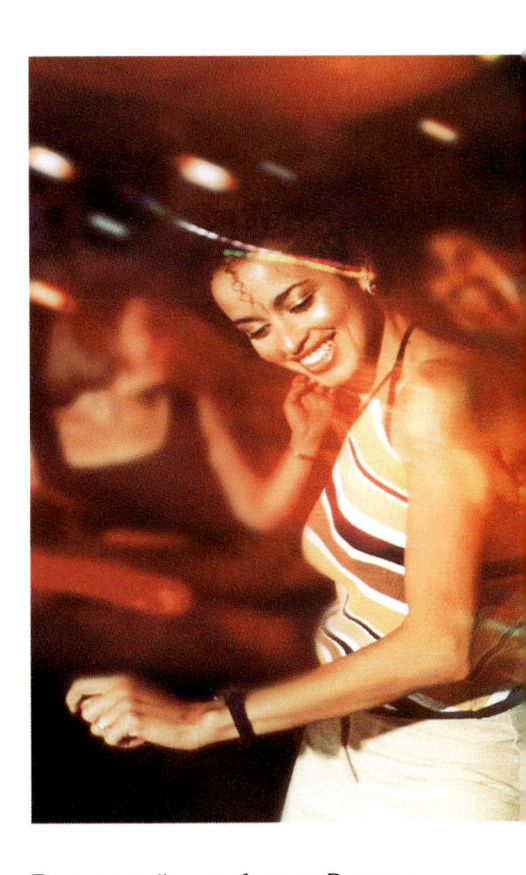

Восполняйте дефицит В выходные часто приходится отсыпаться. Компенсируйте пропущенный утренний завтрак комбинированным завтраком-обедом.

Особо питательные вещества

Продукты, перечисленные на с. 11–15, помогут вам выдержать напряженный ритм жизни и обеспечат важными питательными веществами.

Берите от жизни все что можно
Выбирайте пищу, которая обеспечит вас большим запасом энергии, чтобы от души наслаждаться жизнью — и днем, и ночью.

ИДЕИ ДЛЯ МЕНЮ
Поздний завтрак в выходные

Варианты завтраков, совмещенных с обедом, помогут наверстать упущенное и восстановить силы для предстоящей рабочей недели.

ТРАДИЦИОННЫЙ ЗАВТРАК-ОБЕД Омлет или яичница со свежей зеленью, постным беконом, томатами и житным хлебом. Молочный напиток или коктейль. Жаркое из риса, рыбы и карри или ризотто с копченой треской. На сладкое свежие фрукты, мороженое и шербет с фруктовым пюре.

ШВЕДСКИЙ СТОЛ На выбор: холодное мясо, копченая рыба и рольмопс; ветчина, копченый лосось и паштеты; тарелка с сырами, хлеб и хрустящие хлебцы. На сладкое: фрукты или фруктовый сок.

СРЕДИЗЕМНОМОРСКИЙ ВАРИАНТ Холодный суп, например гаспачо (тюря из хлеба, воды, растительного масла, уксуса, лука и чеснока), или печеные томаты и сладкий перец; жареные средиземноморские овощи с макаронами; на сладкое дыня или ягоды.

НАПИТКИ Минеральная вода с ломтиками цитрусовых; свежевыжатый апельсиновый сок с белым игристым вином.

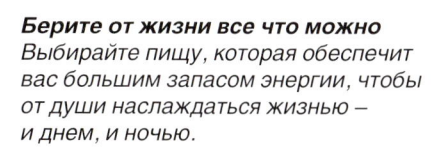

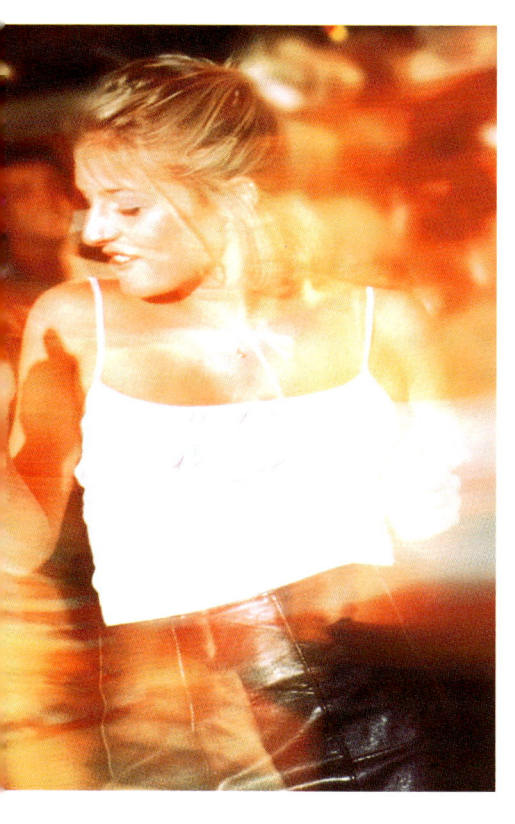

Вкусная воскресная трапеза из разных продуктов

Кальций Три раза в день следует пить молоко, есть сыр или йогурт, так как скелет продолжает расти до 25–30 лет, и костям необходим кальций. Для укрепления опорно-двигательного аппарата очень полезны танцы, ходьба и бег. Постарайтесь включить их в свой распорядок дня.

Железо Чтобы побороть усталость, ешьте пищу, богатую железом: печень, постную говядину, птицу, жирную рыбу (лосось, сардины, макрель и тунец), обогащенные готовые завтраки из зерновых, яйца, зеленые листовые овощи, орехи, фасоль и чечевицу.

Витамин С Ешьте больше цитрусовых и овощей, обеспечивающих организм антиоксидантами. На вечеринках чаще пейте фруктовый сок, чтобы усилить приток витамина С и нейтрализовать воздействие алкоголя и курения, истощающих запасы питательных веществ в организме.

Пейте воду в течение всего дня, не менее восьми стаканов. Прежде чем идти туда, где предстоит пить спиртное, приготовьте что-нибудь на скорую руку, например жаркое с рисом по-восточному.

Пища быстрого ПРИГОТОВЛЕНИЯ

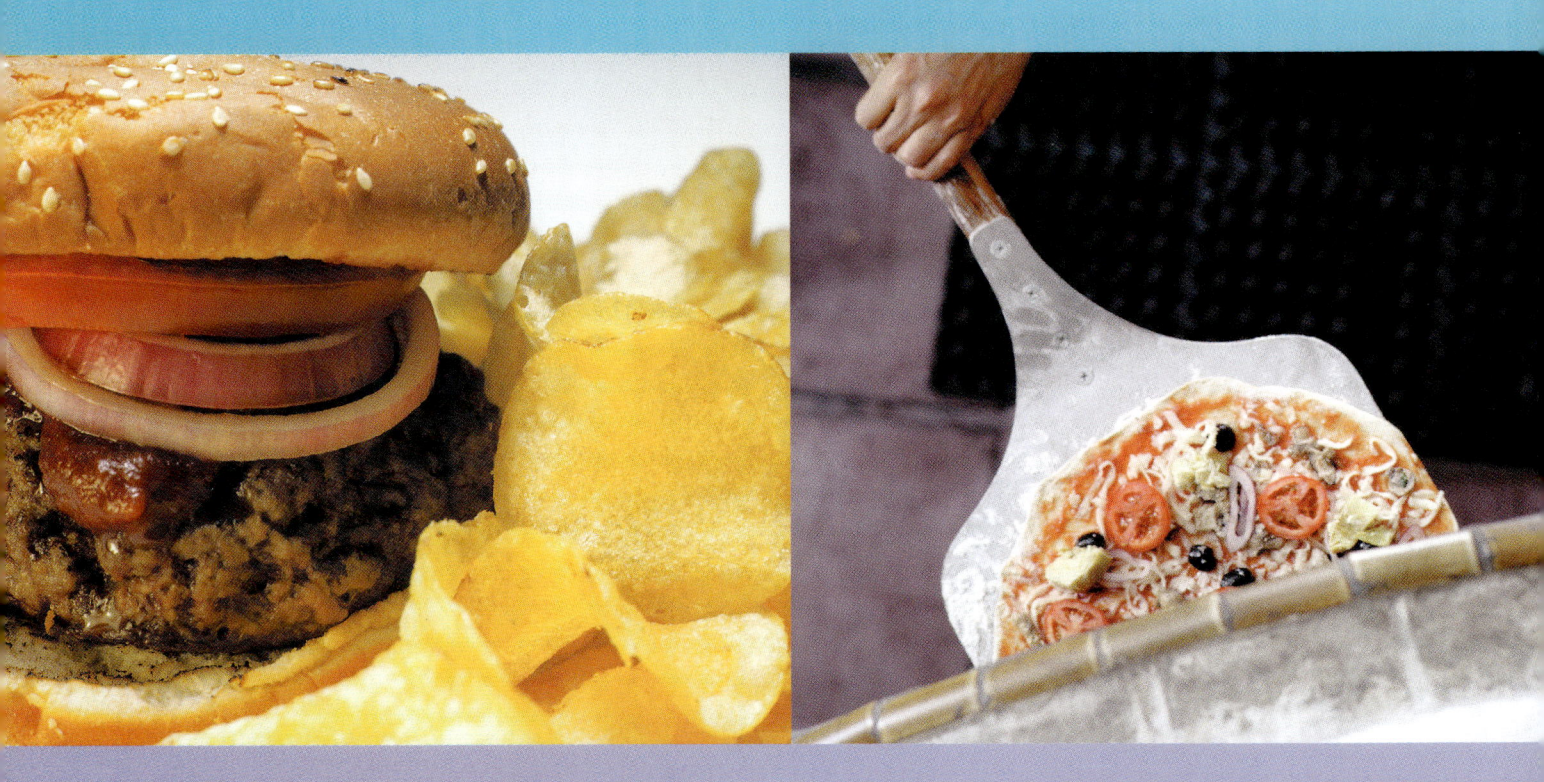

Блюда индийской кухни Вареный рис, хлеб чапатти или наан – полезные источники углеводов (правда, лепешки часто жарят, поэтому потребляйте их умеренно). Мясные или рыбные блюда содержат много белка, железа и цинка. Помните, что баранина содержит больше насыщенных жиров, чем куриное мясо или говядина. Если вы не едите мяса, берите блюда из риса с чечевицей. Заказывайте их с овощными гарнирами (цветная капуста, картофель, шпинат), чтобы обеспечить сбалансированное соотношение питательных веществ. Избегайте жирных блюд, таких, как соусы, плов, блюда, приготовленные во фритюре, и оладьи.

Китайская или тайская кухня Заказывайте преимущественно сваренные на пару рис или лапшу. Не повредят здоровью блюда, приготовленные в малом количестве жира, чоп-суи (китайское рагу с грибами и острым соусом), гарниры из желтой и черной фасоли. Не следует выбирать чересчур жирную пищу, например жареный рис, фаршированные блинчики, любые продукты, запеченные в тесте, жареную утку с хрустящей корочкой, а также сладкие и кислые соусы. Соус сатай содержит много жира, но при этом богат магнием и цинком. На сладкое отдавайте предпочтение фруктам и шербетам.

Пиццы Правильно приготовленная пицца – полезное, сбалансированное блюдо. Тертый сыр обеспечивает кальцием и белками, но и большим количеством жира, так что его не должно быть слишком много. Отдавайте предпочтение маленькой пицце с толстой основой из теста (это дополнительная порция углеводов) и с большим количеством овощей или заказывайте к ней салат. Избегайте жирной пищи. Пицца, жаренная на сковороде, содержит слишком много жира.

Эта пища доступна, поэтому удобна. Однако в ней слишком много жиров и соли, но мало клетчатки и витаминов. Эти недостатки можно свести к минимуму, если выбирать только те блюда, которые не содержат потенциально вредных компонентов. При соблюдении известной осторожности эта пища не наносит вреда здоровью.

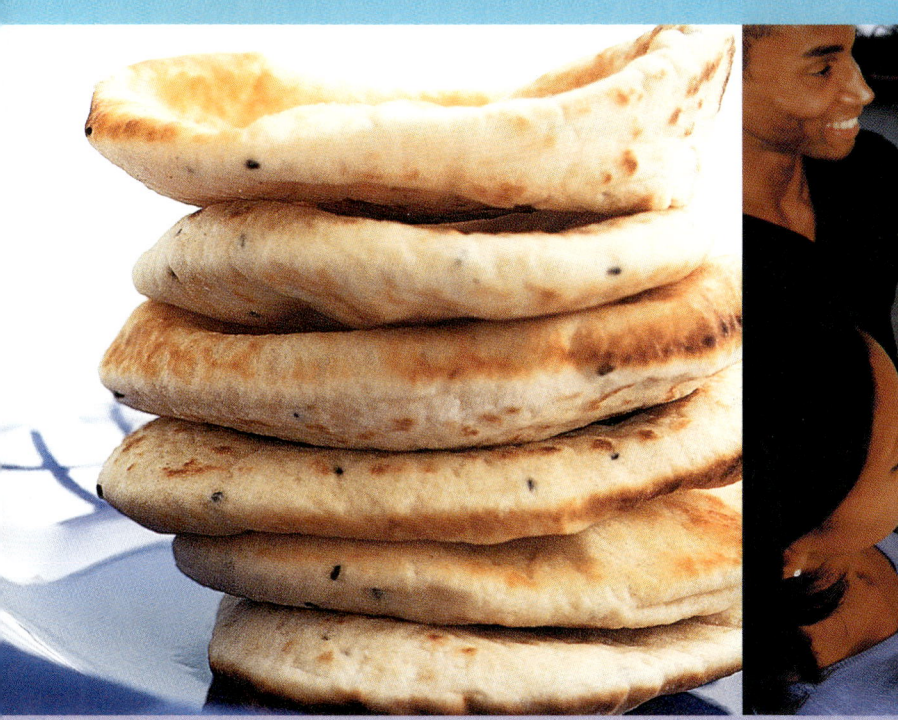

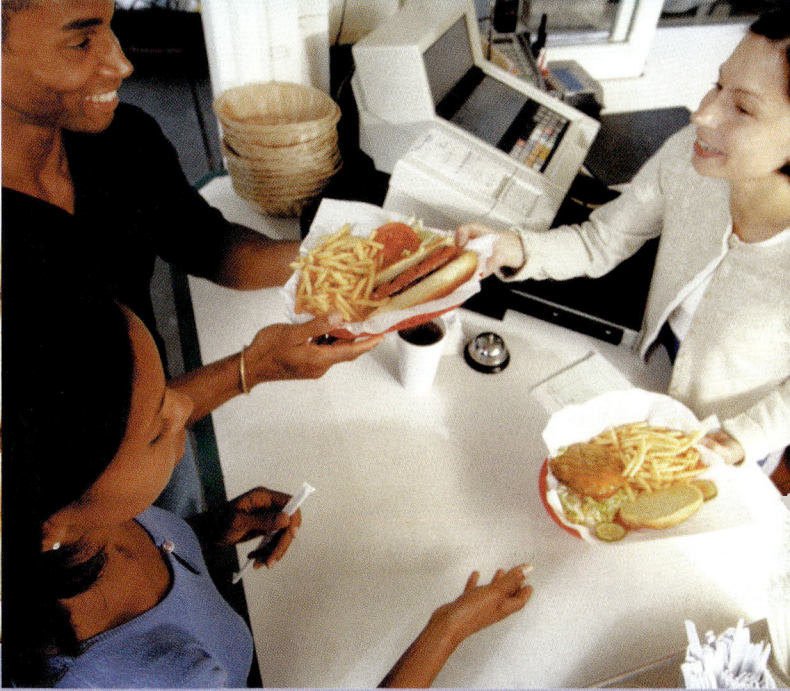

БЫСТРАЯ ЕДА *Если вы часто едите бургеры, пиццу, блюда индийской кухни и хот-доги, вам надо знать, что туда входит. Отказываться от них совсем нет необходимости, просто исключите наиболее жирные и сладкие из них.*

Бургеры Выбирайте маленький простой бургер без жирного расплавленного сыра и майонеза. Приправьте кетчупом (он богат полезным ликопеном, но при этом содержит много сахара и соли) и возьмите небольшую порцию чипсов. Салат даст дополнительное количество витаминов и антиоксидантов. Вместо колы закажите фруктовый сок, а вместо молочного коктейля – стакан молока.

Рыба с жареной картошкой Рыба – превосходный источник полноценных белков и минералов. Если вы следите за весом, откажитесь от кляра или панировочных сухарей. Заказывайте маленькие порции картофеля и не забывайте, что тонкие гофрированные чипсы содержат больше жира, чем толстые.

Печеная картошка Лосось или тунец как дополнение к картошке содержат необходимые жирные кислоты: они полезны для сердца и улучшают состояние кожи. Моллюски и ракообразные богаты минералами, а фасоль – клетчаткой. Чтобы ограничить потребление жиров, берите нежирные наполнители, воздерживайтесь от майонеза.

Кебаб В шашлыке и кебабе из курицы используется постное мясо. Кебаб из рубленой баранины содержит гораздо больше жира, чем другое мясо.

Бутерброды Хлеб нарезайте толстыми кусками. Берите булочки или бублики, чтобы увеличить поступление в организм углеводов и витаминов группы B. Отдавайте предпочтение таким начинкам, как постное мясо, курица, ракообразные или нежирный сыр; добавьте салат и низкокалорийные приправы.

Свиные эскалопы с цитрусовым соусом

Цитрусовая подлива с перцем чили – освежающее дополнение к эскалопам. Подавайте с гарниром из отваренных на пару зеленой фасоли и моркови, сбрызнув его оливковым маслом и лимонным соком.

Подготовка: **15 минут плюс 1 час на маринование**

Приготовление: **10–12 минут**

Выход: **4 порции**

ПИЩЕВАЯ ЦЕННОСТЬ 1 порции:	
калорийность	**240 ккал**
углеводы	**4 г**
(сахар)	**4 г**
белки	**32 г**
жиры	**10 г**
(насыщенные)	**4 г**
клетчатка	**1 г**

ДЛЯ СОУСА
2 апельсина, разделите на дольки и мелко нарежьте
1 лимон, разделите на дольки и мелко нарежьте
1 стручок перца чили, мелко нарежьте (по желанию)
1 перышко зеленого лука, мелко нарежьте
2 ч. л. мелко нарезанной петрушки

ДЛЯ ЭСКАЛОПОВ
4 свиных эскалопа, около 150 г каждый
Черный перец
4 веточки тимьяна или лимонной мяты

1 Приготовьте соус, смешав нарезанные апельсины, лимон и перец чили (по желанию), слегка помните их вилкой, чтобы выделился сок.

2 Добавьте зеленый лук и петрушку. Оставьте по крайней мере на 1 час для получения насыщенного вкуса и аромата.

3 Сильно нагрейте гриль. Приправьте эскалопы солью и перцем, посыпьте тимьяном. Запекайте в гриле по 5–6 минут с каждой стороны, пока не начнет выделяться прозрачный сок.

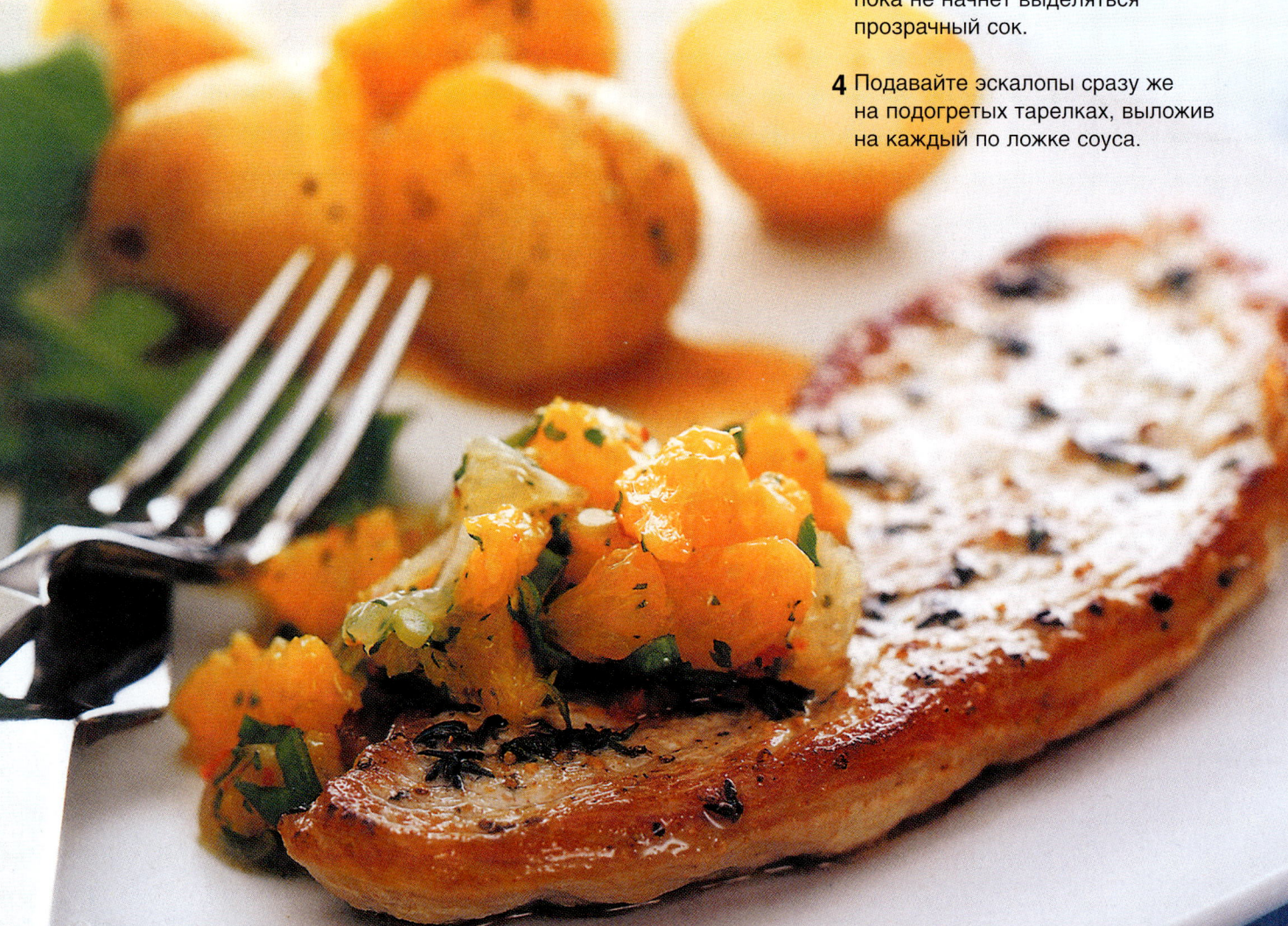

4 Подавайте эскалопы сразу же на подогретых тарелках, выложив на каждый по ложке соуса.

Быстрый суп гаспачо

Этот питательный холодный суп обладает гармоничным вкусом. Сырой лук, чеснок и мелко нарезанный перец чили придают ему пикантность.

Приготовление: **10 минут**

Выход: **4 порции**

Половина огурца, нарезанного кубиками
2 крупных красных сладких перца, крупно нарезанных
1 красная луковица, крупно нарезанная
6 листьев базилика
700 г томатного соуса
1 ст. л. оливкового масла
4 ст. л. красного винного уксуса
300 мл холодного куриного или овощного бульона
Сок половины лимона
Черный перец
ДЛЯ УКРАШЕНИЯ И ГАРНИРА
Листья базилика
1 стручок перца чили, мелко нарезанный
Половина огурца, нарезанного мелкими кубиками
1 маленький зеленый сладкий перец, нарезанный кубиками
Гренки

1. Сложите огурец, сладкий перец, лук, чеснок и базилик в кухонный комбайн и смешивайте в течение минуты. Добавьте томатный соус, масло и уксус и размешайте до однородной массы.

2. Влейте бульон и лимонный сок, поперчите по вкусу, размешайте. Перелейте в большую миску, накройте и дайте охладиться в течение 2–3 часов.

3. Украсьте суп базиликом и перцем чили (по желанию), отдельно подайте нарезанные огурцы и сладкий перец, а также гренки.

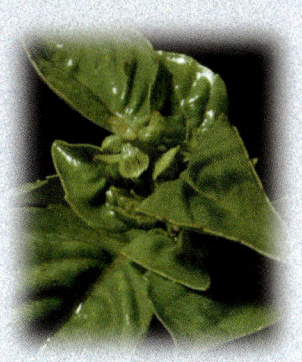

ПИЩЕВАЯ ЦЕННОСТЬ 1 порции:	
калорийность	**120 ккал**
углеводы	18 г
(сахар)	17 г
белки	5 г
жиры	4 г
(насыщенные)	0,5 г
клетчатка	4,5 г

Ассорти-гриль по-средиземноморски

Это блюдо с характерным ароматом южных стран не так калорийно, как обычные блюда-гриль. Хорошим гарниром может служить салат из свежих томатов и молодой картофель, посыпанный базиликом.

Подготовка: **5 минут**

Приготовление: **20–25 минут**

Выход: **2 порции**

1 маленький баклажан, нарезанный толстыми кружками
1 кабачок, нарезанный косыми толстыми ломтями
1 сладкий красный перец, разрезанный на 4 части
10 мелких грибов
1 ст. л. оливкового масла
Черный перец
4 постные сосиски из свинины, сдобренные специями
200 г ромштекса
Листочки свежего базилика и петрушка для украшения

1. Нагрейте гриль. Разложите овощи на противне и слегка смажьте оливковым маслом. Поперчите и поставьте в гриль на 5 минут. Переверните, смажьте маслом и держите в гриле еще 5 минут, пока не зарумянятся. Накройте фольгой.

2. Наколите сосиски вилкой, поджарьте на противне, переворачивая. Положите ромштекс и обжарьте по 4–5 минут с каждой стороны.

3. Подавайте овощи, ромштекс и сосиски на подогретом блюде, украсив базиликом и петрушкой.

ПИЩЕВАЯ ЦЕННОСТЬ 1 порции:	
калорийность	**470 ккал**
углеводы	117 г
(сахар)	11 г
белки	31 г
жиры	31 г
(насыщенные)	11 г
клетчатка	6 г

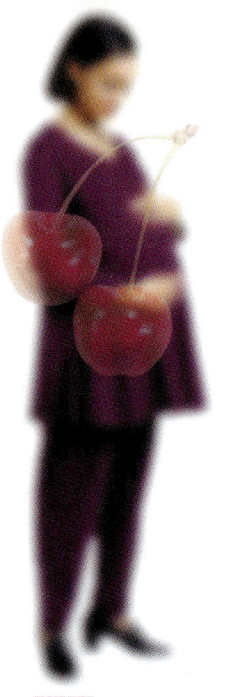

Рождение семьи

Планирование рождения ребенка – волнующее событие в жизни каждой семейной пары. При этом у супругов есть возможность максимально повысить свою способность к зачатию с помощью правильного питания и здорового образа жизни.

Будущие родители редко задаются вопросом, готовы ли они физически к зачатию ребенка и последующей беременности. А ведь от здоровья обоих партнеров прямо зависит их фертильность. Именно это в итоге определяет, будет ли рождение ребенка в радость или обернется массой проблем.

Для поддержания нормального состояния половой и репродуктивной сферы вполне достаточно придерживаться сбалансированного полноценного питания и регулярно заниматься физическими упражнениями. Однако, учитывая, что в наши дни бесплодие становится все более распространенным явлением, будущие родители должны обратить особое внимание на питание и образ жизни в целом.

Будьте терпеливы Возможно, вы решите внести существенные изменения в свою жизнь, чтобы повысить шансы на успешное зачатие ребенка. В таком случае следует приготовиться к тому, что мгновенных улучшений не будет – пройдет не менее трех месяцев, прежде чем ваш организм достигнет пика с точки зрения здоровья и фертильности.

Однако усилия не пропадут даром. Преимущества хорошего здоровья неоднократно проявятся в будущем. Если женщина до беременности питалась правильно, ребенку в зрелом возрасте меньше угрожают сердечно-сосудистые заболевания и диабет.

КАК ПОВЫСИТЬ СПОСОБНОСТЬ К ЗАЧАТИЮ

Когда семейная пара, решив завести ребенка, сталкивается с неудачей, разочарование бывает поистине беспредельным. Бесплодием страдают и женщины, и мужчины, причем причины могут быть самые разные.

Неполноценное питание усугубляет бесплодие, но может быть и единственной его причиной. Многим парам удалось благополучно зачать ребенка, лишь изменив свой рацион, повысив его питательную ценность и начав вести более здоровый образ жизни.

Изменение образа жизни

Злоупотребление алкоголем отрицательно влияет на фертильность мужчин и женщин. Алко-

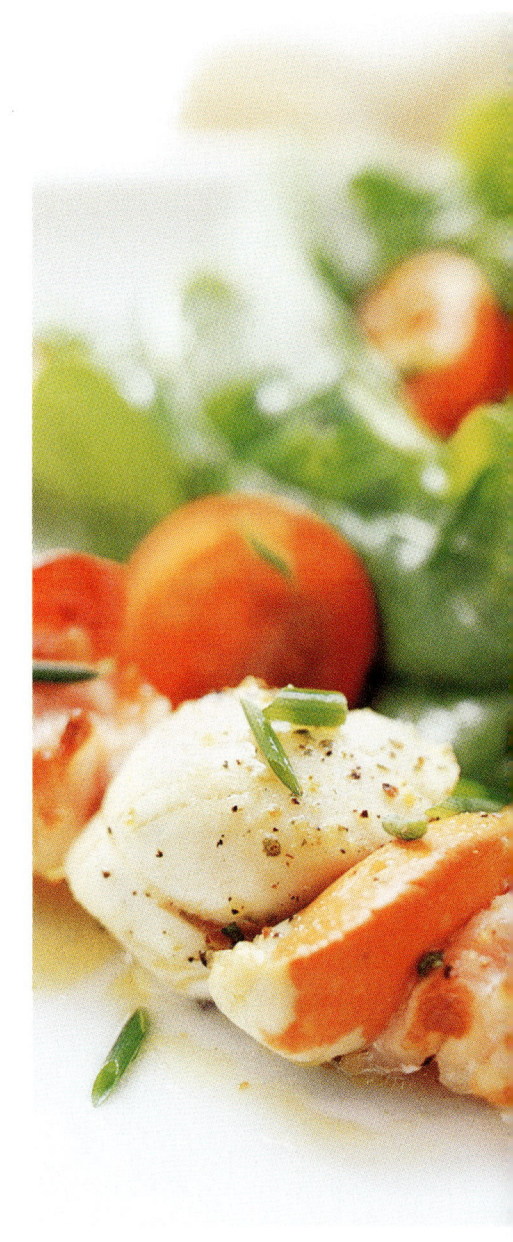

Идеальное сочетание Шашлык из гребешков и бекона богат цинком, витаминами группы В и селеном; это идеальное блюдо для тех, кто планирует рождение ребенка (см. рецепт на с. 168).

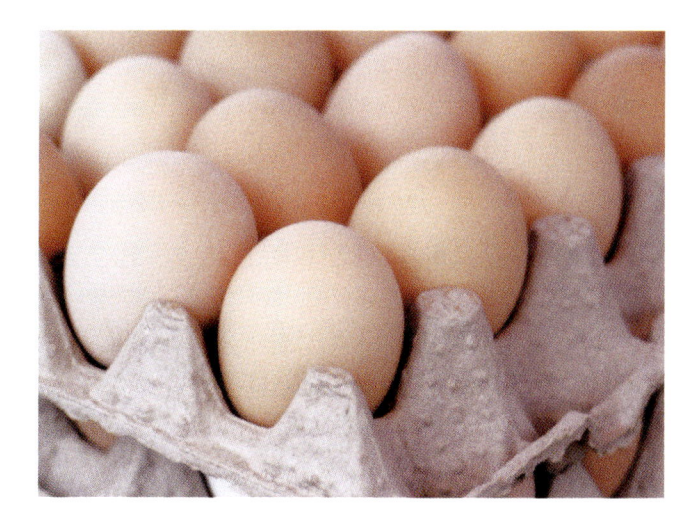

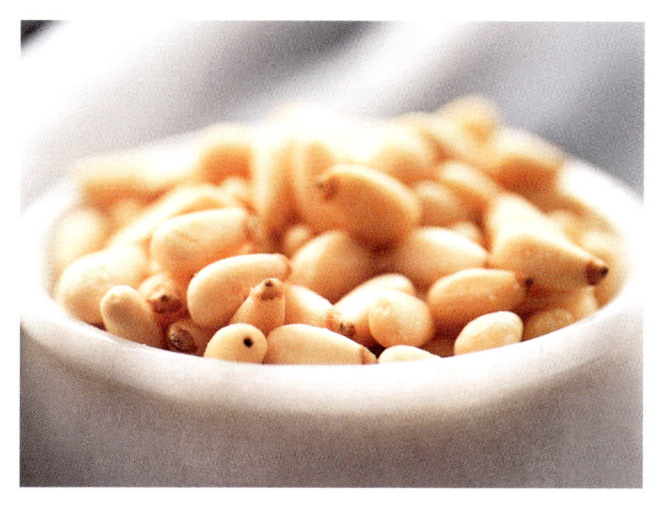

Правильный выбор Одно-два крутых яйца в неделю обеспечат вас цинком, повышающим фертильность, и не повысят уровень холестерина. Другой полезный источник цинка – кедровые орешки (вверху справа). Грызите их между делом или добавляйте в салат из шпината.

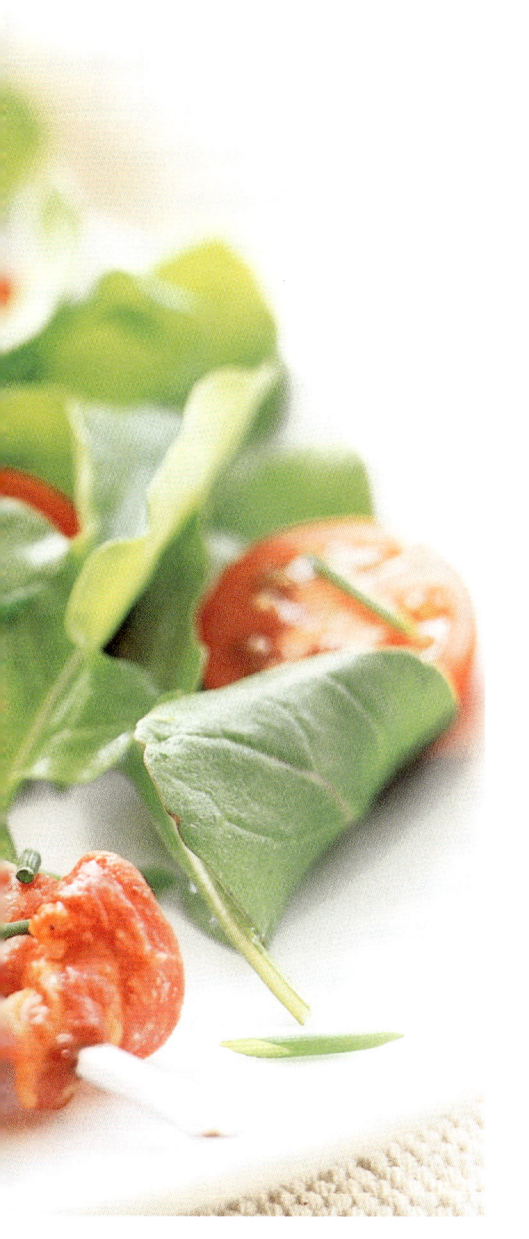

голь подавляет сексуальное влечение и способность обоих партнеров к полноценному половому акту, снижает уровень гормонов, что препятствует овуляции и затрудняет продвижение спермы по фаллопиевым трубам. Кроме того, алкоголь мешает усвоению важнейших витаминов группы В и минералов, в частности цинка.

Бесплодие связывают с дефицитом витамина B6 и фолиевой кислоты, а цинк – один из самых необходимых элементов для образования спермы. Его недостаток ведет к снижению числа жизнеспособных сперматозоидов, это угрожает мужчинам, выпивающим более четырех доз алкоголя в день.

В идеале пара, планирующая рождение ребенка, должна совсем отказаться от алкоголя.

Следите за весом Установлено, что ожирение может быть причиной бесплодия; кроме того, оно способствует снижению либидо у обоих полов. При необходимости похудеть следует выбрать низкокалорийную диету, но богатую необходимыми питательными веществами, чтобы в случае успешного зачатия и будущая мать, и ребенок были здоровы.

Бросьте курить! Курение не только вредно для здоровья вообще, но и снижает способность к зачатию, поскольку часто приводит к нарушению менструального цикла.

Как получить полноценную сперму

Сперма вырабатывается мужчиной постоянно, но количество и качество сперматозоидов в значительной мере зависят от его питания. Низкое число сперматозоидов или их неполноценность – типичные причины мужского бесплодия. Для вырабатывания здоровой спермы необходимо сбалансированное питание. Рацион должен содержать продукты, богатые незаменимыми жирными кислотами (например, жирную рыбу и полиненасыщенные растительные масла), витаминами А, В, С и Е, а также минералами – цинком и магнием. Особую роль играют витамин С и цинк.

Витамин С При попадании спермы в женский организм последний начинает вырабатывать антитела, вызывающие слипание сперматозоидов, что затрудняет оплодотворение яйцеклетки. Витамин С снижает процесс слипания.

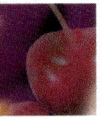

Цинк Несмотря на незначительное содержание в организме цинка, его роль в обеспечении мужской фертильности чрезвычайно велика. Цинк концентрируется в мужских половых железах и сперме и участвует в выработке спермы и гормонов.

Мужчины теряют некоторое количество цинка с мочой и потом. Истощение запасов цинка ведет к сокращению вырабатывания спермы и гормонов и, следовательно, снижает фертильность. Организм нуждается в очень небольшом количестве цинка, которое может быть пополнено из самых разных источников. Препараты цинка могут повысить его содержание сверх рекомендуемой суточной нормы в 15 мг. Поскольку цинк защищает организм от инфекций, нарушение естественного баланса может ослабить эту функцию. А чрезмерное количество цинка вызывает повышение температуры, тошноту и рвоту.

Значение нормального кровообращения Ослабление мужской потенции может быть связано с затвердением стенок артерий (атеросклероз). В результате атеросклероза затрудняется кровоснабжение полового члена и яичек, что нарушает вырабатывание спермы. Поддерживайте сосуды в здоровом состоянии с помощью диеты, полезной для сердца, и непременно ешьте жирную рыбу хотя бы дважды в неделю.

Как повысить женскую фертильность

В яичниках женщины с самого рождения содержится весь положенный ей запас яйцеклеток (ооцитов). Ежемесячно в процессе овуляции несколько яйцеклеток созревают и выходят из яичников, готовые к оплодотворению. Однако функция гормонов, регулирующих этот процесс, может быть нарушена рядом факторов, таких, как неполноценное питание, стресс и чрезмерные физические нагрузки. Нарушение гормонального баланса может привести к полному или частичному бесплодию.

Последствия диет для похудения Обследования женщин в клиниках, где лечат от бесплодия, показывают, что половина из них, пытаясь сбросить лишний вес, крайне снизили потребление важнейших питательных веществ, что привело к нарушению гормонального баланса и, возможно, стало причиной прекращения процесса овуляции.

У женщин, желающих забеременеть, жировая ткань должна составлять не менее 18% веса тела. Если жировой ткани мень-

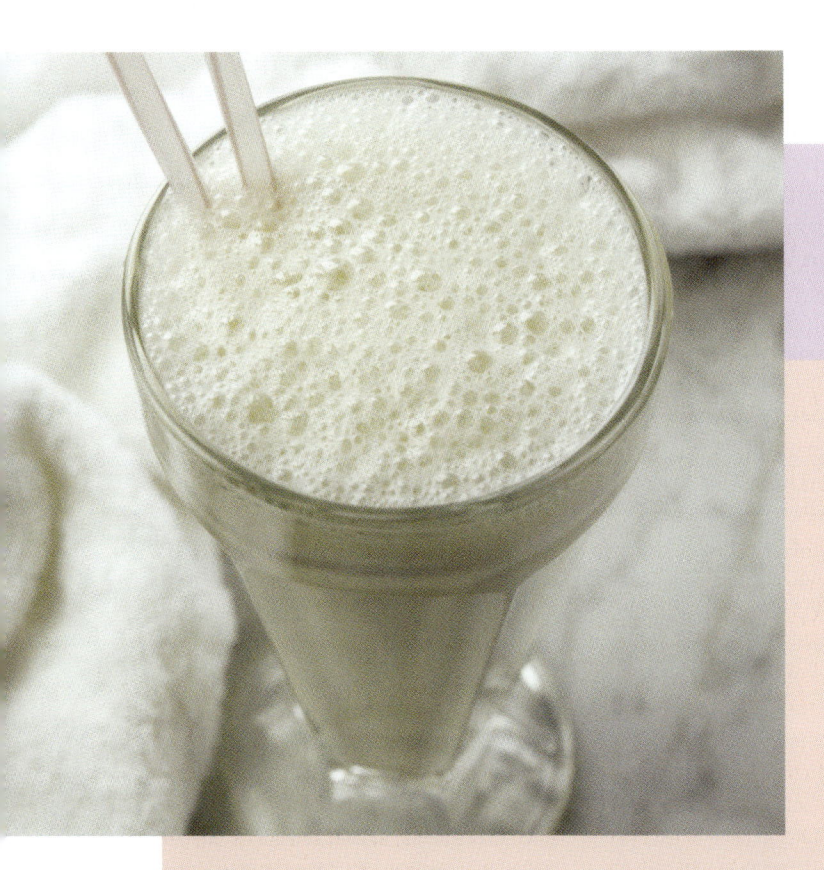

МОЛОКО – *спасительный бальзам для женщин, страдающих тошнотой беременных. Особенно эффективно холодное молоко. Лучше усваивается снятое или частично обезжиренное молоко; его можно слегка взбить и добавить немного ванили.*

1 *В течение дня пейте почаще маленькими глотками обезжиренное молоко.*

2 *Ешьте понемногу, но часто: сухое печенье, тосты, овсяные или рисовые лепешки.*

3 *Имбирь – прекрасное средство против тошноты. Примерно каждые два часа ешьте имбирное печенье или жуйте кусочки корня имбиря. Поможет и глоток имбирного пива.*

4 *Ешьте по нескольку ложек йогурта через небольшие промежутки времени.*

5 *Регулярно пейте мелкими глотками минеральную воду, ешьте свежие фрукты.*

пять способов облегчить тошноту беременных

Нежные побеги спаржи не только вкусны, но и способствуют повышению фертильности у мужчин и женщин. Спаржа богата витамином С, что немаловажно для успешного зачатия, и содержит фолаты, жизненно необходимые на ранних стадиях развития плода.

ше, а вес существенно ниже нормы, менструации могут совершенно прекратиться, так как жировая ткань регулирует образование гормонов, ответственных за процессы овуляции и менструации.

Больше двигайтесь Если вы собираетесь забеременеть, то не следует ограничивать себя в еде в надежде похудеть. Лучше вести более активный образ жизни, что положительно скажется на вашем здоровье. Если вы посещаете спортивный зал, делайте это регулярно, старайтесь ежедневно выполнять упражнения хотя бы в течение получаса без перерыва. Прогулки, танцы, бег трусцой и плавание – все это простые, но действенные способы увеличения физических нагрузок.

Кофеин Результаты недавних исследований показали, что высокое содержание кофеина снижает уровень гормона пролактина в крови. С дисбалансом пролактина связывают бесплодие, поэтому следует ограничить потребление чая, кофе и напитков с колой, богатых кофеином.

Последствия применения противозачаточных средств Некоторые женщины неспособны к зачатию в течение нескольких месяцев после прекращения приема оральных контрацептивов или удаления внутриматочной спирали (ВМС). Возможно, это связано с недостатком цинка, нарушением гормонального баланса или того и другого вместе.

Восстановлению фертильности поможет пища, богатая цинком, марганцем и витамином B_6.

Марганец и витамин B_6 участвуют в расщеплении эстрогена. Это имеет решающее значение для зачатия, поскольку повышенное содержание эстрогенов препятствует беременности. У женщин, пользующихся медной ВМС, может наблюдаться высокий уровень меди в организме, но недостаточно цинка и магния.

МИНЕРАЛЫ В ПИЩЕ

Лучшие источники цинка – устрицы и креветки, но он содержится в больших количествах и в других моллюсках и ракообразных (крабах, мидиях, омарах), сардинах, мясе индейки, утки, гуся, дичи, в постной говядине и т.д. Хорошие источники цинка – твердые сыры: пармезан, чешир и чеддер, а также яйца, цельнозерновые продукты и нешлифованный рис. Способствуют повышению фертильности орехи: они обеспечивают организм цинком, магнием, марганцем и витаминами E и B_6. Фундук, миндаль и семечки подсолнуха особенно богаты витамином E, а кунжутные семена, бразильский орех и кедровые орешки – цинком.

Если вы не можете отказаться от шоколада, съешьте немного орехов в шоколаде. А в салаты добавляйте кедровые орешки или кунжутные семена. Тосты с арахисовым маслом пополнят организм магнием и цинком.

Постное мясо – полезный источник магния, цинка и витаминов группы B. Свинина и бекон особенно богаты цинком, в куриных окорочках больше цинка, чем в грудках.

Печень и печеночный паштет Женщинам, планирующим рождение ребенка или уже беременным, следует воздерживаться от потребления печени и печеночных паштетов, так как они содержат очень много витамина A, что может повредить здоровью плода.

ПРАВДА ИЛИ МИФ

Страсти по...

Во время беременности может обнаружиться непреодолимая тяга к продуктам, которые прежде вы никогда не любили. Вряд ли это реакция на нехватку в организме каких-то питательных веществ, скорее, это следствие гормональных изменений. Вас может неожиданно потянуть на фрукты, шоколад, острое или соленое. Непреодолимое стремление есть глину, мел или уголь наблюдается редко, и это связывают с нарушениями развития плода.

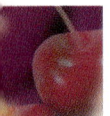

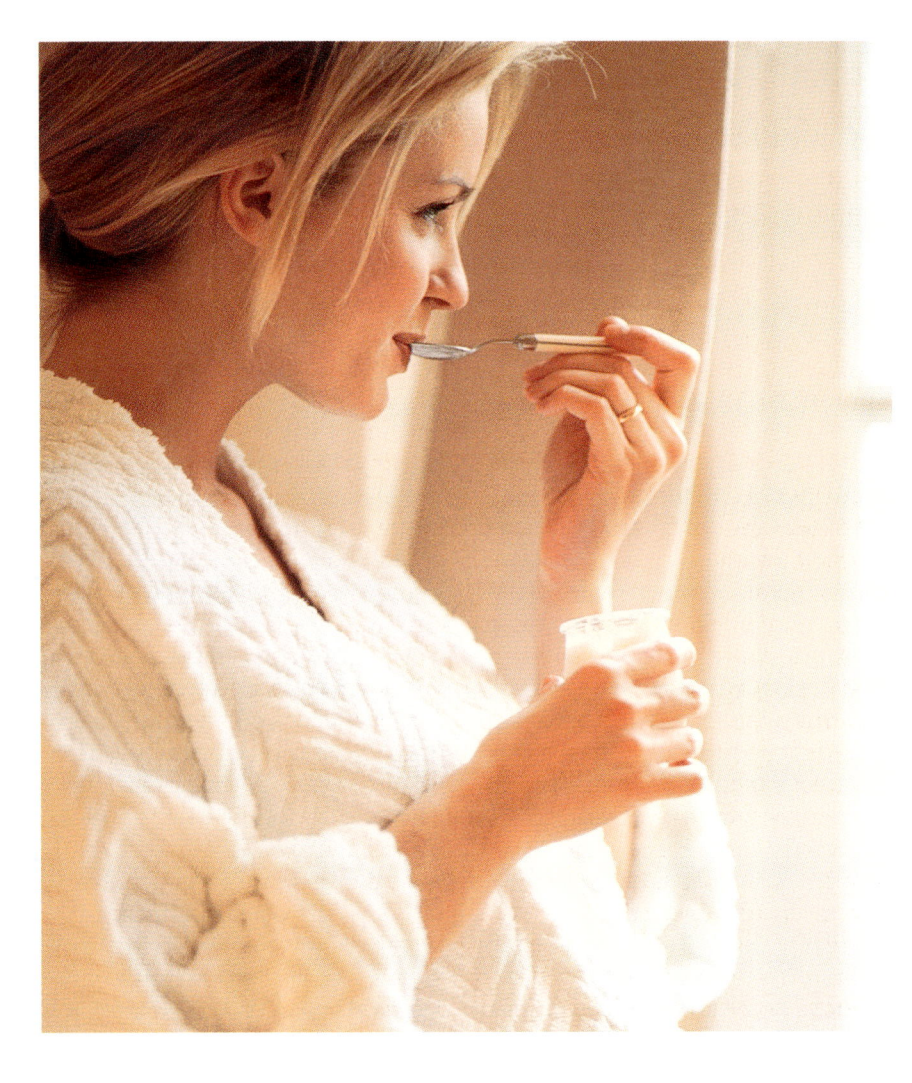

Воплощение здоровья *Правильное питание значительно повысит ваши шансы на цветущее здоровье в период беременности. Стаканчик натурального йогурта обеспечит кальцием и витаминами группы В и улучшит пищеварение.*

Однако печень богата цинком, магнием и витаминами B_6 и А, поэтому мужчинам, желающим повысить потенцию, стоит включить ее в свой рацион.

После рождения ребенка печень и печеночный паштет станут высокопитательной пищей для кормящей матери. Если хотите повысить фертильность, ешьте по крайней мере пять порций фруктов и овощей в день. Для образования полноценной спермы особенно полезны цитрусовые, богатые витамином С. Ешьте зеленые листовые овощи, содержащие марганец и антиоксиданты, а также красные и оранжевые фрукты и овощи – источники бета-каротина.

Бобовые обеспечивают некоторое количество марганца, который можно также получить из цельнозерновых изделий, более богатых магнием, марганцем и витамином B_6, чем рафинированные зерновые продукты.

Жирная рыба содержит незаменимые жирные кислоты, поэтому включайте в свой рацион блюда из лосося, тунца, макрели или сардин хотя бы два раза в неделю. Яйца обеспечивают незаменимыми жирными кислотами и витамином А, а молоко и йогурт – кальцием и магнием.

РОЛЬ ФОЛАТОВ

В первые недели эмбриону необходимо большое количество фолата, одного из витаминов группы В. Он играет важнейшую роль в развитии головного и спинного мозга. В случае нехватки фолата у ребенка нарушается развитие нервной трубки, приводящее к расщелине позвоночника, при котором бывают повреждены спинной мозг и нервы.

Пищевые добавки Следует ежедневно принимать 400 мкг фолиевой кислоты в виде витаминных препаратов, которые легко усваиваются организмом. Лучше начинать прием за три месяца до планируемого зачатия и продолжать его в течение первых 12 недель беременности.

Фолиевая кислота свободно продается в аптеках. Можно принимать ее вместо обычных мультивитаминных комплексов; многие из них содержат много витамина А, поэтому лучше избегать их в первые недели беременности.

Некоторые производители хлебобулочных изделий и готовых завтраков из зерновых обогащают продукцию фолиевой кислотой. В США фолиевая кислота добавляется во все виды муки.

Предупреждение Женщинам, страдающим эпилепсией и пользующимся противосудорожными препаратами, следует, прежде чем принимать добавки с фолиевой кислотой, посоветоваться с врачом.

Продукты, особенно богатые фолатами

Фолаты в изобилии содержатся в хлебе и готовых завтраках из зерновых, обогащенных этим веществом, в авокадо, спарже, свекле, брокколи, брюссельской капусте, шпинате, зеленой фасоли, дрожжах и говяжьем экстракте, а также во всех видах орехов и семян. К хорошим источникам относят картофель, пастернак, цветную капусту, горох, кочанную капусту, соевые бобы, фасоль, чернику, цитрусовые и финики, нешлифованный рис, хлеб из цельнозерновой муки и яйца.

Сохраняйте фолаты При длительной кулинарной обработке пищи фолаты разрушаются; поэтому следует варить овощи в небольшом количестве воды или на пару. Съедать пищу лучше сразу, так как при продолжительном хранении содержание фолатов сокращается.

Осторожнее со спиртным

Злоупотребление спиртными напитками во время беременности может привести к развитию врожденных дефектов плода. Доказательств вреда небольших доз спиртного немного, однако лучше воздержаться от него в первые месяцы беременности, а в дальнейшем ограничиваться одной дозой в день, желательно во время еды. Замените спиртные напитки фруктовыми соками и коктейлями.

БЕРЕМЕННОСТЬ И ПИТАНИЕ

Во время беременности женщины иногда отбрасывают всякую осторожность и перестают думать о диете. Рассуждают они при этом так: я все равно растолстею, да кроме того, нужно «есть за двоих». Это, конечно, верно. Ведь вам необходимо набрать достаточный вес за счет запасов жировой ткани, которая будет поставлять энергию при кормлении грудью.

Однако в первые шесть месяцев беременности лишние калории не нужны. А в последние три месяца калорийность суточного рациона потребуется увеличить всего на 200 ккал. Примерно столько калорий дают два небольших ломтика хлеба из цельнозерновой муки и 55 г белого куриного мяса.

Самые полезные питательные вещества

Все, что вы съедаете, в итоге передается плоду, поэтому пища должна быть полезной и разнообразной, обеспечивая малышу хороший старт в жизни. По возможности отдавайте предпочтение свежим, а не переработанным продуктам: чем меньше искусственных добавок попадет в организм матери, тем здоровее будет ребенок.

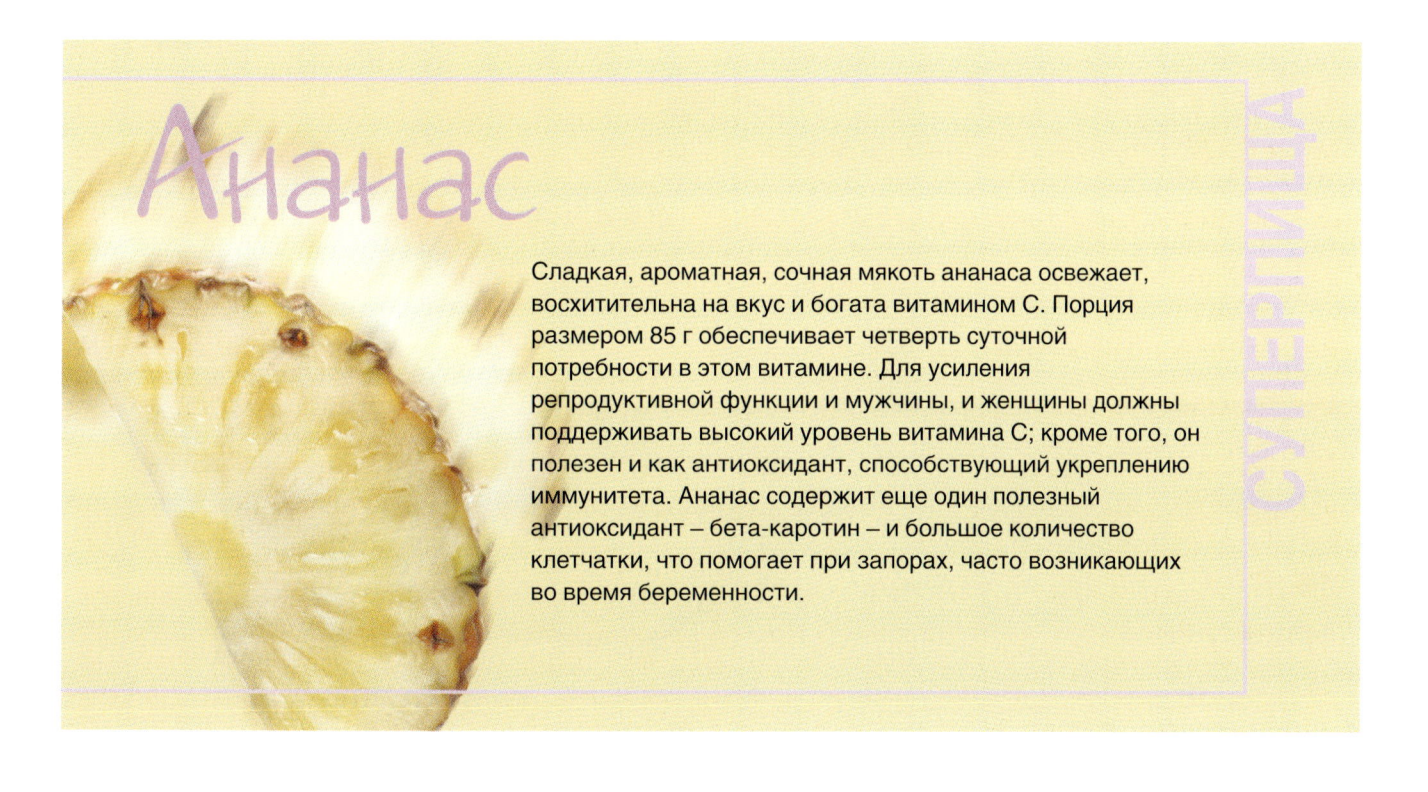

Ананас

СУПЕРПИЩА

Сладкая, ароматная, сочная мякоть ананаса освежает, восхитительна на вкус и богата витамином С. Порция размером 85 г обеспечивает четверть суточной потребности в этом витамине. Для усиления репродуктивной функции и мужчины, и женщины должны поддерживать высокий уровень витамина С; кроме того, он полезен и как антиоксидант, способствующий укреплению иммунитета. Ананас содержит еще один полезный антиоксидант – бета-каротин – и большое количество клетчатки, что помогает при запорах, часто возникающих во время беременности.

ИДЕИ ДЛЯ МЕНЮ

Во время беременности

Копите энергию в ожидании ребенка.

ПЕРВЫЙ ЗАВТРАК Изделия из дробленого зерна, обогащенные железом и фолиевой кислотой, с орехами и сухофруктами. Залейте обезжиренным молоком. Пейте фруктовые соки. В выходные — яйцо всмятку или яичница и поджаренный в гриле постный бекон с тостами из цельнозерновой муки; фрукты или сок.

ВТОРОЙ ЗАВТРАК Свежие фрукты, например абрикосы и апельсины. Абрикосовый мусс (см. с. 202).

ОБЕД Жирная рыба, например макрель, или лососевый паштет на тостах из цельнозерновой муки. Добавьте к ним зеленый салат и кедровые орешки или семечки.

УЖИН Макаронные изделия, рис, картофель; много оранжевых и красных овощей, например морковь или сладкий перец. Попробуйте шашлык из гребешков и бекона (см. с. 168). На десерт — торт с сыром рикотта, абрикосами и миндалем (см. с. 169).

МЕЖДУ ТРАПЕЗАМИ Орехи, нежирный йогурт, твердый сыр.

Сколько нужно белков Во время беременности рекомендуется немного увеличить потребление белков, однако большинство женщин и так получают их с избытком. Немного постного мяса, рыбы, бобовых или орехов два раза в день обеспечивают суточную потребность в белке. У вегетарианцев поступление белков и железа может оказаться ниже нормы. Поэтому им следует всегда есть бобовые в сочетании с зерновыми продуктами, например с макаронными изделиями, кускусом и рисом.

Потребность в кальции Во время беременности организм поглощает кальций более интенсивно, поэтому его потребление должно составлять не менее 700 мг в день. Для этого достаточно пить молоко и есть сыр или йогурт два раза в день: в стакане молока (225 мл) содержится 297 мг кальция. Если вы не едите молочную пищу, замените ее соевыми напитками и йогуртами.

Витамин D Большая часть запасов витамина D в организме образуется за счет воздействия солнечного света на кожу. Во время беременности потребность в этом витамине возрастает, но удовлетворить ее можно, ежедневно проводя несколько часов на воздухе. Правда, следует иметь в виду, что, если кожа у вас темная, если вы живете в Северной Европе или носите закрытую одежду по религиозным соображениям, облучение солнцем может оказаться недостаточным, особенно в зимний период. В качестве компенсации придется включать в ежедневный рацион продукты, богатые витамином D: это жирная рыба, икра, копченая треска, маргарин, оливковое масло и яйца.

Витамин А В последние три месяца беременности потребление

Готовность к материнству Во время беременности регулярно занимайтесь физкультурой: укрепляя мышцы живота, вы обеспечите естественную поддержку растущему плоду. Кроме того, ваш организм будет подготовлен к процессу родов. На поздних стадиях беременности старайтесь не перенапрягаться.

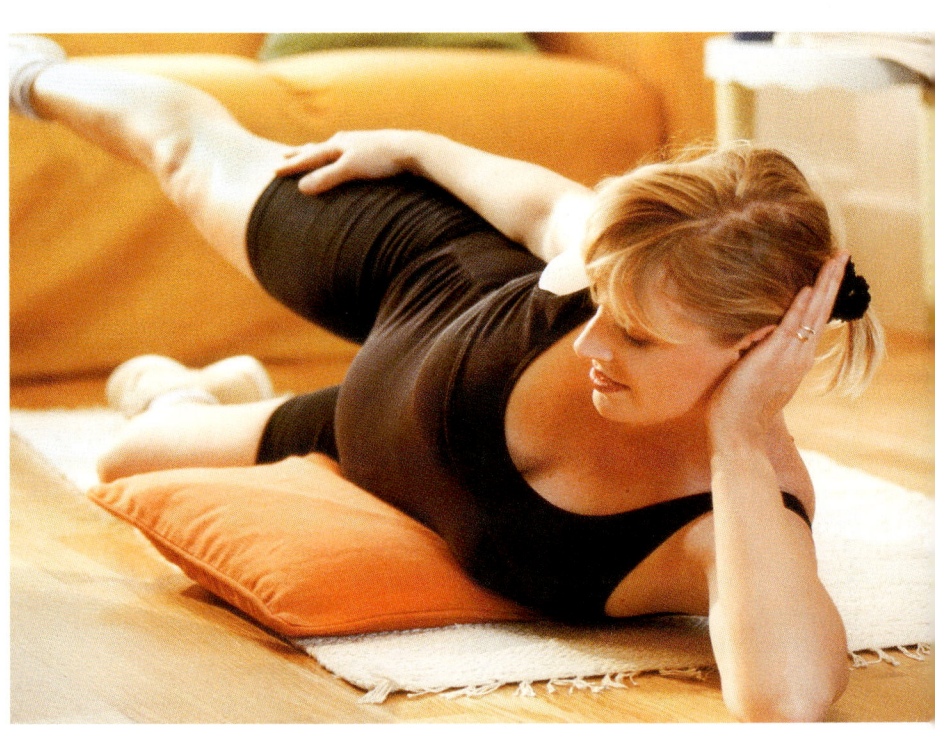

витамина А можно немного увеличить, но делать это осмотрительно. Ешьте больше оранжевых и красных фруктов и овощей – абрикосов, сладкого перца и моркови. Все они богаты бета-каротином, который превращается в организме в витамин А, как только у вас или у вашего ребенка возникает потребность в нем. Не забудьте, что во время беременности следует воздерживаться от печени и продуктов из нее, поскольку витамина А в них слишком много.

Железо Всасывание железа во время беременности усиливается, поэтому ешьте больше продуктов, богатых железом, в частности говядину, темное мясо птицы, яйца, бобовые и орехи. Учтите, что чай отрицательно влияет на способность усваивать железо, поэтому лучше пить его между приемами пищи, а не вместе с едой.

Витамины С и Е Последние исследования показывают, что высокое содержание витаминов С и Е снижает риск возникновения преэклампсии (позднего токсикоза беременных). Это редкое, но тяжелое осложнение вызывает повышение артериального давления. Лучшими источниками витамина С служат цитрусовые, сладкий перец, клубника, киви, ананасы и томаты. Чтобы обеспечить себя достаточным количеством витамина Е, включайте в свой рацион авокадо, сафлоровое или подсолнечное масло, миндаль, фундук, сливочное масло и маргарин.

Взлеты и падения

Гормоны, циркулирующие в организме, могут вызывать у беременных неприятные состояния.

Тошнота беременных Многие женщины в первые три месяца беременности страдают от тошноты и рвоты. Обычно это происходит по утрам, но некоторые чувствуют тошноту в течение всего дня. На сроках 12–16 недель симптомы обычно стихают, но иногда продолжаются и дольше. О том, как с этим справиться, читайте на с. 162.

Необычные ощущения Во время беременности часто возникают ярко выраженные изменения вкуса и обоняния. Зубная паста или травяной чай, прежде совершенно безобидные, вдруг вызывают тошноту, и от них приходится отказываться.

Запор Гормональные изменения иногда сопровождаются слабостью мускулатуры кишечника, что приводит к запорам и геморрою. Выпивайте ежедневно до восьми стаканов жидкости и увеличьте потребление клетчатки: ешьте больше фруктов, овощей и цельнозерновых изделий. Прекрасным натуральным слабительным служат сухофрукты, особенно чернослив. Помогают также физические упражнения.

Диспепсия и изжога По мере роста зародыш начинает давить на желудок, вызывая у будущей матери ощущение дискомфорта. Иногда желудочный сок попадает в пищевод, вызывая изжогу; возможны также нарушения процесса пищеварения. С этими неприятностями можно справиться несколькими способами: исключить жирную пищу; избегать обильных трапез – лучше есть часто, небольшими порциями; не наедаться на ночь; приподнять подушку и пить холодную воду, имбирный или мятный чай.

Ради здоровья ребенка

Необходимо исключить из рациона пищевые продукты, содержащие вещества, потенциально опасные для будущего ребенка. Следите за чистотой в доме, правильным хранением продуктов и приготовлением пищи.

Мягкие сыры с синими прожилками, такие, как камамбер, бри или стилтон, следует исключить. Эти сыры содержат бактерии, вызывающие листериоз – заболевание, которое может привести к выкидышу или рождению мертвого ребенка.

В сыром и непроваренном или непрожаренном мясе может скрываться паразит, вызывающий токсоплазмоз. Обычно эта инфекция не приводит к вредным последствиям для матери, но если она передается плоду, то вызывает ряд тяжелых нарушений развития, в том числе повреждения глаз и мозга. Проводите тщательную термическую обработку мяса; после разделывания сырого мяса мойте руки и все рабочие поверхности. Возбудитель токсоплазмоза содержится в экскрементах кошек и собак. Надевайте перчатки во время работы в саду или убирая за домашними питомцами.

Сырые фрукты и овощи Причиной токсоплазмоза могут стать грязные фрукты и овощи. Мойте их очень тщательно.

Арахис Сейчас растет число детей, страдающих аллергией на арахис. Предполагают, что повышенная восприимчивость к белкам, содержащимся в арахисе, возникает еще в утробе матери. Если вы или ваш супруг страдаете пищевой аллергией, сенной лихорадкой, экземой или астмой, воздержитесь от арахиса на время беременности.

Шашлык из гребешков и бекона с рокет-салатом

Если хотите забеременеть, включите это блюдо в вечернее меню. Оно поможет стимулировать фертильность, так как гребешки богаты цинком.

Подготовка: **5 минут плюс 30 минут на маринование**

Приготовление: **8–10 минут**

Выход: **2 порции**

ПИЩЕВАЯ ЦЕННОСТЬ 1 порции:	
калорийность	**320 ккал**
углеводы	**2 г**
(сахар)	**0,5 г**
белки	**20 г**
жиры	**26 г**
(насыщенные)	**4,5 г**
клетчатка	**0**

4 крупных гребешка
4 ломтика некопченого бекона с прожилками, удалите кожу и разрежьте пополам
55 г рокет-салата
2 ст. л. нарезанного шнитт-лука
Томаты черри для гарнира
ДЛЯ МАРИНАДА
1 ст. л. оливкового масла
1 ст. л. сока лимона
Черный перец
ДЛЯ ЗАПРАВКИ
2 ст. л. бальзамического уксуса
3 ст. л. оливкового масла
Черный перец

1 Выложите гребешки на блюдо. Смешайте ингредиенты маринада, полейте им гребешки, переверните, чтобы смочить другую сторону. Поставьте в холодильник на 30 минут.

2 Сверните в трубочки ломтики бекона. Нанижите гребешки на шампуры, чередуя их с ломтиками бекона. Запекайте в гриле 4–5 минут с каждой стороны, пока не зарумянятся.

3 Смешайте ингредиенты заправки. Разложите рокет-салат на две тарелки и положите на него шампуры. Посыпьте шнитт-луком, гарнируйте томатами. Полейте заправкой.

Ризотто с копченой треской

Рис и первосортная копченая треска создают превосходное сочетание вкуса и аромата. Поскольку рыба достаточно соленая, готовьте блюдо на домашнем овощном бульоне без соли.

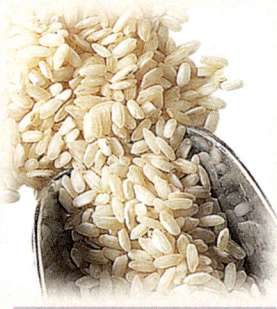

Подготовка: **10 минут**

Приготовление: **45–55 минут**

Выход: **4 порции**

ПИЩЕВАЯ ЦЕННОСТЬ 1 порции:	
калорийность	**630 ккал**
углеводы	**92 г**
(сахар)	**2 г**
белки	**34 г**
жиры	**7 г**
(насыщенные)	**2 г**
клетчатка	**0**

1,2 л несоленого овощного бульона
600 г копченой трески
1 ст. л. несоленого сливочного масла
1 ст. л. оливкового масла
1 маленькая луковица, мелко нарезанная
450 г риса
1 ч. л. молотой куркумы
300 мл сухого белого вина
Сок половинки лимона
1 ст. л. нарезанной петрушки для украшения

1 Налейте 600 мл бульона в сковороду и доведите до кипения. Уменьшив нагрев, положите рыбу и варите в кипящем бульоне 5 минут. Выньте рыбу из сковороды и измельчите, удалив кожу и кости. Отложите. Процедите получившийся сок и добавьте к оставшемуся бульону.

2 Разогрейте сливочное и оливковое масло в кастрюле с толстым дном. Добавьте лук и подержите на огне 3 минуты. Всыпьте рис с куркумой и варите, помешивая, 2 минуты. Влейте вино и лимонный сок. Доведите до кипения, уменьшите нагрев и оставьте кипеть 5–10 минут, пока вино не впитается. Понемногу добавляйте бульон. Продержите на малом огне 20–25 минут, все время помешивая, пока рис не станет мягким.

3 Соедините рис с рыбой, размешайте. Переложите ризотто на блюдо и украсьте петрушкой.

Торт с сыром рикотта, миндалем и абрикосами

Это торт из сладкого сдобного теста с начинкой из мягкого сыра рикотта и хрустящего рубленого миндаля. Если некогда приготовить домашнее тесто, купите готовое.

Подготовка: 15 минут, плюс 20–30 минут на охлаждение теста

Приготовление: 25–30 минут

Выход: 8 порций

ДЛЯ ТЕСТА
225 г обычной муки
115 г сливочного масла, нарежьте кубиками
1 ст. л. сахарной пудры
3–4 ст. л. холодной воды

ДЛЯ НАЧИНКИ
250 г сыра рикотта
2 яичных желтка
50 г сахарной пудры
1/2 ч. л. миндальной эссенции
225 г абрикосов, консервированных в собственном соку
55 г миндаля, крупно нарубленного

1 Всыпьте муку в большую миску и втирайте в нее масло кончиками пальцев, пока масса не станет похожей на панировочные сухари. Добавьте сахарную пудру. Вмешайте воду, чтобы получилось мягкое тесто. Поставьте на холод на 20–30 минут. Нагрейте духовку до 180°C. Выложите тесто на доску, присыпанную мукой, раскатайте, а затем переложите в форму диаметром 20 см. Накройте тесто фольгой, сверху в качестве груза насыпьте фасоль или горох и выпекайте 15 минут. Уберите фольгу и выпекайте еще 5–10 минут до золотисто-коричневого цвета.

2 Положите сыр рикотта в большую миску. Смешайте с желтками, сахарной пудрой и миндальной эссенцией. Залейте этой смесью готовое тесто, разложите сверху половинки абрикосов и посыпьте рубленым миндалем.

3 Снова поставьте в духовку на 4–5 минут. Подавайте с нежирным йогуртом или обезжиренными сливками.

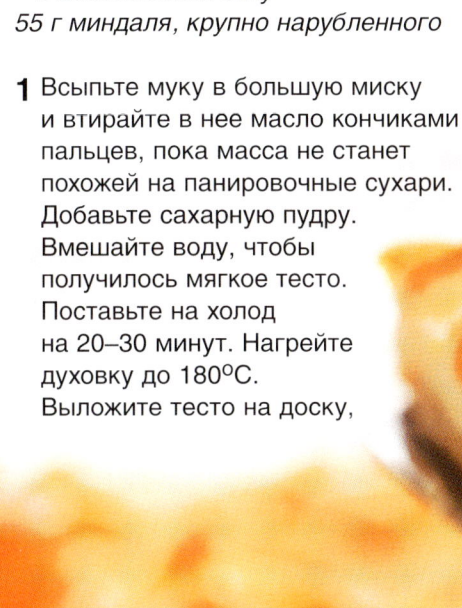

ПИЩЕВАЯ ЦЕННОСТЬ 1 порции:	
калорийность	**350 ккал**
углеводы	**34 г**
(сахар)	**12 г**
белки	**8 г**
жиры	**21 г**
(насыщенные)	**10 г**
клетчатка	**1,5 г**

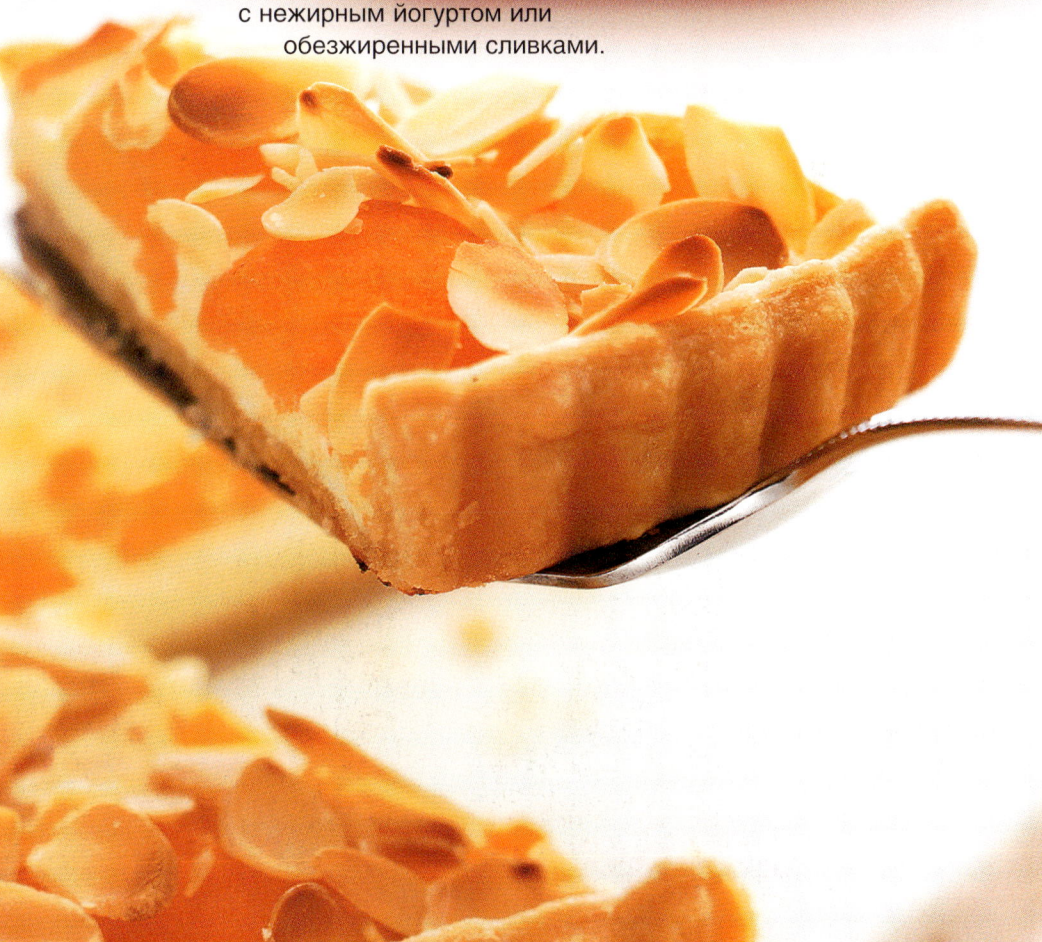

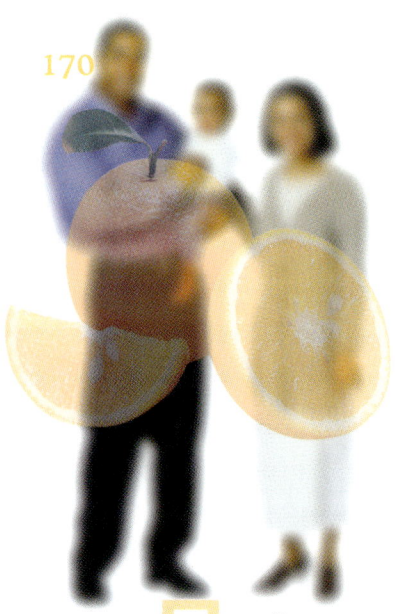

Молодая мама и малыш

Молодой матери приходится тратить очень много энергии и терпения, особенно если она кормит ребенка грудью. Именно в это время ее рацион должен обеспечивать максимальное поступление в организм питательных веществ.

Для большинства женщин роды – это долгий и изнурительный процесс, требующий огромных затрат энергии, при этом теряется большое количество жидкости и все это время они остаются без пищи.

После родов необходимо прежде всего пополнить запасы жидкости в организме. Пейте воду, соки, ячменный отвар или фруктовый сок с водой. Как только придете в себя, постарайтесь немного поесть. Это должна быть высококалорийная пища, богатая углеводами: блинчики, кунжутный батончик, бутерброды, печенье или торт.

В ПЕРВЫЕ ДНИ

Желательно, чтобы в первое время после родов кто-нибудь из близких обеспечивал вам регулярное, полноценное питание.

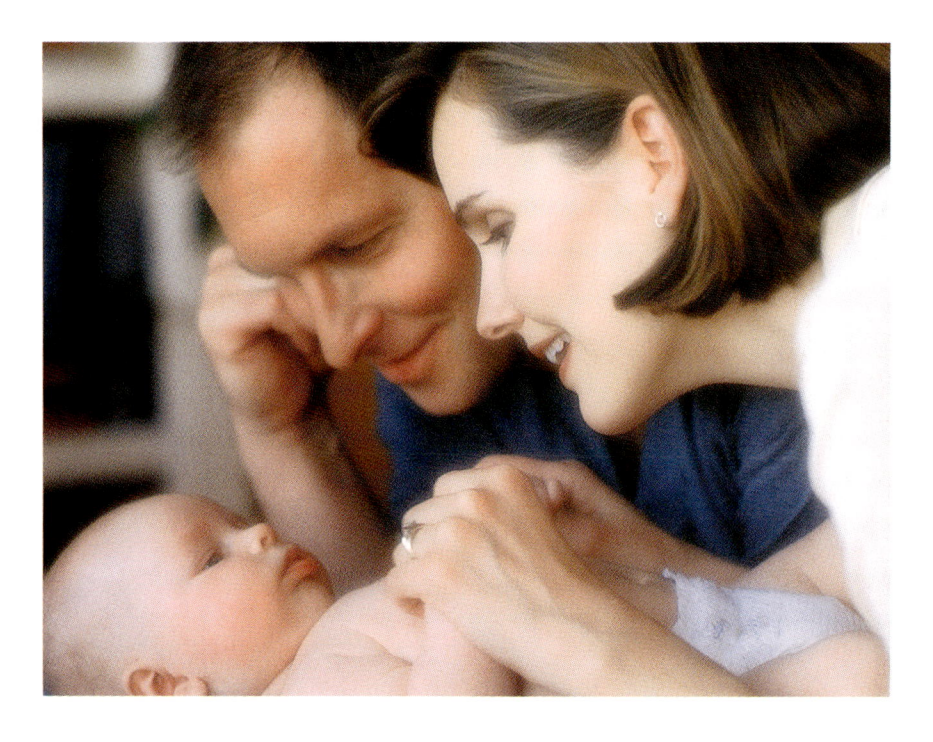

Для поддержания сил необходима обильная пища, богатая железом. Постное мясо или жирная рыба, яйца, сухофрукты, бобовые, орехи и зеленые овощи помогут восстановить запасы железа, истощенные во время родов. Вам необходим также витамин С, способствующий усвоению железа.

Кормление грудью

Идеальная пища для новорожденного – материнское молоко (хотя, возможно, вы предпочтете адаптированные молочные смеси).

В течение первых 72 часов после рождения ребенка материнский организм вырабатывает высокопитательную водянистую жидкость желтоватого цвета, так называемое молозиво. К третьему дню состав молока меняется. В начале каждого кормления молоко бывает водянистым, содержит мало жира и хорошо утоляет жажду. В процессе кормления количество жиров и белков увеличивается. Эти разные виды молока называются соответственно «раннее молоко» и «позднее молоко». И то, и другое имеет большое значение для нормального развития ребенка.

Режим кормления В течение суток малыш может часто просыпаться для кормления. Вы не высыпаетесь, а грудь становится тяжелой и раздувшейся. Чтобы наладить правильный режим корм-

Взаимная поддержка Отец малыша может взять на себя часть забот, особенно в первые недели: пойти за покупками, приготовить еду, поменять подгузники и помочь с уборкой.

Молоко для матери *Чтобы малыш получал достаточно материнского молока, кормящей матери необходимо много жидкости. Поэтому пейте больше, маленькими глотками, в течение всего дня воду или молоко, а также разбавленные фруктовые соки.*

ления, требуется немало времени и терпения, особенно с первым ребенком. Однако в конце концов промежутки между кормлениями станут более продолжительными, количество молока постепенно придет в соответствие с потребностями малыша и вы почувствуете себя гораздо спокойнее.

Пить за двоих В первые месяцы кормления грудью у матери ежедневно вырабатывается около 500 мл молока. На поздних стадиях лактации количество молока достигает 800 мл. Соответственно должно возрастать потребление матерью жидкости: ей следует ежедневно выпивать около 2–2,5 л. Это может быть вода, молоко, разбавленные фруктовые соки. Хорошо, чтобы под рукой всегда был стакан воды, из которого можно отпивать во время кормления.

Ограничения в еде

Иногда кормящие матери замечают, что некоторые съеденные ими продукты, например пряности или апельсиновый сок, вызывают у ребенка симптомы, похожие на диарею. Такая зависимость не доказана, но если это повторяется, исключите подозрительные продукты из рациона.

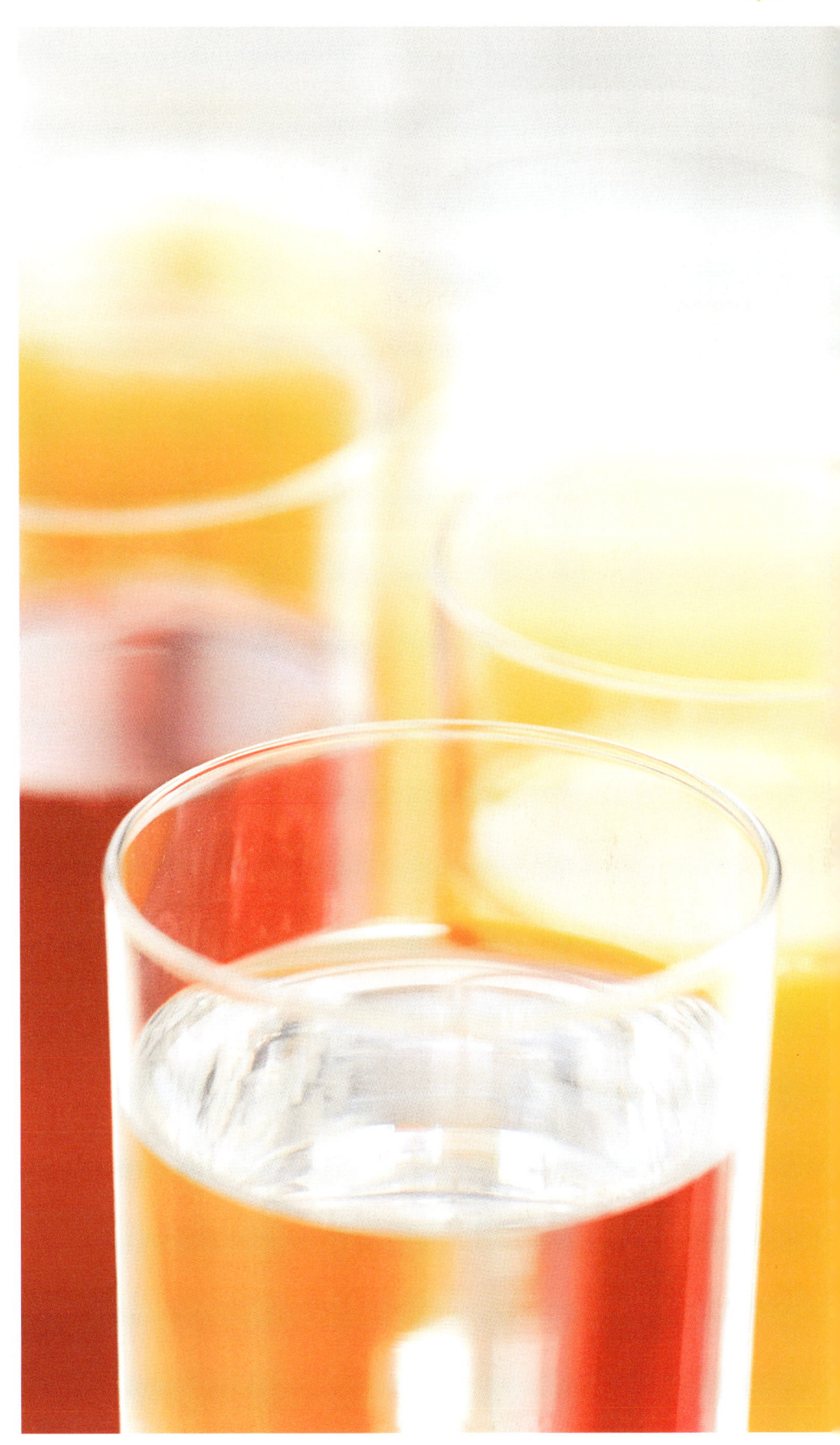

Не следует есть арахис, если у вас или у вашего мужа склонность к аллергии. Не злоупотребляйте алкоголем: попадая в грудное молоко, он может вызвать у ребенка сонливость и, как следствие, неспособность энергично сосать. Изредка можно позволить себе расслабиться, выпив немного вина; это не повредит ребенку. Приемлемая доза – один бокал. Кофеин также попадает в материнское молоко и может вызвать у ребенка беспокойство и раздражительность. Поэтому лучше воздерживаться от потребления кофе и других напитков, содержащих кофеин. То же самое относится и к некоторым наркотическим веществам (включая никотин). Перестаньте курить, а прежде чем принимать какие-либо лекарства, советуйтесь с врачом.

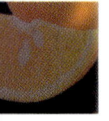

Чем подкрепиться *В период кормления грудью отдавайте предпочтение блюдам, которые легко есть руками: это могут быть овощные тарталетки или яблочно-клюквенные батончики.*

Питательные вещества и кормление грудью

В период кормления грудью матери необходимо полноценное питание, чтобы обеспечить новорожденному достаточное количество молока. Старайтесь есть много фруктов и овощей, молочных продуктов, жирной рыбы, постного мяса, бобовых, орехов и цельнозерновых продуктов. Такой рацион обеспечит вас всеми необходимыми витаминами, минералами, белками и энергией.

Недостаток тех или иных питательных веществ вряд ли ухудшит качество грудного молока, но может уменьшить его количество, да и сказаться на здоровье матери. Дело в том, что при недостаточном поступлении питательных веществ с пищей ее организм начинает использовать собственные запасы для выработки молока нужного состава.

Кормящим матерям рекомендуется существенно увеличить долю витаминов и минералов в питании. В обычном состоянии женщинам необходимо около 700 мг кальция в сутки. Но при кормлении грудью потребность в кальции резко возрастает – до 1250 мг в день. Такое количество содержится в 1,2 л молока или в 175 г сыра чеддер. Этого достаточно и для формирования здоровых костей и зубов у ребенка, и для нужд матери.

Дополнительное питание для кормящих матерей Удовлетворить возросшие потребности в питательных веществах совсем несложно. Чтобы увеличить поступление в организм белков, витамина B_{12}, цинка и фосфора, ешьте чуть больше мяса, рыбы, бобовых и пейте больше молока, делайте бутерброды из цельнозерновых тостов с мясными или рыбными паштетами либо тресковой икрой с оливковым маслом и лимонным соком.

В период кормления грудью из организма матери выводится кальций, так что для восполнения его достаточно три раза в день пить молоко, есть йогурт или сыр. Цельное молоко, сливки и йогурт обеспечат потребности в витаминах A и D. Два лишних ломтика хлеба из цельнозерновой муки или дополнительное количество готового завтрака из зерновых в день удовлетворят возросшую потребность в витаминах группы B: тиамине, рибофлавине и ниацине, и в минералах – магнии и селене. Достаточное количество витаминов A, C и фолатов дают свежие фрукты, красные, оранжевые, а также темно-зеленые листовые овощи. Витамин D образуется в организме в результате воздействия солнечных лучей на кожу. Если вы

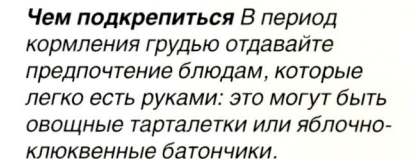

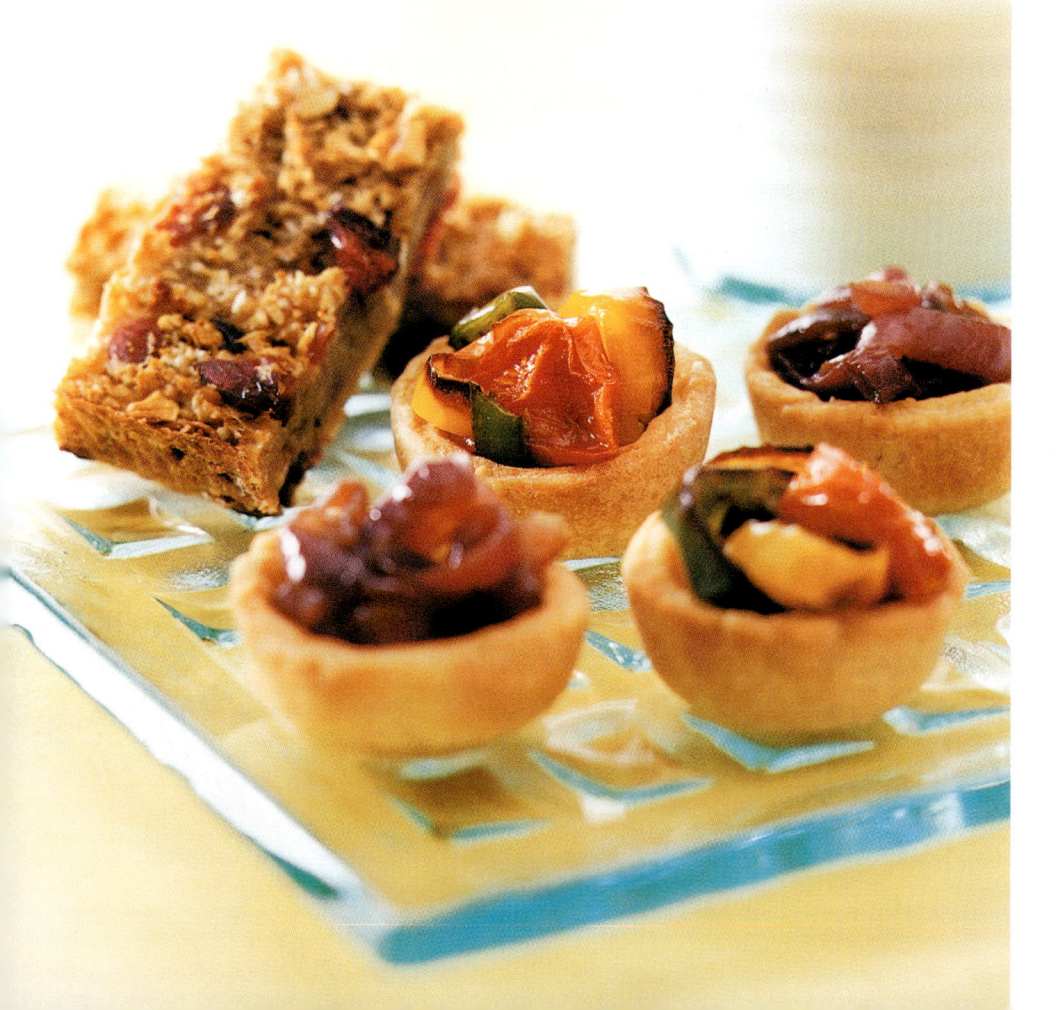

ИДЕИ ДЛЯ МЕНЮ
На пользу маме и малышу

Всем молодым матерям необходимо регулярное здоровое питание, обеспечивающее энергией на весь день.

ЗАВТРАК Готовый завтрак из цельнозерновых, обогащенный фолиевой кислотой и железом. Добавьте к нему свежие или сухие фрукты. Кусок хлеба из цельнозерновой муки со сливочным маслом и каким-нибудь паштетом. Разбавленный фруктовый сок.

ОБЕД Бутерброд — сытная и вкусная еда быстрого приготовления. Другой вариант — салат из остатков макарон с нарезанным красным сладким перцем (источник витаминов А и С) и ассорти из сырых овощей. Добавьте к этому пищу с высоким содержанием белка, например холодное мясо или нарубленные орехи, которыми можно приправить салат. На сладкое — фрукты и мороженое.

УЖИН Любое блюдо из мяса, рыбы или бобовых с гарниром из продуктов, богатых крахмалом, и овощей. Попробуйте приготовить жаренную на сковороде баранью печень с апельсиново-бальзамическим соусом. Закончите обед десертом, чтобы хватило энергии для ночного кормления ребенка. Попробуйте лимонный кекс из поленты или творожный кекс с экзотическими фруктами.

МЕЖДУ ТРАПЕЗАМИ Подкрепляйтесь регулярно в течение всего дня фруктами, орехами, бутербродами и йогуртом.

редко бываете на солнце или у вас темная кожа, обычно прикрытая одеждой, принимайте соответствующие витаминные препараты. Лучшие источники — маргарин, жирная рыба и яйца.

Как справиться с усталостью

Не отказывайтесь ни от какой помощи и старайтесь отдыхать как можно больше. После утреннего кормления полезно съесть тост с джемом и запить молочным напитком, чтобы снова уснуть. Постарайтесь кормить ребенка (грудью или из бутылочки) не спеша. Посидите тихо, сосредоточившись на кормлении и тесном общении с малышом.

Часто кажется совершенно невозможным найти время, чтобы поесть самой. Иногда, как только вы садитесь за стол, малыш начинает требовать, чтобы его покормили. От усталости может ухудшиться аппетит, развивается привычка есть меньше. Но как раз в это время питание должно быть достаточным и регулярным.

Ешьте регулярно Беспорядочное и неполноценное питание снижает содержание в крови питательных веществ и сахара. В результате возникает раздражительность, становится трудно справиться с постоянным напряжением, образуется замкнутый круг: не получая достаточно питательных веществ, вы все больше устаете. Если вы кормите грудью, может уменьшиться количество молока. Ребенок будет постоянно голоден и требовать еды, станет раздражительным и может начать худеть, что тоже прибавит вам беспокойства.

План действий Чтобы справиться с усталостью и облегчить себе повседневную жизнь, запаситесь разнообразными питательными

ДОПОЛНИТЕЛЬНАЯ СУТОЧНАЯ ПОТРЕБНОСТЬ В ПИТАТЕЛЬНЫХ ВЕЩЕСТВАХ ДЛЯ КОРМЯЩИХ МАМ		
ПИТАТЕЛЬНЫЕ ВЕЩЕСТВА	В ДЕНЬ	УВЕЛИЧЕНИЕ, %*
Калорийность	500 ккал	26
Белки	11 г	24
Тиамин	0,2 мг	25
Рибофлавин	0,5 мг	45
Ниацин	2 мг	15
Витамин B_{12}	0,5 мг	33
Фолат	60 мкг	30
Витамин С	30 мг	75
Витамин А	350 мкг	58
Кальций	550 мг	80
Фосфор	440 мг	80
Магний	50 мг	19
Цинк	6 мг	86
Медь	0,3 мг	25
Селен	15 мкг	25

* Увеличение потребности в сравнении с некормящими женщинами.

продуктами, которые можно есть между делом.
- Для аппетитных бутербродов наберите разные виды хлебобулочных изделий. Попробуйте хлеб фокачча или чапатта с итальянской ветчиной, сыром, оливками и вялеными томатами.
- Ешьте крекеры из цельных зерен пшеницы или хрустящие хлебцы с паштетом или соусом.
- Держите в холодильнике нарезанные сырые овощи. Они полезны и сами по себе, и с разными заправками.
- Не забывайте о фруктах: в течение дня полезно подкрепиться яблоком, грушей, бананом или виноградом. Старайтесь разнообразить ассортимент фруктов.
- Готовьте вкусные пюре из свежих фруктов, попробуйте абрикосовый мусс.
- Сухофрукты или орехи – быстрая и питательная закуска.
- Готовя рис, макаронные изделия или кускус, увеличьте обычную порцию, чтобы использовать остатки на следующий день в качестве основы для салата.
- Готовьте блюда, которые удобно есть рукой или вилкой, укачивая неугомонного малыша. Попробуйте простой пирог с копченой рыбой или ризотто с горохом и лимоном.
- Рагу и блюда, запекаемые в духовке, можно готовить заранее, пока ребенок спит. Просто поставьте их в духовку при слабом нагреве. Попутно можно испечь несколько картофелин.
- Покупайте готовые наборы для жаркого, добавляйте замороженные креветки, придающие еде особый вкус и питательность.
- Держите в морозильнике набор готовых соусов для блюд из макарон и замороженные макаронные изделия. Их можно разморозить и быстро приготовить.

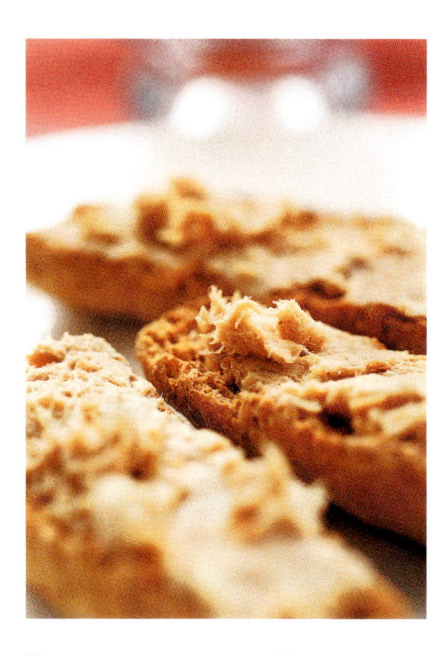

Быстро и питательно Мам тоже нужно кормить. Поддержать свои силы можно тостом из цельнозерновой муки с паштетом или аппетитной булочкой с брезаолой и листовым салатом (см. с. 177).

Постоянная усталость

После рождения ребенка у женщин часто наблюдается подавленное состояние, известное как

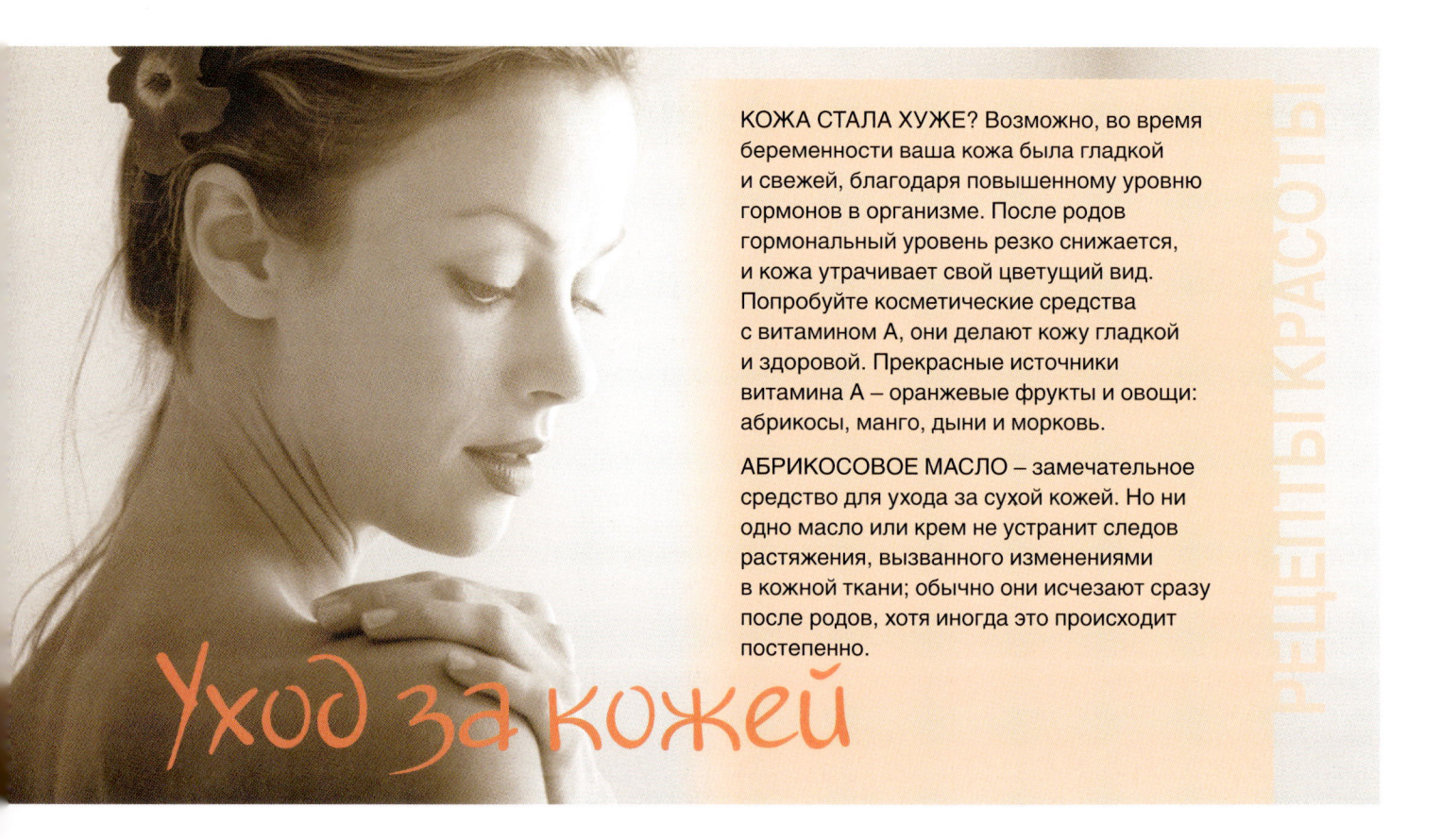

Уход за кожей

КОЖА СТАЛА ХУЖЕ? Возможно, во время беременности ваша кожа была гладкой и свежей, благодаря повышенному уровню гормонов в организме. После родов гормональный уровень резко снижается, и кожа утрачивает свой цветущий вид. Попробуйте косметические средства с витамином А, они делают кожу гладкой и здоровой. Прекрасные источники витамина А – оранжевые фрукты и овощи: абрикосы, манго, дыни и морковь.

АБРИКОСОВОЕ МАСЛО – замечательное средство для ухода за сухой кожей. Но ни одно масло или крем не устранит следов растяжения, вызванного изменениями в кожной ткани; обычно они исчезают сразу после родов, хотя иногда это происходит постепенно.

«послеродовая меланхолия». Оно вызывается резкими гормональными изменениями в организме. Плаксивость, дурное настроение, ощущение тревоги могут продолжаться не одну неделю.

В некоторых случаях эти симптомы перерастают в послеродовую депрессию – тяжелое состояние, которое характеризуется апатией, потерей интереса к ребенку, к себе и окружающим. Почувствовав нечто подобное, немедленно обращайтесь к врачу. Существует немало средств, позволяющих справиться с этим состоянием, в том числе антидепрессанты, консультации психолога и различные витаминные препараты.

Искусственное вскармливание

Отказ от грудного вскармливания может быть вызван многими причинами. Иногда матери необходимо вскоре после родов вернуться к работе или принимать лекарства, которые, попав в грудное молоко, могут нанести вред здоровью ребенка.

Не следует беспокоиться, что ребенок не получит при этом полноценного питания: адаптированные молочные смеси содержат все необходимые витамины, минералы и питательные вещества.

Ваши потребности в энергии

Как и всем молодым матерям, вам понадобятся все ваши запасы энергии и выносливости, чтобы ухаживать за ребенком. В рационе должно быть много фруктов и овощей, разнообразных нежирных молочных продуктов, жирной рыбы, постного мяса, бобовых, орехов и цельнозерновых продуктов. Однако в отличие от матерей, кормящих грудью, вы не нуждаетесь в дополнительном питании и калориях.

За время беременности на бедрах образуются жировые отложения. Обычно они расходуются в период кормления грудью. Но при искусственном вскармливании этого не происходит, так что нужно следить за весом.

Основу рациона должны составлять хлеб, рис, макаронные изделия и картофель, а потребление жиров следует ограничить. Готовьте пищу, стараясь использовать как можно меньше жира, например жарьте в гриле или на раскаленной сковороде.

Ешьте больше свежих фруктов и овощей – они снабжают организм клетчаткой и поддерживают стабильный уровень сахара в крови. Не ешьте печенье и другие кондитерские изделия в промежутках между основными приемами пищи. Сладости резко повышают уровень инсулина в крови, что затрудняет расходование жира, накопленного за время беременности. Примиритесь с тем, что лишний вес удастся сбросить постепенно и что вам необходимо питаться регулярно и есть полноценную пищу, чтобы сохранить здоровье и успешно справляться с материнскими обязанностями.

Как вернуть себе прежний облик

За время беременности вес большинства женщин увеличивается на 9–12 кг. После родов их вес значительно снижается, но все же может превышать прежний килограммов на пять.

На протяжении следующих шести недель матка сокращается, и женщина теряет примерно еще 1,5 кг. Остальная масса в виде жировой ткани сосредоточена в основном на боках и бедрах. При грудном вскармливании эти запасы постепенно истощаются, но полностью избавиться от них удается только после прекращения кормления.

Дольше кормите грудью Если вы сильно поправились за время беременности или и прежде страдали избыточным весом, старайтесь кормить ребенка грудью как можно дольше. Не следует в это время садиться на диету, так как количество молока уменьшится.

Лучший выход – физкультура
Чтобы избавиться от жировых отложений на бедрах, нужно больше двигаться. Необходимо восстановить тонус всех мышц, особенно тех, которые растянулись или ослабели во время беременности. До консультации с врачом делайте несложные упражнения для брюшных мышц и мышц тазового дна. Акушерка или физиотерапевт посоветуют, как их выполнять. После осмотра у врача можно приступить к выполнению комплекса упражнений, способствующих повышению общей двигательной активности.

Удачная замена Кормление из бутылочки – удовольствие и для отца, и для малыша. Для этого можно использовать искусственные молочные смеси или грудное молоко, сцеженное матерью.

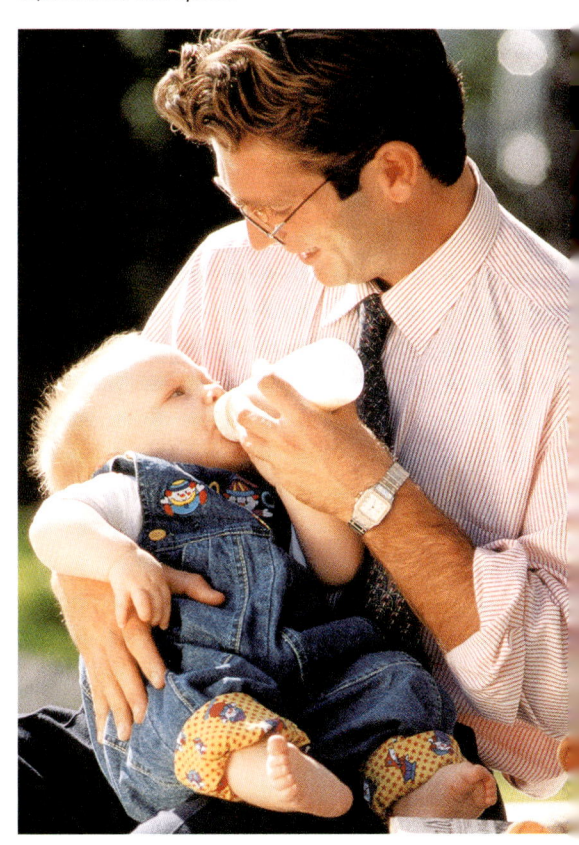

Жареная баранья печень с апельсиновым соусом

Во время беременности печень есть не следует, но для истощенного организма молодой матери она незаменима. Апельсиновый соус придает особый аромат и вкус классическому блюду.

Подготовка: **10 минут**

Приготовление: **25–30 минут**

Выход: **4 порции**

ПИЩЕВАЯ ЦЕННОСТЬ 1 порции:	
калорийность	**500 ккал**
углеводы	46 г
(сахар)	14 г
белки	31 г
жиры	22 г
(насыщенные)	5 г
клетчатка	4 г

1 ст. л. полиненасыщенного маргарина
2 средних пера зеленого лука, нарежьте
100 мл обезжиренного молока
600 г картофеля
Соль и черный перец
1 ст. л. оливкового масла
1 большая красная луковица, нарезанная вдоль
400 г бараньей печени, нарезанной тонкими полосками
Стружка из апельсиновой цедры
ДЛЯ СОУСА
3 ст. л. бальзамического уксуса
2 небольших апельсина

1 В маленькой кастрюльке растопите маргарин. Всыпьте нарезанный зеленый лук и дайте слегка пропитаться. Добавьте молоко и прогрейте. Снимите с плиты и накройте крышкой.

2 Отварите картофель в кипящей воде до мягкости. Слейте воду, приправьте солью и перцем и разомните, разбавляя молоком с луком. Поставьте в теплую духовку.

3 Разогрейте оливковое масло в сковороде с толстым дном. Положите красный лук и жарьте, пока он слегка не зарумянится. Выложите из сковороды и поставьте в теплое место. Положите в сковороду печень, при необходимости добавьте немного масла. Обжаривайте полоски печени, часто переворачивая, 5–6 минут. Выложите из сковороды и поставьте в теплое место.

4 Для соуса: в ту же сковороду влейте бальзамический уксус и положите дольки апельсина, перемешайте, прогрейте. На 4 тарелки выложите густое картофельное пюре, сверху положите лук и печень, полейте соусом. Подавайте сразу, украсив апельсиновой цедрой.

Булочка с брезаолой и листовым салатом

Этот вкусный открытый бутерброд содержит железо, необходимое женщинам для восстановления сил после родов. Брезаола – копченая говядина по-итальянски, нарезанная на тончайшие ломтики.

Приготовление: **10 минут**

Выход: **2 порции**

1 булочка
Оливковое масло для сбрызгивания
6 ломтиков брезаолы
115 г листового салата, крупно нарезанного
1/2 красного сладкого перца, нарезанного полосками
6 черных маслин
Черный перец
Заправка для салата по вкусу

1 Разрежьте булочку пополам и слегка сбрызните оливковым маслом. Прогрейте в СВЧ-печи или духовке.

2 Сверните брезаолу в трубочки. Выложите теплый хлеб на тарелку. Положите на него половину салата, затем брезаолу, украсьте половиной нарезанного красного перца и маслинами. Поперчите.

3 Смешайте в миске оставшиеся салат и красный перец, полейте салатной заправкой. Подавайте бутерброд и салат немедленно.

ПИЩЕВАЯ ЦЕННОСТЬ 1 порции:	
калорийность	**425 ккал**
углеводы	53 г
(сахар)	6 г
белки	20 г
жиры	13 г
(насыщенные)	2 г
клетчатка	1,5 г

Томатный суп с жареным перцем

Яркий цвет этого супа делает его эффектным блюдом, а насыщенный вкус дает ощущение сытости. Суп должен иметь густую консистенцию, но, если вы предпочитаете более жидкие супы, добавьте воды или бульона.

Подготовка: **10 минут**

Приготовление: **35 минут**

Выход: **4 порции**

675 г твердых спелых томатов, разрезанных пополам
4 красных, желтых или оранжевых перца, разрезанных на четвертинки
1 крупная луковица, разрезанная на 8 частей
3 зубчика чеснока
4 большие веточки майорана или тимьяна
2 ст. л. оливкового масла
2 ст. л. томатного пюре
Соль и черный перец

1 Нагрейте духовку до 200ºC.

2 Выложите на противень томаты, четвертинки перцев, кусочки лука и зубчики чеснока. Добавьте травы, поперчите и сбрызните оливковым маслом.

3 Жарьте в духовке в течение 30 минут, пока края нарезанных овощей не станут мягкими, а сами овощи не начнут темнеть. Удалите стебли ароматических трав, оставив листья.

4 Сложите овощи, травы и выделившийся при жарке сок в миксер или кухонный комбайн и взбейте до однородной массы. Добавьте томатное пюре, приправьте солью и перцем по вкусу.

5 Если суп покажется вам слишком густым, разбавьте его кипятком или овощным бульоном. Подавайте очень горячим.

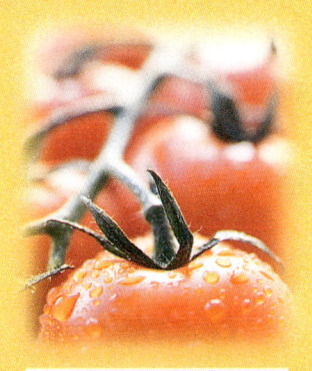

ПИЩЕВАЯ ЦЕННОСТЬ 1 порции:	
калорийность	**160 ккал**
углеводы	22 г
(сахар)	20 г
белки	4 г
жиры	7 г
(насыщенные)	1 г
клетчатка	6 г

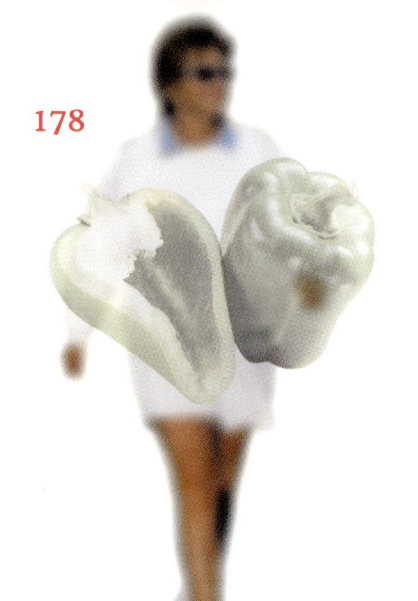

Пора расцвета

Жить в гармонии с собой – одно из преимуществ зрелого возраста, когда уже не нужно слепо подчиняться всем капризам моды. Но чтобы сохранить форму и не обзавестись незаметно классическим брюшком, следует разумно подойти к своему питанию.

По мере приближения к среднему возрасту, возможно, придётся пересмотреть отношение к пище и характеру питания. В этот период многие воспринимают здоровье как нечто данное и не уделяют особого внимания выбору наиболее полезных для здоровья продуктов.

Часто те или иные нарушения здоровья выявляются после 40 лет или ближе к 50. Именно в этом возрасте начинают сказываться груз прожитых лет, последствия курения и злоупотребления алкоголем, особенно если вы к тому же пренебрегали здоровой пищей.

Мы становимся более подвержены сердечным заболеваниям, раку, гипертонии и другим серьезным расстройствам. Поэтому полноценное питание в сочетании с регулярными физическими нагрузками и отказом от курения приобретает первостепенное значение.

ПИЩА, ОТ КОТОРОЙ ЗАВИСИТ БУДУЩЕЕ

Включение в рацион определенных пищевых продуктов поможет защититься от таких тяжелых болезней, как рак и сердечно-сосудистые заболевания, и сохранить здоровье и хорошую физическую форму в пожилом возрасте.

Никогда не поздно изменить свои гастрономические предпочтения в лучшую сторону. Основная цель – следить за весом, уменьшать потребление жиров (особенно насыщенных), ежедневно съедать не менее пяти порций овощей и фруктов, включать в рацион больше пищи, богатой углеводами, например макаронных изделий, и ограничить потребление соли.

● Пять и более порций овощей и фруктов в день могут понизить риск раковых заболеваний на 20%; предупредят также ишемическую болезнь сердца – одну из главных причин смертности во многих странах.

● Фрукты и овощи богаты антиоксидантами, которые защищают клетки от канцерогенных свободных радикалов.

● Люди, постоянно потребляющие шпинат и другие зеленые листовые овощи, гораздо меньше подвержены развитию катаракты (помутнение хрусталика глаза).

● Свежая зелень защищает и от другой глазной болезни – возрастной дегенерации желтого пятна, выражающейся в накоплении в сетчатке мертвых клеток. До 1990-х годов это заболевание встречалось только у людей старше 64 лет. А в наши дни оно обнаруживается и у молодежи и стало в ряде стран самой распространенной причиной потери зрения.

Рыбу на стол!

Жирная рыба – макрель, тунец, лосось, сардины – чрезвычайно полезна для профилактики ишемической болезни сердца благодаря высокому содержанию омега-3-жирных кислот. Регулярное потребление рыбы снижает риск инфарктов и инсультов.

Действие омега-3-жирных кислот многогранно: они разжижают кровь, делая ее менее вязкой, и, снижая образование сгустков, понижают артериальное давление и уровень холестерина, способствуют расслаблению мускулатуры стенок артерий, улучшая тем самым кровоснабжение сердца.

Эти жирные кислоты, кроме того, оказывают противовоспалительное действие, частично снимая симптомы ревматоидного артрита и псориаза – хронического кожного заболевания, для которого характерно образование чешуйчатых бляшек на локтях, коленях, голенях и волосистой части головы.

Лучше предупредить, чем лечить

В некоторых семьях сердечно-сосудистые заболевания и артриты передаются по наследству. Людям с такой наследственностью

пора расцвета

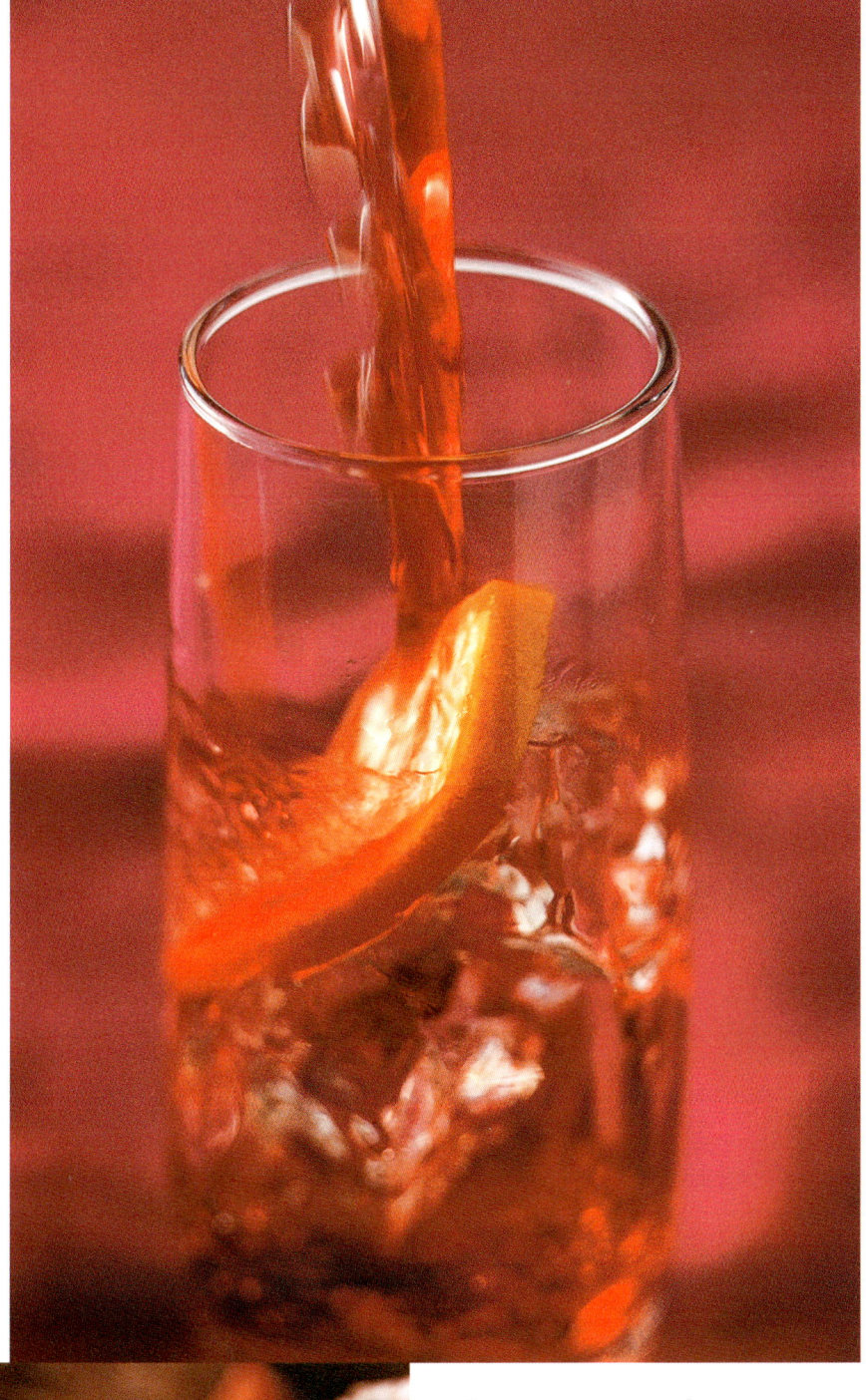

Пища против рака Сок красного винограда (вверху) и бразильский орех (слева) богаты противораковыми веществами. Активным ингредиентом бразильского ореха является селен, а сока из красного винограда – флавоноиды. Бразильский орех предположительно способствует профилактике рака желудка. Однако не следует съедать более двух-трех орехов в неделю, так как они высококалорийны.

очень полезно включить в рацион определенное количество жирной рыбы.

● В целях профилактики ишемической болезни сердца съедайте по крайней мере две порции рыбы в неделю, причем одна из них должна состоять из жирной рыбы – макрели, тунца, лососевых, сардин или анчоусов.

● При артрите или псориазе необходимо есть рыбу четыре – шесть раз в неделю.

Омега-3-жирные кислоты не разрушаются при термической обработке или консервировании рыбы, поэтому можно есть ее в любом виде, будь то копченая лососина или консервированные сардины. Единственное исключение – консервированный тунец, в котором мало омега-3-жирных кислот, так что лучше есть его свежим.

Консервированную рыбу, например сардины, следует есть с костями, которые представляют собой прекрасный источник кальция.

Другие защитники сердца Помимо рыбы существуют и другие полезные для сердца продукты.

● Орехи способствуют профилактике ишемической болезни сердца; в орехах много жиров, это в основном ненасыщенные жиры, которые способствуют нормализации уровня холестерина.

● Наибольшим содержанием по-

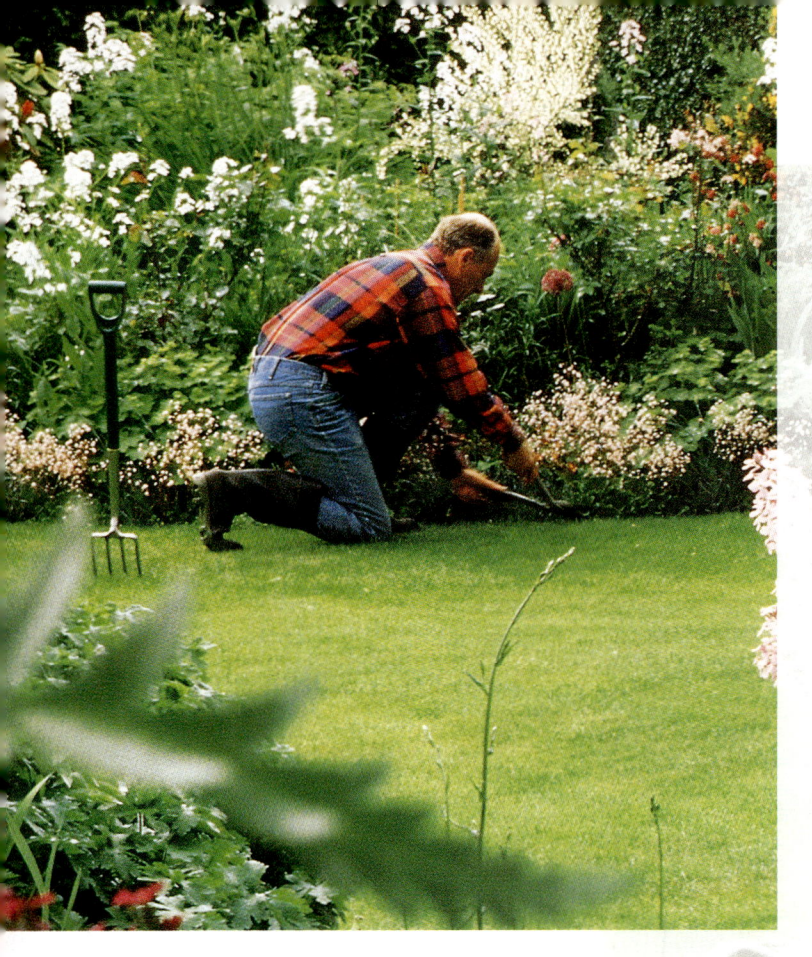

Совсем немного усилий

Даже небольшое увеличение физических нагрузок принесет огромную пользу сердцу, дыхательной системе, мышцам и суставам. Для этого совсем необязательно становиться марафонцем; достаточно внести лишь некоторые изменения в повседневную жизнь.

Поднимайтесь и спускайтесь по лестнице, а не на лифте.

Каждый день проделывайте часть пути на работу пешком.

Мойте свою машину вручную, а не на автоматической мойке.

Работайте в саду каждый день.

Отремонтируйте комнату, чтобы получить удовольствие от творческой деятельности.

Мойте окна сами, не вызывайте мойщика.

Эти нехитрые приемы заставят вас расходовать больше энергии. Полезно знать, насколько именно возрастут затраты энергии.

Прополка сада в течение 30 минут, производимая четыре раза в неделю, за год потребует расхода энергии, в пересчете на вес, более 2,5 кг.

Ежедневная быстрая ходьба в течение 20–30 минут требует расхода энергии, эквивалентной примерно 5 кг в год.

лезных ненасыщенных жиров отличаются грецкие орехи, миндаль и фундук. Подсаливать их не следует, а жарить надо без добавления масла. Чтобы извлечь из этих орехов максимальную пользу, старайтесь съедать их по 25 штук по крайней мере пять раз в неделю. Как показали исследования, у людей, потребляющих орехи, риск развития ишемической болезни сердца снижается на 35%.

● Соевые бобы и продукты из них – превосходное средство для профилактики ишемической болезни сердца и других заболеваний, в том числе рака.

● Любителям красного вина будет приятно узнать, что оно укрепляет сердце. Хотя дискуссии о механизме его действия продолжаются, один бокал в день поможет совместить приятное с полезным. Красное вино и сок розового винограда богаты флавоноидами – соединениями, обладающими антиоксидантными свойствами и способствующими предупреждению ишемической болезни сердца и инсульта.

Брюшко – примета среднего возраста

Избыточный вес может иметь буквально смертельные последствия. Он повышает вероятность развития ишемической болезни и диабета, а также усугубляет проблемы с суставами. И хотя увеличение массы тела нельзя считать неизбежным следствием старения, часто складывается именно такое впечатление. Даже если мы явно едим не больше, чем прежде, откуда-то незаметно подкрадывается полнота.

Постепенная прибавка в весе возникает не по волшебству. Вероятная причина в том, что с годами мы становимся все менее подвижными и расходуем меньше энергии. При том же количестве потребляемой пищи, но меньше двигаясь, мы используем получаемые калории не так интенсивно, как прежде. В результате образующиеся излишки откладываются в организме в виде жира.

Движение в радость Секрет сохранения хорошей физической формы в зрелые годы заключается в том, чтобы найти себе активное занятие по душе. Оно должно легко вписываться в привычный распорядок, не требуя резких изменений. Будьте реалистами: не торопитесь и увеличивайте частоту и продолжительность физических упражнений постепенно.

Если вам доставляют удовольствие прогулки или игра в гольф, то у вас в три раза меньше вероятность обзавестись брюшком и в семь раз – дойти до ожирения. Так что дополнительная физическая активность безусловно имеет смысл.

И привлекательность, и здоровье Занятия физкультурой не просто сжигают лишние калории; они играют более важную роль, способствуя сохранению и развитию мышечной ткани.

Мышечная ткань не содержит жира и гораздо активнее участвует в метаболизме, чем жир. Это значит, что мышцы расходуют больше калорий, чем жировая ткань. Следовательно, чем лучше развита мышечная ткань, тем больше калорий сжигает организм. Кроме того, благодаря физическим упражнениям тело остается крепким и упругим, что положительно сказывается на осанке, придает уверенность в себе и повышает самооценку.

Гормонозаместительная терапия и увеличение веса

Большинство врачей утверждают, что гормонозаместительная терапия никак не связана с увеличением веса, однако женщины, проходящие курс такого лечения, придерживаются прямо противоположного мнения. До сих пор не ясно, вызывается ли прибавка в весе гормонозаместительной терапией или же это обычный спутник менопаузы и процесса старения. У некоторых женщин, проходящих курс лечения, возможно набухание груди, воспринимаемое как увеличение веса.

Действие прогестогена Известно, что некоторые виды прогестогена – одного из синтетических гормонов, применяемых в гормонозаместительной терапии, вызывают задержку жидкости в организме и вздутие живота. Возможно, это создает впечатление увеличения веса. У некоторых женщин прием прогестогенов резко повышает аппетит – еще одна вероятная причина лишних килограммов.

Как распределяется вес В период менопаузы тело женщины претерпевает естественные изменения. Резкое снижение количества эстрогенов приводит к тому, что жировая ткань начинает накапливаться преимущественно в области талии, а не на бедрах и ягодицах; ожирение такого типа связано с повышенным риском развития сердечно-сосудистых заболеваний.

Гормонозаместительная терапия помогает предотвратить подобную деформацию фигуры и вернуться к более естественному распределению жировой ткани. Возможно, это одна из причин, по которой такой способ лечения связывают с пониженным риском возникновения ишемической болезни сердца.

Время перемен

Менопауза обычно наступает примерно в 50 лет, иногда раньше, иногда позднее. По мере снижения уровня эстрогенов и прогестерона менструации становятся нерегулярными и в конце концов прекращаются.

Наиболее частые симптомы менопаузы: так называемые приливы, ночная потливость, боль в суставах и мышцах, резкие колебания настроения, депрессия, раздражительность, утомляемость, головокружения, приступы панического страха, бессонница, учащенный пульс, сухость влагалища, болезненность при половом акте и утрата либидо.

продолжение на стр. 184

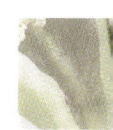

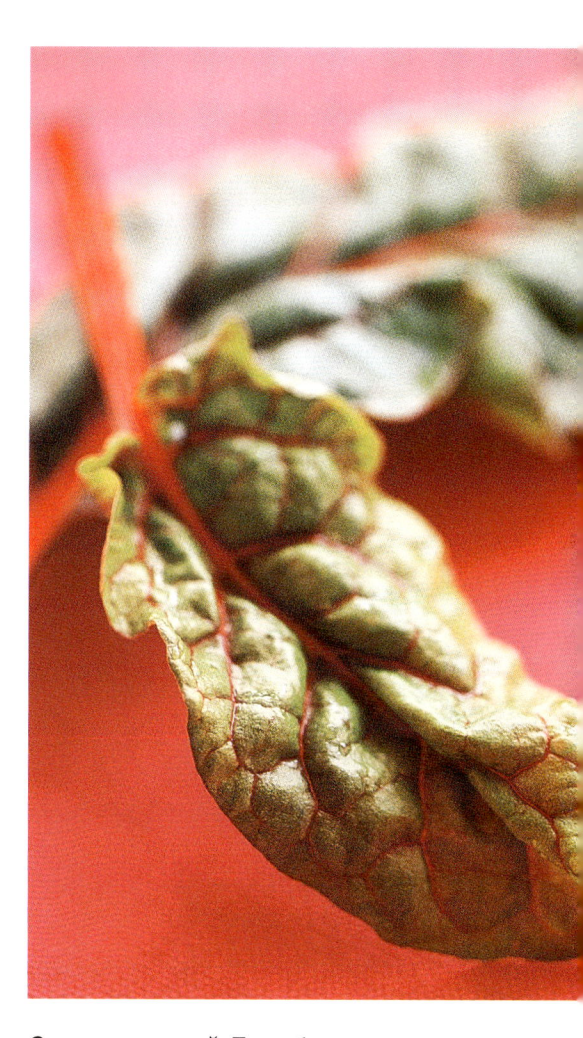

Секреты овощей Потребление свежих овощей, в частности листовой свеклы (вверху), – вкусный способ получения иммуностимулирующих питательных веществ, антиоксидантов, витамина С и железа. Все темно-зеленые листовые овощи особенно богаты веществами, способствующими, в частности, профилактике рака и ишемической болезни сердца.

Не надо бояться
МЕНОПАУЗЫ

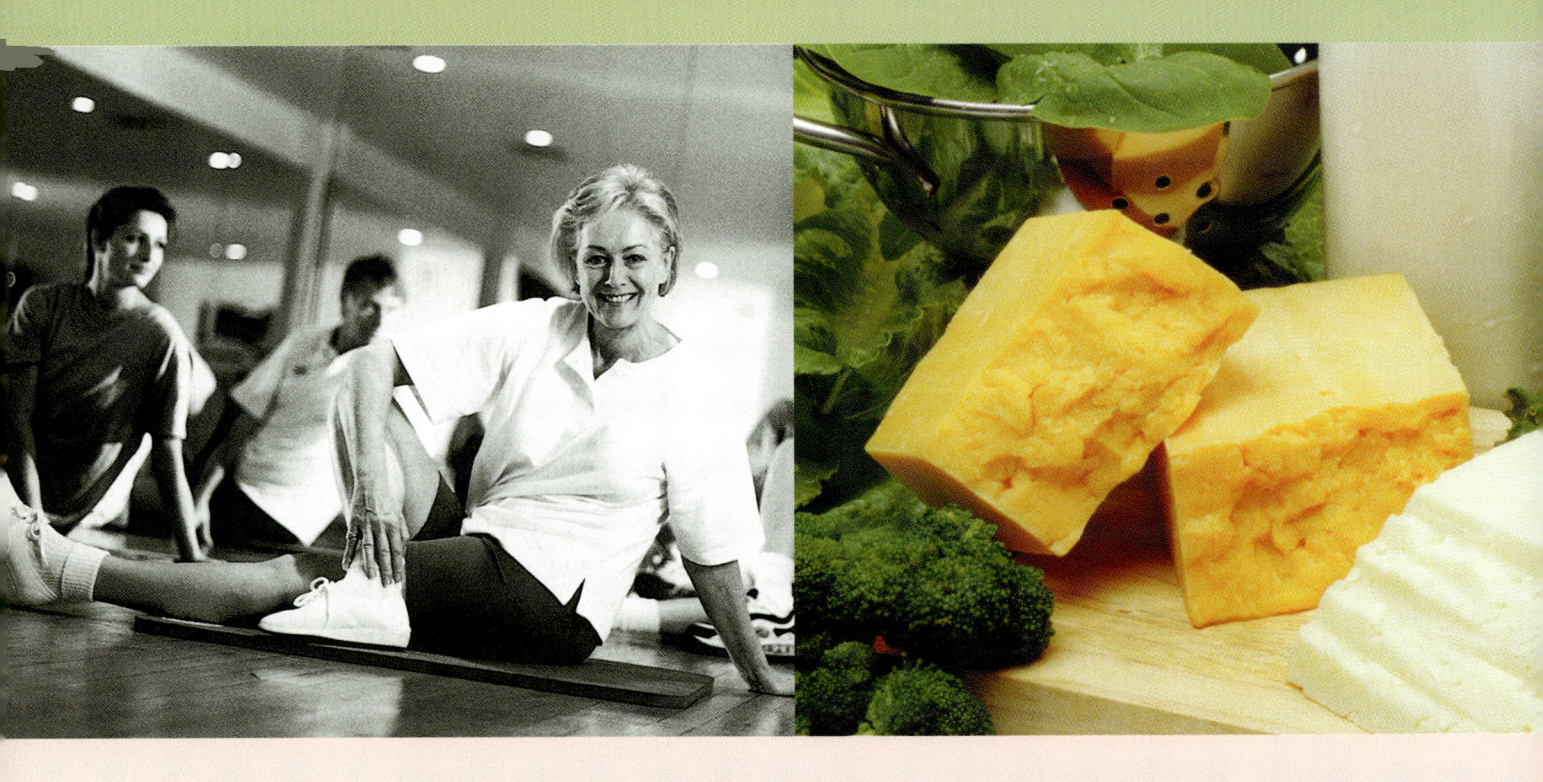

Для тех, кто не хочет прибегать к гормонозаместительной терапии, существует прекрасное альтернативное средство, способное облегчить обычные симптомы менопаузы. Это правильное питание.

Питайтесь продуктами с низким содержанием жиров, особенно насыщенных. Такая диета помогает предупредить повышение уровня холестерина в крови, снижая риск сердечно-сосудистых заболеваний. Кроме того, она не дает набирать лишний вес.

Продукты, богатые клетчаткой, способствуют предупреждению запоров; причем особенно полезна клетчатка, помогающая нормализовать уровень холестерина в крови.

Фрукты и овощи снабжают антиоксидантами – витаминами А, С, Е и бета-каротином, понижающими риск развития рака и ишемической болезни сердца. Ешьте больше продуктов, богатых кальцием, так как сокращение уровня эстрогенов ускоряет потерю кальция из костной ткани. Ежедневная норма потребления кальция составляет 1500 мг для женщин, не проходящих курса гормонозаместительной терапии во время менопаузы, и 1000 мг для тех, кто на него решился.

Два стакана снятого или частично обезжиренного молока и три ломтика сыра чеддер дают 700 мг; десять сушеных плодов инжира – 269 мг; 115 г жаренной в гриле курицы без кожи – 179 мг, а 25 г жареного миндаля – 148 мг.

Хорошими источниками кальция служат молочные продукты, рыбные консервы (вместе с костями), яйца, сливочное масло, апельсины, кресс водяной, брокколи, сухофрукты (особенно инжир и курага) и семечки подсолнечника. Для успешного усвоения кальция необходим витамин D.

МЕНОПАУЗА – УДЕЛ ВСЕХ ЖЕНЩИН. ОДНИ МИНУЮТ ЭТОТ ПЕРИОД БЕЗ ЗАБОТ, С ЧУВСТВОМ ОБЛЕГЧЕНИЯ. У ДРУГИХ ВОЗНИКАЕТ МАССА ПРОБЛЕМ. ЕСЛИ ВЫ НЕ ХОТИТЕ ПРОЙТИ КУРС ГОРМОНОЗАМЕСТИТЕЛЬНОЙ ТЕРАПИИ, ПОПРОБУЙТЕ БОРОТЬСЯ С КЛИМАКТЕРИЧЕСКИМИ СИМПТОМАМИ С ПОМОЩЬЮ РАЗУМНОЙ ДИЕТЫ И УСИЛЕННЫХ ЗАНЯТИЙ ФИЗКУЛЬТУРОЙ.

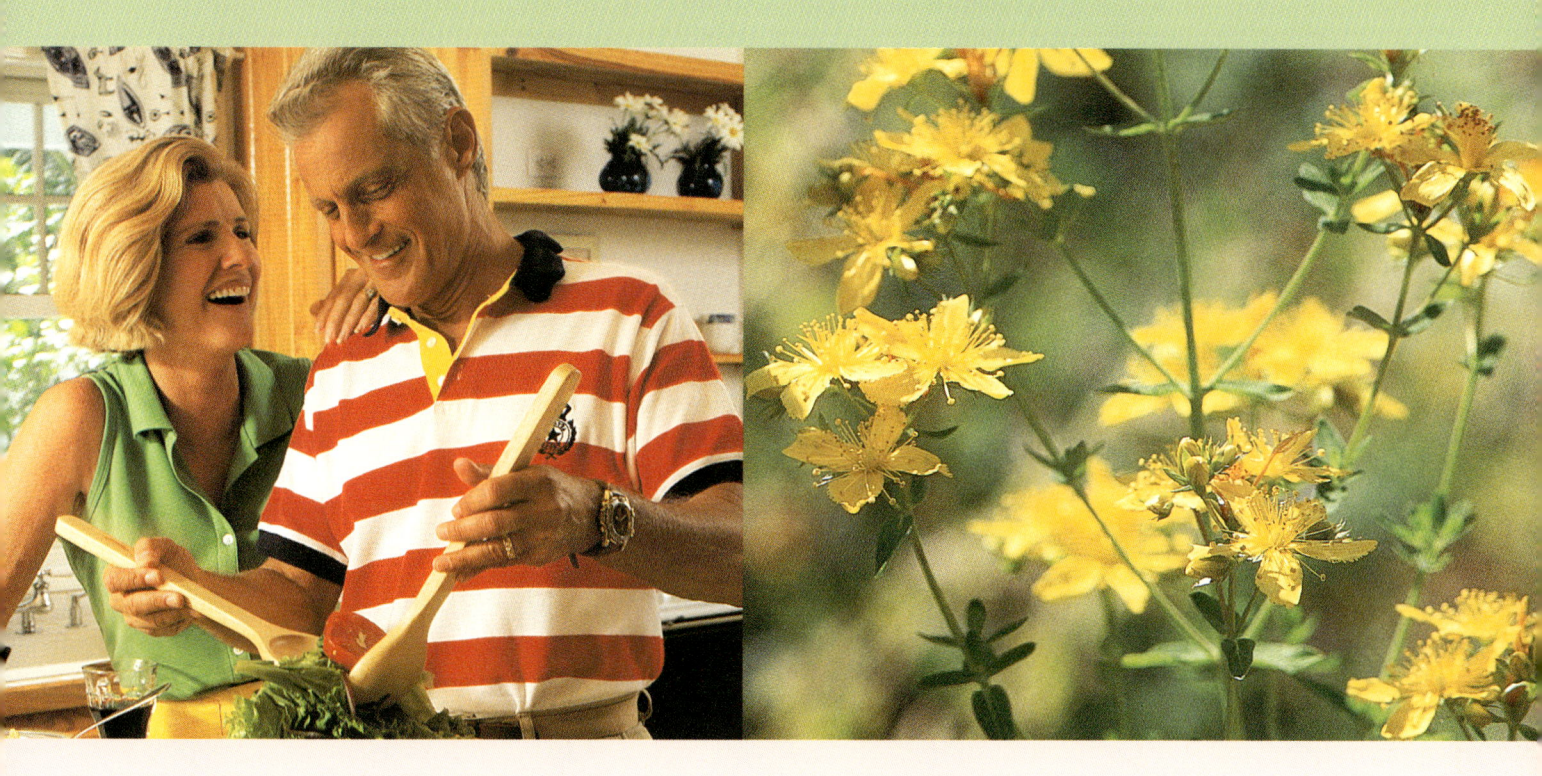

МЕНОПАУЗА БЕЗ НЕПРИЯТНОСТЕЙ *Продолжайте заниматься спортом, наслаждайтесь пищей, богатой кальцием, например сыром, и салатами, богатыми антиоксидантами.*

Регулирование уровня кофеина в организме позволит справиться с тревогой и резкими перепадами настроения. Кроме того, кофеин усиливает приливы и делает их более частыми.

Сокращение потребления соли в пище поможет избавиться от задержки жидкости в организме. Следует помнить, что злоупотребление солью может привести к потере кальция из костей, повышая риск развития остеопороза. Вместо соли добавляйте в блюда ароматические травы, пряности и другие приправы, например чеснок, лимонный сок, горчицу и уксус.

Отдавайте предпочтение продуктам, богатым растительными эстрогенами. К ним относятся соя и изделия из нее, нут, чечевица, а также некоторые орехи и ягоды. Пейте много воды и других жидкостей, не менее восьми стаканов в день.

Есть ли альтернатива?
Облегчить климактерические симптомы можно с помощью следующих растительных средств.
● Приливы – клопогон, или клевер луговой.
● Депрессия/резкие колебания настроения – зверобой.
● Бессонница – чай из ромашки, цветков лайма или валерианы.
● Понижение полового влечения – зверобой.
● Задержка жидкости – боярышник или одуванчик.
● Усталость – комплекс витаминов группы В, женьшень (600 мг в день).

через 2 года

Снижение уровня эстрогенов во время менопаузы вызывает ускоренное выделение кальция из костей, что повышает риск развития остеопороза. Потеря кальция ведет также к изменениям уровня жиров в крови, а это чревато развитием ишемической болезни сердца.

Несмотря на то что гормонозаместительная терапия поможет справиться со многими из этих проблем и частично снимает некоторые из них, не все женщины могут или хотят подвергать себя подобному лечению (об альтернативных способах решения проблем читайте на с. 182–183).

СЕКРЕТЫ СОИ
Соевые бобы всегда поражали специалистов по питанию обилием разнообразных свойств, полезных для здоровья. Это целый кладезь соединений, защищающих от многих болезней, в том числе различных антиоксидантов, которые, как известно, помогают в профилактике рака.

Активные ингредиенты Ученые работают над созданием полной картины механизма действия химических соединений, входящих в состав сои и помогающих в борьбе с различными заболеваниями. Например, им удалось выявить важность группы гормоноподобных веществ, называемых фитоэстрогенами. Последние содержатся в соевых бобах, чечевице, нуте и люцерне. Лучшие источники этих веществ – соя и продукты из нее.

Содержащееся в сое вещество генистин играет особую роль в предупреждении развития рака молочной железы и простаты. Эти заболевания преобладают у людей зрелого возраста. В Япо-

Очень вкусно! Этот суп-пюре из брокколи и сыра стилтон богат противораковыми соединениями и кальцием.

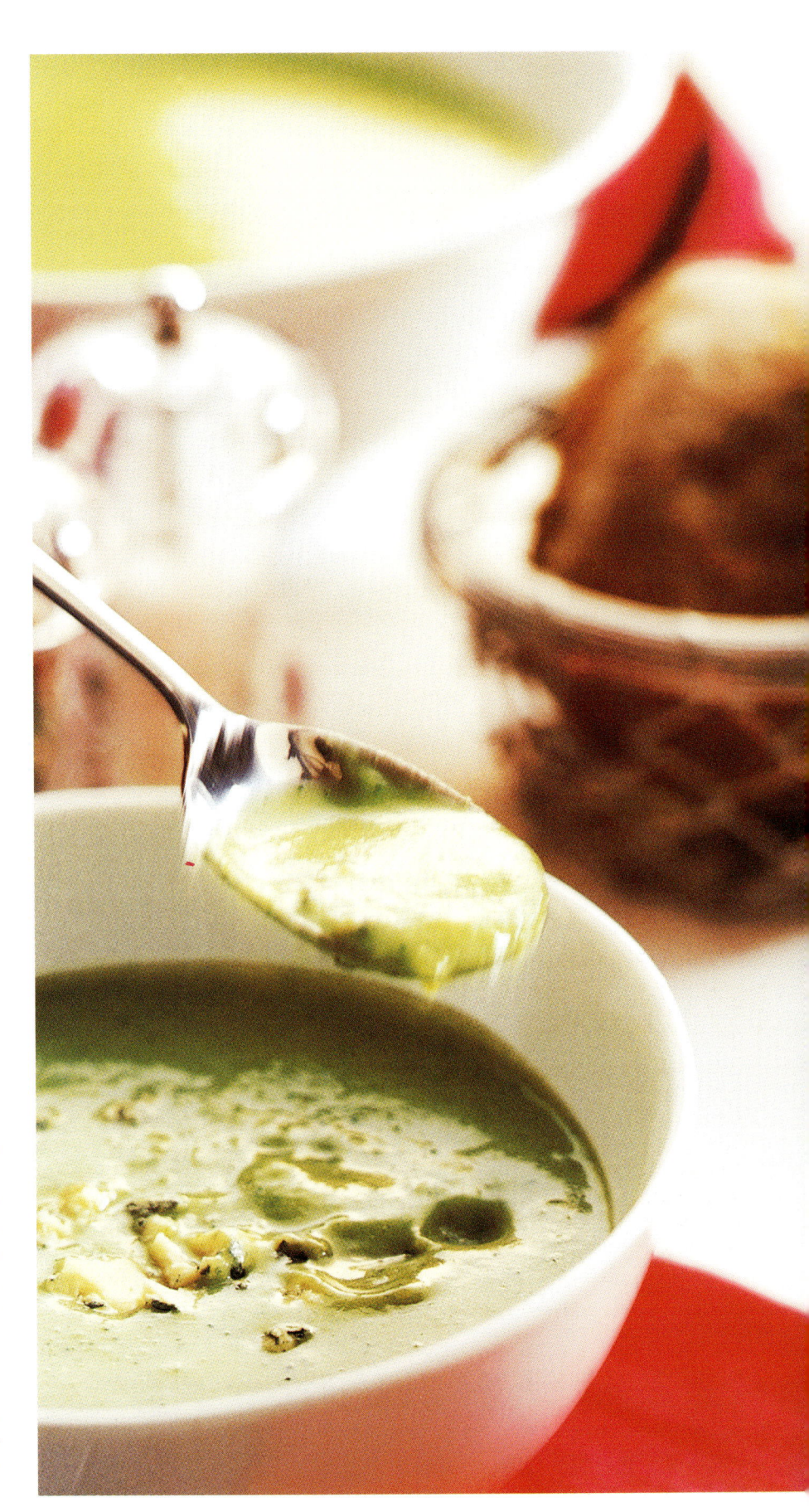

нии, где заболеваемость ими сравнительно низкая, среднее ежедневное потребление защитных питательных веществ, содержащихся в соевых продуктах, в 20–50 раз выше, чем в типичном рационе жителей западных стран.

Как облегчить течение менопаузы

Появляется все больше данных о том, что соя помогает облегчить многие неприятные симптомы, связанные с менопаузой. Решающая роль в этом принадлежит особой группе фитоэстрогенов, называемых изофлавонами. По своему строению они сходны с эстрогенами человека и связываются с рецепторами эстрогенов в организме, имитируя действие природных эстрогенов.

Многие неприятные симптомы, возникающие при менопаузе, связаны с понижением уровня эстрогенов в зрелом возрасте; поэтому «соевые» гормоны могут со временем стать альтернативной гормонозаместительной терапии.

Кулинарные советы

Человек, мало знакомый с соевыми продуктами, будет поражен их невероятным разнообразием в супермаркетах и в специализированных магазинах. Походите по магазинам, посмотрите, что имеется в продаже. Полистайте книги по восточной кухне, чтобы ознакомиться с приготовлением блюд из сои. В них вы можете встретить следующие ингредиенты.
● Эдамам – свежие соевые бобы в стручках, собранные незрелыми, пока они еще молодые и нежные. Отварив их на пару и подсолив, вы получите вкуснейшую закуску.
● Тофу, или соевый творог, производят из соевых бобов – их превращают в пюре, которое затем отжимают. Он содержит мало жира и служит прекрасным источником белков.

ИДЕИ ДЛЯ МЕНЮ
Почувствуйте вкус сои

Теперь, когда важная роль сои для здоровья получила широкое признание, самое время включить ее в ежедневный рацион. Это уменьшит вероятность ишемической болезни сердца и защитит от рака.

СОЕВАЯ ЗАПРАВКА ПО УТРАМ Для приготовления овсянки используйте соевое молоко вместо коровьего; залейте им готовый зерновой завтрак, богатый клетчаткой, и добавьте кусочки банана или немного сухофруктов; с аппетитом съешьте нежирный соевый йогурт, натуральный или с фруктовыми добавками.

СОЕВАЯ ЗАПРАВКА ДНЕМ Приготовьте бургер из текстурированного растительного белка в виде фарша (следуйте инструкциям на упаковке); на сладкое – мусс из соевого напитка.

СОЕВАЯ ЗАПРАВКА ВЕЧЕРОМ Добавляйте тофу к жаркому, приготовленному по-восточному: он прекрасно сочетается с креветками. Используйте соевый напиток для приготовления заварного крема или молочных пудингов, например абрикосового.

БЕЗ КАЛЬЦИЯ НЕ ОБОЙТИСЬ Идеальная закуска, богатая кальцием, – консервированные сардины с тостом. Кальций необходим для поддержания здоровья костей; кроме того, эта рыба богата омега-3-жирными кислотами.

Известно два вида тофу – твердый и мягкий. Твердый напоминает сыр; его можно замариновать и использовать для приготовления шашлыков или жаркого, предварительно нарезав кубиками. Мягкий тофу по консистенции похож на застывший йогурт. Его можно использовать для приготовления соусов, салатных заправок или десертов. Покупая тофу, понюхайте, не отдает ли он кислым. На расфасованном продукте должен быть указан срок хранения.

Дома, ополоснув тофу водой, поместите его в посуду с пресной холодной водой и поставьте в холодильник. Каждый день меняйте воду; используйте тофу в течение трех-четырех дней.
● Текстурированный растительный белок – заменитель мяса, производимый из соевой муки. В нем мало жира и много белка. Этот универсальный продукт продается в виде дегидратированных кусков или фарша. Его можно использовать в самых разных целях: для бургеров,

фрикаделек, котлет и в виде фарша.

● Соевый напиток, обычно называемый соевым молоком, продается с сахаром и без, с различными вкусовыми добавками. Выбирайте напитки с добавлением кальция. Соевое молоко не содержит ни холестерина, ни лактозы; выпускаются также сорта с пониженным содержанием жира. Заменяет обычное коровье молоко: пейте его в чистом виде, заливайте готовые зерновые завтраки, используйте для приготовления муссов.

Обычный (250 мл) стакан соевого напитка содержит 4–10 г соевого белка, в зависимости от сорта, и примерно 20 мг изофлавонов.

● Темпех – тонкая лепешка из ферментированных соевых бобов с грибным привкусом и слегка отдающая дымком. Можно использовать как заменитель мяса, готовить в гриле или в горшочке, добавлять в рагу и соусы.

● Изолят соевого белка – порошок с высоким содержанием белков, его можно смешивать с напитками, добавлять в соусы для повышения содержания белков. В 25 г порошка содержится 24 г белка.

● Соевую муку получают из перемолотых обжаренных соевых бобов. В 25 г муки содержится

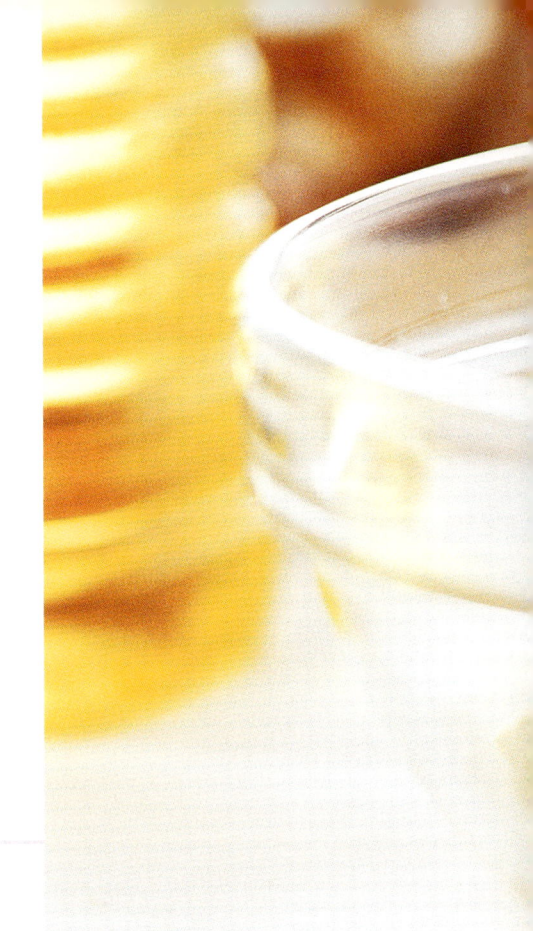

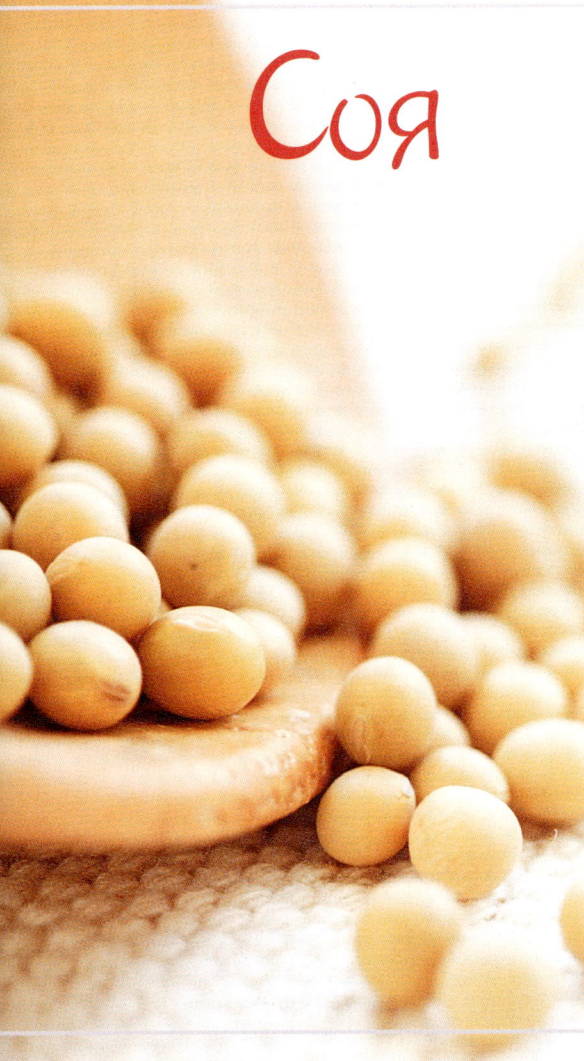

Соя

Соевые бобы чрезвычайно богаты разнообразными соединениями, полезными для здоровья и помогающими в профилактике различных болезней. Так, они содержат большое количество изофлавонов – гормоноподобных веществ, сходных по своему действию с природными эстрогенами. Соевые бобы и продукты из них считаются лучшими источниками изофлавонов, помогающих в борьбе с ишемической болезнью сердца, раком и другими тяжелыми заболеваниями.

Действуют изофлавоны в разных направлениях: они борются с ишемической болезнью сердца, взаимодействуя с соевым белком, нормализуют содержание холестерина в крови; разжижают кровь, снижая опасность образования тромбов.

Изофлавоны способствуют предупреждению остеопороза: во-первых, они взаимодействуют с кальцием, также в большом количестве содержащемся в сое; во-вторых, по своему действию так сходны с эстрогеном, что могут возмещать его нехватку и поддерживать оптимальный уровень кальция в организме, обеспечивая прочность костей и предотвращая переломы.

Соя содержит также несколько видов антиоксидантов, способствующих профилактике разных форм рака, в том числе рака молочной железы, простаты и толстой кишки.

пора расцвета

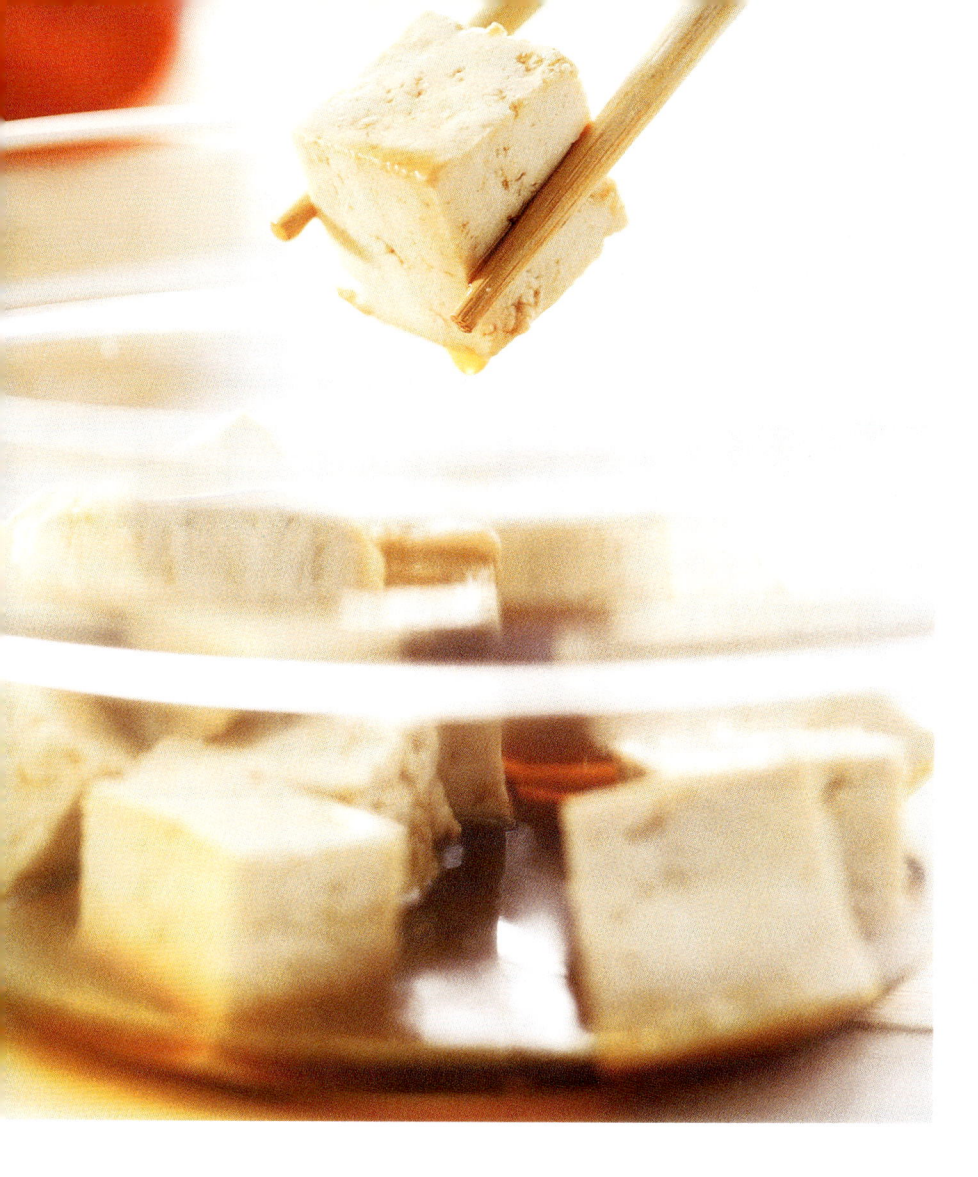

Восточная кухня Тофу, или соевый творог, придает жаркому по-восточному особенный вкус. Это поистине универсальный продукт. Попробуйте приготовить жаркое с маринованным тофу, соусом сатай и рисом.

10–14 г белка. Мука бывает двух сортов – с высоким и с пониженным содержанием жира; используется вместо белой пшеничной муки для выпечки сдобы и сладостей. Обладает резким характерным вкусом; поэтому ее смешивают с другой мукой. Попробуйте 20–30% необходимого количества пшеничной муки заменить соевой мукой.

● Мисо – соевая приправа, придающая характерный вкус традиционному японскому супу мисо. Производится из ферментированных соевых бобов, применяется преимущественно в качестве приправы. Содержит много соли, поэтому используется в умеренных количествах.

● Соевые пудинги и мороженое в широком ассортименте.

Рак простаты и молочной железы

Чаще встречаются у людей зрелого возраста. Большинство женщин хорошо знают об этом, тогда как мужчины не всегда осознают всю серьезность проблемы.

И мужчинам, и женщинам следует регулярно проходить медицинское обследование. Придерживаясь определенного режима питания, можно снизить риск развития этих болезней.

Результаты обследования населения показывают, что заболеваемость раком простаты и молочной железы гораздо ниже в таких странах, как Япония, где по традиции широко потребляют сою и соевые продукты.

Рак простаты		Рак молочной железы	
США	17,5 на 100 000	США	22 на 100 000
Великобритания	17,1 на 100 000	Великобритания	27,7 на 100 000
Япония	4,0 на 100 000	Япония	6,6 на 100 000

Суп из брокколи с сыром стилтон

Этот густой темно-зеленый суп – популярное классическое блюдо. В нем сочетаются свежий вкус овощей и острота солоноватого сыра.

Подготовка: 10 минут

Приготовление: 25 минут

Выход: 6 порций

ПИЩЕВАЯ ЦЕННОСТЬ 1 порции:

калорийность	190 ккал
углеводы	11 г
(сахар)	3 г
белки	12 г
жиры	11 г
(насыщенные)	6 г
клетчатка	4 г

1 ст. л. растительного масла
1 луковица, мелко нарезанная
1 крупная картофелина, нарезанная кубиками
1 л овощного бульона
Соль и черный перец
675 г брокколи, разберите на отдельные кочешки
140 г сыра стилтон, накрошите

1 Разогрейте масло в большой кастрюле, положите лук и слегка обжарьте в течение 3–4 минут. Добавьте картофель и оставьте на огне еще на 10 минут, периодически помешивая.

2 Влейте бульон, положите соль и перец по вкусу и доведите до кипения. Выложите брокколи, уменьшите огонь и варите еще 5–10 минут до мягкости.

3 Перелейте суп в емкость кухонного комбайна или миксера и доведите до однородной консистенции. Снова перелейте суп в кастрюлю, добавьте сыр, размешайте и нагрейте, но не доводите до кипения.

4 Разлейте по тарелкам, посыпьте сыром, подавайте с цельнозерновыми булочками.

Ризотто с горохом и лимоном

Легкое, тающее во рту ризотто с освежающим вкусом лимона готовится очень просто. Это блюдо прекрасно подходит для ужина в тесном кругу. Зеленый горошек – хороший источник клетчатки.

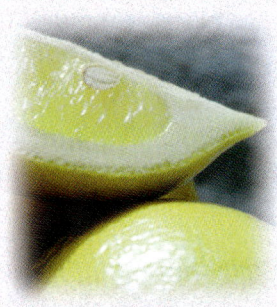

Подготовка: 15 минут

Приготовление: 30 минут

Выход: 4 порции

ПИЩЕВАЯ ЦЕННОСТЬ 1 порции:

калорийность	400 ккал
углеводы	51 г
(сахар)	4 г
белки	19 г
жиры	13 г
(насыщенные)	8 г
клетчатка	5,5 г

400 г замороженного или свежего горошка
25 г сливочного масла
1 луковица, мелко нарезанная
200 г риса
1 л горячего овощного или куриного бульона
Натертая цедра и сок 1 лимона
85 г тертого сыра пармезан и еще немного для украшения
Соль и черный перец

1 В большой кастрюле с подсоленной кипящей водой отварите горох до мягкости (3–5 минут). Слейте воду, остудите горох под струей холодной воды.

2 В большой сковороде растопите сливочное масло, положите лук и потушите на среднем огне 5 минут, до мягкости. Добавьте рис, тщательно перемешайте и оставьте на огне, помешивая, еще на 1–2 минуты.

3 Влейте горячий бульон, чтобы он покрывал рис, и держите на среднем огне, часто помешивая. Когда вся жидкость впитается, добавьте еще бульона; повторяйте эту процедуру до полной готовности риса: он должен быть мягким снаружи, но твердым внутри.

4 Добавьте горох, лимонную цедру, сок и прогрейте. Всыпьте сыр, размешайте и приправьте солью и перцем по вкусу. Посыпьте сыром и сразу же подавайте.

Кекс к чаю

Это восхитительное лакомство к чаю содержит продукты, способные облегчить климактерические симптомы. Льняное семя – хороший источник белка; его можно найти в диетических магазинах.

Подготовка: **10 минут, плюс 30 минут на выстаивание**

Приготовление: **1,5–2 часа**

Выход: **2 кекса (по 8 кусков)**

100 г соевой муки
100 г пшеничной муки из цельного зерна
100 г овсяных хлопьев
100 г льняного семени
50 г семечек подсолнечника
50 г кунжутного семени
50 г миндальной стружки
2 кусочка корня имбиря, мелко нарезанного
200 г кураги
1 ч. л. молотых пряностей (смесь)
750 мл соевого молока
ДЛЯ УКРАШЕНИЯ
Абрикосовый джем и обжаренная миндальная стружка

1. Сложите все ингредиенты в большую миску и хорошенько перемешайте. Влейте соевое молоко, перемешайте и дайте настояться 30 минут. Если масса покажется густоватой, добавьте еще немного соевого молока.

2. Нагрейте духовку до 190°С. Выстелите 2 формы (по 450 г) промасленной бумагой.

3. Разложите тесто по формам, поставьте в духовку и выпекайте около 1,5–2 часов. Для определения готовности проткните кекс палочкой; если к ней не прилипнет тесто, кекс готов.

4. Оставьте кекс остывать в форме в течение 5 минут, затем выложите на решетку и дайте остыть окончательно. Смажьте теплым абрикосовым джемом и посыпьте обжаренной миндальной стружкой.

ПИЩЕВАЯ ЦЕННОСТЬ 1 порции:	
калорийность	**200 ккал**
углеводы	16 г
(сахар)	6 г
белки	9 г
жиры	12 г
(насыщенные)	1 г
клетчатка	4 г

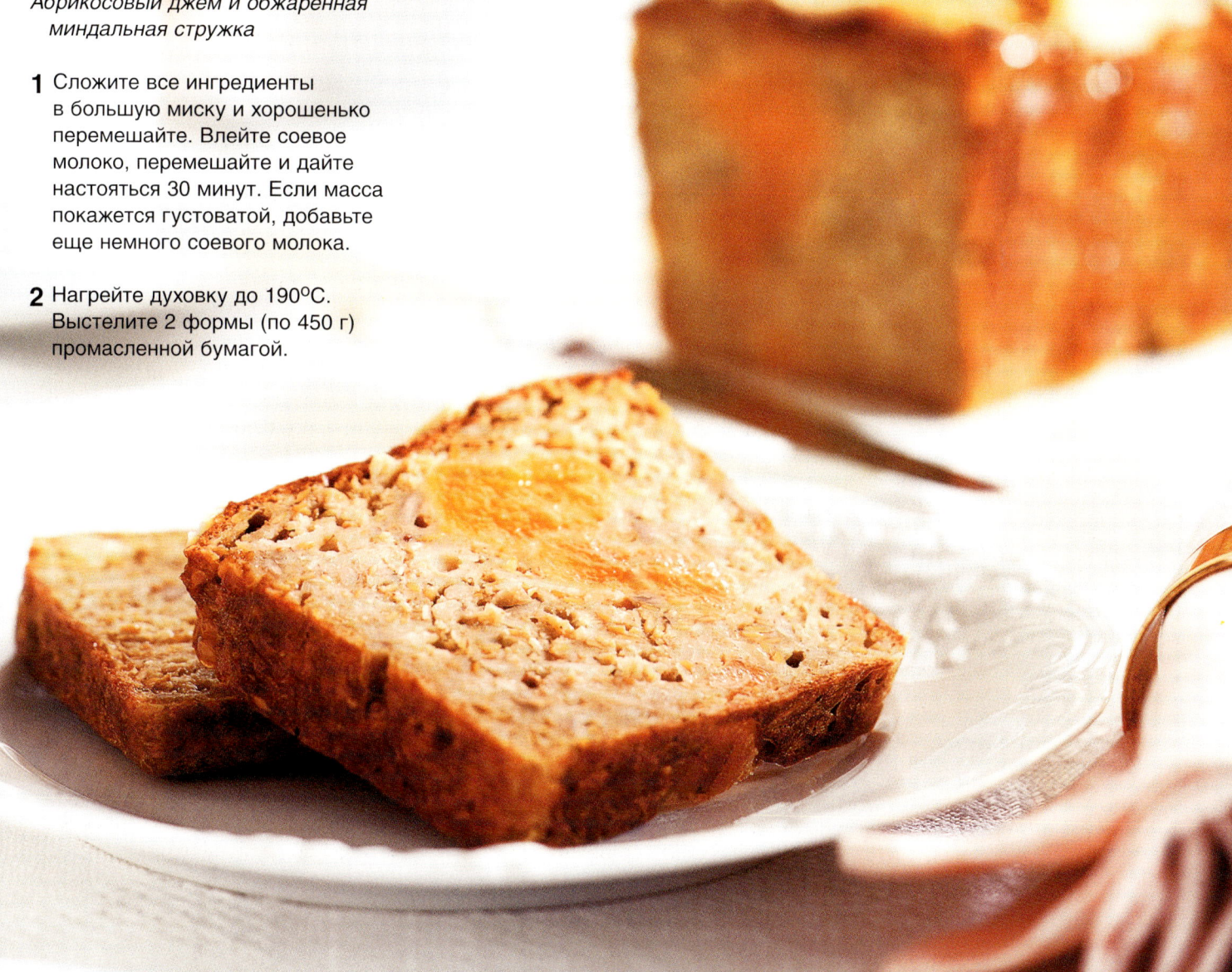

пора расцвета

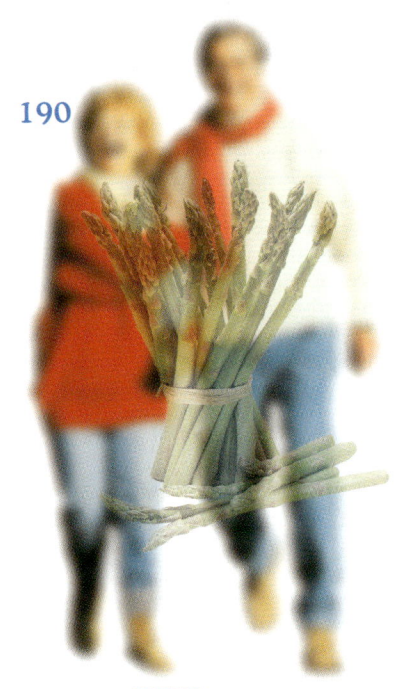

Наперекор годам

Красиво стареть – это своего рода искусство; в наши дни люди сохраняют физическую форму, хорошее самочувствие и живут дольше, чем прежде. И хотя гены, несомненно, играют важную роль в процессе старения, питание тоже влияет на качество жизни в пожилом возрасте.

По мере приближения времени ухода на пенсию следует не торопясь подумать о себе, о том, что вы ожидаете от жизни. Чтобы в полной мере насладиться свободой, нужно быть как можно более крепким и здоровым. Это не трудно: активный образ жизни, полноценное питание – и вы сохраните энергию и интерес к жизни на долгие годы.

ЕШЬТЕ С УДОВОЛЬСТВИЕМ

Еда – одно из главных наслаждений в жизни, а умение выбрать вкусную и в то же время полезную пищу – ключ к здоровью. Это не значит, что нужно покупать дорогие продукты или готовить их какими-то особыми способами. Еда на ходу может быть так же вкусна и питательна, как и блюдо, приготовленное по всем правилам. Полуфабрикаты, купленные в супермаркете, также имеют полезные свойства; выбирайте фрукты, консервированные в собственном соку, консервы из тунца тоже в собственном соку или подсолнечном масле и овощные консервы без соли.

Едва заметные перемены

В этот период жизни организм уже не так эффективно усваивает и использует некоторые витамины и минералы. Кроме того, длительный прием назначенных врачом лекарств может затруднить усвоение определенных питательных веществ.

Иногда наблюдается ухудшение аппетита, при том что потребность в витаминах и минералах остается прежней или даже повышается. Тем важнее следить за тем, чтобы пища была полноценной.

Незаметно для себя мы становимся менее активными, что ведет к замедлению обмена веществ. В результате снижается потребность в энергии, и, если при этом не уменьшить поступление калорий с пищей, мы начинаем полнеть.

Тревожные признаки Избыточный вес повышает риск развития серьезных заболеваний, включая диабет, ишемическую болезнь сердца и гипертонию. Кроме того, это создает лишнюю нагрузку на суставы, усиливающую болезненные ощущения при таких заболеваниях, как артрит. При первых признаках увеличения веса немедленно начинайте прини-

---

ПИЩА ДЛЯ хорошей памяти

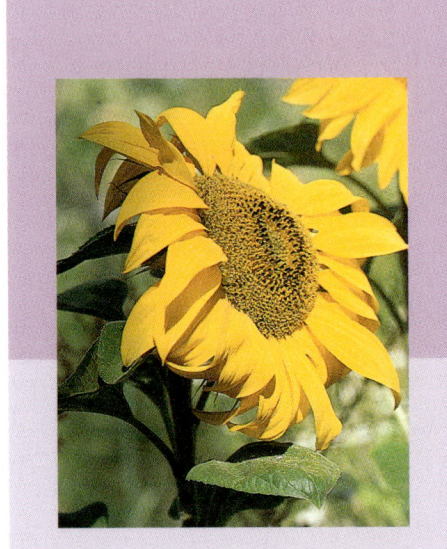

ВИТАМИН B_{12} Его дефицит ведет к потере памяти и одряхлению. Ешьте больше печени, почек, жирной рыбы, мяса, яиц, молочных продуктов и витаминизированных зерновых завтраков.

ВИТАМИН B_1 улучшает память, включайте в рацион постное мясо и яйца.

СЕМЕЧКИ ПОДСОЛНЕЧНИКА и другие продукты, богатые витамином Е, улучшают память.

Рука мастера Сардины превратятся в изысканное блюдо, если подать их на ломте французского багета, слегка подрумяненном и натертом чесноком. Консервированные сардины (в томате или в масле) так же хороши, как и свежие: они богаты рыбьим жиром, а если есть их вместе с костями, служат великолепным источником кальция.

мать меры. Возможно, придется ограничить калорийность пищи или просто больше двигаться. Занимайтесь физическими упражнениями по полчаса в день: выйдите на прогулку или поработайте в саду.

Как избежать диабета Среди людей старше 60 лет каждый десятый болен диабетом. В этом возрасте чаще встречается инсулиннезависимый диабет, при котором обычно достаточно изменить рацион, чтобы облегчить свое состояние.

Существует два способа избежать диабета: не полнеть и регулярно заниматься физкультурой. У людей с показателем массы тела свыше 30 диабет развивается в пять раз чаще. Регулярные физические нагрузки снижают эту опасность более чем на 40%. В последних исследованиях по проблеме ожирения решающее значение придается характеру распределения жировой ткани. Ожирение, при котором избыток жира располагается в области талии, увеличивает предрасположенность к диабету.

Что делать при гипертонии На этом этапе жизни особую актуальность приобретают проблемы кровообращения: высокое артериальное давление, или гипертония, увеличивает вероятность инфарктов и инсультов. Известно, что одним из факторов гипертонии является ожирение, и это еще один важный довод в пользу контроля за весом.

Меньше соли Большинство населения потребляет почти в 12 раз больше соли, чем необходимо. Ограничение потребления соли может существенно снизить высокое давление. Около 75% соли поступает в организм с продуктами, подвергшимися разнообразной переработке. Поэтому, снижая их долю в рационе, вы значительно уменьшаете потребление соли.

Каждый день по банану Снижению артериального давления способствует пища, богатая калием. Это фрукты и овощи, особенно бананы, орехи, томаты и авокадо.

Хорошее пищеварение

Многие пожилые люди страдают от запоров. Эта проблема решается просто: ешьте продукты, богатые клетчаткой, – цельнозерновые изделия, бобовые, фрукты и овощи – и выпивайте до 1,7 л воды в день.

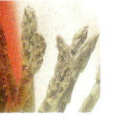

Дивертикулит Иногда в результате растущего давления в толстой кишке ее слизистая оболочка в слабых участках выпячивается, образуя карманы, называемые дивертикулами. Сами по себе они не вызывают никаких симптомов. Однако при инфицировании или воспалении дивертикулов может возникнуть боль в нижней части живота. Этим заболеванием, называемым дивертикулитом, страдает значительная часть людей старше 60.

Лучшее средство профилактики дивертикулита – диета с высоким содержанием клетчатки и обилием жидкости. Следует иметь в виду, что иногда мелкие семена таких фруктов и овощей, как киви, клубника, томаты, застревают в дивертикулах, поэтому при дивертикулите лучше воздерживаться от этих продуктов.

Здоровые кости и суставы

С возрастом повышается заболеваемость остеопорозом. Им страдает каждая четвертая женщина старше 50 лет и один из 12 мужчин старше 70. Ешьте больше пищи, богатой кальцием и витамином D, но умерьте потребление продуктов с высоким содержанием белков – мяса, рыбы и бобовых. В сочетании с потреблением больших количеств соли белки высасывают кальций из костей, повышая вероятность остеопороза.

Гибкость и подвижность суставов Остеоартрит, вызывающий воспаление суставов, поражает большинство людей старше 60, хотя многие из них не ощущают никаких симптомов заболевания. Обычно оно поражает коленные и тазобедренные суставы, часто сопровождаясь болью и тугоподвижностью. Ожирение усугубляет симптомы заболевания, поэтому так важно следить за своим весом.

Больше рыбы Жирная рыба и рыбий жир обладают противовоспалительными свойствами, облегчают боль и повышают подвижность суставов, пораженных артритом. Для профилактики артрита и снижения остроты его проявлений следует по крайней мере два раза в неделю есть жирную рыбу – макрель, сельдь, лососевые, сардины, шпроты.

Пищевые добавки Если вы не едите рыбы, следует принимать специальные пищевые добавки, например рыбий жир из печени трески. В случае остеоартрита эффект проявится не ранее, чем спустя три – шесть месяцев. Для достижения ощутимых результатов следует принимать рыбий жир в больших дозах; концентрация рыбьего жира в капсулах, имеющихся в продаже, может оказаться недостаточной. Посоветуйтесь с врачом и не превышайте рекомендуемых доз.

Сохраните ясность мысли Существует мнение, что добавки с рыбьим жиром снижают риск болезни Альцгеймера. По другому мне-

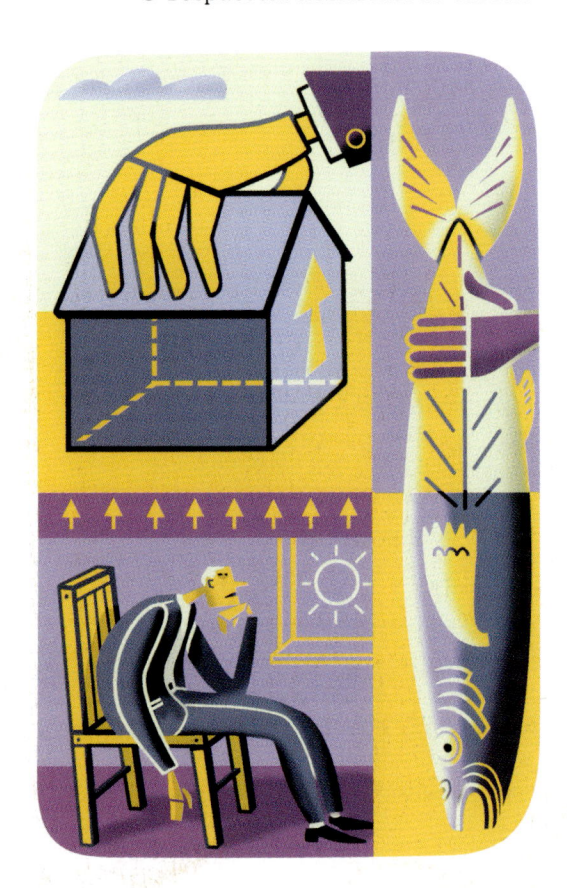

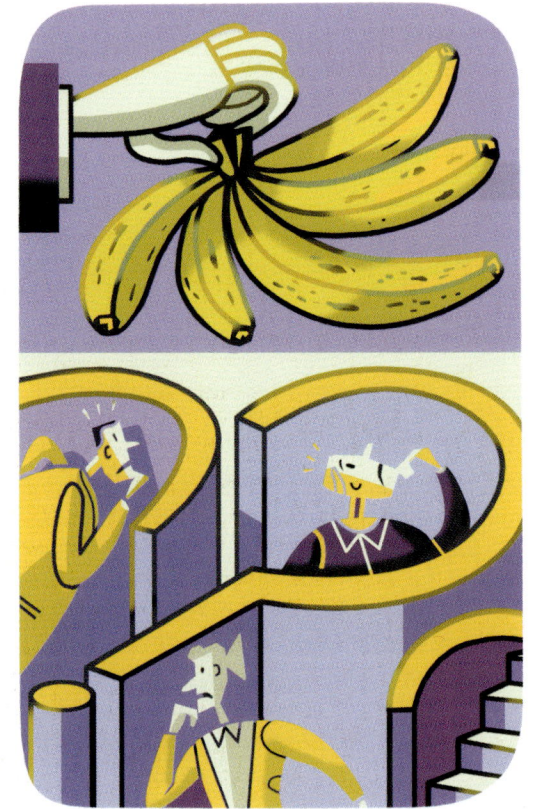

Больше света Оставаясь подолгу в помещении, вы лишаете себя солнечного света, который необходим организму для синтеза витамина D, обеспечивающего прочность костей. Выходите из дому и гуляйте как можно чаще, ешьте побольше жирной рыбы, это прекрасный источник витамина D. Кроме того, содержащиеся в рыбе омега-3-жирные кислоты поддерживают подвижность суставов. Богатые калием бананы поддерживают нервную систему и мышцы в здоровом состоянии, а если замечаете, что стала ухудшаться память, принимайте препараты витамина B_6.

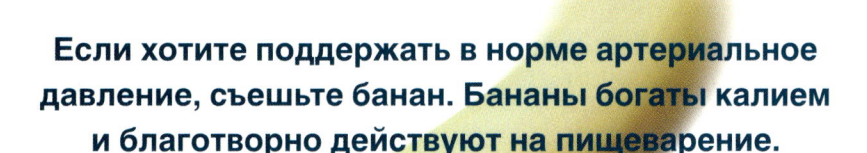

Если хотите поддержать в норме артериальное давление, съешьте банан. Бананы богаты калием и благотворно действуют на пищеварение.

нию, отдалить развитие болезни помогает витамин Е. Для этой разрушительной болезни характерны спутанность сознания, потеря памяти, депрессия и прогрессирующее слабоумие. Она поражает каждого десятого старше 60 лет и каждого пятого старше 80 лет.

Эффективных способов лечения болезни Альцгеймера пока нет. На основании наблюдений можно предполагать, что экстракт из растения гинкго задерживает развитие болезни, улучшая кровоснабжение мозга. В настоящее время изучаются и другие вещества растительного происхождения, а также роль питания. Полезно тренировать мозг, поддерживая его в активном состоянии.

Вкусовые ощущения С возрастом притупляются обоняние и вкус. Поддаваясь искушению добавлять в пищу больше соли, вы рискуете заработать гипертонию. Для придания еде новых оттенков вкуса замените соль чесноком, лимонным соком, горчицей или уксусом.

Следите за зубами Если носите зубные протезы, убедитесь, что они хорошо подогнаны, чтобы вы могли наслаждаться едой без помех.

ЕДА И ДОЛГОЛЕТИЕ

Чтобы сохранить цветущее здоровье, необходима пища, содержащая активные ингредиенты, которые стимулируют иммунную систему и дают силы вести активный образ жизни.

Витамины B_6 и B_{12} Способность усваивать эти витамины с возрастом снижается, так что приходится принимать их в виде пищевых добавок. Этими витаминами богаты мясо (особенно свинина), печень, рыба, яйца, цельнозерновые крупы, хлеб из цельнозерновой муки, бананы, бобовые, рис, орехи и дрожжевой экстракт.

Витамин С – прекрасный антиоксидант, стимулирующий деятельность иммунной системы; он способствует заживлению ран и усвоению железа. В изобилии содержится в цитрусовых, картофеле, сладком перце и брокколи.

Витамин D способствует усвоению кальция и поддерживает здоровье костей. Многие люди старшего возраста испытывают дефицит витамина D, образующегося под действием солнечного света на кожу. В хорошую погоду старайтесь гулять на воздухе полчаса в день. При ярком солнце пользуйтесь солнцезащитным кремом.

ПОТРЕБНОСТИ В ПИТАТЕЛЬНЫХ ВЕЩЕСТВАХ

Рекомендуемое ежедневное потребление важнейших питательных веществ для женщин и мужчин в возрасте 50 лет и старше

ПИТАТЕЛЬНЫЕ ВЕЩЕСТВА	МУЖ.	ЖЕН.	ПИТАТЕЛЬНЫЕ ВЕЩЕСТВА	МУЖ.	ЖЕН.
Белки (г)	53,3	46,5	Фосфор (мг)	550	550
витамины			Магний (мг)	300	270
B_1 (мг)	0,9	0,8	Натрий (мг)	1600	1600
B_2 (мг)	1,3	1,1	Калий (мг)	3500	3500
Ниацин (мг)	16	12	Хлор-ионы (мг)	2500	2500
B_6 (мг)	1,4	1,2	Цинк (мг)	9,5	7,0
B_{12} (мкг)	1,5	1,5	Медь (мг)	1,2	1,2
Фолат (мкг)	200	200	Йод (мкг)	140	140
А (мкг)	700	600			
С (мг)	40	40			
D (мкг)	10*	10*			
минералы					
Кальций (мг)	700	700**			
Железо (мг)	8,7	8,7			

*Старше 65 лет.
**Рекомендуется женщинам в период менопаузы, проходящим курс гормонозаместительной терапии, потреблять 1000 мг кальция в день, а не проходящим такое лечение – 1500 мг в день.

Чернослив

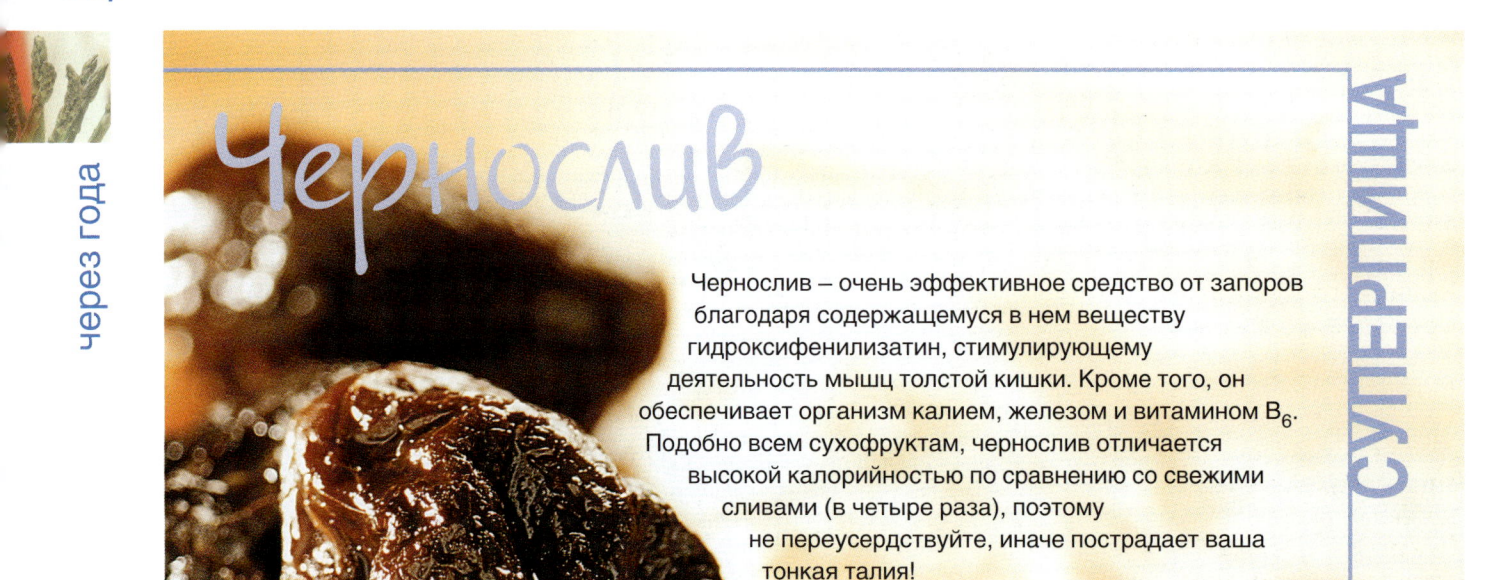

СУПЕРПИЩА

Чернослив – очень эффективное средство от запоров благодаря содержащемуся в нем веществу гидроксифенилизатин, стимулирующему деятельность мышц толстой кишки. Кроме того, он обеспечивает организм калием, железом и витамином B_6. Подобно всем сухофруктам, чернослив отличается высокой калорийностью по сравнению со свежими сливами (в четыре раза), поэтому не переусердствуйте, иначе пострадает ваша тонкая талия!

Необходимо также есть продукты, богатые витамином D. К ним относятся жирная рыба, яйца и молочные продукты, а также маргарин – его дополнительно обогащают витамином D. Выбирайте сорта маргарина, вырабатываемые на основе полезных для здоровья масел – оливкового, подсолнечного, сафлорового или соевого.

Если у вас нет возможности часто выходить из дому, помогут пищевые добавки. Недавние исследования показали, что благодаря ежедневному приему комплексного препарата с кальцием и витамином D среди пожилых, привязанных к дому женщин на 30–40% снизилось число переломов костей.

Витамин Е Чтобы обеспечить нормальную деятельность иммунной системы, увеличьте поступление в организм витамина Е из семян и растительных масел, орехов, проростков пшеницы, хлеба из цельнозерновой муки и листовых овощей.

Потребность в минералах Старайтесь не допускать дефицита минеральных веществ, что часто случается у пожилых людей.

Калий и марганец Длительный прием лекарственных препаратов, в частности мочегонных, ускоряет вымывание этих элементов из организма. Недостаток минералов вызывает депрессию и иногда мышечную слабость. Бананы, мясо, картофель, апельсины и сухофрукты богаты калием; хорошие источники также орехи, абрикосы и соя.

Цинк и медь Оба минерала повышают иммунитет и способствуют более быстрому выздоровлению. У пожилых людей уровень этих элементов часто снижается, поэтому им необходимо включать в свой рацион продукты, богатые цинком, – устрицы, мясо, печень, семечки тыквы и подсолнечника. Источники меди – печень, почки, орехи и какао.

Кальций С возрастом организм уже не так активно усваивает кальций. Одним из лучших источников его служат молоко и молочные продукты – сыры, творог и др., но в достаточном количестве кальций содержится и в других продуктах, например в рыбных консервах, в частности в сардинах; в белом хлебе, абрикосах и зрелой фасоли.

Здоровый водный баланс

С возрастом особое значение приобретает потребление достаточного количества жидкости. Ежедневно следует выпивать не меньше восьми стаканов. В это количество входит все: фруктовый сок, вода, травяной чай, сквош (сок с газированной водой). Воздерживайтесь от чрезмерного потребления кофе, крепкого чая и алкоголя. Все эти напитки действуют как мочегонные средства и могут вызвать обезвоживание организма.

У пожилых людей чувство жажды снижается, что повышает риск обезвоживания. В тяжелых случаях спутанность сознания удается сделать обратимой, увеличив потребление жидкости. Большое количество жидкости в сочетании с пищей, богатой клетчаткой, помогает предупреждать запоры.

Белки необходимы для восстановления и поддержания здоровья тканей организма. В ежедневный рацион следует включать две-три порции разнообразной белковой пищи. Выбор достаточно богат: постное мясо, курица, рыба, молочные продукты, фасоль и др.

Умение делать покупки
Составление меню на неделю поможет сбалансировать свой рацион и избежать лишних трат. Если у вас нет семьи, попробуйте ходить по магазинам и готовить еду в компании с подругой или приятелем.

Выбирайте правильное время для покупок Покупайте сезонные фрукты и овощи, когда они свежие и стоят дешевле. Замороженные фрукты и овощи – тоже неплохо, так как в них сохраняются многие полезные для здоровья вещества.

Покупайте постное Не переплачивайте за бесполезный жир, выбирайте самое постное мясо; в таких блюдах, как запеканки, используйте побольше корнеплодов или бобовых.

Избегайте переработанных продуктов Ограничьте потребление мясных пирожков, бургеров и сосисок, так как они содержат много соли и жиров.

Запасы впрок Храните некоторый запас продуктов на случай, если вам не удастся сходить в магазин.

- Молоко с длительным сроком хранения, сухое или сгущенное (без сахара).
- Фруктовые соки с длительным сроком хранения; консервированные горошек, бобовые, сладкую кукурузу, томаты, супы, фрукты в собственном соку и сухофрукты.
- Картофельное пюре быстрого приготовления, рис, макаронные изделия и изделия из дробленого зерна. Для разнообразия можно купить кускус и поленту.
- Рыбные и мясные консервы: тунец, сардины, ветчину.
- Замороженную фасоль и консервированные спагетти.
- Бульонные кубики, дрожжевой экстракт, ароматические травы и пряности.
- Консервированные молочные пудинги, заварной крем.
- Какао или шоколадный порошок.

ИДЕИ ДЛЯ МЕНЮ
Сохраним бодрость и энергию

Выбирайте такую пищу, которая поможет поддерживать хорошую физическую форму и «не сходить с дистанции» в пожилом возрасте.

ЗАМЕЧАТЕЛЬНЫЙ ЗАВТРАК Фрукты — прекрасное начало дня; добавляйте их в ваше любимое мюсли. Немного чернослива или сливового сока обогатят вас витамином С. Время от времени позволяйте себе яйцо на тосте из цельнозерновой муки.

ЛЕГКИЙ ВТОРОЙ ЗАВТРАК Консервированные сардины, фасоль или сыр с тостом — быстро и вкусно. Другой вариант — печеный картофель с начинкой из размятого тунца или домашнего сыра.

Спагетти из цельнозерновой муки особенно вкусны с оливковым маслом и зеленью

ОБЕД, УЖИН Не менее одного раза в неделю включайте в меню две порции рыбы, из них одну порцию жирной. Попробуйте приготовить простую запеканку с копченой рыбой. Добавьте маленькую банку фасоли к фаршу для пастушьей запеканки или к спагетти болоньез; при этом мясо усваивается медленнее, а организм получает еще и клетчатку. Ешьте без ограничений овощи — свежие, замороженные или консервированные.

ПОЛЕЗНЫЕ ДЕСЕРТЫ Отдавайте предпочтение фруктовым десертам, молочным пудингам или нежирному йогурту.

МЕЖДУ ТРАПЕЗАМИ Если у вас плохой аппетит, попробуйте есть понемногу, но чаще. Не следует, однако, заменять нормальную еду едой на ходу. Не отказывайте себе в сухих и свежих фруктах, кексах к чаю, солодовом хлебе, молочных напитках, сдобных лепешках и тостах с медом.

Омлет со шпинатом и брынзой

Этот омлет приготовлен по-итальянски, но с оттенком греческой кухни, создаваемым брынзой. Поскольку брынза сама по себе довольно соленая, будьте осторожны с солью или не добавляйте ее совсем.

Подготовка: **10 минут**

Приготовление: **10–12 минут**

Выход: **2 порции**

ПИЩЕВАЯ ЦЕННОСТЬ 1 порции:	
калорийность	**330 ккал**
углеводы	3 г
(сахар)	3 г
белки	17 г
жиры	27 г
(насыщенные)	10 г
клетчатка	1 г

150 г свежего молодого шпината
4 яйца
4 ст. л. обезжиренного молока
Натертый мускатный орех
Соль и черный перец
1 ст. л. растительного масла
85 г брынзы, нарезанной крупными ломтями

1. Промойте шпинат и удалите жесткие черешки. Положите в большую кастрюлю, влейте 1 ст. л. воды и варите 2–3 минуты, пока зелень не станет мягкой. Слейте воду, отожмите жидкость, крупно нарежьте.

2. Взбейте вместе яйца, молоко, мускатный орех, соль и перец. Разогрейте масло в маленькой сковороде с антипригарным покрытием. Добавьте шпинат и тушите на среднем огне 1–2 минуты, периодически помешивая.

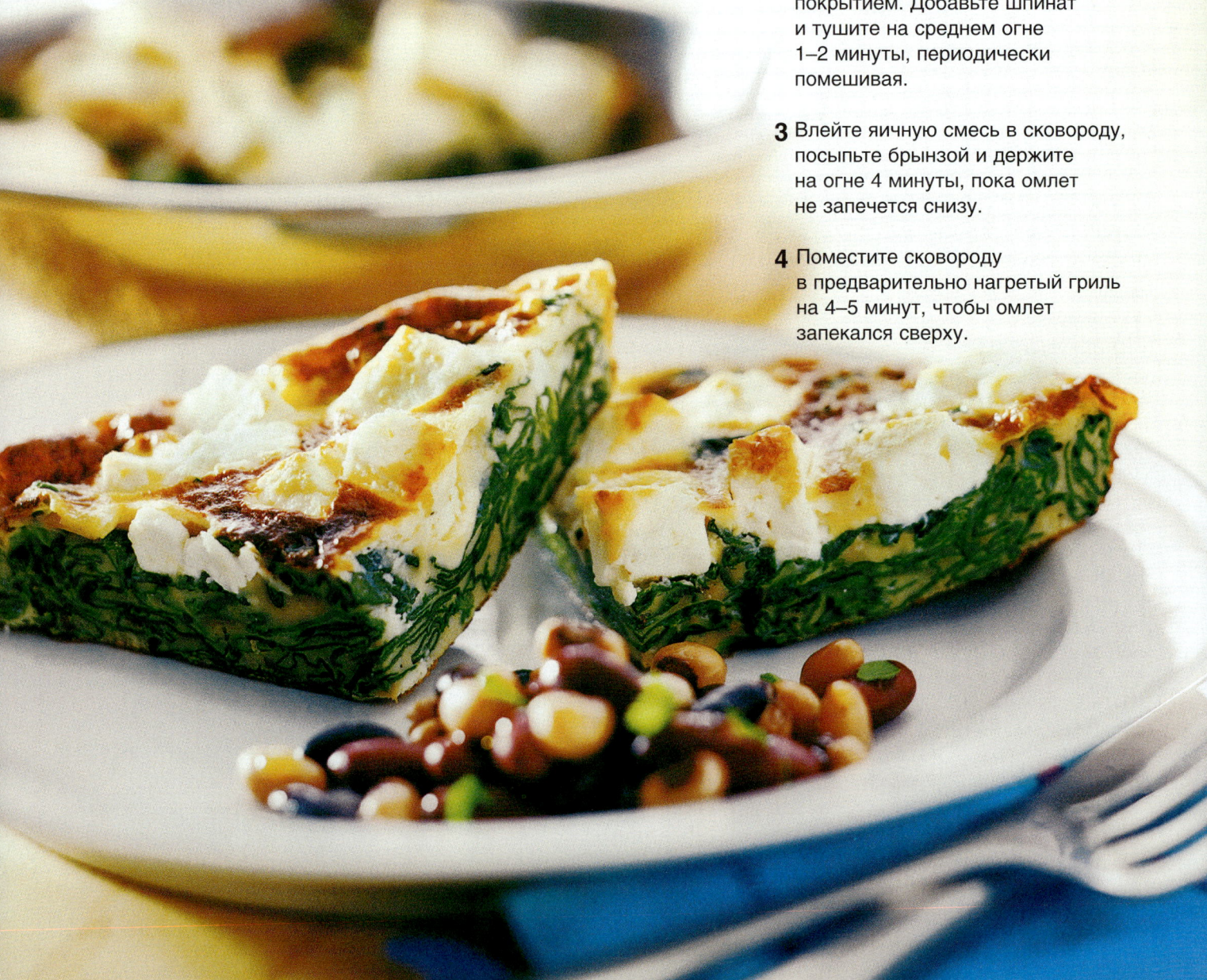

3. Влейте яичную смесь в сковороду, посыпьте брынзой и держите на огне 4 минуты, пока омлет не запечется снизу.

4. Поместите сковороду в предварительно нагретый гриль на 4–5 минут, чтобы омлет запекался сверху.

Горячие бананы с фундуком и кленовым сиропом

Приготовление этого простого, богатого витаминами десерта не требует много времени; он восхитителен на вид и на вкус. Прекрасно сочетается с творогом, натуральным йогуртом или ванильным мороженым.

Подготовка: **5 минут**

Приготовление: **2–3 минуты**

Выход: **4 порции**

40 г несоленого сливочного масла
6 бананов, нарезанных толстыми ломтями по диагонали
6 ст. л. кленового сиропа
25 г растолченного фундука
Натертый темный шоколад для украшения
Творог, натуральный йогурт или ванильное мороженое

1 Растопите масло в большой сковороде с толстым дном. Положите ломтики бананов и подержите 1 минуту при среднем нагреве, перевернув один раз, чтобы покрылись маслом с обеих сторон.

2 Добавьте кленовый сироп и жарьте еще 1–2 минуты, пока бананы слегка не размягчатся.

3 Разложите бананы на сервировочные тарелки. Посыпьте орехами и шоколадной стружкой. Подавайте с творогом, йогуртом или мороженым.

ПИЩЕВАЯ ЦЕННОСТЬ 1 порции:	
калорийность	**320 ккал**
углеводы	**50 г**
(сахар)	**45 г**
белки	**2,5 г**
жиры	**13 г**
(насыщенные)	**6 г**
клетчатка	**2 г**

Запеканка из макарон и брокколи

Свежая капуста брокколи придает макаронам с сырным соусом особую питательность. Соус приобретает восхитительный вкус благодаря сыру пармезан. Можно использовать и любой другой твердый сыр.

Подготовка: **5 минут**

Приготовление: **25 минут**

Выход: **2 порции**

ДЛЯ СЫРНОГО СОУСА
15 г сливочного масла
25 г простой муки
200 мл снятого молока
40 г натертого сыра пармезан
Соль и черный перец
ДЛЯ МАКАРОН
55 г любых макаронных изделий
225 г брокколи, разберите на мелкие кочешки
15 г панировочных сухарей из цельнозернового хлеба
25 г натертого сыра чеддер

1 Приготовьте сырный соус. Растопите масло на среднем огне в кастрюле с толстым дном. Всыпьте муку, размешайте и подержите на огне 1–2 минуты, до появления пены. Постепенно вливайте молоко, помешивая, пока соус не загустеет. Посолите, поперчите и дайте покипеть еще 2 минуты. Добавьте сыр пармезан, перемешайте, отставьте в сторону.

2 Отварите макароны в слегка подсоленной воде, пока они не станут чуть мягкими. Слейте воду. Приготовьте брокколи на пару. Положите макароны и брокколи на мелкое жаропрочное блюдо. Полейте соусом и хорошенько перемешайте.

3 Смешайте панировочные сухари с тертым сыром и посыпьте этой смесью макароны. Поставьте блюдо в умеренно горячую духовку и подержите 10 минут, пока запеканка как следует не прогреется.

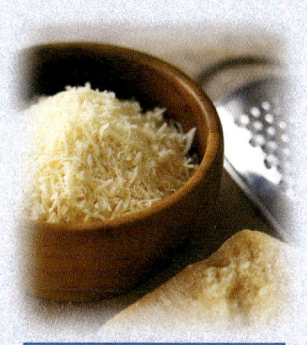

ПИЩЕВАЯ ЦЕННОСТЬ 1 порции:	
калорийность	**400 ккал**
углеводы	**41 г**
(сахар)	**8 г**
белки	**24 г**
жиры	**17 г**
(насыщенные)	**10 г**
клетчатка	**4,5 г**

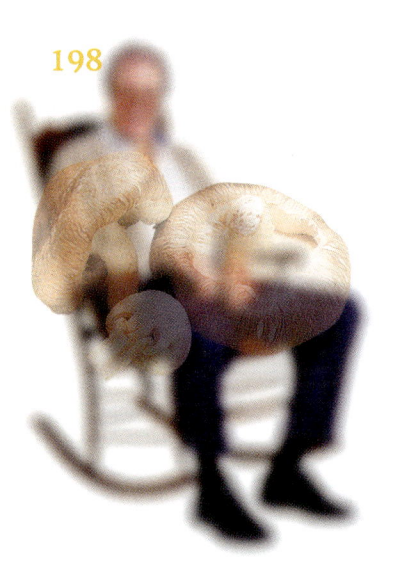

Когда старость в радость

В наши дни старость уже не так пугает. Она воспринимается не как период пассивного угасания, а как пора активной самодостаточной зрелости. Открывайте новые для себя виды деятельности и наслаждайтесь вкусной и здоровой пищей.

Благодаря успехам здравоохранения, улучшению питания и повышению уровня жизни существенно изменились и взгляды на процесс старения. Теперь независимо от возраста мы имеем возможность получать максимум удовольствия от этого периода жизни: стараемся по возможности сохранить хорошую физическую форму и вести активный образ жизни, интересоваться происходящим вокруг и внимательно следить за своим питанием. Нам необходима пища, защищающая от испытаний старости, обеспечивающая достаточной энергией и приятная на вкус. Благожелательно и даже с юмором реагируя на происходящие физические и психологические изменения, вы сможете в полной мере насладиться радостями здоровой и спокойной старости.

КОНСТРУКТИВНЫЙ ПОДХОД

Теперь пищу больше не рассматривают лишь как топливо, поддерживающее наше существование. Она превратилась в фактор, определяющий качество жизни. Чем старше мы становимся, тем важнее проявлять живейший интерес к тому, что мы едим. Полноценная пища помогает эффективно бороться с признаками старения: способствует более быстрому заживлению ран; снижает утомляемость; поддерживает силу мышц и обеспечивает энергией, необходимой для повседневной жизни.

Как восстановить аппетит Часто пожилые люди обнаруживают, что они уже не испытывают удовольствия от еды, которую когда-то любили. Этому есть естественные причины. Так, если вы живёте в одиночестве, потеряв супру-

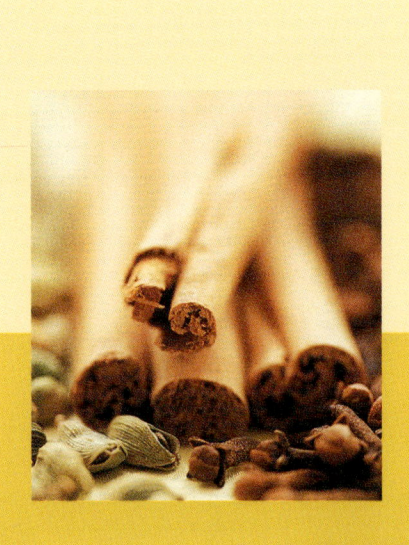

ПОЛЕЗНЫЕ ПРЯНОСТИ

ИМБИРЬ *в любом виде способствует улучшению кровообращения. Настой из тёртого имбиря нормализует кровообращение и предупреждает тошноту. Можно пососать кусочек засахаренного имбиря или съесть имбирное печенье.*

СОГРЕВАЮЩИЕ ПРЯНОСТИ
К ним относятся корица, гвоздика и кардамон. В этих пряностях содержатся вещества, улучшающие кровообращение, поэтому, добавляя их к разным блюдам и напиткам, можно справиться с ознобом.

КОРИЦА, ГВОЗДИКА И КАРДАМОН (слева) улучшают пищеварение. Добавляйте их в горячий пунш. Корица и гвоздика подчёркивают вкус печёных яблок. Попробуйте приготовить вкуснейший рисовый пудинг с корицей.

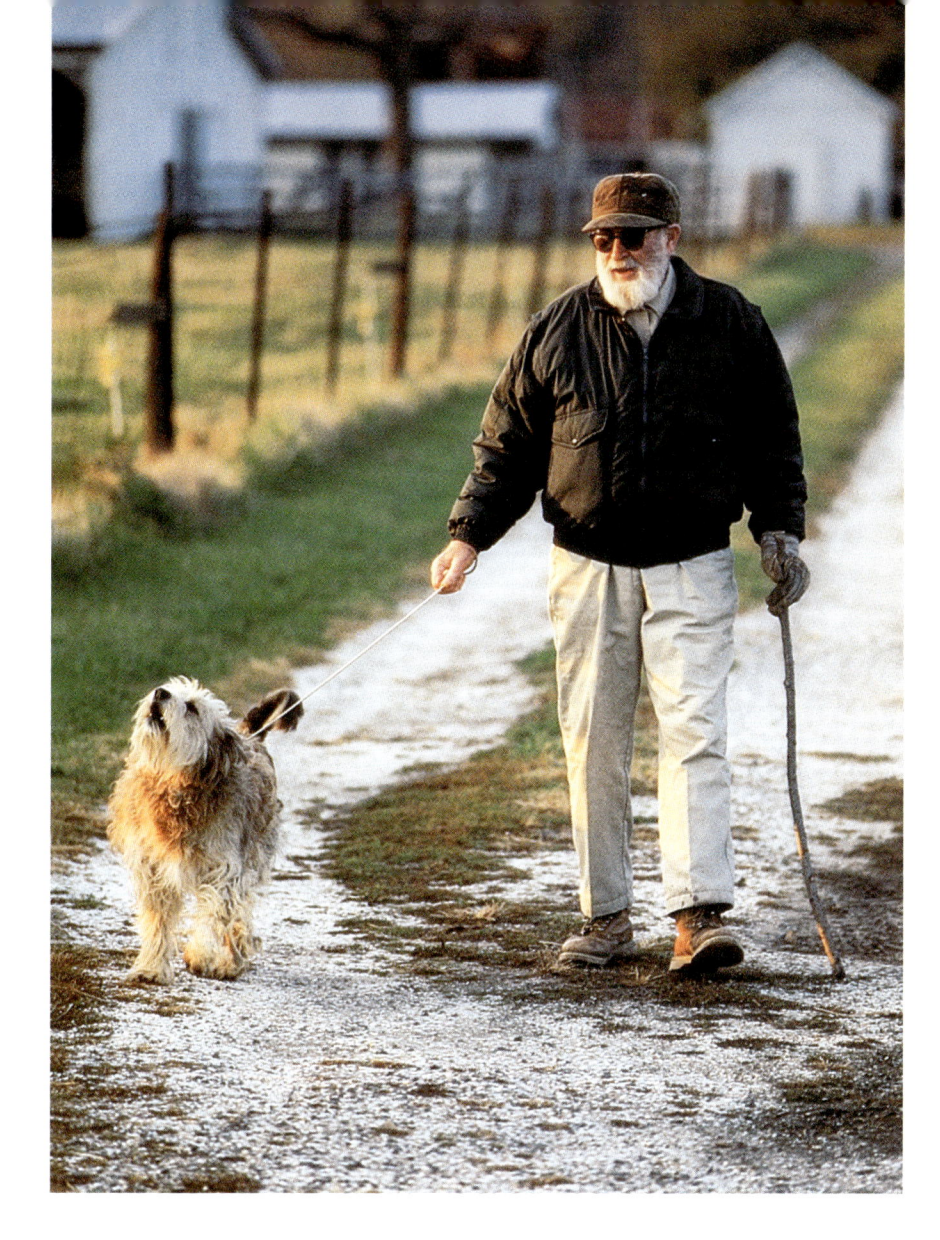

Добрые друзья *Ежедневные прогулки с собакой – эффективный способ улучшить самочувствие. Ходьба повышает аппетит, стимулирует кровообращение и не дает набирать лишние килограммы.*

га (или супругу), приготовление пищи и сама еда нередко начинают казаться ненужными и обременительными.

Еда и дружба Возможно, в компании у вас возродится интерес к еде и к жизни вообще. Так почему бы не устроить совместную трапезу с приятелем или приятельницей, оказавшимися в сходном положении?

Многие мужчины преклонного возраста часто не умеют готовить. Если вы из их числа, возможно, вам понравится ходить по магазинам и рынкам и открывать для себя огромное разнообразие пищевых продуктов. Можно даже заняться созданием запасов продуктов длительного хранения. Помните, что никогда не поздно посетить кулинарные курсы или пристраститься к телепередачам по кулинарии.

Всегда в движении

Отсутствие аппетита может быть связано с тем, что вы недостаточно двигаетесь. Это естественное следствие старения, однако следует помнить, что, чем менее активный образ жизни вы ведете, тем уязвимее становится ваш организм к таким заболеваниям, как диабет, ишемическая болезнь сердца и гипертония. Выход один: увеличить физическую нагрузку.

Даже самые незначительные нагрузки, например простое передвижение по квартире, заставляют все системы организма работать более активно. Если вам кажется, что спокойной прогулки недостаточно, попробуйте заняться танцами, плаванием, йогой и умеренными упражнениями на растяжку. В библиотеке вы найдете подробную информацию о соответствующих курсах. Если вам недостает общения с близким существом, попробуйте завести собаку или кошку. Собака – особенно компанейское животное: регулярные прогулки с ней на свежем воздухе, по солнышку улучшат самочувствие и повысят уровень витамина D в организме.

ЕШЬТЕ ТОГДА, КОГДА ВАМ ХОЧЕТСЯ

Возможно, вас вполне устраивает давно заведенный порядок питаться регулярно, три раза в

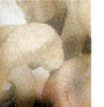

Как избежать пищевого отравления

Пищевое отравление неприятно в любом возрасте, однако у пожилых людей его последствия могут оказаться гораздо серьезнее и даже угрожать жизни. Прислушайтесь к нашим советам, как сохранить пищу свежей и безопасной для здоровья.

Прежде чем покупать продукт, посмотрите на дату изготовления и удостоверьтесь, что срок годности еще не истек.

Прежде чем покупать охлажденные или замороженные продукты, подумайте, успеете ли вы вовремя поместить их в холодильник или морозильник.

Храните отдельно готовую пищу и сырые продукты Не пользуйтесь для сырых продуктов и готовой пищи одной и той же кухонной утварью (ножи, разделочные доски и т.п.), пока она не будет тщательно вымыта. В холодильнике готовую пищу и сырые продукты размещайте в разных местах.

Следите, чтобы в холодильнике поддерживалась температура 1–5°C Никогда не ставьте в холодильник горячую еду, так как при этом температура начнет повышаться, создавая благоприятные условия для размножения бактерий.

Прежде чем брать продукты, мойте руки горячей водой с мылом и еще раз после разделывания сырого мяса Все порезы и ссадины на руках заклеивайте водонепроницаемым пластырем.

Убедитесь, что пища доведена до готовности Будьте особенно осторожны с куриным мясом. Для проверки готовности проткните ножом самую толстую часть тушки: если мясо готово, вытекающий сок будет прозрачным, без примеси крови. Еду, оставшуюся от предыдущего приема пищи, тщательно прогревайте.

Регулярно стирайте кухонные и чайные полотенца Лучше всего кипятить их: после использования кухонного полотенца в течение недели на нем можно обнаружить до 100 млрд. бактерий.

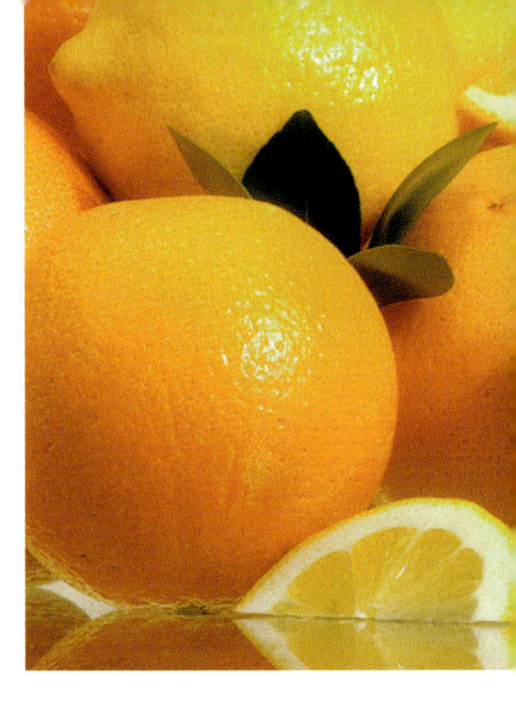

Цитрусовые Лимон и другие цитрусовые придают пище пикантность, усиливают сопротивляемость организма инфекциям и поддерживают здоровье кожи, костей и зубов.

день. Это замечательно, но есть и другие варианты. Например, вы можете в течение дня время от времени с удовольствием съедать небольшие порции чего-нибудь питательного.

Многие пожилые люди потребляют недостаточное количество жидкости. Это может привести к обезвоживанию организма, что в свою очередь вызывает симптомы спутанности сознания. В идеале следует выпивать шесть – восемь стаканов воды в день. Можно пить фруктовые соки (в том числе сливовый сок, способствующий регулярному опорожнению кишечника) и молочные напитки (обеспечивающие кальцием). Если вы любите чай, старайтесь не пить его вместе с едой, так как он затрудняет усвоение железа.

Независимо от того, как вы питаетесь – часто, но понемногу или трижды в день, но основательно, ваш ежедневный рацион должен содержать следующее.

• Два стакана молока и что-нибудь из молочных продуктов – кусочек сыра или стаканчик йогурта.

• Две порции мяса, птицы, рыбы, яиц, бобовых или орехов.

• Четыре порции фруктов и овощей, содержащие не менее одного плода цитрусовых и одну порцию темно-зеленых овощей, например шпината или молодой капусты.

• Четыре порции пищи, богатой углеводами, например два ломтика хлеба, тарелку каши из дробленого зерна, риса или макаронные изделия. Чтобы избежать запоров, покупайте хлеб из цельнозерновой муки и зерновые завтраки, богатые клетчаткой.

Маленькие радости Рюмочка хереса или другого любимого напитка за полчаса до еды стимулирует аппетит. Но сначала узнайте у врача или фармацевта, не взаимодействует ли какое-либо из принимаемых лекарств с алкоголем.

Дайте работу вкусовым рецепторам С возрастом уменьшается

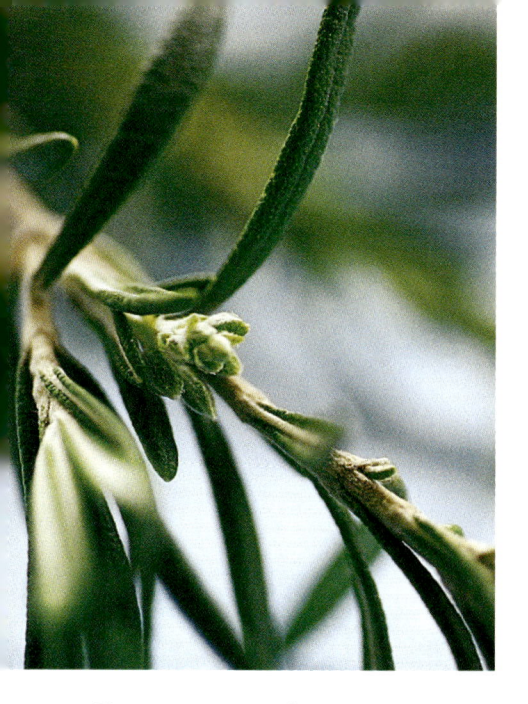

Природное лечебное средство
Содержащиеся в свежих листьях розмарина ароматические масла высвобождаются в теплой воде. Такая ванна очень эффективна при болях в суставах.

число вкусовых рецепторов и их чувствительность, что снижает остроту обоняния и вкусовых ощущений. Для усиления вкуса используйте ароматические травы, чеснок, специи и лимонный сок.

С пользой для здоровья Все витамины, минеральные вещества и продукты, рекомендованные в предыдущей главе, пойдут на пользу и в этот, более поздний период жизни. Особенно ценны в питательном отношении фрукты и овощи; они обеспечивают организм защитными антиоксидантами, а кроме того, содержат клетчатку, которая предупреждает возникновение запоров, геморроя и дивертикулита. При диабете потребление продуктов, богатых клетчаткой, таких, как бобовые, овес, фрукты и овощи, будет поддерживать стабильный уровень сахара в крови и снижать содержание в ней холестерина.

МАЛЕНЬКИЕ ХИТРОСТИ
С возрастом иногда приходится сталкиваться с трудностями, которые мешают нам есть то, что нравится. Но обычно с ними можно справиться. Так, артрит или ревматизм могут превратить в проблему такие простые операции, как открывание консервных банок и чистку овощей. Для облегчения этих задач существуют различные приспособления. Продаются также специальная посуда и столовые приборы.

Проверяйте свои протезы
Часто получать удовольствие от еды мешают зубные протезы, затрудняющие жевание и глотание. Дело в том, что с возрастом изменяется форма рта и десен и может возникнуть необходимость заменить протезы. Плохо пригнанные протезы вызывают образование во рту язвочек, из-за которых становится неудобно и больно есть.

Ванночки для рук и ног
Болезненные ощущения в руках и ногах могут вырасти в настоящую проблему, особенно если вы страдаете артритом. Для успокаивающей ванны налейте в тазик или специальную ванночку для ног немного теплой воды. Добавьте 1 столовую ложку молотого имбиря и несколько веточек розмарина (или 3–4 капли розмаринового масла). Полностью расслабившись, подержите в воде руки или ноги в течение 15 минут.

ИДЕИ ДЛЯ МЕНЮ
Грызите весь день

Для тех, кому больше нравится есть понемногу, но часто, пригодятся наши советы.

ДЕРЖИТЕ ПОД РУКОЙ *вазу, полную фруктов.*

ЧАСТО УГОЩАЙТЕСЬ *орехами и сухофруктами.*

ДЕЛАЙТЕ САЛАТЫ *из самых разных сырых овощей.*

ПОПРОБУЙТЕ СДЕЛАТЬ БУТЕРБРОДЫ *с сардинами, вареной фасолью, яичницей на пару или крутыми яйцами.*

ИСПЕКИТЕ КАРТОФЕЛИНУ *и съешьте ее с маленькой баночкой вареной фасоли.*

ГОТОВЬТЕ *разные муссы.*

ПРИГОТОВЬТЕ В ГРИЛЕ *лосось с помидорами.*

Роскошная закуска — копченый лосось с яичницей на пару

Абрикосовый мусс

Муссы быстро и просто готовятся и легко усваиваются организмом. Если у вас плохой аппетит или вы не совсем здоровы, используйте цельное молоко и йогурт, чтобы повысить калорийность этого десерта.

Приготовление: **2 минуты**

Выход: **2 порции**

ПИЩЕВАЯ ЦЕННОСТЬ 1 порции:	
калорийность	150 ккал
углеводы	25 г
(сахар)	25 г
белки	6 г
жиры	3,5 г
(насыщенные)	2 г
клетчатка	1 г

200 г абрикосов, консервированных в собственном соку; сок слейте
150 г абрикосового йогурта
150 мл охлажденного молока
1 ст. л. мюсли для украшения (по желанию)

1 Поместите абрикосы, йогурт и молоко в миксер или кухонный комбайн и смешивайте 1 минуту до получения однородной массы.

2 Разложите массу по двум большим бокалам и посыпьте мюсли (по желанию).

3 Подавайте сразу, пока мусс холодный.

Рисовый пудинг с корицей

Особую пикантность традиционному рисовому пудингу придает щепотка корицы. Это прекрасное дополнение к компоту или печеным яблокам.

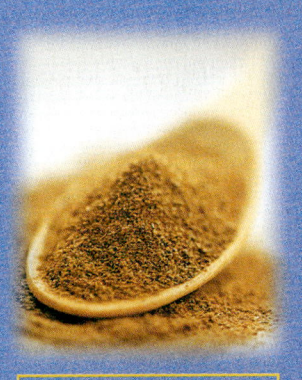

Подготовка: **5 минут**

Приготовление: **1,5 часа**

Выход: **2 порции**

40 г риса для пудинга
20 г сахарной пудры
1 среднее яблоко, очистите от кожицы и нарежьте кубиками
2 ст. л. изюма
375 мл частично обезжиренного молока
Щепотка молотой корицы

ПИЩЕВАЯ ЦЕННОСТЬ 1 порции:	
калорийность	260 ккал
углеводы	52 г
(сахар)	36 г
белки	8 г
жиры	3 г
(насыщенные)	2 г
клетчатка	1 г

1 Нагрейте духовку до 150ºС. Все ингредиенты выложите в неглубокую жаропрочную посуду емкостью 600 мл и хорошенько перемешайте.

2 Поместите в духовку на 1,5 часа, чтобы рис стал мягким.

3 Выньте пудинг из духовки и дайте немного остыть. Подавайте как отдельное блюдо, с печеными яблоками или разваренными на пару грушами.

4 Можно также подавать пудинг, охладив его.

Запеканка с копченой рыбой

Слегка подкопченная треска придает простой запеканке изумительный вкус.

Подготовка: **20 минут**

Приготовление: **50–55 минут**

Выход: **2 порции**

450 г картофеля, нарезанного одинаковыми дольками
225 г филе копченой трески
330 мл частично обезжиренного молока
1 ст. л. простой муки
Соль и черный перец
Маленькая баночка сладкой кукурузы (198 г), жидкость слейте
15 г сливочного масла
25 г натертого сыра чеддер

1 Отварите картофель в кипящей, чуть подсоленной воде в течение 15–20 минут. Слейте воду.

2 Поместите рыбу в неглубокую кастрюлю, залейте молоком, накройте крышкой и варите на слабом огне 10 минут. Выньте рыбу, удалите кожу и кости, измельчите. Отцедите молоко и отставьте.

3 В миску всыпьте муку и взбейте, постепенно вливая оставшееся от варки молоко (200 мл). Перелейте в кастрюлю и медленно доведите до кипения, постоянно помешивая, пока смесь не загустеет. Уменьшите нагрев и дайте прокипеть еще 1 минуту. Посолите и поперчите по вкусу.

4 Нагрейте духовку до 200°C. Смешайте рыбу, кукурузу и белый соус. При необходимости добавьте соль и перец. Выложите массу в неглубокую жаропрочную посуду.

5 Разомните картофель с маслом, оставшимся молоком, солью, перцем. Выложите поверх рыбной массы. Посыпьте тертым сыром. Поставьте в духовку и запекайте 25 минут, до образования золотистой корочки. Подавайте с отваренной на пару капустой брокколи.

ПИЩЕВАЯ ЦЕННОСТЬ 1 порции:	
калорийность	**332 ккал**
углеводы	48 г
(сахар)	11 г
белки	17 г
жиры	7,5 г
(насыщенные)	4 г
клетчатка	2,5 г

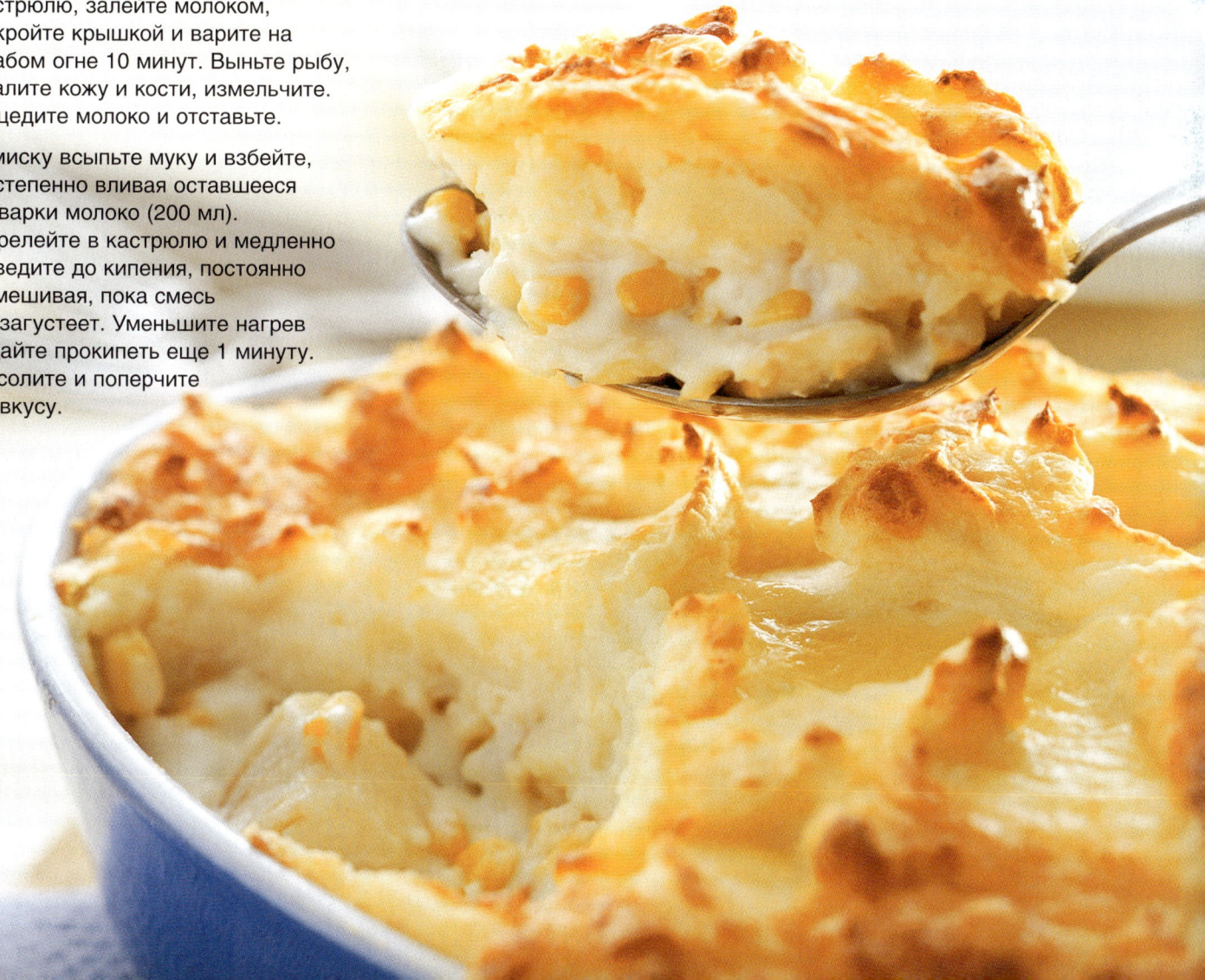

когда старость в радость

Глава III

Сила духа

Пища благотворно влияет на человека не только в физиологическом, но и в психологическом плане. Она улучшает настроение, укрепляет память, создает ощущение равновесия и комфорта. Иными словами, она поддерживает физическое, эмоциональное и ментальное здоровье, обеспечивая внутреннее равновесие всех систем организма.

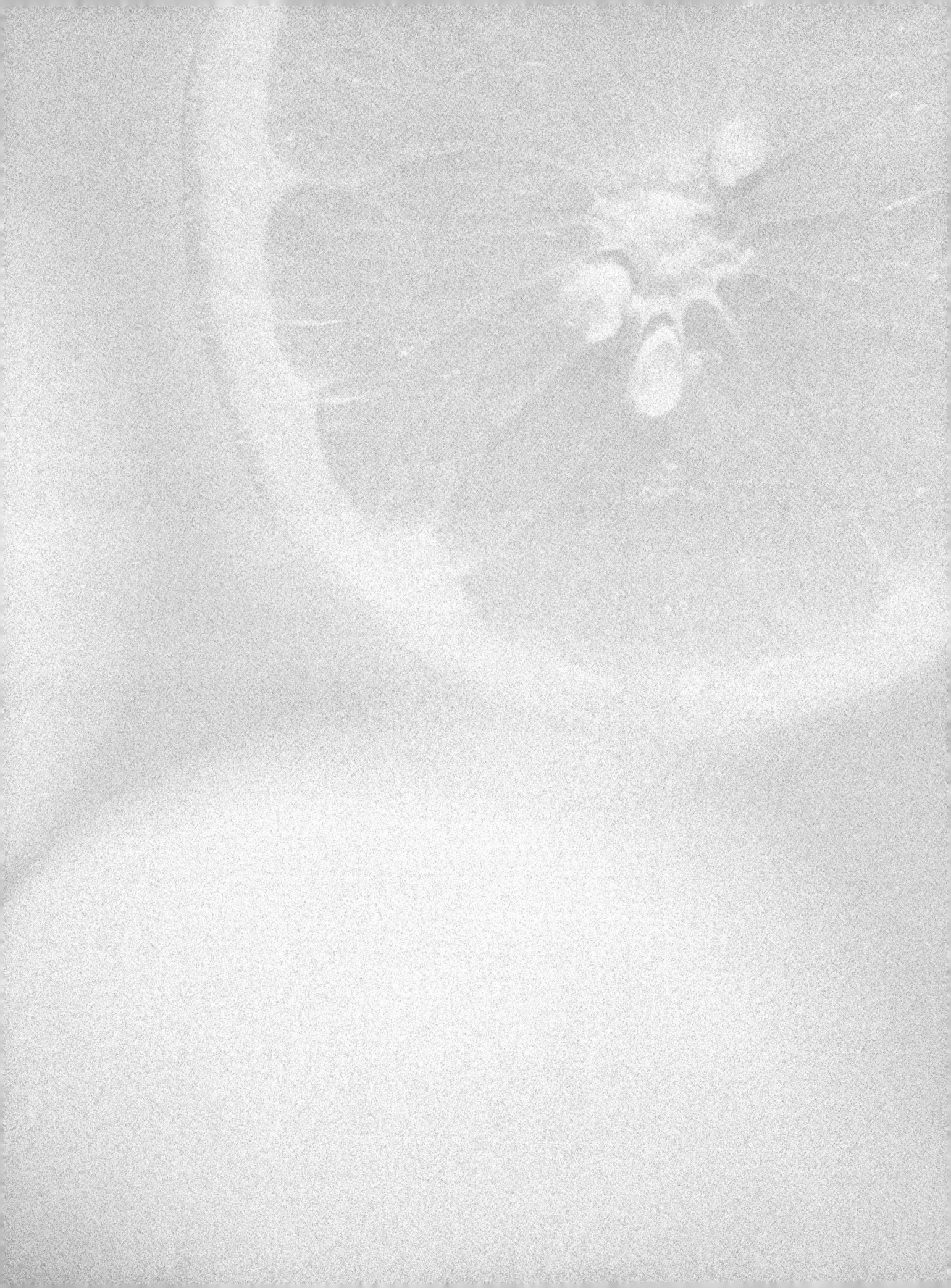

Как спастись от стресса

Всем нам приходится испытывать стрессовые нагрузки. Это характерная составляющая современной жизни. Однако правильно выбранное питание поможет обеспечить мощную защиту от стресса.

Стрессовые нагрузки не всегда вредны для здоровья: эмоциональные переживания стимулируют и способствуют достижению поставленных целей при устройстве на работу по конкурсу или при проведении какого-либо особого мероприятия. Однако длительное напряжение имеет совершенно иные последствия.

Независимо от причины стресса – будь то травма, тяжелая утрата, переезд на новую квартиру, потеря работы или какое-либо радостное событие, например свадьба, реакция организма одна и та же. Это состояние называется «готовностью к борьбе или бегству» и стимулирует образование гормона адреналина, способного в считанные секунды привести организм в напряженное состояние.

РЕАКЦИЯ НА СТРЕСС
Всем знакомы симптомы стресса: учащенно бьется сердце, усиливается потоотделение и мутит от страха. Пока вы пытаетесь справиться с ними, приводятся в боевую готовность другие системы организма – пищеварительная и кровеносная, а также сексуальная сфера.

Кроме того, выброс адреналина стимулирует поступление в кровоток жирных кислот и глюкозы в качестве топлива для мышц. Увеличение содержания жира ведет к повышению уровня холестерина в крови.

Кратковременные реакции такого рода не вредны, но при продолжительных стрессах начинается истощение организма. Надпочечники устают поддерживать состояние «боевой готовности».

Последствия стресса
Длительный стресс вызывает ряд физиологических симптомов – головную боль, сердцебиение, простуду и грипп, повышение артериального давления, потливость, синдром раздраженной толстой кишки и напряжение мышц (ригидность). Ни один из них сам по себе не представляет угрозы для жизни, но продолжительный стресс повышает вероятность развития серьезных заболеваний – инсульта, ишемической болезни сердца и рака, приводит к нарушению душевного равнове-

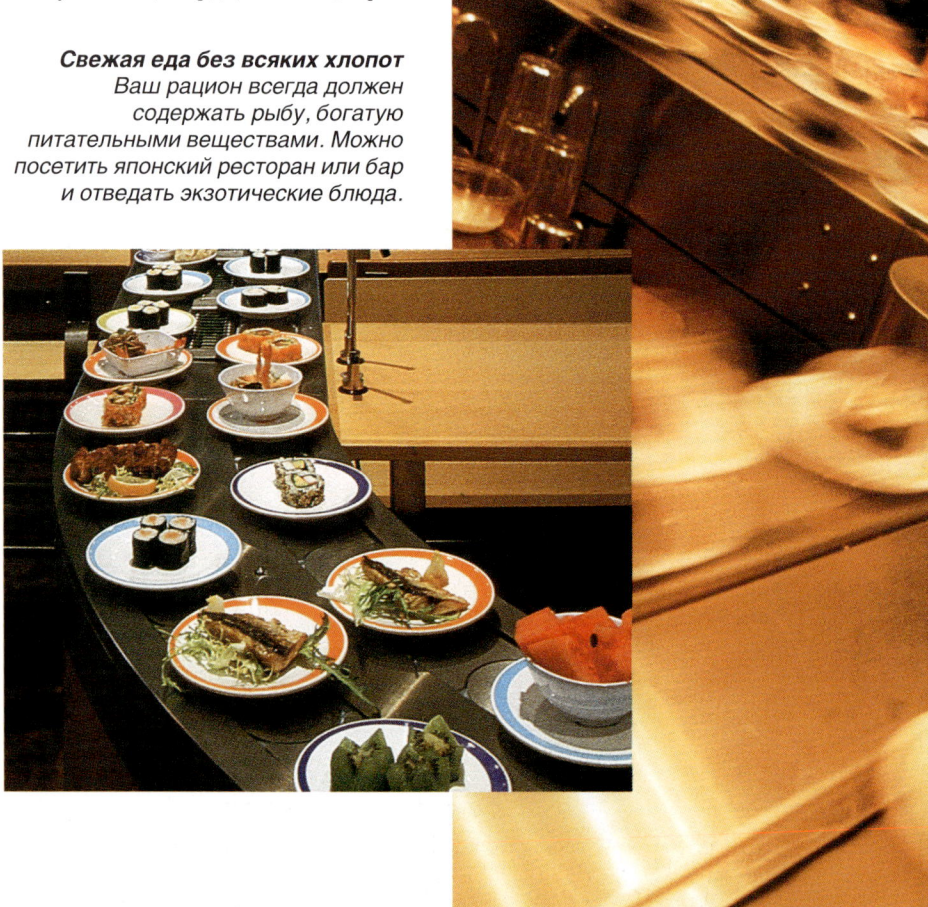

Свежая еда без всяких хлопот
Ваш рацион всегда должен содержать рыбу, богатую питательными веществами. Можно посетить японский ресторан или бар и отведать экзотические блюда.

сия, что чревато такими неприятностями, как бессонница, головокружение, раздражительность, неспособность к концентрации внимания, потеря памяти, сонливость, депрессия и неуверенность в себе.

Долгосрочная стратегия Стресс способен нанести значительный ущерб здоровью, однако с помощью правильного питания можно справиться с его последствиями. Питание должно быть полноценным и разнообразным. Некоторые пищевые продукты способствуют ослаблению отрицательного действия стресса, а другие, кроме того, могут сами по себе создавать хорошее самочувствие.

Режим питания может заметно улучшить состояние при стрессовых нагрузках. Если вместо трех обильных приемов пищи есть поменьше, но чаще, можно поддерживать устойчивое поступление энергии в течение всего дня, что помогает успешно бороться с физическим и психическим перенапряжением.

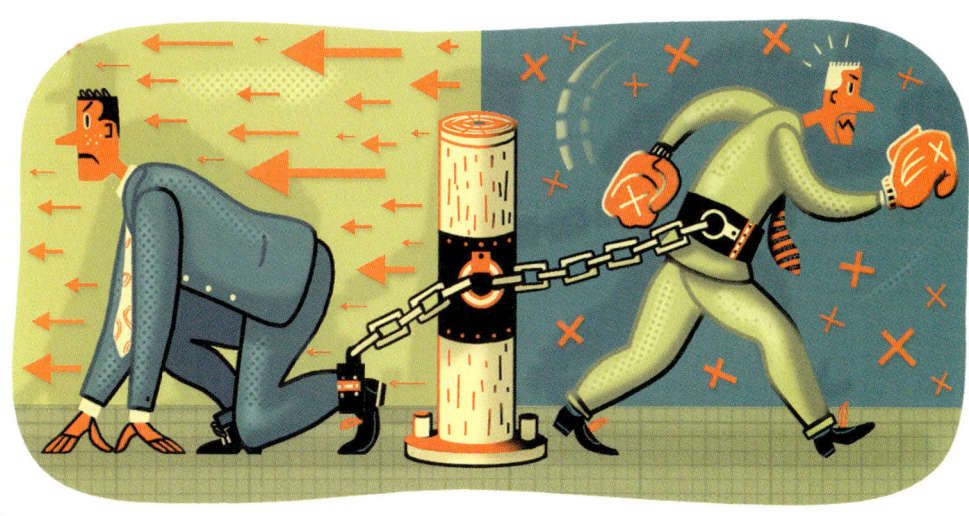

Борьба или бегство В стрессовой ситуации происходит массивный выброс адреналина. Предпринимая те или иные действия, мы даем выход отрицательной энергии и снимаем стресс. Если же это невозможно, мы оказываемся в плену противоречивых импульсов.

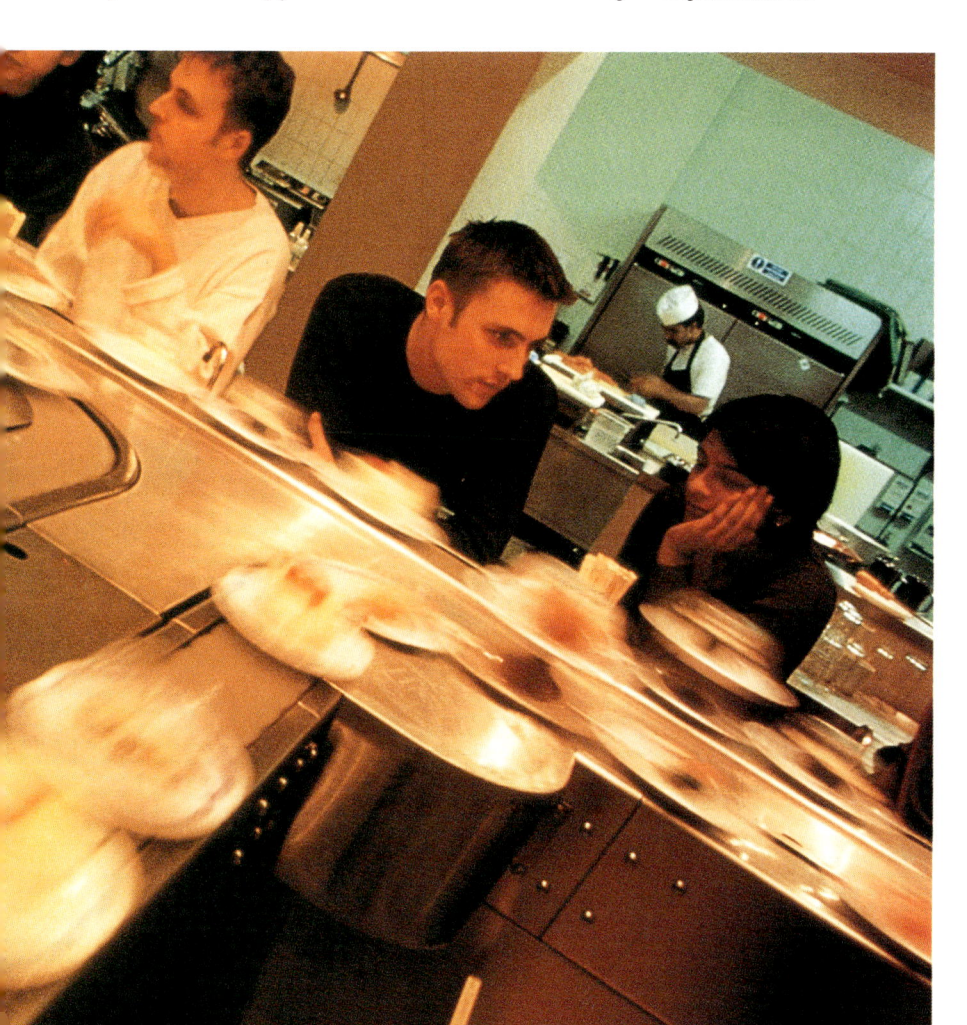

Ешьте не спеша Постарайтесь не есть на бегу: сядьте и наслаждайтесь пищей, тщательно пережевывая каждый кусочек. Это позволит успокоиться и будет способствовать нормальному пищеварению. Обратите особое внимание на те продукты, которые активно помогают в борьбе со стрессом.

Постепенное высвобождение энергии Нерафинированные продукты с высоким содержанием углеводов – нешлифованный рис, макаронные изделия из цельнозерновой муки и цельнозерновой хлеб – организм расщепляет довольно медленно. Они, как овес, бобовые и картофель, обеспечивают постепенное снабжение организма энергией.

Углеводы оказывают мягкое, успокаивающее действие на мозг; они участвуют в процессе метаболизма триптофана – аминокислоты, необходимой мозгу для

Испытываете ли вы стресс?

Полезно знать свою реакцию на стрессовые нагрузки, чтобы научиться справляться с ними. Ниже перечислены некоторые реакции, возникающие при стрессах.

- Чувствуете ли вы себя постоянно усталым?
- Трудно ли вам засыпать вечером и просыпаться утром?
- Часто ли вы раздражаетесь?
- Случаются ли у вас учащения пульса?
- Были ли у вас периоды резкого изменения веса?
- Часто ли вы простужаетесь?
- Не потеряли ли вы интерес к сексу?
- Часто ли бываете в плаксивом настроении?
- Злоупотребляете ли вы алкоголем и курением, пытаясь справиться со стрессовой ситуацией?
- Есть ли у вас привычка грызть ногти или нервно вертеть что-нибудь в руках?
- Трудно ли вам справляться с нагрузкой?
- Пытаетесь ли вы успокоиться с помощью еды?
- Бывают ли у вас перепады настроения?
- Страдаете ли головными болями или мигренью?
- Страдаете ли провалами в памяти?

биосинтеза серотонина. Фрукты и овощи служат великолепным источником антиоксидантов – бета-каротина, витаминов С и Е, а также клетчатки. Антиоксиданты способствуют укреплению иммунной системы, которая может быть ослаблена стрессом.

Фрукты – идеальная альтернатива сладостям. Содержащийся в них сахар (фруктоза) усваивается организмом медленнее, обеспечивая стабильный приток энергии, необходимой при стрессах.

Съедайте не менее пяти порций свежих фруктов и овощей в день. Это одно яблоко, один банан, стакан фруктового сока (содержащий все питательные вещества свежих фруктов, за исключением клетчатки), две столовые ложки вареных овощей или миска салата.

Рыба – лучший друг сердца
Стресс особенно больно ударяет по сердцу. Известно, что жирная рыба, богатая полезными для здоровья омега-3-жирными кислотами, снижает риск развития ишемической болезни сердца. Предполагается также, что эта пища снимает чувство враждебности в периоды повышенных нагрузок. Предпочтение следует отдавать лососевым, макрели, тунцу и сельди.

Меньше жира – больше пользы
Воздерживайтесь от продуктов, содержащих насыщенные жиры, готовьте нежирную белковую пищу – рыбу, постное мясо и домашнюю птицу. Продукты, богатые кальцием, также ослабляют напряжение; поэтому включайте в свой рацион молоко, йогурт и сыр с пониженным содержанием жира, тофу, семена кунжута и подсолнечника, витаминизированный соевый напиток и темно-зеленые овощи.

Искусственная стимуляция – не выход
В стрессовой ситуации можно забыть о регулярных приемах пищи. Не делайте этой ошибки, так как именно в такие моменты очень важно полноценное питание.

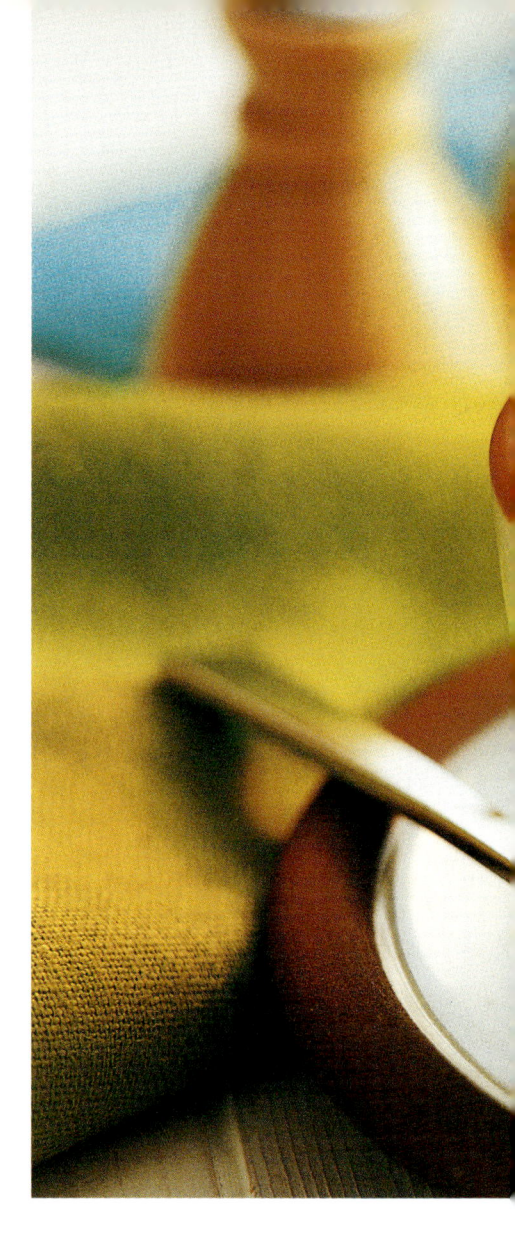

Велико искушение подстегнуть себя разными искусственными стимуляторами вроде никотина или чрезмерного количества кофеина. Однако они почти не содержат витаминов и минеральных веществ, фактически отнимая у организма ценные питательные вещества. Кроме того, под давлением стресса некоторые люди обращаются к алкоголю, который в основном действует как депрессант и истощает запасы витаминов А, В и С, цинка, магния и незаменимых жирных кислот в организме, а также приводит к его обезвоживанию. Чай и кофе затрудняют усвоение цен-

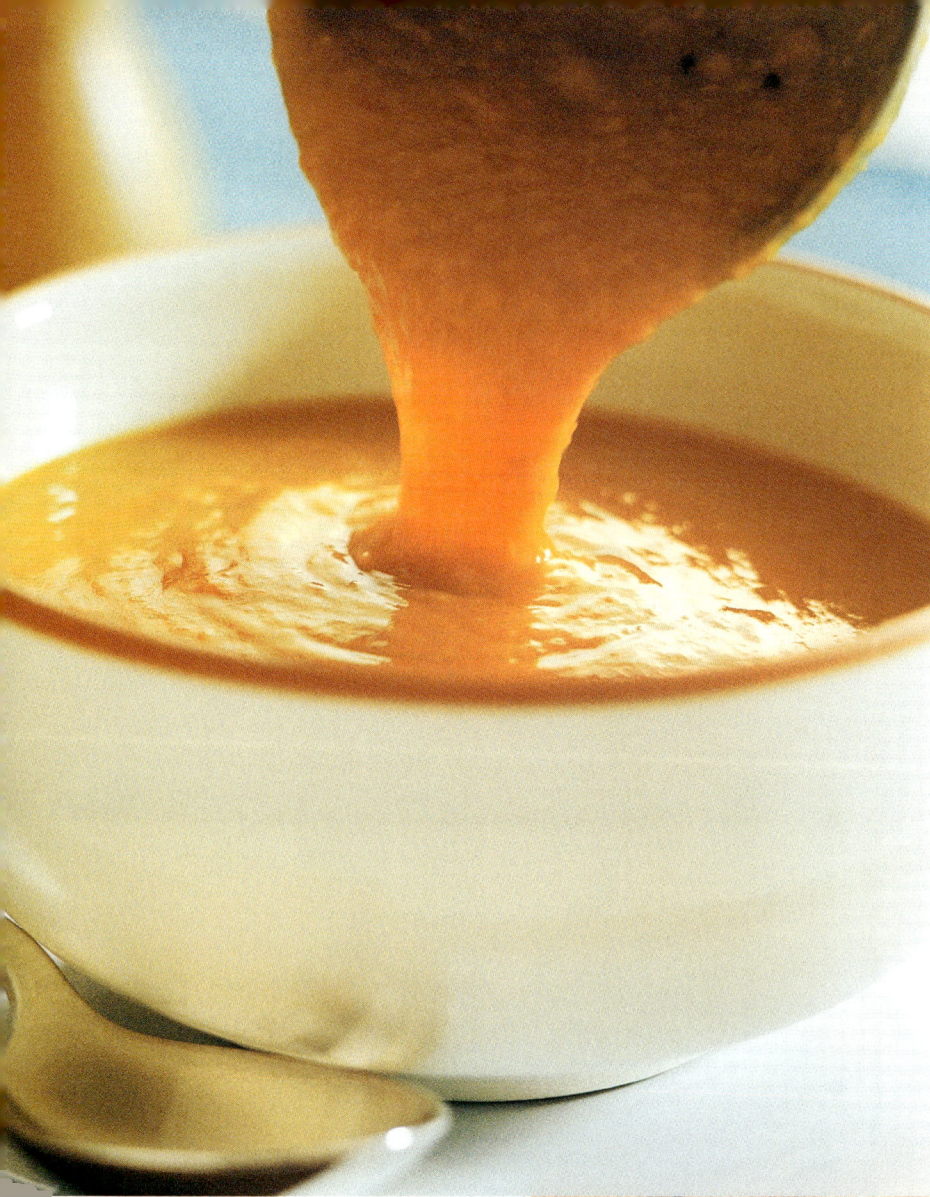

Источник спокойствия и силы
Приятный по консистенции суп из зимней тыквы и чечевицы богат витаминами группы В. Он снимает чувство тревоги и напряженность и облегчает высвобождение энергии из пищи.

Защитники-антиоксиданты
Сладкий картофель с оранжевой мякотью (внизу) – прекрасный источник бета-каротина, антиоксиданта, стимулирующего иммунную систему. Этот продукт с характерным сладковатым вкусом можно варить на пару, печь или готовить из него пюре.

ных минеральных веществ – железа, магния и кальция.

Крайне важно сократить потребление сахара. Это высококалорийный, но малопитательный продукт, который к тому же подавляет аппетит. Рафинированный сахар, содержащийся в печенье и кексах, очень быстро всасывается, что приводит к резкому выбросу инсулина. Всплеск энергии – временное явление, так как затем уровень ее падает ниже первоначального значения, что вызывает вялость и сонливость.

АНТИСТРЕССОВЫЕ ПРОДУКТЫ

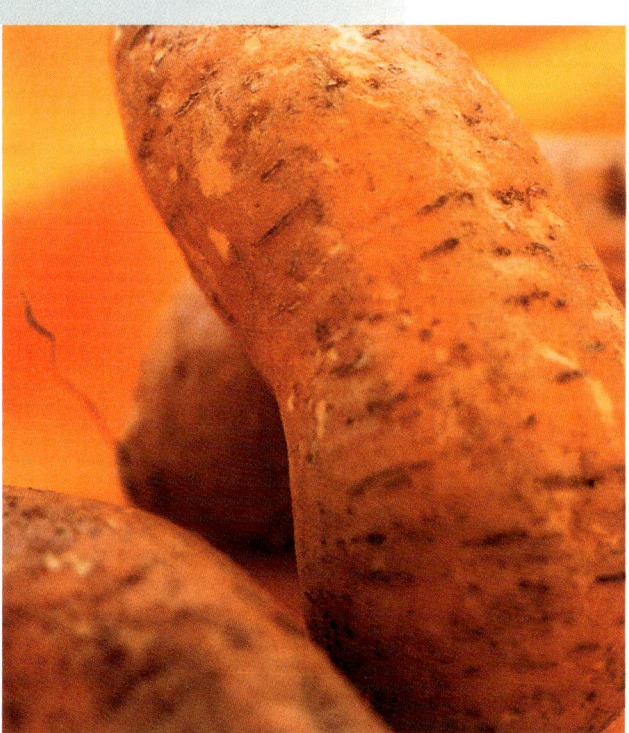

Поскольку стресс истощает организм, старайтесь восполнить образовавшийся дефицит, потребляя продукты, богатые следующими питательными веществами.

Комплекс витаминов группы В Эти витамины необходимы для нормальной работы нервной системы. Кроме того, они поддерживают в здоровом состоянии пищеварительную систему и способствуют высвобождению энергии из клеток. Известно, что при стрессах потребности организма в энергии резко возрастают.

Витамины группы В не депонируются в организме, поэтому их запасы необходимо пополнять ежедневно. Особенно богаты этими витаминами цельнозерновые продукты, дрожжевой экстракт, молочные продукты, бобовые, печень, зеленые овощи, моллюски и ракообразные, постное мясо, яйца, орехи, семена и сухофрукты.

Витамин С Результаты недавних исследований, проведенных в США, показали, что высокие дозы витамина С эффективно снижают уровень стрессовых гормонов в крови. Подобно комплексу витаминов В, витамин С не может долго храниться в организме. Именно поэтому специалис-

СЕМЬ СПОСОБОВ расслабиться

1 Совместная трапеза с друзьями – прекрасная возможность расслабиться и успокоиться.

2 Регулярная двигательная активность укрепляет иммунную систему и способствует расслаблению. При умеренных физических нагрузках – плавание, бег трусцой или езда на велосипеде – в организме вырабатываются эндорфины – вещества, создающие хорошее настроение.

3 Пройдите курс массажа любого типа с ароматическими маслами. Он усиливает приток энергии и снимает стресс.

4 Дышите глубже. Глубокое дыхание усиливает приток кислорода в кровь и снижает частоту сердечных сокращений.

5 Понизить артериальное давление и расслабиться помогает медитация.

6 Розовое и лавандовое эфирные масла расслабляют, а розмариновое и гераниевое – антидепрессанты.

7 Уделяйте не менее 20 минут в день на то, чтобы расслабиться. Не превращайте это в сложную процедуру: почитайте, погуляйте, послушайте музыку или просто спокойно посидите.

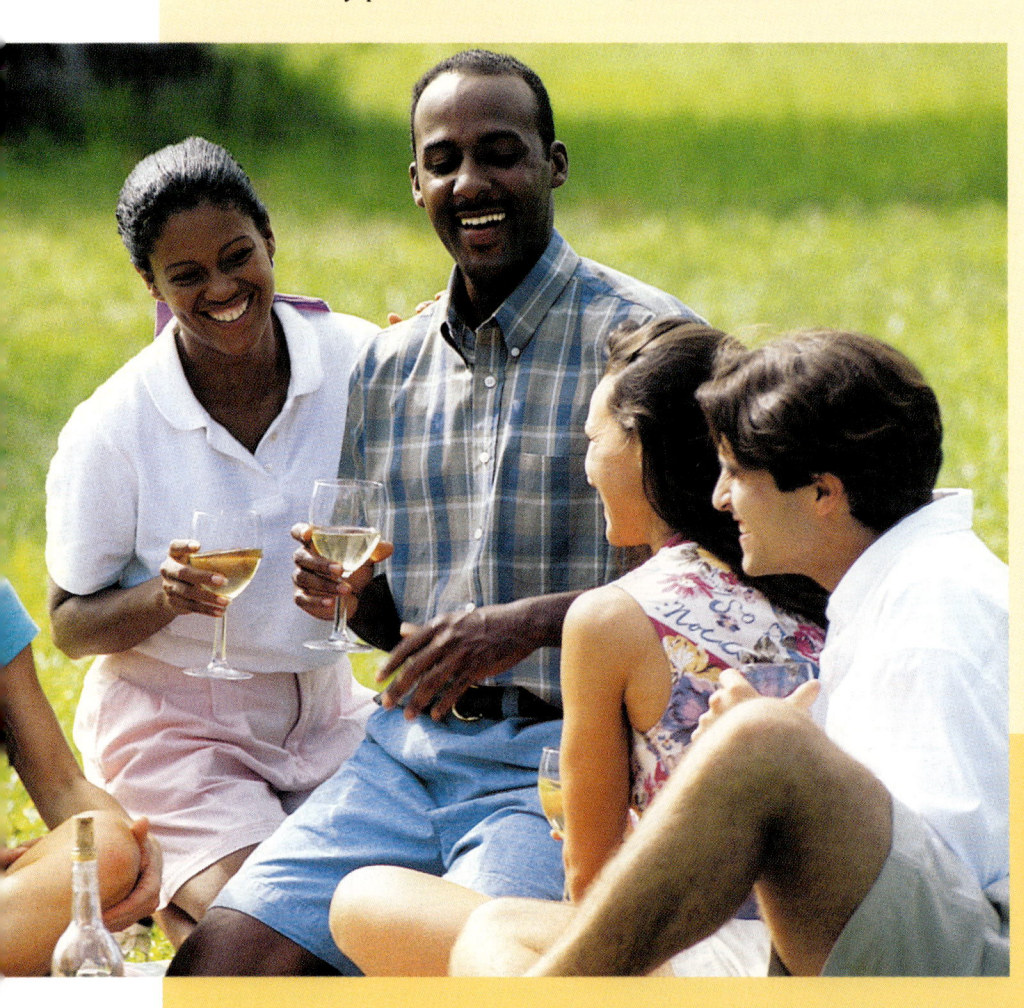

СМЕХ ОТ ДУШИ Шутка и смех – великолепное средство борьбы со стрессом. Организм расслабляется, повышается иммунитет, вырабатываются успокоительные гормоны эндорфины.

ты по питанию считают, что при длительных стрессах человеку необходимо гораздо больше этого витамина, чем суточные нормы, разработанные для нормальных условий. Витамин С повышает также иммунитет, ослабленный стрессом.

Витамином С богаты цитрусовые (апельсины, мандарины, лимоны и грейпфруты) и ягоды (черная смородина, черника, земляника). Достаточное количество витамина С содержат мускусная дыня и киви, а также овощи – брокколи, брюссельская капуста, кочанная капуста, картофель, сладкий перец и томаты.

ВАЖНЫЕ МИНЕРАЛЫ

Существуют и другие питательные вещества, помогающие бороться со стрессом, в том числе следующие минералы.

Магний В стрессовых ситуациях магний выводится из организма в больших количествах, чем обычно; при дефиците этого минерала воздействие стресса усиливается, вызывая напряжение мышц и судороги. Магний содержится в цельнозерновых продуктах, орехах, бобовых, семенах кунжута, сушеном инжире и зеленых овощах.

Кальций необходим для нормального функционирования нервной системы и мышц, и потребность в нем возрастает при стрессах. Отдавайте предпочтение источникам кальция с низким содержанием жира. Это снятое и частично обезжиренное молоко, нежирные йогурт и сыр, бобовые, зеленые листовые овощи и консервированная рыба.

Нехватка цинка – частое явление у людей, подвергающихся стрессам. Этот минерал необходим для стимуляции иммунной системы и борьбы с инфекциями. Им богаты устрицы, говядина, орехи, семечки подсолнечника, яичный желток, молочные продукты и проростки пшеницы.

Среди других минералов, помогающих организму адаптироваться к стрессовым нагрузкам, наиболее важны следующие.
• Медь защищает иммунную систему.
• Калий нормализует работу нервной системы.
• Хром регулирует уровень холестерина в крови и нормализует кровообращение.
• Железо участвует в синтезе гемоглобина в эритроцитах. Эритроциты разносят кислород по всему организму.
• Селен регулирует уровень гормонов (в том числе гормонов щитовидной железы).

Следите за тем, чтобы ваш организм получал эти вещества в рекомендуемых дозах. Источники – молочные продукты, бобовые, рыба, моллюски и ракообразные, яйца, орехи и говядина.

Растения-помощники

В качестве альтернативы транквилизаторам многие люди используют назначаемые врачами средства растительного происхождения. Растения воздействуют на нервную систему в нескольких направлениях: одни как седативные средства, другие как стимуляторы, третьи повышают иммунитет, часто ослабленный в результате продолжительных стрессов.

Женьшень – наиболее известное из лекарственных растений, применяемых в китайской медицине. Он стимулирует деятельность нервной системы, укрепляет иммунитет, а также помогает справляться с физическими и психическими нагрузками. Женьшень – хорошее адаптогенное средство, способное действовать по-разному в зависимости от потребностей конкретного человека. Это означает, что в стрессовой ситуации он проявляет себя как успокоительное, а если вы устали – как стимулятор. Аналогичными свойствами обладает женьшень, распространенный в России на Дальнем Востоке; по-видимому, он повышает устойчивость к стрессу, воздействуя на надпочечники. Женьшень обладает также общим тонизирующим действием и снижает утомляемость.

Эхинацея – популярное средство, известное как иммуностимулятор. Применяется для профилактики простуды, гриппа и прочих инфекций и ускоряет выздоровление при этих заболеваниях.

«Золотая печать» (желтокорень канадский) стимулирует деятельность иммунной системы, повышая количество лейкоцитов и их активность.

Кава приобретает все большую популярность как растительное

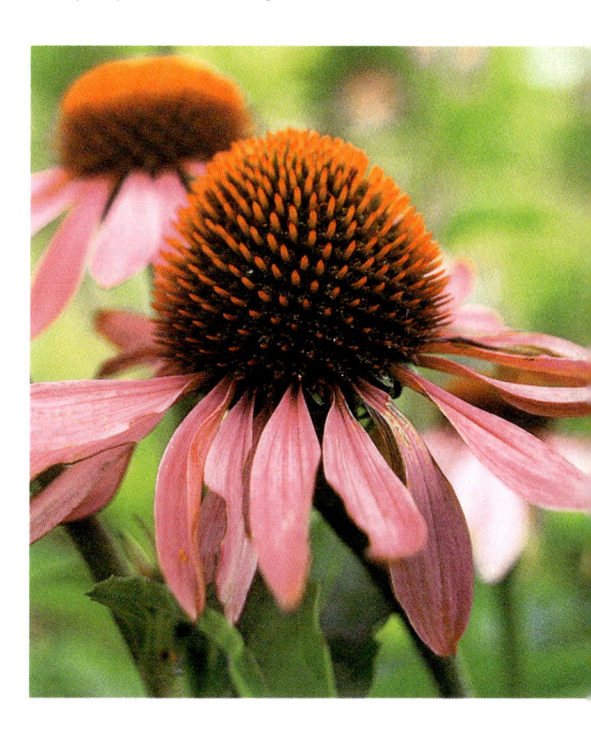

Боритесь с инфекциями
Длительный стресс повышает восприимчивость к вирусным инфекциям – респираторным заболеваниям и гриппу. Эхинацея (рудбекия пурпурная) – хорошо изученный стимулятор иммунной системы и эффективное лекарственное средство от этих болезней.

лекарство. Его получают из корня растения *Piper metrysticum*, произрастающего на островах Полинезии и в Новой Гвинее.

Это средство традиционно используется для лечения нарушений сна и головной боли, а также в качестве основного компонента опьяняющего напитка, который подают на праздниках.

Внимание! Растительные средства обладают сильным действием, поэтому, прежде чем их принимать, следует посоветоваться с врачом. Это особенно важно в случае психических или соматических заболеваний, беременности и гипертонии.

Напитки против стресса

Существует ряд таких напитков, не содержащих кофеина. Они бывают очень кстати, когда испытываешь напряжение и тревогу. Возможно, вам понравятся травяные чаи – эффективное успокаивающее средство.

Успокоительные отвары Лекарственные растения служат эффективными антистрессовыми препаратами. Отвар мяты – надежное, испытанное средство для снятия напряжения в пищеварительной системе. Отвар ромашки успокаивает нервы и часто действует как снотворное. Отвар тимьяна укрепляет иммунную систему.

Избегайте кофеина В стрессовых ситуациях следует сократить потребление черного чая, кофе, алкоголя, какао и газированных напитков типа колы. Известно, что содержащийся в них кофеин усиливает симптомы стрессового состояния, лишая организм многих питательных веществ. Поэтому даже при полноценном питании организм может оказаться неспособным усваивать пищу надлежащим образом. Если вы пьете такие напитки в больших количествах, следует постепенно сокращать их потребление. У людей, попавших в зависимость от кофеина, иногда возникают тяжелые реакции, например головные боли, нервозность и раздражительность.

Альтернативы кофе В качестве заменителей кофе можно использовать цикорий, жареные злаки или корень одуванчика. Эти растения не содержат кофеина, поэтому напитки из них можно пить в любом количестве, не беспокоясь о вредных последствиях. Хорошая замена – кофе без кофеина. В продаже имеется широкий выбор этого продукта (в лучших сортах кофеин удаляют без применения химических веществ).

Фруктовые напитки Свежевыжатые фруктовые или овощные соки очень богаты витамином С и бета-каротином, которые благотворно влияют на иммунную систему. Это хорошая альтернатива кофеину и газированным напиткам, в которых много сахара. Готовые соки также могут служить полезной заменой; только старайтесь не покупать нектары: в них большое количество сахара и разных добавок. Прежде чем покупать подобные напитки, внимательно изучите этикетку.

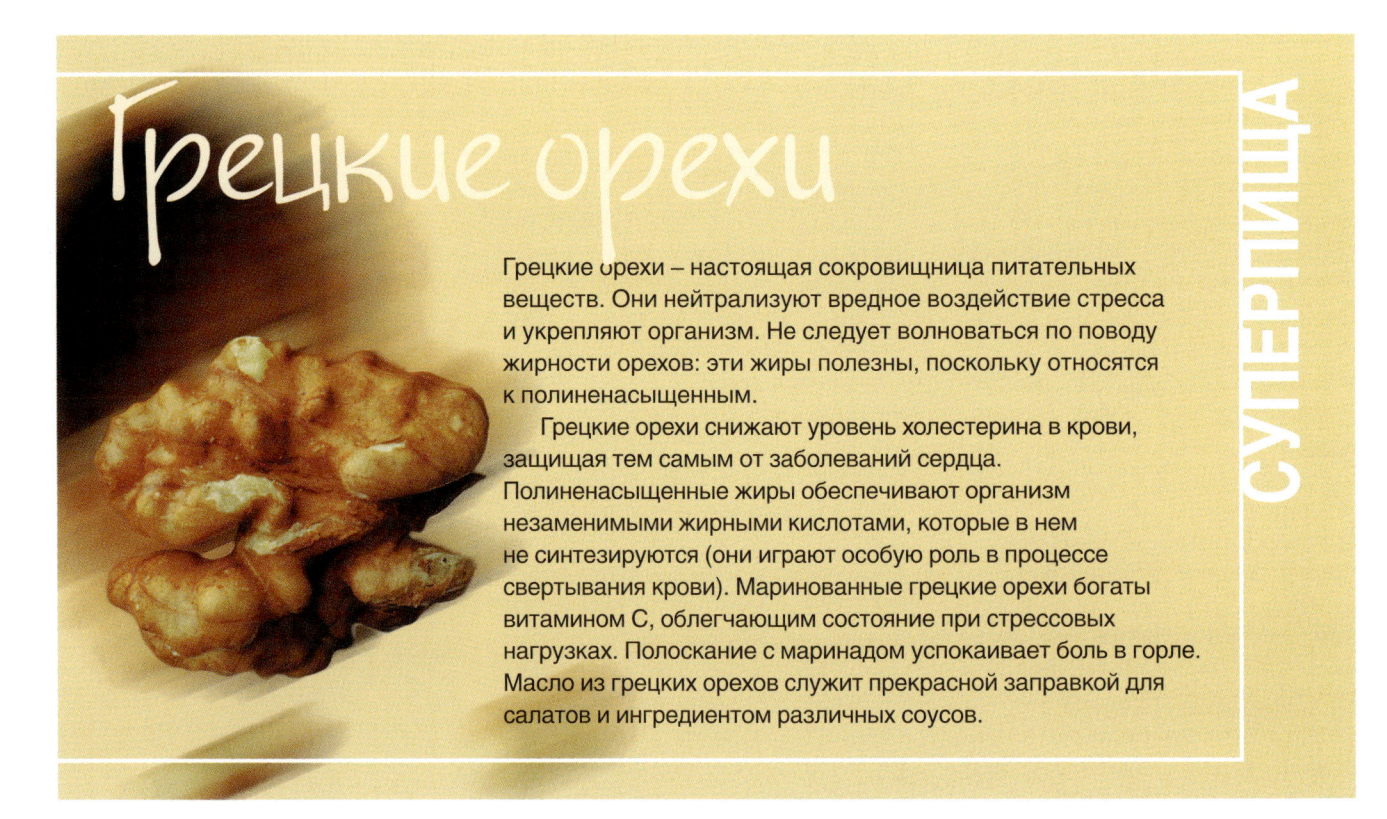

Грецкие орехи

суперпища

Грецкие орехи – настоящая сокровищница питательных веществ. Они нейтрализуют вредное воздействие стресса и укрепляют организм. Не следует волноваться по поводу жирности орехов: эти жиры полезны, поскольку относятся к полиненасыщенным.

Грецкие орехи снижают уровень холестерина в крови, защищая тем самым от заболеваний сердца. Полиненасыщенные жиры обеспечивают организм незаменимыми жирными кислотами, которые в нем не синтезируются (они играют особую роль в процессе свертывания крови). Маринованные грецкие орехи богаты витамином С, облегчающим состояние при стрессовых нагрузках. Полоскание с маринадом успокаивает боль в горле. Масло из грецких орехов служит прекрасной заправкой для салатов и ингредиентом различных соусов.

ИДЕИ ДЛЯ МЕНЮ
Пища от стресса

Ешьте регулярно, маленькими порциями, предпочитая углеводы, нежирную белковую пищу, фрукты и овощи. Вечером полезнее макаронные изделия, картофель или рис: они способствуют синтезу кортизола – антистрессового гормона, вызывающего релаксацию.

ПРОТИВОСТРЕССОВЫЙ ЗАВТРАК Попробуйте гранолу от стресса или банановые блинчики, добавьте кусочки свежих фруктов в готовый цельнозерновой завтрак или овсянку, выпейте свежевыжатый фруктовый сок, съешьте тост из цельнозернового хлеба и фруктового джема.

ЛЕГКИЕ И ПРОСТЫЕ БЛЮДА Ешьте легкие, нежирные блюда, богатые белком, например жареную или приготовленную в гриле курицу, рыбу с печеным картофелем и зеленым салатом или с отваренными на пару овощами; сандвичи или мягкую тортилью с тунцом, курицей, пюре из нута, поданными с салатом из сырых овощей.

ОСНОВНЫЕ ПРИЕМЫ ПИЩИ Прекрасная еда при стрессе — рыба. Попробуйте шашлык из морского ангела с пряным кускусом, жаркое из тигровых креветок и молодого горошка по-восточному, подавая их с гречневой лапшой и семенами кунжута; любые макаронные изделия с томатным соусом.

НАПИТКИ ОТ СТРЕССА Ограничьте потребление кофе, чая, колы и какао. Пейте лучше воду, травяные чаи и свежие фруктовые соки.

ЕДА МЕЖДУ ДЕЛОМ ДЛЯ СНЯТИЯ СТРЕССА Свежие или сушеные фрукты (абрикосы, финики и инжир – хорошие источники клетчатки, витаминов и минералов); семечки тыквы и подсолнечника; орехи, особенно грецкие и фундук; рисовые хлебцы с пюре из нута; цельнозерновой хлеб с овощами, ореховой или бобовой пастой; подогретая питта с соусом песто или оливковой пастой и тонкими ломтиками томатов, красного перца и веточками водяного кресса.

Гуакомоль
Выскребите ложкой мякоть из крупного зрелого плода авокадо, положите в миску и разомните вилкой. Добавьте половину мелко нарезанной маленькой луковицы, столовую ложку мелко нарезанной зелени кориандра, половину чайной ложки нарезанного красного перца чили и сок одного лимона. Накройте крышкой и поставьте в холодильник на полчаса. Подавайте с тортильей или кукурузными хлопьями.
Выход: **2 порции**.

ПИЩЕВАЯ ЦЕННОСТЬ 1 порции:
калорийность 160 ккал; углеводы 5 г (сахар 1,5 г); белки 2 г; жиры 14 г (насыщенные 3 г); клетчатка 3 г.

Среди дня полезно перекусить кукурузными хлопьями

Гранола от стресса

Хрустящая фруктово-ореховая смесь – отличное блюдо для успешного начала дня. Она содержит наилучшие компоненты для снятия стресса. Подавайте с нежирным молоком или йогуртом и свежей клубникой.

Подготовка: **10 минут**

Приготовление: **55 минут**

Выход: **675 г**

ПИЩЕВАЯ ЦЕННОСТЬ 1 порции, 25 г:	
калорийность	97 ккал
углеводы	10 г
(сахар)	4 г
белки	2 г
жиры	5 г
(насыщенные)	0,5 г
клетчатка	1 г

115 г овсяных хлопьев
115 г крупнозерной овсяной крупы
55 г семечек подсолнечника
25 г семечек тыквы
55 г обжаренных лесных орехов
25 г миндаля, крупно порубленного
50 мл подсолнечного масла
50 мл светлого меда
55 г изюма
55 г кураги, крупно нарезанной

1 Нагрейте духовку до 140ºС. Смешайте в миске овсяные хлопья, семечки и орехи.

2 Нагревайте в большой кастрюле масло и мед, пока мед не растопится. Снимите с огня, добавьте овсяную смесь, хорошенько размешайте. Выложите медовую смесь на противни.

3 Запекайте 50 минут, пока масса не покроется хрустящей корочкой. Периодически помешивайте, чтобы смесь не пристала к поверхности противней. Выньте из духовки и смешайте с изюмом и курагой. До подачи храните в герметично закрытой посуде.

Густой суп из зимней тыквы и чечевицы

«Успокоительный» суп со специями, поданный с хлебом из цельнозерновой муки, сытное блюдо для второго завтрака или обеда. Можно подать его с гренками, натертыми чесноком.

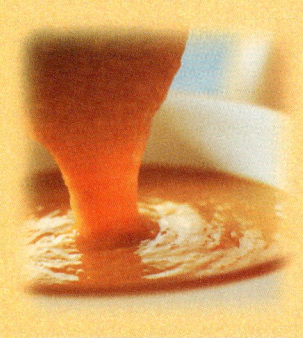

Подготовка: **10 минут**

Приготовление: **55 минут**

Выход: **4 порции**

ПИЩЕВАЯ ЦЕННОСТЬ 1 порции:	
калорийность	340 ккал
углеводы	56 г
(сахар)	15 г
белки	18 г
жиры	7 г
(насыщенные)	1 г
клетчатка	7 г

2 ст. л. оливкового масла
1 большая луковица, мелко нарезанная
1 большой зубчик чеснока, нарезанный
2 ч. л. молотого тмина
1 ч. л. молотого перца чили
1/2 ч. л. молотой куркумы
1/2 ч. л. молотого имбиря
Семена из 3 плодов кардамона
Мелко натертая цедра 1 лимона
1 средняя зимняя тыква, очистите, удалите семена и нарежьте кубиками
225 г лущеной красной чечевицы, предварительно промытой
1,2 л овощного или куриного бульона
2 ст. л. лимонного сока
Соль и черный перец
4 ст. л. нежирного йогурта

1 Разогрейте масло в большой кастрюле с толстым дном, положите лук и обжарьте до мягкости в течение 5 минут. Добавьте чеснок, специи и лимонную цедру, потушите 1–2 минуты, часто помешивая. Добавьте тыкву и чечевицу, хорошенько перемешайте с маслом и специями и тушите 2 минуты, помешивая.

2 Влейте бульон и доведите до кипения. Уменьшите нагрев и варите 45 минут, пока тыква и чечевица не станут мягкими. Вылейте в кухонный комбайн и размешивайте до получения густой однородной массы. Снова перелейте в кастрюлю и прогрейте. Добавьте лимонный сок, приправьте солью и перцем. Перед подачей положите йогурт.

Рыбный шашлык с пряным кускусом

Это марокканское блюдо, сдобренное корицей и тмином, богато витаминами и минералами. Подавайте с салатом из свежей зелени. Для приготовления шашлыка подходят треска, палтус, лосось или тунец.

Подготовка: **15 минут**, плюс маринование

Приготовление: **20 минут**

Выход: **4 порции**

ДЛЯ МАРИНАДА
2 зубчика чеснока, измельчите
Кусочек свежего имбиря – 2,5 см
2 ст. л. оливкового масла
1 ч. л. молотого тмина
Сок 2 маленьких лимонов

ДЛЯ ШАШЛЫКА
900 г рыбного филе, нарезанного небольшими кусочками
2 кабачка, нарезанные кружками
2 головки красного репчатого лука, разрезанные на четыре части

ДЛЯ КУСКУСА
280 г кускуса
500 мл кипящей воды
Соль и перец
2 ст. л. оливкового масла
2 нарезанных зубчика чеснока
1 ч. л. молотой корицы
1 ч. л. молотого перца чили
1 ч. л. молотого тмина
1 ч. л. молотого кориандра
1 плод манго, очищенный, нарезанный кубиками
25 г сливочного масла
Нарезанная зелень кориандра для украшения

1 Смешайте ингредиенты маринада в неглубокой посуде. Куски рыбы обваляйте в смеси и поставьте в холодильник на 1–2 часа.

2 Насадите маринованную рыбу на 8 шампуров, чередуя с кусочками кабачков и лука.

3 Залейте кускус кипятком, посолите. Накройте крышкой и оставьте на 10 минут для набухания. На растительном масле в большой сковороде обжарьте чеснок. Добавьте, помешивая, приправы и жарьте еще 1 минуту. Выложите на сковороду кускус, манго и сливочное масло. Посолите, поперчите, жарьте 2 минуты.

4 Сильно нагрейте гриль. Обжаривайте шашлыки со всех сторон по 3–4 минуты. Поворачивая, каждый раз снова смазывайте маринадом. Перед подачей посыпьте зеленью кориандра.

ПИЩЕВАЯ ЦЕННОСТЬ 1 порции:	
калорийность	**520 ккал**
углеводы	**51 г**
(сахар)	**14 г**
белки	**41 г**
жиры	**18 г**
(насыщенные)	**5 г**
клетчатка	**3 г**

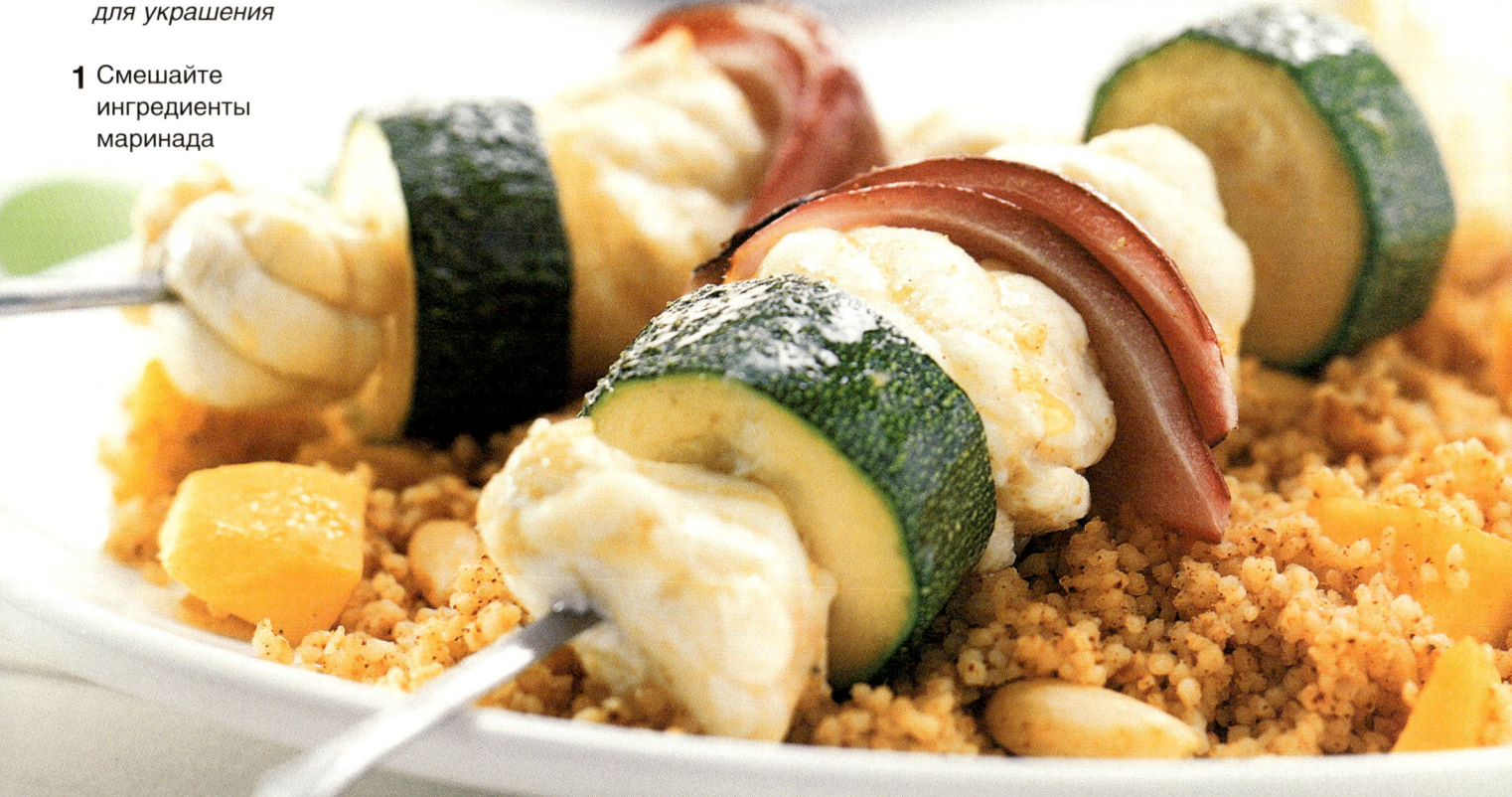

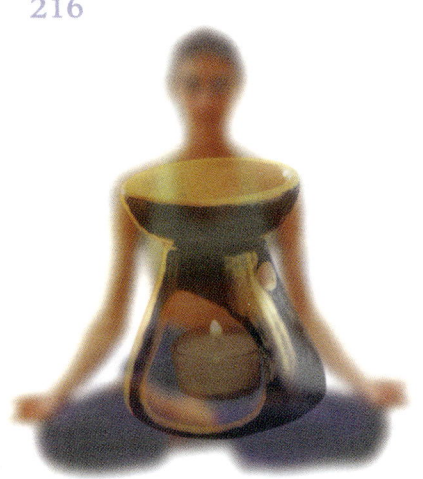

Поднимем настроение

Еда оказывает влияние не только на физическое здоровье человека, но и на психику. Неполноценная пища может стать одной из причин депрессии. Правильное питание, напротив, нередко способно так поднять настроение, что не придется прибегать к лекарствам и помощи врача.

Человеку свойственно временами грустить. Однако депрессия и другие эмоциональные состояния расстройства – это не просто крайняя степень плохого настроения. Если вас постоянно охватывает чувство безысходности и тоски, если вы смотрите на мир с пессимизмом или утратили интерес к жизни, это серьезный повод для беспокойства. Такое состояние отрицательно влияет на аппетит и сон, снижает самооценку и лишает способности радоваться жизни. Тяжелые формы депрессии требуют медицинского вмешательства.

Разумеется, полноценное питание не панацея, однако имеются данные, свидетельствующие о влиянии пищи на психическое и физическое здоровье.

ДУШЕВНОЕ РАВНОВЕСИЕ

Депрессия тесно связана с потребляемой пищей. В состоянии депрессии люди часто теряют аппетит, чувствуя себя слишком подавленными, чтобы заниматься кухней, и перебиваются чем попало. Возникает порочный круг: плохое питание приводит к дефициту питательных веществ в организме, что в свою очередь усиливает симптомы депрессии. Медики обнаружили, что многие люди, страдающие депрессией, одновременно испытывают и нехватку определенных питательных веществ.

Потребление продуктов, богатых этими веществами, в сочетании с изменением образа жизни и регулярными занятиями физкультурой может существенно улучшить состояние людей, страдающих легкой и даже средней степенью депрессии. Иногда достигнутые результаты превосходят результаты лечения антидепрессантами.

Пища против меланхолии

Если на вас напало уныние, позаботьтесь прежде всего о сбалансированном полноценном питании. Кроме того, необходимо увеличить потребление следующих веществ, нехватка которых может быть причиной депрессии.

Витамины группы B Для людей в состоянии депрессии характерен пониженный уровень витамина B_6, необходимого для синтеза серотонина – вещества, поднимающего настроение. Депрессия может быть также вызвана дефицитом витаминов B_{12}, B_2 (рибофлавина) и фолиевой кислоты. Чтобы увеличить поступление этих витаминов, ешьте постоянно постное мясо, птицу, рыбу, яйца, орехи, соевые бобы, бананы, нежирные молочные продукты, витаминизированные изделия из дробленого зерна и зеленые листовые овощи.

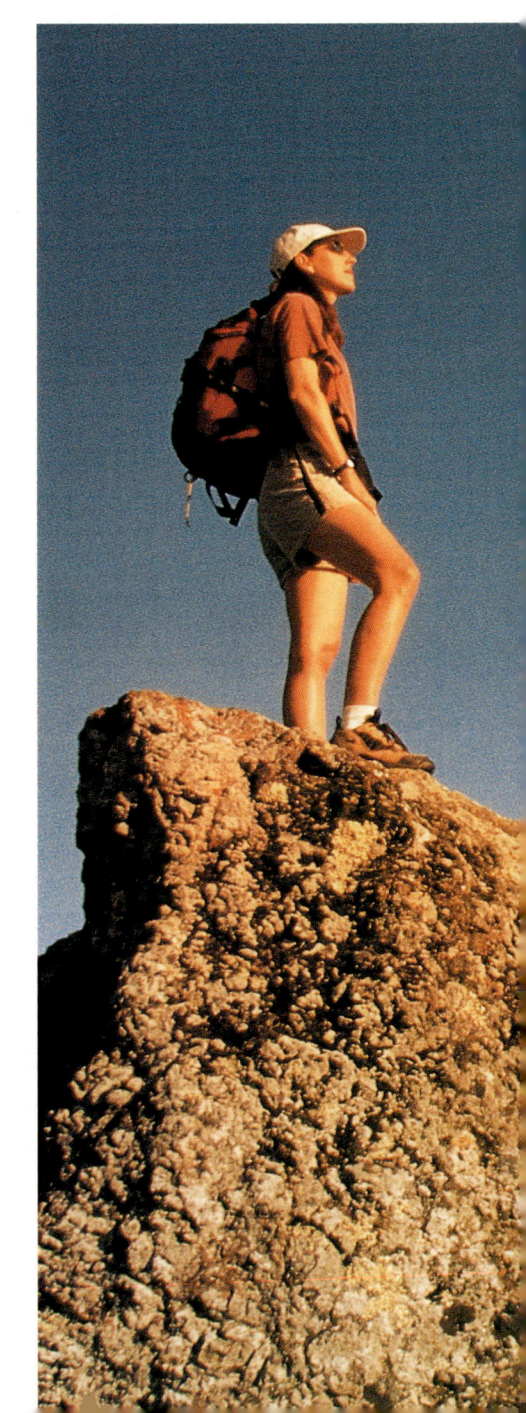

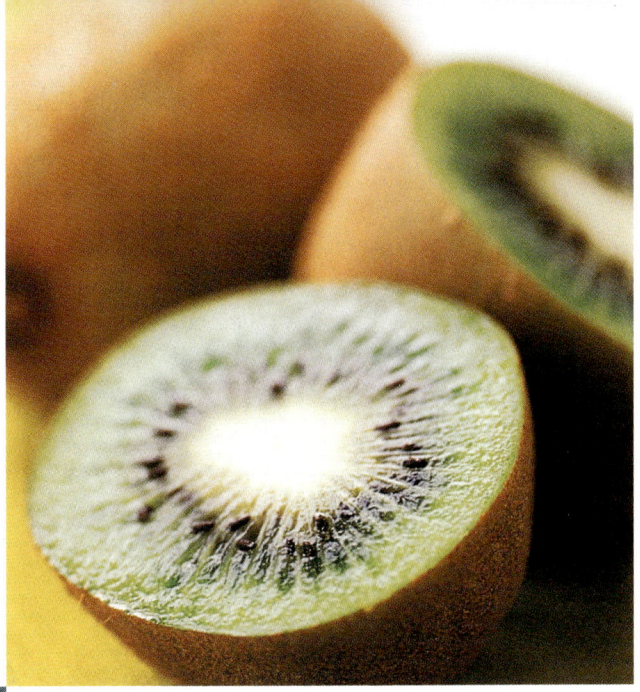

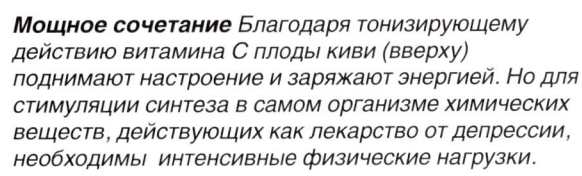

Мощное сочетание *Благодаря тонизирующему действию витамина С плоды киви (вверху) поднимают настроение и заряжают энергией. Но для стимуляции синтеза в самом организме химических веществ, действующих как лекарство от депрессии, необходимы интенсивные физические нагрузки.*

Уровень витамина С у людей, страдающих депрессией, также бывает понижен. Ешьте больше фруктов и овощей; цитрусовые, клубника, киви, черная смородина и сладкий перец – прекрасные источники витамина С.

Железо Дефицит железа тоже может привести к депрессии. Железо необходимо для синтеза серотонина. Женщины, принимающие противозачаточные таблетки, более предрасположены к депрессии, если в их организме мало железа.

Богаты железом говядина, яичный желток, печень, красная фасоль, другие бобовые, цельнозерновые продукты, орехи и зеленые листовые овощи. При беременности или при старании забеременеть печень есть не следует.

Селен Признаки депрессии и тревоги наблюдаются также при дефиците селена, обладающего антиоксидантными свойствами. Селен содержится в мясе, рыбе, моллюсках, ракообразных, в авокадо, цельнозерновых и молочных продуктах.

Цинк Необходим для превращения триптофана в серотонин в организме; содержится в устрицах, говядине, домашней птице, яйцах, молочных продуктах, арахисе и семечках подсолнечника.

Справиться с депрессией помогают также магний и марганец. Они содержатся в цельнозерновых продуктах, бобовых, сушеном инжире, овощах, орехах.

Омега-3-жирные кислоты Результаты научных исследований свидетельствуют: депрессия связана с дефицитом омега-3-жирных кислот. По мнению ученых, эти кислоты способны подавлять передачу сигналов, ответственных за внезапные колебания настроения. Дальнейшее изучение свойств омега-3-жирных кислот, возможно, приведет к открытию новых способов лечения маниакальной депрессии. Богата этими кислотами жирная рыба – лосось, сельдь, макрель, тунец и сардины.

ВЛИЯНИЕ СЕРОТОНИНА

Биологически активное вещество серотонин, незаменимый для

Подкрепитесь фенхелем. Хрустящий корень с привкусом аниса делает фенхель превосходным гарниром к рыбе; он пополняет запасы антиоксидантов в организме и укрепляет иммунную систему.

нормального сна, помогает также поддерживать хорошее настроение и контролирует некоторые формы депрессии. Для синтеза серотонина необходима аминокислота триптофан, содержащаяся в мясе индейки, курицы, дичи, в цветной капусте, брокколи, молоке, сыре, постной говядине, яйцах, соевых бобах, фенхеле и бананах. Чтобы максимально увеличить поступление триптофана в организм, потребляйте одновременно с этим больше углеводов.

Ешьте все это регулярно, маленькими порциями, чтобы поддерживать стабильный уровень сахара в крови, и старайтесь не увлекаться в течение дня сладостями. Замените их попкорном или сухими крендельками, фруктовым мороженым из настоящих фруктов, дрожжевыми лепешками с арахисовым маслом и сдобами с фруктовым джемом.

Возможны также следующие варианты.
- Один-два зрелых банана в день.
- Если вы не любите жирную рыбу, замените ее ежедневным приемом рыбьего жира.
- Всего один бразильский орех в день – хороший источник селена.
- Готовя еду, добавляйте больше перца чили: капсаицин, которому перец обязан своей остротой, стимулирует высвобождение эндорфинов, так называемых гормонов удовольствия.

Влияние образа жизни

Хотя дефицит питательных веществ – обычное явление для людей, страдающих депрессией, тем не менее ее причина не всегда связана с неразумно организованным питанием. Алкоголь, кофеин и табак очень эффективно выводят питательные вещества из организма. Злоупотребление этими стимуляторами давно считают причиной возникновения депрессии и снижения умственной деятельности.

Сигареты Курение понижает уровень витамина С в организме, что может повлечь за собой развитие депрессии. Кроме того, оно нарушает деятельность рецепторов серотонина в мозге, делая их менее чувствительными к серотонину, ответственному за хорошее настроение.

Алкоголь – один из депрессантов – влияет на все процессы в клетках мозга и нарушает сон, снижая уровень сахара в крови, что в свою очередь создает тягу к сладкой пище. Возникающие в результате резкие повышения и падения уровня сахара в крови обычно усугубляют все эмоциональные проблемы.

Кофеин сильно влияет на психику; поэтому он способен ухудшить состояние людей, подверженных тревогам и перепадам настроения. В сочетании с рафинированным сахаром кофеин, по-видимому, оказывает еще более сильное воздействие на настроение.

АЛЬТЕРНАТИВНЫЙ ПУТЬ

Лекарственные средства растительного происхождения издавна применялись для лечения состояния тревоги и депрессии. В некоторых странах и в наши дни лекарственные растения более популярны, чем медикаментозные антидепрессанты.

Зверобой – наиболее распространенное растение, применяемое при слабой и средней депрессии. В Германии это одно из основных средств, назначаемых врачами. Причина в том, что по эффективности зверобой не уступает искусственным антидепрессантам. Эта трава обладает дли-

---

Роль антиоксидантов

Антиоксиданты не только полезны для профилактики таких болезней, как рак. Недавние исследования показали, что они помогают людям, подверженным приступам депрессии. Особенно эффективен витамин С. Выяснилось, что после двухлетнего приема пищевых добавок с антиоксидантами пациенты, страдающие приступами депрессии, почувствовали значительное улучшение по сравнению с теми, кому давали плацебо.

тельным положительным воздействием при возникновении состояния тревоги. Она повышает настроение и позволяет успешнее справляться с повседневными проблемами. Ослабляет такие симптомы, как глубокое уныние, чувство безнадежности, крайняя усталость и плохой сон.

Максимальный эффект достигается, если использовать зверобой в качестве антидепрессанта в течение четырех – шести недель. Принимайте его во время еды, не превышая дозу, рекомендованную производителем. Прежде чем начать лечение, посоветуйтесь с врачом, так как существуют опасения, что зверобой может взаимодействовать с другими лекарствами.

Внимание! Принимая зверобой, люди со светлой кожей должны избегать яркого солнца, так как зверобой повышает чувствительность кожи к солнечным лучам. Лучше также воздерживаться от потребления красного вина, дрожжей, сыра и маринованной сельди. Зверобой нельзя принимать в сочетании с другими антидепрессантами, во время беременности и кормления грудью.

Гинкго двулопастный Обнаруженные в этом растении активные вещества облегчают депрессивное состояние, особенно у людей старшего возраста, а также способствуют восстановлению психического и эмоционального равновесия. Гинкго, по-видимому, стимулирует деятельность мозга, улучшает память, повышает способность к концентрации внимания, нормализует кровообращение.

Считается, что гинкго следует принимать не менее месяца, чтобы оценить наличие положительного эффекта. При этом нельзя превышать рекомендуемую дозу, указанную на упаковке.

Кава Наряду со зверобоем используется в качестве эффективной альтернативы искусственным антидепрессантам для лечения депрессии, состояния тревоги и бессонницы. Ее свойства были известны еще несколько веков назад; некоторые травники считают ее «царицей среди растительных антидепрессантов». Кава продается в форме таблеток; используется как миорелаксант, для повышения тонуса и усиления либидо.

Валериана Способность валерианы облегчать состояние тревоги и лечить нервные расстройства известна давно. Она широко применяется и как средство от бессонницы, особенно эффективное в сочетании со зверобоем.

Гомеопатические средства Прежде чем принимать гомеопатические препараты, следует проконсультироваться с лечащим врачом или гомеопатом. Гомеопатические средства имеют непонятные для непосвященных латинские названия. Некоторые из них высоко эффективны при лечении депрессии. В настоящее время они широко распространены и отпускаются в аптеках без рецепта.

продолжение на стр. 222

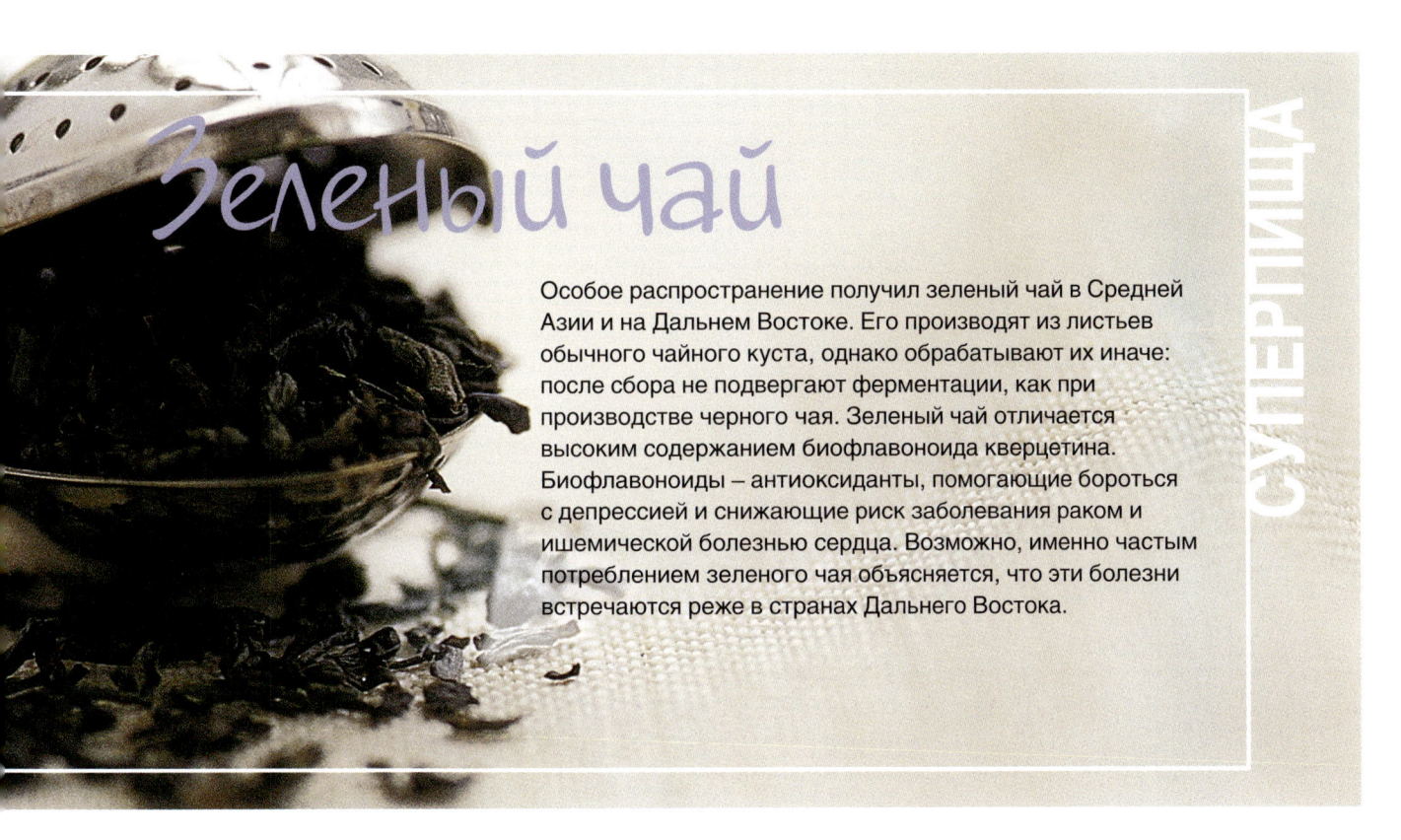

Зеленый чай

Особое распространение получил зеленый чай в Средней Азии и на Дальнем Востоке. Его производят из листьев обычного чайного куста, однако обрабатывают их иначе: после сбора не подвергают ферментации, как при производстве черного чая. Зеленый чай отличается высоким содержанием биофлавоноида кверцетина. Биофлавоноиды – антиоксиданты, помогающие бороться с депрессией и снижающие риск заболевания раком и ишемической болезнью сердца. Возможно, именно частым потреблением зеленого чая объясняется, что эти болезни встречаются реже в странах Дальнего Востока.

Еда
И НАСТРОЕНИЕ

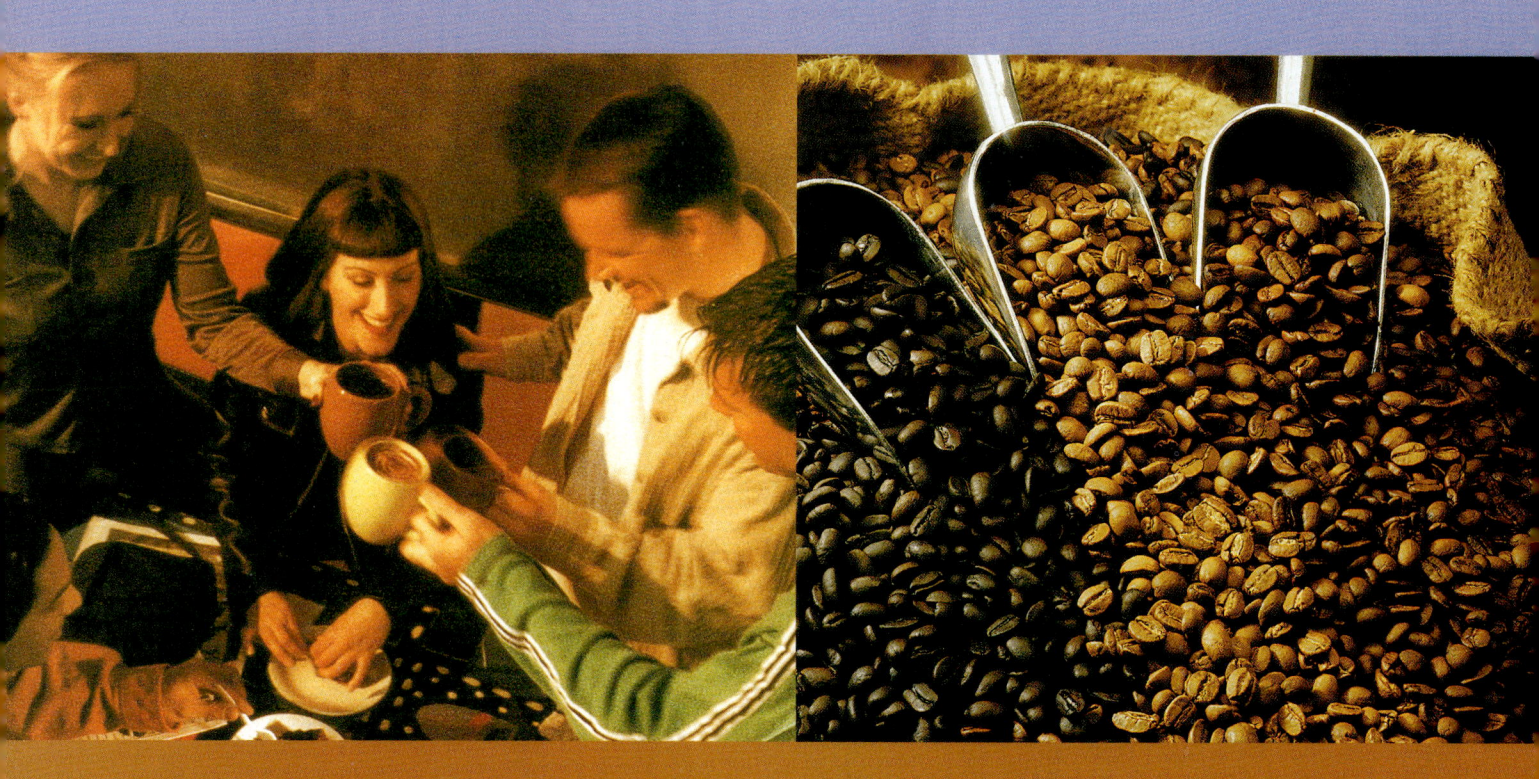

Известно, что некоторые продукты оказывают непосредственное влияние на настроение. Одни успокаивают, другие возбуждают, вызывают нервозность и тревогу.

Действие кофеина

Кофейные зерна содержат большое количество кофеина, издавна использующегося как легкий стимулятор. Его молекулы блокируют работу нейромедиатора, который «отключает» вещества, поднимающие настроение, и поддерживает циркуляцию в мозге биохимических веществ хорошего настроения. Кофеин содержится главным образом в кофе; присутствует в небольших, но ощутимых количествах в чае, некоторых напитках с колой, болеутоляющих препаратах, средствах от простуды и в шоколаде. Кофеин иногда вызывает сердцебиение, тремор, потоотделение и бессонницу, поэтому потребляйте его умеренно. Детям бывает трудно заснуть, если перед сном они выпили шоколад или колу.

Врачи не советуют пить более шести чашек чая или кофе в день. Исследования показали, что наиболее эффективна для поднятия тонуса чашка кофе, выпитая ранним утром; следующую чашку можно выпить ближе к концу рабочего дня.

Люди, склонные к резким перепадам настроения и чувству тревоги, нередко ощущают, что кофеин обостряет эти симптомы. Если вы испытываете депрессию и при этом злоупотребляете кофеином, пьете больше чая или кофе, чем следует, то, вероятно, вам стоит ограничить потребление этих напитков. Будьте осторожны: к кофеину люди быстро привыкают, поэтому, если резко исключить его из

Замечали ли вы, что в минуты плохого настроения ваша рука инстинктивно тянется за чашечкой кофе или шоколадным печеньем? Если да, не считайте это отсутствием воли – существует вполне рациональное объяснение. И кофе, и шоколад содержат химические вещества, наполняющие вас энергией и улучшающие настроение.

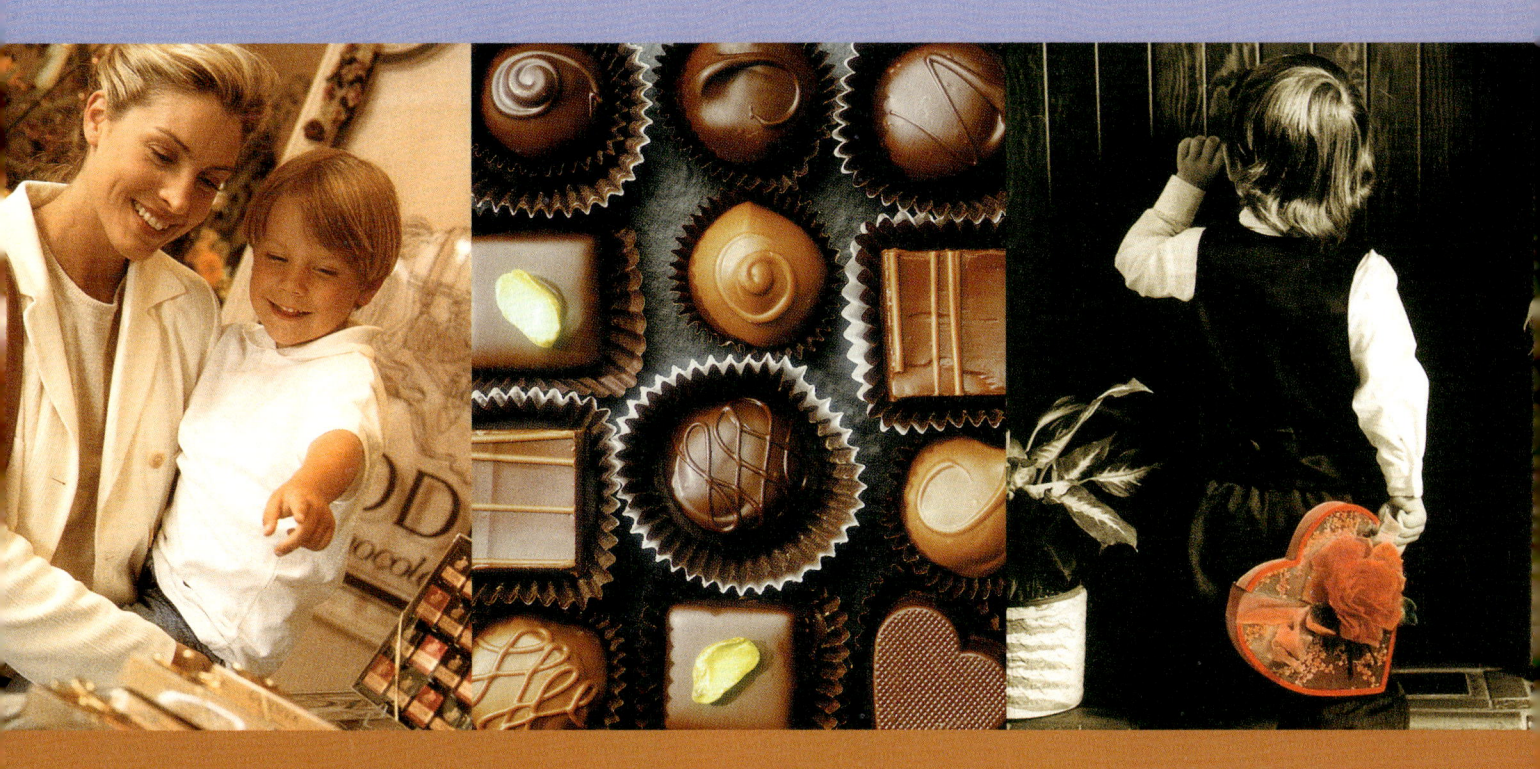

ЧИСТОЕ УДОВОЛЬСТВИЕ *Кофе и шоколад поднимают настроение, успокаивают и облегчают общение с окружающими. Однако кофеин – вещество, быстро вызывающее привыкание, поэтому надо контролировать его поступление в детский организм. Не следует делать из шоколада средство поощрения.*

рациона, может появиться абстинентный синдром, сопровождающийся головной болью, возбуждением.

Шоколадный кайф
Шоколад – еще один продукт, улучшающий настроение. Помимо того что он мгновенно повышает уровень сахара в крови, шоколад богат триптофаном и активно участвует в повышении содержания серотонина и эндорфина в мозге. Эндорфины – болеутоляющие вещества, вырабатываемые самим организмом. Таким образом, комбинированный эффект подъема настроения и снижения болевой чувствительности делает шоколад антидепрессантом.

Тонизирующий эффект шоколада, возможно, связан также с фенилэтиламином – веществом, которое содержится в мозге и выделяется, когда мы чувствуем себя счастливыми. В состав шоколада входит еще один стимулятор – теобромин. Возможно действие и психологического фактора: шоколад доставляет удовольствие.

Молочный шоколад имеет некоторую питательную ценность за счет содержащихся в нем белков и минералов. Чистый шоколад содержит железо, магний и калий. Однако шоколад богат жирами, поэтому не стоит заменять им более ценные в питательном отношении продукты.

При раздражительности и депрессии попробуйте *Natrum. mur.* При состоянии тревоги, депрессии и утомлении можно также рекомендовать *Sepia* и *Acid. Phos.* (Названия многих гомеопатических средств даются в сокращенной форме.)

РАДОСТЬ ДВИЖЕНИЯ

Благотворное действие физических упражнений в борьбе с депрессией хорошо изучено. Более того, существует мнение, что это самый сильный из имеющихся антидепрессантов. Движение способствует высвобождению «гормонов удовольствия» – эндорфинов, улучшающих настроение и поднимающих дух.

Замечено, что физически активные люди отличаются высокой самооценкой и в целом чувствуют себя более счастливыми, чем те, кто ведет малоподвижный образ жизни. Лучшими видами физических упражнений для преодоления депрессии считаются силовые (поднятие тяжестей) или проводимые на свежем воздухе – бег трусцой, аэробика, езда на велосипеде, бег на лыжах по пересеченной местности, плавание и теннис. Полезно также гулять быстрым шагом или подниматься по лестнице пешком.

Попробуйте заниматься физкультурой (с умеренными нагрузками) по полчаса три раза в неделю или аэробикой по 20 минут пять раз в неделю. Занимайтесь понемногу, это лучше, чем ничего. Полезны также занятия тай-чи и йогой; они стимулируют деятельность всех систем организма.

Сезонная депрессия

Люди, испытывающие сильную подавленность и уныние в зимнее время, когда световой день короток, возможно, страдают сезон-

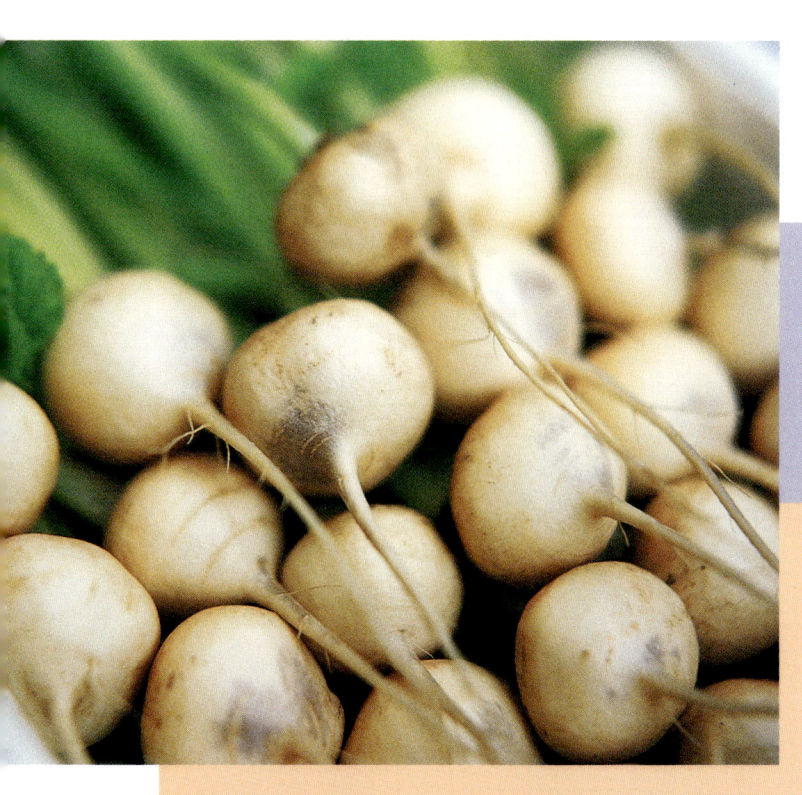

РЕПА – КОРНЕПЛОД ЗДОРОВЬЯ Зимой у многих людей снижается тонус. В это время года зеленые овощи не всегда доступны, зато в изобилии имеются корнеплоды – репа (слева), брюква и сельдерей корневой. Эти овощи богаты *питательными веществами, которые сохранят здоровье и поднимут настроение.*

ДЕСЯТЬ СПОСОБОВ избавиться от хандры

1 Основу рациона должны составлять углеводы: картофель, рис, макаронные изделия. Ешьте часто, небольшими порциями. Включайте в меню фрукты и овощи, ограничивая насыщенные жиры и белки.

2 Регулярно занимайтесь физкультурой – не менее чем по 30 минут трижды в неделю.

3 Меньше сахара и рафинированных продуктов.

4 Меньше чая, кофе, алкоголя, лимонадов и шоколада.

5 Избегайте сигарет.

6 Ароматерапия, массаж, иглоукалывание и рефлексотерапия – чудесные средства.

7 Исключите пищевую аллергию и непереносимость.

8 Обогатите рацион мультивитаминами или пищевыми добавками с минералами.

9 Справиться с депрессией помогают некоторые лекарственные растения и гомеопатические средства.

10 Оптимистично смотрите на жизнь. Если это не удается, обратитесь к психотерапевту.

ным аффективным расстройством. Такая зимняя депрессия обычно возникает при убывании светлого времени и особенно распространена среди жителей севера, в частности Скандинавии, севера России, где зимние дни очень короткие.

Предполагается, что из-за короткого светового дня понижается уровень серотонина в мозге, и это вызывает депрессию, заторможенность, потребность в более длительном сне, непреодолимую тягу к пище, богатой углеводами, шоколаду и к снижению либидо. Если депрессия вызвана именно сезонным аффективным расстройством, то ее симптомы начинают постепенно исчезать в марте, когда приходит весна и дни становятся заметно длиннее.

Сделайте жизнь светлее

Большинство людей, страдающих сезонным аффективным расстройством, хорошо реагируют на светотерапию, либо больше бывая на солнце, либо принимая процедуры перед специальным прибором, излучающим свет, имитирующий солнечный. Длительность процедуры – несколько часов в день. Такие приборы получают все более широкое распространение. Часто врачи советуют взять отпуск зимой и провести его там, где много солнца. Очень полезны также пребывание на свежем воздухе и двигательная активность.

Если вас тянет на углеводы, потребляйте больше макаронных изделий, риса, бобовых, картофеля, цельнозерновых продуктов и хлеба в сочетании с обилием фруктов и овощей и умеренным количеством белковых продуктов. Это гораздо эффективнее, чем поглощение жирных сладостей, печенья и кексов; от такой пищи уровень сахара в крови быстро повышается, но затем так же резко снижается, еще больше усиливая хандру.

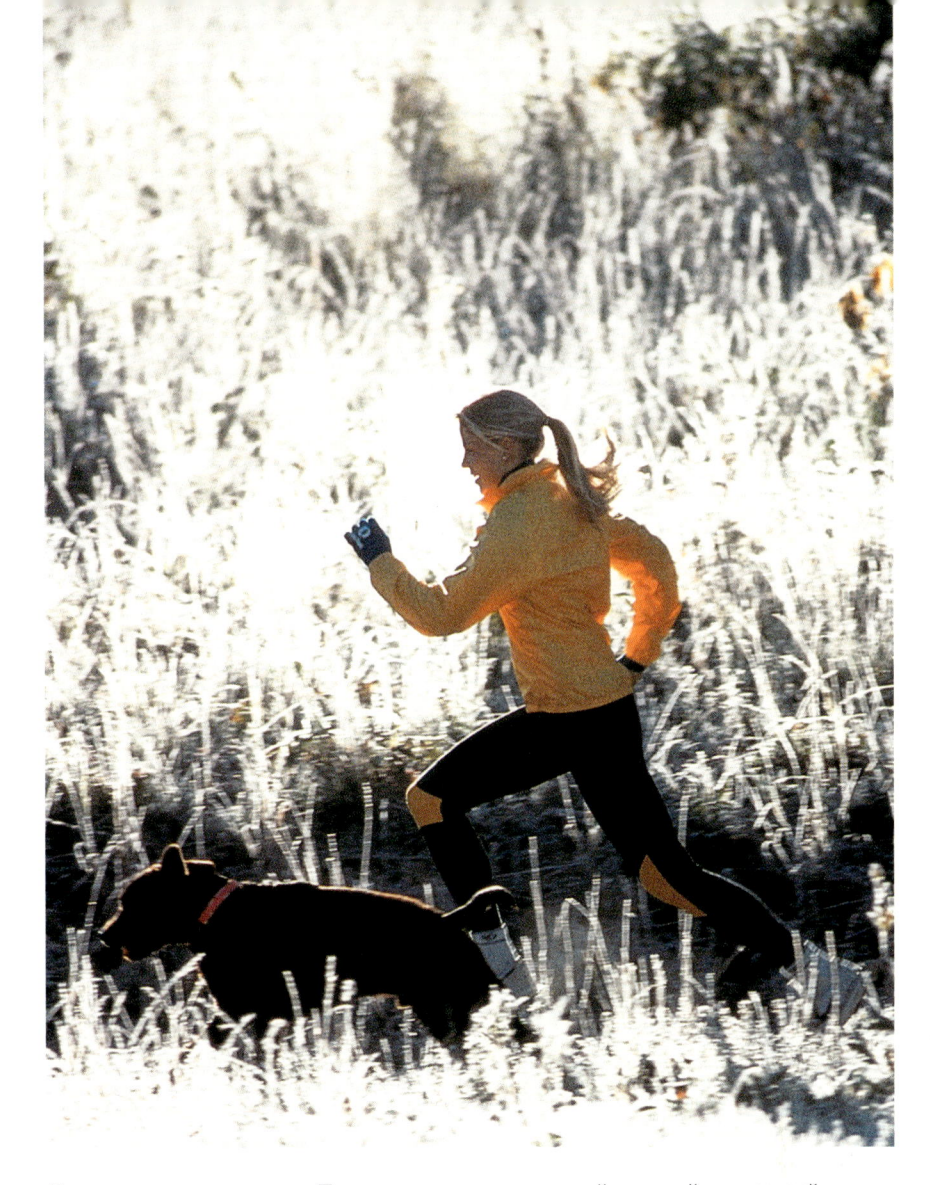

Естественная встряска *Проведите с максимальной пользой солнечный осенний денек: совершите пробежку с энергичным другом. Искристое сияние инея на траве и деревьях усиливает бодрящий эффект такой прогулки, и вы вернетесь домой в приподнятом настроении.*

Для облегчения симптомов сезонного аффективного расстройства полезно есть продукты, богатые триптофаном, не забывая сочетать их с пищей, богатой углеводами. Справляться с аффективным расстройством помогает зверобой. Алкоголь в ряде случаев обостряет симптомы этого расстройства, от него лучше отказаться.

ПРЕДМЕНСТРУАЛЬНЫЙ СИНДРОМ (ПМС)

Как показали новейшие исследования, плаксивость и плохое настроение на определенных стадиях менструального цикла – совершенно нормальное явление, вызываемое обычно изменениями на гормональном уровне. Однако предменструальный синдром вызывает физические и психические изменения, включающие перепады настроения, депрессию, задержку жидкости и желудочные колики.

У женщин, страдающих ПМС, часто наблюдается пониженное содержание серотонина в мозге. Некоторые врачи советуют есть больше продуктов, содержащих витамин B_6, такие, как мясо, рыба, цельнозерновой хлеб и зеленые листовые овощи; полезны также масло, выделяемое из эно-

ИДЕИ ДЛЯ МЕНЮ
Чтобы на душе стало легче

Если вас мучает тоска, вспомните, что поможет еда. Воспользуйтесь нашими советами, чтобы подбодрить себя и улучшить настроение.

БОДРЯЩИЙ ЗАВТРАК Вареное яйцо и цельнозерновой тост с арахисовым маслом; грейпфрут или коктейль из свежих фруктов.

«ЗАПРАВКА» ДНЕМ Салат из курицы или тунца с печеной картошкой или цельнозерновым хлебом либо тарелка овощного супа и сандвич с нежирным сыром, рыбой, курицей.

ВЕЧЕРОМ ДЛЯ ХОРОШЕГО НАСТРОЕНИЯ Макаронные изделия, блюда с лапшой или рисом, пицца с зеленым салатом, посыпанным поджаренными семечками подсолнечника или тыквы. Поднять уровень триптофана поможет также жареная оленина под клюквенно-апельсиновым соусом.

ПЕРЕКУСЫ ДЛЯ УДОВОЛЬСТВИЯ Старайтесь поддерживать стабильный уровень углеводов в течение всего дня, съедая между основными трапезами немного чего-нибудь нежирного: хлеб из цельнозерновой муки, ячменную или пшеничную лепешку, сдобу с цукатами и орехами, рисовые хлебцы, не очень соленую и несладкую воздушную кукурузу, хлебные палочки или крекеры. Намазать булочку лучше всего джемом, пюре из нута или нежирным сливочным сыром. Пейте по крайней мере восемь стаканов воды в день.

ПЕРЕД СНОМ Выпейте чашку успокоительного настоя ромашки или теплого молочного напитка.

Чтобы успокоиться, съешьте перед сном немного лапши

теры, и витамин Е. Потребление кофеина, соли и алкоголя следует ограничить.

Лечебная диета при ПМС

Несколько изменив обычный рацион, вы сможете облегчить многие симптомы ПМС. Попробуйте четырехступенчатую программу действий.

Ступень 1 Прежде чем что-либо предпринимать, убедитесь в полноценности и сбалансированности вашего питания. Лучший способ достигнуть этого – скрупулезно следовать схеме, приведенной в разделе «Пять групп продуктов» (см. с. 11).

• Ограничьте потребление жиров, особенно насыщенных.
• Сократите потребление продуктов с высоким содержанием сахара и соли.
• Ешьте много фруктов, овощей и продуктов с высоким содержанием углеводов и клетчатки.
• Пейте больше жидкости; постарайтесь выпивать восемь стаканов воды в день.
• Сократите потребление кофеина; пейте не более пяти чашек чая, кофе или колы в день.
• Воздерживайтесь от алкоголя.

Ступень 2 Такие симптомы, как перепады настроения, головные боли и усталость, могут быть вызваны или усилены нестабильностью уровня сахара в крови. Попробуйте в последние две недели менструального цикла есть богатую углеводами пищу каждые два-три часа. Между трапезами предлагаем на выбор следующие продукты: цельнозерновой тост, зерновой батончик с малым содержанием жира, сдобу из цельнозерновой муки, ячменную или пшеничную лепешку, готовый зерновой завтрак, сухофрукты или банан. Постарайтесь разбить ежедневное питание на три основных и три промежуточных приема пищи, богатой углеводами. Если в течение месяца вы не заметите улучшений, переходите к ступени 3.

Ступень 3 Основную полноценную диету, рекомендованную для ступени 1, можно разнообразить пищевыми добавками.

- Гамма-линоленовая кислота, содержащаяся в масле энотеры или бурачника. Ежедневная доза 6–8 капсул по 500 мг. Добавки с гамма-линоленовой кислотой оказались эффективным средством для облегчения болезненности молочных желез, связанной с ПМС, и их прописывают при этом симптоме.
- Магний. Ежедневная доза 250–300 мг. Симптомы недостаточности магния сходны с симптомами ПМС. У многих женщин обнаруживаются одновременно те и другие.
- Витамин B_6. Ежедневная доза 50–100 мг. Не превышайте ее, так как в ряде случаев высокие дозы витамина B_6 наносят вред нервной системе. Считается, что добавки с витамином B_6 частично снимают депрессию, раздражительность, головные боли и утомляемость.
- Кальций. Ежедневная доза около 1000 мг.

Когда ожидать результатов? Может пройти четыре месяца, прежде чем организм начнет реагировать на дополнительное питание. Если же и по истечении этого срока не начнется улучшение, прекратите принимать пищевые добавки.

Ступень 4 Симптомы ПМС обостряются при пищевой аллергии или непереносимости. Установить причину бывает непросто, поэтому следует обратиться за советом к лечащему врачу или специалисту по питанию. Элиминационную диету, предусматривающую исключение некоторых пищевых продуктов, необходимо соблюдать под контролем специалиста, иначе вы рискуете лишить свой организм важных питательных веществ.

Дальнейшее изучение проблемы
Симптомы ПМС могут быть следствием чрезмерного роста грибка *Candida albicans* в кишечнике. Если вы не заметили существенных улучшений после первых трех ступеней лечения, обратитесь к врачу и попросите сделать анализ на содержание этого грибка и/или на пищевую аллергию.

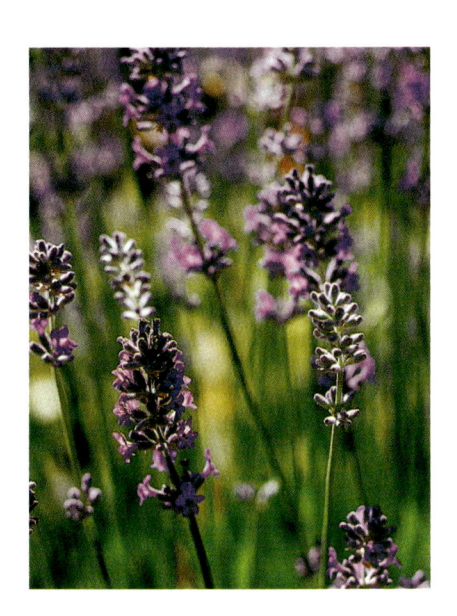

Целебные ароматы *Лавандовое масло широко применяется в ароматерапии. Оно обладает многогранным действием: стимулирует умственную деятельность, помогает поднять настроение и снимает стресс, расслабляя тело.*

Ароматерапия

При депрессии широко рекомендуется применять ароматерапию. Эфирные масла, используемые при этом методе лечения, получают перегонкой с водяным паром или экстрагированием из цветов, трав, плодов или деревьев. Их действие может оказаться очень сильным, так что их используют в небольших количествах. Несколько капель эфирного масла, добавленного в ванну, снимают мышечное напряжение, одновременно поднимая тонус и стимулируя умственную деятельность. Если брызнуть несколько капель эфирного масла на специальный испаритель, аромат наполнит всю комнату, создавая умиротворяющую, приятную атмосферу.

При использовании эфирных масел для массажа, как одного из методов ароматерапии, необходимо смешивать его с мягким маслом (например, миндальным); в противном случае можно вызвать раздражение кожи. С такой основой можно применять эфирное масло для массажа всего тела или втирать его в виски, что способствует расслаблению и облегчает головную боль. Все перечисленные ниже масла помогают бороться с плохим настроением; надо только, прежде чем их покупать, убедиться, что их запах вам приятен.

Розмарин, издавна считающийся «травой воспоминаний», оказывает живительное, стимулирующее действие на мозг, помогает сконцентрировать внимание.

Бергамот и ромашка – антидепрессанты с успокаивающим действием, хорошо сочетаются друг с другом.

Нероли (эфирное масло из цветков апельсинного дерева) широко известно как успокоительное средство.

Пицца с морепродуктами и рокет-салатом

Острый рокет-салат и смесь морепродуктов на пикантном томатном соусе придают пицце яркий колорит и оригинальный вкус. Тесто приготовьте сами или купите готовое.

ПИЩЕВАЯ ЦЕННОСТЬ 1 порции:

калорийность	**334 ккал**
углеводы	**36,9 г**
(сахар)	**4,2 г**
белки	**24 г**
жиры	**10,8 г**
(насыщенные)	**1,5 г**
клетчатка	**2,8 г**

1 ст. л. оливкового масла и немного для смазывания противня и сбрызгивания сверху
1 зубчик чеснока, измельченный
300 г густого томатного соуса
1 ч. л. сахара
1/2 ч. л. нарезанного перца чили
Сок 1 лимона
Соль и черный перец
Тесто для пиццы
450 г замороженного ассорти из морепродуктов, предварительно размороженного
Горсть свежего рокет-салата

1 Для приготовления начинки разогрейте масло в сковороде с толстым дном, положите чеснок и жарьте 1 минуту.

Подготовка: **1 час, 15–20 минут при использовании готового теста**

Приготовление: **20 минут**

Выход: **4 порции**

2 Добавьте томатный соус и сахар и оставьте на огне на 5–7 минут до загустения. Вмешайте перец чили, лимонный сок, соль и черный перец. Снимите с огня.

3 Нагрейте духовку до 220ºC. Слегка вымесите тесто, раскатайте в круг толщиной около 1 см. Положите на противень, смазанный небольшим количеством масла, и приподнимите края, сделав невысокий бортик.

4 Выложите томатную массу, разложите сверху морепродукты. Посолите, поперчите, сбрызните оливковым маслом.

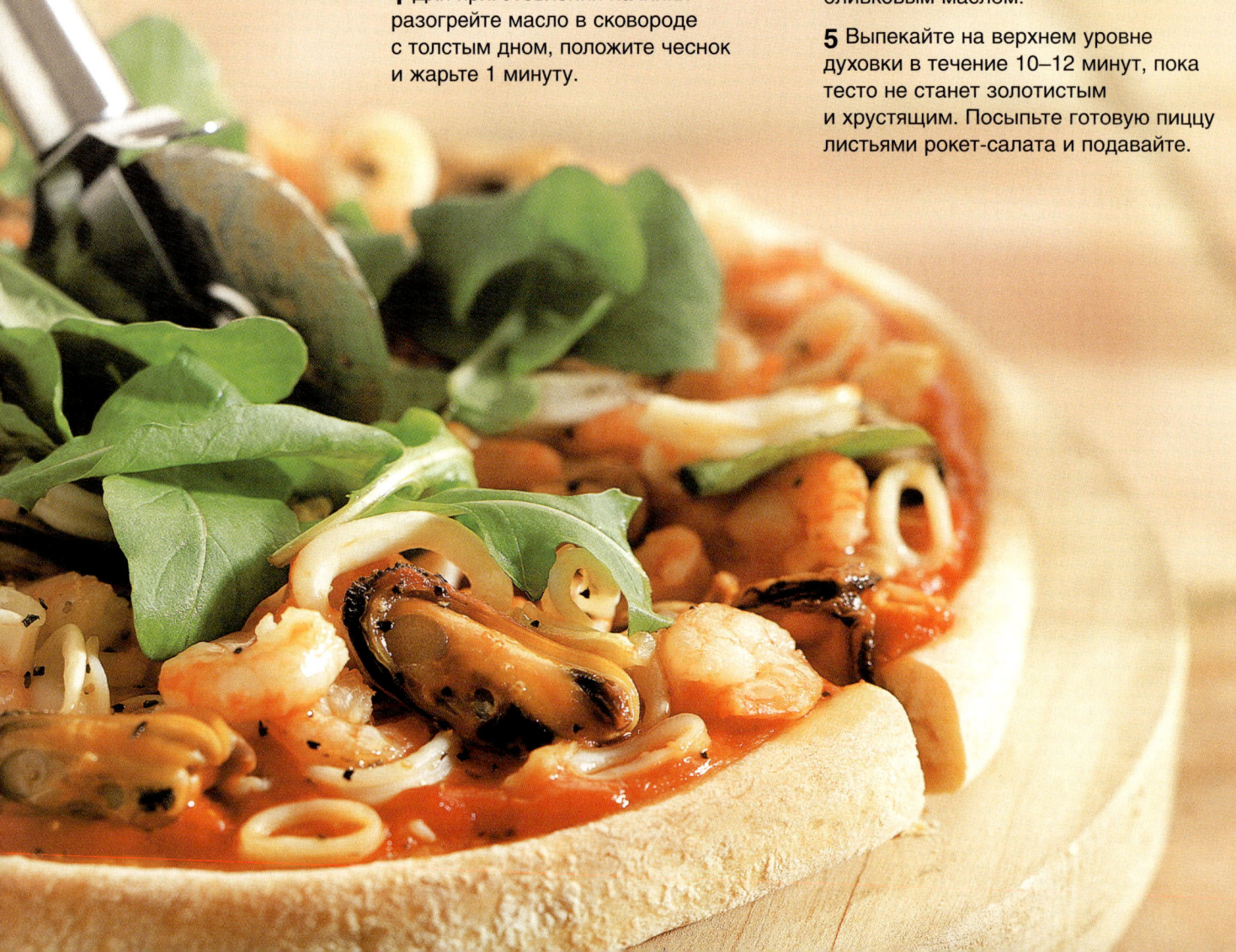

5 Выпекайте на верхнем уровне духовки в течение 10–12 минут, пока тесто не станет золотистым и хрустящим. Посыпьте готовую пиццу листьями рокет-салата и подавайте.

Оленина под клюквенно-апельсиновым соусом

Стейки из постной оленины имеют изысканный вкус дичи, который подчеркивается кисло-сладким цитрусовым соусом. Подавайте с гарниром из поленты или мелкого картофеля, отваренного на пару.

Подготовка: 15 минут, плюс маринование
Приготовление: 20 минут
Выход: 4 порции

4 стейка из оленины по 140 г
ДЛЯ МАРИНАДА
4 ст. л. оливкового масла
4 ч. л. соевого соуса
2 ст. л. кленового сиропа или меда
1/2 ч. л. паприки
ДЛЯ СОУСА
115 г коричневого сахара
125 мл свежего апельсинового сока
1 плод аниса звездчатого (бадьяна)
1/2 ч. л. смеси специй
225 г клюквы
Цедра 1 апельсина, нарезанная соломкой
1/4 ч. л. соли

1 Смешайте все ингредиенты для маринада и обваляйте в нем оленину. Поставьте в холодильник на 1 час; через полчаса переверните стейки.

2 В кастрюлю с толстым дном насыпьте сахар, анис звездчатый, смесь специй, влейте апельсиновый сок. Подогревайте, помешивая, на слабом огне, пока сахар не растворится. Добавьте клюкву и половину цедры. Варите до мягкости. Посолите и снимите с огня.

3 Сковороду с рифленым дном смажьте оливковым маслом и нагрейте, пока от масла не пойдет дымок. Обжаривайте стейки по 4–5 минут с обеих сторон. Налейте маринад в сковороду и дайте прокипеть на слабом огне несколько минут, пока он частично не выпарится и не станет глянцевитым. Залейте им стейки. Украсьте оставшейся цедрой и подавайте с соусом.

ПИЩЕВАЯ ЦЕННОСТЬ 1 порции:	
калорийность	**400 ккал**
углеводы	**40 г**
(сахар)	**39 г**
белки	**32 г**
жиры	**14 г**
(насыщенные)	**3 г**
клетчатка	**2 г**

Печеные яблоки с начинкой

Запекание – простой способ приготовления фруктов, сохраняющий их питательные свойства. В этом случае яблоки начинены пряной ароматной смесью из фиников, орехов и имбиря. Подавайте со свежим творогом.

Подготовка: 10 минут
Приготовление: 45 минут
Выход: 4 порции

1,5 ст. л. светлого меда
4 ст. л. овсяных хлопьев
55 г сушеных фиников, удалите косточки и крупно нарежьте
1 ст. л. семечек подсолнечника
20 г орехов пекан, крупно нарубите
1 кусочек имбиря в сиропе, крупно нарежьте
1 ст. л. коричневого сахара
4 яблока, пригодных для тепловой обработки; удалите сердцевину и сделайте надрезы по окружности

1 Нагрейте духовку до 180°C.

2 Нагрейте мед в маленькой кастрюльке с толстым дном. Всыпьте, помешивая, овсяные хлопья и поварите 2–3 минуты, пока мед не впитается в хлопья. Снимите с огня и перемешайте с другими ингредиентами.

3 Положите яблоки на жаропрочное блюдо и подлейте немного воды. Начините яблоки полученной медовой смесью. Запекайте в течение 40 минут, пока яблоки не станут мягкими.

ПИЩЕВАЯ ЦЕННОСТЬ 1 порции:	
калорийность	**260 ккал**
углеводы	**48 г**
(сахар)	**36 г**
белки	**4 г**
жиры	**7 г**
(насыщенные)	**0,5 г**
клетчатка	**5 г**

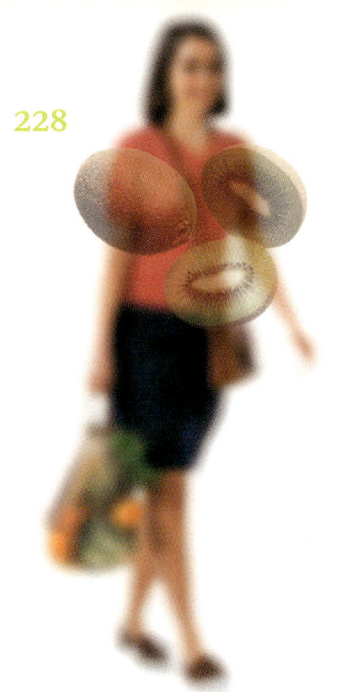

Аппетит и здоровье

Все мы время от времени теряем интерес к пище, причем не всегда это связано с неприятностями. Хорошо известно, что стоит влюбиться – и все остальное, в том числе и еда, отступает на задний план. Однако независимо от причины скудного питания вернуть себе здоровый аппетит жизненно необходимо.

Способность от души наслаждаться пищей – одно из самых больших удовольствий. Кроме того, это убедительный показатель крепкого здоровья. Поэтому, когда человек, обычно не страдающий отсутствием аппетита, вдруг теряет интерес к пище, это повод для беспокойства.

ЗДОРОВЫЙ АППЕТИТ

Аппетит регулируется аппестатом – особой сенсорной зоной, расположенной в гипоталамусе. Эта область мозга отслеживает факторы, влияющие на аппетит, в частности на уровень в крови глюкозы и других питательных веществ. Она получает сигналы от рецепторов, находящихся в желудке, после чего начинается выделение веществ, которые стимулируют или подавляют интерес к еде, в зависимости от того, получает ли аппестат сообщение о пустоте или наполненности желудка.

Иногда функции аппестата нарушаются из-за неподходящей пищи, плохого самочувствия, воздействия эмоциональных или гормональных факторов. В таких случаях организм получает ложные сигналы, что приводит к потере аппетита или, напротив, к его усилению. Непродолжительные периоды отсутствия аппетита обычно не опасны для здоровья, но если подобные симптомы не проходят в течение недели, следует показаться врачу.

От чего зависит аппетит?

Болезнь часто снижает интерес к пище; даже такие обычные недомогания, как простуда или расстройство желудка, могут испортить аппетит на день-два. Более серьезные заболевания – синдром раздраженной толстой

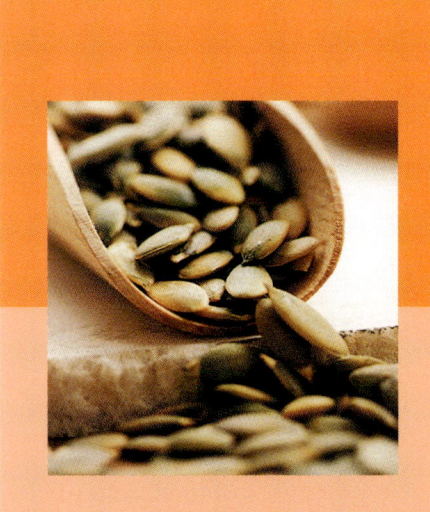

для хорошего аппетита

КАЛИЙ *Ешьте продукты с высоким содержанием калия: бананы, картофель, сухофрукты, авокадо, орехи, семечки и бобовые.*

МАГНИЙ *Богатые им цельнозерновые продукты, орехи, бобовые, сушеный инжир* и зеленые овощи вызывают здоровый аппетит.

ВИТАМИНЫ В, С *Вы получите их из овощей, фруктов, цельнозерновых продуктов, орехов, бобовых, мяса, птицы, рыбы, яиц и молочных продуктов.*

ТЫКВЕННЫЕ СЕМЕЧКИ (слева) – полезный растительный источник цинка, дефицит которого вызывает снижение аппетита. Много цинка содержат постная говядина, крабы и другие ракообразные, а также сардины, дичь, птица, рис, бобовые и орехи.

кишки, язва, тошнота или диспепсия – обычно создают дискомфорт и вызывают боли, что также подавляет желание есть.

В подобных ситуациях следует перейти на легкую, полноценную пищу и питаться регулярно, избегая обильной еды и жирных, рафинированных и подвергнутых технологической обработке продуктов. Облегчение дают настои лекарственных трав или пряностей, например мяты перечной, фенхеля, корицы, ромашки и имбиря. Натуральный йогурт способствует восстановлению микрофлоры кишечника.

Эмоциональный фактор Стресс, состояние тревоги и депрессия могут привести к потере аппетита и беспорядочному питанию. Люди, испытывающие эмоциональные трудности, которым особенно необходима здоровая полноценная пища, именно в это время теряют к ней всякий интерес. Возродить его помогают небольшие порции и частые приемы пищи.

Стимуляторы и лекарства Курение, кофе и алкоголь – факторы, подавляющие аппетит. Они ослабляют вкус и обоняние, посылая сигнал наполненности, и подавляют интерес к еде. Лекарственные препараты также могут привести к потере аппетита, особенно если они вызывают побочные эффекты, например тошноту. Кроме того, стимуляторы и лекарства повышают риск возникновения пищевой недостаточности, что ведет к понижению энергетического уровня и, как следствие, к большей потере аппетита.

Витамины и минералы

Если у вас плохой аппетит более двух недель, попробуйте увеличить потребление продуктов, содержащих

ИДЕИ ДЛЯ МЕНЮ
Ешьте с аппетитом!

Эти простые блюда помогут вызвать интерес к еде.

ЗАВТРАК Свежевыжатый фруктовый сок; томатный сок; холодное молоко с кусочком банана; банановые сдобы; оладьи или блины с медом и орехами.

ВТОРОЙ ЗАВТРАК Курица-гриль или рыба с рисом или кускусом и отваренными на пару овощами; мягкая тортилья с соусом тапенаде, пюре из нута; полезный для здоровья суп. На сладкое – свежие фрукты.

ОБЕД Крабовые лепешки с соусом чили или любое блюдо с креветками, мидиями или устрицами: авокадо с тунцом и майонезом; картофельное пюре с жареной рыбой, мясом или птицей и зеленые овощи; лапша или рис с капустой, жаренной по-восточному, морковью, красным перцем, кукурузой, грибами, посыпанными кунжутными семенами; пудинг из фруктового кекса с цукатами и орехами.

МЕЖДУ ДЕЛОМ В промежутках между трапезами ешьте свежие или сухие фрукты, семечки тыквы и подсолнечника, орехи, сдобные булочки и лепешки, воздушную кукурузу, сухие соленые крендельки, рисовые хлебцы с бананами или арахисовым маслом, белковые бублики или вафли.

Легкие рисовые хлебцы с арахисовым маслом

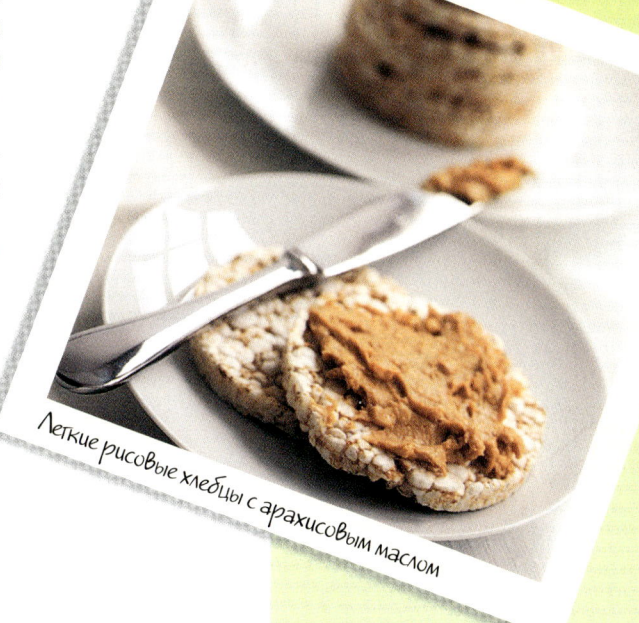

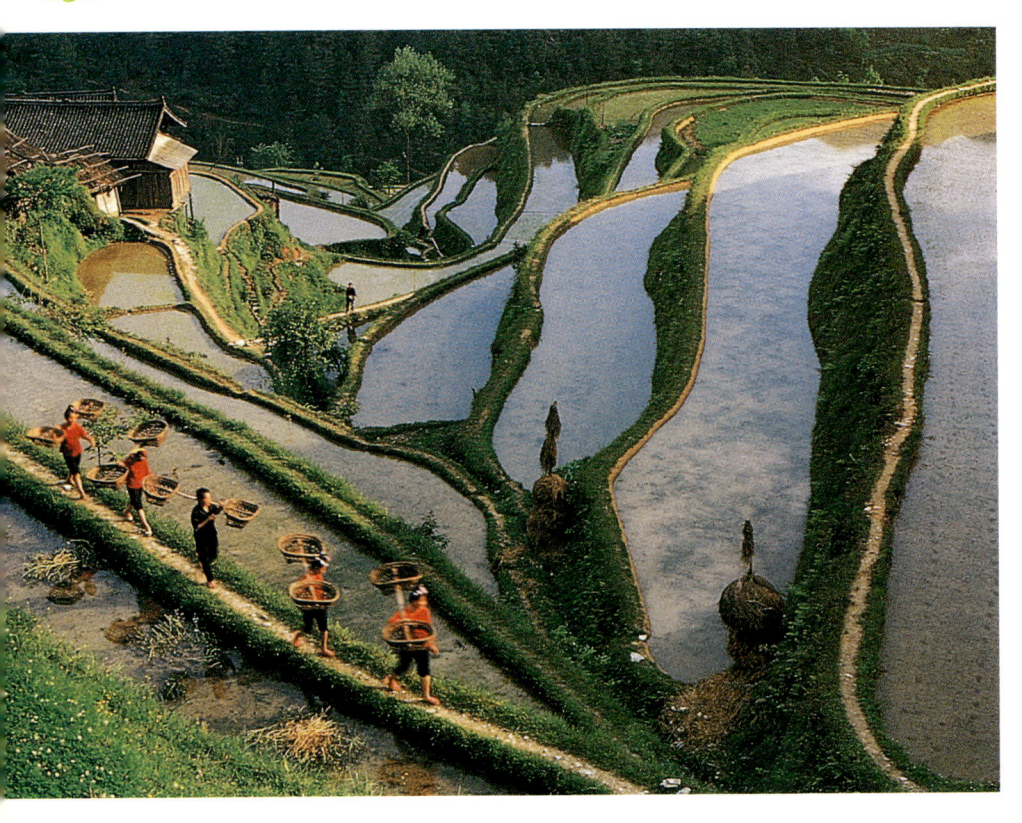

Основной продукт питания Рис – основной продукт питания для половины населения земного шара. Его выращивают на залитых водой полях – рисовых чеках. Мягкий вкус и приятная консистенция делают рис незаменимым для тех, кто потерял интерес к еде; к тому же он питателен и легко усваивается.

цинк, магний и калий. Кроме того, необходимо ежедневно включать в рацион продукты, богатые витаминами В и С.

Понемногу и чаще Старайтесь есть пять-шесть раз в день небольшими порциями – они отвергаются менее решительно, чем обильная еда. Основу питания должны составлять сложные углеводы: макаронные изделия, хлеб, картофель, рис и лапша. Старайтесь непременно позавтракать: пусть это будет мусс или какие-нибудь фрукты, например банан.

Хотя продукты с высоким содержанием клетчатки составляют важную часть рациона, однако, если вы в течение некоторого времени не ели с аппетитом, она может вызвать вздутие живота и метеоризм. Легко переваривается клетчатка, содержащаяся в картофельном пюре, в корнеплодах, овощных супах, спелых бананах и рисе.

Чего следует избегать Газированные и сладкие напитки, чай и кофе подавляют аппетит. Алкоголь лучше пить в небольших количествах и во время еды, соблюдая рекомендуемые дозы. Старайтесь избегать сладостей и продуктов, подвергшихся технологической обработке, так как они лишены питательной ценности и подавляют аппетит.

Другие варианты

В Древнем Китае многие нарушения пищеварения и плохой аппетит лечили с помощью листьев люцерны. Это растение использовалось также в древнеиндийской медицине. Люцерна содержится в пророщенных семенах (их легко получить в домашних условиях) или в растительных пищевых добавках.

Пудинг из панеттоне

Побалуйте себя этим десертом.

Подготовка: **15 минут, плюс 30 минут на пропитку**

Приготовление: **35 минут**

Выход: **4 порции**

275 г панеттоне (итальянский фруктовый кекс), нарежьте ломтиками
6 ст. л. шоколадной пасты
25 г грецких орехов
300 мл снятого молока
1/2 ч. л. ванилина
1 большое яйцо
1 ст. л. кленового сиропа

1 Нагрейте духовку до 200°С. Смажьте маслом форму для выпекания (25 x 20 см). Выложите форму половиной ломтиков. Намажьте шоколадной пастой и посыпьте орехами. Накройте остальными ломтиками.

2 Налейте в кастрюлю молоко с ванильной эссенцией и доведите до кипения. Снимите с огня, добавьте яйцо и кленовый сироп, взбейте и залейте кекс, придав плоскую форму. Дайте пропитаться. Выпекайте до готовности 30 минут.

ПИЩЕВАЯ ЦЕННОСТЬ 1 порции:	
калорийность	550 ккал
углеводы	65 г
(сахар)	43 г
белки	13 г
жиры	27 г
(насыщенные)	10 г
клетчатка	1,5 г

Крабовые лепешки с соусом чили

Рецепт этих легких лепешек навеян тайской кухней, это прекрасный источник цинка, необходимого для восстановления аппетита. Лепешки можно подать и с зеленым соусом.

Подготовка: **20 минут, плюс 30 минут на охлаждение**

Приготовление: **25 минут**

Выход: **4 порции (12 лепешек)**

250 г свежего или консервированного крабового мяса
250 г филе трески, без кожи и костей, нарежьте
2 зубчика чеснока, измельчите
1 средний стручок чили, удалите семена и нарежьте
2 ст. л. натертого на терке свежего имбиря
3 ст. л. нарезанной зелени кориандра и еще немного для украшения
Белок 1 яйца
Соль и свежемолотый черный перец
Подсолнечное масло для жарки
ДЛЯ СОУСА ЧИЛИ
8 крупных стручков красного перца чили, нарежьте
4 зубчика чеснока, нарежьте
2 ч. л. сахарной пудры
1 ст. л. рисового уксуса
1 ст. л. тайского соуса к рыбе
1 ст. л. оливкового масла
1 ч. л. кунжутного масла
1 ст. л. черного соевого соуса
1 маленький стручок чили для украшения, нарежьте

1 Поместите крабовое мясо, треску, чеснок, чили, имбирь, кориандр, яичный белок, соль и перец в миксер и взбейте до однородной массы. Накройте крышкой и поставьте охлаждаться на 30 минут.

2 Приготовьте соус чили: положите все ингредиенты, кроме соевого соуса, в кастрюлю. Доведите до кипения, накройте крышкой и подержите на слабом огне 10–12 минут. Переложите соус в миксер и смешивайте до однородной массы. Снова переложите в кастрюлю и добавьте соевый соус. Нагревайте 2 минуты. Подавайте в холодном или горячем виде.

3 В сковороде с толстым дном разогрейте немного растительного масла, выложите столовой ложкой крабовую массу, лопаткой придайте форму лепешек. Обжаривайте с обеих сторон до золотистого цвета. Подавайте с зеленью кориандра и соусом чили.

ПИЩЕВАЯ ЦЕННОСТЬ 1 порции:	
калорийность	91,5 ккал
углеводы	1 г
(сахар)	0,6 г
белки	8,3 г
жиры	6 г
(насыщенные)	0,6 г
клетчатка	0

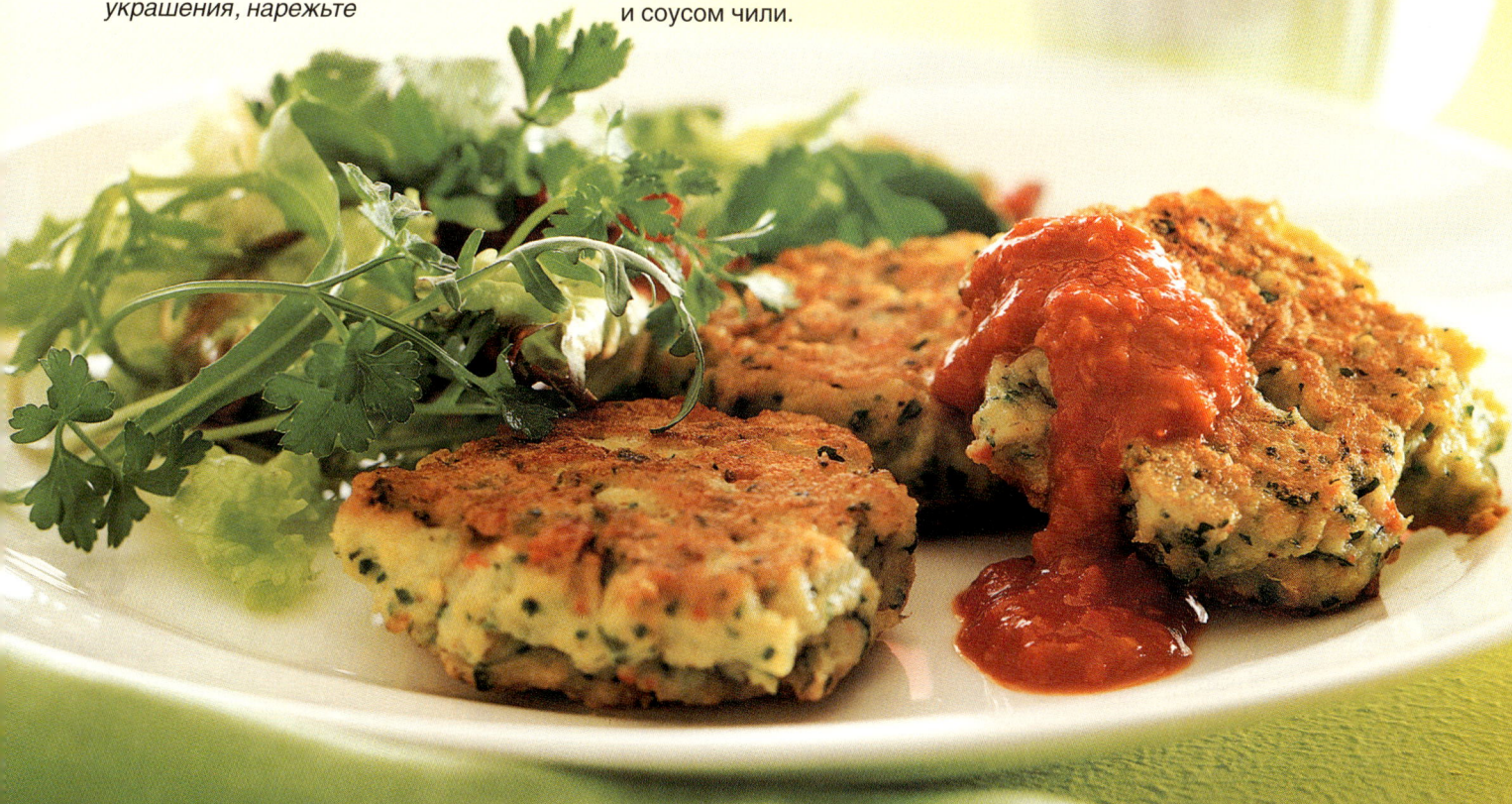

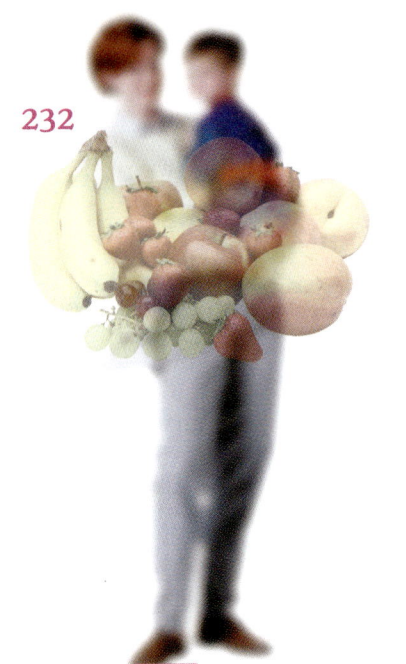

К пище – с уважением

Пища – один из важных факторов, влияющих на жизнь, а наше отношение к еде имеет глубокие корни и складывается из многих аспектов. Гастрономические вкусы вырабатываются с детства под влиянием родителей, семьи, друзей и средств массовой информации.

Если еда воспринимается как удовольствие, естественная составляющая жизни, она создает прочный фундамент для крепкого здоровья. Однако пища может стать и предметом озабоченности, вызывать чувство вины и тревоги.

ЗДОРОВОЕ НАЧАЛО

Все родители хотят обеспечить своему ребенку наилучший старт в жизни, и большинство прекрасно понимает, что для нормального роста, развития и крепкого здоровья необходимо полноценное питание. Однако бывают трудные периоды, когда ребенок отказывается от пищи. Еда, которая только вчера была любимой, вдруг с негодованием отвергается.

Конечно, непостоянство вкусов может вызывать беспокойство, но следует помнить, что рост и развитие детей протекают неравномерно, так что колебания аппетита вполне естественны. Совершенно нормально, что сегодня у ребенка волчий аппетит, а завтра он теряет интерес к еде.

Родителям потребуется большое терпение, спокойствие и даже чувство юмора, чтобы научить детей конструктивному отношению к пище. Для этого необходимо прежде всего отказаться от чрезмерного давления и требований «съесть все, что положено на тарелке».

Дети часто используют еду для того, чтобы обратить на себя внимание, так что отказ от еды может быть недвусмысленным желанием увидеть вашу реакцию. Наказание или слишком бурная реакция на такое поведение скорее всего только ухудшат дело. Попытки насильно заставить ребенка есть могут пагубно сказаться на его отношении к еде в будущем.

Противоречивые критерии

В нашем обществе, ориентированном на получение удовольствия, обильные трапезы считаются показателем счастливой семейной жизни. Неважно, где они происходят, – дома или на званом обеде, установка одна и та же – ничего не оставлять на тарелке. Счастье и благополучие непосредственно связывают с едой.

Однако вместе с тем общество восхищается совершенно несовместимым с этими взглядами идеалом – безукоризненной, стройной, худощавой фигурой. Индустрия моды пропагандирует бесплотные формы как символ красоты и успеха. Для большинства людей идеальный вес недостижим. Те, у кого вес превышает этот стандарт, или те, кто безосновательно считает себя толстым, вступают в отчаянную борьбу с пищей. Они экспериментируют с бесконечными диетами, переживают циклы падений и скачков веса, триумфы и поражения. Результат неутешителен – низкая самооценка и непривлекательная болезненная внешность.

Пусковые механизмы нарушений

Некоторые нарушения питания могут быть следствием других факторов, таких, как непереносимость той или иной пищи, пищевая аллергия или дефицит цинка. В случае необычной реакции на пищу необходим точный диагноз.

Чаще всего встречается непереносимость к яйцам, молоку, моллюскам, например мидиям и устрицам, шоколаду, пшенице, арахису, сое и соевым продуктам.

В некоторых случаях наблюдается непреодолимая тяга к продуктам, создающим проблемы. В результате такие симптомы, как нарушение пищеварения, головные боли, сыпь и повышенная активность, становятся постоянными. Улучшение наступает только тогда, когда продукт, вызывающий непереносимость или аллергию, исключается из рациона. Если вам кажется, что у вас или у вашего ребенка пищевая аллергия, следует обратиться к врачу. Опасно исключать из рациона какие-либо продукты без врачебного контроля, так как это

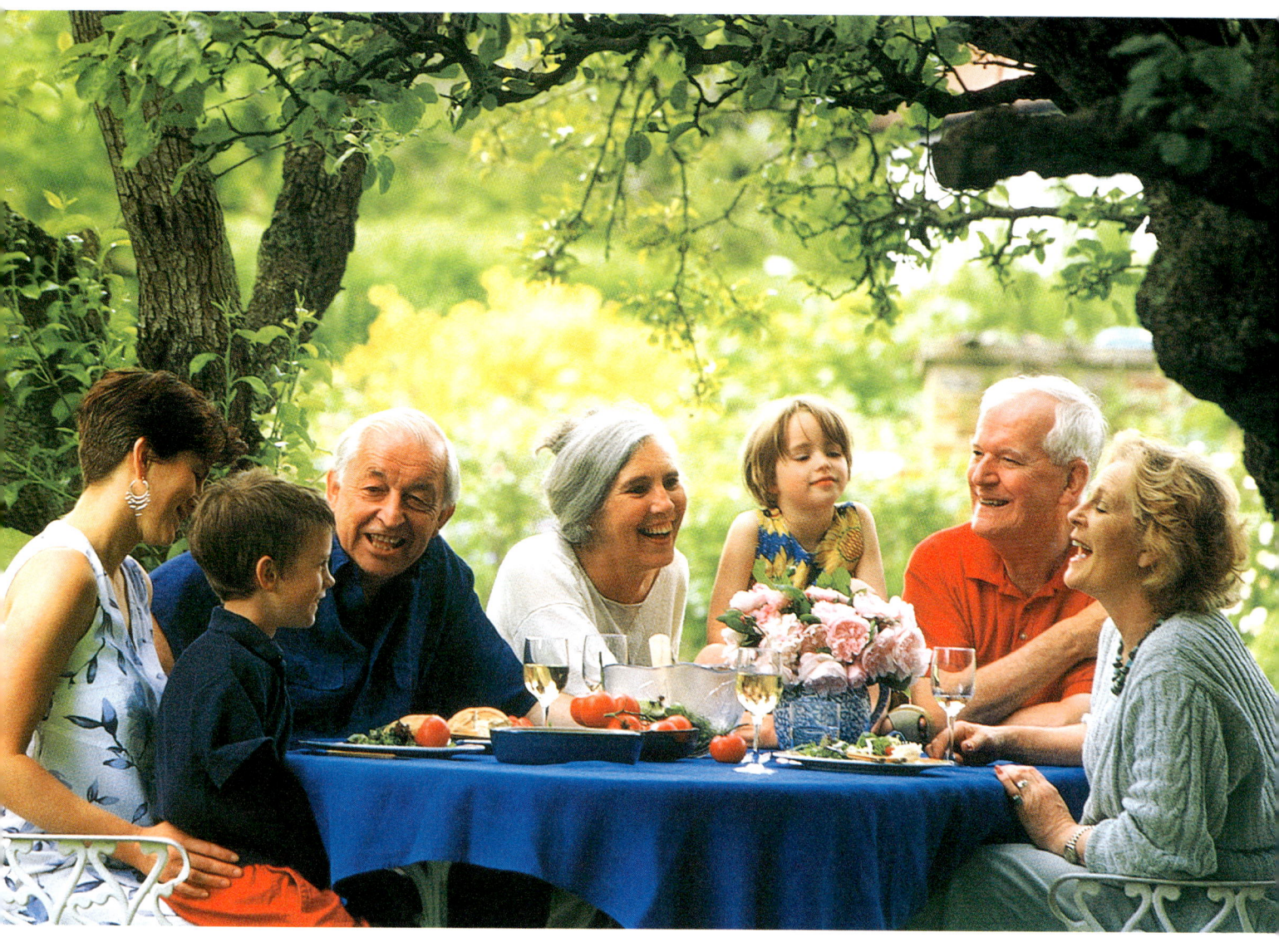

Приближаясь к идеалу Семейная трапеза в приятной, раскованной обстановке – лучший способ получать удовольствие от еды. Когда сидишь за красивым столом, пищеварительная система работает более эффективно. Но люди с расстройствами аппетита утратили, а возможно, никогда и не знали, что такое хорошие отношения с едой. Чтобы восстановить нормальный аппетит, им нужна помощь.

может привести к дефициту питательных веществ. Например, нехватка такого простого минерала, как цинк, иногда влечет за собой снижение аппетита и становится одним из факторов неполноценного питания.

Непреодолимая сила
Тяга к определенной пище – гораздо более сильное чувство, чем любовь к какой-нибудь еде или внезапное желание купить лакомство. Это всепоглощающая и слепая страсть к определенной пище. Одержимые ею не могут противостоять искушению съесть эту пищу и готовы пойти на многое, чтобы удовлетворить свое желание.

Существует мнение, что эта страстная тяга вызывается дефицитом тех или иных питательных веществ. Однако убедительных научных подтверждений этому нет; кроме того, чаще встречается тяга к продуктам с высоким содержанием сахара – шоколаду, пирожным, конфетам, жареной пище и хрустящему картофелю, а не к свежим фруктам и овощам. Существует несколько теорий о причинах непреодолимого пристрастия к пище, практически лишенной питательной ценности.

Пища как утешение
Очень сладкой и жирной пище часто отдают предпочтение в пе-

риоды тревоги, стресса или депрессии: она становится своего рода эмоциональной опорой или заменителем любви. Сладкие продукты – конфеты, пирожные, печенье – создают ощущение хорошего самочувствия, так как вызывают высвобождение инсулина и повышение уровня серотонина в мозге.

Взлеты и падения Рафинированный сахар, входящий в состав сладостей, обычно дает лишь кратковременное удовлетворение. Кроме того, он может нарушить хрупкий баланс сахара в мозге. В итоге приподнятое настроение после сладкого часто сменяется глубоким унынием и новой потребностью в сладостях.

Шоколад также вызывает удовлетворение. Он содержит хорошо известный стимулятор – кофеин и способствует повышению уровня серотонина и эндорфинов. Испытываемый при этом подъем настроения вызывается образующимся в мозге фенилэтиламином.

Глубинные причины Сладости и шоколад создают ощущение комфорта, возможно, потому, что ассоциируются у нас с поощрением за хорошее поведение в детстве.

Другая теория основана на эволюции человека. Она предполагает, что мы всегда испытывали тягу к сладкой и жирной пище, чтобы получить питательные вещества, необходимые для пополнения запасов энергии и развития мозга.

До сравнительно недавнего периода в эволюции человека

Полное удовлетворение Эти чипсы из сладкого картофеля – вполне позволительное излишество. С чесночным майонезом в качестве соуса они прекрасно справляются с ролью успокоительного средства. К тому же они полезны для здоровья: богаты клетчаткой, антиоксидантами – витамином С и бета-каротином.

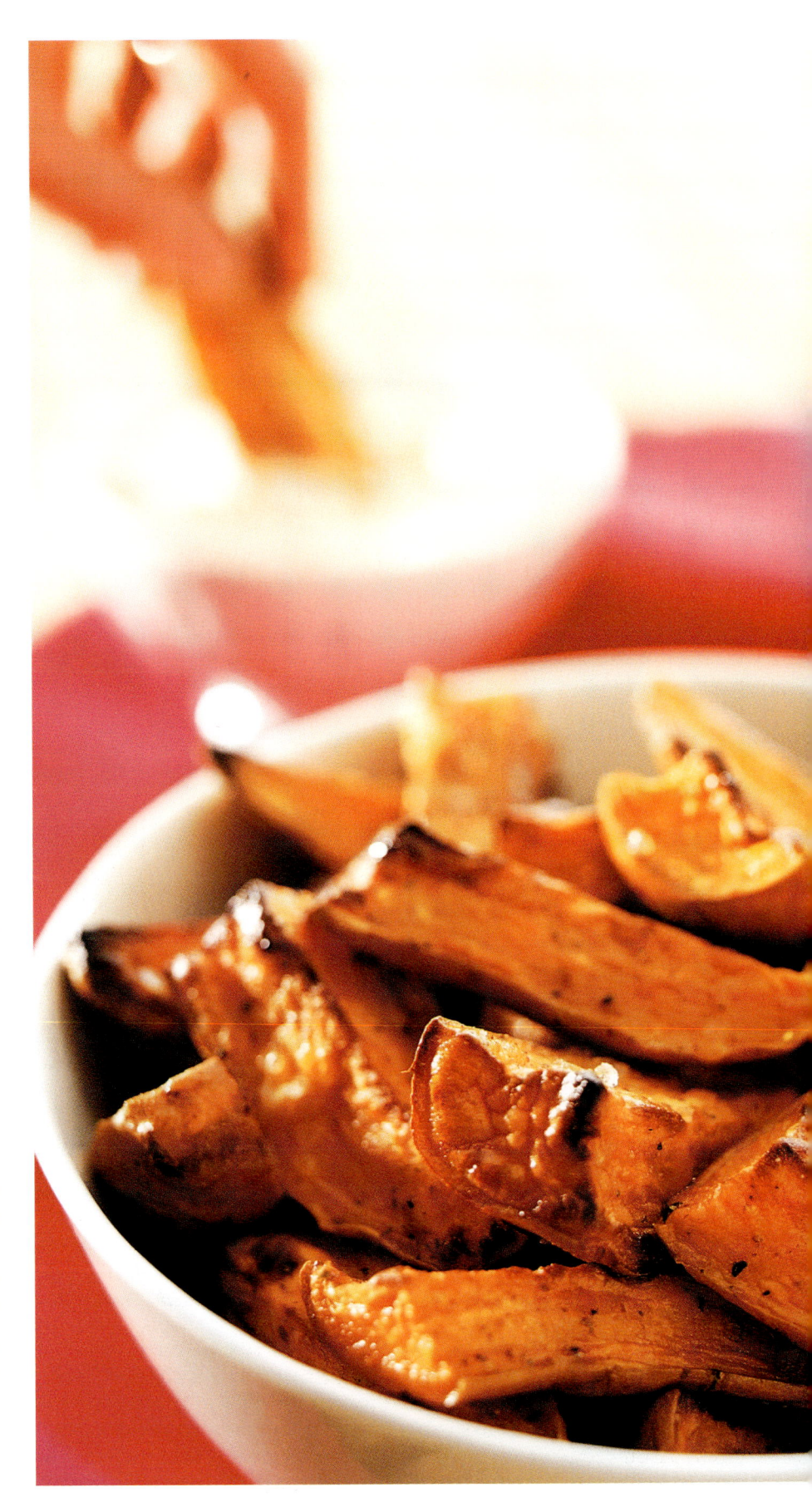

эти вещества были легко доступны в более полезных для здоровья продуктах – мясе и фруктах. Но теперь эта врожденная страсть к жирному и сладкому переросла в ненасытную тягу к технологически обработанной пище.

Эту гипотезу подтверждают результаты новейших исследований, позволяющие предполагать, что причиной подобных пристрастий может быть недостаток незаменимых жирных кислот, в изобилии содержащихся в жирной рыбе, семечках, подсолнечном масле, грецких орехах и соевых бобах.

Женщины более подвержены страстному влечению к определенной пище, чем мужчины, особенно во время беременности и перед началом менструаций. Объясняют это резкими изменениями концентрации половых гормонов, а также низким уровнем сахара в крови.

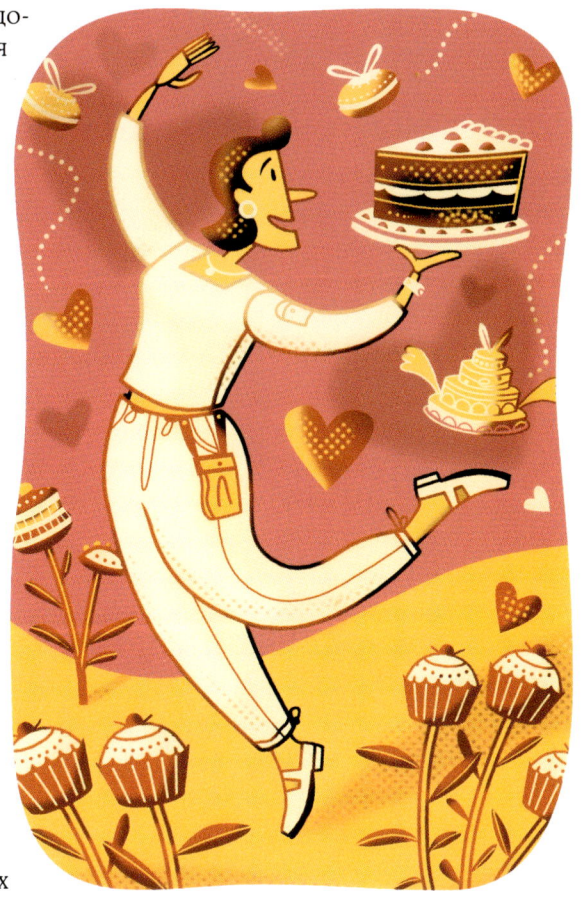

Как удержаться от соблазна? *Если вас неудержимо влечет к сладкому, найдите более здоровую альтернативу. Например, съешьте банан вместо пирожного с кремом, а вместо конфет купите пакетик разных орехов.*

Учитесь сдерживать себя

Когда непреодолимая тяга к той или иной пище становится длительной, можно попробовать предлагаемые ниже приемы. Если справиться самостоятельно не удастся, необходимо обратиться к врачу.

● Не надо совершенно отказывать себе в пище, к которой вас тянет, иначе можно сорваться; лучше съешьте немного вожделенного продукта. Если это шоколад, купите плитку хорошего качества с высоким содержанием какао-порошка, а не дешевый, насыщенный сахаром.

● Если вас тянет к сладкой или очень жирной пище, старайтесь подобрать более полезную замену. Перекусить лучше свежими или сушеными фруктами, зерновыми батончиками с пониженным содержанием сахара, натуральной воздушной кукурузой и несолеными сухими кренделькамии. Эти продукты помогут удерживать стабильный уровень сахара в крови.

● Не позволяйте себе ходить голодным: мысль о еде может полностью завладеть вами, лишив воли бороться с неуемным аппетитом. Напротив, ешьте сытную пищу, богатую углеводами, – макаронные изделия, картофель и рис, чтобы не ощущать голода.

● Для того чтобы справиться с голодом и тягой к еде, принимайте пищу регулярно, маленькими порциями.

● Еда на ходу в течение дня – не грех, если выбрать для этого здоровую пищу.

● При сбалансированном, разнообразном питании возникновение непреодолимой тяги к еде менее вероятно; поэтому расширяйте ассортимент продуктов, а не ограничивайте свой рацион.

● Старайтесь отвлечь себя от мыслей о еде с помощью регулярных занятий физкультурой. Простейшая двигательная активность – это ходьба; она усиливает синтез в головном мозге эндорфинов – веществ, поднимающих настроение, снимающих напряжение и восстанавливающих силы.

● Старайтесь избегать таких стимуляторов, как чай, кофе и сигареты. Они снижают уровень сахара в крови, усиливая тем самым тягу к сладостям.

РАССТРОЙСТВА АППЕТИТА

Тому, кто не испытывал подобных расстройств, представить их себе довольно трудно. Это более серьезная проблема, чем неправильное питание, непреодолимая тяга к какой-нибудь пище. Расстройство аппетита часто указывает на существование сложной проблемы психологического ха-

Конструктивное отношение к еде

Будьте вдохновляющим примером для детей и внуков; ваши усилия не пропадут даром. Покупайте здоровую разнообразную пищу, устраивайте как можно чаще совместные трапезы. Как показывают недавние исследования, семьи, где дети страдают ожирением, редко садятся за стол вместе или обсуждают проблемы питания.

Основу рациона должны составлять рис, картофель, лапша или макаронные изделия, постное мясо, птица, рыба, соя, орехи и бобовые. Если дети не любят овощи, попробуйте подавать их в замаскированном виде: никогда не знаешь, какое блюдо понравится ребенку.

Поощряйте детей утолять голод в течение дня свежими, сушеными или консервированными фруктами вместо сладких и жирных пирожных, печенья и конфет. Это вовсе не означает полный запрет на сладости; просто следует потреблять их в умеренном количестве.

Превратите еду в развлечение Привлекайте детей к приготовлению и подаче пищи: это стимулирует здоровый интерес к еде; а возможно, они с большим аппетитом будут есть пищу, которую сами помогали готовить.

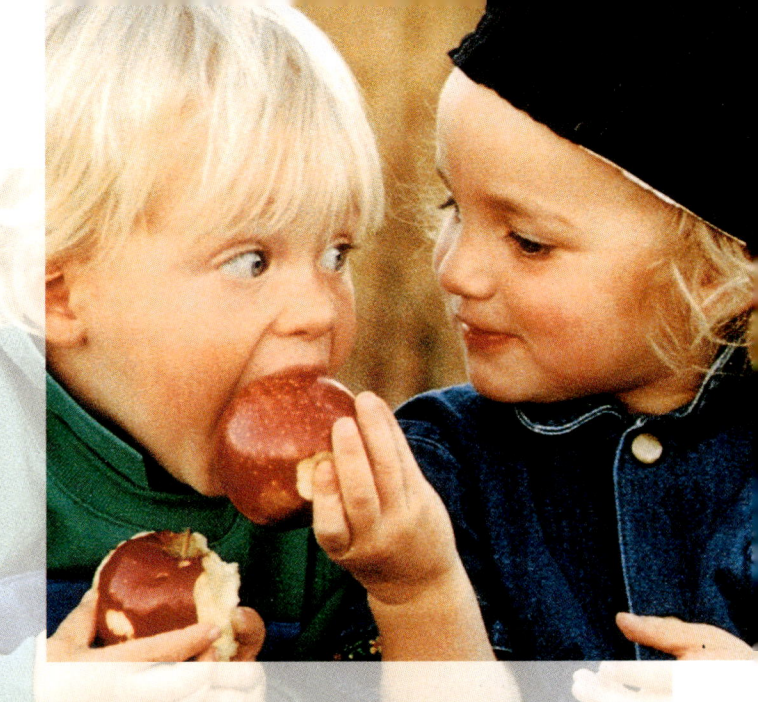

Не задабривайте ребенка сладостями Неразумно давать детям сладкое в качестве награды, так как это способствует закреплению на подсознательном уровне связи между сладкой пищей и положительными эмоциями. Кроме того, может развиться непреодолимая тяга к сладкому, которая не пройдет и в зрелом возрасте.

Экспериментируйте с различными незнакомыми ингредиентами Детей (да и взрослых) привлекают красиво оформленные, яркие блюда. Включайте в рацион разнообразные продукты, радующие и вкус, и глаз.

рактера. Люди, страдающие такими расстройствами, часто не хотят обращаться к врачу и очень искусно скрывают свое состояние. Явные признаки: чрезмерная озабоченность всем, что связано с пищей, резкое снижение веса, запоры, рвота, крайняя утомляемость, мышечная слабость, ожирение и проблемы с зубами.

Основные типы расстройства аппетита – это анорексия (отсутствие аппетита), булимия (резкое усиление чувства голода) и обжорство. Однако поставить точный диагноз не так-то просто, потому что у любого больного могут наблюдаться самые разные симптомы. Ниже описаны общие признаки каждого из этих заболеваний.

Анорексия

Это расстройство в основном характерно для девушек-подростков и молодых женщин.

На долю юношей и молодых мужчин приходится около 10% случаев анорексии, но среди школьников этот показатель может достигать 25%. Особенно подвержены анорексии люди, которым приходится поддерживать свой вес в строгих рамках из профессиональных соображений, в том числе жокеи, спортсмены, артисты балета и манекенщицы.

В настоящее время принято считать, что это заболевание возникает в результате определенного сочетания генетических и социальных факторов, включая сильнейший стресс. Одной из возможных причин может быть генетическое нарушение функции аппестата, регулирующего аппетит. Возможно также, что в ряде случаев предрасположенность к анорексии имеет генетическую основу и связана с вырабатываемым мозгом веществом хорошего настроения – серотонином.

Предвестники болезни Больные анорексией обычно отличаются высокой требовательностью к себе, стремлением к совершенству и одновременно низким уровнем самооценки. Для них характерна нездоровая озабоченность пищей, ее калорийностью, необходимостью снижения веса и патологический страх располнеть. Они буквально морят себя голодом. Периодически искусственно вызывают рвоту, злоупотребляют слабительными или мочегонными средствами.

В кривом зеркале

Больные анорексией ставят знак равенства между худобой и красивой фигурой. Они считают свой вес избыточным, хотя на самом деле находятся на грани истощения, но неспособны осознать это из-за искаженного представления о своем теле. Многие не признаются в том, что голодны, а съев крошечную порцию еды, уверяют, что объелись.

Продолжительное самоограничение в еде ведет к дефициту питательных веществ и, как следствие, к ухудшению работы мозга (нарушаются память и концентрация внимания) и к депрессии. Среди других последствий анорексии гормональные изменения, в частности нарушение менструального цикла или прекращение менструаций, снижение плотности костей из-за недостатка кальция, нарушение работы иммунной системы, анемия и рост волос на теле (попытка организма «утеплиться»).

Лечение обычно сочетает психотерапию и лекарственные препараты; иногда приходится помещать больного в стационар. Диетологи разрабатывают индивидуальную систему питания, возвращая больного к нормальному потреблению пищи.

Булимия

По некоторым оценкам, булимией в тот или иной период жизни страдают трое женщин из сотни. Как и в случае анорексии, мальчики и молодые мужчины составляют от 10 до 25% случаев. Психологические причины болезни в основном те же, что и при анорексии, однако при булимии больные часто компенсируют депрессию, чувство одиночества и беспомощности обжорством. Больные то морят себя голодом, то втихомолку поглощают огромное количество пищи. Затем они очищают кишечник, искусственно вызывая рвоту, принимая слабительные или мочегонные средства. Подобная цикличность поведения считается более распространенным явлением, чем анорексия. Очищение кишечника – некий способ восстановить контроль над своим организмом, но в то же время постоянный источник стыда и отвращения к себе. Скрытность больных чрезвычайно затрудняет обнаружение заболевания, особенно если они сохраняют нормальный вес. Нередко люди, страдающие булимией, внешне ведут обычный образ жизни и успешно работают, однако со временем появляются физические признаки болезни. В результате частой рвоты кислый желудочный сок разъедает зубную эмаль, а также вызывает септический фарингит.

Обычные симптомы булимии – колебания веса и расстройства

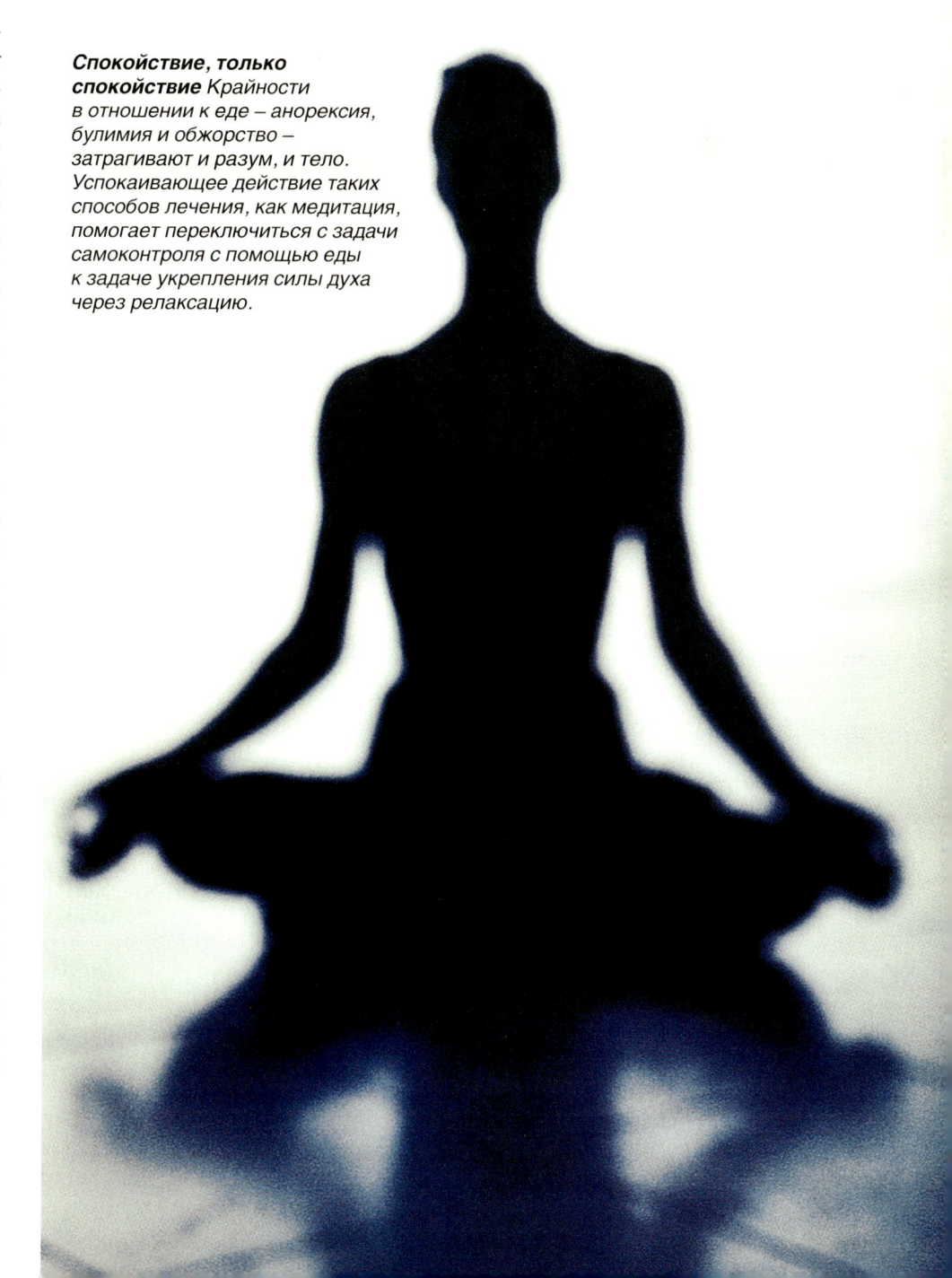

Спокойствие, только спокойствие Крайности в отношении к еде – анорексия, булимия и обжорство – затрагивают и разум, и тело. Успокаивающее действие таких способов лечения, как медитация, помогает переключиться с задачи самоконтроля с помощью еды к задаче укрепления силы духа через релаксацию.

ИДЕИ ДЛЯ МЕНЮ
Еда для новой жизни

Регулярно, часто и понемногу принимайте пищу из сложных углеводов и нежирных белковых продуктов. Макаронные изделия, картофель и рис стимулируют выработку кортизола – гормона, помогающего успокоиться.

ЗАВТРАК Хрустящие овсяные хлопья с малиной; цельнозерновые хлопья или овсяная каша; банановый мусс или тост из цельнозернового хлеба с джемом, арахисовым маслом или дрожжевым экстрактом.

ВТОРОЙ ЗАВТРАК Сушеные или свежие фрукты, сдобы, лепешки или горсть орехов и изюма.

ОБЕД Богатое белками нежирное блюдо, например легкий суп с тофу; сандвич из цельнозернового хлеба с тунцом, домашним или сливочным сыром, копченым лососем, кусочками индейки с эмментальским сыром; большая порция овощного салата, а сверху яйцо-пашот.

УЖИН Блюдо на основе сложных углеводов, например чипсы из сладкого картофеля с чесночным майонезом, которые можно подать к курице или рыбе-гриль. Жареный перец и креветки, завернутые в тортилью, с зеленым салатом; жаркое по-восточному из овощей и черной фасоли.

В ТЕЧЕНИЕ ДНЯ Воздерживайтесь от кофе, чая и газированных напитков. Пейте воду, травяные чаи, фруктовые соки.

МЕЖДУ ДЕЛОМ Свежие или сушеные фрукты; орехи, особенно грецкие; рисовые хлебцы, сдобные булочки или лепешки с арахисовым маслом, семечки, салаты из сырых овощей.

Куриный суп
Влейте в кастрюлю 300 мл куриного бульона, добавьте нарезанные тонкой соломкой морковь, зеленый лук, вареную курицу и мелкие макаронные изделия любой формы. Дайте покипеть на слабом огне в течение 5–7 минут. Выход: **2 порции**.

ПИЩЕВАЯ ЦЕННОСТЬ 1 порции: калорийность **100** ккал; углеводы **52** г (сахар **1** г); белки **4,5** г; жиры **3,5** г (насыщенные **0,3** г); клетчатка **0,5** г.

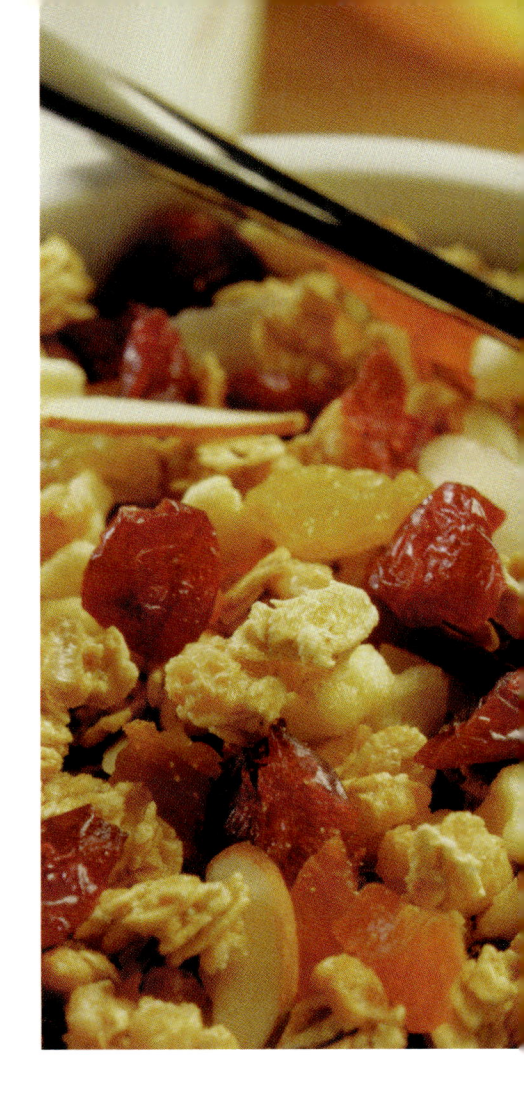

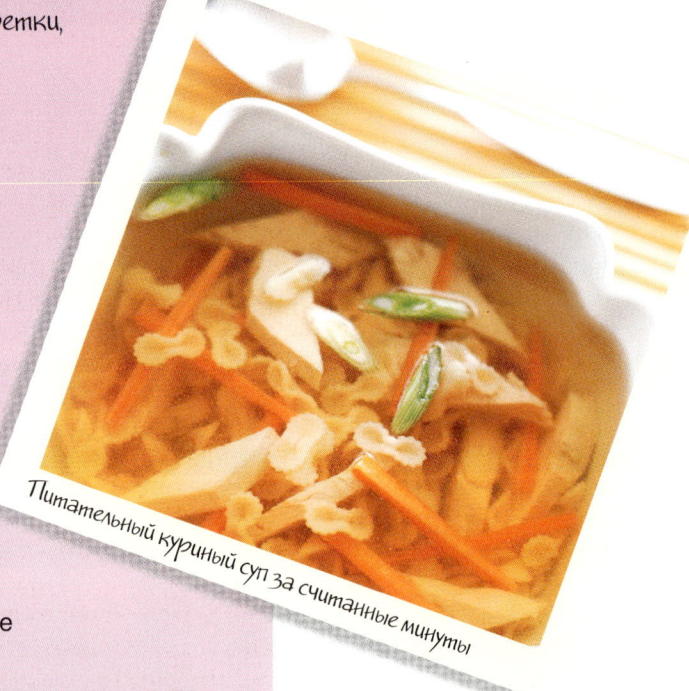

Питательный куриный суп за считанные минуты

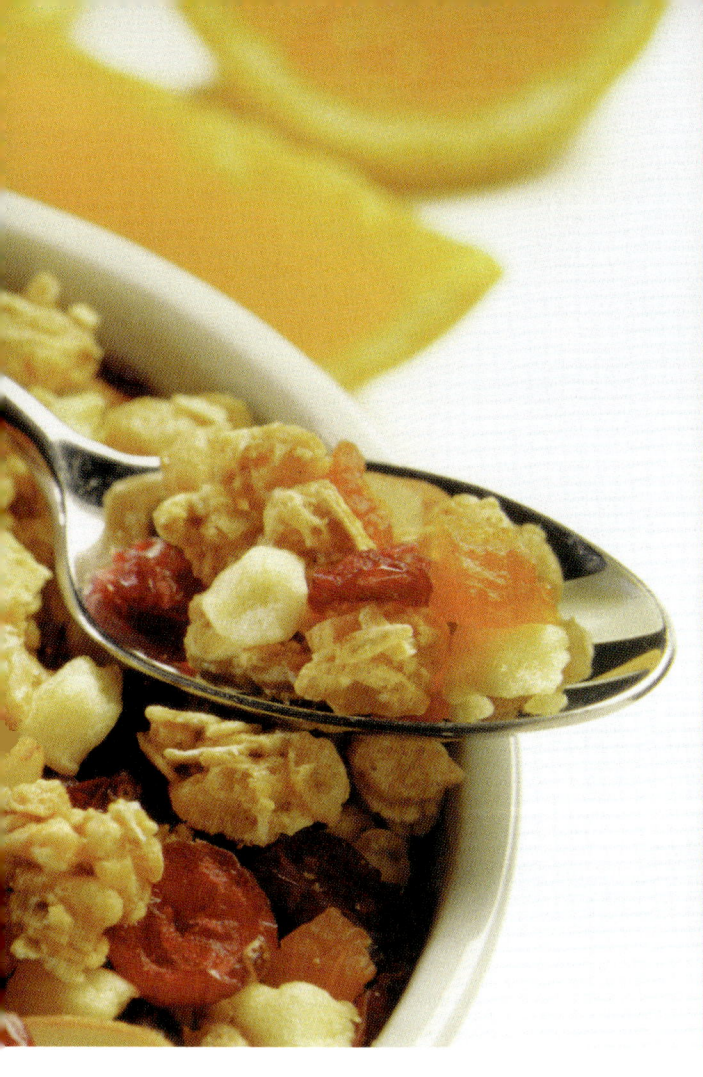

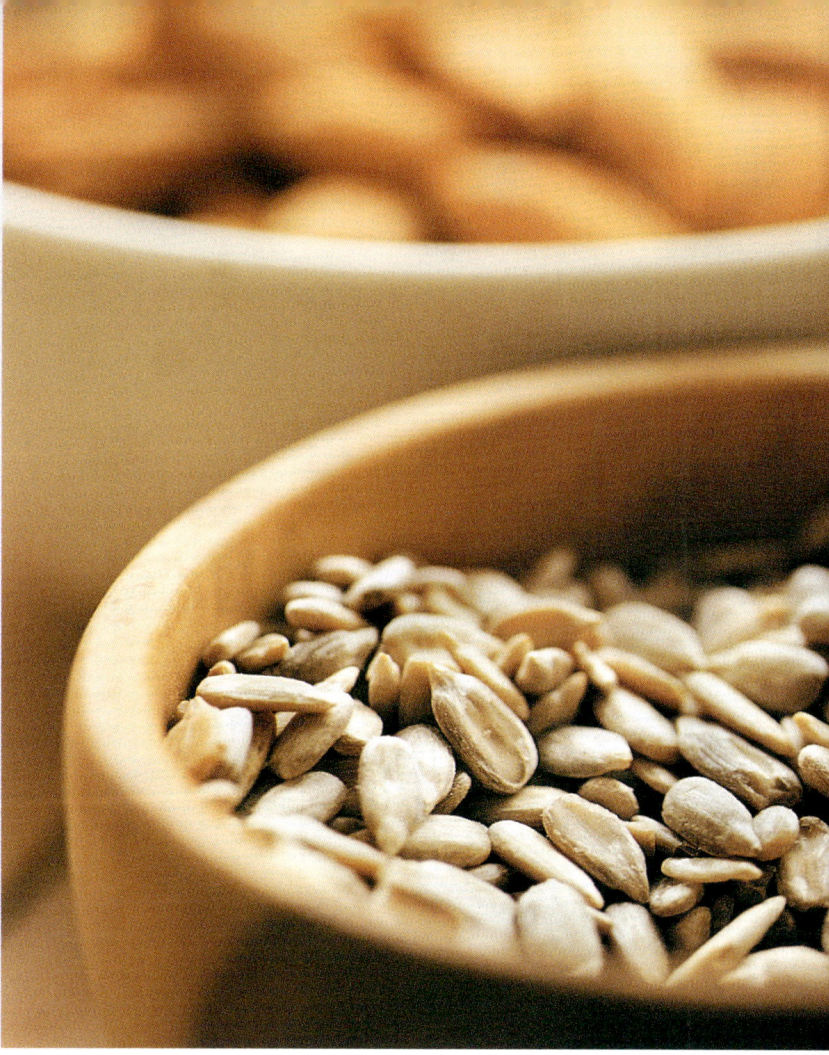

Тонкая стратегия На людей, лечащихся от тяжелых расстройств аппетита – анорексии или булимии, небольшие порции привычной пищи, например готового зернового завтрака, производят менее устрашающее впечатление, чем три обильные трапезы в день.

Скорая помощь Немного подсолнечных семечек или миндаля – простой способ преодолеть навязчивую тягу к еде. Они вкусные, приятно хрустят на зубах и помогают стабилизировать уровень сахара в крови.

пищеварения, депрессия, чувство тревоги, утомляемость. Страдающие булимией не обращают внимания на питательную ценность пищи. Здоровой пище они, как правило, предпочитают пирожные, печенье, хрустящий картофель, шоколад и конфеты. Психотерапевт и диетолог могут дать совет, как восстановить здоровый режим питания и ввести более разнообразную пищу в рацион.

Полезные советы Больным булимией следует есть часто и помалу в течение всего дня. Основу их питания должна составлять пища, богатая углеводами, – рис, макаронные изделия и картофель, белковые продукты с низким содержанием жира, свежие фрукты и овощи. Это позволит поддерживать стабильный вес, не прибегая к обжорству и последующему очищению желудка. Как и при анорексии, успешное выздоровление невозможно без вмешательства врача, к которому следует обратиться как можно раньше.

Обжорство

Обжоры постоянно съедают гораздо больше, чем это необходимо, но редко прибегают к слабительным или к ограничениям в еде. В результате люди, страдающие этим расстройством, обычно бывают очень тучными.

В настоящее время считают, что обжорством страдает больше людей, чем анорексией и булимией. В ряде случаев приступы переедания чередуются с периодами диеты.

Обычно обжорство имеет психологические причины, возникая как реакция на эмоциональную травму, а не просто как способ удовлетворить непреодолимое чувство голода. Избыточный вес не только угрожает здоровью, но и может привести к серьезным последствиям для психики. Среди них чувство вины, депрессия, стыд и ощущение невозможности контролировать ситуацию. При таком состоянии полезно сочетание психотерапевтического лечения и схемы питания, направленной на стабилизацию веса.

Жареный красный перец и креветки в тортилье

Ароматные маринованные креветки и ломтики обжаренного красного перца, завернутые в мягкую, теплую тортилью, – идеальное блюдо для возбуждения угасающего аппетита.

Подготовка: **15 минут, плюс 30 минут на маринование**

Приготовление: **30 минут**

Выход: **4 порции**

ПИЩЕВАЯ ЦЕННОСТЬ 1 порции:	
калорийность	300 ккал
углеводы	36 г
(сахар)	12 г
белки	19 г
жиры	10 г
(насыщенные)	3 г
клетчатка	4 г

20 сырых тигровых креветок, удалите жилки и хвосты
2 красных сладких перца, удалите семена, разрежьте пополам
1 желтый сладкий перец, удалите семена, разрежьте пополам
200 г консервированных томатов
1/2 ч. л. сахара

ДЛЯ МАРИНАДА
1 ч. л. молотого тмина
Сок 2 лимонов
2 зубчика чеснока, измельчите
2 ст. л. оливкового масла
3 ст. л. зелени кориандра, нарежьте
Соль и черный перец

ПОДАВАТЬ
4–8 теплых, посыпанных мукой тортилий (в зависимости от величины), нарезанные листья шпината, сметану и зелень кориандра.

1 Смешайте все ингредиенты для маринада, положите в него креветки. Хорошенько перемешайте их с маринадом. Накройте крышкой и поставьте на холод на 30 минут.

2 Поместите перцы в горячий гриль примерно на 15 минут, пока кожица не потемнеет. Дайте остыть в течение 10 минут. Снимите кожицу и промокните бумажным полотенцем. Нарежьте полосками. Сохраняйте теплыми.

3 Выньте креветки из маринада; нагрейте маринад в большой сковороде с толстым дном. Добавьте томаты и сахар и подержите 8–10 минут на среднем огне, пока маринад не загустеет и его объем не уменьшится. Положите креветки на сковороду и оставьте на огне на 2–3 минуты, пока они не порозовеют.

4 Подавайте, завернув полученную смесь в теплую тортилью со шпинатом. Полейте сметаной, посыпьте зеленью кориандра.

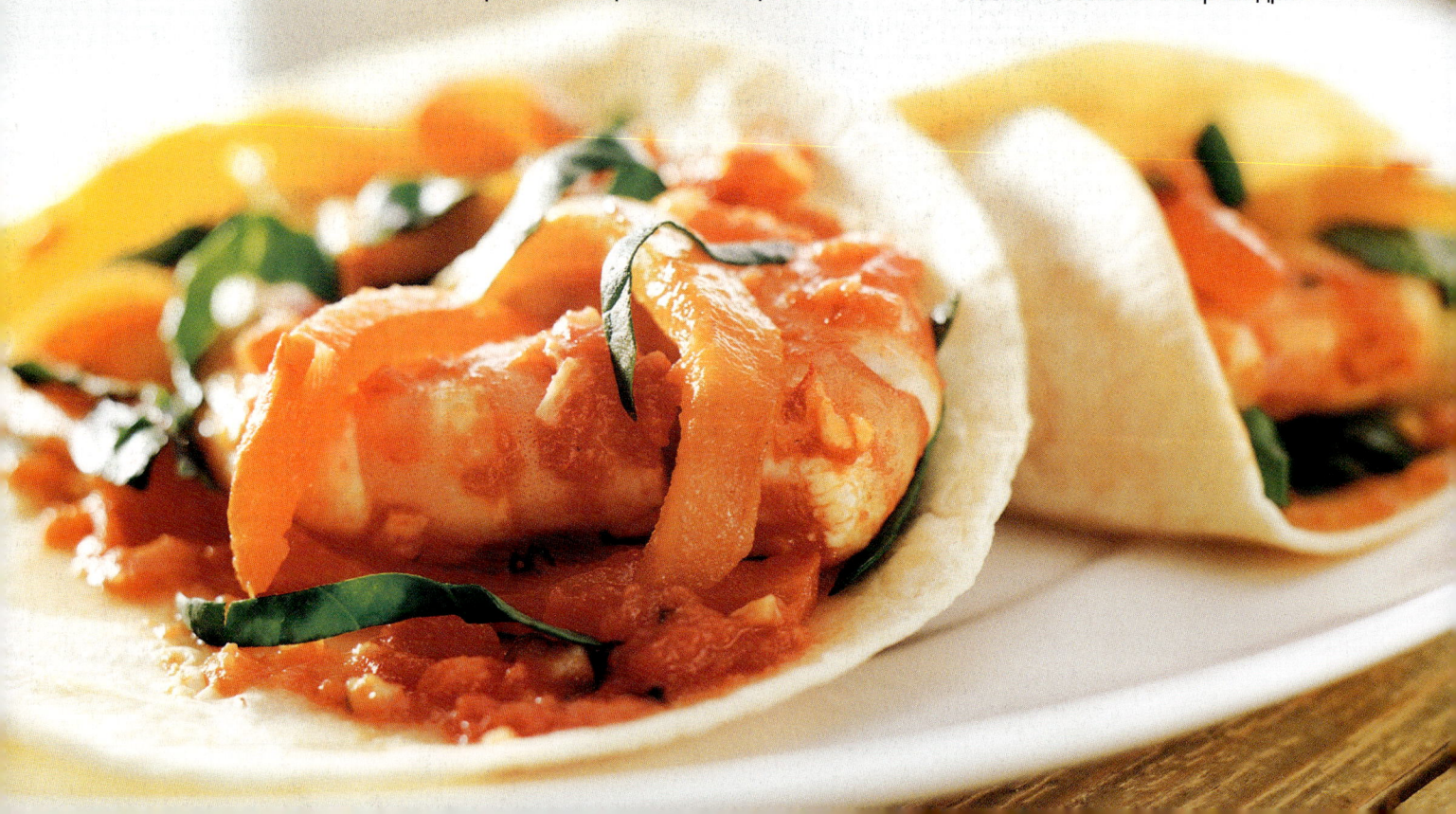

Чипсы из сладкого картофеля

Из сладкого картофеля получаются великолепные чипсы, это приятная альтернатива обычному картофелю. Подавайте с чесночным майонезом или соусом из перца чили.

Подготовка: **10 минут**

Приготовление: **35 минут**

Выход: **4 порции**

Оливковое масло для смазывания
500 г сладкого картофеля, почистите и нарежьте треугольными ломтиками
5 зубчиков чеснока, не чистите, проткните кожицу каждого зубчика острием ножа
Морская соль и черный перец
6 ст. л. майонеза с пониженным содержанием жира
Паприка для украшения

1. Нагрейте духовку до 200ºС. Смажьте противень небольшим количеством масла. Аккуратно разложите картофель и чеснок на противне. Приправьте солью и перцем по вкусу.
2. Запекайте в течение 30–35 минут, периодически переворачивая чипсы, пока они не станут мягкими и золотистыми.
3. Для чесночного майонеза осторожно выдавите мякоть из зубчиков, затем разомните вилкой или измельчите ножом. Смешайте с майонезом. Посыпьте сверху паприкой и подайте к чипсам из сладкого картофеля.

ПИЩЕВАЯ ЦЕННОСТЬ 1 порции:	
калорийность	**200 ккал**
углеводы	28 г
(сахар)	8 г
белки	2 г
жиры	9 г
(насыщенные)	0,5 г
клетчатка	3 г

Хрустящие овсяные хлопья с малиной

Для завтрака проще блюда не придумаешь, но выглядит оно привлекательно и аппетитно: малина придает ему яркость и сочность, а овсяные хлопья приятно хрустят на зубах.

Подготовка: **5 минут, плюс 10 минут на выстаивание**

Приготовление: **3 минуты**

Выход: **4 порции**

4 ст. л. светлого меда
Натертая на мелкой терке цедра 1 маленького апельсина (по желанию)
500 г густого натурального йогурта
225 г свежей или замороженной малины и еще немного для украшения
70 г овсяных хлопьев

1. Смешайте половину меда и цедру с йогуртом. Осторожно введите малину и размешайте, но не сильно. Оставьте на 10 минут, чтобы малина выпустила сок; затем снова размешайте (в йогурте появятся малиновые разводы).
2. Насыпьте овсяные хлопья в сковороду и обжарьте в течение 1 минуты. Добавьте оставшийся мед и размешайте, чтобы он покрыл хлопья. Подержите, помешивая, еще 2 минуты на среднем огне, пока хлопья не станут золотистыми и слегка хрустящими.
3. Выложите на дно четырех бокалов слой овсяной смеси; покройте слоем йогурта с малиной. Посыпьте еще одним слоем хлопьев и украсьте ягодами малины.

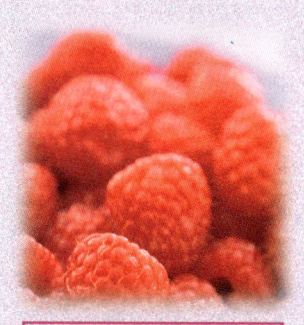

ПИЩЕВАЯ ЦЕННОСТЬ 1 порции:	
калорийность	**180 ккал**
углеводы	31 г
(сахар)	31 г
белки	8 г
жиры	4 г
(насыщенные)	2 г
клетчатка	1 г

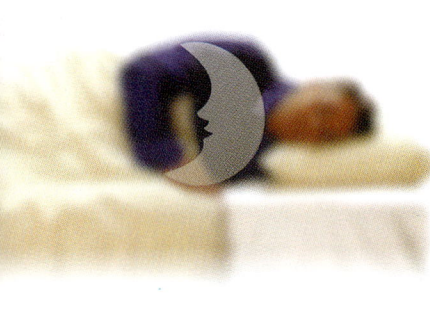

Пища и сон

Бессонница – это беда, настигающая нас ночью, после чего весь следующий день мы чувствуем себя разбитыми, усталыми и злыми. У нее могут быть физические и психологические причины. А теперь стало известно, что еще и гастрономические.

Большинство людей в тот или иной момент жизни страдало от бессонницы. Она может длиться несколько ночей, а может и гораздо дольше. Спровоцировать бессонницу может ряд факторов, в том числе тревожное состояние, хронические боли, депрессия, беременность, стресс или менопауза. Если вы подозреваете, что ваша бессонница вызвана этими или другими причинами медицинского характера, следует немедленно обратиться к врачу.

ПОЧЕМУ ЧЕЛОВЕКУ НЕОБХОДИМ СОН

Хороший сон – важнейший фактор как эмоционального, так и физического здоровья. Он необходим для синтеза гормонов роста, без которых невозможно образование белков для роста и восстановления клеток. Кроме того, сон непосредственно влияет на настроение. Беспокойный сон или недосыпание часто приводят к повышенной утомляемости, раздражительности и даже неустойчивости психики. Наоборот, хорошо выспавшись ночью, мы чувствуем себя посвежевшими и отдохнувшими.

В некоторых странах около трети взрослого населения страдает той или иной формой бессонницы, а половина утверждает, что не удовлетворена качеством сна. С возрастом потребности организма меняются, и, как правило, пожилым людям достаточно менее продолжительного сна, чем молодым. Бессонница проявляется по-разному: трудно заснуть; сон менее глубокий и прерывается периодами бодрствования; беспокоит раннее пробуждение по утрам.

Причины бессонницы

По данным клинических исследований, примерно в 50% случаев бессонница бывает вызвана состоянием тревоги, депрессией или стрессом. Если тот или иной из этих факторов мешает вам уснуть, необходимо обратиться к врачу. Однако существуют и другие причины, влияющие на качество сна.

Что вы едите? Если вы не можете определить причину бессонницы, обратите внимание на свой рацион, так как питание играет важную роль в установлении здорового режима сна.

Для начала попробуйте вести дневник, записывая все съеденное и выпитое. Записи помогут изучить факторы, сопутствующие нарушению сна, и, возможно, установить, что именно вы делаете

ПРАВДА ИЛИ МИФ
Пищевая добавка для сна

Когда в США стало известно, что аминокислота триптофан – главный фактор здорового сна, ее тут же провозгласили средством от бессонницы. Триптофан в виде пищевой добавки появился на прилавках диетических магазинов. Однако некоторые люди, страдающие бессонницей, принимали каждый вечер сверхдозы – до 3000 мг, что привело в ряде случаев к тяжелым последствиям, вплоть до летальных. В результате Управление по контролю за качеством пищевых продуктов, медикаментов и косметических средств изъяло из продажи все продукты, содержащие триптофан. Специалисты по питанию подчеркивают, что для получения необходимых нам аминокислот (включая триптофан) достаточно потреблять в небольших количествах такие продукты, как яйца, молоко и мясо, а также разнообразные овощи.

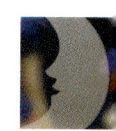

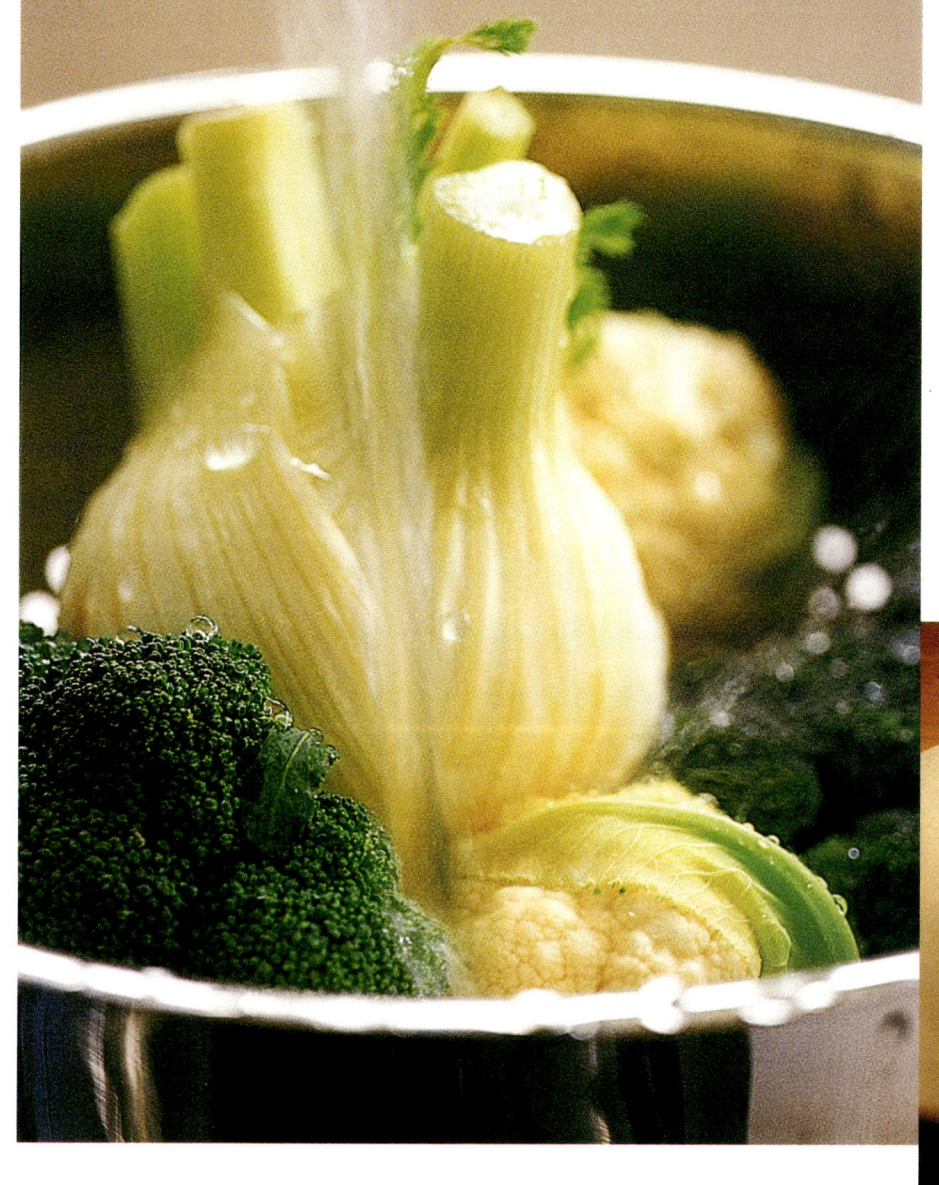

перед сном в тех случаях, когда вам удается хорошо выспаться. Это позволит ввести положительные элементы в рацион и исключить все то, что, по-видимому, мешает нормальному сну. Будет также полезно ответить на следующие вопросы.

Сколько кофеина вы потребляете? Такие напитки, как кофе, чай и кола, а также шоколад содержат кофеин, являющийся потенциальной причиной бессонницы. Лучше воздерживаться от них вечером или даже начиная со второй половины дня. Но уменьшайте дозу постепенно, так как резкий отказ от кофеина может вызвать бессонницу.

Как обстоит дело с алкоголем? Учтите, что если один-два бокала во время обеда или рюмочка перед сном способствуют засыпанию, то чрезмерное количество спиртного может разбудить вас рано утром или ночью.

Может быть, вы сладкоежка? Перед сном лучше воздержаться от сладостей – шоколадного печенья, пирожных и конфет; они вызывают мгновенный подъем уровня глюкозы в крови в то время, когда организм готовится к отдыху. Вместо этого ему приходится сосредоточиться на стабилизации уровня сахара в крови, и, следовательно, сон нарушается. Особенно восприимчивы к колебаниям содержания сахара в крови дети.

Нет ли у вас привычки к поздним трапезам? Ночью пищевари-

Побороть бессонницу! Примените смешанную тактику. Постарайтесь есть больше пищи, богатой триптофаном, – фенхель, брокколи, цветную капусту. Эти овощи прекрасно заменяют мясо, если вы его не едите. Многим помогает ведение дневника, позволяющее проследить связь между сном и питанием.

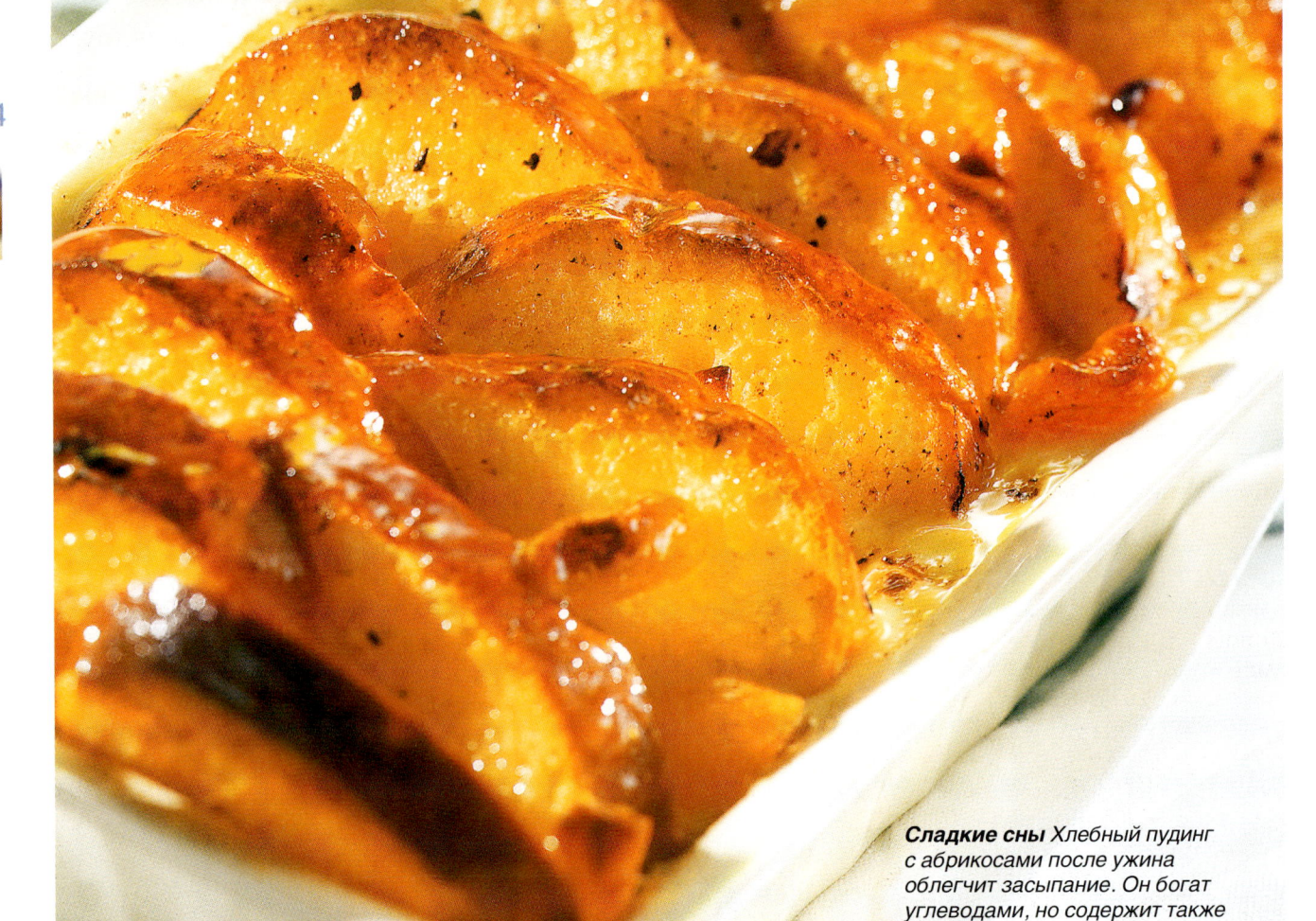

Сладкие сны Хлебный пудинг с абрикосами после ужина облегчит засыпание. Он богат углеводами, но содержит также немного белков при низком содержании жиров. Это идеальное сочетание, способствующее крепкому сну.

тельная система функционирует не так эффективно, как в дневное время, поэтому обильная пища перед сном – тяжелое испытание для организма; часто после этого трудно заснуть, а если и удается, то всего на несколько часов. Последний раз сытно есть следует по крайней мере за три часа до отхода ко сну. Пряные или жирные блюда на ужин могут спровоцировать расстройство пищеварения или изжогу, что также помешает заснуть.

Часто просыпаться по ночам может заставить и постоянное чувство голода, если вы сидите на низкокалорийной диете, стараясь похудеть. Падение сахара в крови ниже определенного уровня стимулирует мозг, и он посылает сигнал «пора есть». Перед сном полезно слегка закусить пищей, богатой углеводами: съесть сандвич с бананом, цельнозерновую булочку, сладкую овсяную лепешку, свежие или сушеные фрукты или выпить стакан теплого молока с ложкой меда. Такая еда поможет поддержать необходимый уровень сахара в крови и заглушить муки голода во время сна.

Виновником плохого сна может стать храп (как свой, так и чужой). Чаще храпят люди с избыточным весом; кроме того, храп может быть следствием злоупотребления алкоголем.

Подумайте о своем образе жизни Загруженность работой и бурное общение, нехватка времени для отдыха неизбежно создают проблемы со сном.

Нарушение нормального режима сна у женщин может быть следствием гормональных изменений во время беременности или при менструации. Прием противозачаточных таблеток и гормонозаместительная терапия усиливают потребность в витамине B_6, а его дефицит может стать причиной бессонницы.

«Снотворная» пища

То, что вы едите вечером, может в значительной степени повлиять на характер сна. Особенно важное значение имеют продукты, содержащие аминокислоту триптофан. Аминокислоты – это кирпичики, из которых построены белки, а триптофан входит в состав всех белковых продуктов, особенно таких, как мясо индейки, курятина, дичь, а также цветная капуста, брокколи, молоко, сыр, постное мясо, яйца и соя. В мозге триптофан преобразуется в нейромедиатор серотонин. Последний играет важнейшую роль в процессе засыпания. Если непосредственно перед сном уровень серотонина достаточно высок, то сон приходит гораздо скорее (на 50%). Кроме того, серотонин способствует более продолжительному и крепкому сну.

Дорогу триптофану! Следует иметь в виду, что синтез серотонина зависит от того, насколько эффективно триптофан поступает в мозг. Получаемый нами из пищи, богатой белками, триптофан может не попасть в мозг при его максимальном содержании в пище, так как одновременно с ним в мозг стремятся проникнуть другие аминокислоты, содержащиеся в той же еде.

Если вместе с пищей, богатой углеводами, например с макаронами или хлебом, вы едите продукты, богатые белками, инсулин (образование которого стимулируют углеводы) направляет «конкурирующие» аминокислоты в другие клетки организма, открывая триптофану путь в клетки мозга, что повышает уровень серотонина.

Молоко, выпитое на ночь, облегчает засыпание. Это объясняется тем, что содержащийся в молоке натуральный сахар (лактоза) помогает превратить триптофан, входящий в состав белков молока, в серотонин.

Одним из продуктов, вызывающих бессонницу, считается сыр. Он богат триптофаном, но съеденный в чистом виде может помешать вам заснуть. Дело в том, что содержащийся в сыре триптофан не попадает в мозг, вдобавок на усвоение большого количества содержащихся в сыре белков организму приходится затрачивать массу энергии.

Естественное снотворное Идеальным средством от бессонницы может стать пища, богатая углеводами, – макаронные изделия, картофель, рис, хлеб и фрукты – с небольшим количеством белков в виде рыбы, птицы, постного мяса или бобовых. Вместе с тем пища, содержащая мало углеводов, но много белков, например курица или рыба с гарниром из одного только салата, может оказать противоположное действие и помешать заснуть.

Напитки, навевающие сладкие сны В отличие от напитков с кофеином травяные чаи и настои оказывают успокаивающее действие. Особенно хороши настои ромашки, мяты перечной, мелиссы лимонной и валерианы. Мед также обладает мягким седативным действием, его можно добавлять в теплое молоко или травяной чай и пить их перед сном.

Роль витаминов Возможно, ваш рацион беден витаминами группы В, в частности B_6, B_{12} и ни-

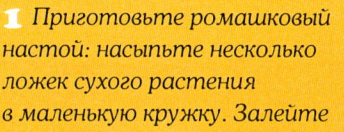

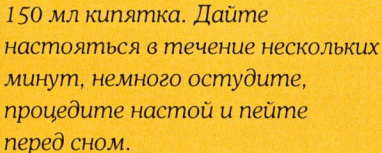

1 Приготовьте ромашковый настой: насыпьте несколько ложек сухого растения в маленькую кружку. Залейте 150 мл кипятка. Дайте настояться в течение нескольких минут, немного остудите, процедите настой и пейте перед сном.

2 Валериана – классическое растительное средство от бессонницы. Продается в виде капсул и таблеток.

3 Настой цветков лайма или страстоцвета успокаивает перед сном (страстоцвет не принимайте во время беременности).

4 Положите в наволочку подушки высушенные шишки хмеля или выпейте настой.

5 Известно, что лавандовое масло обладает седативным действием. Добавляйте его в воду для ванны, используйте для массажа или слегка смочите носовой платок и положите его в наволочку.

6 Иногда помогает мелатонин – синтезируемое в мозге вещество.

РОМАШКОВЫЙ ЧАЙ Сухие цветки ромашки хорошо известны своим успокаивающим действием. Более того, в отличие от других травяных настоев ромашковый чай (как и чай из цветков лайма) назначают при беременности.

ШЕСТЬ способов уснуть

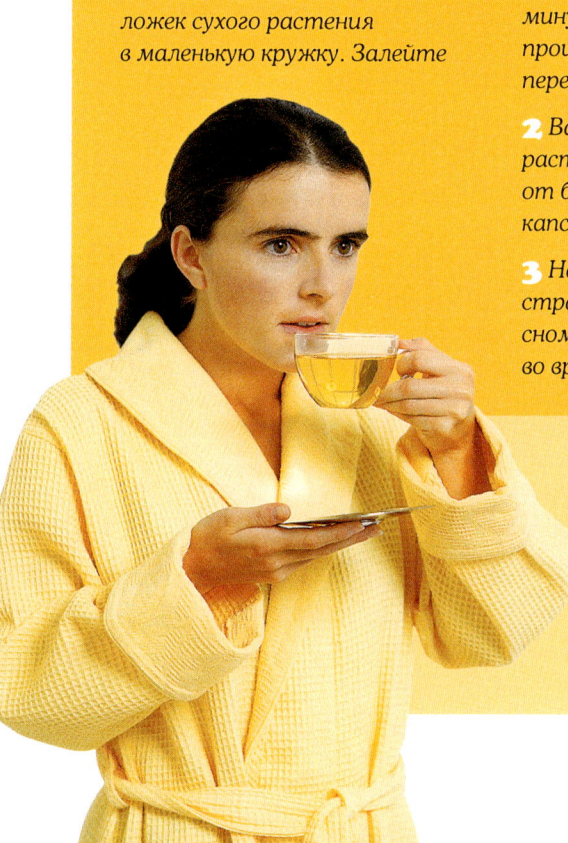

ИДЕИ ДЛЯ МЕНЮ
Чтобы крепче спать

Сон во многом зависит от того, что и когда вы едите. Вот пища, которая поможет справиться с бессонницей.

ЗАВТРАК Фруктовый мусс; яйцо-пашот на поджаренной булочке; тост из цельнозернового хлеба с арахисовым маслом, джемом и дрожжевым экстрактом или фруктовый компот с натуральным йогуртом и проростками пшеницы; цельнозерновые хлопья.

ОБЕД Сандвичи с постным мясом, индейкой, курицей или рыбой; цветная капуста, отваренная на пару, с нежирным сырным соусом; омлет с зеленым салатом.

УЖИН Теплый салат из индейки с заправкой из авокадо и лимона богат триптофаном. На десерт, например, хлебный пудинг с абрикосами. Постарайтесь не есть жирной и пряной пищи на ночь.

В ТЕЧЕНИЕ ДНЯ Выпивайте около восьми стаканов жидкости в день, чтобы поддерживать здоровый баланс жидкости в организме. Между основными приемами пищи перекусите свежими или сушеными фруктами, горсткой орехов или фруктовым муссом. После полудня воздерживайтесь от напитков с кофеином.

ПЕРЕД СНОМ Съешьте банан или сандвич из цельнозернового хлеба с медом, лепешку, булочку или несладкое печенье и выпейте чашку травяного чая из ромашки, валерианы, мелиссы лимонной или теплое молоко.

Фруктовый мусс
Смешайте 2 ст. л. черники, малины или земляники, банан, крупно нарезанный, 150 мл молока и 1 ст. л. светлого меда.

ПИЩЕВАЯ ЦЕННОСТЬ 1 порции: калорийность **270 ккал**; углеводы **48 г** (сахар **46 г**); белки **6 г**; жиры **6 г** (насыщенные **4 г**); клетчатка **3 г**.

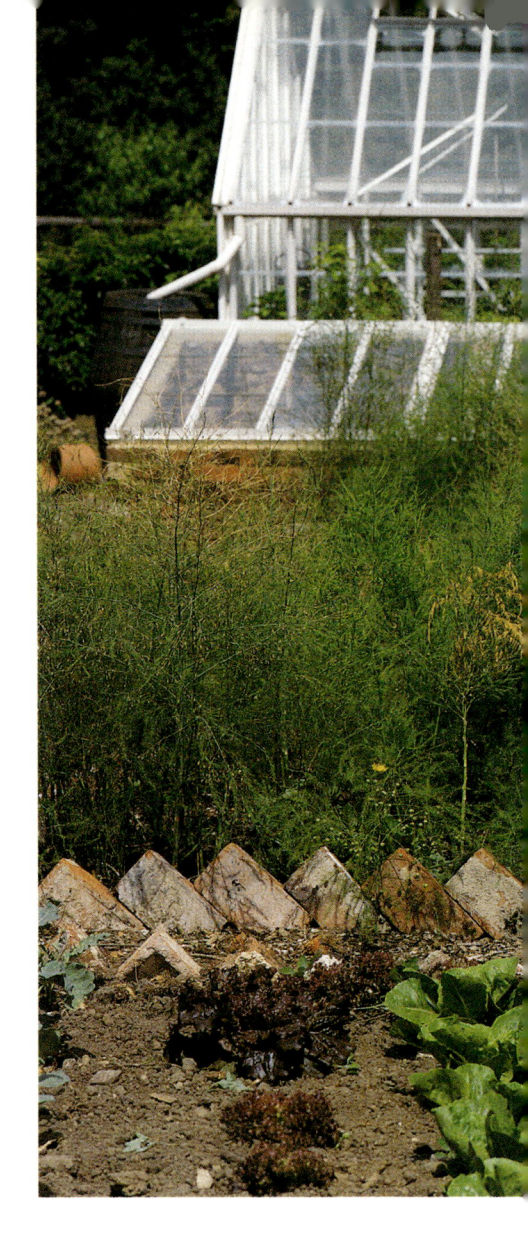

ацином. В таком случае бессонница может быть вызвана именно этим дефицитом, особенно если вы испытываете стрессы. Витамины группы В играют важную роль в регулировании синтеза серотонина. Хорошими источниками этих витаминов служат цельнозерновые изделия, морепродукты, печень, яйца, птица, орехи, фасоль, чечевица, молочные продукты и соя.

Дефицит магния как причина бессонницы При этом людям снятся кошмары, они разговаривают и мечутся во сне. Богаты магнием соя, цельнозерновые изделия, орехи, сухофрукты, зеленые листовые овощи и мясо.

Мультивитаминные комплексы оказывают мягкое стимулирующее

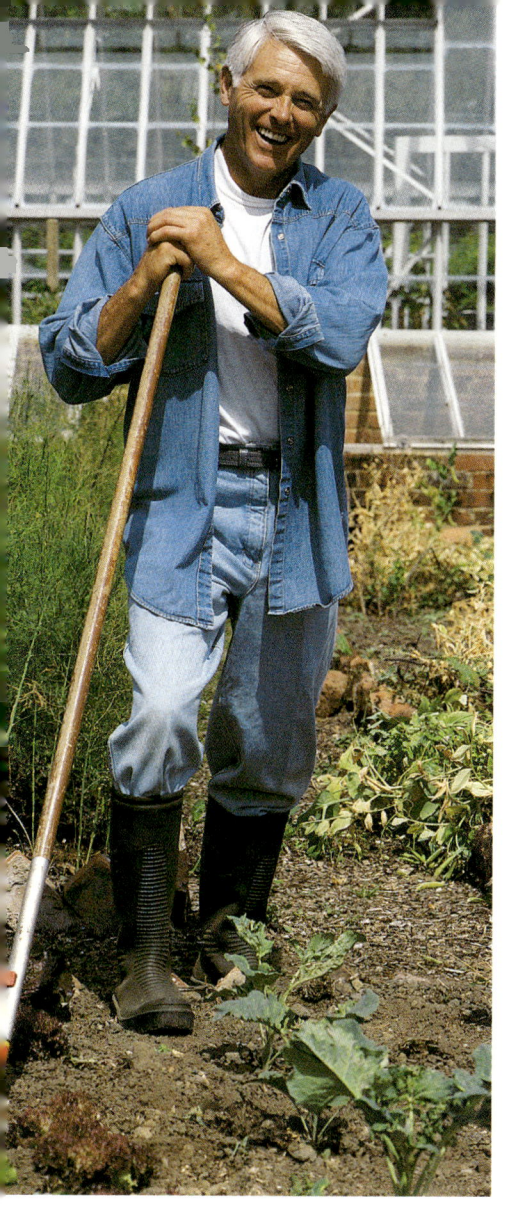

Копайте глубже, спите крепче Если вы страдаете бессонницей, поработайте ранним вечером несколько часов в саду. Такая физическая нагрузка дает приятную усталость и высвобождает эндорфины, которые помогут сбросить напряжение, расслабиться и приготовиться ко сну.

действие на организм. Принимать их следует утром, после завтрака, а не вечером, когда они могут стать помехой сну. Некоторые люди страдают от непроизвольных подергиваний ног во время сна, которые будят их по ночам. В таких случаях помогают высокие дозы фолиевой кислоты (35–60 мкг в день). Эта кислота содержится в брокколи, зеленых листовых овощах, бобовых, проростках пшеницы, витаминизированных готовых зерновых завтраках и хлебе.

Железо В настоящее время бессонницу склонны объяснять дефицитом железа, поэтому рекомендуется увеличивать потребление пищи, богатой железом. Введите в рацион говядину, яичный желток, печень, красную фасоль, нут, цельнозерновые изделия, готовые зерновые завтраки, обогащенные витаминами и минералами, орехи, бобовые и зеленые листовые овощи.

Снотворные таблетки Некоторые снотворные нарушают естественное течение сна, поэтому не следует принимать их долго. Другие оказывают побочные действия: создают зависимость от лекарства, делают сон прерывистым, так что вы просыпаетесь с ощущением усталости. Если вы принимаете снотворное, но хотите отказаться от него, предварительно посоветуйтесь с врачом.

Советы для крепкого сна

Наряду с правильным питанием вот еще некоторые меры, которые помогут расслабиться и погрузиться в сон.

• Проследите за тем, чтобы обстановка в спальне располагала ко сну. Комнату необходимо хорошо проветрить, в ней не должно быть слишком жарко. При температуре выше 24°С качество сна снижается. Занавески на окнах должны быть плотными, чтобы в комнате было темно.

• Полезны жесткий упругий матрас, плоская подушка и одеяло из натуральных материалов.

• Постарайтесь ложиться и вставать в одно и то же время.

• Откажитесь от привычки смотреть телевизор или слушать радио, лежа в постели.

• Перед отходом ко сну постарайтесь расслабиться: примите теплую ванну с несколькими каплями эфирного масла – лавандового, ладана, базиликового или шалфея мускатного. Приятную дремоту можно вызвать, капнув на подушку или белье любым из этих масел.

• Регулярная двигательная активность, особенно на свежем воздухе, способствует крепкому, здоровому сну; очень поможет прогулка быстрым шагом – всего 20 минут в день. Полезнее заниматься физическими упражнениями днем или ранним вечером, так как нагрузки в более позднее время могут вызвать перевозбуждение.

• Если сон не идет, не ворочайтесь зря в постели и не превращайте попытки заснуть в навязчивую идею. Лучше встаньте, съешьте что-нибудь легкое, например тост с медом. Почитайте немного или послушайте спокойную музыку.

• Дополнительная терапия, например массаж и иглоукалывание, способствует расслаблению организма и служит отличным стимулятором сна.

• Медитация даже лучшая форма релаксации, чем сон.

Мед – не просто сладость, он успокаивает и навевает сон. Достаточно добавить чайную ложку меда в стакан теплого молока, чтобы поддерживать стабильный уровень сахара в крови всю ночь.

Салат из индейки с заправкой из авокадо

Этот простой и быстрый в приготовлении салат хорош как сытный обед или легкий ужин. Прекрасное блюдо для страдающих бессонницей: богатое серотонином, оно успокоит и поможет заснуть.

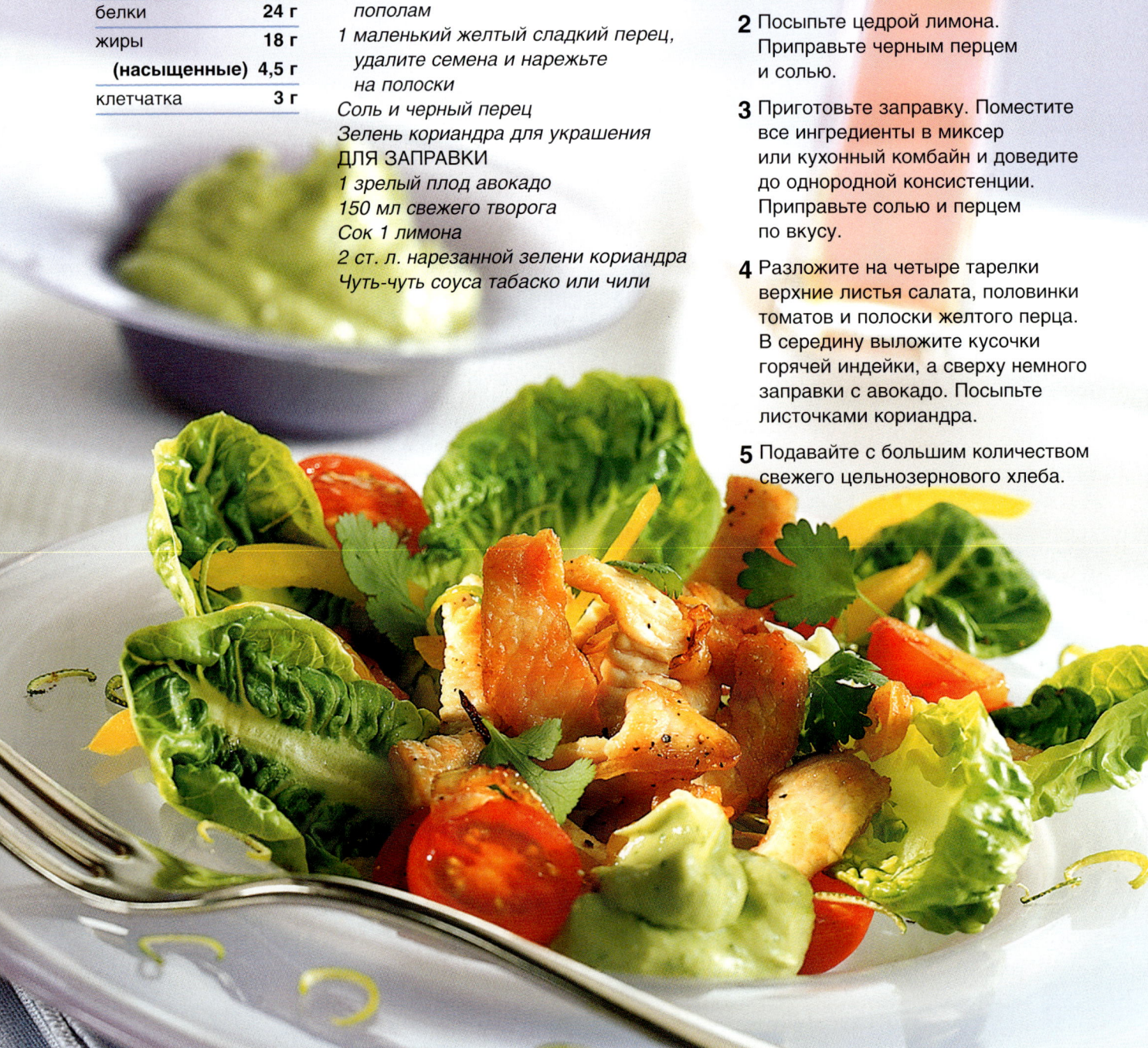

Подготовка: 10–15 минут

Приготовление: 10–15 минут

Выход: 4 порции

ПИЩЕВАЯ ЦЕННОСТЬ 1 порции:	
калорийность	290 ккал
углеводы	10 г
(сахар)	8,5 г
белки	24 г
жиры	18 г
(насыщенные)	4,5 г
клетчатка	3 г

2 ст. л. оливкового масла
350 г эскалопов из индейки, нарежьте на тонкие полоски
1 средняя луковица, мелко нарежьте
1 ч. л. натертой цедры лимона
2 маленьких кочана салата
175 г томатов черри, разрежьте пополам
1 маленький желтый сладкий перец, удалите семена и нарежьте на полоски
Соль и черный перец
Зелень кориандра для украшения

ДЛЯ ЗАПРАВКИ
1 зрелый плод авокадо
150 мл свежего творога
Сок 1 лимона
2 ст. л. нарезанной зелени кориандра
Чуть-чуть соуса табаско или чили

1 Разогрейте масло в большой сковороде или котелке с выпуклым дном. Положите кусочки индейки и лук. Жарьте, помешивая, в течение 10 минут, пока мясо не станет нежным и не покроется золотистой корочкой, а лук не размягчится.

2 Посыпьте цедрой лимона. Приправьте черным перцем и солью.

3 Приготовьте заправку. Поместите все ингредиенты в миксер или кухонный комбайн и доведите до однородной консистенции. Приправьте солью и перцем по вкусу.

4 Разложите на четыре тарелки верхние листья салата, половинки томатов и полоски желтого перца. В середину выложите кусочки горячей индейки, а сверху немного заправки с авокадо. Посыпьте листочками кориандра.

5 Подавайте с большим количеством свежего цельнозернового хлеба.

Хлебный пудинг с абрикосами

В этом рецепте традиционный пудинг из хлеба и сливочного масла превращается в роскошный десерт с молоком и фруктами. Его хорошо съесть за 2 часа до сна, чтобы ощутить успокаивающее действие.

Подготовка: **10–15 минут**
Приготовление: **40–45 минут**
Выход: **6 порций**

Подсолнечное масло для смазывания формы
300 мл молока
200 мл жирных сливок
Палочка корицы в 5 см
3 крупных яйца
115 г сахарной пудры
3 мягкие сдобные булочки
55 г несоленого сливочного масла
115 г кураги, разрежьте на четвертинки
Щепотка молотой корицы или натертого мускатного ореха
2 ст. л. абрикосового джема

1 Нагрейте духовку до 180ºС. Слегка смажьте растительным маслом продолговатую форму емкостью 1 л.

2 В маленькой кастрюльке доведите до кипения молоко со сливками и палочкой корицы, снимите с огня. Удалите корицу. Взбейте молоко с яйцами, добавьте сахар, размешайте.

3 Разрежьте булочки на тонкие ломтики, намажьте с одной стороны сливочным маслом и разложите в форме намазанной стороной вверх. Посыпьте кусочками кураги. Полейте молочно-яичной смесью. Посыпьте молотой корицей или мускатным орехом.

4 Выпекайте 30–35 минут, пока не загустеет. Если заруманивается слишком быстро, накройте фольгой к концу выпекания. В маленькой кастрюльке подогрейте джем и смажьте им пудинг. Подавайте горячим.

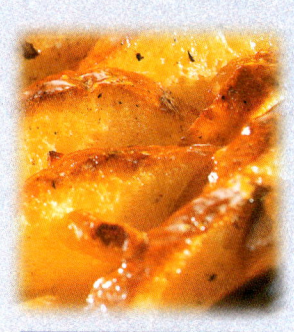

ПИЩЕВАЯ ЦЕННОСТЬ 1 порции:	
калорийность	**500 ккал**
углеводы	**47 г**
(сахар)	**39 г**
белки	**9 г**
жиры	**32 г**
(насыщенные)	**19 г**
клетчатка	**1,5 г**

Спаржа-гриль с макаронами тальятелле

Это простое блюдо можно готовить летом, когда в продаже появляются свежие головки спаржи. Поданное с овощным салатом и хлебом с хрустящей корочкой, оно хорошо для обеда или легкого ужина.

Подготовка: **10 минут**
Приготовление: **30–35 минут**
Выход: **4 порции**

50 мл оливкового масла
1 зубчик чеснока, растолките
75 мл белого вина
85 г консервированных томатов
1/2 ч. л. сушеного орегана
6 листьев свежего базилика
150 г головок спаржи
300 г яичных макаронных изделий (тальятелле)
Соль и черный перец
Натертый сыр пармезан

1 Разогрейте масло (оставив 1 ст. л.) в большой сковороде с толстым дном. Положите чеснок и жарьте 1 минуту. Влейте вино и доведите до кипения. Тушите, пока объем не уменьшится на две трети. Уменьшите нагрев, добавьте томаты и ореган и оставьте на слабом огне на 5 минут. Добавьте базилик, подержите на огне 5 минут, помешивая.

2 Обмажьте головки спаржи оставшимся маслом. Поместите в гриль на 6–8 минут, до мягкости.

3 Сварите макаронные изделия, слейте воду, положите в макароны соус и спаржу, размешайте. Приправьте по вкусу, посыпьте тертым пармезаном и подавайте.

ПИЩЕВАЯ ЦЕННОСТЬ 1 порции:	
калорийность	**370 ккал**
углеводы	**59 г**
(сахар)	**3,5 г**
белки	**10 г**
жиры	**11 г**
(насыщенные)	**2 г**
клетчатка	**3 г**

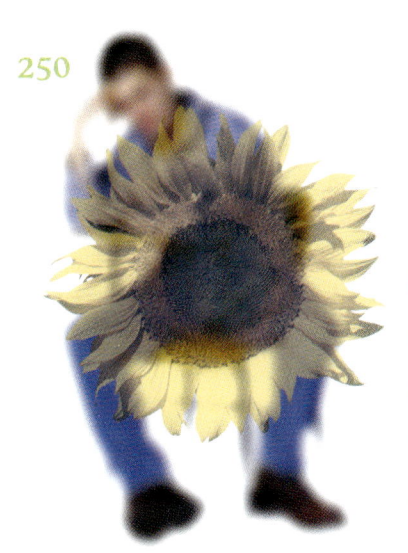

Как победить усталость

Когда вы чувствуете, что совершенно измотаны, верный способ восстановить силы – как следует выспаться, а проснувшись, заняться чем-нибудь спокойным. Но если усталость не проходит, необходимо экстренное пополнение запасов энергии. В этом поможет пища.

Большинство из нас время от времени испытывает усталость, обычно это бывает связано с недосыпанием, стрессовыми нагрузками, депрессией или даже просто скукой. Длительное общее изнеможение – нечто совершенно иное. Если такое состояние тянется несколько недель, месяцев или более, то это может быть синдромом хронической усталости. Этот термин охватывает всю совокупность симптомов, вызываемых рядом факторов. На крайнюю утомляемость жалуются люди, страдающие такими заболеваниями, как поствирусный синдром усталости или мышечный энцефаломиелит, инфекционный мононуклеоз, нарушение функции щитовидной железы и диабет. Крайняя утомляемость может быть также следствием пищевой аллергии и дефицита питательных веществ. При подозрении на хроническую усталость непременно проконсультируйтесь с врачом, чтобы получить точный диагноз.

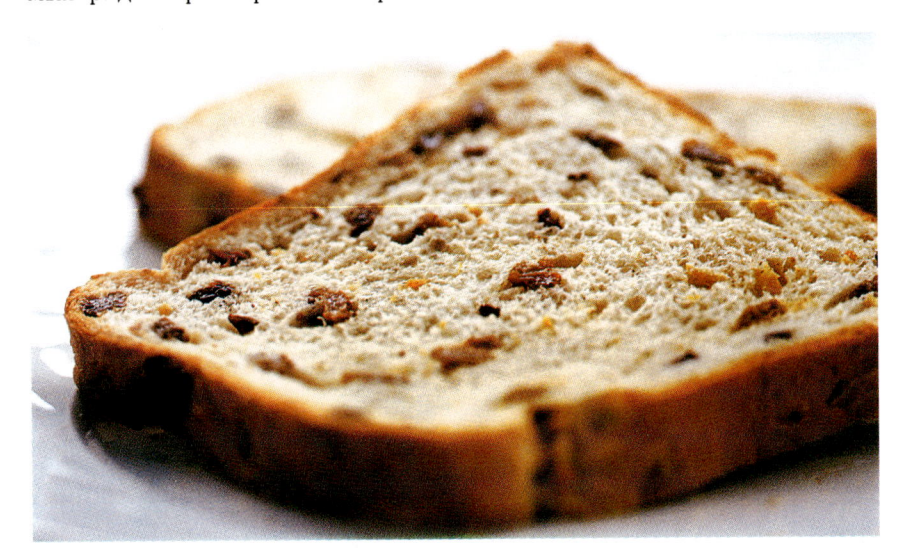

Энергия цельнозерновых продуктов *Правильный выбор питательных веществ поможет зарядить энергией мышцы, слабые и вялые из-за хронической усталости. Для этого полезен цельнозерновой хлеб с цукатами и орехами: он содержит железо, магний, витамины группы В, сложные углеводы, а также клетчатку.*

ВЫЯСНИТЕ ПРИЧИНЫ

Физиологическим триггером хронической усталости часто бывают некоторые вирусные заболевания, инфекции и даже вакцинация. Глубинная причина может быть комплексной. Например, установлена зависимость между желудочно-кишечной инфекцией и мышечным энцефаломиелитом.

При хронической усталости наблюдаются следующие симптомы: крайняя слабость и болезненность мышц при физических нагрузках, усталость и вялость, симптомы, напоминающие грипп, перепады настроения, депрессия, нарушения пищеварения, ослабление памяти и способности сосредоточиться.

Инфекционный мононуклеоз – еще одно вирусное заболевание, которое часто предшествует мышечному энцефаломиелиту. У них сходные симптомы, но при мононуклеозе у больных, кроме прочего, болит горло и набухают, становятся болезненными лимфатические узлы в области шеи, но симптомы проходят гораздо раньше.

Другие причины Если усталость не связана с вирусной инфекцией, ее причиной может быть дефицит питательных веществ или пищевая аллергия. В обоих случаях поможет изменение питания.

ПОЧКИ, отваренная на пару пекинская капуста и сладкий перец, запеченный в гриле, – идеальное сочетание, богатое железом. Запивайте апельсиновым соком, улучшающим усвоение железа.

1 Мясо и рыба содержат достаточное количество железа, поэтому регулярно включайте их в свой рацион.

2 Алкоголь, потребляемый в умеренном количестве, способствует усвоению железа.

3 Старайтесь не пить чай, кофе и молоко во время еды, они содержат вещества, затрудняющие усвоение железа.

4 Фитаты или фитиновая кислота связывают некоторые минералы, в том числе железо, и препятствуют их усвоению. Избегайте цельнозерновых хлопьев, орехов и бобовых, содержащих большое количество фитатов.

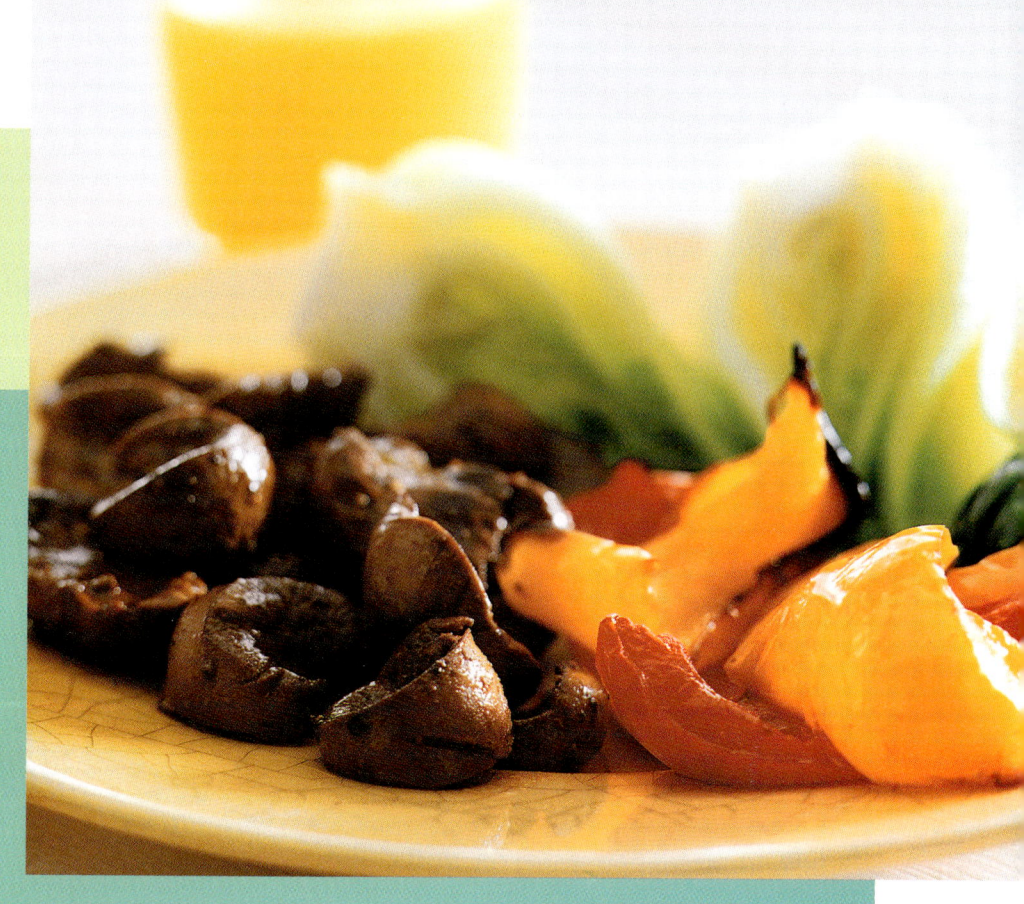

5 Витамин С повышает способность организма усваивать железо из пищевых продуктов. Вы можете получать его в виде апельсинового сока, а также добавляя цитрусовые в салаты или в десерт.

6 Чтобы получать достаточное количество витамина С, возможно, придётся принимать витаминные препараты. Полезны также пищевые добавки с железом.

ШЕСТЬ СПОСОБОВ ПОВЫСИТЬ УСВОЕНИЕ ЖЕЛЕЗА

Питательные вещества, дающие энергию

Во многих случаях причиной хронической усталости оказывается недостаток всего лишь одного питательного вещества. Вот почему так важно выявить возможную причину своего состояния.

Дефицит железа Первое, что проверит врач, не страдаете ли вы анемией – одной из наиболее распространенных причин непроходящей усталости. Анемию вызывает недостаточность пигмента гемоглобина, придающего крови характерный красный цвет и разносящего кислород по всему организму. Железодефицитная анемия, обусловленная недостатком железа в организме, ведет к падению уровня гемоглобина, что в свою очередь приводит к недостаточному снабжению клеток кислородом.

Если вы мало двигаетесь, то можете и не заметить нехватку кислорода, однако она проявится при физическом напряжении: например, поднявшись по лестнице, вы почувствуете полное изнеможение. Объясняется это тем, что дополнительные усилия требуют и больше энергии и соответственно больше кислорода. Но при пониженном уровне гемоглобина мышцы не получают достаточного количества кислорода, чтобы работать в полную силу.

Женщины с обильными менструациями особенно чувствительны к дефициту железа. Они могут также испытывать крайнюю усталость непосредственно перед менструацией – вследствие гормональных изменений.

Дефицит железа – весьма распространенное явление во всем мире. Особую группу риска составляют дети дошкольного возраста; по некоторым оценкам, около 25% испытывают недостаток железа. Другая группа риска – подростки и те, кто соблюдает строгую диету. Все это говорит о необходимости потребления продуктов, богатых железом. Хорошие источники – говядина, печень, бобовые, зеленые листовые овощи, орехи, проростки пшеницы и витаминизированные зерновые завтраки. Запивайте пищу апельсиновым соком: витамин С ускоряет усвоение железа.

Нежелательные продукты и напитки Чтобы обеспечить максимальное усвоение железа, содержащегося в пище, не следует пить чай, кофе и молоко одновременно с едой. Полифенолы, содержащиеся в чае и кофе, так же как кальций в молоке, затрудняют усвоение железа.

Если вы предпочитаете не есть мясо и рыбу, следует сократить потребление пресных зерновых продуктов, таких, как отруби, хлеб типа питты и чапатти. Они содержат много фитиновой кислоты, которая тоже препятствует усвоению железа.

Потребление минералов В результате взаимодействия магния с калием и натрием в мышцах возникают слабые электрические токи, позволяющие им сокращаться и расслабляться. Поэтому даже незначительный дефицит магния может сказаться на состоянии мышц, вызывая чувство усталости и вялость.

Полезные сочетания Магнием богаты орехи, темно-зеленые листовые овощи, рыба, морепродукты, семечки, цельнозерновой хлеб и крупы. Магний способствует усвоению калия, от которого также зависит нормальное функционирование мышц. Калием богаты бананы, яблоки, апельсины, сливы, картофель, спаржа и ямс.

Цинк способствует укреплению иммунной системы, помогая защитить организм от вирусных инфекций, часто предшествующих развитию хронической усталости. Лучший источник цинка – моллюски и ракообразные; кроме того, он содержится в молочных продуктах, мясе, бобовых, цельнозерновом хлебе и изделиях из дробленого зерна.

Важнейшие витамины Стабильный уровень энергии, повышение выносливости, уменьшение утомляемости и здоровые клетки крови – все это в значительной мере зависит от витаминов группы В, в частности B_6 и B_{12}, и фолиевой кислоты. Получить их в достаточном количестве можно из таких продуктов, как постное мясо, печень, рыба, орехи, бобовые, яйца, цельнозерновые продукты, семечки и витаминизированные зерновые завтраки.

Дефицит витамина B_{12} может вызвать злокачественную анемию. Это заболевание совершенно не похоже на железодефицитную анемию и встречается гораздо реже. Сопровождается общим истощением организма и одышкой. Наибольшему риску образования дефицита B_{12} подвержены вегетарианцы и веганы – строгие вегетарианцы, исключающие из своего рациона все продукты животного происхождения.

Витамин С способствует синтезу в организме карнитина – органической кислоты, переносящей жиры в мышечные клетки, что усиливает приток энергии. Потребление пищи, богатой витамином С, например цитрусовых и овощей, улучшает обмен веществ, в частности усвоение железа.

ЗДОРОВОЕ ПИТАНИЕ

В восстановлении энергетического уровня организма важную роль играет дробное питание: есть следует понемногу, но часто. Основу рациона должны составлять сложные углеводы: цельнозерновой хлеб, макаронные изделия, крупы, картофель и рис.

Эти продукты обеспечивают постоянный уровень энергии в течение дня (и ночи) и предотвращают резкие колебания уровня сахара в крови, которые могут привести к истощению запасов энергии и перепадам настроения. Кроме того, в них содержится достаточно клетчатки, чтобы обеспечить нормальную работу пищеварительной системы и избежать изнуряющих приступов диареи или запоров.

На пути к правильному питанию

У тех, кто в течение длительного времени постоянно испытывает усталость, может выработаться такое отношение к питанию, которое только усугубляет их состояние. Часто они слишком устают, чтобы готовить и даже есть, и просто пренебрегают пищей, например пропускают завтрак.

Классический синдром хронической усталости особенно ярко проявляется по утрам, даже после полноценного ночного сна, и постепенно ослабевает в течение дня.

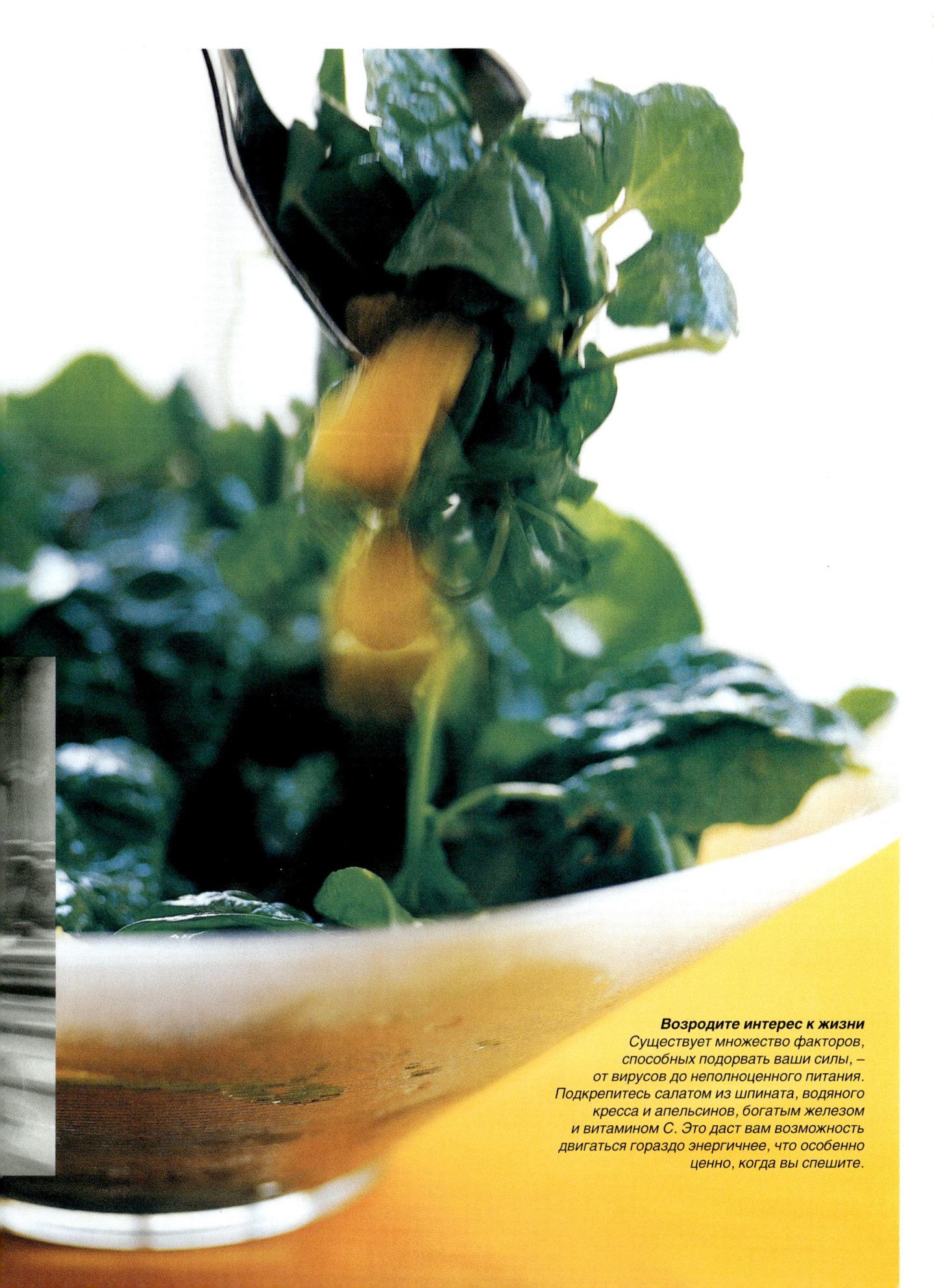

Возродите интерес к жизни
Существует множество факторов, способных подорвать ваши силы, — от вирусов до неполноценного питания. Подкрепитесь салатом из шпината, водяного кресса и апельсинов, богатым железом и витамином С. Это даст вам возможность двигаться гораздо энергичнее, что особенно ценно, когда вы спешите.

ИДЕИ ДЛЯ МЕНЮ
Пища, дающая силы

Дробное питание (мало, но часто) на протяжении всего дня постепенно нормализует энергетические резервы организма.

ЕДА МЕЖДУ ДЕЛОМ И НАПИТКИ Чаще подкрепляйтесь калорийной пищей – горсткой орехов и изюма или несладкого попкорна, овсяными лепешками или рисовым крекером, свежими фруктами, морковью. Днем пейте воду (не менее восьми стаканов).

Фасоль – прекрасный источник энергии, особенно в сочетании с цельнозерновым тостом

ЗАВТРАК Цельнозерновые хлопья; цельнозерновой тост с отварной фасолью; яйцо-пашот; фруктовый мусс; свежевыжатый фруктовый сок или свежие фрукты и йогурт. В выходные дни на поздний завтрак (или завтрак-обед) готовьте, например, яичницу-болтунью с копченым лососем.

ОБЕД Небольшая порция белковой пищи восполнит потерю сил. Это может быть тарелка овощного супа с фасолью и цельнозерновая булочка; креветки с лапшой, рыба, курица, мясо; сандвич из ржаного хлеба с салатом из курицы или тунца; рыба или курица-гриль с салатом из шпината, водяного кресса и апельсинов; запеченные грибы с кориандровым соусом песто.

УЖИН Отдавайте предпочтение блюдам, содержащим углеводы, – печеный картофель с овощным или мясным чили; пряные мидии по-сардински с макаронными изделиями или хлебом с хрустящей корочкой и салатом; картофельное пюре с копченой макрелью и отваренными на пару свежими овощами.

Хорошее начало дня Сытная еда по утрам пополняет запасы энергии и необходимых питательных веществ. Завтрак, состоящий в основном из пищи, богатой углеводами, поможет лучше справляться с умственными и физическими нагрузками. Свежие или сушеные фрукты, цельнозерновые хлопья, мюсли, овсянка и цельнозерновой хлеб обеспечивают равномерное снабжение организма медленно высвобождающейся энергией. Эти продукты более эффективны в борьбе с усталостью, чем жирная пища или рафинированные сладкие зерновые завтраки. Чтобы уровень энергии оставался стабильным на протяжении всего дня, старайтесь соблюдать трехразовый режим питания с небольшими перекусами между основными приемами пищи. Если захотелось перекусить, выбирайте продукты, содержащие углеводы и клетчатку, например булочки или лепешки из цельнозерновой муки, хлеб с цукатами и орехами, фрукты или йогурт с кусочками фруктов.

Упадок сил в середине дня В разгар рабочего дня вы можете почувствовать, что ваши силы на исходе. Это известный феномен суточных биоритмов, но с ним можно справиться, подобрав соответствующую пищу. Чтобы усилить умственную деятельность, сделайте меню обеда легким и питательным, сочетая белковые продукты с небольшим количеством нерафинированных углеводов.

Возможные варианты: сандвич из цельнозернового хлеба с тунцом и салатом; лапша из пшеничной муки с постным мясом, курицей или рыбой; суп с хлебом; цельнозерновой тост с фасолью. Возможно, у вас повышенная чувствительность к технологически обработанным продуктам с высоким содержанием углеводов, таким, как белый хлеб и макаронные изделия, которые способствуют синтезу в мозге серотонина – природного снотворного. Серотонин действует на людей по-разному, но если вам кажется, что после такой еды вы испытываете еще большую усталость, исключите эти продукты из обеденного меню.

Замените их легкими белковыми блюдами – постным мясом или рыбой в сочетании с фруктами и овощами. А пища с высоким содержанием углеводов придется очень кстати вечером.

У страдающих аллергией или непереносимостью некоторых продуктов наблюдаются самые разнообразные симптомы, в том числе головные боли, кожные реакции, нарушения пищеварения и чувство усталости. В зависимости от происхождения аллергии одновременно отмечаются несколько симптомов. Например, люди с аллергией на пшеницу могут страдать острой формой экземы, постоянно чувствовать усталость, слабость и невозможность сосредоточиться.

Пшеница и молочные продукты – наиболее распространенные причины пищевой аллергии и непереносимости. Заподозрив связь между утомляемостью и определенным аллергеном, попробуйте временно исключить его из рациона. Но сначала посоветуйтесь с лечащим врачом.

ПИЩА, КОТОРАЯ УТОМЛЯЕТ

Стабильный уровень сахара в крови имеет очень важное значение для поддержании энергетического баланса в организме. Глюкоза и кофеин, содержащиеся в плитке шоколада, дают кратковременный мощный заряд энергии. Это сопровождается резким повышением уровня сахара в крови, часто в течение часа. Но после этого вы чувствуете еще большую усталость, а возможно, и непреодолимую тягу к еде (обычно сладкой и жирной), что вызовет новый быстрый прилив энергии. Такой эффект пагубно отражается на организме.

Глюкоза и кофеин вызывают не только колебания уровня сахара в крови, но и обезвоживание организма, а также препятствуют усвоению витаминов и минералов. Если вы страдаете от усталости и депрессии, возможно, вам следует отказаться от сахара и кофеина.

Резкое снижение веса

Хроническая усталость может возникнуть в результате многократных быстродействующих радикальных диет. Такие диеты не обеспечивают достаточное количество калорий и могут лишить необходимых питательных веществ – железа, калия и магния, что приведет к повышенной утомляемости и мышечной слабости.

ЗАРЯД БОДРОСТИ

Сбалансированное полноценное питание поможет решить проблему хронической усталости в перспективе, однако существуют способы немедленно улучшить свое состояние.

- Физические упражнения, вероятно, последнее, чем вам хотелось бы заняться, когда вы до смерти устали. Тем не менее, чем больше вы заставляете работать свое тело, тем больше кислорода оно получает, а это вызывает прилив сил. Лучше заниматься аэробными упражнениями средней интенсивности – плаванием, ходьбой, бегом трусцой или ездой на велосипеде. Они стимулируют образование в мозге эндорфинов, отвечающих за хорошее настроение.
- Дышите глубже. При поверхностном дыхании организм не получает достаточного количества кислорода. Замечательный способ научиться дышать правильно – заняться йогой.
- Старайтесь высыпаться по ночам. Для этого следует воздерживаться от алкоголя и напитков с высоким содержанием кофеина – кофе и чая.

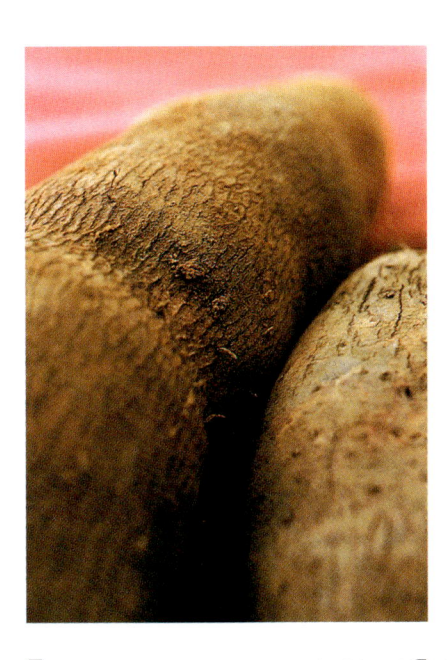

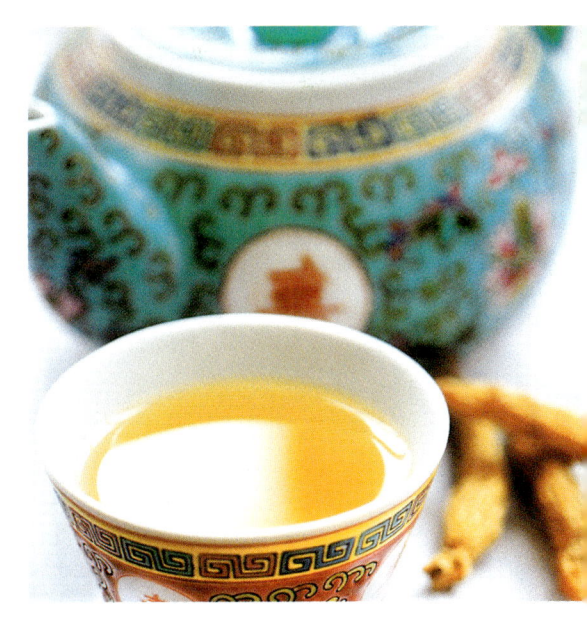

Такие разные источники энергии Ямс – хороший источник калия, необходимого для функционирования мышц и особенно сердца. Попробуйте также травяные чаи, содержащие восстанавливающий силы женьшень. Женьшень в капсулах оказывает более сильное тонизирующее действие, но не следует превышать рекомендуемую дозу, указанную на упаковке.

Пряные мидии по-сардински

Ароматные дымящиеся мидии в слабо пряном винном соусе с чили и томатами – прекрасное праздничное блюдо. Подайте к ним хлеб, чтобы можно было подобрать соус с тарелки, и зеленый салат на гарнир.

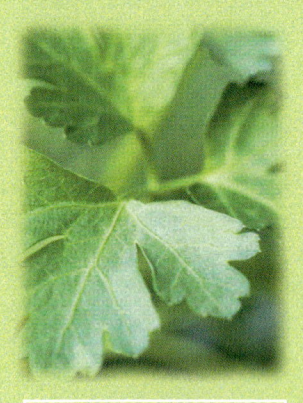

Подготовка: **25 минут**

Приготовление: **20 минут**

Выход: **4 порции**

ПИЩЕВАЯ ЦЕННОСТЬ 1 порции:	
калорийность	**280 ккал**
углеводы	**8,5 г**
(сахар)	**3 г**
белки	**23 г**
жиры	**13 г**
(насыщенные)	**4 г**
клетчатка	**1 г**

20 г несоленого сливочного масла
2 ст. л. оливкового масла
1 луковица, мелко нарезанная
2 зубчика чеснока, растолченные
Сок половины лимона
200 мл сухого белого вина
4 ст. л. консервированных томатов
1 ст. л. нарезанной зелени петрушки и еще немного для украшения
1/2 ч. л. сушеного нарезанного чили
2 кг мидий, раковины почистите и тщательно промойте
Черный перец

1 Разогрейте сливочное и растительное масло в большой кастрюле с толстым дном. Добавьте лук и подержите на среднем огне 5 минут, до мягкости. Добавьте чеснок и оставьте еще на 1 минуту.

2 Увеличьте нагрев до сильного, влейте лимонный сок и вино. Дайте прокипеть 2 минуты, пока не улетучится алкоголь. Умерьте огонь и положите томаты, петрушку и чили. Дайте прокипеть на слабом огне в течение 5–8 минут, пока объем не уменьшится на треть.

3 Положите мидии, накройте кастрюлю крышкой и оставьте на сильном огне на 5 минут, периодически встряхивая, пока раковины не раскроются. Удалите нераскрывшиеся мидии.

4 Приправьте перцем и сразу подавайте, посыпав оставшейся петрушкой.

Салат из шпината, водяного кресса и апельсинов

Этот освежающий, быстрый в приготовлении салат – прекрасный гарнир для обоих блюд, рецепты которых даны на этих страницах.

Приготовление: **5 минут**

Выход: **4 порции**

ПИЩЕВАЯ ЦЕННОСТЬ 1 порции:	
калорийность	**130 ккал**
углеводы	**4 г**
(сахар)	**4 г**
белки	**2 г**
жиры	**11,5 г**
(насыщенные)	**2 г**
клетчатка	**2 г**

115 г молодого шпината
115 г водяного кресса
1 большой апельсин, очистите, разделите на дольки, нарежьте на кусочки (1 см)
ДЛЯ ЗАПРАВКИ
4 ст. л. оливкового масла
Сок половинки лимона
Соль и черный перец

1 Разложите зелень и кусочки апельсина в салатнице.

2 Смешайте ингредиенты для заправки и залейте ею салат. Перемешайте и подавайте.

Печеные грибы с кориандровым песто и брынзой

Печеные грибы имеют плотную мякоть и насыщенный вкус, в нашем рецепте удачно дополненный остротой чесночно-кориандрового соуса. Это сытное блюдо подается с французским батоном.

Подготовка: **15 минут**

Приготовление: **35 минут**

Выход: **4 порции**

200 г шпината, удалите жесткие черешки, крупно нарежьте
60 г зелени кориандра
3 зубчика чеснока, измельчите
55 г несоленых орехов кешью, нарубите
175 мл оливкового масла и еще немного для заправки
115 г брынзы, крупно нарезанной
8 крупных плоских грибов
Соль и черный перец

1 Отварите шпинат (2 минуты), слейте воду, отставьте на время.

2 В кухонный комбайн или миксер поместите кориандр, чеснок, орехи, влейте половину масла. Смешайте, чтобы размельчить орехи. Добавьте половину брынзы, оставшееся масло и смешивайте их до получения не очень однородного пюре.

3 Нагрейте духовку до 200°С. Слегка смажьте маслом большой противень и разложите шляпки грибов пластинчатой стороной вверх. Выложите на каждый по ложке шпината и кориандровой массы. Посыпьте оставшейся брынзой. Посолите, поперчите, сбрызните оливковым маслом. Запекайте 25–30 минут, до мягкости. Подавайте в горячем виде.

ПИЩЕВАЯ ЦЕННОСТЬ 1 порции:	
калорийность	**470 ккал**
углеводы	4 г
(сахар)	2 г
белки	10 г
жиры	46 г
(насыщенные)	10 г
клетчатка	2,5 г

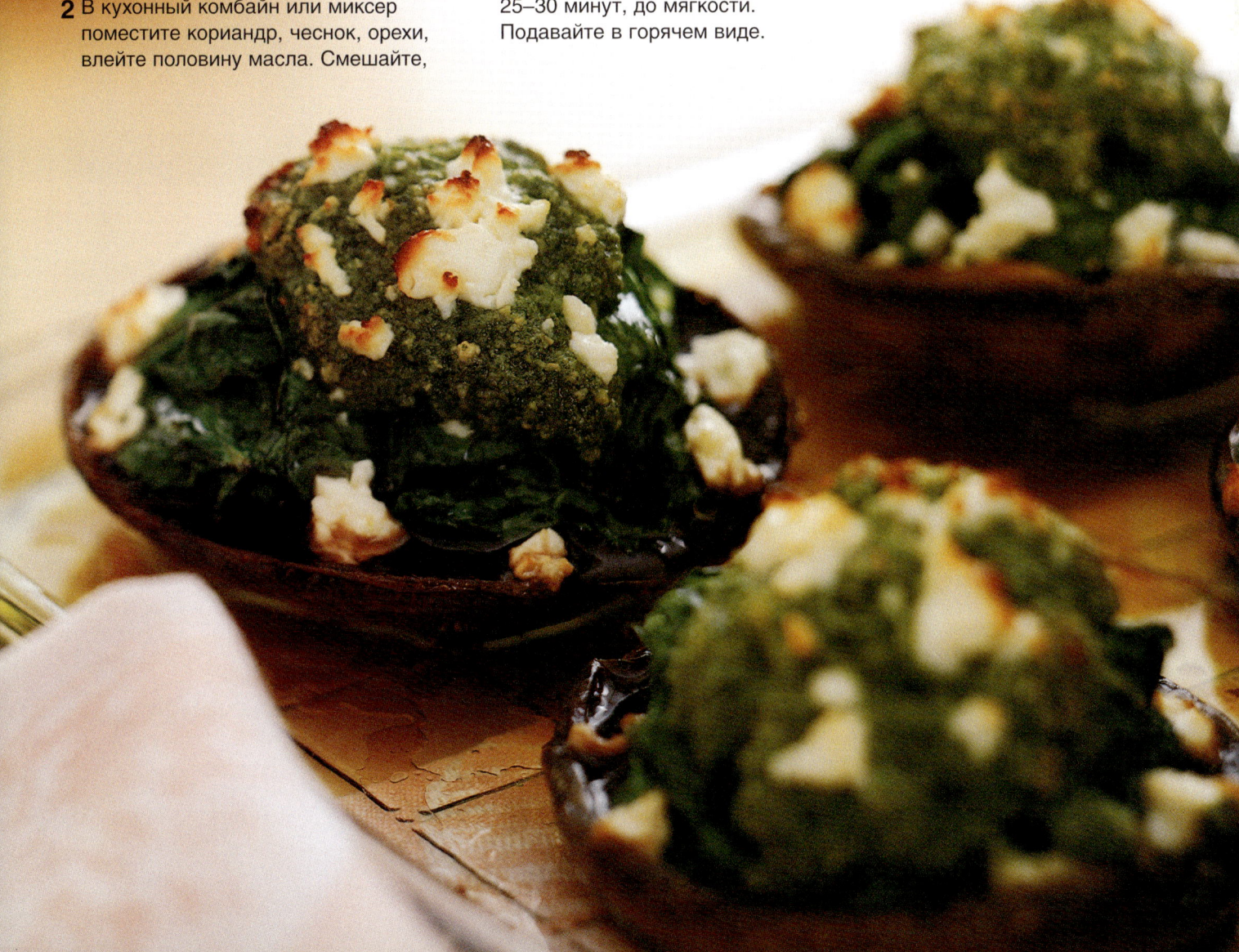

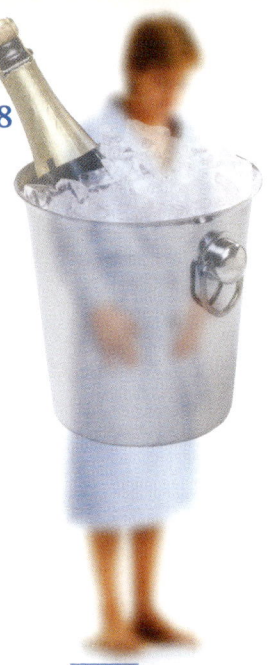

Не впадайте в крайности

У многих из нас есть любимая еда и напиток, к которым так и тянется рука. Но все хорошо в меру – злоупотребление некоторыми пищевыми продуктами может принести вред. Если развилась зависимость от какой-либо пищи, алкоголя или курения, примите меры, чтобы избавиться от нее.

Приятная, доставляющая удовольствие еда очень легко может перейти в опасную привычку. Многие дурные привычки закладываются еще в детстве. Возможно, ваши вкусовые рецепторы издавна были приучены к избытку соли или сахара в пище и напитках или к чрезмерно жирной еде. Традиции, царившие в семье за обеденным столом, нередко долгие годы сопровождают вас и во взрослой жизни, причем вы об этом и не подозреваете.

ФОРМУЛА ПРИВЫКАНИЯ

Семейные традиции – лишь одна сторона проблемы. Многие подсознательно ассоциируют пищу с чувствами защищенности и любви. Непреодолимое желание купить и съесть большую плитку шоколада в минуты уныния может быть связано с тем, что когда-то в детстве родители использовали сладости в качестве поощрения или награды за хорошее поведение.

Наряду с ассоциациями психологического характера превращение некоторых видов пищи в привычку можно объяснить и с точки зрения чистой химии. Шоколад действует умиротворяюще благодаря наличию в нем особых веществ, способствующих улучшению настроения. Содержащийся в шоколаде сахар резко повышает уровень сахара в крови, а триптофан усиливает выработку серотонина и эндорфинов. Серотонин успокаивает, а эндорфины снижают болевую чувствительность. Кроме того, шоколад содержит фенилэтиламин, обеспечивающий хорошее самочувствие, и теобромин, действующий как стимулятор. Вместе эти ингредиенты образуют сильнодействующий коктейль.

По привычке

Любые, самые заурядные пищевые продукты и напитки могут вызвать привыкание и даже зависимость: лишняя щепотка соли за столом, лишний кусок сахара, еще одна чашка кофе или чая, еще один бокал вина.

Благодаря кампаниям, проводимым органами здравоохранения, люди поняли опасность злоупотребления алкоголем. Менее широко известны пагубные последствия чрезмерного потребления соли, сахара, жиров и кофеина. Причем, если вы пристрастились именно к этим продуктам, вам непросто осознать, что существует связь между привычкой и проблемами со здоровьем. К ним относятся ожирение, гипертония, сердечно-сосудистые заболевания и стрессы.

Ароматные приправы *Смешайте разные ароматические травы и специи (семена кориандра, тмина, разный перец горошком, измельченный чили, сухой розмарин, тимьян и орегано) – у вас получится приправа, придающая пище удивительный вкус. В кофемолке или в ступке измельчите все в порошок. Экспериментируйте, сочетая разные пряности.*

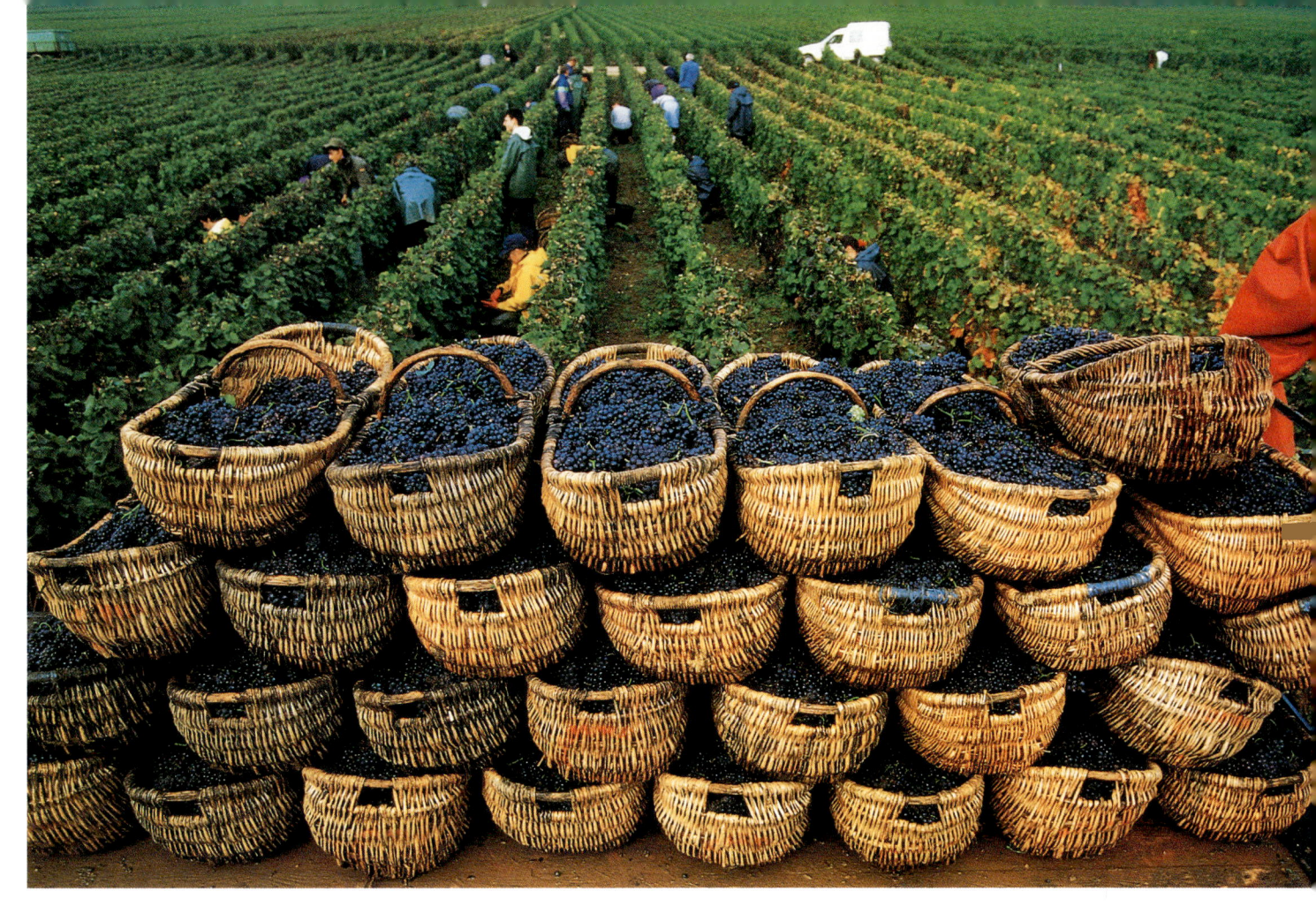

Как извлечь пользу из вина Черный виноград, из которого обычно получают красное вино, богат антиоксидантами, необычайно важными в профилактике ишемической болезни сердца. Умеренное потребление красного вина считается полезным для сердца и системы кровообращения. Обратите внимание на ключевое слово «умеренное»: ведь главная опасность для сердца – это спирт, образующийся в процессе созревания вина.

К сложившейся явной склонности к сладкой и жирной пище, вы, возможно, добавляете соль чисто автоматически, считая, что она лучше выявляет вкус блюда.

Творческий подход к альтернативам

Понять проблему – первый шаг к ее решению. Зная причину болезненного пристрастия к тому или иному продукту и имея представление о воздействии пищи и напитков на свой организм, вы скорее решитесь опробовать более здоровый подход к выбору еды и питья. Поскольку вы привыкли к определенным вкусовым ощущениям и способам приготовления пищи, понадобится масса новых идей, чтобы решиться перейти к более хитроумным альтернативам.

Например, придется переучивать вкусовые рецепторы, чтобы смириться с недостатком соли. Солью во время готовки вы пользуетесь бессознательно, поэтому проявите твердость и уберите солонку как можно дальше. Для придания блюдам вкуса используйте различные маринады, специи, ароматизированный или фруктовый уксус, чеснок и соки цитрусовых.

Если вы сладкоежка, будет трудно отказаться от кондитерских изделий, или же вы начнете сыпать больше сахара в пищу и напитки. Так что лучше сахарницу заменить вазой, доверху наполненной вкуснейшими свежими фруктами. Фрукты содержат натуральный сахар (фруктозу), антиоксидант (витамин С) и клетчатку. Все это намного полезнее для здоровья.

Большинство людей потребляет слишком много жиров. В принятой на Западе системе питания 38–40% энергии (калорий) организм получает за счет жиров. Разумно используйте сковороду. Приобретите хорошую сковороду с толстым дном и попробуйте жарить мясо, птицу и рыбу без жира. Просто сильно нагрейте сковороду, положите мясо или рыбу и дождитесь образования тонкой корочки, прежде чем жарить дальше. Можно также готовить пищу в фольге или жиронепроницаемой бумаге.

сила духа

Если вы выпиваете больше шести чашек чая или кофе в день, возможно, у вас уже развилось привыкание к ежедневной дозе кофеина. Сократите потребление этих напитков, но постепенно, так как иногда возникает абстинентный синдром. В течение дня пейте воду, фруктовые соки и травяные чаи.

ОТНОСИТЕСЬ К АЛКОГОЛЮ РАЗУМНО

Бессмысленно предавать анафеме тот или иной пищевой продукт или напиток, особенно алкоголь. Все дело в том, используете ли вы его в разумных пределах или злоупотребляете им.

О пользе алкоголя В большей части исследований полезных свойств алкоголя подчеркивается благотворная роль антиоксидантов, содержащихся в красном вине. Эти вещества уменьшают вред, наносимый клеткам свободными радикалами, и задерживают развитие некоторых форм рака, артрита и катаракты. Кроме того, красное вино содержит флавоноиды – кверцетин и рутин. Считается, что эти растительные вещества блокируют действие раковых клеток, защищают от ишемической (коронарной) болезни сердца и катаракты и обладают антигистаминным действием.

Умеренное потребление алкоголя – около двух порций вина или пива (но не крепких спиртных напитков) в день – может

Лимоны богаты витамином С, укрепляющим иммунную систему. В качестве прекрасной альтернативы спиртным напиткам возьмите стакан газированной воды и выжмите туда побольше лимонного сока.

способствовать снижению риска инфаркта и инсульта. Женщинам не следует пить больше 14, а мужчинам – больше 21 порции алкоголя в неделю. Эти количества рекомендуется растянуть на всю неделю, а не выпивать сразу. Следует устраивать разгрузочные безалкогольные дни – хотя бы два дня подряд в неделю.

Держите себя под контролем По большинству развитых стран статистика неутешительна: один из 25 страдает алкогольной зависи-

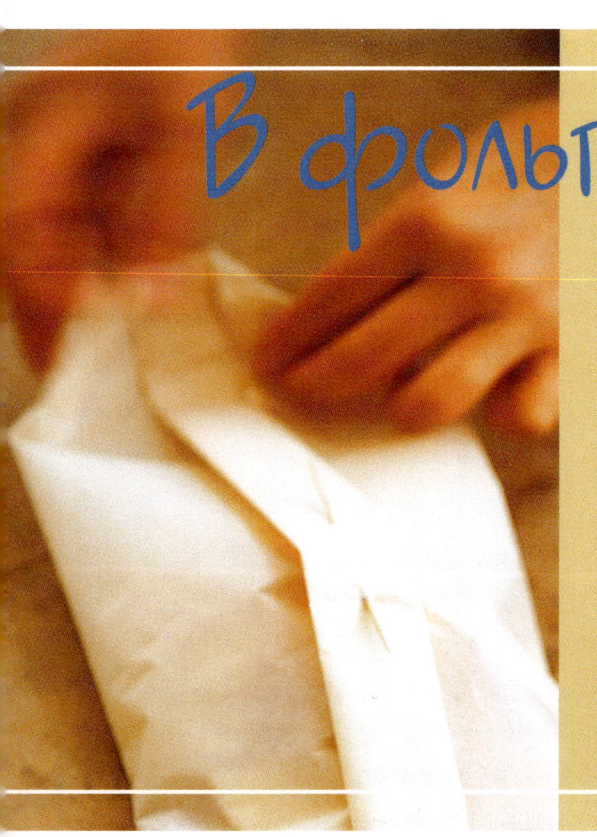

В фольге или бумаге

Преимущества для здоровья

МАЛО ЖИРА Не используются ни растительные, ни животные жиры. Сохраняются все вкусовые качества.
РАЗНООБРАЗИЕ Этим способом можно готовить самые разные блюда. Особенно удачно получаются морепродукты, птица, овощи и фрукты.

Метод Запекание в фольге или бумаге – простой способ приготовления пищи. Завернув продукт в фольгу или жиронепроницаемую бумагу – неплотно, но герметично, запекайте или готовьте на пару при умеренной температуре и с небольшим количеством жидкости.
Вкус и аромат При этом способе сохраняется вся вкусовая гамма, поэтому приправ требуется совсем немного. Придают вкус ароматические травы, пряности, овощи, фрукты, а также бульон, соки из цитрусовых, вино. Подойдут вустерский и соевый соусы и ароматизированный уксус.

КУХНЯ ЗДОРОВЬЯ

мостью, а каждый пятый превышает нормы безопасного потребления алкоголя.

Алкоголизм

Алкоголизм проявляется симптомами: количество выпиваемого незаметно увеличивается, возможны непредсказуемые перепады настроения и провалы в памяти, возникает потребность выпить утром или переключиться с пива на крепкие напитки.

Человек, осознавший, что он стал алкоголиком, часто принимает решение совершенно отказаться от спиртного. В этом ему помогут различные организации, в частности «Анонимные алкоголики». Почувствовав, что пристрастие к спиртному выходит из-под контроля, следует обратиться к врачу.

Отрицательные последствия Необязательно самому стать алкоголиком, чтобы почувствовать всю пагубность злоупотребления спиртным. У неумеренно пьющих людей обычно наблюдается дефицит питательных веществ в организме. Частично это объясняется тем, что алкоголь подавляет аппетит; кроме того, он затрудняет усвоение и метаболизм витаминов группы В и витаминов А, С и D, незаменимых жирных кислот и минералов – кальция, цинка, магния и фосфора.

Поначалу алкоголь вызывает всплеск положительных эмоций, однако это естественный депрессант, провоцирующий резкие перепады настроения, что имеет опасные последствия. Пьянство и алкоголизм – причина многих случаев насилия в семье.

Кроме того, алкоголь ослабляет самоконтроль человека, что может привести к рискованным поступкам. Алкоголь был виновником многих автокатастроф с летальным исходом.

Злоупотребление алкоголем ведет к развитию сердечно-сосудистых заболеваний, повышает риск возникновения остеопороза, диабета, импотенции, нарушений в работе мозга и печени. Согласно данным Всемирной организации здравоохранения, существует связь между алкоголизмом и развитием таких заболеваний, как рак горла, ротовой полости, гортани, глотки, мочевого пузыря, молочной железы и печени, причем у тех, кто еще и курит, вероятность заболеть гораздо выше.

НЕТ КУРЕНИЮ!

Бросить курить – это лучшее из всего, что можно сделать для своего здоровья. Курение – один из факторов смертности, одна из причин рака, дефицита питательных веществ, повышения уровня холестерина, ишемической болезни сердца и многих других заболеваний.

Сигареты содержат множество токсичных веществ, самые вредные из них – никотин, бензопирен и оксид углерода. Они разрушают клетки и могут вызвать их перерождение в раковые.

Ограничьте вредные последствия Следите за тем, чтобы ваш рацион в изобилии содержал фрукты и овощи, богатые витамином С и другими антиоксидантами. Витамин С, укрепляя иммунную систему, способствует разрушению раковых клеток. Курение и алкоголь уничтожают в организме витамин С: по имеющимся оценкам, после каждой выкуренной сигареты организму необходимо получить дополнительно 50 мг витамина С.

Отвлекающая тактика Если вы не в состоянии бросить курить самостоятельно, вам помогут гипноз и иглоукалывание. И не следует бояться набрать лишний вес. Повысив физические нагрузки, вы сбросите лишние килограммы и испытаете благотворное воздействие этих нагрузок. Можно попробовать такие методы, как йога.

ИДЕИ ДЛЯ МЕНЮ

Хорошая замена

Полезные блюда и напитки в борьбе с вредными привычками.

КОГДА ХОЧЕТСЯ ШОКОЛАДА
Съешьте фрукты: положите кусочки яблока или банана в йогурт; приготовьте фруктовый мусс или салат.

ВМЕСТО СОЛИ Приправляйте пищу соком лимона или лайма; ешьте пряные блюда.

КОГДА РУКА ТЯНЕТСЯ ЗА СИГАРЕТОЙ Отвлеките себя едой: это может быть тарелка попкорна, горсть орехов или семечек, салат из сырых фруктов или овощей, хлебные палочки с пюре из нута или гуакомолем; жареные корнеплоды с хреном.

ВМЕСТО СПИРТНОГО Пейте минеральную воду с ломтиком лимона, фруктовые соки, имбирное или безалкогольное пиво.

КАК ОБОЙТИСЬ БЕЗ ЖИРА?
Отдавайте предпочтение нежирным блюдам, таким, как курица или рыба, приготовленные в гриле, на горячей сковороде или сваренные в кипятке; чипсы, приготовленные в духовке.

Жареные корнеплоды с хреном

Зима – самое подходящее время для горячей пищи, как эти корнеплоды, которые при обжаривании приобретают приятный сладкий вкус. Приправленные для остроты соусом с хреном, они хороши как гарнир к жареным или запеченным блюдам из рыбы, курицы или мяса.

Подготовка: **10 минут**

Приготовление: **1 час 10 минут**

Выход: **4 порции**

ПИЩЕВАЯ ЦЕННОСТЬ 1 порции:	
калорийность	**390 ккал**
углеводы	35 г
(сахар)	12 г
белки	4 г
жиры	27 г
(насыщенные)	1 г
клетчатка	3 г

3 сырые свеклы, кожицу не снимайте
2 ст. л. оливкового масла
1 ст. л. меда
50 мл теплой воды
2 красные луковицы, каждую разрежьте на 6 долек
2 картофелины, нарезанные кружками
Соль и черный перец

ДЛЯ СОУСА С ХРЕНОМ
200 мл жирных сладких сливок
2–3 ст. л. натертого хрена
Паприка для украшения

1 Варите свеклу в кипящей воде 35 минут или до мягкости, слейте воду. Разрежьте корнеплоды на четвертинки.

2 Нагрейте духовку до 200°С. Смешайте в противне оливковое масло, мед и воду, выложите свеклу и лук и размешайте, чтобы покрыть их масляной смесью.

3 Поставьте в духовку и запекайте 15 минут. Выньте из духовки. Добавьте кружочки картофеля, посолите, поперчите и запекайте еще 30–35 минут, пока овощи не станут мягкими и не приобретут золотистый цвет.

4 Смешайте сливки и натертый хрен. Вылейте в салатник и посыпьте паприкой. Подавайте отдельно.

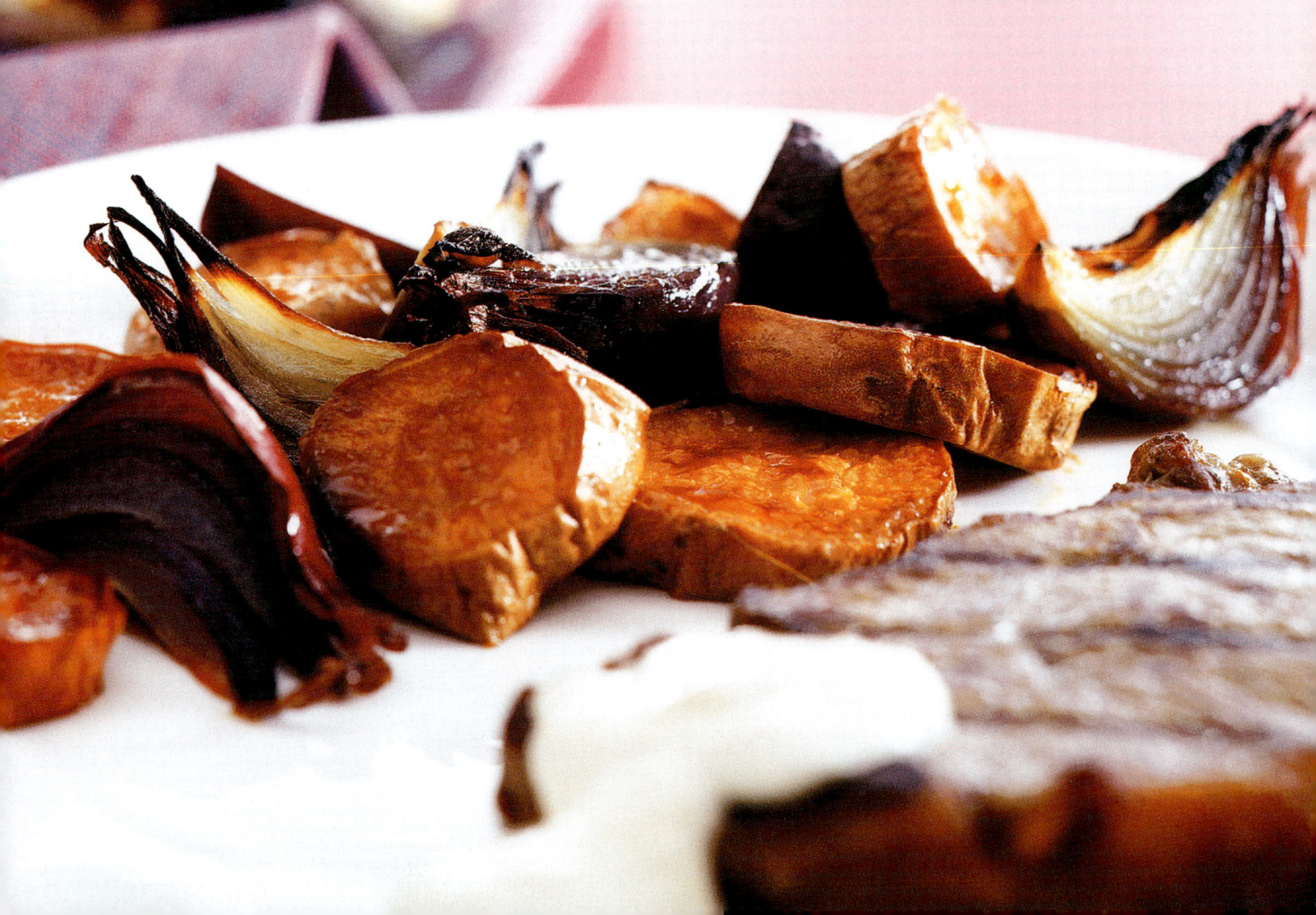

Салат нисуаз из свежего тунца

Этот оригинальный вариант классического французского салата готовят из свежего тунца и густой заправки из анчоусов с чесноком. Салат достаточно сытный, может служить самостоятельным блюдом.

Подготовка: 10 минут, плюс 30 минут на маринование
Приготовление: 20 минут
Выход: 4 порции

4 куска тунца по 140 г
2 ст. л. оливкового масла
Сок половинки лимона
280 г мелкого молодого картофеля
175 г нежной зеленой фасоли
250 г листьев салата
12 томатов черри, разрезанных пополам
1 маленькая красная луковица, нарезанная тонкими кружочками
85 г черных маслин без косточек
Соль и черный перец
ДЛЯ ЗАПРАВКИ
2 ст. л. оливкового масла
1 ч. л. белого винного уксуса
4 куска филе анчоусов в масле, нарежьте
1 маленький измельченный зубчик чеснока
3 ст. л. майонеза с пониженным содержанием жира

1 Положите куски тунца в неглубокое блюдо, полейте маслом и лимонным соком, приправьте солью и перцем. Размешайте, чтобы рыба покрылась маринадом. Поставьте в холодильник на 30 минут.

2 Отварите на пару картофель и фасоль до мягкости. Остудите. Положите в миску листья салата, томаты, картофель, фасоль, лук и маслины. Ингредиенты для заправки поместите в миксер и смешивайте до получения однородной консистенции. Заправьте салат и перемешайте.

3 Нагрейте сковороду с рифленым дном. Положите кусочки тунца. Смажьте маринадом и жарьте 5 минут, переверните один раз; жарьте до готовности.

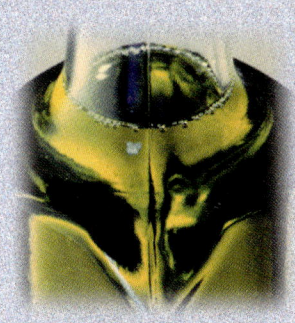

ПИЩЕВАЯ ЦЕННОСТЬ 1 порции:	
калорийность	**515 ккал**
углеводы	19 г
(сахар)	7 г
белки	40 г
жиры	32 г
(насыщенные)	5 г
клетчатка	4 г

Фруктовый салат с ванильным йогуртом

Это ароматное блюдо из экзотических фруктов, ванили и имбиря – прекрасный десерт. Если не съедите все сразу, поставьте в холодильник; на следующее утро вас будет ждать освежающий завтрак.

Подготовка: 10 минут, плюс 10 минут на охлаждение
Приготовление: 7 минут
Выход: 4 порции

55 г сахарной пудры
100 мл воды
1 стручок ванили
3 кусочка очищенного свежего корня имбиря
300 г натурального йогурта
1 крупный плод манго, очистите и нарежьте кубиками
1 ананас, очистите, нарежьте крупными кусками
1 дыня, нарежьте кубиками
Натертая на мелкой терке цедра и сок 1 лимона

1 Положите сахарную пудру, ваниль, имбирь в кастрюлю с толстым дном, влейте воду. Доведите до кипения, помешивая, чтобы сахар растворился. Дайте покипеть на слабом огне 5 минут, пока жидкость не загустеет и не приобретет консистенцию сиропа. Снимите с огня и охлаждайте в течение 10 минут.

2 Выбросьте имбирь. Ваниль обсушите, разрежьте стручок вдоль и извлеките черные семена. Смешайте их с йогуртом в той посуде, в которой будете подавать.

3 Охлажденный сироп перелейте в большую миску, положите фрукты, цедру, влейте сок, перемешайте. Йогурт подайте отдельно.

ПИЩЕВАЯ ЦЕННОСТЬ 1 порции:	
калорийность	**300 ккал**
углеводы	53 г
(сахар)	53 г
белки	7 г
жиры	7 г
(насыщенные)	4 г
клетчатка	5 г

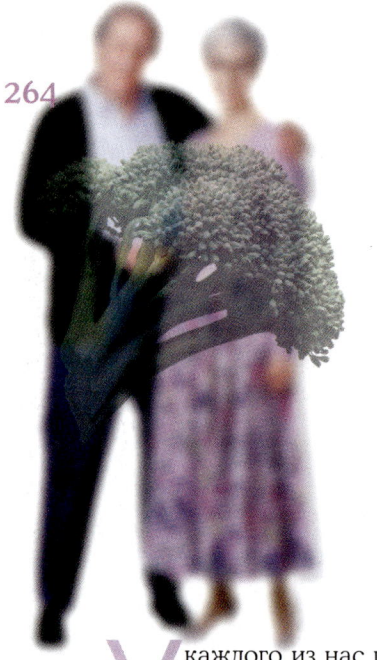

Возможности памяти

Не все обладают фотографической памятью. Наш мозг хранит колоссальный объем информации, и часто бывает очень трудно выудить из него то, что нужно в данный момент. Правильно подобранная пища помогает даже самым рассеянным улучшить память.

У каждого из нас периодически случаются провалы в памяти, однако это далеко не всегда означает, что в работе мозга возникли нарушения. Так, мы нередко кладем вещи, например ключи, не на место и не можем их найти или с трудом вспоминаем имена людей и номера телефонов.

Подобные проблемы раздражают, но ведь никто не в состоянии помнить абсолютно все. И возраст вовсе необязательно оказывает отрицательное влияние на способность к запоминанию; в зрелом возрасте память может быть гораздо лучше, чем в детстве. Исследования, проведенные в США, показали, что только 5% случаев ослабления памяти можно отнести на счет расстройства деятельности мозга, такого, как болезнь Альцгеймера.

Однако в более пожилом возрасте у многих возникают довольно серьезные проблемы с памятью. Специалисты используют в этих случаях термин «возрастное ухудшение познавательных способностей», проявляющееся в неспособности концентрировать внимание, ослаблении памяти и нарушениях речи.

ПОМОЩНИКИ ПАМЯТИ
Большинство людей, и старых, и молодых, хотели бы улучшить свою память. Важную роль играет в этом хорошее снабжение мозга кровью и кислородом. Особенно важно поддерживать стабильный уровень сахара в крови, поскольку клеткам мозга для нормального функционирования необходима глюкоза. Даже такая мелочь, как отказ от завтрака, может иметь заметные последствия. Во время проверки умственных способностей наилучшие результаты наблюдались у тех, кто проходил проверку в течение получаса после завтрака. Возможно, это связано с уровнем глюкозы в крови: при нестабильном содержании глюкозы наблюдается ухудшение памяти и спутанность сознания.

Регулированию содержания сахара в крови способствует потребление нерафинированных углеводов: цельнозернового хлеба и макаронных изделий. Усвоение этой пищи требует времени, так что глюкоза высвобождается медленно и постепенно.

Суперпродукты
Наилучшая забота о мозге – здоровое полноценное питание, основанное на пяти группах пищевых продуктов. Некоторые из них особенно эффективно снабжают нас витаминами, микроэлементами и другими веществами, расширяющими возможности памяти. Оказалось, что продукты, нейтрализующие действие свободных радикалов, – черника, земляника и шпинат –

Куда я это засунул?
Необходимость помнить, где лежат предметы, без которых немыслима повседневная жизнь, обременяет память. Тем важнее питание, расширяющее ее возможности.

Улучшайте память

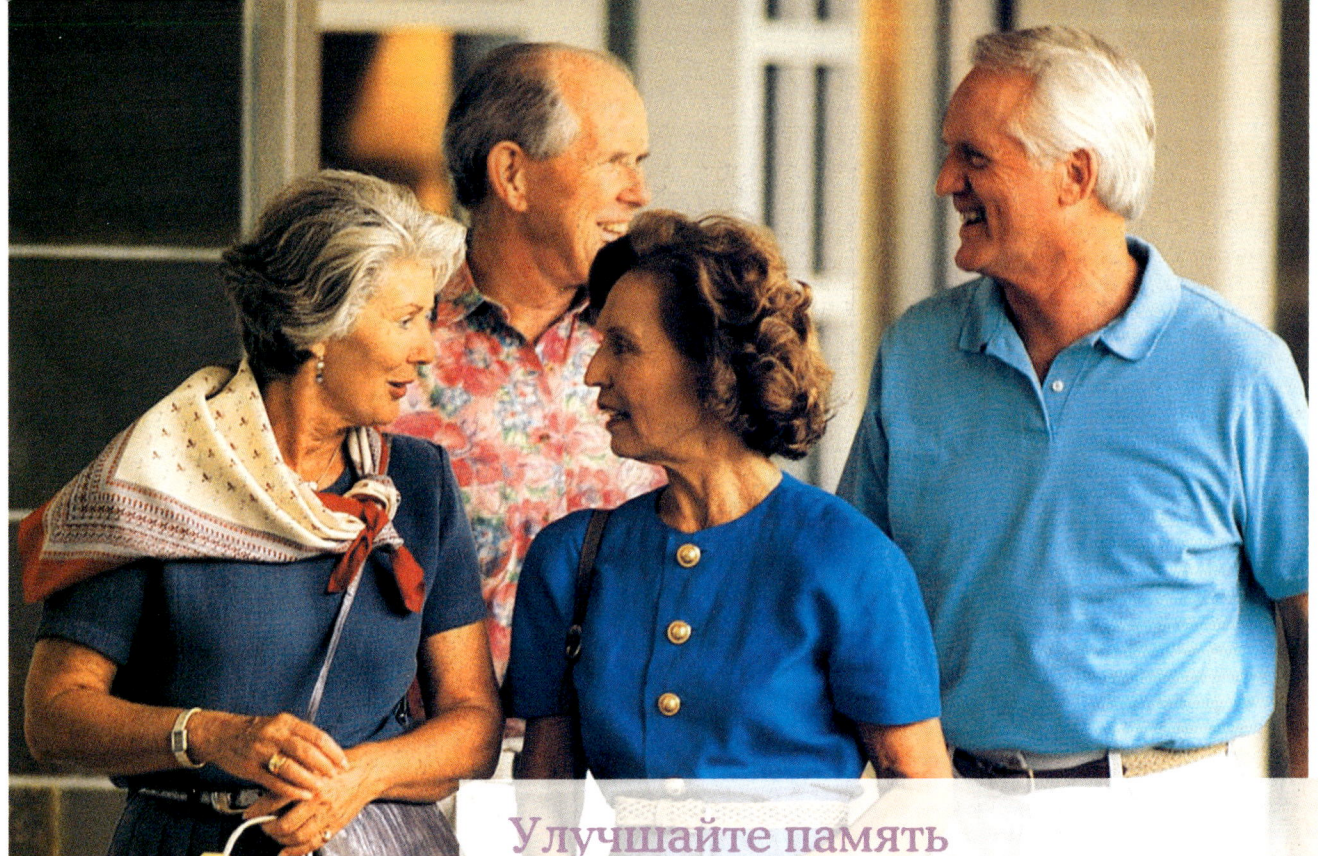

Не сдавайтесь Ваша память не обязательно должна ухудшаться с возрастом. Мозг способен компенсировать потери за счет других отделов и образования новых связей между нейронами; поэтому активно используйте свои умственные способности и общайтесь с друзьями.

Тренируйте мозг Заставляйте мозг постоянно работать: старайтесь каждый день узнавать что-то новое – будь это незнакомое слово или правила пользования Интернетом.

Используйте памятки Разгружайте кратковременную память, составляя списки неотложных дел.

Играйте в слова Разгадывайте кроссворды и играйте в слова. Сохранению остроты мышления способствуют такие карточные игры, как бридж и покер.

На волнах памяти Перелистывайте альбомы с фотографиями, перебирайте подарки, сувениры; так вы восстанавливаете в памяти прошлое.

Практикуйте полное расслабление Стресс разрушающе действует на память. Научитесь успокаиваться: попробуйте использовать метод глубокого дыхания, медитацию, йогу или самогипноз.

способствуют предупреждению потери памяти. Среди других полезных фруктов и овощей – черная смородина, сливы, брокколи, свекла, брюссельская капуста и чеснок.

Некоторые элементы особенно важны для работы мозга: железо, входящее в состав гемоглобина, участвует в снабжении мозга кислородом. Его дефицит пагубно сказывается на памяти. Проводилось тестирование девочек с низкими показателями уровня железа в организме: у тех из них, которые получали пищевые добавки с железом, при проверке памяти результаты оказались выше. Богаты железом говядина, печень, орехи, семечки, чернослив, инжир, абрикосы, проростки пшеницы, цельнозерновой хлеб, бобовые и свежие овощи.

Витамины, обладающие свойствами антиоксидантов, способствуют нормальному снабжению мозга кислородом, а также уменьшению вреда, наносимого свободными радикалами. Антиоксиданты – эффективная помощь памяти. Ими богаты фрукты и овощи.

Витамины группы В играют важнейшую роль в деятельности клеток мозга. Установлена связь между дефицитом тиамина (B_1), ниацина, B_6, B_{12}, фолиевой кислоты и потерей памяти, спутанностью сознания, забывчивостью и другими симптомами. Богаты витаминами группы В цельнозерновые продукты, пивные дрожжи, мясо, птица, печень, молоко, яйца и свежие овощи.

Незаменимые жирные кислоты необходимы для развития памяти и сохранения здоровья мозга. Омега-3- и омега-6-жирные кислоты содержатся в жирной ры-

ИДЕИ ДЛЯ МЕНЮ
Для сохранения остроты памяти

Ешьте нерафинированные углеводы и пищу, богатую незаменимыми жирными кислотами и белками, не отказывайтесь от завтрака.

УТРЕННИЙ ЗАРЯД ЭНЕРГИИ На завтрак выбирайте цельнозерновые хлопья; овсянку, фруктовый сок; цельнозерновой хлеб с арахисовым маслом или банановым пюре; компот из абрикосов и имбиря; бананы с натуральным йогуртом, проростки пшеницы и мед.

В СЕРЕДИНЕ ДНЯ Гуакомоль с салатом из сырых овощей и хлеб; тост с копченым лососем; тост с омлетом.

ЧЕМ ПЕРЕКУСИТЬ? Свежие фрукты, тыквенные семечки и семечки подсолнечника; орехи; овсяное печенье с финиками и апельсином, солодовый хлеб; сушеный инжир, чернослив или курага; хлебные палочки.

ЖИВИТЕЛЬНЫЙ УЖИН Яйца под густым томатным соусом с перцем чили; рыба под зеленым соусом; форель-гриль с лимоном и зеленью; яйца, запеченные со шпинатом; омлет с курицей и овощами.

В ТЕЧЕНИЕ ДНЯ Пейте много воды, зеленого чая и соков. Не увлекайтесь кофе, чаем, лимонадом и какао.

Закусите финиками, они улучшают память

бе, растительных маслах, особенно оливковом, в авокадо, грецких орехах, проростках пшеницы и сое.

Лецитин и холин необходимы для синтеза ацетилхолина, участвующего в работе памяти и защищающего мозг от заболеваний, связанных с гибелью его клеток. Главным источником холина служит рыба. Лецитином богаты соя, печень, яичные желтки, арахис, горох, форель, цельнозерновые продукты, сыр и зеленые листовые овощи.

ГИМНАСТИКА ДЛЯ УМА

Полноценное питание помогает сохранить хорошую память, а в сочетании со здоровым образом жизни результаты оказываются еще лучше. Один из самых эффективных способов улучшения памяти – физические упражнения. Движение усиливает снабжение мозга кровью, обогащенной кислородом и питательными веществами.

Большое значение имеет также умственная деятельность. Прекрасно стимулируют мозг чтение, изучение иностранных языков и другие занятия, расширяющие возможности интеллекта, – участие в викторинах или разгадывание головоломок. Алкоголь и курение разрушают клетки мозга, истощая его силы. Поэтому необходимо ограничивать потребление алкоголя, а если курите, то сократите число сигарет, а лучше вообще бросьте курить. Что касается кофеина, то он действительно обостряет умственную деятельность, но в больших количествах часто вызывает дрожание конечностей, учащенное сердцебиение, чувство тревоги. Медики не советуют пить более шести чашек кофе или чая в день.

Недосыпание также пагубно сказывается на памяти и способности к концентрации. Большинство взрослых нуждается в восьмичасовом ночном сне, хотя с возрастом эта потребность несколько уменьшается.

Стресс и чувство тревоги особенно тяжело сказываются на работе мозга, поскольку они лишают его многих необходимых питательных веществ. Людям, испытывающим стресс, свойственно зацикливаться на мрачных мыслях. Эти мысли занимают ум, мешая сосредоточиться на чем-то другом.

Ухудшение памяти может быть результатом приема медикаментозных препаратов, в том числе снотворных, транквилизаторов, противокашлевых и болеутоляющих средств. Если вы принимаете лекарства и начали замечать признаки нарушения памяти, обратитесь к врачу.

Соблюдение малокалорийной диеты тоже негативно влияет на память: исследования показали, что люди, злоупотребляющие диетами, больше подвержены ослаблению памяти. Это скорее связано с психологическим напряжением, сопровождающим голодание, чем с нехваткой калорий. Подобное состояние наблюдается при депрессии и стрессе.

Замечено, что у женщин проблемы с памятью возникают перед менструацией и во время менопаузы. Точная их причина пока не выяснена; предполагают, что это связано с гормональными изменениями, особенно с уменьшением количества эстрогенов. Возможное решение проблемы – полноценное питание и гормонозаместительная терапия.

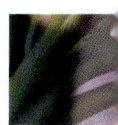

Дополнительная помощь

Существует мнение, что разные пищевые добавки способствуют укреплению памяти. Однако, если вы принимаете какие-либо лекарства, необходимо предварительно проконсультироваться с врачом, поскольку добавки могут понизить эффективность этих лекарств и даже вызвать опасные для здоровья последствия.

Гинкго билоба – прекрасное средство для улучшения памяти, способности сосредоточиться и умственной деятельности в целом; помогает оно также при симптомах спутанности сознания. Это натуральное сосудорасширяющее средство способствует обогащению мозга кислородом и стимулирует мозговое кровообращение. Гинкго эффективно очищает клетки и ткани от свободных радикалов, наносящих им вред. Рекомендуемая суточная доза – 120 мг (разделить на два-три приема).

Женьшень Женьшень, произрастающий в Китае, Корее, в России – в Приморье и в Хабаровском крае, широко известное лекарственное растение, стимулирующее умственную деятельность и способность к концентрации внимания. Придерживайтесь дозировки, указанной на упаковке: превышение дозы может вызвать побочные эффекты – состояние тревоги, раздражительность и бессонницу.

Кофермент Q10 синтезируется в самом организме, однако может ощущаться нехватка необходимых для этого питательных веществ. Этот кофермент помогает сохранить хорошую память и способность сосредоточиться, а также стимулирует повышение энергии. Суточная доза составляет 50–100 мг.

Хуперсин А издавна используется в китайской медицине для предотвращения разрушения ацетилхолина. Эту добавку можно приобрести у специалистов, применяющих нетрадиционные методы лечения; они определят необходимую дозу и объяснят, как принимать.

Необратимые поражения мозга

Для некоторых пожилых людей потеря памяти превращается в тяжелую болезнь – старческое слабоумие принято объяснять недостаточным снабжением мозга кровью и кислородом из-за сужения или закупорки артерий. В этих случаях можно рекомендовать препараты гинкго.

Болезнь Альцгеймера возникает в результате повреждения головного мозга и нервных клеток и общего сокращения объема мозга. В настоящее время эти поражения считаются необратимыми, однако с помощью кофермента Q10 в ряде случаев удается добиться небольших улучшений у некоторых больных. Определенную помощь могут оказать пищевые продукты, богатые этим ферментом (субпродукты, шпинат, картофель, ямс и соя).

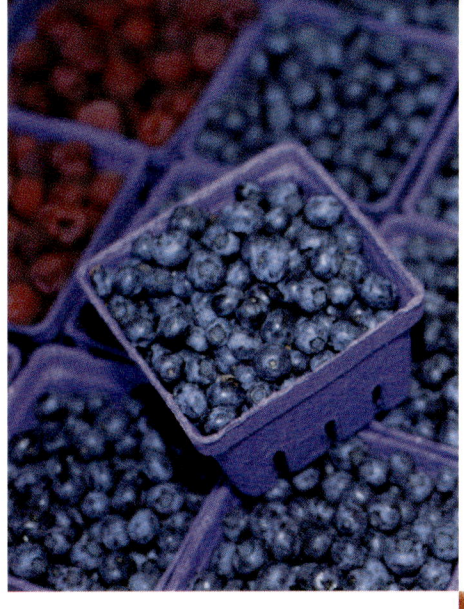

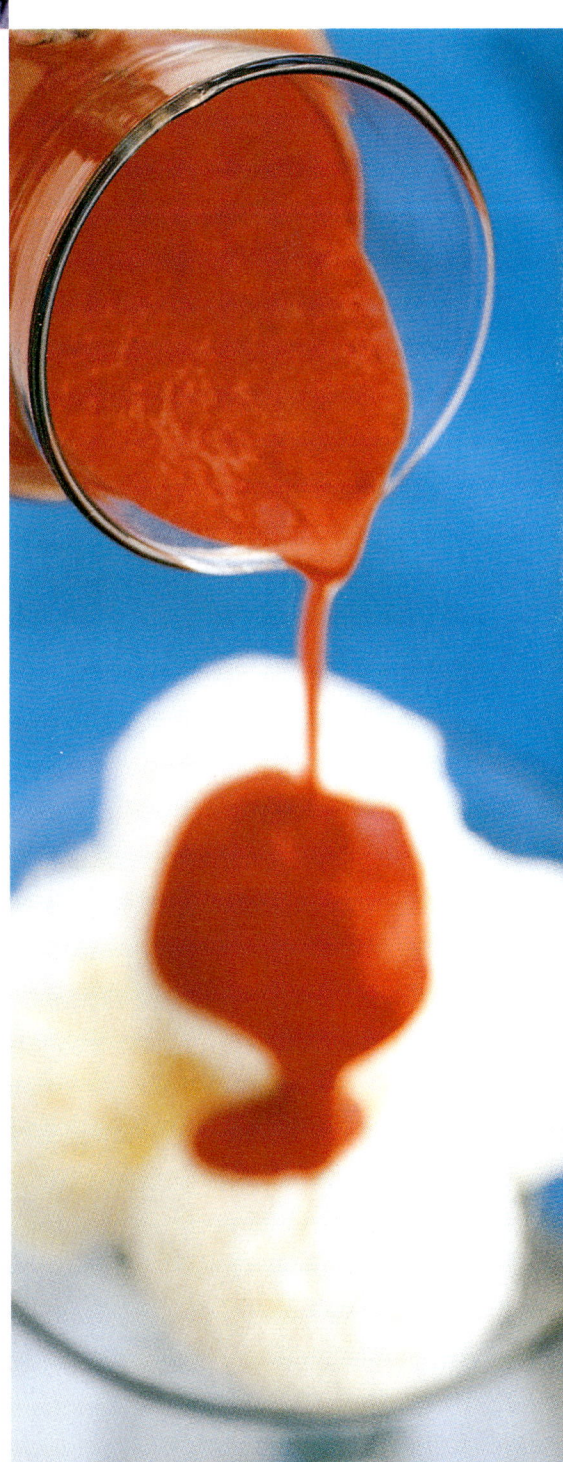

Купите корзинку ягод Черника и малина – прекрасные стимуляторы памяти. Жидкий соус из свежей малины (внизу) замечательно сочетается с мороженым.

Яйца с густым томатным соусом и перцем чили

Тмин, кориандр и перец чили придают этому простому блюду остроту. Оно прекрасно сочетается с хрустящим хлебом и свежим шпинатом или рокет-салатом. Соус пассата (протертые томаты) продается в супермаркетах.

Подготовка: 10 минут
Приготовление: 40 минут
Выход: 4 порции

ПИЩЕВАЯ ЦЕННОСТЬ 1 порции:	
калорийность	**195 ккал**
углеводы	11 г
(сахар)	11 г
белки	10 г
жиры	10 г
(насыщенные)	2 г
клетчатка	2 г

1 ст. л. оливкового масла
1 крупный зубчик чеснока, измельченный
1 красный сладкий перец, мелко нарезанный
2 ч. л. молотого тмина
1 ч. л. молотого кориандра
1 стручок свежего перца чили, без семян, мелко нарезанный
125 мл красного вина
900 г соуса пассата
1 ч. л. коричневого сахара
Соль и черный перец
4 яйца
Зелень кориандра для украшения

1. Разогрейте масло в глубокой сковороде. Положите чеснок и сладкий перец и подержите на среднем огне 1–2 минуты. Всыпьте, помешивая, тмин, кориандр и чили. Влейте красное вино, доведите до кипения и оставьте на сильном огне на 2 минуты.

2. Уменьшите нагрев, добавьте соус пассата и сахар и варите (время от времени помешивая) 15–20 минут, пока объем соуса не уменьшится и он не загустеет. Заправьте солью и перцем по вкусу.

3. Сделайте в соусе четыре углубления на равном расстоянии друг от друга и разбейте в каждое по яйцу. Накройте крышкой и варите 15 минут, пока белки не загустеют. Подавайте сразу, украсив кориандром.

Овсяное печенье с финиками и апельсином

Это вкусное печенье имеет рассыпчато-вязкую текстуру. Вместо фиников и грецких орехов можно использовать другие сочетания сухофруктов и орехов, например курагу с миндалем или инжир с кешью.

Подготовка: 15 минут
Приготовление: 20 минут
Выход: 9 порций

ПИЩЕВАЯ ЦЕННОСТЬ 1 порции:	
калорийность	**280 ккал**
углеводы	37 г
(сахар)	20 г
белки	4 г
жиры	14 г
(насыщенные)	7 г
клетчатка	2,5 г

115 г несоленого сливочного масла
85 г сахарной пудры
1 ст. л. прозрачного меда
Натертая на мелкой терке цедра и сок 1 апельсина
115 г муки из цельного зерна с разрыхлителем
115 г овсяных хлопьев
115 г нарезанных сушеных фиников без косточек
25 г измельченных грецких орехов

1. Нагрейте духовку до 160°С. Смажьте маслом противень. В кастрюльку положите сливочное масло, сахар, мед, цедру и влейте сок. Держите на слабом огне, пока масло не растопится и сахар не растворится.

2. В большую миску насыпьте муку, овсяные хлопья, 85 г фиников, добавьте медовую массу. Перемешайте деревянной ложкой до образования липкого теста. Выложите ложкой девять порций теста на подготовленный противень. Сформируйте круглые лепешки толщиной около 1 см. Посыпьте оставшимися финиками и грецкими орехами, слегка вдавливая их в тесто.

3. Выпекайте 15 минут, до золотистого цвета. Оставьте печенье на противне, чтобы немного остыло; затем переложите на решетку и дайте остыть окончательно.

Рыба под зеленым соусом

Это блюдо готовится быстро и легко. Зеленый соус хорошо сочетается с разной рыбой, его можно приготовить заранее. Помните, что лосось (на иллюстрации) и тунец жирнее, чем треска.

Подготовка: **10 минут**

Приготовление: **10–15 минут**

Выход: **4 порции**

4 куска рыбы – трески, лосося, палтуса или тунца – по 140 г
Оливковое масло или лимонный сок для обработки рыбы перед запеканием

ДЛЯ СОУСА
4 ст. л. оливкового масла
2 пера зеленого лука, нарежьте
1 зубчик чеснока, измельченный
2 луковицы лука-шалота, нарезанные
5 ст. л. зелени кориандра
1 ч. л. прозрачного меда
1 ст. л. белого вина или ароматизированного уксуса

1 Для зеленого соуса сложите все ингредиенты в кухонный комбайн и смешайте до получения однородного пюре. Поставьте в холодильник.

2 Если готовите треску, обмажьте ее оливковым маслом. Жирную рыбу полейте лимонным соком. Обжарьте в предварительно нагретом горячем гриле или на разогретой сковороде примерно по 5 минут с каждой стороны, в зависимости от толщины кусков. При использовании рифленой сковороды поворачивайте рыбу так, чтобы с обеих сторон получился решетчатый рисунок.

3 Подавайте горячую рыбу с зеленым соусом и зеленым салатом. Для этого блюда хороши также томаты черри.

4 К рыбе подайте много хлеба: это может быть французский багет или цельнозерновой хлеб с семенами или рублеными орехами.

ПИЩЕВАЯ ЦЕННОСТЬ 1 порции:	
калорийность	370 ккал
углеводы	4 г
(сахар)	4 г
белки	26 г
жиры	28 г
(насыщенные)	5 г
клетчатка	0

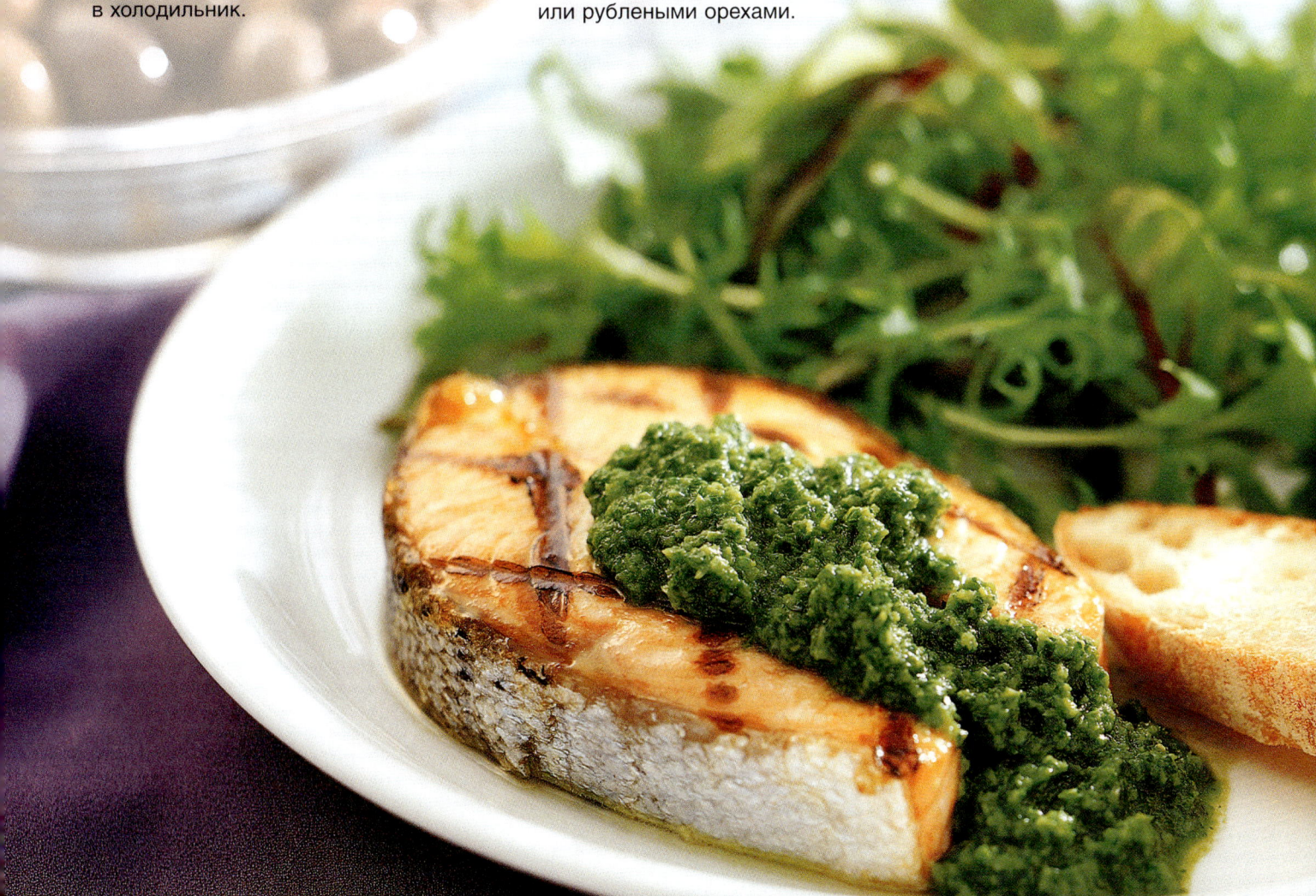

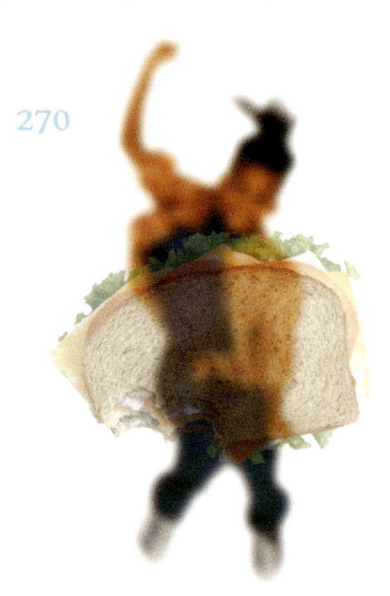

Питание и поведение

Все дети от природы энергичны, жизнерадостны и подвижны. Однако экстремальное, или гиперактивное, поведение, присущее некоторым из них, вызывает тревогу. Правильное питание поможет сохранить спокойствие в семье.

Еще в 1960-х годах специалисты обнаружили связь между питанием и гиперактивностью и предположили, что питание играет определенную роль в склонности к антиобщественному поведению – детской преступности, агрессии и т.п. Разумеется, нельзя не учитывать и социальные факторы, однако питание – важнейшее условие формирования устойчивой психики.

Правильно составленная диета обеспечивает полезное для здоровья количество нерафинированных углеводов, умеренное количество белков, обилие фруктов, овощей и жидкостей (особенно воды) и ограниченное количество рафинированных и технологически обработанных продуктов. Такой должна быть основа питания ребенка.

ГИПЕРАКТИВНОСТЬ

По некоторым оценкам, каждый десятый ребенок страдает гиперактивностью, известной также как синдром расстройства внимания, чаще встречающийся у мальчиков. Для него характерны следующие симптомы: беспокойность, неспособность усидеть на месте, неуклюжесть, чрезмерная болтливость, нетерпеливость, раздражительность, тяга к разрушению, неразвитые навыки общения и вспышки гнева. Неполноценное питание, пищевая аллергия, наследственная предрасположенность, биохимические нарушения в мозге и факторы окружающей среды – все это может в той или иной степени обусловить проявления гиперактивности, однако определенная причина до сих пор не выявлена.

У некоторых детей с возрастом состояние гиперактивности проходит, но если ее симптомы не исчезают в подростковом возрасте, а тем более позднее, обычно назначается медикаментозное лечение. Оно может сочетаться с психотерапией, часто с привлечением остальных членов семьи, и с психологической поддержкой, в частности с когнитивной терапией.

Все самое полезное

Тем, у кого наблюдаются классические признаки синдрома расстройства внимания, особенно необходимы и полезны следующие питательные вещества.

Незаменимые жирные кислоты
Некоторые полиненасыщенные жирные кислоты не синтезируются организмом и должны поступать с пищей. Детям они особенно нужны в связи с бурным раз-

---

ПИЩА ОТ гиперактивности

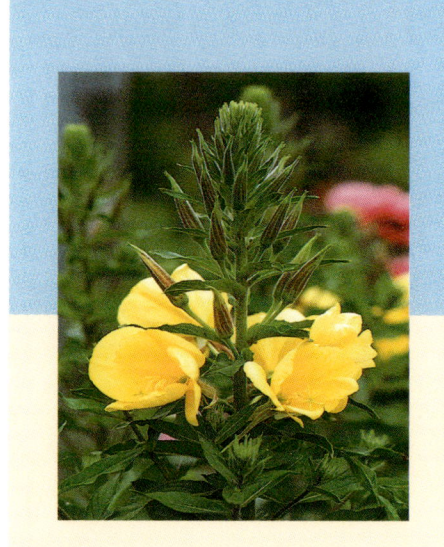

КРУЖКА ТЕПЛОГО МОЛОКА, *подслащенного медом, с печеньем из цельнозерновой муки поможет уснуть непоседливому ребенку. Молоко стимулирует выработку природных седативных веществ. Дайте его ребенку за час до сна.*

МАСЛО ИЗ ЭНОТЕРЫ *содержит незаменимые жирные кислоты, защищающие формирующуюся нервную систему и корректирующие поведение.*

Чрезмерная подвижность
Гиперактивное поведение детей с синдромом расстройства внимания нельзя смешивать с обычными играми. Рацион, состоящий из свежих продуктов, способствует ровному настроению и в то же время обеспечивает ребенка достаточной энергией для игр.

витием у них головного мозга и нервной системы. Многочисленные исследования показывают, что недостаток незаменимых жирных кислот может стать причиной нарушений поведения.

Напротив, увеличение количества этих кислот в рационе приводит к облегчению симптомов гиперактивности в результате улучшения процессов метаболизма в мозге. Технологически обработанные продукты обычно содержат насыщенные или гидрогенизированные жиры, которые затрудняют действие жирных кислот, необходимых для обеспечения нормальной умственной деятельности и поведения. В рационе ребенка подобную пищу следует свести до минимума.

Основные источники пищи
Обычно у гиперактивных детей отмечается низкое содержание омега-3-жирной кислоты. Эта важнейшая жирная кислота, необходимая мозгу, нервам, глазам и сердцу, в большом количестве содержится в жирной рыбе – тунце, сельди, сардинах, лососе и скумбрии. В идеале ее следует есть два-три раза в неделю, но если ребенок не любит рыбу, следует давать ему рыбий жир в капсулах.

По имеющимся данным, успокаивающее действие оказывает втирание по вечерам в кожу ребенка масла энотеры. Это подтверждает значение омега-6-жирных кислот, содержащихся в масле энотеры, других растительных маслах, в грецких орехах, семенах кунжута, лесных орехах и оливковом масле.

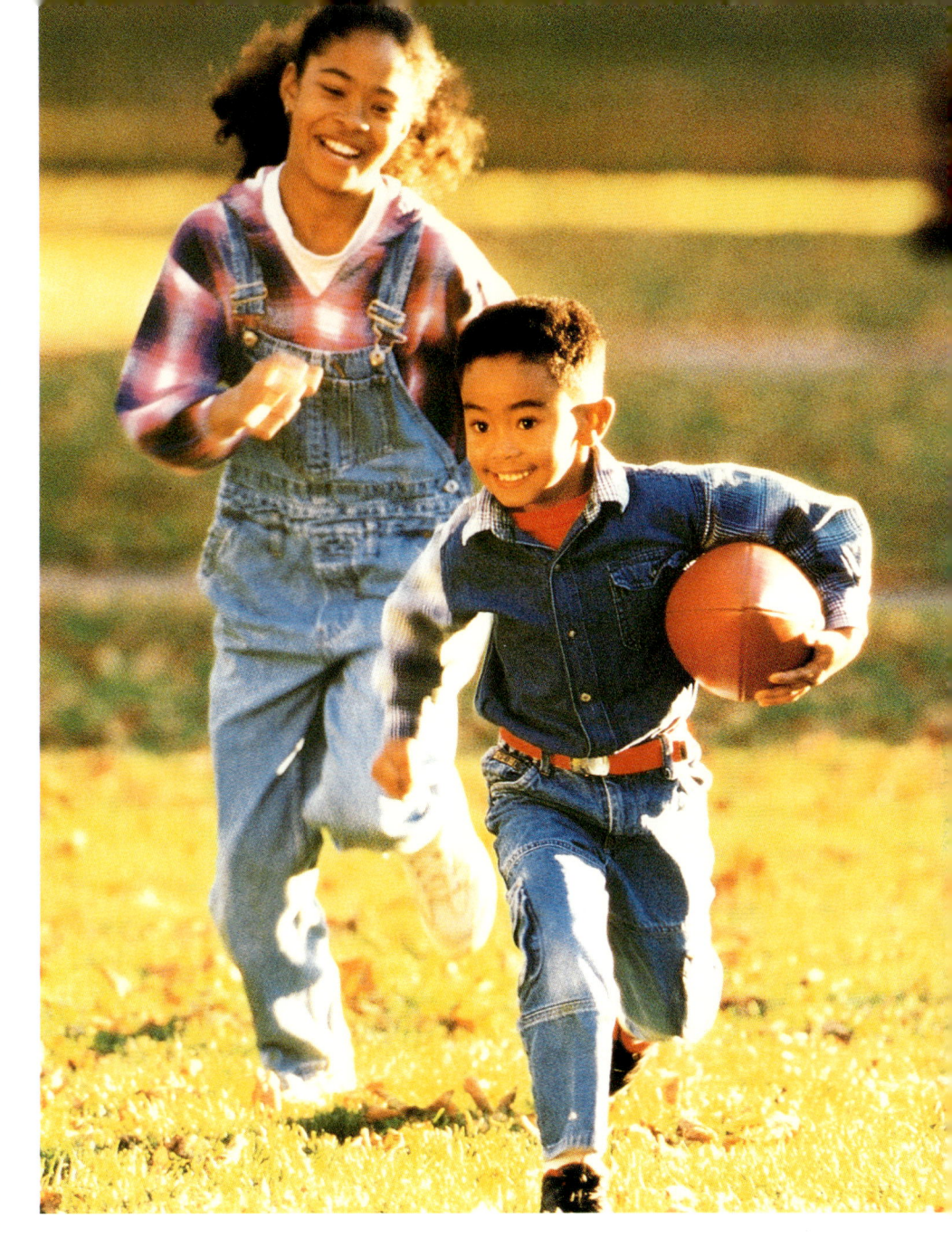

Известно, что на поведение влияет дефицит тиамина (витамина B_1). Недостаток тиамина вызывает агрессивность, непредсказуемость поведения, импульсивность и чрезмерную чувствительность к критике. Тиамин необходим для нормальной деятельности центральной нервной системы. Хорошие источники этого витамина – цельнозерновые продукты, рис, картофель, орехи, семечки, мясо, яйца и овощи. Важную роль играют также другие витамины группы B, в частности B_3 и B_6, которые помогают ферментам мозга регулировать производство нейромедиаторов и синтезировать серотонин, оказывающий успокаивающее действие.

Дефицит хрома может обострить симптомы гиперактивности. Хром необходим для обмена веществ с участием сахара, содержится в говядине, яйцах, морепродуктах, сыре, цельнозерновых продуктах.

Меласса (патока) Вкуснейшее дополнение к блинчикам или зерновым хлопьям. Ее получают из жидкости, остающейся после производства сахара; содержит минералы, отсутствующие в рафинированном сахаре. Продается в диетических магазинах.

Установлена также связь гиперактивности детей с дефицитом цинка и магния. Недостаточность магния выражается беспокойностью, нарушением координации движений, трудностью с обучением и суетливостью. Хорошими источниками цинка и магния служат говядина, орехи, крабы, семечки подсолнечника и кунжута, цельнозерновые хлопья, фасоль, свежие овощи и сушеный инжир.

Витамин С играет важную роль в некоторых функциях мозга, в том числе в вырабатывании нейромедиаторов, в частности серотонина. Его лучший источник – свежие фрукты и овощи.

СОМНИТЕЛЬНАЯ ПИЩА

Медики единодушно считают, что сбалансированное питание помогает повысить уровень незаменимых питательных веществ в организме. Однако они расходятся во мнениях о влиянии на поведение определенных продуктов.

Сахар Некоторые специалисты утверждают, что сахар провоцирует гиперактивность, тогда как другие считают, что сахар (наряду с другими углеводами) оказывает успокаивающее действие.

Колебания уровня сахара в крови В процессе технологической обработки сахар теряет значительную долю содержащегося в нем хрома, необходимого для метаболизма сахара и регулирования уровня глюкозы в крови. Дефицит хрома снижает эффективность действия инсулина, что может привести к гипогликемии, которая вызывает вспышки агрессивности. У людей, страдающих гиперактивностью, часто нарушается метаболизм сахара. Ученые установили, что приступы неадекватного поведения выражены сильнее, если есть сладкую пищу прямо с утра на голодный желудок. Если же сладости едят днем или одновременно с пищей, богатой клетчаткой, последствия обычно менее заметны.

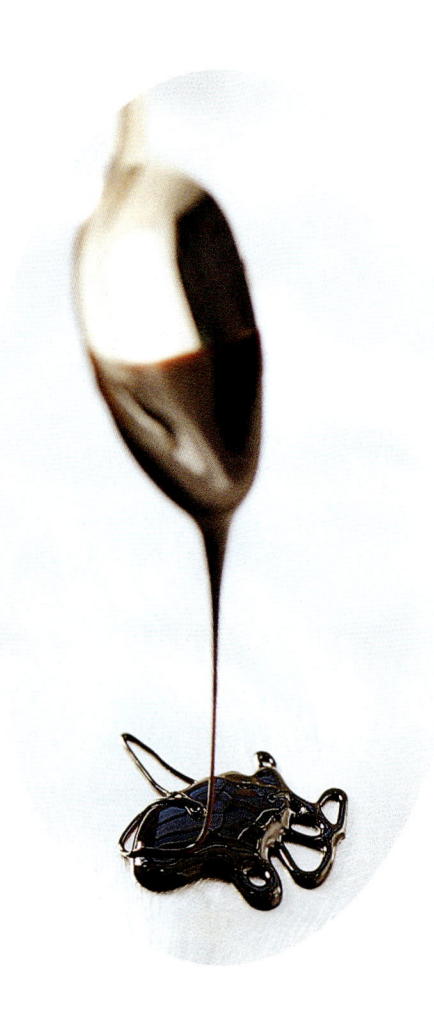

Восстановление стабильности Нерафинированные углеводы, например цельнозерновой хлеб, макаронные изделия, картофель и рис, способствуют стабилизации уровня сахара в крови и облегчают высвобождение серотонина. Кроме того, они богаче питательными веществами, чем рафинированные углеводсодержащие продукты, – белый хлеб, конфеты, пирожные и печенье.

Пищевая аллергия Результаты многочисленных исследований свидетельствуют о связи гиперак-

---

ПРАВДА ИЛИ МИФ
Пищевые добавки

В 1994 г. австралийские исследователи обнаружили, что 55% детей, положительно реагирующих на исключение из их рациона всех пищевых красителей и добавок, реагируют отрицательно, если получают какой-нибудь один краситель, например тартразин (Е102). Дети становились более раздражительными, беспокойными, у них нарушался сон.

В другом исследовании было выявлено, что у всех детей, получавших напитки с тартразином, возникали проблемы с поведением: у четырех детей из десяти наблюдались тяжелые реакции, а у трех из десяти в течение 45 минут после приема напитка появлялись симптомы экземы или астмы.

Тартразин – это лишь одна из многочисленных химических пищевых добавок, провоцирующих симптомы гиперактивности. Подобные реакции вызывают также краситель Е110, эритрозин (Е127), бензойная кислота (Е219) и MGS (однозамещенный глютамат натрия). Исключив эти добавки, вы наверняка заметите улучшение в поведении ребенка, поэтому, покупая продукты, внимательно читайте на упаковке их состав.

тивности с пищевой аллергией. Чаще всего аллергию вызывают пшеница, молочные продукты, яйца, сахар и шоколад.

Метод исключения пищевых аллергенов дает очень хорошие результаты при лечении детей, страдающих синдромом расстройства внимания. Однако, прежде чем применять его на практике, следует посоветоваться с врачом.

ДЕТСКАЯ ПРЕСТУПНОСТЬ И ПИТАНИЕ

В 1995 г. профессор Шенталь опубликовал работу о недостаточном питании малолетних правонарушителей. Он предложил им рацион, содержащий свежие продукты, иногда дополняя его пищевыми добавками, сократил количество сахара и ограничил долю технологически обработанных продуктов. Это привело к положительным изменениям в прежде агрессивном и антисоциальном поведении детей.

Однако эти результаты не считаются убедительными. Поскольку в исследовании фигурировали малолетние правонарушители в основном из беднейших слоев населения, которые с самого рождения привыкли к беспорядочному, неполноценному питанию, возникает вопрос о подмене причины следствием. В настоящее время ученые разрабатывают более точные методики исследования возможной связи неуравновешенного поведения с особенностями питания.

Изучается также теория о том, что фактором антисоциального поведения могут быть некоторые загрязнители окружающей среды, например свинец. Была установлена зависимость между гиперактивностью и высоким содержанием алюминия в организме. Известно также, что многие токсичные вещества способны привести к истощению запасов в организме некоторых питательных веществ, в том числе цинка.

ИДЕИ ДЛЯ МЕНЮ
Постоянный приток энергии

Гиперактивные дети должны в течение дня получать нужную пищу, обеспечивающую стабильный уровень глюкозы в крови.

ЗАВТРАК Булочка из цельнозерновой муки или тост с яйцом-пашот или яйцом в мешочек; цельнозерновой готовый завтрак со свежими фруктами; сдобные лепешки с дрожжевым экстрактом; блинчики с бананами, орехами пекан и кленовым сиропом.

ОБЕД Омлет с сыром и овощами; салат из разных сортов фасоли; макароны с тертым сыром, цветной капустой и брокколи; пицца с салатом; салат с креветками и авокадо; сандвич или булочка с копченым лососем, курицей или ветчиной. На десерт — мороженое, йогурт или свежие фрукты.

УЖИН Готовьте детям богатые крахмалом блюда на основе макаронных изделий с курицей, овощами или креветками; это может быть лосось под ананасным соусом с гарниром из риса или макарон; овощи и разная фасоль, приготовленные в горшочке, с клецками или с гарниром из картофеля. На десерт — фруктовые пирожные или пирожки с творогом.

НАПИТКИ И ЕДА МЕЖДУ ДЕЛОМ Поощряйте ребенка пить больше воды, но не давайте ему напитки с высоким содержанием кофеина — чай, кофе и колу, а также фруктовые напитки с пищевыми добавками, такими, как тартразин. Между приемами пищи давайте свежие или сушеные фрукты, немного орехов или семечек, хлебные палочки.

ПЕРЕД СНОМ Если ребенок никак не может угомониться, дайте ему съесть что-нибудь легкое, вроде сандвича из цельнозернового хлеба с бананом или медом, лепешку, булочку или простое печенье с ромашковым и валериановым чаем или теплым молоком и медом.

яйцо, сваренное в мешочек — прекрасное начало дня

Салат из нута и сладкого перца

Прекрасное сочетание богатого клетчаткой нута и сочных кусочков сладкого перца, обильно сдобренных ароматическими травами. Дети любят нут за его сладковатый ореховый вкус.

Подготовка: **10 минут**

Приготовление: **15 минут**

Выход: **4 порции**

ПИЩЕВАЯ ЦЕННОСТЬ 1 порции:	
калорийность	160 ккал
углеводы	20 г
(сахар)	6 г
белки	7 г
жиры	6 г
(насыщенные)	1 г
клетчатка	5 г

1 ст. л. оливкового масла
2 сладких красных перца, удалите сердцевину с семенами, нарежьте широкими полосками
400 г консервированного нута, промойте
4 ст. л. нарезанных ароматических трав – базилика, орегана и петрушки

ДЛЯ ЗАПРАВКИ
3 ст. л. оливкового масла
1 ст. л. бальзамического уксуса
Соль и черный перец по вкусу

1 Смажьте сковороду с рифленым дном оливковым маслом и разогрейте. Положите перец и жарьте 12–15 минут, периодически переворачивая, пока он не станет темным и мягким. Слегка остудите и нарежьте большими кубиками.

2 Сложите перец в сервировочное блюдо. Добавьте нут, травы и перемешайте.

3 Смешайте ингредиенты для заправки и полейте салат. Перемешайте, чтобы он пропитался жидкостью.

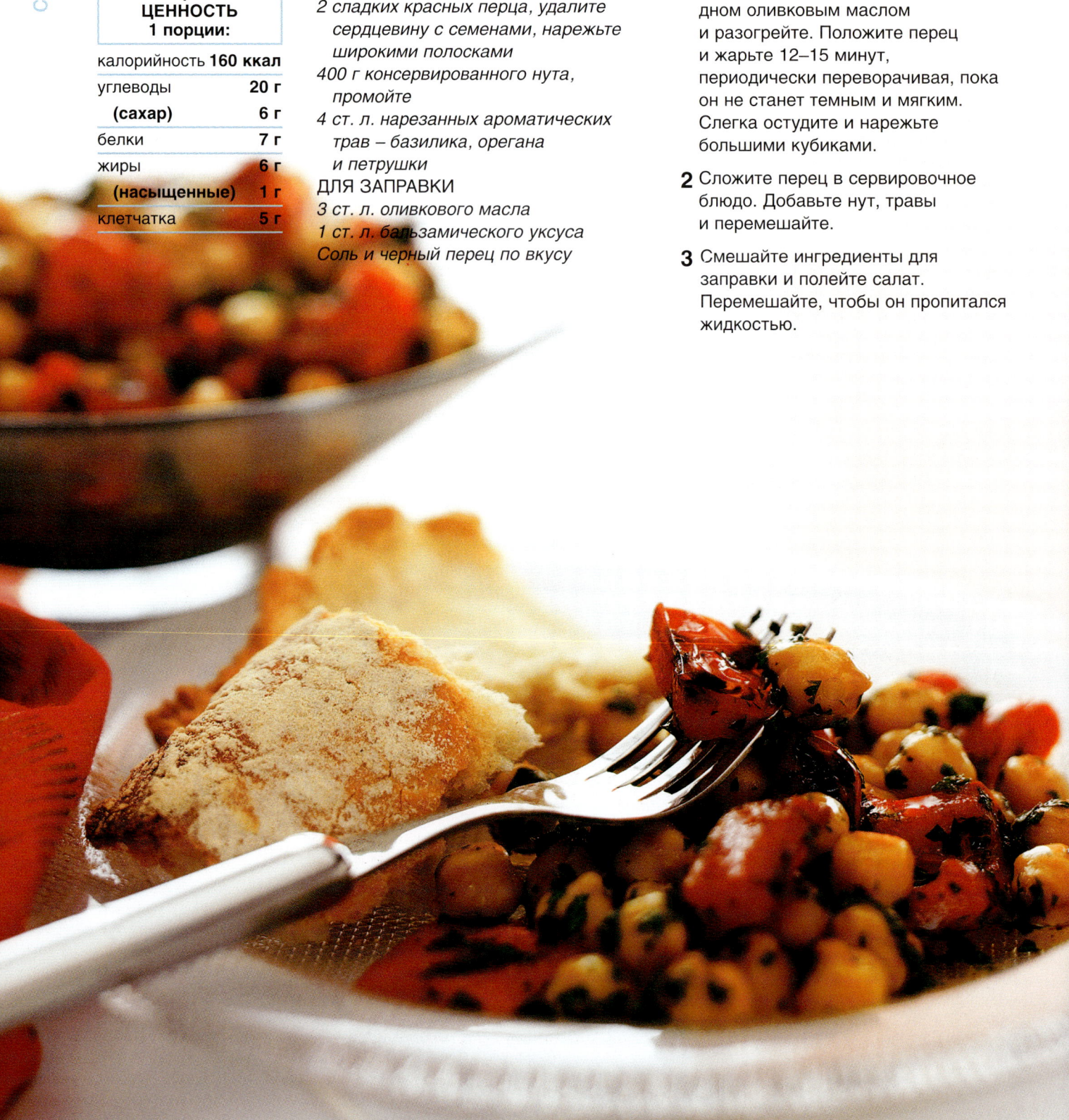

Жареный лосось под ананасным соусом

Всей семье нравится это быстрое в приготовлении блюдо из лосося; фруктовый кисло-сладкий соус прекрасно дополняет изысканную лососину. Если у вас нет свежего ананаса, используйте консервированный.

ПОДГОТОВКА: **15 минут плюс 1–3 часа в маринаде**
ПРИГОТОВЛЕНИЕ: **8–10 минут**
ВЫХОД: **4 порции**

4 куска филе лосося, каждый около 175 г
2 ст. л. оливкового масла
Соль и черный перец
ДЛЯ МАРИНАДА
2 ст. л. оливкового масла
2 ст. л. кленового сиропа или светлого меда
Сок 1 лимона
2 ст. л. нарезанного кориандра
2 ст. л. соевого соуса
1 долька чеснока, измельченного
ДЛЯ АНАНАСНОГО СОУСА
1 маленький ананас, очищенный и нарезанный кубиками
1 маленький красный перец, очищенный от семян и нарезанный кубиками
1 перец чили, очищенный от семян и мелко нарезанный
1 лук-шалот, тонко нарезанный
2 ст. л. мелко нарезанного кориандра
Сок 1 лимона

1. Промойте филе лосося и осушите бумажным полотенцем. Смешайте все ингредиенты маринада в мелкой тарелке и добавьте специй по вкусу. Положите туда кусочки лосося и переверните, чтобы они покрылись маринадом. Накройте крышкой и поставьте в холодильник на 1–3 часа.

2. Смешайте все ингредиенты соуса. Добавьте приправы по вкусу и поместите в холодильник на 1 час, чтобы соус настоялся.

3. Нагрейте оливковое масло в сковороде с толстым дном. Положите куски лосося кожицей вниз, обжаривайте 4–5 минут на среднем огне, затем переверните. За минуту до готовности добавьте маринад, равномерно покрыв им рыбу. Подайте к столу, полив соусом.

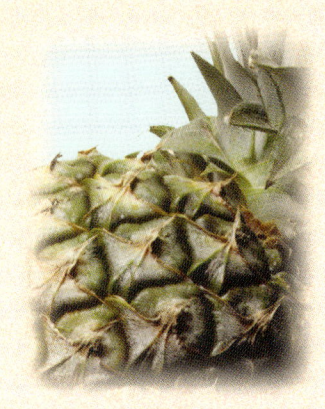

ПИЩЕВАЯ ЦЕННОСТЬ 1 порции:	
калорийность	**490 ккал**
углеводы	19 г
(сахар)	18 г
белки	26 г
жиры	31 г
(насыщенные)	5 г
клетчатка	2 г

Омлет с сыром и овощами

Сырный омлет с приятным ароматом мяты и кабачков. Это простое, очень легкое в приготовлении блюдо. Подавайте его к столу, нарезав на сегменты, с большим количеством хрустящего хлеба и зеленого салата.

ПОДГОТОВКА: **10 минут**
ПРИГОТОВЛЕНИЕ: **15 минут**
ВЫХОД: **4 порции**

1 ст. л. оливкового масла
1 ст. л. сливочного масла
2 кабачка, нарезанных кубиками
5 ст. л. мелко нарезанной свежей мяты
8 яиц, слегка взбитых
100 г сыра чеддер, нарезанного кубиками
Соль и черный перец

1. Нагрейте оливковое и сливочное масло в сковороде с толстым дном. Положите кабачки и жарьте в течение 5 минут или до мягкости.

2. Нагрейте гриль до высокой температуры. Добавьте во взбитые яйца мяту и приправьте специями. Вылейте смесь в сковороду с кабачками и посыпьте сверху сыром. Оставьте на среднем огне на 3–5 минут, пока яйца не будут почти готовы и нижний слой омлета станет светло-золотистым.

3. Поместите сковороду в гриль и оставьте на 4–5 минут или пока верхняя сторона омлета не станет светло-золотистой. Подавайте к столу теплым или холодным.

ПИЩЕВАЯ ЦЕННОСТЬ 1 порции:	
калорийность	**365 ккал**
углеводы	1 г
(сахар)	1 г
белки	22 г
жиры	30 г
(насыщенные)	12 г
клетчатка	0

Глава IV

ОБРАЗ ЖИЗНИ

Мы живем в разных условиях, и образ жизни оказывает существенное влияние на здоровье. Питаясь в соответствии с образом жизни и правильно используя свободное время, можно сохранить хорошую физическую форму, подвижность и спокойствие.

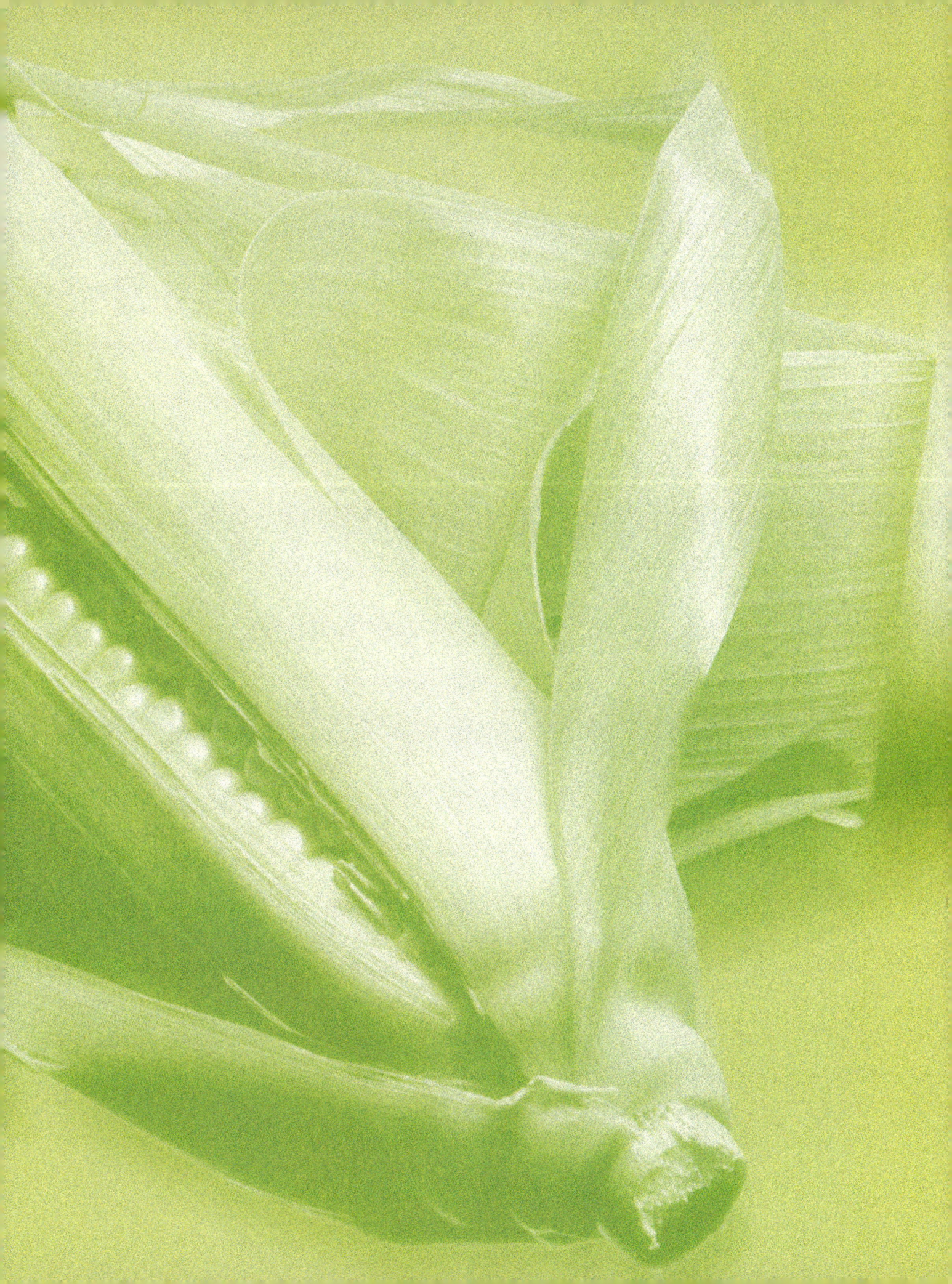

Как вы отдыхаете

Куда бы вы ни отправились – на тренировку, на дружескую вечеринку или отдыхать к морю, выбирайте пищу, соответствующую вашему времяпрепровождению. Это поможет полнее насладиться отдыхом и обеспечит хорошее самочувствие.

Всем необходим отдых от служебных обязанностей и ежедневных забот; поэтому старайтесь ценить свободное время и использовать его наилучшим образом для пополнения запасов умственной и физической энергии. Отдых отлично восстанавливает силы, а пища поможет вам насладиться им сполна.

ГОТОВЫ К ДЕЙСТВИЮ

Если вы любите заниматься спортом, полезно знать, какие продукты помогут добиться прекрасных результатов. Многие спортсмены-профессионалы придерживаются собственной диеты, помогающей им достичь пика спортивной формы. Возможно, вы не стремитесь точно следовать мировым стандартам, но можно перенять полезные привычки профессионалов.

Пища как источник энергии

Основной принцип, о котором надо помнить, состоит в том, что одна пища обеспечивает быстрый выброс энергии, тогда как другая помогает выдерживать длительные нагрузки.

Важнейшим топливом для физических упражнений служат углеводы – практически готовый источник энергии. В процессе пищеварения углеводы расщепляются до глюкозы. Если организм не использует ее немедленно, излишки превращаются в гликоген, запасаемый в мышцах и печени. В случае необходимости гликоген вновь превращается в глюкозу, а система пищеварения помогает поддерживать нормальный уровень сахара в крови. Благодаря этому можно долго заниматься спортом, не чувствуя усталости.

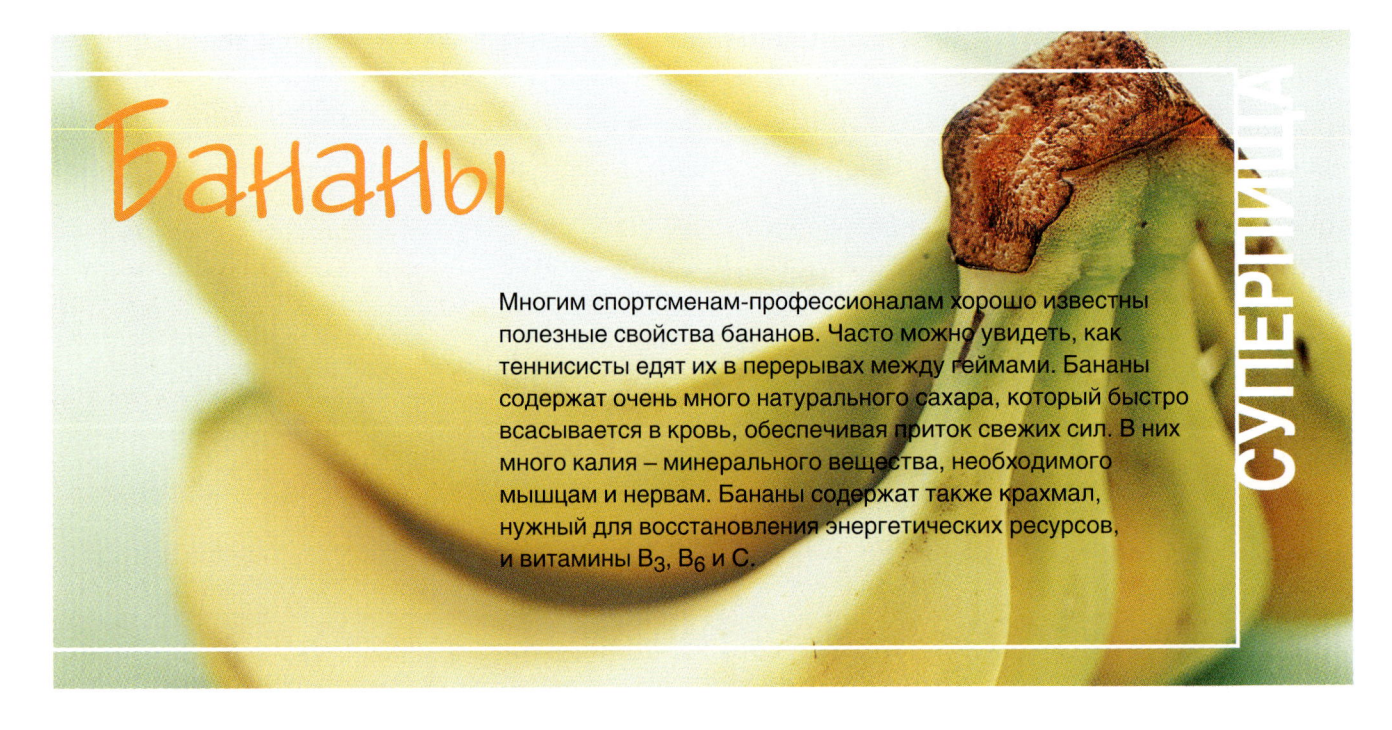

Бананы

СУПЕРПИЩА

Многим спортсменам-профессионалам хорошо известны полезные свойства бананов. Часто можно увидеть, как теннисисты едят их в перерывах между геймами. Бананы содержат очень много натурального сахара, который быстро всасывается в кровь, обеспечивая приток свежих сил. В них много калия – минерального вещества, необходимого мышцам и нервам. Бананы содержат также крахмал, нужный для восстановления энергетических ресурсов, и витамины B_3, B_6 и C.

Пища, богатая углеводами, нужна всем, не только спортсменам. Наряду с высокой энергетической ценностью она содержит полезную клетчатку.

Два вида углеводов

Сложные углеводы (крахмал) содержатся в бобовых – чечевице и фасоли, хлебе, рисе и картофеле, в батате, макаронах, кукурузных хлопьях и других хлебных злаках, а кроме того, в моркови и пастернаке. Эти углеводсодержащие продукты должны составлять большую часть рациона – около 33%.

Простые углеводы (сахар) содержатся в натуральном или нерафинированном виде во фруктах и молоке, где они смешаны с другими питательными веществами. Рафинированный сахар (сахарозу) обычно добавляют в готовую пищу и кондитерские изделия.

Сахарозу надо использовать в небольших количествах, так как она способна вызывать резкие колебания уровня сахара в крови – нездоровые повышения и понижения, в результате которых внезапные бурные приливы энергии сменяются глубокой усталостью.

Сахар в крови

Пища, вызывающая резкое повышение уровня глюкозы в крови, имеет высокий гликемический индекс. К ней относятся хлеб, бананы, картофель, хлебные злаки и изотонические напитки. Продукты, обеспечивающие медленное поступление энергии, – макаронные изделия, горох, молоко, йогурт и сыр – имеют низкий гликемический индекс.

Выбор пищи

Если вам предстоит энергичная деятельность, например тренировка в тренажерном зале или забег на длинную дистанцию, к этому следует подготовиться. За 2–3 часа до этого полезно подкрепиться продуктами с низким гликемическим индексом, такими, как макаронные изделия из цельнозерновой муки, чечевица и горох. Эти продукты медленно расщепляются в организме, обеспечивая устойчивое повышение сахара в крови во время занятий. После того как вся эта энергия будет израсходована, полезно подкрепиться изотоническим напитком и легкой закуской из продуктов с высоким гликемическим индексом, например бананом, морковкой или изюмом. Это восстановит уровень сахара в крови и придаст мышцам новые силы.

Белок для силы Пища, богатая белком, необходима только тогда, когда вы ограничиваете себя в еде, чтобы похудеть, или серьезно занимаетесь тяжелой атлетикой. В других случаях лучше выбрать сбалансированную диету и полу-

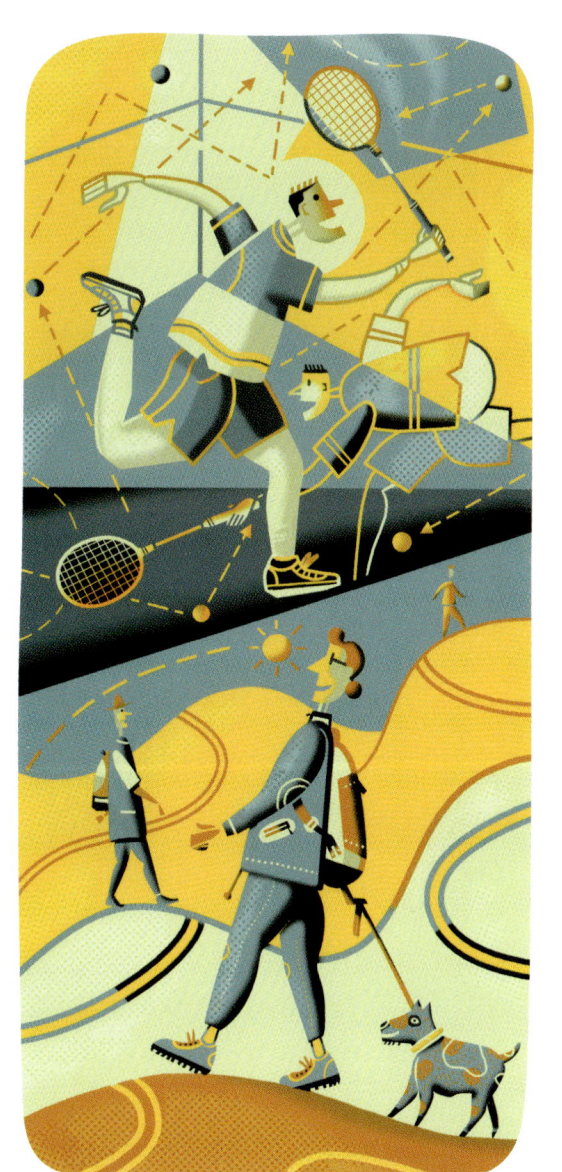

Бурный всплеск или запас прочности? Мышцы обычно содержат достаточный запас гликогена, чтобы выдержать полтора-два часа интенсивной физической нагрузки (например, теннисный матч). Но вы можете заранее значительно увеличить запасы гликогена, готовясь к продолжительной нагрузке. Если съесть плотный завтрак или обед за несколько часов до выхода, организм будет готов к длительным усилиям.

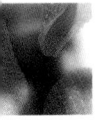

чать дополнительные калории от углеводов. Не забудьте только включать немного белка в каждый прием пищи и получать его из различных продуктов. Ешьте рыбу, постное мясо, яйца и молочные продукты или, если вы вегетарианец, – фасоль, чечевицу, зерновые, а также семечки и орехи в качестве заменителей мяса.

Хороший жир, плохой жир

Не все жиры вредны – некоторые из них необходимы для здоровья. Жир как бы окружает мягкими подушками ваши органы и снабжает витаминами A, D, E и K (они растворимы в воде, но не в жире). Определенное количество жира необходимо для выработки эстрогена у женщин. Около 18–25% веса женского тела приходится на жир; у женщин, в организме которых менее 10% жира (особенно у танцовщиц), месячные могут быть нерегулярными или вообще отсутствовать.

Правильный выбор Главное для хорошей фигуры – тип потребляемого жира (насыщенный или ненасыщенный).

● Включайте в меню жирную рыбу – лососину, скумбрию, сардины или форель. Они содержат основную из жирных кислот – линолевую, жизненно важную для работы сердца.

● Выбирайте молочные продукты с пониженным содержанием жира. Таким образом вы не утратите ценный кальций.

● Готовьте еду на полиненасыщенном растительном масле – оливковом, рапсовом или подсолнечном, а не на сливочном.

Витамины и минеральные вещества

Придерживаясь разнообразной диеты с широким выбором фруктов, овощей, молочных продуктов и белка, вы получаете множество полезных питательных веществ.

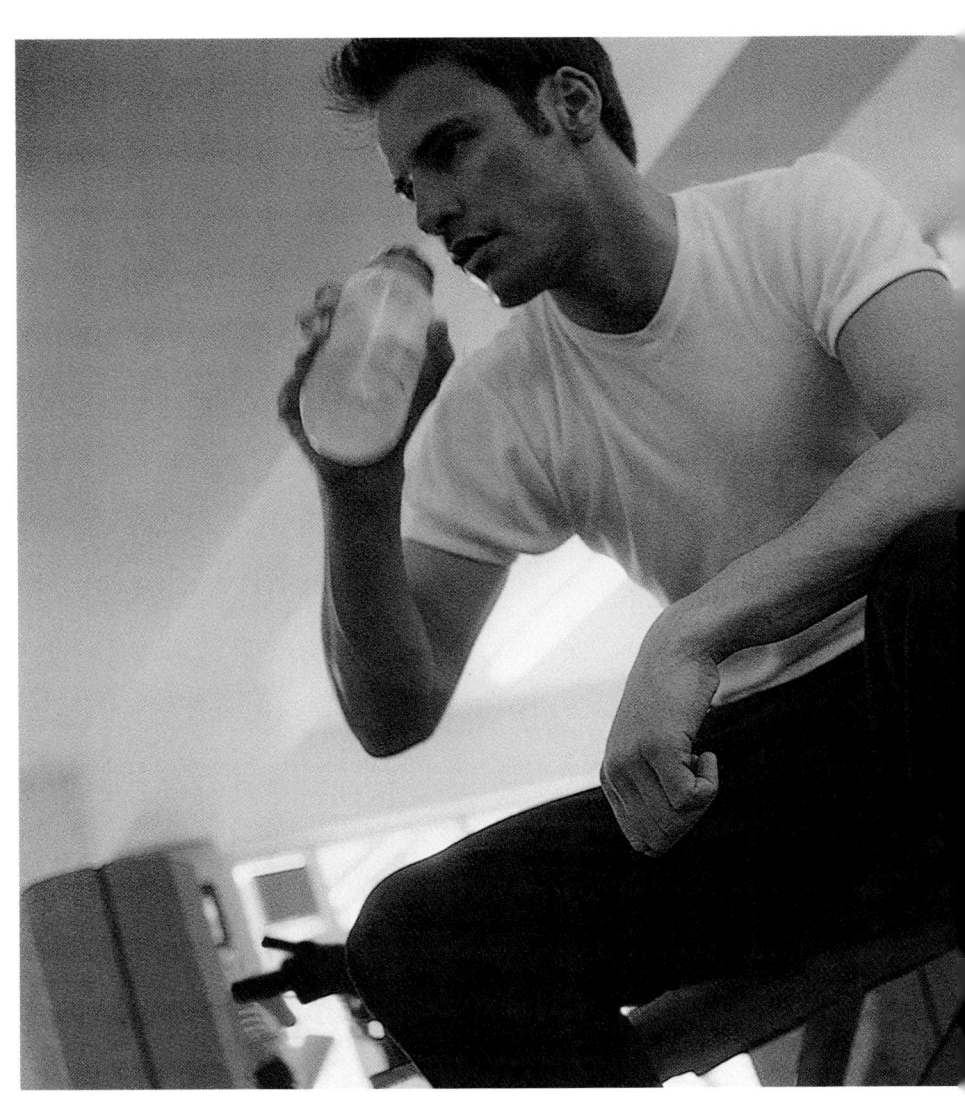

Тяжелая работа *Интенсивная тренировка в гимнастическом зале – отличная возможность снимать напряжение и поддерживать хорошую спортивную форму. Но во время занятий теряется много жидкости, поэтому через каждые 10–15 минут нужно понемногу пить. Это утолит жажду и восстановит водный баланс. Вы можете выбрать изотонический напиток, фруктовый сок или просто холодную воду – все они помогут организму прийти в норму.*

Железо очень важно для спортсменок, особенно для вегетарианок, и для тех, у кого обильные месячные. Для профилактики анемии организму необходимы легко усвояемые источники железа – постная говядина, печень, консервированные сардины и темное мясо индейки или курицы. Если у вас анемия, врач посоветует дополнительно принимать железо.

Недостаток магния часто возникает при занятиях активными видами спорта и может вызывать быструю усталость и боли в мышцах. Чтобы избежать этого, ешьте больше морепродуктов, темно-зеленых овощей, орехов, зерновых и бобовых.

Цинк накапливается главным образом в костях и мышцах и выводится с потом и мочой. Морепродукты, яйца, бобовые и проросшие зерна пшеницы содержат достаточно цинка для удовлетворения ваших потребностей.

Важная роль жидкости

Занимаясь спортом, вы теряете много жидкости, что может привести к обезвоживанию организма. Это оказывает опасное воздействие на организм и на спортивные показатели. Пейте постоянно – до, во время и после тренировок.

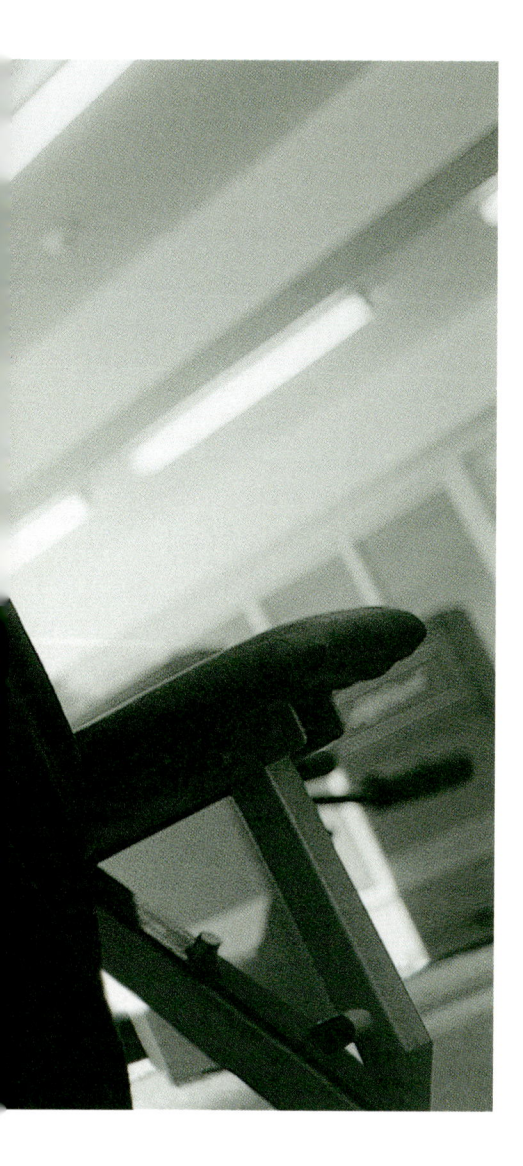

Сколько надо пить Необходимо по крайней мере 1,7 л жидкости в день, а при регулярных занятиях спортом даже больше. Лучше всего пить воду, но можно использовать также фруктовый сок, травяной или фруктовый, а также некрепкий чай. Полезны также специальные напитки для спортсменов, часто называемые гипотоническими или изотоническими. Совсем необязательно тратить много денег на готовые напитки, по-

ИДЕИ ДЛЯ МЕНЮ
Для повышения выносливости

Помогите организму выдерживать длительные нагрузки, используя следующие рекомендации по питанию. Вы будете хорошо выглядеть, хорошо себя чувствовать, и ваша выносливость возрастёт.

ЗАВТРАК Хлеб из цельнозерновой муки с мёдом; добавьте мюсли или кукурузные хлопья и немного изюма; банановые булочки. А ещё стакан апельсинового сока.

ЛЁГКИЙ ЛАНЧ Бутерброды: хлеб из непросеянной муки с низкокалорийной начинкой, например ветчиной. Фрукты или обезжиренный йогурт на десерт и овсяное печенье.

ОСНОВНЫЕ БЛЮДА Включите в вечернюю трапезу пищу, богатую крахмалом, например картофель, макаронные изделия, рис, кукурузную кашу или кускус, и побольше свежих овощей и салатов. Можно съесть немного нежирного мяса или рыбы, но только не в качестве основного блюда. На десерт — свежие фрукты или йогурт.

ИЗОТОНИЧЕСКИЕ НАПИТКИ помогают быстро восстановить жидкости и силы, потерянные во время интенсивной тренировки.

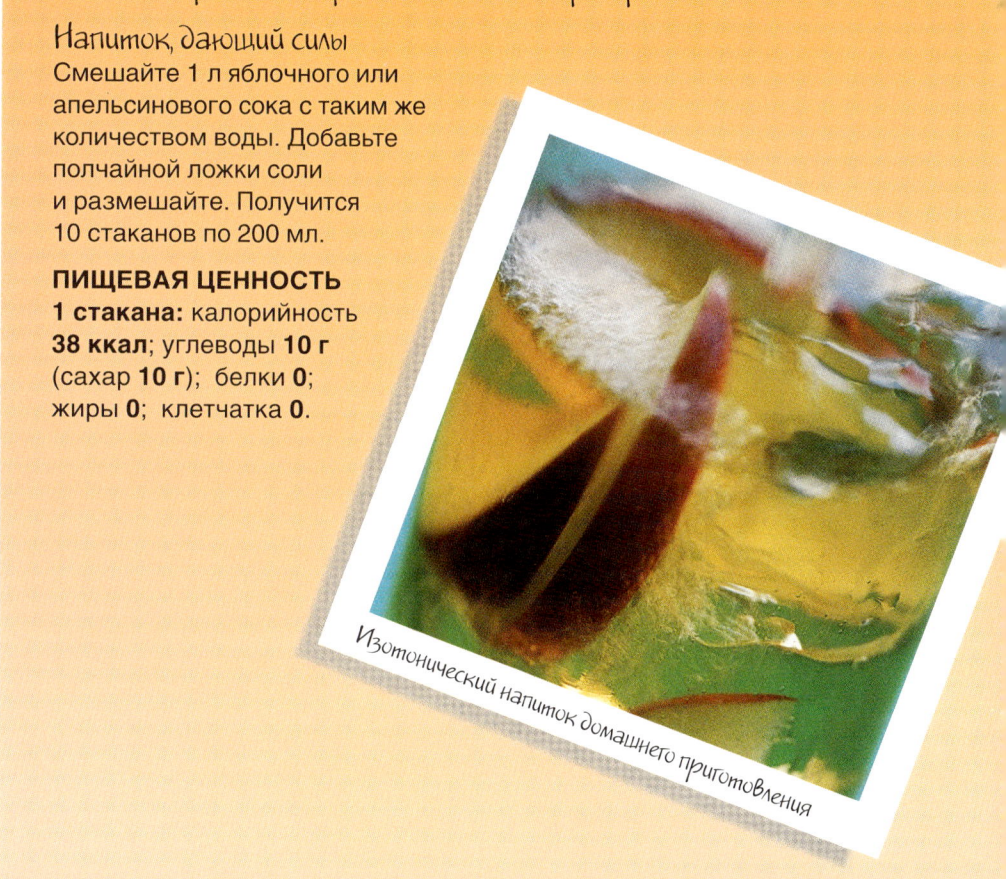

Напиток, дающий силы
Смешайте 1 л яблочного или апельсинового сока с таким же количеством воды. Добавьте полчайной ложки соли и размешайте. Получится 10 стаканов по 200 мл.

ПИЩЕВАЯ ЦЕННОСТЬ
1 стакана: калорийность **38 ккал**; углеводы **10 г** (сахар **10 г**); белки **0**; жиры **0**; клетчатка **0**.

Изотонический напиток домашнего приготовления

ПРИБЛИЗИТЕЛЬНЫЙ РАСЧЕТ РАСХОДУЕМОЙ ЭНЕРГИИ*

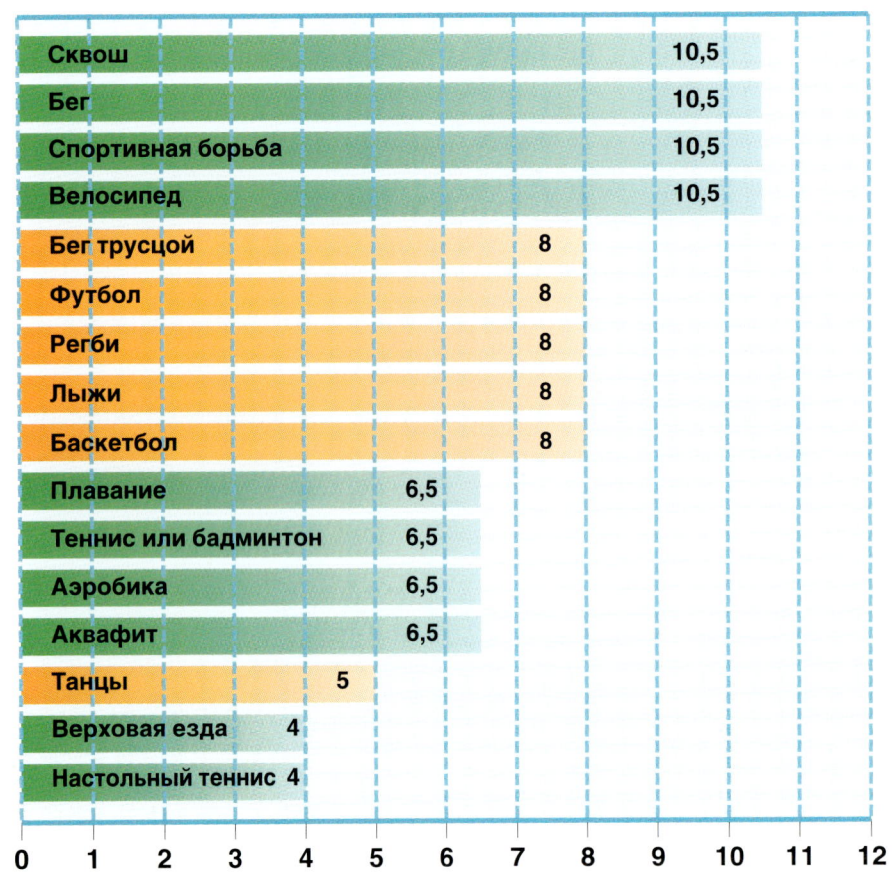

Вид активности	Средний расход калорий в минуту
Сквош	10,5
Бег	10,5
Спортивная борьба	10,5
Велосипед	10,5
Бег трусцой	8
Футбол	8
Регби	8
Лыжи	8
Баскетбол	8
Плавание	6,5
Теннис или бадминтон	6,5
Аэробика	6,5
Аквафит	6,5
Танцы	5
Верховая езда	4
Настольный теннис	4

*Это средние величины. Ваш возраст, вес и физическая форма, а также интенсивность выполнения упражнений внесут коррективы в таблицу.

скольку очень легко приготовить их самим. Такие напитки весьма полезны после длительных тренировок, так как ускоряют процесс всасывания воды в организм и быстро восстанавливают уровень углеводов.

Изотонические напитки содержат много соли, чтобы восстанавливать запасы натрия и минеральных веществ, потерянные с потом. Эти напитки лишь ненадолго задерживаются в желудке и поступают в тонкий кишечник, где они всасываются полностью. Любую жидкость лучше всего пить часто, маленькими глотками, не дожидаясь приступа сильной жажды. Напиток следует охладить, чтобы повысить его освежающее действие.

Питайтесь в соответствии с режимом

Если вы занимаетесь спортом регулярно, согласовывайте еду с расписанием тренировок. Тренируясь рано утром и пропустив завтрак, не забудьте позднее съесть банан, овсяное печенье или булочку. Не следует употреблять быстро насыщающие продукты – очень сладкий горячий шоколад или пакетик чипсов.

Если вы тренируетесь ближе к вечеру, съешьте бутерброд во второй половине дня и сделайте основной трапезой обед (который должен быть легким) или ужин, который можно съесть через час после завершения занятий. Лучше включить в меню продукты, богатые углеводами, чтобы восполнить запас гликогена.

Макароны с брокколи и орехами

Подготовка: **10 минут**
Приготовление: **15 минут**
Выход: **2 порции**

175 г макаронных изделий
175 г брокколи
1 ст. л. оливкового масла
1 головка красного лука, нарезанного кружочками
Половинка красного перца, нарезанного кружочками
55 г грецких орехов
25 г листьев базилика
Тертый нежирный сыр (по желанию)
Черный перец

1 Сварите макароны в кипящей воде почти до готовности. Слейте воду.

2 Сварите брокколи в воде или на пару почти до готовности. Слейте воду.

3 Нагрейте масло в глубокой сковороде или кастрюле, положите лук и перец, слегка поджарьте, помешивая. Добавьте грецкие орехи и брокколи и жарьте, помешивая, еще 1–2 минуты.

4 Выложите макароны в сковороду, добавив базилик. Посыпьте сыром и приправьте перцем.

ПИЩЕВАЯ ЦЕННОСТЬ 1 порции:	
калорийность	611 ккал
углеводы	76 г
(сахар)	10 г
белки	20 г
жиры	27 г
(насыщенные)	3 г
клетчатка	7 г

Салат из кускуса с кориандром

Этот благоухающий мятой салат сочетает в себе солёность брынзы и свежесть мяты. Так же как макаронные изделия, кускус готовят из твёрдых сортов пшеницы, и он служит ценным источником углеводов.

Приготовление: **5 минут**
плюс 30 минут на охлаждение

Выход: **3 порции**

250 г кускуса
500 мл кипящей воды
55 г смеси мелко нарезанной кинзы и мяты
Цедра 1 лимона
8 сушёных помидоров, мелко нарезанных
300 г кубиков брынзы
Соль и чёрный перец по желанию

1 Насыпьте кускус в большую кастрюлю, залейте кипятком и дайте постоять 5 минут.

2 Слегка размешайте вилкой и оставьте на холоде на 30 минут.

3 Всыпьте туда же нарезанную зелень, лимонную цедру и мелко нарезанные помидоры. Добавьте в кастрюлю брынзу.

4 Немного посолите и добавьте чёрного перца. Подавайте с большими листьями салата.

ПИЩЕВАЯ ЦЕННОСТЬ 1 порции:	
калорийность	400 ккал
углеводы	44 г
(сахар)	1 г
белки	13 г
жиры	19 г
(насыщенные)	8 г
клетчатка	0

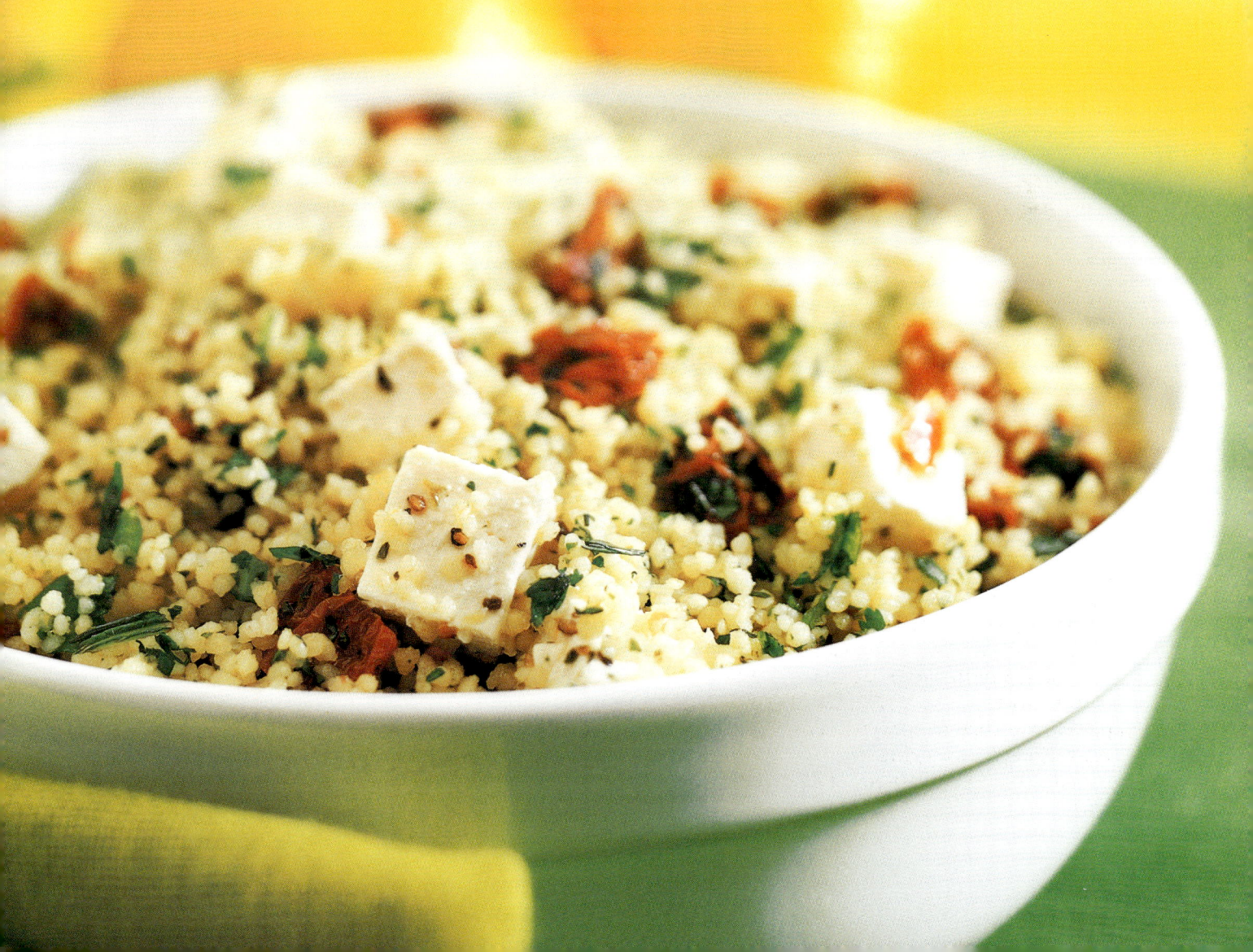

ВЕЧЕРА И ВЕЧЕРИНКИ

Вы отправляетесь в бар сразу после работы и остаетесь там до закрытия? Или идете в ночной клуб и развлекаетесь до рассвета? В таком случае спиртные напитки и закуски несомненно вытеснят из вашего меню ценные продукты, необходимые для здоровья и хорошего самочувствия.

«Пустые» калории алкоголя В каждом грамме алкоголя содержится 7 ккал – почти столько же, сколько в 1 г жира (там их 9). Стакан вина содержит около 85 ккал, а пол-литра пива – 180. Однако, несмотря на калорийность, алкоголь не имеет пищевой ценности.

Нет ничего страшного в том, чтобы иногда пропустить стаканчик-другой, но регулярное потребление больших количеств алкоголя вредно для здоровья и может быть опасным. Алкоголь быстро всасывается в кровь и разносится по всему организму. Затем он расщепляется ферментами в печени. Необходимое для этого время может оказаться различным и зависит от возраста, физического здоровья, веса тела и состояния печени.

Продукты, ослабляющие действие алкоголя

Разнообразная сбалансированная диета обеспечит вас всеми питательными веществами и энергией, необходимыми для активного образа жизни.

Старайтесь по крайней мере пять раз в день есть фрукты и овощи. Избегайте хватать на бегу печенье, шоколад и продукты с высоким содержанием сахара, соли или жира.

Чтобы поддерживать запасы энергии на должном уровне, надо питаться регулярно. Это поможет бороться с усталостью и даст организму все необходимое.

Следует также поддерживать нормальный уровень жидкости в организме: выпивайте по крайней мере восемь стаканов воды в день, чередуя воду с фруктовым соком, это обеспечит дополнительный приток антиоксидантов.

Планируйте заранее Для замедления действия алкоголя можно использовать пищу. Например, перед тем как отправиться на вечеринку, съешьте что-нибудь богатое углеводами, например макароны, рис или картофель. Это замедлит процесс всасывания алкоголя в кровь. Полезно также соблюдать следующие правила.

- Не пейте натощак.
- Запивайте алкоголь большим количеством воды или фруктового сока.
- Избегайте шипучих напитков и коктейлей – они могут ускорить попадание алкоголя в кровь.
- После вечеринки не надо наедаться.
- Сочетание тяжелой пищи и алкоголя может расстроить систему пищеварения. Лучше всего выпить побольше воды и на следующий день питаться умеренно.

Как справиться с похмельем Выпейте по крайней мере три стакана воды, прежде чем лечь спать, и еще больше утром, когда проснетесь. Симптомы похмелья обычно вызываются обезвоживанием, а вода способствует вымыванию токсинов.

- Съешьте натуральный йогурт с цельнозерновыми хлопьями или мюсли, чтобы пополнить запас витаминов группы В.
- Трава расторопша пятнистая известна как средство для быстрого восстановления функции печени. Такими же свойствами обладает цинарин – экстракт артишоков.
- Попробуйте абрикосовую смесь или банановые блинчики. Бананы – отличный источник калия и помогают ускорить процесс выведения токсинов.

Алкоголь и пол Женщины более чувствительны к воздействию алкоголя: в их организме меньше ферментов, расщепляющих алкоголь, они меньше весят, а запас жира у них больше.

Банановые мини-блинчики

Эти вкусные и питательные блинчики – прекрасный завтрак, который даст вам силы на весь день. Рецепт рассчитан на 16 блинчиков; их можно хранить в холодильнике, а затем разогревать или же заморозить для длительного хранения.

Подготовка: 5 минут

Приготовление: 5–10 минут

Выход: 16 мини-блинчиков

2 маленьких или один большой нарезанный банан
1 яйцо
125 мл нежирного молока
115 г непросеянной муки с разрыхлителем
1 ст. л. сахара
Подсолнечное масло
Тертый мускатный орех или крупнокристаллический сахар для украшения

1. Смешайте все ингредиенты в миксере до получения однородной массы.
2. Нагрейте столовую ложку подсолнечного масла в сковороде с антипригарным покрытием; затем осторожно добавьте столовую ложку сливочного масла. Можно печь одновременно три блинчика или более, в зависимости от размеров сковороды.
3. Когда блинчики подрумянятся, поджарьте с другой стороны.
4. Повторяйте все до тех пор, пока не используете всю смесь.
5. Подавайте к столу, посыпав мускатным орехом или крупнокристаллическим сахаром.

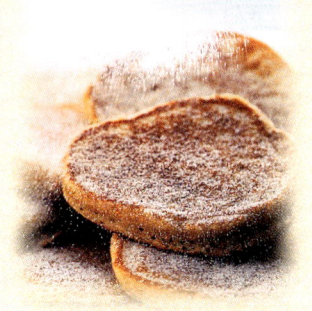

ПИЩЕВАЯ ЦЕННОСТЬ 1 порции:	
калорийность	53,5 ккал
углеводы	8,75 г
(сахар)	4 г
белки	1,75 г
жиры	1,5 г
(насыщенные)	0,25 г
клетчатка	0,75 г

Абрикосовое чудо

Этот быстрый завтрак взбодрит вас в любое утро, а не только похмельное. Можно смешать семечки с другими ингредиентами, вместо того чтобы добавлять их отдельно.

Подготовка: 5 минут

Приготовление: 3 минуты для поджаривания семечек

Выход: 1 порция

1 ст. л. семечек подсолнечника
3 ст. л. обезжиренного йогурта
2 ст. л. свежевыжатого апельсинового сока
4 спелых нарезанных абрикоса
1 ч. л. жидкого меда
2 капли ванильной эссенции

1. Поджарьте семечки на среднем огне до золотистого цвета, постоянно помешивая. Остудите на бумаге.
2. Используя ручной миксер, смешайте остальные ингредиенты до получения однородной массы.
3. Подавайте к столу, посыпав семечками.

ПИЩЕВАЯ ЦЕННОСТЬ 1 порции:	
калорийность	160 ккал
углеводы	23 г
(сахар)	21 г
белки	5 г
жиры	5,5 г
(насыщенные)	1 г
клетчатка	3 г

ЕДА ВЫХОДНОГО ДНЯ

Проводите ли вы отпуск недалеко от дома или улетаете за границу – устройте праздник для своих вкусовых ощущений и попробуйте блюдо местной кухни там, где вы отдыхаете. Это позволит насладиться большей свободой в выборе пищи: ведь так приятно изменить привычный распорядок жизни и приготовить необычную еду для всей семьи на пикнике.

Выбрав маршрут для поездки, не поленитесь прочитать об особенностях местной кухни в стране, которую собираетесь посетить. Вам будет очень интересно находить и пробовать блюда, о которых вы узнали заранее.

Ищите приключения! Используйте возможность познакомиться с неизвестными ароматами и вкусовыми ощущениями. Если вы собираетесь проводить отпуск «на самообслуживании», найдите рецепты местных деликатесов и возьмите с собой. Однако не следует совсем лишать себя или своих детей знакомой и привычной пищи. Вы можете взять с собой любимый сорт чая или кофе, а также коробку обычных зерновых хлопьев для всей семьи.

Пища для путешествия

Если вы путешествуете на машине, в самолете, на корабле или в поезде, возьмите с собой какие-нибудь закуски в сумке-холодильнике – они очень пригодятся в случае задержки, из-за которой придется пропустить одну трапезу. Немного печенья или батончик с мюсли и несколько яблок тоже не помешают. В путешествии вас может укачать; в таком случае свежий имбирный корень послужит хорошим профилактическим средством. Отрежьте несколько тонких полосок, положите их в полиэтиленовый пакет и возьмите с собой вместе с флягой горячей воды, чтобы можно было приготовить настой. Можно также взять немного свежего имбирного печенья хорошего качества (из настоящего имбиря) и жевать его.

Разнообразьте закуски Маленьким детям необходима интересная и вкусная еда, чтобы они не заскучали. Избегайте слишком соленых закусок, таких, как чипсы, которые только усиливают жажду. Лучше почаще давать детям понемножку винограда или изюма. Это развлечет их и поможет дождаться обеда или ужина.

Как утолить жажду Необходимо иметь большой запас жидкости, чтобы предотвратить обезвоживание организма во время путешествия. Возьмите с собой бутылки с питьевой водой и фруктовые соки вместо сладких и шипучих напитков. При длительных

Поедем на природу *Завтрак на природе сделает велосипедную прогулку приятной и доставит еще одно удовольствие. Ломтики пиццы, салат с вермишелью и питта с начинкой снабдят вас достаточной энергией, чтобы продолжить путь.*

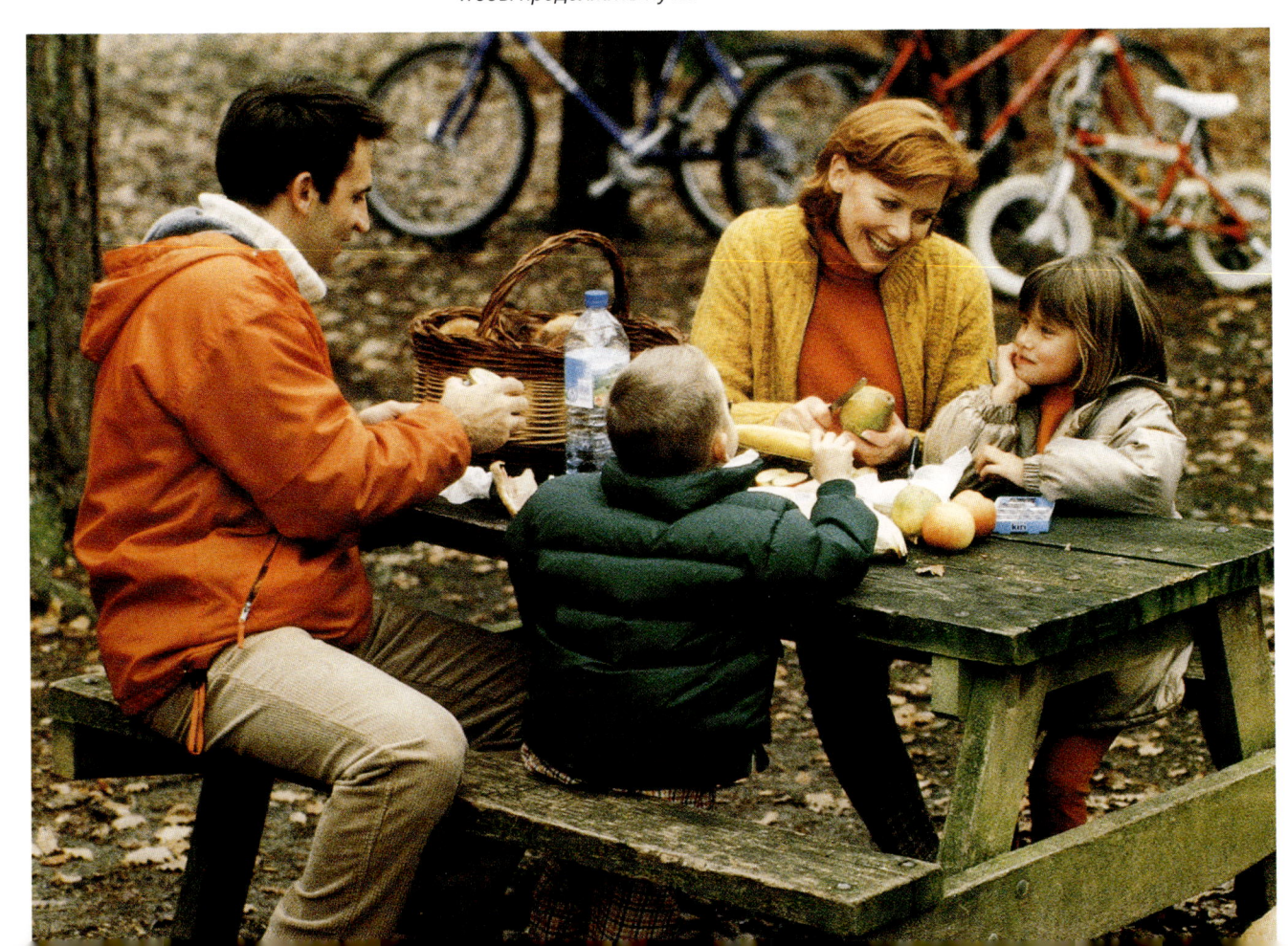

перелетах пейте поменьше алкоголя, чтобы избежать обезвоживания и похмелья, усиливающего неприятные последствия расстройства биологических часов. Чтобы избежать этого, пейте воду небольшими глотками через равные промежутки времени.

Естественная защита

Изменения в рационе не заменят зонтик от солнца или другие меры безопасности, однако можно усилить естественную защитную реакцию организма, увеличив потребление некоторых питательных веществ. Начните делать это по крайней мере за неделю до отъезда.

Витамин А обеспечивает рост и восстановление повреждённых тканей и помогает сохранять здоровую кожу. Ярко окрашенные фрукты и овощи – красные яблоки, абрикосы, персики, морковь и красный перец – содержат бета-каротин, который в организме превращается в витамин А. Молочные продукты и печень тоже богаты этим витамином.

Витамины группы В содержатся в таких продуктах, как рыба, птица, цельное зерно, бобовые и семечки; кроме того, они чрезвычайно важны для сохранения здоровой кожи.

Витамин С поможет быстро справиться с солнечными ожогами, если увеличить его потребление. Чтобы максимально повысить его уровень, ешьте по крайней мере пять раз в день свежие фрукты и овощи, особенно цитрусовые, клубнику, помидоры и брокколи.

Витамин Е помогает ослабить вредное воздействие на клетки кожи, вызванное солнечным ожогом. Одно из блюд, богатых этим витамином, – салат из авокадо и семечек. Семечки и маргарин, витаминизированная смесь зерновых хлопьев, рыба, яйца, орехи и проросшие зерна – все богаты витамином Е.

ИДЕИ ДЛЯ МЕНЮ
Пикник

Пикники любит вся семья, но постарайтесь сделать его попроще. Сумка-холодильник очень удобна для перевозки еды, особенно в жаркую погоду.

САЛАТ ИЗ МАКАРОННЫХ ИЗДЕЛИЙ Приготовьте простой салат из макаронных изделий, сдобренных травами и небольшим количеством свежего томатного сока, добавив в него немного поджаренных кусочков колбасы или цыпленка.

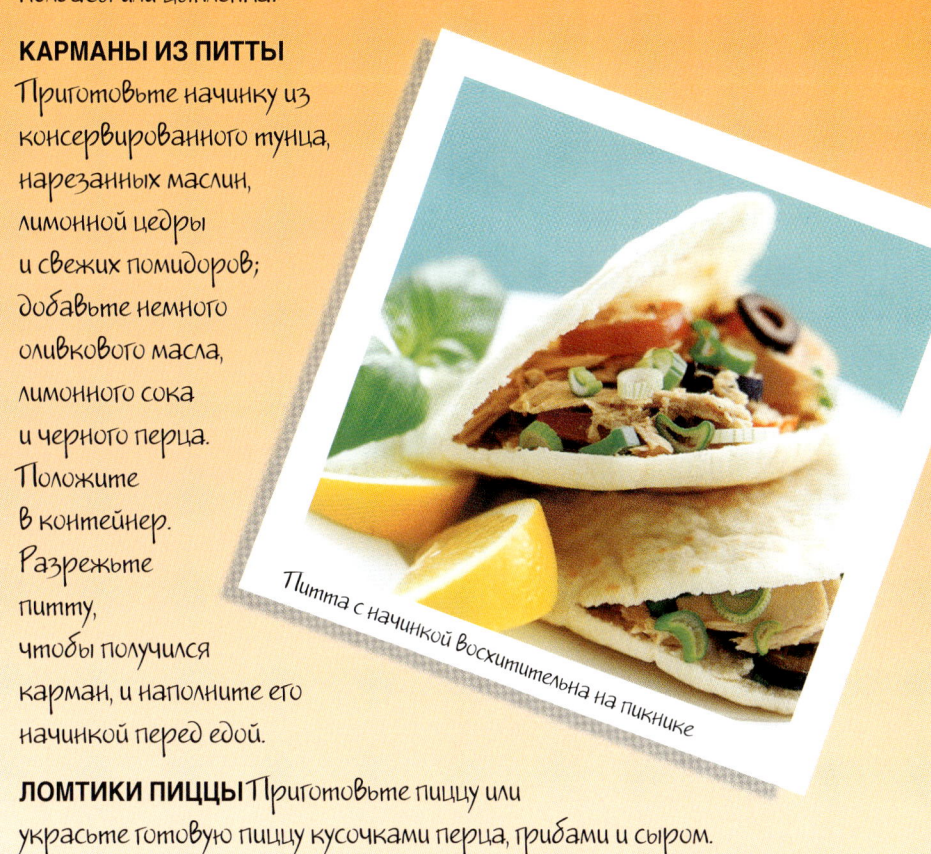

КАРМАНЫ ИЗ ПИТТЫ Приготовьте начинку из консервированного тунца, нарезанных маслин, лимонной цедры и свежих помидоров; добавьте немного оливкового масла, лимонного сока и черного перца. Положите в контейнер. Разрежьте питту, чтобы получился карман, и наполните его начинкой перед едой.

Питта с начинкой восхитительна на пикнике

ЛОМТИКИ ПИЦЦЫ Приготовьте пиццу или украсьте готовую пиццу кусочками перца, грибами и сыром.

ДЕСЕРТ Купите, например, большую банку обезжиренного натурального йогурта, добавьте туда кусочки фруктов и орехи. Возьмите с собой целую дыню (не забудьте захватить нож) или приготовьте лимонный кекс из поленты, нарежьте ломтиками и заверните в фольгу, чтобы он оставался мягким.

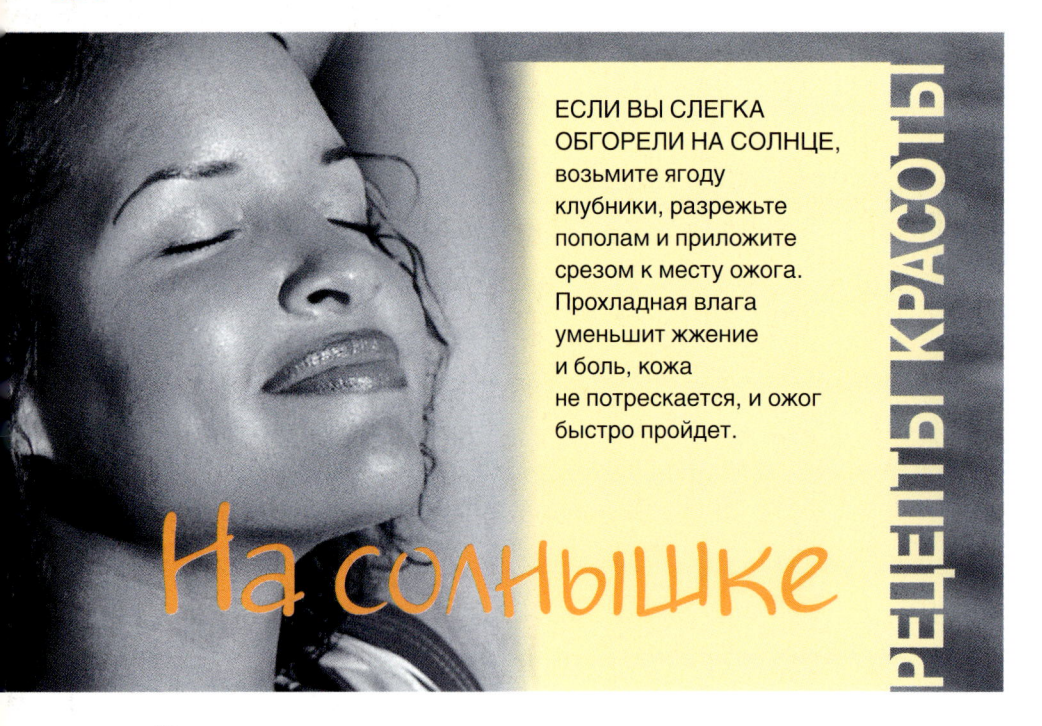

ЕСЛИ ВЫ СЛЕГКА ОБГОРЕЛИ НА СОЛНЦЕ, возьмите ягоду клубники, разрежьте пополам и приложите срезом к месту ожога. Прохладная влага уменьшит жжение и боль, кожа не потрескается, и ожог быстро пройдет.

РЕЦЕПТЫ КРАСОТЫ

На солнышке

Качество воды

Необходимо выяснить, насколько пригодна для питья вода в том месте, где вы будете отдыхать. Если она небезопасна, избегайте ее во всех видах – откажитесь от кубиков льда в напитках и не ешьте фрукты и сырые овощи, вымытые в местной воде. Выбирайте фрукты с кожурой, которую легко снять (их не надо мыть): манго, дыни, бананы, ананасы и апельсины.

Варите овощи в кипящей воде, а сырые овощи для салата мойте водой из бутылок. Пейте только воду из бутылок и используйте ее также для чистки зубов, применяйте специальные таблетки для очистки воды.

Берегите желудок

Во избежание расстройства желудка будьте бдительны в вопросах личной гигиены, соблюдайте осторожность при выборе продуктов питания и придерживайтесь правил, изложенных выше.

Избегайте пищевых продуктов, которые выглядят не очень свежими. Если у вас диарея, постарайтесь не есть твердой пищи в течение суток, но выпивайте не менее 1,7 л жидкости в день, чтобы избежать обезвоживания. Неплохо съесть натуральный йогурт, который поможет восстановить полезные бактерии, утраченные кишечником.

У детей обезвоживание может наступить очень быстро; возьмите с собой пакетики соли для регидратации или сделайте сами: смешайте одну чайную ложку соли и восемь чайных ложек сахара в литре воды из бутылки. Если симптомы не исчезнут через четыре дня (для детей – два дня), обратитесь к врачу.

Больше двигайтесь В поездках часто возникают запоры. В жарком климате легко наступает обезвоживание, усиливающее склонность к запорам. Пейте больше свежих фруктовых соков и воды и как можно меньше алкогольных напитков – не более двух-трех рюмок в день.

Поддерживайте необходимый запас клетчатки, употребляя в пищу много фруктов и овощей. Если там, где вы отдыхаете, не продается хлеб из цельнозерновой муки, замените его продуктами, богатыми клетчаткой, – курагой и черносливом.

Салат из авокадо с семечками

Салат богат витамином Е, который помогает защитить кожу от солнца.

Подготовка: **15 минут**

Выход: **4 порции**

ДЛЯ СОУСА
4 ст. л. подсолнечного масла
Цедра и сок одного лимона
1/2 ч. л. сахара
1/4 ч. л. черного перца

ДЛЯ САЛАТА
2 большие груши
2 больших авокадо, очистите и нарежьте
8 переспелых помидоров, удалите сок и мелко нарежьте
Половину салата-латука айсберг, нарубите
2 ст. л. семечек подсолнечника, слегка поджарьте

1 Приготовьте соус, смешав все ингредиенты.

2 Очистите груши от кожицы и удалите серединку, мелко нарежьте и смешайте с соусом, авокадо и помидорами. В каждую тарелку на листья салата выложите смесь и посыпьте ее семечками.

ПИЩЕВАЯ ЦЕННОСТЬ 1 порции:	
калорийность	425 ккал
углеводы	12 г
(сахар)	9 г
белки	4 г
жиры	40 г
(насыщенные)	6,5 г
клетчатка	5,5 г

Мидии в вине

Если вы отдыхаете на море, купите свежих мидий и приготовьте их в тот же день, пока они особенно вкусны. Выбросьте все открытые или поврежденные и те, которые не открылись во время приготовления.

Подготовка: **20 минут**

Приготовление: **10–15 минут**

Выход: **2 порции**

- 1 ст. л. сливочного масла
- 3 головки лука-шалота, нарежьте
- 2 дольки чеснока, измельчите
- 1 кг свежих мидий, тщательно вымойте
- 150 мл сухого белого вина
- Черный перец
- 2 ст. л. петрушки, мелко нарежьте

1. Растопите масло в глубокой сковороде с крышкой, добавьте шалот и чеснок и жарьте до мягкости.
2. Добавьте мидии, перемешайте и влейте вино. Накройте крышкой и варите на среднем огне примерно 10 минут или пока мидии не раскроются.
3. Посыпьте черным перцем и петрушкой.
4. Подайте к столу немедленно с листьями свежего зеленого салата и с большим количеством хрустящего хлеба (чтобы можно было собрать соус с тарелки).

ПИЩЕВАЯ ЦЕННОСТЬ 1 порции:	
калорийность	**250 ккал**
углеводы	3 г
(сахар)	2,5 г
белки	26 г
жиры	9 г
(насыщенные)	4 г
клетчатка	0,5 г

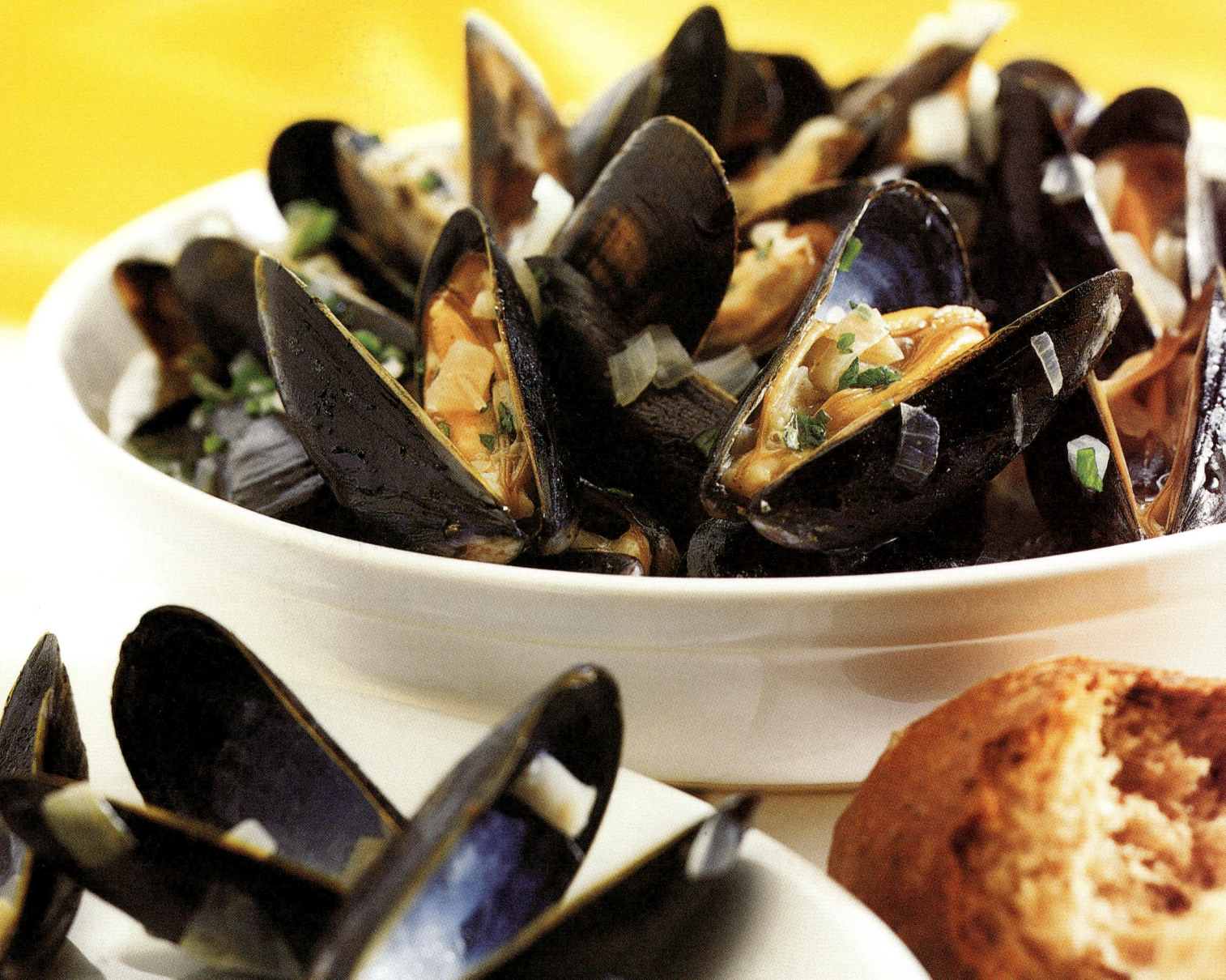

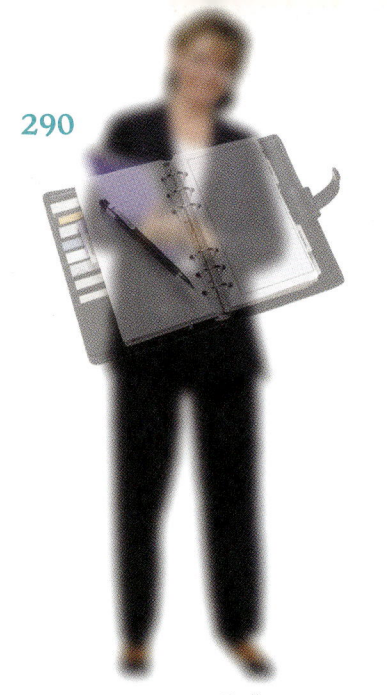

Условия на работе

Вы можете работать в офисе с кондиционером, в ночную смену на конвейере или на открытом воздухе в любую погоду. Еда может улучшить умственные способности, повысить выносливость и пополнить запас физических сил.

Любой род занятий имеет свои минусы: работа клерка в чистом офисе с центральным отоплением рабочему на стройке может показаться просто раем. Но работа в современном офисе тоже требует сил. Теснота, звонки телефонов, шум от ксероксов и факсов – все это может вызвать сильный стресс.

РАБОТА В ОФИСЕ

При срочной работе напряжение в офисе может быть так велико, что вам некогда даже оторваться от рабочего места, чтобы вовремя поесть. Это может привести к истощению энергии и вызвать неприятности в системе пищеварения. Работа на компьютере без регулярных перерывов на еду или на отдых для глаз, суставов и позвоночника тоже создает проблемы: утомление глаз, боли в спине и постоянное травматическое растяжение мягких тканей кистей рук и запястий, часто вызываемое слишком интенсивной работой с клавиатурой.

Синдром больного здания Воздух, циркулирующий в офисе, может создавать проблемы со здоровьем. Если он фильтруется с заданным уровнем температуры и автоматической системой очистки, это бывает причиной вирусных инфекций, головных болей и повышенной усталости.

Такие симптомы нередко приписывают состоянию среды в офисах. Какими бы ни были их причины, чтобы сохранить здоровье, выбирайте пищу, которая обеспечит вам запас сил на весь день, поможет сохранить хоро-

Рыба – источник жизненных сил
Свежая рыба – прекрасная пища после трудового дня, улучшающая работу сердца.

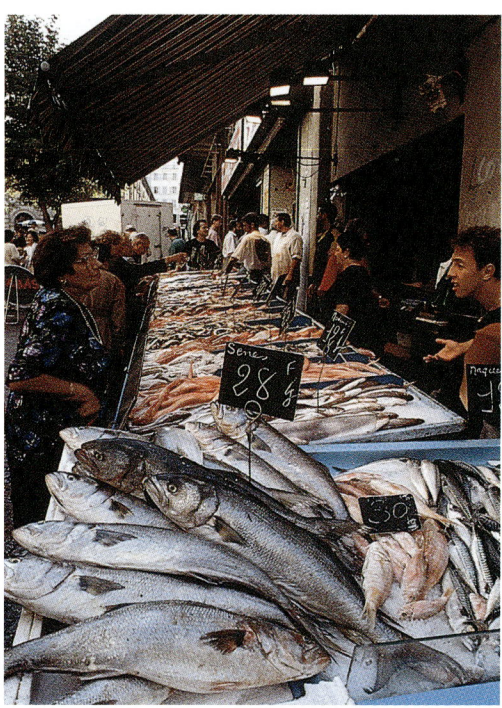

шую реакцию и собранность, поддержит иммунную систему и обеспечит подвижность и активность. Сбалансированная диета, богатая полисахаридами, с низким содержанием насыщенных жиров и соли всегда будет вашим лучшим союзником.

Сидячая мишень человека Организм не рассчитан на сидячий образ жизни, поэтому малоподвижные люди умирают от болезней сердца в пять раз чаще, чем их более активные сородичи. Занятия спортом помогают не набирать лишний вес – еще один фактор риска для тех, кто работает в офисах.

Чтобы укрепить сердечную мышцу, старайтесь ежедневно заниматься физическими упражнениями и придерживаться диеты, полезной для работы сердца. Это значит, что надо есть в основном продукты, богатые сложными углеводами, – макаронные изделия, рис, картофель, избегая пищи с высоким содержанием жира, такой, как сухое печенье и чипсы, и готовить еду с минимальным количеством жира, например в гриле.

Следует по крайней мере два раза в неделю есть жирную рыбу – лосось, скумбрию, сардины. Эти сорта рыбы содержат омега-3-жирные кислоты,

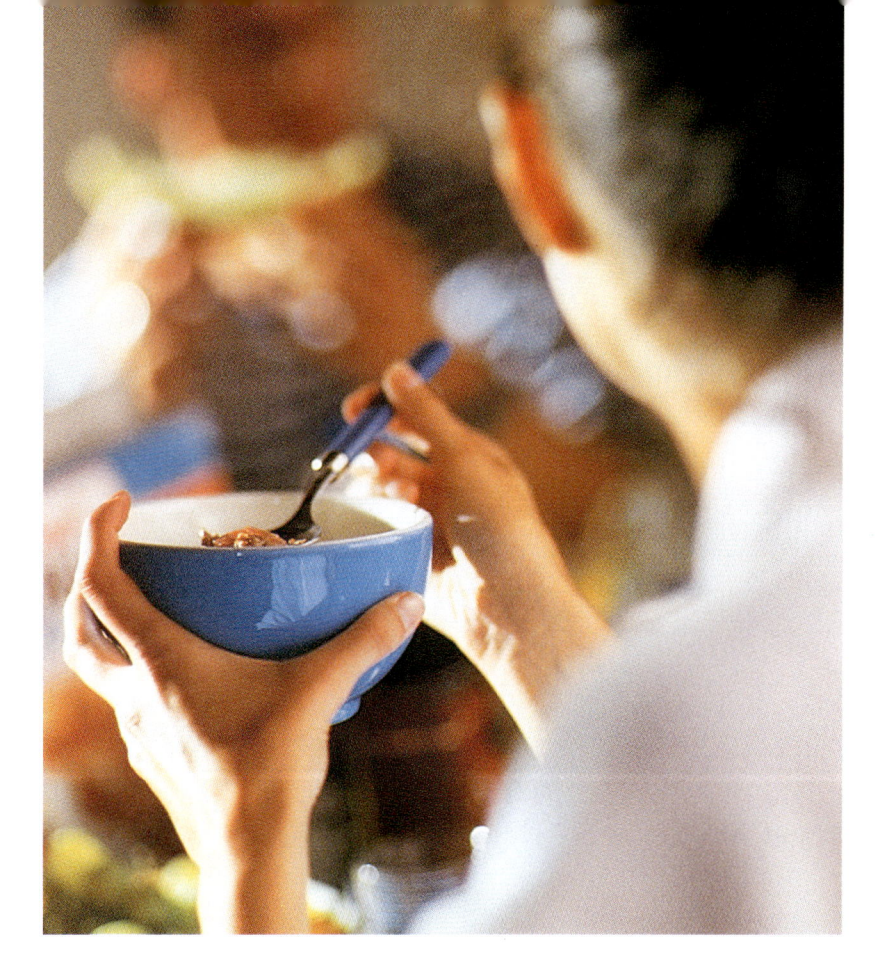

Хорошее начало *Начните рабочий день с хорошего завтрака. Это восстановит уровень сахара в крови, так что вас уже не соблазнит высококалорийная или жирная закуска по дороге на работу. Если вы пропустили завтрак, купите булочку с начинкой и кофе с молоком, чтобы добавить в свой рацион кальция.*

которые чрезвычайно эффективно снижают уровень холестерина в крови и улучшают кровообращение. Если вы не можете регулярно есть жирную рыбу, принимайте ежедневно рыбий жир в капсулах. Каждая капсула содержит дневную норму в 1000 мг.

Укрепляйте иммунитет Лучший способ борьбы с такими распространенными инфекциями, как простуда и грипп, – укрепление природного иммунитета. В этом вам поможет пища: ешьте фрукты и овощи не менее пяти раз в день, чтобы в полной мере ощутить их защиту в качестве антиоксидантов.

Всего одной секунды достаточно, чтобы запихнуть в сумку или портфель апельсин, яблоко или банан и немного винограда – это лучшие продукты, которыми всегда можно перекусить прямо на рабочем месте. Возьмите за правило каждый день брать на работу фрукты. А если вы все-таки подхватили инфекцию, постарайтесь принять эхинацею, как только заметите первые симптомы. Это очень эффективное средство для снижения интенсивности и продолжительности заболевания.

РАБОЧЕЕ МЕСТО
В офисе с центральным отоплением легко может произойти обезвоживание. Снижение уровня жидкости в организме вызывает усталость, поэтому на рабочем столе должно быть место для бутылки с водой. Пейте воду регулярно небольшими глотками в течение всего дня, стараясь выпить около восьми стаканов. Можно также держать на столе небольшое блюдце с легкими питательными закусками.

Велик соблазн держать в ящике рабочего стола «экстренный» запас сладостей, например конфеты или шоколад. Однако именно этих продуктов надо избегать, если вы хотите сохранить хорошую физическую форму.

Запаситесь здоровьем
Купите контейнер с плотно закрывающейся крышкой. В нем можно держать пищу, полезную для здоровья: смесь из разных орехов (например, грецких и миндаля); сухофрукты; мелкое печенье с сезамом; семечки подсолнечника и сезама, а также мюсли, если вы проголодались, не успев позавтракать перед работой. Эти продукты не приводят к увеличению веса или нарушению уровня сахара в крови.

Неплохо также иметь под рукой любимые средства народной медицины. Маленький пузырек лавандового масла поможет снять головную боль. Пакетики травяного чая с ромашкой, фенхелем и мятой – хорошее средство для профилактики проблем пищеварения, а шиповник повышает уровень витамина С. Травяные чаи обладают низким содержанием кофеина и служат прекрасным заменителем бесчисленных чашек кофе. Излишек кофеина может привести к нервному возбуждению. Если вы очень любите кофе, выпивайте одну чашку утром и одну в течение дня.

Острота зрения Витамин А полезен для глаз. Морковь богата бета-каротином, который в организме превращается в витамин А (поэтому говорят, что морковь помогает видеть в темноте). Считается, что витамины Е и А за-

ИДЕИ ДЛЯ МЕНЮ
Сандвичи
для ланчей в офисе.

Чабатта и нежирный сыр рикотта с красным соусом песто.

Нежирный сорт колбасы и рогалики с маком.

Цыпленок с натертой свеклой и хлеб с пряностями, посыпанный перцем.

Консервированный тунец с брынзой, лимонной цедрой и низкокалорийным майонезом.

Тапенаде – нежирный сыр рикотта и радиччио с цельнозерновым хлебом.

Цельнозерновая булочка с начинкой из ветчины, яйца и салата с соусом песто.

Фокачча с ломтиками помидоров, кусочками салями и нежирной моццареллы.

Лосось с кориандром, лимонным соком и низкокалорийным майонезом, завернутый в хрустящий белый хлеб.

Ланч на работе Даже если в офисе кипит работа, найдите время поесть вместе с коллегами. Совместная трапеза помогает расслабиться и хорошо переваривать пищу; а запивая еду большим количеством воды, вы поддерживаете работоспособность и энергию.

щищают глаза от вредного воздействия свободных радикалов.

Среди молодежи наблюдается значительный рост такого заболевания, как дегенерация желтого пятна (слепота, вызываемая разрушением части сетчатки). Один из главных факторов риска – яркий свет. Защищайте зрение с помощью продуктов, богатых витаминами А и Е. Если вы работаете на компьютере каждый день, регулярно отрывайте взгляд от экрана и почаще давайте глазам отдохнуть, через определенные промежутки времени вставайте, чтобы пройтись, разминая мышцы.

Боль в суставах Если приходится часами неподвижно сидеть за столом, это может привести к воспалению мягких тканей и суставов в нижней части спины. А постоянная работа на клавиатуре вызывает воспалительный процесс в запястьях. В таких случаях очень полезен рыбий жир, как все продукты, богатые витаминами-антиоксидантами А, С и Е, а также селеном. Фрукты и овощи (в том числе оранжевые и желтые) содержат витамины А и С; авокадо, орехи и оливковое масло богаты витамином Е; а рыбий жир, зерновые, яйца и пивные дрожжи содержат селен.

Больше двигайтесь Делайте регулярные упражнения для шейных и плечевых мышц; вставайте из-за стола через равные промежутки времени; пользуйтесь лестницей вместо лифта; найдите время для прогулки или плавания в бассейне во время обеденного перерыва или сходите в тренажерный зал. Сидя за рабочим столом, удостоверьтесь, что сидите правильно.

Быстро и хорошо

Многие служащие офисов питаются различными бутербродами в середине дня. Это может быть очень вкусной едой, особенно если у вас есть время приготовить их самим. Примерное меню, приведенное слева, дает несколько хороших советов на этот счет. Попробуйте различные сорта хлеба – хлеб фокачча можно испечь самим. Готовые бутерброды тоже хороши, если выбрать цельнозерновой хлеб с нежирной начинкой.

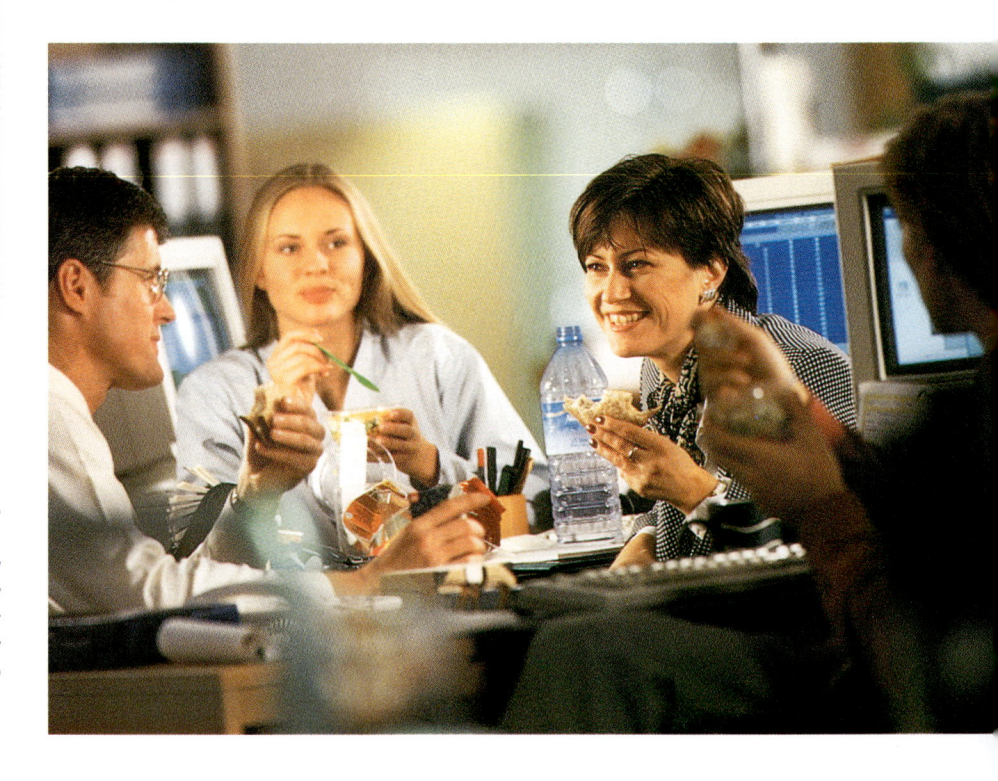

Фокачча с красным луком и розмарином

Испеките сами ароматный хлеб фокачча и сделайте с ним вкусные бутерброды, чтобы взять их на работу, или съешьте ломтик с супом на обед.

Подготовка: 15–20 минут плюс 50–70 минут, чтобы тесто поднялось

Приготовление: 25–30 минут

Выход: **6 порций**

200 г белой муки
200 г цельнозерновой муки
6-граммовый пакетик легко растворимых дрожжей
1/2 ч. л. коричневого сахара
1/2 ч. л. соли
3 ст. л. оливкового масла
4 веточки свежего розмарина
200–250 мл воды комнатной температуры
ДЛЯ ВЕРХНЕГО СЛОЯ
Половинка маленькой красной луковицы, тонко нарезанной
Несколько листьев розмарина
1 ст. л. оливкового масла

1 Смешайте муку, дрожжи, сахар и соль в большой миске. Влейте масло, положите нарезанные листики розмарина и добавьте такое количество воды, чтобы получилось мягкое тесто.

2 Вымесите тесто 5 минут, чтобы оно стало гладким и эластичным. Выложите тесто в посуду, смазанную растительным маслом, накройте крышкой и оставьте в теплом месте на 30–40 минут или пока его объем не удвоится.

3 Снова вымесите тесто 1 минуту, а затем сделайте лепешку 20 см в диаметре и положите ее на промасленную бумагу для выпекания. Сделайте пальцем ямочки по всей поверхности. Оставьте тесто на 20–30 минут, пока оно снова не увеличится вдвое. Смажьте смесью для верхнего слоя.

4 Пока тесто поднимается, разогрейте духовку до 200°С. Выпекайте хлеб 25–30 минут, пока он не поднимется и не подрумянится.

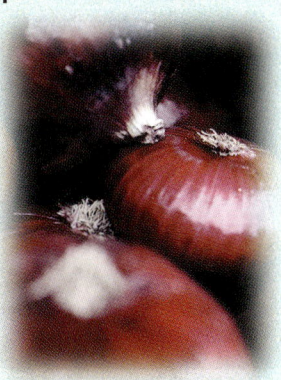

ПИЩЕВАЯ ЦЕННОСТЬ 1 порции:	
калорийность	**287 ккал**
углеводы	47 г
(сахар)	2 г
белки	8,1 г
жиры	8,5 г
(насыщенные)	1,1 г
клетчатка	4 г

Испанская тортилья со спаржей

Приготовьте тортилью вечером и возьмите часть с собой на работу на следующий день – это вкусный второй завтрак. Ешьте ее с салатом или с несколькими маленькими помидорами черри.

Подготовка: 5 минут

Приготовление: 40–50 минут

Выход: **4 порции**

3 ст. л. оливкового масла
3 средние картофелины, нарезанные кубиками
1 красная луковица, тонко нарезанная
100 г головок спаржи
3 взбитых яйца
Соль и черный перец

1 Сильно разогрейте 2 столовые ложки оливкового масла в сковороде с толстым дном. Добавьте картофель, лук и спаржу. Накройте крышкой и оставьте на среднем огне на 15–20 минут, иногда помешивая, пока картофель сварится, но не потемнеет.

2 Сложите картофель в миску, а оставшееся в сковороде масло нагрейте. Добавьте к картофелю взбитые яйца и осторожно вылейте на сковороду.

3 Оставьте на небольшом огне еще на 20–25 минут, пока яйца не запекутся.

ПИЩЕВАЯ ЦЕННОСТЬ 1 порции:	
калорийность	**59 ккал**
углеводы	20,5 г
(сахар)	5,1 г
белки	2,25 г
жиры	3,3 г
(насыщенные)	0,6 г
клетчатка	2 г

ФИЗИЧЕСКИЙ ТРУД

Рабочим, занятым физическим трудом, необходима пища, обеспечивающая энергией, силой и выносливостью на весь рабочий день. А это означает, что вся их еда – и не только на работе – должна быть постоянным, надежным источником энергии.

Сила для работы

Калорийность пищи – это источник силы. Сколько калорий необходимо человеку, зависит главным образом от его активности и его веса. Мужчине, ведущему сидячий образ жизни, необходимо 2500 ккал, женщине достаточно около 2000.

Однако при тяжелом физическом труде потребность в энергии увеличивается; и чем больше вы весите, тем больше калорий нужно получать с пищей. Например, мужчине среднего телосложения, весом около 65 кг, занятому физическим трудом, необходимо 3510 ккал в день. Более крупному мужчине, весом 85 кг требуется 3900; женщинам, занимающимся тяжелой работой, при весе 55 кг необходимо 2220 ккал в день, а при весе 70 кг – 2580.

Пища для занятых тяжелым трудом Лучший способ получить достаточно энергии и запастись силами на весь рабочий день – часто подкрепляться продуктами, содержащими углеводы. К ним относятся цельнозерновой хлеб и крупы, картофель, рис, макаронные изделия. Эта пища не только обеспечивает организм витаминами и минералами, но и создает ощущение сытости.

И для рабочих, занятых физическим трудом, и для всех остальных эти продукты гораздо предпочтительнее жирной пищи. Не стоит поддаваться соблазну съесть высококалорийное жирное блюдо потому, что вы тратите много энергии во время работы: чтобы сжечь калории, полученные с жирной пищей, понадобятся огромные физические усилия. Ежедневное потребление продуктов с высоким содержанием жира неизменно приводит к увеличению веса тела.

Вы должны
- Непременно есть фрукты и овощи пять раз в день
- Получать белок из постного мяса и птицы, рыбы и бобовых, а не из продуктов, богатых насыщенными жирами. Помните, что некоторые сорта мяса содержат меньше насыщенных жиров, чем другие; в свинине, например, больше всего ненасыщенных жиров, а в баранине их меньше всего.

Давайте перекусим Бутерброды из цельнозернового хлеба с добавлением семечек – отличный источник энергии для работающих на открытом воздухе. Такие начинки, как сыр чеддер с низким содержанием жира, свежие листья салата и пикантный сладкий красный лук и помидоры, придают силы и помогают защитить кожу.

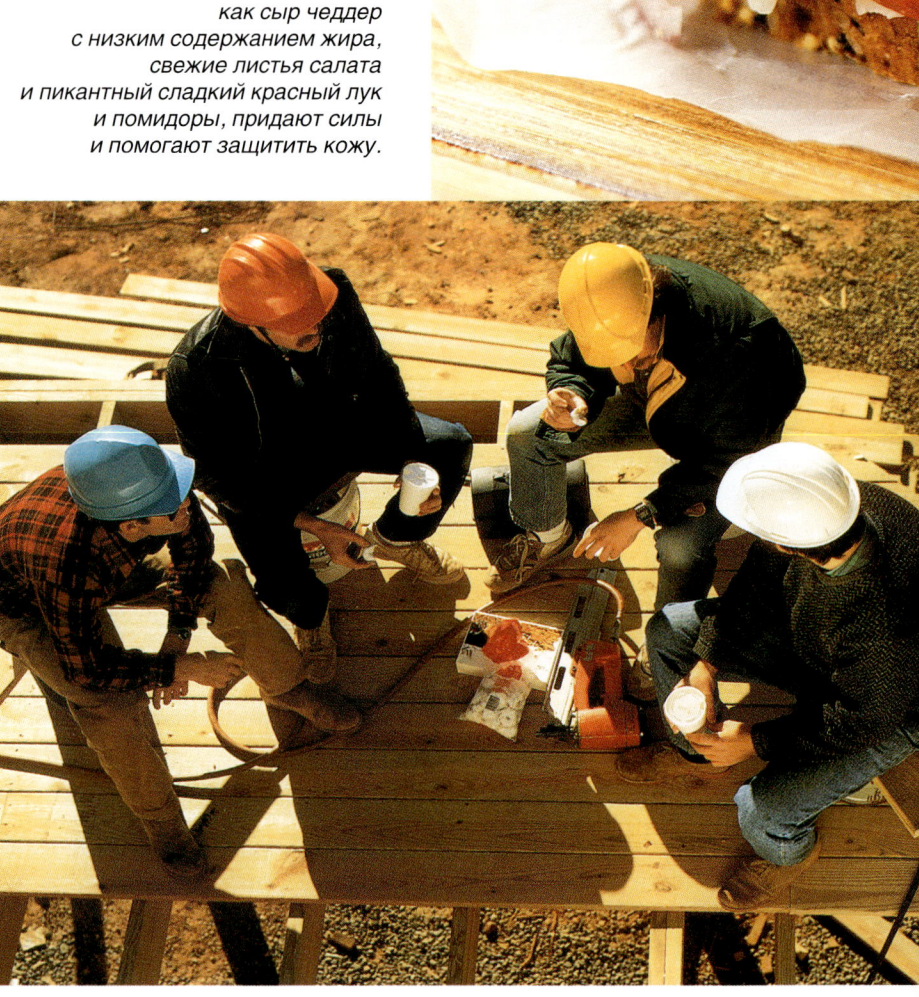

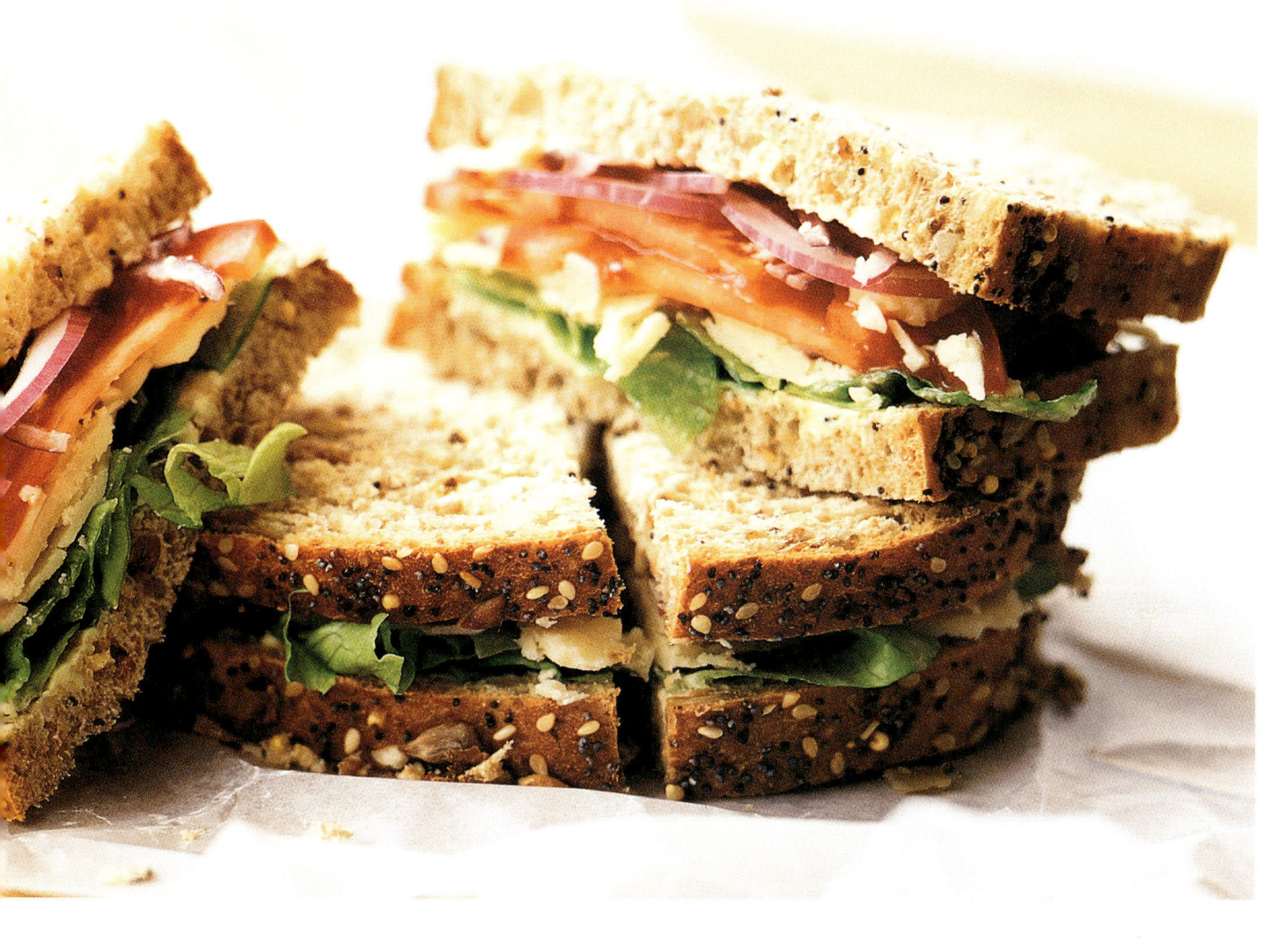

- Используйте мононенасыщенные или полиненасыщенные масла и жиры для еды и приготовления пищи. Они полезны для сердца, а кроме того, содержат больше полезного для кожи витамина Е, чем насыщенные жиры, такие, как сливочное масло и маргарин.
- Ешьте лосось, скумбрию, сардины и сардинопсы, селедку и тунец по крайней мере дважды в неделю, чтобы получить омега-3-жирные кислоты. Тунец лучше всего свежий, а не консервированный. Эта жирная рыба отлично защищает суставы, а также снижает уровень холестерина в крови.
- Варьируйте начинки для бутербродов: заменяйте ветчину, бекон или колбасу, богатые насыщенными жирами, яйцами, нежирными сортами сыра, цыпленком (без кожи) или рыбой.
- Положите в свой контейнер с едой различные «быстрые» закуски, например сырые овощи, орехи, свежие и сушеные фрукты.
- Пейте много воды – вам ее нужно больше, чем рекомендуемые восемь стаканов в день. В эти восемь стаканов не входят чай или кофе, поскольку это диуретики, стимулирующие потерю жидкости. Работая в жару, вы сильно потеете, поэтому держите под рукой бутылки с водой, чтобы предвращать обезвоживание и усталость.

Работа на открытом воздухе

Одеться потеплее, чтобы защититься от холода, довольно просто. Однако избежать таких неприятностей, как солнечные ожоги и рак кожи, вызываемые слишком долгим пребыванием на солнце, гораздо труднее.

Защищайте кожу, надевая шляпу, прикрывая шею хлопчатобумажным платком или шарфом и применяя высококачественные солнцезащитные кремы. Ешьте как можно больше продуктов с высоким содержанием витамина Е, который защищает клетки кожи от вредных воздействий солнечных лучей. Хорошими источниками этого витамина служат орехи, семечки, яйца, авокадо, зеленые овощи, а также масла из зерен и семян. Чем больше фруктов и овощей вы съедаете, тем лучше: содержащиеся в них фитохимические антиоксиданты известны антиканцерогенными свойствами.

ПОСМЕННАЯ РАБОТА

Человеческий организм имеет собственные биологические часы, основанные на 24-часовом (циркадном) цикле. Эти часы регулируются гормонами, в частности мелатонином. Мелатонин вырабатывается шишковидной железой мозга; его выделение стимулируется темнотой и подавляется дневным светом.

В результате организм получает команды проявлять активность днем и спать ночью. Переход на сменный график работы, особенно если придется работать по ночам, может нарушить ритм биологических часов.

Уровни содержания мелатонина Если приходится работать в те часы, когда люди обычно спят, организм дает сбой. Он не производит достаточно мелатонина и может также вырабатывать его в неурочное время. Недостаток мелатонина в организме приводит к сонливости и депрессии – обычная проблема для тех, кто работает по ночам. Возможны и другие неприятности.

• У тех, кто работает посменно, риск сердечно-сосудистых заболеваний на 40% выше по сравнению с другими. Это объясняется тем, что частота пульса и уровень артериального давления зависят от дневного ритма организма.

• У тех, кто работает по ночам, часто возникают проблемы со сном. Возвращаясь к работе в дневное время, им бывает трудно перестроиться на нормальный сон.

• В среднем работающие в ночную смену съедают только треть своего нормального дневного рациона. Кроме того, они часто предпочитают съесть что-нибудь на бегу вместо того, чтобы нормально пообедать; поэтому в их пище недостает важных питательных веществ. Это вызывает сонливость и ослабляет внимание, что в свою очередь приводит к нарушениям техники безопасности на рабочем месте.

• Во время ночных смен гораздо чаще происходят несчастные случаи и допускаются ошибки. Это особенно относится к врачам и другому медперсоналу, которым нередко приходится работать по многу часов без сна.

Как помогает еда

Пища помогает перестроиться с одного режима сна и работы на

Все наоборот Выбрав необходимую еду, легче привыкнуть к новому режиму сна. Это особенно важно при работе в неурочные часы.

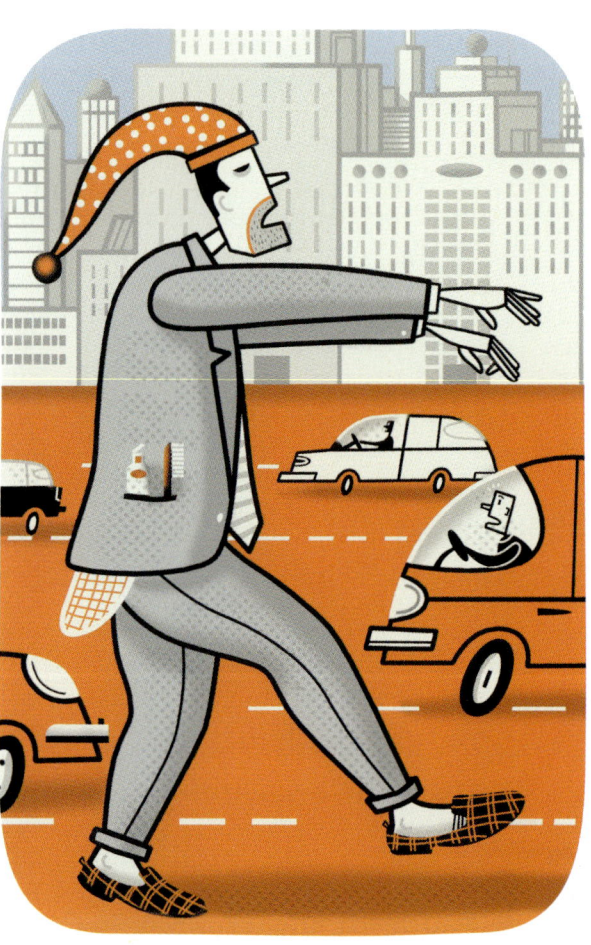

другой. Разнообразное питание дает возможность получить максимум питательных веществ. Выбирайте пищу с низким содержанием жира и старайтесь избегать наспех зажаренной яичницы в столовой и пакета чипсов в качестве основной трапезы, особенно если она последняя до окончания смены.

Старайтесь хотя бы дважды в неделю есть жирную рыбу – лосось, скумбрию или сардины; содержащиеся в них омега-3-жирные кислоты уменьшат риск сердечно-сосудистых заболеваний.

Если уровень мелатонина в организме понижен в результате постоянной работы по ночам, нужно увеличить потребление триптофана. Помимо влияния, оказываемого на выработку серотонина, триптофан определяет уровень содержания мелатонина.

К продуктам, богатым триптофаном, относятся индейка, куры, дичь, цветная капуста, брокколи, молоко, сыр, постное мясо, яйца, соевые бобы, фенхель, бананы и кресс водяной.

Эффективные продукты Можно подобрать пищу в зависимости от того, хотите ли вы подготовить организм ко сну или к деятельности.

Если съесть одновременно продукты, богатые углеводами и триптофаном, это даст возможность мозгу увеличить выработку серотонина, что успокаивает и вызывает желание спать. Поэтому стакан молока с печеньем перед сном помогает заснуть.

Напротив, продукты с высоким содержанием белка понижают уровень серотонина. Поэтому, если вы съедите богатую белком яичницу с беконом или постный бифштекс перед тем, как заступить в ночную смену, это поможет сохранить бодрость.

Поменьше кофеина

Кофе и другие богатые кофеином напитки популярны среди тех, кто работает в ночную смену. Они используют их для того, чтобы оставаться собранными и внимательными. Но избыток кофеина особенно вреден для таких рабочих. Он усиливает и без того высокий риск сердечных заболеваний и обостряет проблему сна.

Работающие в ночную смену должны ограничить ежедневный прием кофеина тремя чашками свежесваренного кофе, причем последнюю чашку следует выпивать за несколько часов до сна.

Есть напитки, вполне способные заменить кофе или чай; это травяные чаи, например из шиповника или мяты перечной (все компоненты в небольших количествах), а также простая, но освежающая чашка кипятка с ломтиком лимона.

Трудности со сном

Самая трудная (и изнурительная) проблема, связанная с работой в ночную смену, – это нарушение обычного режима сна. Однако есть несколько способов, которые помогут преодолеть ее.

Самое простое – обеспечить полную темноту в комнате, где вы спите. В случае необходимости повесьте плотные шторы или накройте глаза светонепроницаемой тканью. Низкая освещенность стимулирует выработку мелатонина, помогая заснуть.

Если вы хотите обойтись без снотворного, попробуйте травяной чай, например с ромашкой или цветками лайма; такое популярное средство, как валериана, тоже эффективно.

ИДЕИ ДЛЯ МЕНЮ

Для тех, кто работает по ночам

Ночные смены нарушают привычный режим питания. Можно предложить две стратегии, позволяющие справиться с этим.

СТРАТЕГИЯ 1 Вернувшись с ночной смены, можно позавтракать вместе с семьей. Выберите зерновые хлопья, поджаренный хлеб с джемом и фруктовый сок: они богаты углеводами, которые повышают образование серотонина и помогают заснуть. Проснувшись, можно съесть богатые белком рыбу, курицу, говядину или яйца, которые помогут оставаться бодрым ночью.

СТРАТЕГИЯ 2 Подстройтесь к своему ночному графику. При этом придется изменить нормальный режим питания.

НАЧАЛО СМЕНЫ Съешьте «завтрак» из продуктов, богатых белком, например постный бекон с яйцами или бутерброд из цельнозернового хлеба с копченой рыбой. Не надо злоупотреблять кофе и чаем, так как кофеин нарушит режим сна.

СЕРЕДИНА СМЕНЫ Съешьте бутерброды или суп, принесенный в термосе, а также хлебцы из цельнозерновой муки и немного фруктов. Избегайте жирных закусок типа чипсов.

КОНЕЦ СМЕНЫ Съешьте не жирную жареную еду, а легко усваиваемую пищу, богатую углеводами, которая поможет заснуть. Можно попробовать тортеллини с листовым салатом или лососину с кускусом, а на десерт – рисовый пудинг с абрикосами в апельсиновом соке.

Помидоры и бекон помогут сохранить бодрость

РАБОТА НА ДОМУ

Все больше людей работают дома, часто проводя долгие часы за компьютером или отвечая на бесконечные телефонные звонки. Отсутствие необходимости ехать к месту работы имеет не только ряд преимуществ, но и недостатки.

Работая дома, вы двигаетесь гораздо меньше, рискуя приобрести лишний вес и проблемы со здоровьем. Недостаток физической активности стоит на четвертом месте среди факторов риска возникновения сердечных заболеваний – после курения, высокого содержания холестерина в крови и повышенного артериального давления.

При работе дома очень легко заглянуть в холодильник. Можно также взять несколько печений и пожевать, не отрываясь от работы, тогда как у офисных служащих нет такого доступа к еде и не так много возможностей перекусить. Постоянная доступность еды может стать настоящей проблемой для тех, кто работает дома, и им часто приходится проявлять огромную выдержку, чтобы не растолстеть.

Аромат розового грейпфрута очень хорош для коктейлей из фруктовых соков. Этот плод содержит много ликопена – мощного природного антиканцерогена.

Пища для тех, кто работает дома

Сорваться и нарушить режим работы и питания очень легко. Стремясь отдавать все свое время любимому делу и не отвлекаться на еду, вы привыкаете постоянно жевать за рабочим столом. Чтобы избежать этого, необходимо изменить отношение к режиму работы.

- Запланируйте перерывы на нормальный прием пищи, особенно обеда. Легкое блюдо вроде супа или салата освежит и даст необходимую энергию на весь день.
- Держите в холодильнике небольшой запас здоровой пищи, например свежих овощей и обезжиренных йогуртов.
- Поставьте тарелку со свежими фруктами на свой стол. Яблоки и бананы легко есть: к ним можно добавить несколько богатых кальцием кусочков кураги, киви и виноград без косточек.
- Избегайте печенья, пирожных и других продуктов с высоким содержанием сахара и жира.
- Не используйте еду как средство от скуки или как способ справиться с невозможностью сосредоточиться.

Пейте больше Чтобы сохранить бодрость и сосредоточенность, надо пить по крайней мере восемь стаканов воды в день. Из-

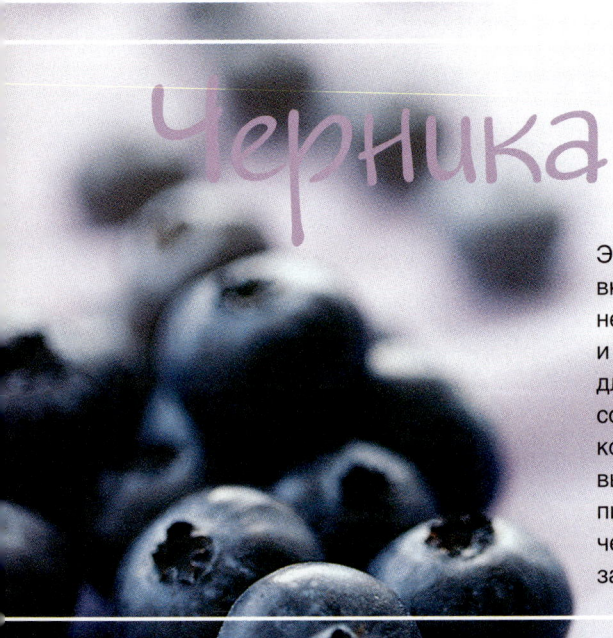

Черника

суперпища

Эта сладкая ягода, богатая витамином С и клетчаткой, – вкуснейшая закуска прямо за рабочим столом. Как показали недавние исследования, ягоды полезны для зрения и помогают при глазных заболеваниях – хорошая новость для тех, кто часами сидит у экранов компьютеров. Черника содержит антоцианины – антибактериальные соединения, которые весьма эффективны в борьбе с бактерией, вызывающей многие инфекционные заболевания пищеварительной системы и мочевых путей. Это делает чернику незаменимым средством против таких хронических заболеваний, как цистит.

бегайте сладких, высококалорийных напитков. Заменяйте их фруктовыми и овощными соками – они не только утоляют жажду, но и содержат много бета-каротина и других антиоксидантов. Бета-каротин очень полезен для глаз – это особенно важно, если вы работаете на компьютере. Черника тоже полезна для зрения.

Разнообразьте свой выбор Если у вас есть соковыжималка, вы легко можете приготовить фруктовые и овощные коктейли. Морковный сок богат бета-каротином и витамином С; он содержит также фолиевую кислоту, калий, магний и фосфор. Много витамина С содержат клюквенный, цитрусовый и ананасный соки.

Природная защита Красный перец содержит ликопен – мощный антиканцероген. Можно смешать сок из перцев с морковным и добавить немного лимонного сока – получится освежающий, очень полезный для здоровья напиток.

Помидоры – самый главный источник ликопена, который содержится в розовых и красных фруктах, таких, как розовый грейпфрут, арбуз и папайя. Все они хороши для приготовления различных напитков. Держите кувшины со свежими соками в холодильнике, чтобы пить их в течение дня за рабочим столом.

Не сидите на месте подолгу

Если у вас сидячая работа, надо непременно включить в распорядок дня физические упражнения. По последним рекомендациям, необходимо по крайней мере пять дней в неделю уделять по 30 минут умеренно интенсивной физической активности. Все 30 минут хорошо провести как одно занятие, но можно и разбить их на два занятия по 15 минут, если так будет удобнее.

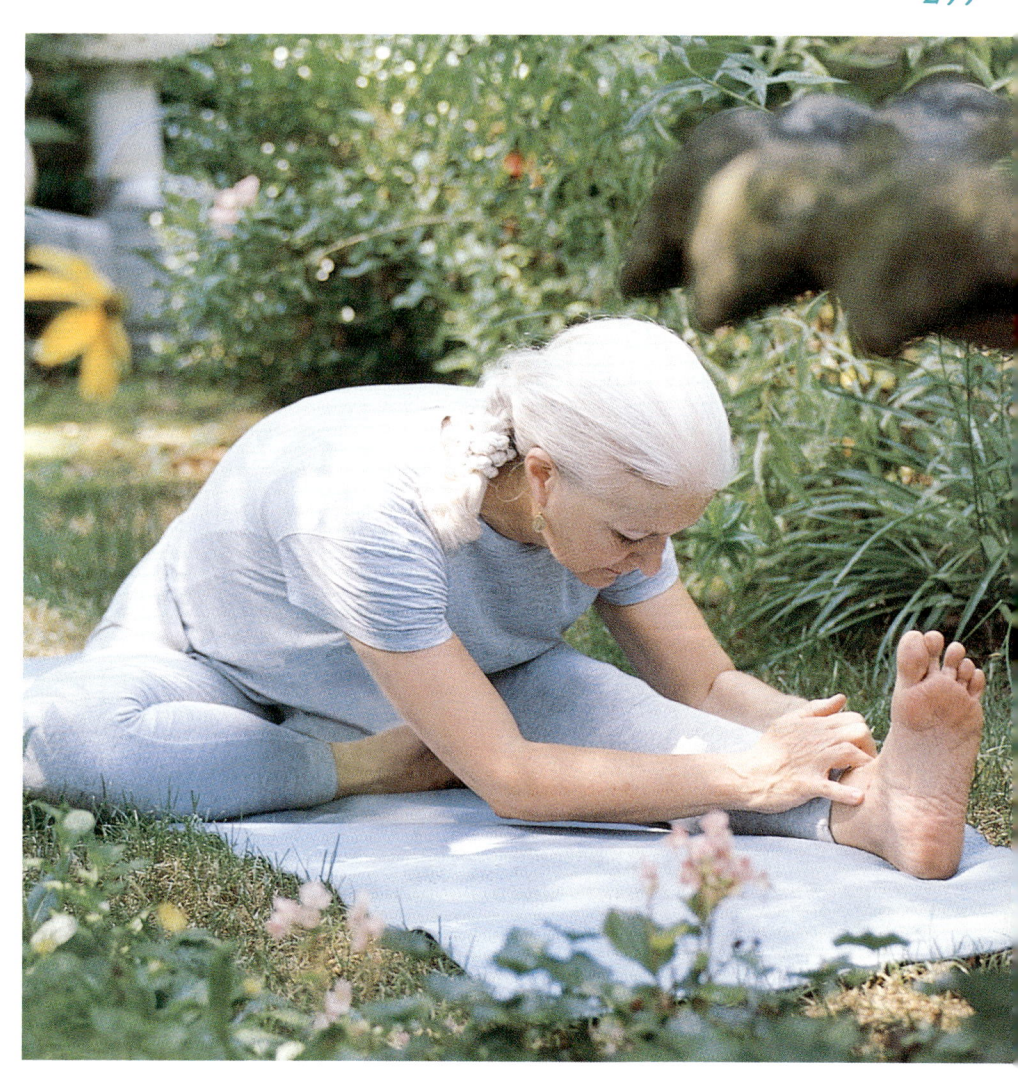

Тянитесь к здоровью Делайте регулярные перерывы в работе и выходите заниматься спортом на воздух. Ежедневные упражнения помогут сохранить подвижность суставов.

● Ожидая, пока принтер напечатает длинные документы, сделайте несколько приседаний или прыжков на месте.

● Пройдитесь пешком до почтового отделения, вместо того чтобы ехать на машине.

● Купите скакалку и устраивайте пятиминутки прыжков во время перерывов в работе. Прыжки со скакалкой – отличное средство для укрепления бедер и профилактики остеопороза.

● Проведите перерыв на ланч в бассейне; поплавайте 20–30 минут в быстром темпе, а потом слегка перекусите.

● Если вы работаете дома из-за детей школьного возраста, ходите с ними пешком в школу и из школы.

● Если вы возите детей на машине, оставляйте ее подальше от школьных ворот – и вам, и детям полезно пройтись пешком.

● Подумайте, не купить ли вам тренажер или другое оборудование, чтобы делать несколько коротких перерывов в работе для тренировок. Вместо того чтобы пойти на кухню перекусить, поупражняйтесь пять минут. Затем выпейте воды. После этого вам будет легче отказаться от еды.

Поджарка из говядины с зеленым перцем

Эту смесь овощей, говядины и восточных приправ можно приготовить на ужин. Чашка не должна вмещать ровно 175 г риса; главное, чтобы количество риса и воды измерялось одной и той же чашкой.

Подготовка: **10 минут**

Приготовление: **18–23 минуты**

Выход: **2 порции**

ПИЩЕВАЯ ЦЕННОСТЬ 1 порции:	
калорийность	630 ккал
углеводы	92 г
(сахар)	16 г
белки	27 г
жиры	16 г
(насыщенные)	3 г
клетчатка	5 г

- 1 полная чашка (около 175 г) риса, хорошо промытого
- 2 ч. л. кукурузной муки
- 1 ч. л. порошка чили (не острого)
- 1/4 ч. л. молотой гвоздики
- 175 г вырезки, нарежьте тонкими ломтиками
- 2 ст. л. подсолнечного масла
- 2 зеленых перца, очистите от семян и мелко нарежьте
- Перо (15 см) лука-порея, нарежьте
- 1 морковь, нарезанная кружочками
- 3 стебля сорго лимонного (лемонграсс), мелко нарезанные
- 2 см натертого свежего имбирного корня
- 1 измельченная долька чеснока
- 1 ст. л. сухого хереса
- 1/2 ч. л. соевого соуса
- 1 ст. л. воды

1. Положите рис в кастрюлю и добавьте ровно полторы чашки кипящей воды. Перемешайте один раз, накройте крышкой и доведите до кипения. Уменьшите огонь и кипятите, пока вода не выкипит.

2. Смешайте кукурузную муку со специями и обваляйте мясо в смеси.

3. Нагрейте в сковороде столовую ложку масла. Добавьте перцы, лук-порей, морковь, сорго лимонное, имбирь и чеснок. Жарьте, помешивая, 4–5 минут. Убавьте огонь, добавьте херес, соевый соус, воду и перемешайте.

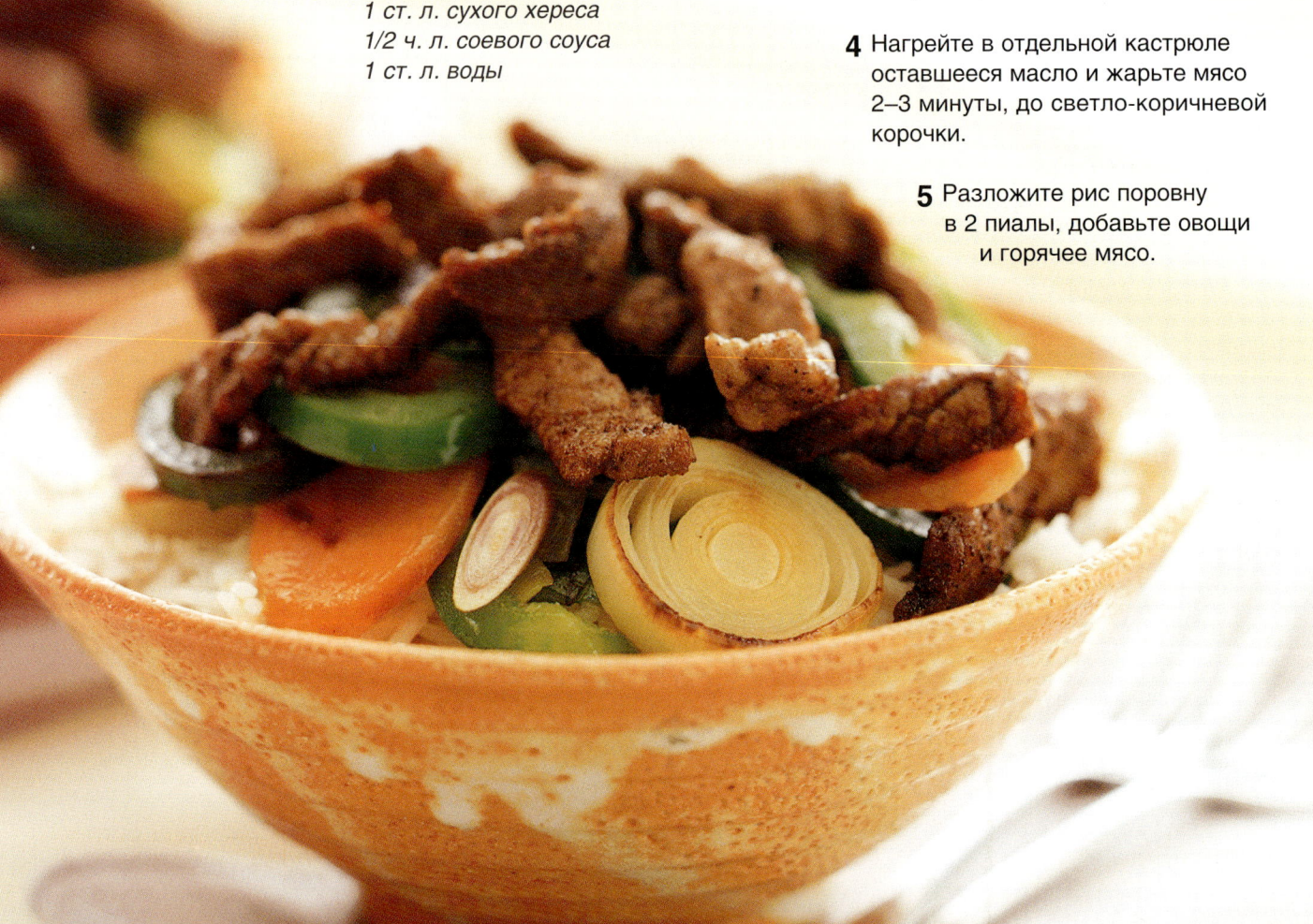

4. Нагрейте в отдельной кастрюле оставшееся масло и жарьте мясо 2–3 минуты, до светло-коричневой корочки.

5. Разложите рис поровну в 2 пиалы, добавьте овощи и горячее мясо.

Обжаренные фрукты

Экзотическое блюдо из пикантных обжаренных фруктов, покрытых смесью меда, имбиря и лимонного сока. То же самое можно приготовить из обжаренных груш, яблок и киви.

Подготовка: **10 минут**

Приготовление: **7–8 минут**

Выход: **2 порции**

2 ст. л. светлого меда
Цедра 1 лимона, натертая
2 см натертого корня свежего имбиря
4 кусочка свежего ананаса, очищенные от кожицы
4 ломтика манго, очищенные от кожуры
4 ломтика папайи, очищенные от семян и кожицы
2 банана, очищенные и разрезанные пополам

1 Сильно нагрейте гриль.

2 Смешайте мед, лимонную цедру и тертый имбирь и полейте смесью фрукты.

3 Поставьте фрукты в гриль на 7–8 минут, поворачивая их и поливая медовой смесью несколько раз.

4 Фрукты можно подать горячими с натуральным йогуртом или охлажденными.

ПИЩЕВАЯ ЦЕННОСТЬ 1 порции:	
калорийность	**260 ккал**
углеводы	64 г
(сахар)	57 г
белки	3 г
жиры	1 г
(насыщенные)	0
клетчатка	6 г

Салат из креветок и розового грейпфрута

Это сочетание вкуса цитрусовых и креветок возбудит аппетит. Низкое содержание жира и приятный вкус будут стимулировать вкусовые рецепторы, не вызывая тяжести после обеда.

Подготовка: **10 минут**

Приготовление: **3 минуты**

Выход: **2 порции**

6 маленьких кукурузных початков
55 г листьев салата
150 г очищенных тигровых креветок
1 розовый или красный грейпфрут
1 черешок сельдерея, мелко нарезанный
ДЛЯ СОУСА
1 ст. л. растительного масла, например подсолнечного
1 ст. л. яблочного уксуса
1 ст. л. свежего шнитт-лука
Черный перец по вкусу

1 Бланшируйте кукурузу в кипящей воде в течение 2 минут, затем ополосните и отожмите. Нарежьте кусочками по 1 см.

2 Положите большую часть листьев салата в стеклянную салатницу. Выложите туда же кукурузные початочки, креветки, грейпфрут, сельдерей, украсив это остальными листьями салата.

3 Смешайте все ингредиенты соуса и полейте им салат.

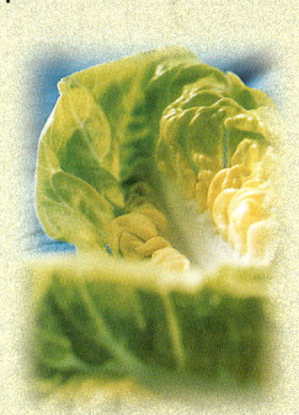

ПИЩЕВАЯ ЦЕННОСТЬ 1 порции:	
калорийность	**160 ккал**
углеводы	9 г
(сахар)	9 г
белки	17 г
жиры	7 г
(насыщенные)	1 г
клетчатка	3 г

ПИТАНИЕ В СТУДЕНЧЕСКИЕ ГОДЫ

Учеба требует больших затрат физической и умственной энергии, необходимости правильно организовать свое время и распределить его между лекциями, экзаменами и развлечениями. К тому же для многих это первый опыт самостоятельной жизни.

Выбирайте лучшее

Напряжение экзаменов, нехватка денег и поздние вечеринки – все это гораздо легче пережить, если вы заботитесь о своем здоровье и предпочитаете качественную еду.

Некоторым студентам трудно питаться регулярно. Гораздо проще поесть в дешевой закусочной по пути домой, когда вы слишком устали, чтобы что-то готовить.

Постарайтесь поесть перед тем, как пойти куда-нибудь, чтобы не умирать с голоду к концу сборища. Если постоянно употреблять пищу плохого качества, то пострадают и умственные способности, и физическое здоровье. Поздние посиделки, сжатые сроки сдачи проектов и еда на скорую руку быстро приводят к недостатку витаминов и минералов. С приближением сессии или срока сдачи реферата организму может не хватить запаса питательных веществ, чтобы справиться с дополнительным стрессом.

Психологический фактор Кроме таких объективных причин, влияющих на стиль жизни студентов, как недостаток времени и денег, есть и другие факторы, определяющие отношение к еде. Например, насколько важна для вас пища? Теперь, когда вы стали самостоятельны, интересует ли вас еда больше или вы рассматриваете ее просто как средство наполнить желудок побыстрее? Ограничиваете ли вы себя в еде, чтобы похудеть, или съедаете побольше вкусненького, чтобы ослабить стресс?

Работоспособность непосредственно зависит от качества пищи, так что постарайтесь извлекать из нее максимум питательной ценности, пользуясь примерным меню, приведенным ниже. Однако сохранить здоровье с помощью одной лишь диеты невозможно: алкоголь, никотин и гиподинамия, вместе взятые, отрицательно сказываются на здоровье и живости ума.

Фруктовые решения

Если некогда приготовить обед, фрукты могут прекрасно заменить его. Пусть у вас войдет в привычку есть их каждый день. Свежие фрукты (и овощи) богаты биофлавоноидами.

Эти питательные вещества наряду с витамином С, бета-каротином и витамином Е помогают бороться с инфекциями и обогащают энергией. Чтобы получить эти пищевые ценности, вовсе не надо покупать дорогие фрукты – апельсины и яблоки стоят дешево и богаты витаминами. Банка фруктовых консервов в собственном соку тоже подойдет, лучше покупать консервы в соке, чем в сиропе, в котором слишком много сахара

Вегетарианская пища

Вы вегетарианец или даже строгий вегетарианец. Вам необходимо очень внимательно отбирать пищу, чтобы получать максимум питательных веществ. Строгие

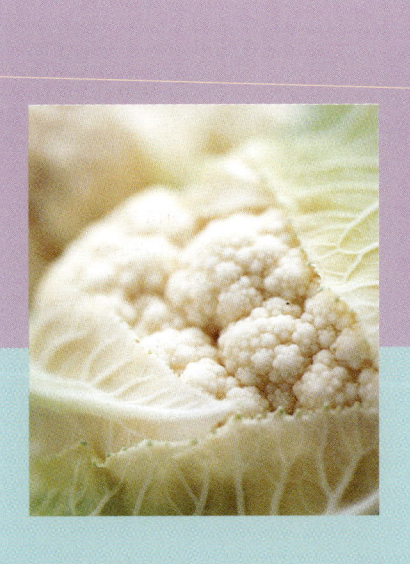

СКОНЦЕНТРИРОВАТЬ ВНИМАНИЕ поможет пища, богатая витамином B_1 (тиамином), в частности нежирное мясо – курица или обезжиренный бекон – и яйца.

ШОКОЛАД И КОФЕИН также помогают сосредоточиться – кусочек шоколада с чашкой кофе подстегнут ваш мозг. Шоколад поможет сконцентрироваться, а кофеин удерживает внимание.

УЛУЧШЕНИЮ ПАМЯТИ способствует пища, богатая витаминами B_6 и B_{12}. Эти витамины можно получить, съев один-два ломтика цельнозернового хлеба и запив их стаканом молока.

ЦВЕТНАЯ КАПУСТА ДЛЯ МОЗГОВОЙ АТАКИ Цветная капуста, яйца, соя и капуста кочанная содержат холин. Он помогает создать нейротрансмиттер, обеспечивающий нормальную работу мозга. Необходим и витамин B_5, содержащийся в печени, яйцах и цельнозерновых продуктах, чтобы превратить холин в нейротрансмиттер.

ЕДА ПОБЕЖДАЕТ экзаменационную нервотрепку

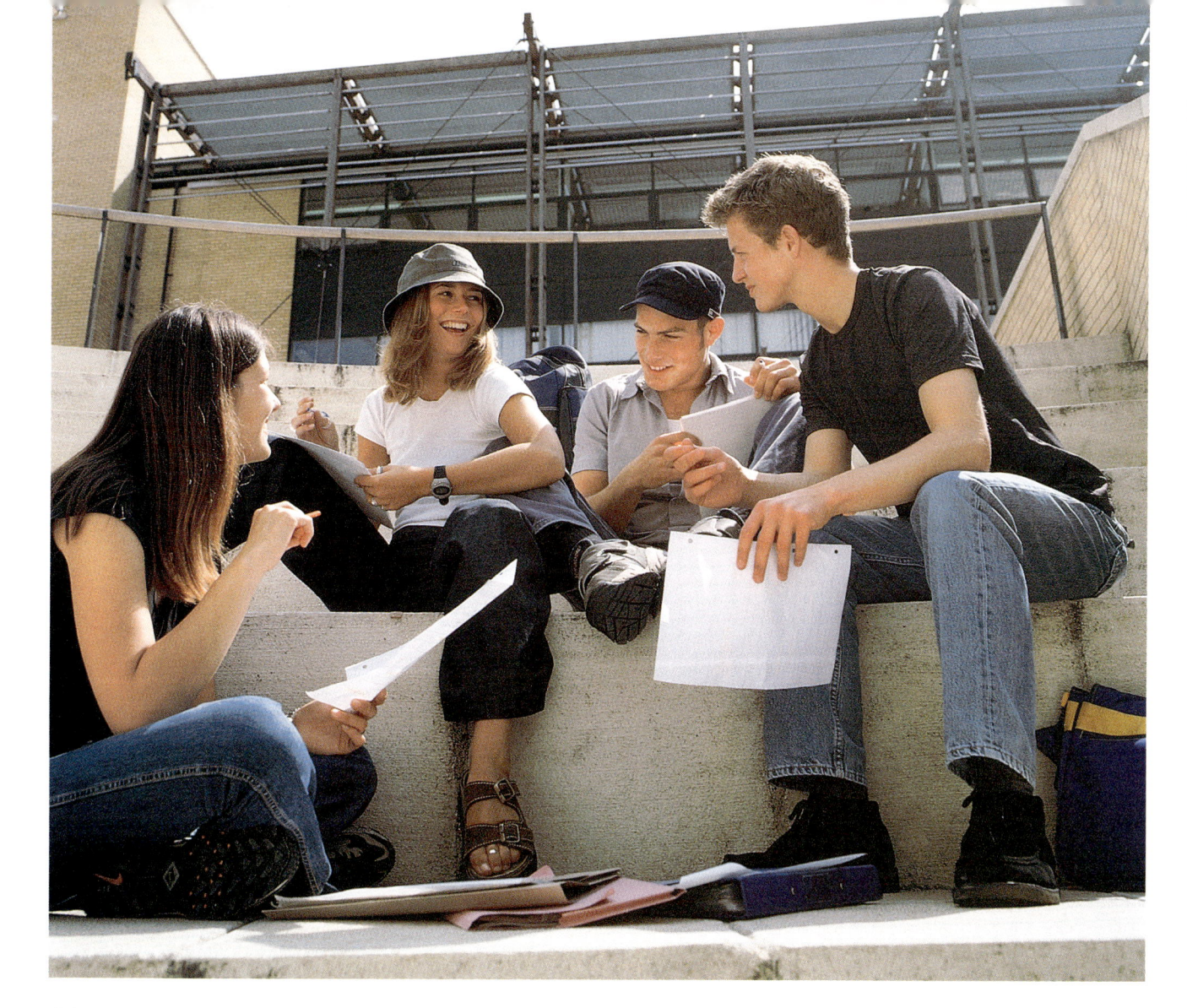

Объедините свои ресурсы *Студенты могут экономить деньги, питаясь вместе и покупая продукты в складчину. При этом можно купить больше, заплатить меньше и действительно хорошо поесть.*

вегетарианцы едят пищу только растительного происхождения, поэтому для них соевые продукты (включая соевые напитки) – ценный источник витаминов и минералов.

Белковая пища Яйца, цельнозерновой хлеб и соевые бобы – все это отличные источники белка.

Побольше железа Включайте в рацион как можно больше зеленых листовых овощей, капусту брокколи, а также курагу.

Уровень цинка Посыпайте еду семечками и проростками – они богаты цинком.

Витамин B12 Хорошие источники этого витамина – яйца и молоко, но он содержится только в продуктах животного происхождения, так что строгим вегетарианцам приходится получать его из обогащенных зерновых хлопьев или пищевых добавок.

Кальций Богаты кальцием картофель, кукуруза и молочные продукты.

Как сэкономить на покупках

Вовсе не обязательно тратить на еду целое состояние, чтобы правильно питаться. Вот некоторые полезные советы для студентов с небольшим бюджетом. Используйте свои финансы разумно, и вы сможете покупать вкусные и полезные продукты.

• Покупайте продукты, расфасованные в самом супермаркете.

• Ходите за покупками вместе с друзьями, чтобы можно было закупать продукты оптом.

• Овощи и фрукты лучше покупать на рынке. Обычно это дешевле, а качество выше.

• Не ходите в магазины, если вы голодны. Вам захочется купить больше, чем нужно, особенно всяких жирных закусок.

НЕКОТОРЫЕ ДОБАВКИ

Лучше всего получать питательные вещества из разнообразных

ИДЕИ ДЛЯ МЕНЮ
Как пережить сессию

Экзамены испытывают на прочность ваши умственные и физические ресурсы, поэтому следуйте этим советам.

СТРЕМИТЕЛЬНЫЙ СТАРТ Чтобы заправиться антистрессовыми витаминами группы B и витамином C, нарежьте свежие фрукты кусочками в тарелку с мюсли или с обогащенными зерновыми хлопьями.

ВЫНОСЛИВОСТЬ И ВЫДЕРЖКА Выбирайте блюдо из картофеля, риса или макаронных изделий с изобилием овощей. Дополните свежим салатом.

ЧТОБЫ ПОДСТЕГНУТЬ ПАМЯТЬ Миндаль, бразильские орехи и семечки подсолнечника улучшат память.

НЕ ЗАБЫВАЙТЕ ПИТЬ Поддерживайте необходимый уровень жидкости в организме.

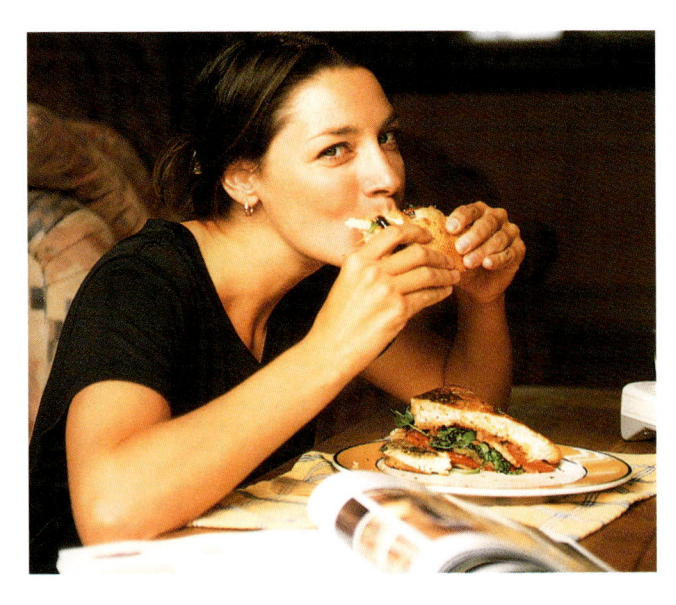

Забудьте о стрессе и насладитесь едой Питательный бутерброд с хрустящим свежим кресс-салатом не оторвет от занятий и обеспечит вас энергией.

продуктов, но если вы питаетесь однообразно, сидите на диете или у вас аллергия, полезно ежедневно принимать поливитамины и минеральные добавки. Они не обязательно должны быть дорогими. Одна таблетка в день может существенно укрепить ваши силы и помочь сохранить бодрость и энергию. Курильщики относятся к особой группе риска, поскольку их потребность в витаминах C, E и в бета-каротине гораздо выше.

Взбодрите иммунную систему Витамины группы B – рибофлавин, тиамин и ниацин – необходимы для извлечения энергии из пищи и помогают поддерживать иммунную систему в хорошей форме. Если в рационе недостаточно молочных продуктов, орехов или цельнозернового хлеба, полезно принимать добавку с одним из витаминов B.

Дополнительный витамин C Потребность в витамине C возрастает при стрессах, когда вы особенно подвержены вирусным инфекциям и простудным заболеваниям. Принимайте ежедневно по 500 мг аскорбиновой кислоты перед началом сессии и на всем протяжении экзаменов.

Как справиться с напряжением во время экзаменов

Не поддавайтесь соблазну пропустить прием пищи из-за того, что надо заниматься. Вы будете лучше себя чувствовать и эффективнее работать, если организм получит необходимую энергию. Стресс может усиливать стремление перекусить – не надо ему сопротивляться, но выбирайте здоровую пищу вместо пакетиков чипсов.

Ваши силы поддержат следующие продукты.
- Цитрусовые как источник витамина C.
- Сухофрукты, например финики, изюм и курага, как источники железа и клетчатки.
- Фасоль с поджаренным хлебом; лучше, если фасоль мало соленая и не сладкая, а хлеб – цельнозерновой.
- Чашка обогащенных зерновых хлопьев с нежирным молоком на завтрак.

Пейте горячее молоко Теплая ванна и молочный напиток перед сном накануне экзамена помогут вам расслабиться. Избегайте кофеина и курения перед сном.

Поменьше алкоголя Ограничивайте потребление алкоголя во время экзаменов.

Забудьте о диетах Вам необходима энергия, чтобы сосредоточиться.

Ешьте вместе с друзьями Купите продукты в складчину или введите систему очередности, чтобы каждый готовил.

Карри из нута с райтой

У этого карри чудесный вкус, и его очень легко приготовить. Можно использовать свежие специи. Для смягчения вкуса добавьте 25 г кокоса со сливками перед тем, как блюдо будет готово.

Подготовка: 10 минут
Приготовление: 25 минут
Выход: 2 порции

ДЛЯ РАЙТЫ
150 г обезжиренного натурального йогурта
Небольшой огурец, натертый на терке
Несколько листьев мяты, мелко нарезанных
1/2 ч. л. семян тмина
Черный перец

ДЛЯ КАРРИ
1 ст. л. подсолнечного масла
2 маленькие луковицы, мелко нарезанные
2 дольки чеснока, измельченные
Имбирный корень (2,5 см), натертый
1 ст. л. с верхом пасты карри
400 г консервированных помидоров
400 г консервированного нута
2 ст. л. мелко нарезанного кориандра

1. Смешайте все ингредиенты для райты и поставьте в холодильник.
2. Нагрейте масло в сковороде. Положите лук и чеснок и обжарьте до мягкости. Добавьте имбирь и пасту карри и жарьте еще 1 минуту. Добавьте нарезанные помидоры и нут и перемешайте. Накройте крышкой и подержите на медленном огне 20 минут, помешивая.
3. Добавьте 1 столовую ложку кориандра, перемешайте и оставьте на огне на несколько минут.
4. Посыпьте сверху оставшимся кориандром и подавайте с рисом.

ПИЩЕВАЯ ЦЕННОСТЬ 1 порции:	
калорийность	370 ккал
углеводы	48 г
(сахар)	18 г
белки	20 г
жиры	11 г
(насыщенные)	2 г
клетчатка	10 г

Овощной суп с кориандром

Угостите своих друзей этим ближневосточным супом, который особенно вкусен, если сбрызнуть его лимонным соком. Суп очень питателен и хорошо сохраняется в холодильнике в течение нескольких дней.

Подготовка: 20 минут
Приготовление: 45 минут
Выход: 4 порции

200 г красной чечевицы
2 ст. л. подсолнечного масла
1 большая луковица, нарезанная
3 дольки чеснока, измельченные
3 средние картофелины, нарезанные кружочками
280 г замороженного шпината
25 г свежего кориандра, мелко нарезанного
Соль и черный перец
Сок одного лимона

1. Сварите чечевицу в большом количестве воды, пока она не станет мягкой. Оставьте в той же воде на некоторое время.
2. Нагрейте масло в глубокой сковороде. Положите туда лук, чеснок и слегка поджарьте.
3. Добавьте картофель и жарьте в течение 3 минут, часто помешивая. Постепенно добавляйте шпинат и кориандр, чечевицу вместе с водой. Если чечевица впитала почти всю воду, добавьте воды.
4. Положите специи, накройте крышкой и варите 40—45 минут на слабом огне, изредка помешивая, до густой кашеобразной консистенции. Добавьте еще воды, если это необходимо, чтобы суп не пригорал.
5. Разлейте по глубоким тарелкам и подавайте на стол, слегка сбрызнув лимонным соком.

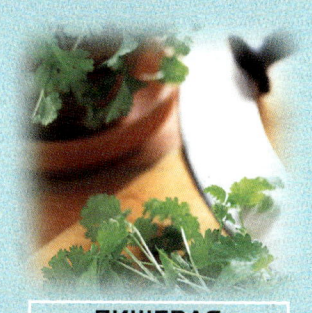

ПИЩЕВАЯ ЦЕННОСТЬ 1 порции:	
калорийность	350 ккал
углеводы	58 г
(сахар)	5 г
белки	17 г
жиры	7 г
(насыщенные)	1 г
клетчатка	6 г

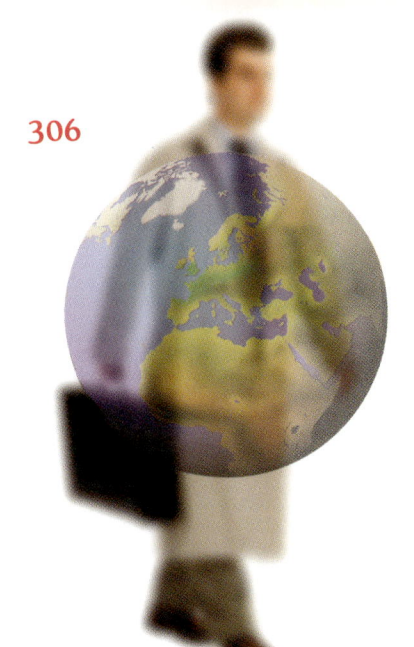

Питание в дороге

Большинству из нас приходится тратить много времени на дорогу. Для одних это ежедневные поездки на работу, другие проводят долгие часы в аэропортах, самолетах или поездах, выезжая в командировки. Правильное питание поможет повысить выносливость и работоспособность.

Каждый, кому приходится далеко ездить, знает, как быстро растет нервное напряжение в переполненном транспорте, который еще и опаздывает. Это происходит потому, что под действием стресса адреналин выбрасывается в кровь. Если такие выбросы случаются изредка, адреналин не наносит вреда – он даже необходим, чтобы вы как можно лучше проявляли себя во многих ситуациях, возникающих на работе. Однако постоянный высокий уровень адреналина может истощить запасы энергии.

В ТРАНСПОРТЕ

Вы не можете заставить свой организм прекратить выработку адреналина, и ничего не можете поделать, если ваш поезд отменили или если вы застряли в многокилометровой пробке. Однако есть способ справляться с такими ситуациями: пораньше выходить из дому, слушать легкую музыку в машине или читать в поезде интересную книгу, вместо того чтобы заниматься деловыми бумагами.

Вы можете избежать приобретения вредных привычек, которые легко становятся частью ежедневной рутины: завтрак наспех или его полное отсутствие, шипучие напитки и жирные гамбургеры на железнодорожной станции, чипсы, шоколадки и прочая еда на бегу.

Как может помочь еда

Здоровая и сбалансированная диета обеспечивает всеми необходимыми питательными веществами. Однако, если вам каждый день приходится совершать долгий путь, необходимо помнить о существовании продуктов, особенно полезных, чтобы справляться с усталостью.

Устойчивость к инфекциям Ежедневные поездки в переполненном транспорте подвергают вас опасности заражения вирусными и бактериальными инфекциями. Витамины-антиоксиданты – бета-каротин, витамины С и Е, а также минералы цинк и селен обеспечивают иммунной системе мощную поддержку. Ешьте как можно больше фруктов и овощей, орехи, морепродукты, особенно креветки, и готовьте на растительном масле, чтобы получить запас антиоксидантов.

Источники энергии Витамины группы В – тиамин (B_1), рибофлавин (B_2) и ниацин – помогают высвобождению энергии из пищи и усвоению ее организмом, если стресс истощил силы. Витаминами группы В богаты цельнозерновые изделия, экстракт дрожжей, молочные продукты, чечевица и другие бобовые, печень, зеленые овощи, морепродукты, мясо, яйца, орехи и сухофрукты.

Помощь сердцу Ежедневные поездки в транспорте подвергают сердце постоянному напряжению, поскольку при стрессе оно бьется чаще, артериальное давление повышается. Потребление

Время для спорта

● Постарайтесь раз или два в неделю выкроить время для занятий в тренажерном зале или посещения плавательного бассейна.

● Если у вас есть велосипед и до работы не очень далеко, используйте его в качестве средства передвижения как можно чаще.

● Если вы едете поездом или автобусом, сойдите на предпоследней остановке и пройдитесь до работы пешком.

● Выходите из дому раньше, чтобы пройтись до станции в быстром темпе и успеть на электричку.

Легкая закуска против стресса
Пакетик разных орехов и сухофруктов, брошенный в портфель, – легкая и вкусная еда, которая не только богата энергией и белками, но и очень полезна для сердца.

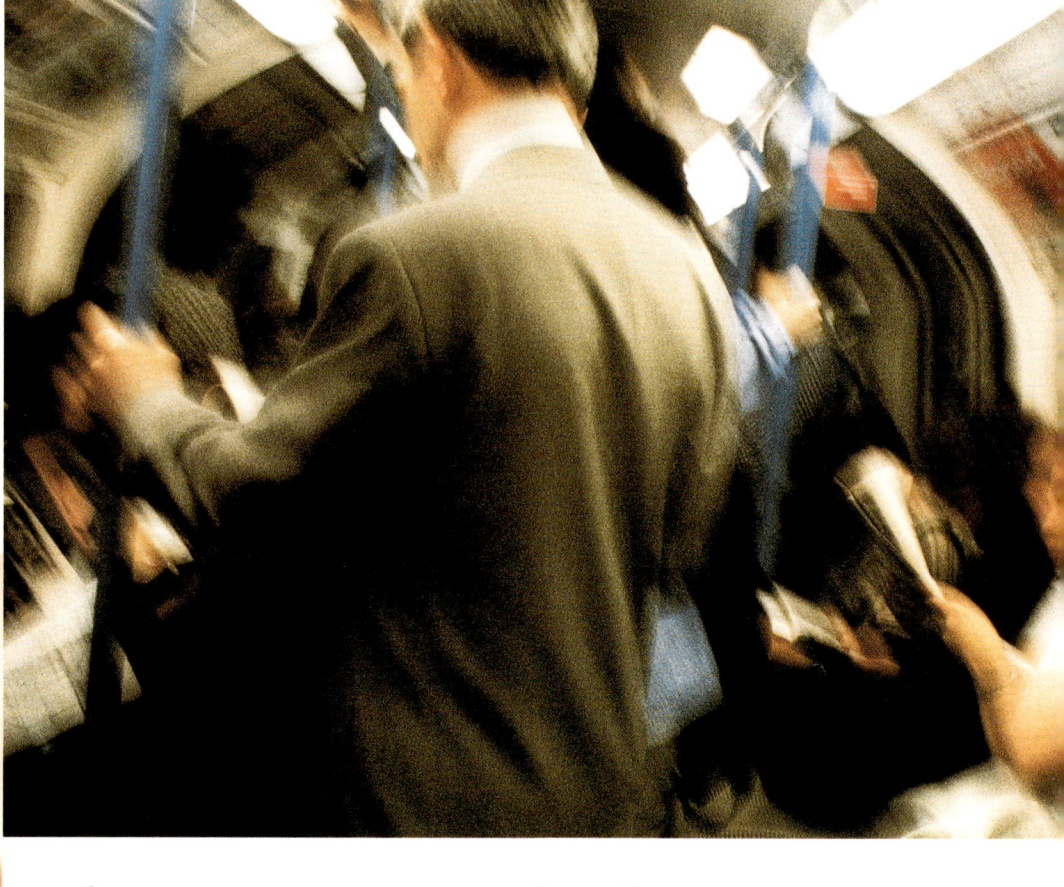

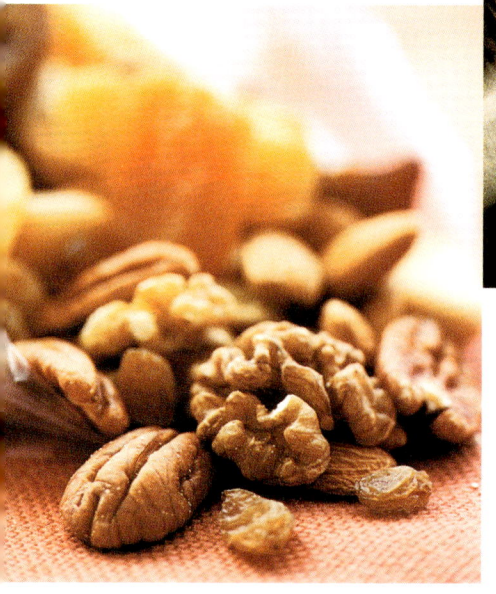

дважды в неделю жирной рыбы, такой, как сардины, селедка, скумбрия и лосось, поможет защитить сердце. Эта рыба богата омега-3-жирными кислотами, очень полезными при лечении сердечных заболеваний.

Ценность орехов Регулярно съедая небольшое количество несоленых орехов, можно понизить риск сердечных заболеваний на 30–50%.

● Большинство орехов хотя и являются высококалорийной пищей, содержат ненасыщенные жиры. (Насыщенные жиры содержатся в кокосах, так что их лучше избегать.)

● Орехи богаты таким антиоксидантом, как витамин Е.

● Они содержат также аргинин, необходимый для выработки оксида азота, который оказывает полезное действие на миокард.

Избегайте соленой пищи Возрастание артериального давления повышает риск инфарктов и ишемической болезни сердца. При высоком давлении необходимо исключить потребление жирной и соленой пищи, такой, как чипсы или соленые крекеры.

Езда в транспорте Выделите время для нормального завтрака дома. Стакан свежего апельсинового сока, несколько банановых булочек или чашка обогащенных хлопьев дают гораздо больше энергии, чем торопливая еда в дороге.

При длительной поездке съешьте банан или яблоко, пакетик изюма или несоленого миндаля. Не стоит пить кофе или чай, так как кофеин может усилить стресс. Лучше выпить сок или минеральную воду.

Дополнительные советы Зимой такие добавки, как чесночные таблетки без запаха и эхинацея, могут поддержать иммунную систему. Эхинацею надо принимать при первом появлении симптомов инфекции; ее не следует потреблять постоянно, так как она наиболее эффективна при острой инфекции.

Правила для автомобилистов

Если как следует поесть перед тем, как сесть за руль, это поможет справиться со стрессом, создаваемым поездкой. Если же пришлось обойтись без завтрака, возьмите с собой фрукты или цельнозерновые хлебцы, чтобы пожевать в дороге, а также йогурт или банан, чтобы перекусить на работе. Держите в машине пачку несоленого печенья или хлебных палочек, сухофрукты и бутылку воды. Вода особенно важна летом: постоянно пейте ее небольшими глотками – обезвоживание может вызвать головную боль и ослабить внимание.

ДЕЛОВЫЕ ПОЕЗДКИ

Для тех, кто ездит по делам, самолеты означают обезвоживание, утомление и нарушение суточного ритма.

Разрушительные последствия

Нарушение суточного ритма возникает в результате того, что внутренние часы сбились при пересечении нескольких часовых поясов. Циркадный ритм человека установлен в соответствии с привычным чередованием дня и ночи, и разница во времени при перелете через континенты может сделать переход из ночи в день слишком быстрым, чтобы организм мог как следует перестроиться.

Если в новом часовом поясе день наступает в то время, когда вы обычно спите, мозг не сможет вырабатывать достаточное количество мелатонина – гормона, регулирующего режим сна. Недостаточность этого гормона может вызывать сонливость и депрессию.

Классические симптомы нарушения суточного ритма – сонливость в дневное время, головная боль, потеря ориентации, расстройство пищеварения, невозможность сосредоточиться, бессонница и раздражительность. И чем больше часовых поясов вы пересекаете, тем заметнее выражены эти симптомы. Если вы часто ездите в командировки, то обычно не бывает времени, чтобы приспособиться к новому часовому поясу. Скорее всего приходится прямо из аэропорта ехать на деловую встречу. Однако, если спланировать все заранее, можно свести к минимуму последствия нарушения суточного ритма, повысить внимание и подготовиться к напряженному рабочему дню.

Выбор полезной пищи

Если в результате частой смены часовых поясов уровень мелатонина в организме понижен, постарайтесь резко увеличить потребление триптофана – аминокислоты, влияющей на выработку мелатонина, а также высвобождающей серотонин (который помогает заснуть). Триптофаном богаты индейка, дичь, куры, цветная капуста, брокколи, молоко, сыр, постное мясо, яйца, соевые бобы, фенхель, бананы и кресс водяной.

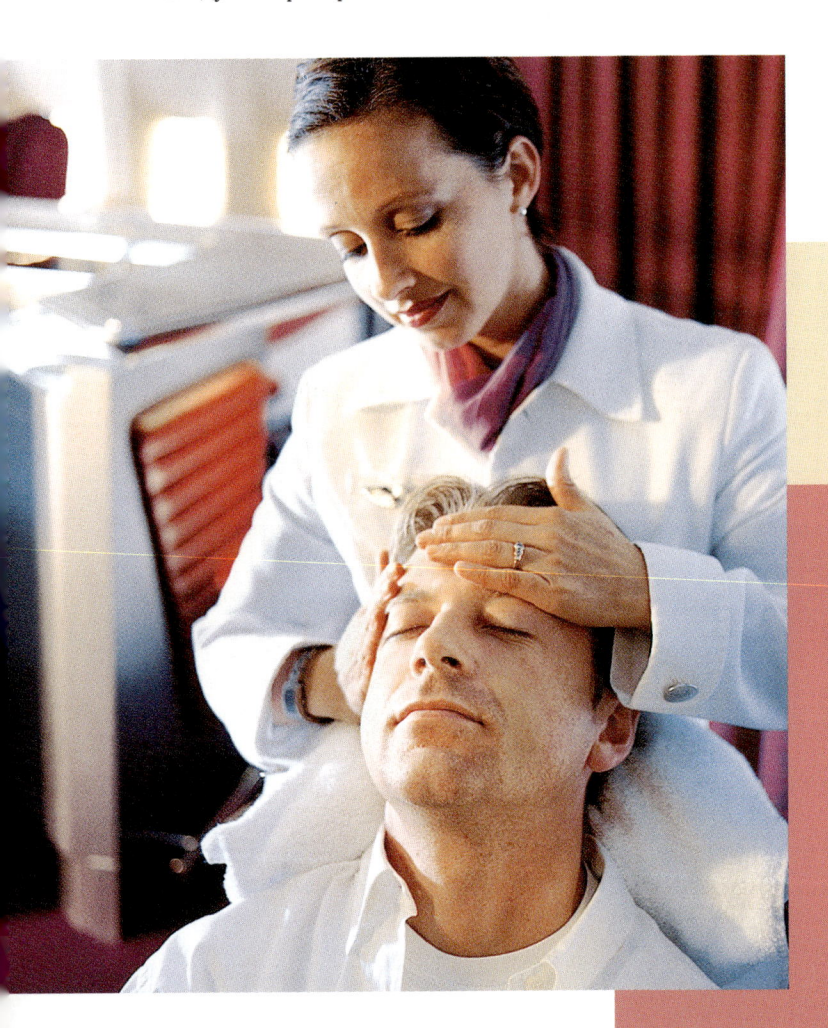

РАССЛАБЛЯЮЩИЙ МАССАЖ *Предприимчивые авиакомпании предоставляют пассажирам квалифицированный массаж. Это не только уменьшает стресс, но и помогает расслабиться и заснуть во время ночного перелета.*

1 Съешьте бутерброд с индейкой или курицей, это повысит уровень триптофана.

2 Если вы летите ночным рейсом, закажите молочный напиток и печенье, чтобы легче заснуть.

3 Накануне полета занимайтесь спортом, чтобы повысить уровень серотонина.

4 Переведите часы в соответствии с временем часового пояса пункта назначения, как только войдете в самолет. Это поможет морально подготовиться.

5 Берите билеты на рейс, прибывающий утром. Легче будет заснуть вечером.

ПЯТЬ СПОСОБОВ помочь себе

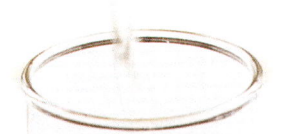

Имбирь помогает справиться с тошнотой и дискомфортом системы пищеварения во время путешествий. Пейте во время полета имбирный эль и ешьте имбирное печенье.

Хотя мелатонин может быть весьма эффективен при нарушениях суточного ритма, его долгосрочное действие изучено недостаточно. К тому же надо очень точно соблюдать время приема каждой дозы, чтобы достигнуть желаемого результата.

Используйте свет, чтобы приспособиться Организм доверяет настройку своих внутренних часов мелатонину. Чтобы стабилизировать уровень этого гормона, постарайтесь в то утро, когда вы прибываете на место, как можно больше времени провести при свете дня, а вечером по возможности находиться в комнате с неярким освещением.

Лететь с комфортом

Авиаперелет может вызвать обезвоживание организма. Чтобы избежать этого, пейте больше воды вместо чая или кофе, поскольку оба этих напитка обладают мочегонным действием. Ограничивайте также алкоголь: он ведет к обезвоживанию и усиливает нарушение суточного ритма. Для улучшения пищеварения возьмите с собой мятный чай в пакетиках и попросите горячей воды. А чтобы легче было заснуть, закажите молочный напиток.

Судороги и боль в спине При сидячем образе жизни появляются боли в спине, а в полете они могут усилиться. Встаньте и походите. Делайте упражнения на вытягивание и повороты или простые элементы системы йогов, не вставая со своего места. Расстегните одежду и снимите тесную обувь. Если будет остановка, выйдите из самолета и прогуляйтесь.

Воспользуйтесь меню Если вы летите первым или бизнес-классом, меню обычно очень разнообразно. Приведенная ниже таблица поможет сделать правильный выбор. Вы запасетесь энергией на весь предстоящий рабочий день, выбрав завтрак, который поможет сохранить бодрость, а из обеденного меню – блюда, не создающие проблем с лишним весом и приятные на вкус.

Крупные авиалинии предлагают специальные блюда для диабетиков и для людей с расстройством пищеварения, низкокалорийную, обезжиренную пищу и блюда с высоким содержанием клетчатки.

ДЕЛОВЫЕ ПРИЕМЫ

Не вызывает сомнений, что хороший деловой обед может суще-

ЧТО ВЫБРАТЬ

Завтрак, дающий бодрость

● **Белки прежде всего.** Основным блюдом для завтрака могут быть яичница с копченым беконом, жареные помидоры с печеным картофелем или жаркое из копченой трески.

● Выберите яичницу с беконом и с помидором: высокое содержание белка в этом блюде поможет сохранить бодрость. Закажите также фруктовый сок, но не берите печеный картофель: в нем содержатся углеводы, вызывающие сонливость. Не рекомендуется заказывать жаркое.

● **Избегайте углеводов.** В европейский завтрак входят греческий йогурт с медом, булочки, свежий фруктовый сок, рогалики, масло и джем. Закажите йогурт и сок, но откажитесь от булочек и рогаликов.

Легкий обед

● **Следите за содержанием жира.** Если в обеденном меню в разделе закусок значатся салат нисуаз и утиный паштет, закажите салат и попросите подать его с низкокалорийной заправкой. Паштет содержит слишком много жира.

● Вы можете выбрать в качестве основного блюда поджаренную куриную грудку с соусом манго, бататом и спаржевой фасолью, жареную лососину под голландским соусом и молодой картофель в масле с сезонными овощами или равиоли с грибами и со сливками под соусом грюер.

● Выберите жареную курицу, лососину или равиоли без соуса.

● Вместо сладкого и жирного десерта возьмите что-нибудь простое, например свежие фрукты (без сливок). Попросите травяной чай или декофеинированный напиток.

питание в дороге

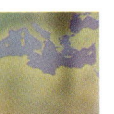

ственно повлиять на ваш бизнес и решить многие проблемы. Однако те, кто вынужден постоянно присутствовать на таких мероприятиях, рискуют нанести ущерб своему здоровью.

Если вы занимаете ответственную должность, вам необходима питательная, хорошо сбалансированная диета, чтобы справляться с напряжением. Возникает нелегкий вопрос: как совместить такую диету с практически ежедневными деловыми обедами? Чтобы успешно работать многие годы, проявляя деловое гостеприимство без ущерба для здоровья, необходимо заботиться о системе пищеварения, защищать сердце и сосуды, а также поддерживать нормальный вес.

Для этого вы должны хорошо ориентироваться в еде и знать кухни разных стран. Тогда вы разберетесь в любом меню и выберете хорошо сбалансированную пищу, отдавая предпочтение блюдам с низким содержанием жира и избегая продуктов, в которых много соли и других вредных для здоровья веществ.

Общие рекомендации

Чтобы сердце и сосуды были здоровы, необходимо сократить прием жирной пищи (особенно богатой насыщенными жирами) и понизить свой вес. Меню содержит сведения двух типов относительно содержания жира в том или ином блюде.

- В нем указываются способы приготовления без использования жира: «отварная рыба» или «куриная грудка, жаренная в гриле». Таблица, приведенная ниже, разъясняет некоторые способы приготовления таких блюд.
- В названиях блюд содержатся слова, часто из классической французской или итальянской кухни, указывающие на используемые ингредиенты. В следующей главе вы найдете объяснения многих терминов, и это поможет выбрать лучшие варианты блюд с низким содержанием жира.

Поддерживая здоровый баланс

Если приходится есть обед из нескольких блюд, постарайтесь подойти к ним как к единому целому. Новейшие рекомендации по здоровому питанию настаивают на необходимости есть больше продуктов с высоким содержанием углеводов, таких, как макаронные изделия, рис или картофель. Выбирайте цельнозерновой хлеб вместо белого и намазывайте его чем-нибудь обезжиренным вместо масла.

Сбалансируйте богатое углеводами основное блюдо (например, макаронные изделия) небольшой порцией белка. На закуску можно взять рыбу, например свежие сардины, зажаренные в гриле. Подумайте и о калориях: если основное блюдо весьма ка-

Как это приготовлено?

Существует много способов приготовления пищи с очень небольшим количеством жира или вовсе без него. Здесь описаны способы, встречающиеся в меню чаще всего.

В фольге Индивидуальные порции хорошо обработанной специями пищи, особенно морепродуктов, птицы и овощей, заворачивают в пергаментную бумагу или фольгу и запекают.

Жаренная или запеченная в гриле Пища готовится на решетке, так что жир с нее стекает. Огонь сильный, поэтому блюдо готовится быстро. Пища жарится в специальной сковороде с решеткой, поэтому нагревается снизу; запеченная на решетке гриля нагревается сверху.

Отварная Пища варится в обезжиренной жидкости со специями, которая кипит на медленном огне, не давая блюду стать жестким.

На пару Пищу готовят над кипящей водой; при этом продукты сохраняют питательные вещества и цвет.

Тушеная или в горшочке Мясо долго тушится в бульоне или вине. В результате жесткие куски мяса, птицы или волокнистые овощи становятся очень мягкими.

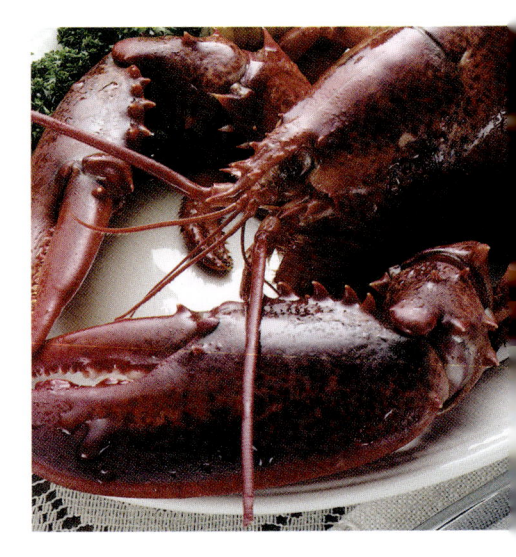

Король моллюсков *Закажите свежего омара в хорошем ресторане – и вам принесут великолепного целого моллюска, со всеми необходимыми для его разделки инструментами. Не увлекайтесь майонезом.*

лорийно, закажите гарнир из зеленого салата с низкокалорийной заправкой (или без нее). Можно взять салат и на закуску.

Избегайте жирного, высококалорийного десерта; возьмите свежие фрукты или фруктовый салат. Если на десерт предлагается сыр, возьмите сыр двух или трех сортов: один плавленый с низким содержанием жира, другой твердый и жирный. Однако не увлекайтесь: сыр обычно содержит очень много калорий.

Старайтесь сбалансировать пищу за весь день. Если обед был плотным, ужин должен быть легким, например жареная курица, салат и минеральная вода.

Как разобраться с коварными блюдами

Случается, что люди не умеют есть некоторые деликатесы. Чаще всего затруднения вызывают следующие блюда.

Омар Панцирь и клешни раскалываются специальными щипцами, которые подаются вместе с блюдом. Затем разломите панцирь руками и извлеките «мясо» специальной вилочкой.

Мидии Раковину раскрывают руками, а «мясо» выбирают специальной вилкой. Пустые ракушки кладут на край тарелки или в отдельную посуду. Соус можно пить из ложки.

Спаржа Ее едят руками, без помощи столовых приборов. Постарайтесь не есть спаржу с жирными соусами, например с голландским; лучше взять легкую заправку для винегрета или даже немного растопленного масла с черным перцем. Каждый побег спаржи обмакивают в соус, а затем откусывают понемножку. Твердые части оставляют на краю тарелки.

Алкоголь и гостеприимство

В наше время люди часто избегают алкоголя во время деловых обедов, предпочитая минеральную воду. Если вы все же употребляете алкогольные напитки, постарайтесь держаться в строгих рамках: большие дозы спиртного плохо сочетаются с деловым общением. Закажите воду в бутылках, чтобы пить за обедом, даже если все остальные пьют вино. Если вы идете на прием, где будет много алкоголя и мало еды, выпейте перед уходом стакан молока и съешьте бутерброд, чтобы облегчить возможные последствия. Хорошо также чередовать алкогольные напитки с фруктовым соком или тоником.

Другие мелочи Избегайте соленых закусок к аперитивам и не солите еду за столом. Не забывайте, что соевый соус, анчоусы и копченая рыба содержат соль.

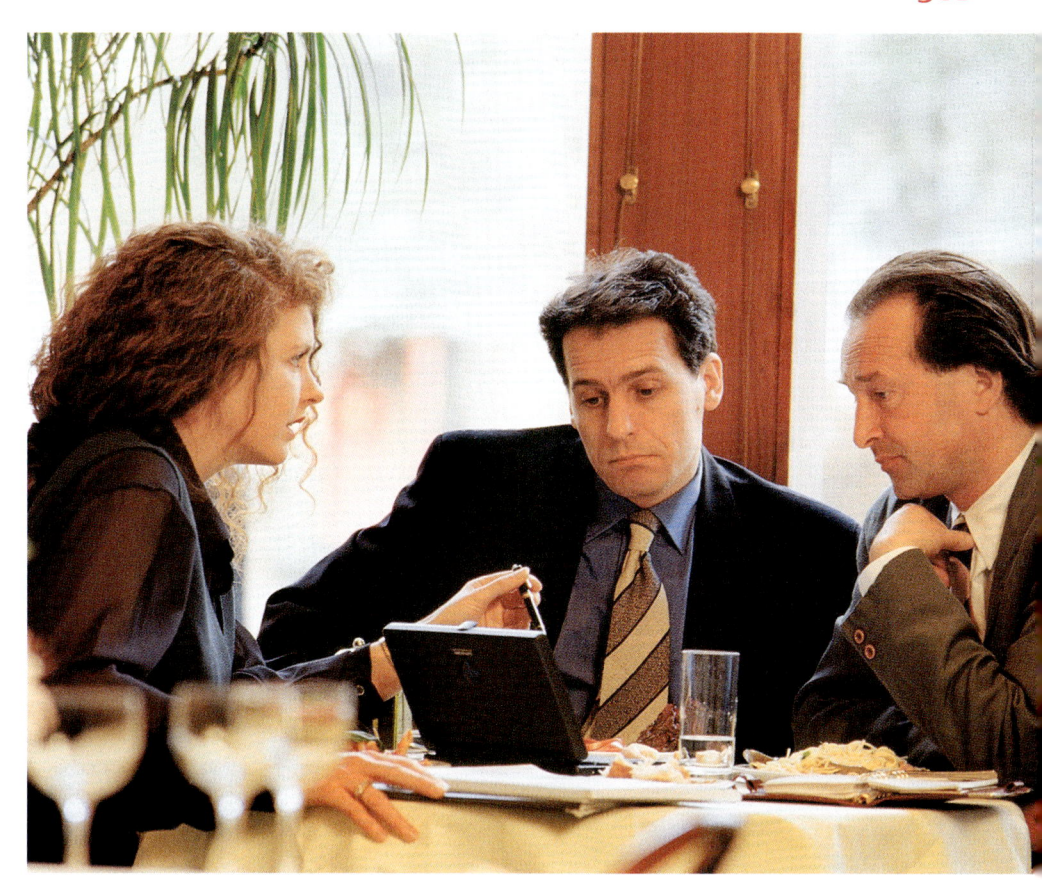

Деловые посиделки, удачные сделки *Постарайтесь относиться к встречам с партнерами творчески, выбирая еду и питье со знанием дела. Наградой будут здоровые сердце и пищеварительная система, а также возросшая прибыль.*

Перец добавлять можно: он стимулирует пищеварение, избавляет от метеоризма и запоров.

Будьте хорошим хозяином Вы можете укрепить деловые отношения, справившись у своих гостей, нет ли у них каких-нибудь ограничений в пище. Это может быть связано, например, с диабетом или непереносимостью глютена, необходимостью соблюдать бессолевую диету или питаться только продуктами с низким содержанием жира; ваш гость может оказаться вегетарианцем.

Узнать заранее пожелания каждого гостя удается не всегда, но, подойдя к делу серьезно, вы сможете выбрать хорошо известный вам ресторан, способный учесть все пожелания.

Как разобраться В МЕНЮ

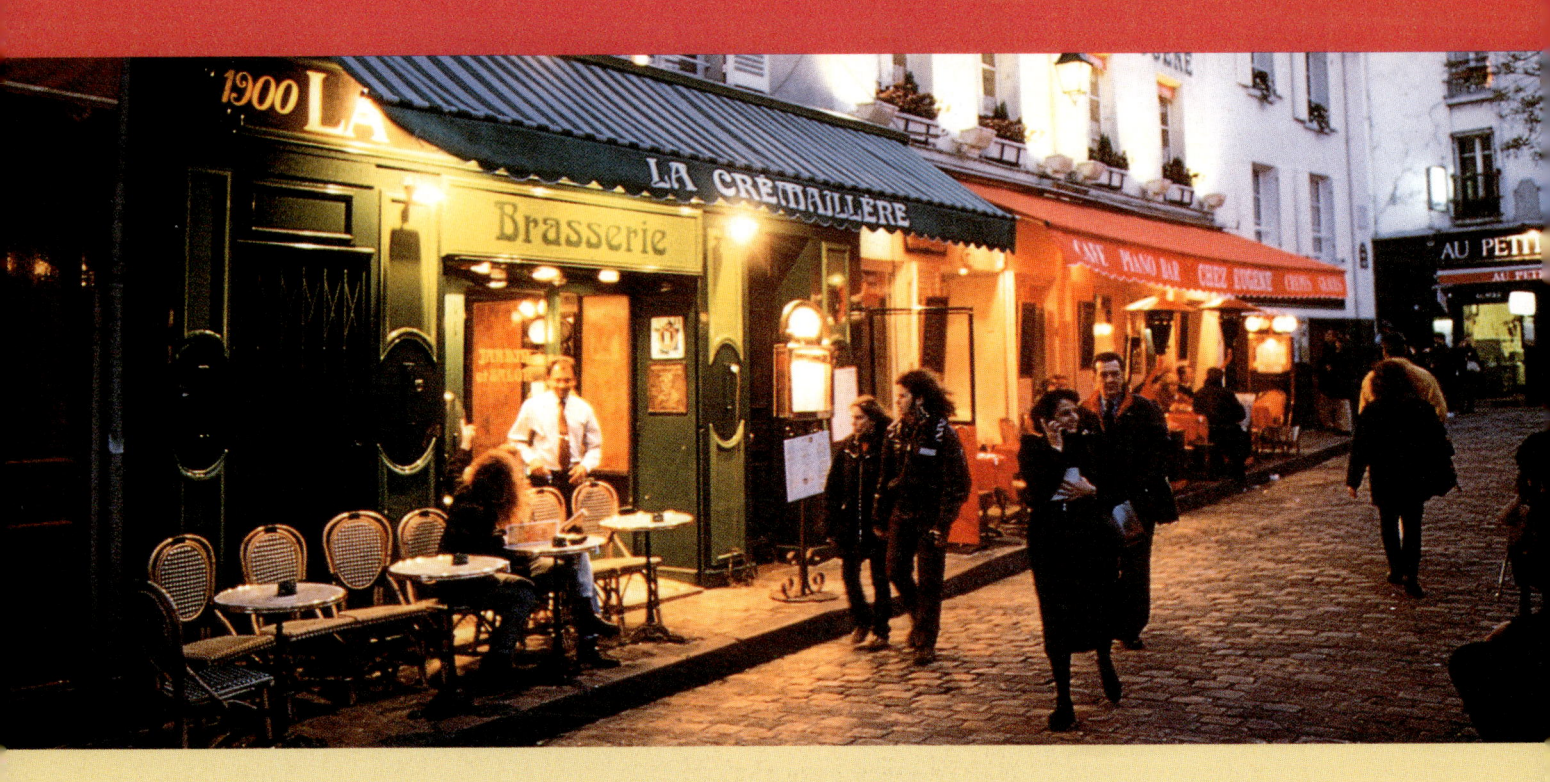

Названия блюд в меню, даже если они иностранного происхождения, могут дать представление о том, из чего они приготовлены. В любом случае старайтесь выбирать еду, наиболее полезную для здоровья.

Блюда с высоким содержанием жира Будьте внимательны, в них могут быть использованы продукты с высоким содержанием насыщенных жиров (сливочное масло, сливки и сдобное тесто):

а ля кинг (по-королевски) Приготовлено в белом сливочном соусе с овощами.

альфредо Мясо или птицу приготовили в жирном сливочном соусе с ветчиной и грибами.

обёр Пицца, приготовленная на сливочном масле.

бенье Тесто, жареное во фритюре (пирожки).

крустад Печеные изделия с хрустящей корочкой.

дофинуаз Блюдо из картофеля, приготовленное со сливками и чесноком, покрытое сыром грюер.

ан крут Мясо или рыба, запеченные в тесте.

форестьер Подается с беконом и жареным картофелем.

фрикасе Курица, индейка или телятина в сливочном соусе.

олландэз (голландский) Соус из яиц и сливочного масла.

морнэ Белый соус из сыра и сливок.

Скрытые опасности Следующие блюда могут содержать избыток жира и сахара.

о гратэн Блюдо, покрытое хлебными крошками и тертым сыром и запеченное в гриле.

креп Жареный блинчик, часто обильно покрытый сахаром.

креоль В креольской кухне часто используются сливочное масло и сливки.

дижонэз (дижонский) Жирный горчичный соус.

лионэз (лионский) Этот соус с луком и травами может быть слишком жирным.

Деловые обеды, на которых часто подают очень жирные, высококалорийные блюда, не полезны для здоровья. Эта глава поможет вам разобраться в меню и отличить полезные кушанья, содержащие мало жиров, от тех, которые следует избегать либо относиться к ним с осторожностью.

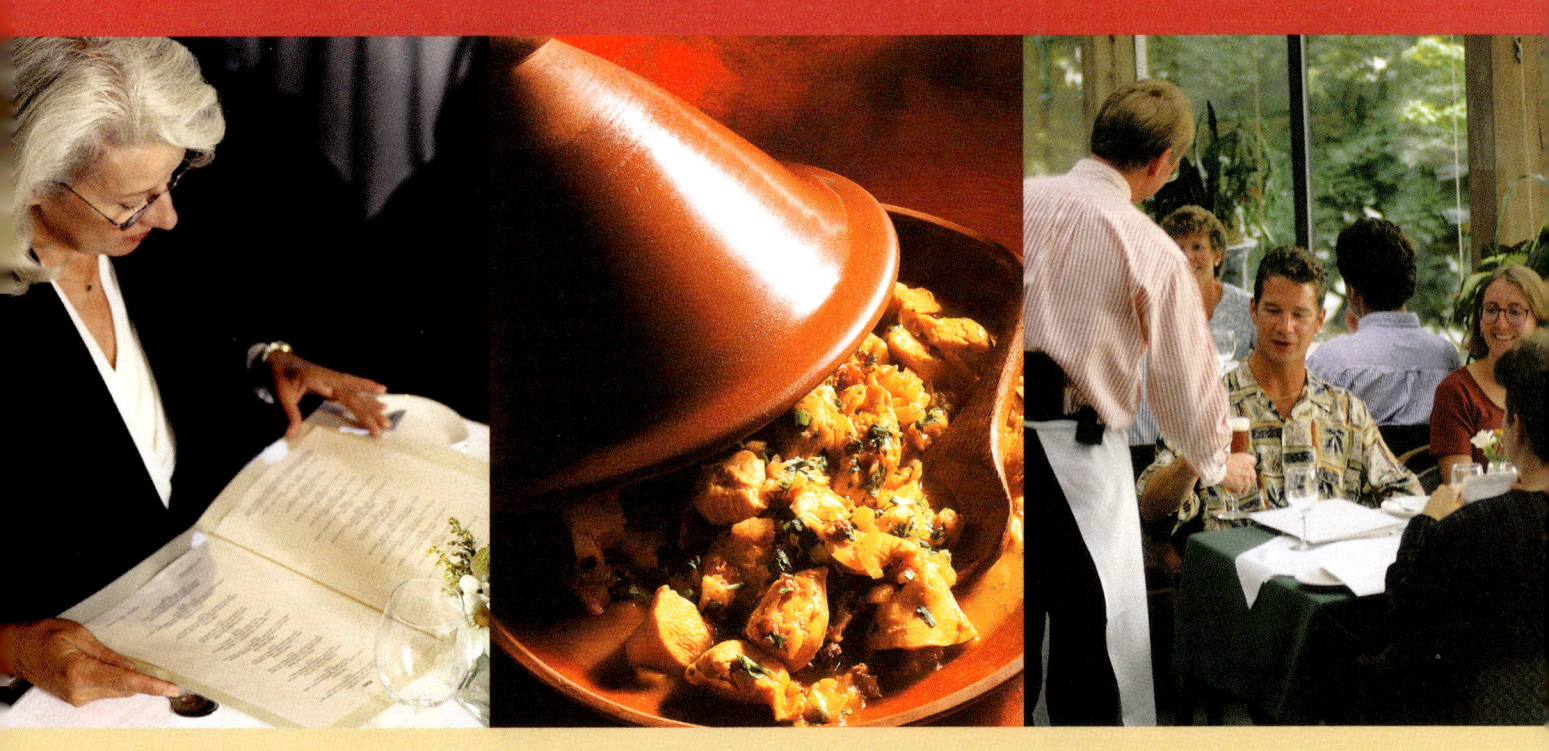

ДЕЛОВЫЕ ПРИЕМЫ Внимательно изучайте меню. Такие североафриканские блюда, как кускус или тажин, не содержат сливок и, следовательно, полезны для здоровья.

террин Разновидность паштета. В зависимости от ингредиентов может быть очень жирным.

наси горенг Индонезийское название жареного риса. Рис жарится в масле. Существует несколько сот разновидностей этого блюда.

Блюда с низким содержанием жира Их можно спокойно заказывать.

а ля фермьер (по-крестьянски) Мясо или птица в горшочке с овощами.

фьорентина Приготовлено со шпинатом.

а ля грек Овощи с оливковым маслом, лимоном и травами.

а ля жардиньер Приготовлено с овощами.

а ля нисуаз С томатами, тунцом, оливками и анчоусами.

алла арабиата Густой острый соус с чили.

алла каччаторе Тушеное с томатами, травами, грибами.

о жюс Обычно мясо в собственном соку.

брошет Мясо, рыба или овощи на шампуре.

шассер Птица или дичь с помидорами, грибами и винным соусом.

кули Обычно фруктовый соус.

маринара Соус из морепродуктов на основе томатов.

провансаль Блюдо содержит помидоры, чеснок, оливки и др.

рагу Мясо, птица или дичь, тушенные в горшочке.

сальса Острый соус, часто на томатной основе.

тажин Марокканская тушенка из мяса и овощей, часто подается с кускусом.

Стресс на работе

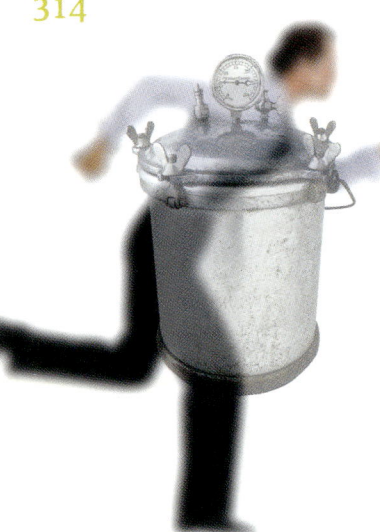

Все работающие люди время от времени оказываются в состоянии аврала. Напряжение иногда помогает справиться со срочными задачами. Иное дело – продолжительный стресс. Правильно подобранные продукты способны смягчить его воздействие.

Стресс на работе вызывается сочетанием нескольких факторов: объем работы, сжатость сроков и стремление выполнить задачу как можно лучше. Если времени на нормальный обед не хватает, легко соблазниться сладостями и напитками с кофеином, которые быстро пополняют запас энергии. Но это ухудшит положение.

СТРЕСС И ВЫ

На любое напряжение, физическое или умственное, организм отвечает выбросом гормона адреналина. Сердце начинает биться чаще, артериальное давление повышается. Этот синдром – наследие пещерного прошлого – необходим для мобилизации сил организма, чтобы вступить в борьбу с врагом или спасаться бегством.

Однако преимущественно сидячая работа современного человека означает, что испытываемые им выбросы адреналина не находят выхода в физическом напряжении. Уровень гормонов стресса может подняться выше нормального и не вернуться в прежнее состояние. Это приводит к повышению артериального давления и высокому уровню холестерина в крови. Возможно также снижение эффективности иммунной системы и уменьшение запасов витаминов и минералов. Появляются классические симптомы стресса, в результате чего понижается работоспособность. Образ жизни также играет свою роль: неправильная пища и недостаточная физическая активность усиливают отрицательные последствия. Все это приводит к болезням.

Как справиться с напряжением Существуют эффективные способы борьбы со стрессом. Напряженная работа сама по себе не вызывает таких симптомов, как повышенное артериальное давление. Важно, как вы справляетесь с напряжением. Некоторые люди постоянно жуют сладости, вредные для здоровья, меньше двигаются и потребляют больше алкоголя. Это приводит к увеличению веса и повышению артериального давления.

ЕДА ПРОТИВ СТРЕССА

Чтобы успешно справляться с напряжением на работе, необходимо лучше питаться, пить меньше алкоголя и больше двигаться. Надо также выбирать пищу, полезную в борьбе со стрессом.

Энергия зерен Сложные углеводы, содержащиеся в таких продуктах, как нешлифованный рис и цельное зерно пшеницы, медленно перевариваются, снабжая организм энергией в течение длительного времени и помогая справиться со стрессом.

Когда нервная и иммунная системы испытывают напряжение, организм быстро использует свои запасы энергии. Чтобы пополнить их, необходимо увеличить потребление витаминов группы В, помогающих извлекать энергию из пищи и усваивать ее.

Источником этих витаминов служат цельное зерно, молочные продукты, чечевица и другие бобовые, печень, зеленые овощи, морепродукты, постное мясо, яйца, орехи и сухофрукты.

Укрепление иммунитета Продолжительные периоды стресса могут ослабить иммунную систему; поэтому необходимо есть как можно больше цитрусовых. Они богаты витамином С, усиливающим сопротивляемость вирусам.

Борьба с усталостью Пища, богатая углеводами, – хлеб из непросеянной муки, рис, картофель и макароны – обеспечивает стабильное поступление сахара в кровь, чтобы поддерживать необходимый запас энергии. Эти продукты более эффективны, чем насыщенные сахаром сладости, поскольку содержащаяся в них энергия высвобождается постепенно, а не одним коротким выбросом.

Ограничение потребления соли Пристрастие к соленому может привести к повышению артериального давления. Ограничьте потребление бекона, ветчины, оливок и сыра, а также избегайте продуктов, готовых к употреблению: они, как правило, очень соленые.

Воздействие на аппетит

Напряжение может повлиять на ваши привычки в еде. У разных людей они разные, но, как правило, в состоянии стресса женщины стремятся больше есть и

ИДЕИ ДЛЯ МЕНЮ
Победить стресс

Несмотря на то что рабочий день полон событий и держит вас в постоянном напряжении, пища может стать хорошим союзником в борьбе со стрессом.

ХОРОШЕЕ НАЧАЛО ДНЯ Чашка свежих или сушеных фруктов с обезжиренным йогуртом; тосты из непросеянной муки и стакан фруктового сока; или же обогащенные зерновые хлопья со снятым молоком, орехами и кусочками фруктов.

ПЕРЕРЫВ НА ОБЕД Это может быть хлеб из непросеянной муки, сыр бри и виноград; обезжиренный паштет и огурец или тарелка морковного супа и рогалик из муки с отрубями.

РАССЛАБЬТЕСЬ ВЕЧЕРОМ Основное блюдо должно содержать много белка. Это постная свиная отбивная, богатая тиамином; зажаренная в гриле куриная грудка с приправами и лимонным соком. И то, и другое хорошо сочетается с салатом и печеным картофелем. Треска, маринованная в лимонном соке, с моццареллой и салями обеспечит норму витаминов В и С. Добавьте обезжиренный рисовый пудинг, чтобы дополнительно заправиться витамином В.

Памятка на каждый день В течение всего дня пейте вместо кофе или чая как можно больше воды или свежего апельсинового сока. Можно также пить травяной или фруктовый чай. Возьмите с собой на работу фрукты – банан или яблоко, киви или свежий ананас: они обеспечат вам быстрый приток энергии и витамина С.

Возьмите с собой на работу фруктовый салат

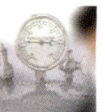

Головная боль напряжения

Головные боли на работе обычно возникают в результате напряжения шейных и плечевых мышц, вызванного психическим или физическим стрессом. Напряжение мышц вызывает боли в области висков, глаз или лба. Если у вас часто случаются головные боли на работе, постарайтесь не принимать болеутоляющих средств. Лучше проанализируйте причины стресса и постарайтесь устранить их.

- Проверьте свое рабочее место – возможно, расположение стула относительно рабочего стола создает неудобства. Можно изменить расположение стола и высоту стула, стараясь установить сиденье так, чтобы колени находились ниже бедер. Экран компьютера должен располагаться прямо перед глазами или немного ниже.

- Ведите дневник стрессовых ситуаций, чтобы заранее быть готовым к ним и знать, что именно вызывает беспокойство.

- Расслабьте напряженные шейные и плечевые мышцы, сделав несколько глубоких вдохов и упражнений на растяжение.

- Если возможно, сделайте перерыв в работе и пройдитесь по улице бодрым шагом.

- Помассируйте себе виски лавандовым маслом. Однако будьте осторожны: лавандовое масло безопасно даже в чистом виде, но большинство эфирных масел растворяют в нейтральном носителе, например миндальном масле.

предпочитают сладости – пирожные или шоколад. При этом они рискуют получить много калорий, но мало витаминов и минералов. Мужчины, напротив, часто едят меньше, но пьют больше алкогольных напитков.

Изменение привычек в еде Первым шагом к победе над стрессом на работе должна быть замена пирожных и шоколада на более полезные закуски, например курагу, пикантные крекеры или небольшой пакетик изюма с орехами.

Следующим шагом будет ежедневный нормальный перерыв на обед, даже если вы не очень голодны. Это создаст запас энергии на целый день, и вам уже не захочется есть позднее, когда напряжение спадет и аппетит возвратится.

Поменьше кофеина Когда время поджимает, заманчиво заменить обед несколькими чашками крепкого кофе. Кофеин, конечно, взбодрит вас на некоторое время. Но при этом вызовет проблемы: он повышает артериальное давление, и у людей, склонных к гипертонии, сочетание стресса и усиленного потребления кофеина может серьезно ухудшить самочувствие.

Если вы употребляете продукты и напитки с высоким содержанием кофеина или принимаете препараты с кофеином, чтобы сохранить работоспособность, вы рискуете повысить свое артериальное давление. Следует ограничить потребление подобных напитков до двух-трех раз в день и заменить их водой и фруктовым соком.

Фруктовые батончики

Возьмите с собой на работу яблочно-клюквенные батончики, чтобы зарядиться энергией.

Подготовка: 10 минут

Приготовление: 45–50 минут

Выход: 12 штук

4 яблока без кожуры, мелко нарезанные
85 мл клюквенного сока
70 г сушеной клюквы
225 г овсяной крупы
2 ст. л. сахара
40 г измельченных грецких орехов,

1 Кипятите яблоки с клюквенным соком в глубокой сковороде с крышкой в течение 15 минут на медленном огне. Взбейте миксером до состояния пюре.

2 Нагрейте духовку до 180ºС. Выложите дно неглубокой формы бумагой для выпекания.

3 Смешайте оставшиеся ингредиенты с пюре. Распределите смесь в форме. Выпекайте 30–35 минут. Охладите, затем разрежьте на батончики.

ПИЩЕВАЯ ЦЕННОСТЬ 1 батончика:	
калорийность	145 ккал
углеводы	25 г
(сахар)	11 г
белки	3 г
жиры	4 г
(насыщенные)	0
клетчатка	2 г

Треска в маринаде с салями и сыром моццарелла

Залейте рыбу этим маринадом утром и оставьте до вечера. Сочное рыбное филе, кусочки салями и сливочный сыр моццарелла – красивое и вкусное блюдо – хорошо подать на тарелке с рисом.

Подготовка: 10 минут, плюс не меньше 1 часа в маринаде

Приготовление: 20–25 минут

Выход: 4 порции

4 куска филе трески, по 175 г каждый, очищенные от кожи
Цедра и сок 2 лимонов
4 кружка салями
4 ломтика сыра моццарелла
8 кружочков помидора
Черный перец

1. Положите треску в посуду с крышкой. Полейте каждый кусок лимонным соком и посыпьте сверху тертой цедрой. Накройте крышкой, поставьте в холодильник и оставьте не менее чем на час, а лучше на несколько часов.

2. Нагрейте духовку до 180°C. Переложите куски трески в посуду для выпекания, накройте крышкой и поставьте в духовку на 15–20 минут или до полной готовности рыбы.

3. Выньте посуду из духовки. Положите на каждый кусок филе по кружку салями и поставьте посуду в предварительно нагретый гриль на 1–2 минуты, пока на колбасе не образуется хрустящая корочка.

4. Положите по ломтику моццареллы, украшенной сверху двумя кружочками помидоров, на каждый кусок филе и снова поставьте в гриль на минуту.

5. Приправьте перцем и сразу подавайте на стол на тарелке с рисом, полив рыбным соусом, образовавшимся во время приготовления.

ПИЩЕВАЯ ЦЕННОСТЬ 1 порции:	
калорийность	230 ккал
углеводы	1,5 г
(сахар)	1,5 г
белки	37 г
жиры	9 г
(насыщенные)	3,5 г
клетчатка	0,5 г

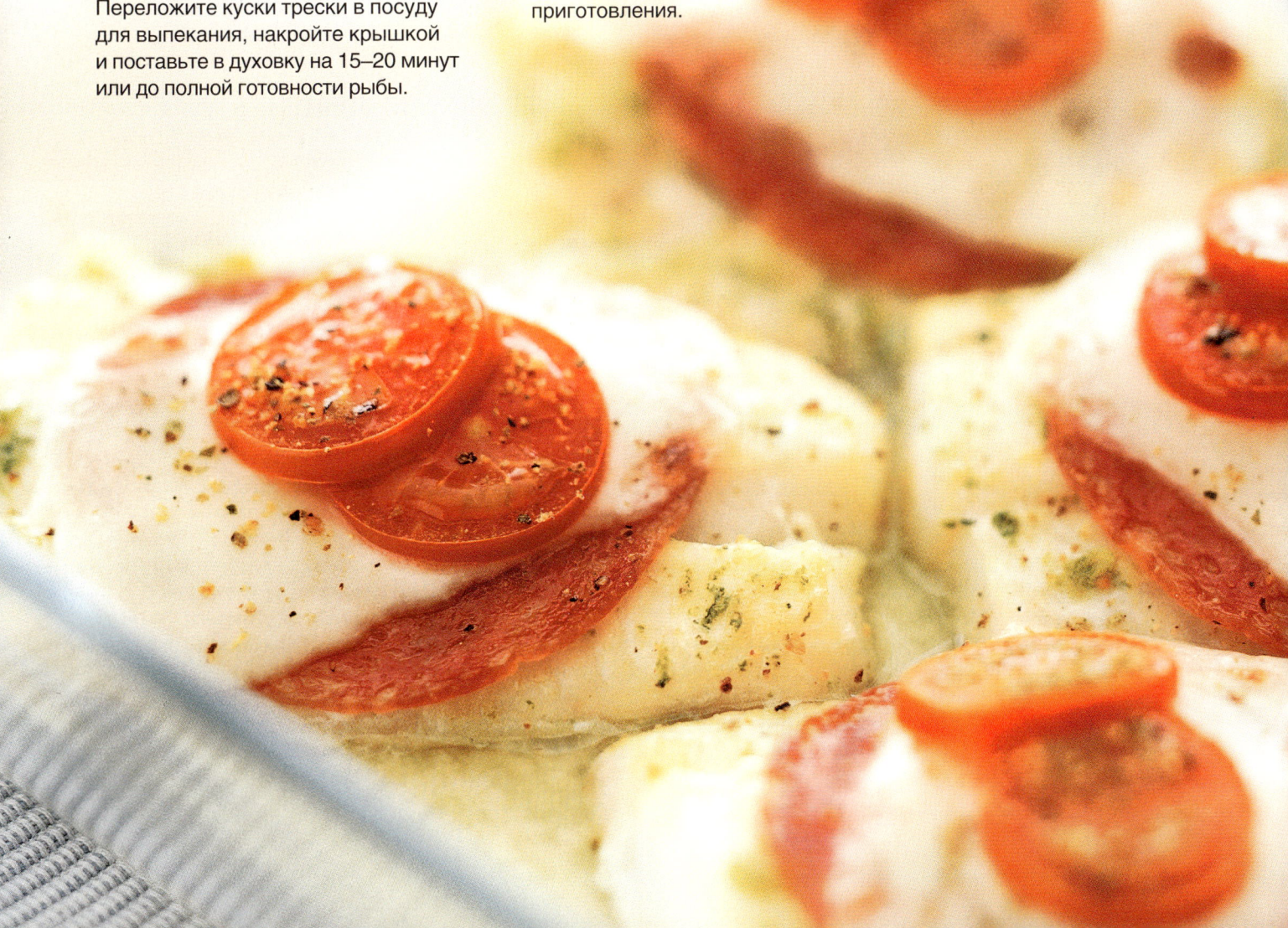

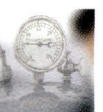

РАБОТАЮЩИЕ РОДИТЕЛИ

Разрываться между работой и детьми трудно. Здоровое питание для всей семьи требует много времени и забот, и в каждодневной сутолоке оно легко может исчезнуть из списка первоочередных дел даже очень организованных родителей. А без тщательного планирования все благие намерения правильно питаться могут быть погребены под лавиной неотложных служебных проблем.

Слишком устали думать о готовке

Для тех, кому приходится совершать дальние поездки на работу и с работы, поход по магазинам может оказаться непосильной нагрузкой. После утомительного дня трудно заставить себя уделить приготовлению пищи должное внимание. Многие работающие родители постоянно пользуются микроволновой печью, чтобы разогреть полуфабрикаты, добавив к ним купленную по дороге готовую еду.

Однако, если вы перестанете готовить сами, ваш рацион может стать довольно однообразным, тогда как разнообразная пища – важнейшее слагаемое здорового питания. Между тем у работающих родителей есть немало возможностей сделать пищу хорошим помощником в решении конкретных задач: она побеждает усталость, справляется с напряженностью рабочего дня и укрепляет здоровье всех членов семьи.

КАК ЛУЧШЕ ОРГАНИЗОВАТЬ ЗАКУПКИ

Когда вы очень заняты, заманчиво просто накупить приглянувшиеся продукты. Однако, если класть в тележку все подряд, то, приехав домой, вы обнаружите, что из этого «изобилия» невозможно соорудить ни обед, ни ужин. Гораздо разумнее составлять список покупок перед каждым походом в магазин и планировать свои трапезы заранее – по крайней мере на неделю вперед.

Составление меню Стоит только втянуться, и будет очень интересно планировать меню на неделю. Посмотрите на примерное меню, приведенное ниже, и воспользуйтесь рекомендациями для приготовления завтраков, обедов и ужинов, которые дополняли бы друг друга. Главное – не забывайте об основных правилах здорового питания. Помните также о том, что пища должна приносить удовольствие всей семье.

Магазин на диване

Тщательно обдуманные заказы, сделанные из дома, позволят забыть о бесконечных походах в супермаркет. Почему бы не воспользоваться новыми возможностями на рынке услуг? Не исключено, что в вашем любимом магазине уже принимают заказы по телефону или через Интернет. Время, которое уходило на беготню по магазинам после работы или долгие походы по субботам, теперь можно потратить на планирование питания и оформление заказа в супермаркете.

Дополнительный стимул: такая закупка может обойтись дешевле, так как вас не соблазнят ненужные продукты, ведь в современных магазинах глаза просто разбегаются. А объединив свои покупки с соседями, можно сэкономить на доставке.

Потрогать самому Многие предпочитают выбирать фрукты и овощи сами. Если вы хотите непременно видеть, что вы покупаете, можно покупать овощи и фрукты на рынке, а все остальное заказывать по телефону.

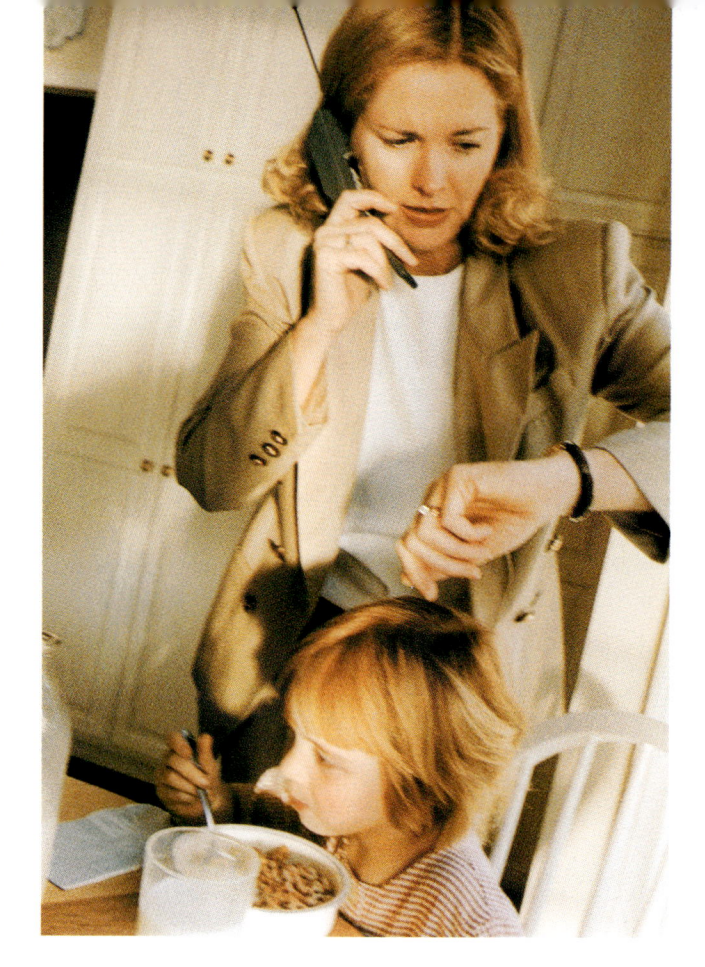

Обоснованное требование Работающим родителям следует стараться есть вместе с детьми, чтобы вся семья получала удовольствие от трапезы.

ИДЕИ ДЛЯ МЕНЮ
Еда на неделю

Используйте приведенные ниже советы, чтобы спланировать питание на неделю. Эти рецепты можно комбинировать, получая разнообразные меню. Такой подход значительно облегчит процесс закупок.

«ЭНЕРГЕТИЧЕСКИЕ» ЗАВТРАКИ

Выбирайте обогащенные витаминами хлопья, предпочтительно из цельных зерен, избегая покрытых сахаром или медом.

Сделайте фрукты основой завтрака: нарежьте их кусочками и насыпьте в хлопья, смешайте ягоды с кашей.

В выходные дни наслаждайтесь неторопливым поздним завтраком из ломтиков дыни, ананаса или папайи со свежим хлебом. Другое питательное лакомство — копченый лосось или скумбрия.

ПРИЯТНЫЕ ОБЕДЫ

Приготовьте салат из свежих овощей, добавив к нему нежирный соус или пюре из нута, и подайте на стол с разными видами хлеба и рогаликов, чтобы бутерброды выглядели аппетитнее.

Разные приправы к бутербродам освежат вкусовые ощущения: попробуйте салями с красным соусом песто, копченый лосось с хреном или сыр чеддер с горчицей.

Пусть выберут дети, что взять с собой на завтрак, в том числе свежие овощи и фрукты.

Десерт может состоять из фруктов — яблок, груш, бананов, винограда, кураги и изюма.

УЖИН ЗА ПОЛЧАСА

Обжарьте, помешивая, полоски стейка из индейки и наполните ими слегка поджаренную питту. Подайте с салатом из огурцов, помидоров и маслин.

Свиная отбивная, запеченная в гриле, с медом и свежими персиками.

Сварите макароны и потушите маленькие грибочки и цукини. Добавьте немного обезжиренных свежих сливок, натертой лимонной цедры и посыпьте мелко нарезанным шнитт-луком.

Полейте свежим апельсиновым соком поджаренные куриные грудки, приправьте эстрагоном.

Приготовьте поджарку из лука, моркови, китайской капусты, стручковой фасоли и орехов кешью; приправьте чесноком, тертым имбирем и соевым соусом. Подайте с лапшой.

Жаренные на решетке котлеты из молодой баранины с луком можно подать с картофельным пюре.

Баклажаны, зажаренные в гриле с ломтиками бекона, подайте с острым соусом чили.

Сбрызните стейки из лосося лимонным соком и поставьте в микроволновую печь. Подайте с соусом из хрена, брынзы и натертой цедры лимона.

Ломтики баклажана с беконом, жаренные в гриле

Что в кладовке?

В доме всегда должен быть достаточный запас продуктов, чтобы можно было быстро приготовить вкусный завтрак, обед или ужин.

Запасы в холодильнике Готовя блюдо, любимое всей семьей, удвойте необходимое количество и половину поставьте в холодильник до следующего раза. Держите в холодильнике хлеб, рыбу, кур, горох, сладкую кукурузу, шпинат, нарезанный перец и зелень, богатую витамином С, летние фрукты, нежирные сорта мороженого и шербеты, а также печеные яблоки.

Надежные запасы в кухонном шкафу Держите солидный запас консервов из помидоров, стручковой фасоли, чечевицы и нута, сардин, тунца и лосося; томат, сушеные помидоры, пшеничную и кукурузную муку, разные виды макаронных изделий, рис, кускус, разный уксус, растительное масло, горчицу, сухофрукты и оливки.

ЗАБОТА О ДЕТЯХ

Все родители стремятся как можно больше заботиться о здоровье детей, и это может создавать особые проблемы для тех, кто работает полный день.

Где питаются ваши дети? Разделяют ли они с вами вечернюю трапезу, обедают ли в школе, оставаясь на продленке? А может быть, их кормит бабушка или они едят в гостях у друзей?

Если в большинстве случаев дети едят вне дома, лучше всего договориться о том, чем их кормить, с теми, кто за ними присматривает, привлечь их к выбору продуктов и постараться объяснить, почему вы предпочитаете ту или иную пищу.

Планируйте рацион и выбор пищи в соответствии с требованиями здорового питания. Если ребенок ходит в школу, дайте ему с собой питательный второй завтрак со свежими фруктами, салатом из сырых овощей и вкусным бутербродом вместо школьного обеда. Это поможет ему воздержаться от соблазна купить чипсы и гамбургер в школьном буфете.

Сделайте совместные трапезы веселыми, полезными и поистине семейными. Старайтесь поощрять интерес детей к еде, привлекая их к участию в приготовлении пищи по выходным. Они вполне могут справиться, например, с пиццей, начиненной ананасом, сладким перцем и грибами.

Весело и вкусно Большинство детей любят с хрустом откусывать спелые зерна кукурузы прямо с початков. Научить детей варить их проще простого.

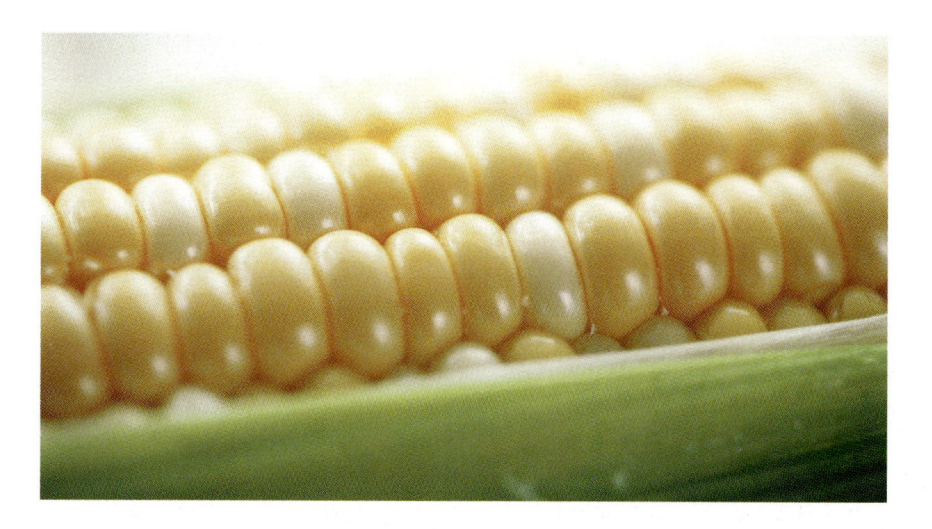

Паста с шалфейным песто

Дети и взрослые любят характерный лимонный аромат этого соуса.

Подготовка: **5 минут**

Приготовление: **5–10 минут**

Выход: **4 порции**

400 г домашней лапши
100 г несоленых фисташек
20 свежих листьев шалфея
4 ст. л. оливкового масла
2 ст. л. лимонного сока
Соль и черный перец
40 г тертого сыра пармезан

1 Сварите макароны.

2 Пока они варятся, смешайте орехи, шалфей и оливковое масло в миксере. К полученному пюре добавьте лимонный сок, приправы и сыр.

3 Смешайте песто с горячими макаронами сразу после того, как сольете воду, и подайте к столу. Соус песто можно держать в холодильнике еще три дня, накрыв крышкой.

ПИЩЕВАЯ ЦЕННОСТЬ 1 порции:	
калорийность	640 ккал
углеводы	78 г
(сахар)	4 г
белки	20 г
жиры	30 г
(насыщенные)	6 г
клетчатка	5 г

Шашлык из курицы и манго с кускусом и луком

Сочные куриные шашлычки быстро готовятся и обладают нежным вкусом. Это высококалорийное нежирное блюдо восстанавливает силы уставших родителей. Вместо манго используйте нектарины.

Подготовка: 10 минут, плюс не менее 15 минут в маринаде

Приготовление: 10–12 минут

Выход: 4 порции (8 шашлыков)

6 средних куриных филе без кожи, нарежьте большими кубиками
2 больших твердых, но спелых манго, очистите от кожуры и нарежьте крупными кубиками
Листья шалфея или лавра

ДЛЯ МАРИНАДА
Тертая цедра и сок 2 лимонов
1/4 ч. л. молотой гвоздики
1/7 ч. л. молотого мускатного ореха
1/4 ч. л. порошка чили
2 ст. л. оливкового масла

ДЛЯ КУСКУСА
280 г кускуса
500 мл кипятка
4 ст. л. мелко нарезанного шнитт-лука
Соль и черный перец

1. Положите кубики куриного филе на тарелку, перемешайте ингредиенты маринада и полейте им филе. Накройте крышкой, поставьте в холодильник на несколько часов.

2. Сильно нагрейте гриль. Наденьте куриные кубики, манго и листья шалфея или лавра поочередно на 8 шампуров.

3. Поставьте в гриль на 12 минут, изредка поворачивая шампуры, пока курица не поджарится и сок не станет светлым.

4. Тем временем залейте кускус кипятком и посыпьте солью. Накройте крышкой и оставьте на 10 минут, чтобы дать набухнуть. Добавьте мелко нарезанный лук, приправьте перцем и перемешайте вилкой для пышности.

5. Подайте шашлычки к столу с кускусом и зеленым салатом.

ПИЩЕВАЯ ЦЕННОСТЬ 1 порции:	
калорийность	590 ккал
углеводы	62 г
(сахар)	26 г
белки	51 г
жиры	16 г
(насыщенные)	4 г
клетчатка	5 г

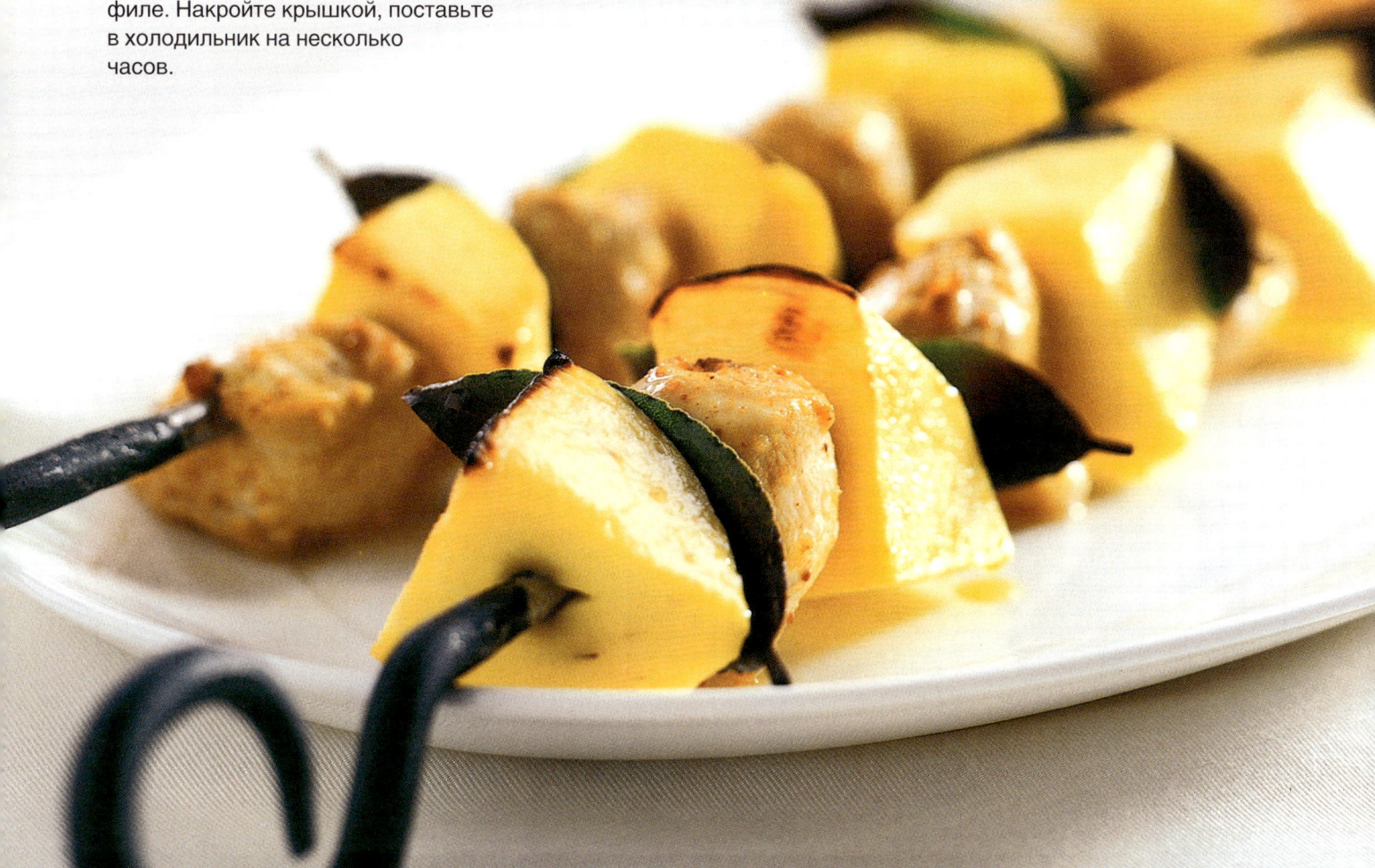

стресс на работе

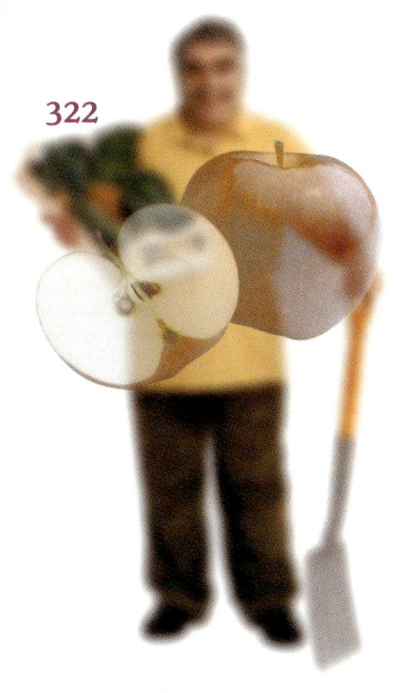

Согласно обстоятельствам

Ушли ли вы с работы, чтобы воспитывать ребенка; вышли на пенсию и заняты внучатами; страдаете хроническим заболеванием, например артритом, – в любой ситуации можно значительно облегчить себе жизнь, выбирая пищу, которая поможет сохранить физическую форму и здоровье.

Многие родители так поглощены заботами о детях, что забывают о собственных потребностях. Часто они слишком устают, чтобы заранее планировать и готовить полезную пищу для себя. В результате в организме недостаточно резервов, способных помочь им бороться с инфекциями, которые дети приносят из детского сада или школы. Если выбирать продукты с низким содержанием жира, но богатые клетчаткой, и есть достаточно фруктов и овощей, то иммунная система будет отлично защищать организм от антиоксидантов.

Родительские заботы знакомы не только женщинам. Все больше мужчин тоже оставляют работу, чтобы растить детей, так что соблюдать здоровую диету отцам не менее важно, чем матерям.

ЖИВИТЕЛЬНАЯ ЭНЕРГИЯ

Самая полезная пища, необходимая для поддержания хорошей физической формы и здоровья, подробно описана выше. Возможно, однако, что вы почувствуете слишком сильную усталость от выполнения родительских обязанностей. В таком случае необходимо включить в свой рацион побольше таких продуктов, которые дают дополнительную энергию и помогают бороться с усталостью.

Железа должно быть достаточно Если вы устаете сильнее, чем обычно, это может быть связано с недостатком в организме железа. Такое положение вещей приводит к анемии. Женщины, у которых бывают обильные месячные, особенно уязвимы, поскольку теряют много железа во время менструаций.

Если вы подозреваете, что организму недостает железа, попросите врача сделать анализ крови. В случае обнаружения анемии вам могут прописать железосодержащие препараты. Кроме того, надо есть продукты с высоким содержанием железа – говядину, яичные желтки, печень, красную фасоль, нут (турецкий орех), зерновые завтраки, орехи, бобовые и листовые овощи. Однако, если вы беременны или собираетесь зачать ребенка, лучше ограничить потребление печени.

Еда, которой хватает надолго

Блюда, в основе которых лежат такие богатые углеводами продукты, как рис, картофель и паста (макаронные изделия), помогают запастись силами на целый день. Тарелка овощного супа с большим хрустящим рогаликом на обед гораздо лучше утолит голод, чем тост из белого хлеба или шоколадное пирожное.

Необходимы также витамины группы В, чтобы извлекать энергию из пищи. Этими витаминами богаты цельнозерновые и молочные продукты, дрожжевой экс-

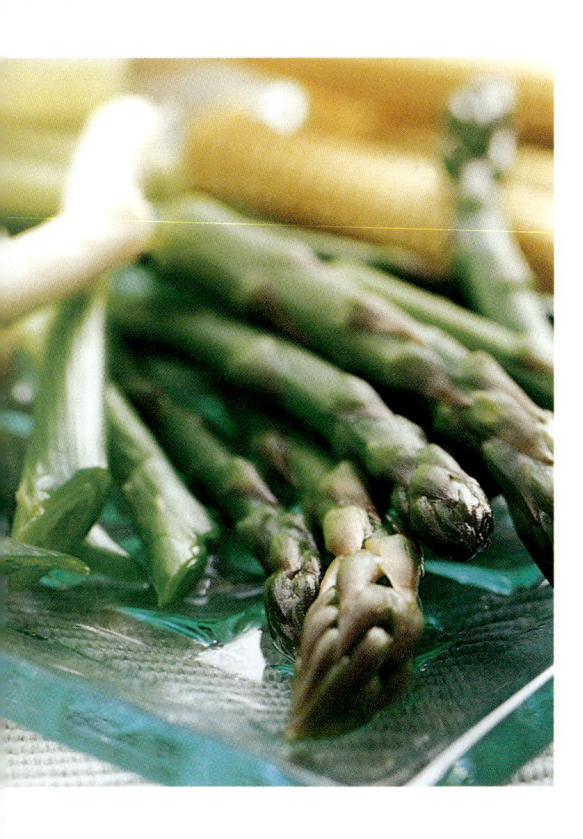

Побалуйте себя Блюда из спаржи – отличная поддержка иммунной системы и деликатес. Приготовленная на пару спаржа сохраняет все питательные вещества.

тракт, чечевица и другие бобовые, печень, листовые овощи, морепродукты, постное мясо, яйца, орехи и сухофрукты. Намазав дрожжевым экстрактом хлеб из непросеянной муки, можно быстро повысить содержание в организме витаминов.

Как сохранить форму

Воспитание маленьких детей дома предъявляет особые требования к здоровью родителей: им необходимо сохранять хорошую физическую форму и быть как можно активнее. Легко набрать лишний вес, доедая детскую пищу вдобавок к собственной. Почувствовав голод, лучше перекусить свежими фруктами – бананом, яблоком или грушей – и выпить стакан сока.

Если вы располнели и хотите избавиться от лишних килограммов, избегайте строгих диет или слишком резкого сокращения количества пищи. Вы почувствуете еще большую усталость, и у вас может образоваться дефицит витаминов и минералов.

Лучший способ сбросить вес – больше двигаться: пристройте ребенка в ясли, а сами ходите в тренажерный зал или совершайте длительные прогулки с коляской. Следите, чтобы дети тоже больше двигались, уставали и хотели спать так же, как и вы.

Семейные трапезы

Дети и родители обычно едят разную еду в разное время и садятся за стол вместе только по выходным. Если все члены семьи получают полезную пищу, то никаких проблем нет. Вам может понравиться готовить блюда «два в одном»: планируя меню заранее, можно приготовить одну и ту же пищу детям на обед и себе на ужин.

Например, пикантные фрикадельки с томатным соусом. Можно подать их детям без приправ, а для родителей добавить чили и кинзу.

Как ходить в магазин с детьми

Поход в супермаркет с малышом может довести до отчаяния даже самых терпеливых родителей. Следующие советы помогут справиться с этой задачей без лишней нервотрепки.

● Перед тем как пойти в магазин, убедитесь, что все только что поели. Если это не получается, дайте каждому ребенку яблоко, чтобы они могли грызть его, сидя в коляске.
● Можно также купить им по пакетику печенья.
● Не поддавайтесь настойчивым просьбам ребенка купить что-то, что ему приглянулось; многие продукты в ярких обертках, часто мелькающие в телевизионных рекламах, могут содержать много насыщенных жиров и сахара.
● Постарайтесь сделать так, чтобы ребенок не заметил полки с чипсами и конфетами, везите тележку с чадом подальше от них.

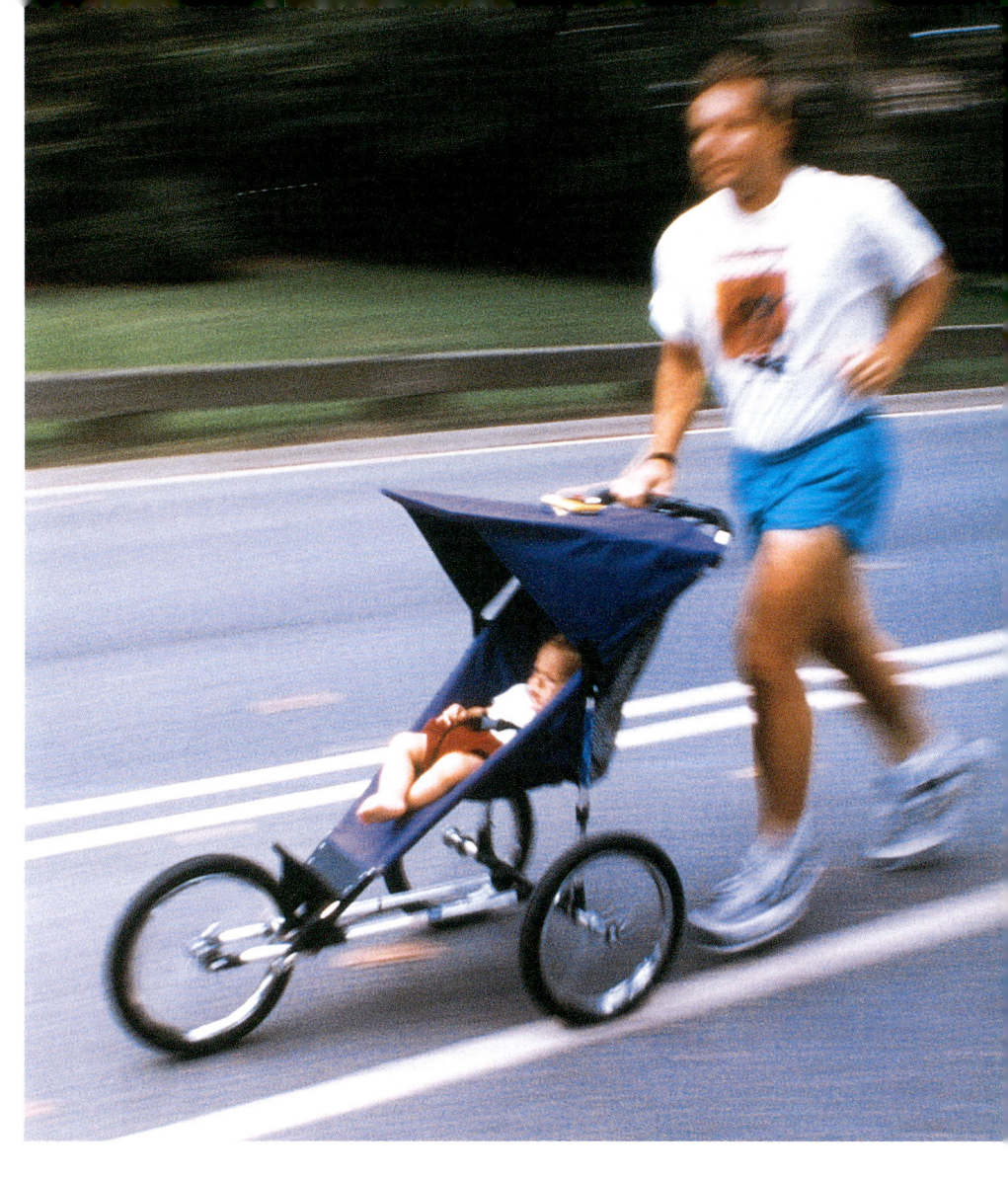

Годен к отцовству *Воспитание маленьких детей требует физической выносливости и стойкого характера. Спортивные упражнения полезны и для того, и для другого. Так почему бы не совместить прогулку с коляской и интенсивные занятия спортивной ходьбой? Для достижения максимальных результатов старайтесь заниматься ежедневно по 30 минут.*

Пикантные фрикадельки

Взрослым это блюдо можно подать с острым соусом чили, а детям – с соусом понежнее. Приготовьте соус в виде пюре, если ваш ребенок не любит овощей, и дополните оба варианта гарниром из спагетти или риса.

Подготовка: **25 минут плюс 30 минут в холодильнике**

Приготовление: **35 минут**

Выход: **4 порции**

ПИЩЕВАЯ ЦЕННОСТЬ 1 порции:	
калорийность	270 ккал
углеводы	21 г
(сахар)	17 г
белки	32 г
жиры	7 г
(насыщенные)	3 г
клетчатка	4,5 г

500 г постного говяжьего фарша
2 дольки чеснока, измельченные
1 луковица, нарезанная кружочками
Кусочек имбирного корня (2,5 см), натертый
2 ст. л. лимонного сока
Черный перец

ДЛЯ НЕЖНОГО СОУСА
1 ст. л. растительного масла
2 луковицы, нарезанные вдоль
3 перца (любого цвета), очищенные от семян и нарезанные полосками
2 дольки чеснока, измельченные
400 г консервированных помидоров
1 ч. л. измельченных семян тмина
4 ст. л. воды

ДЛЯ ОСТРОГО СОУСА
1 мелко нарезанный перчик чили
1 ст. л. мелко нарезанного кориандра
Черный перец

1. Положите фарш в кастрюлю, чеснок, лук, имбирь и лимонный сок – в комбайн и смешивайте несколько секунд; добавьте смесь в фарш и тщательно перемешайте. Поставьте в холодильник на 30 минут.

2. Для приготовления нежного соуса нагрейте масло в сковороде с толстым дном, достаточно большой, чтобы поместились и соус, и фрикадельки. Поджарьте лук, перец и чеснок до светло-золотистого цвета. Добавьте помидоры, тмин и воду. Перемешайте, накройте крышкой и подержите на медленном огне 10 минут, помешивая.

3. Тем временем сделайте из фарша 24 шарика размером с грецкий орех. Положите их в соус, накройте крышкой и оставьте на медленном огне на 15–20 минут, доведя до готовности. Отложите порцию соуса и фрикаделек для детей.

4. К оставшемуся соусу добавьте чили и кориандр, увеличьте огонь и помешивайте в течение 1–2 минут. Подайте на стол немедленно.

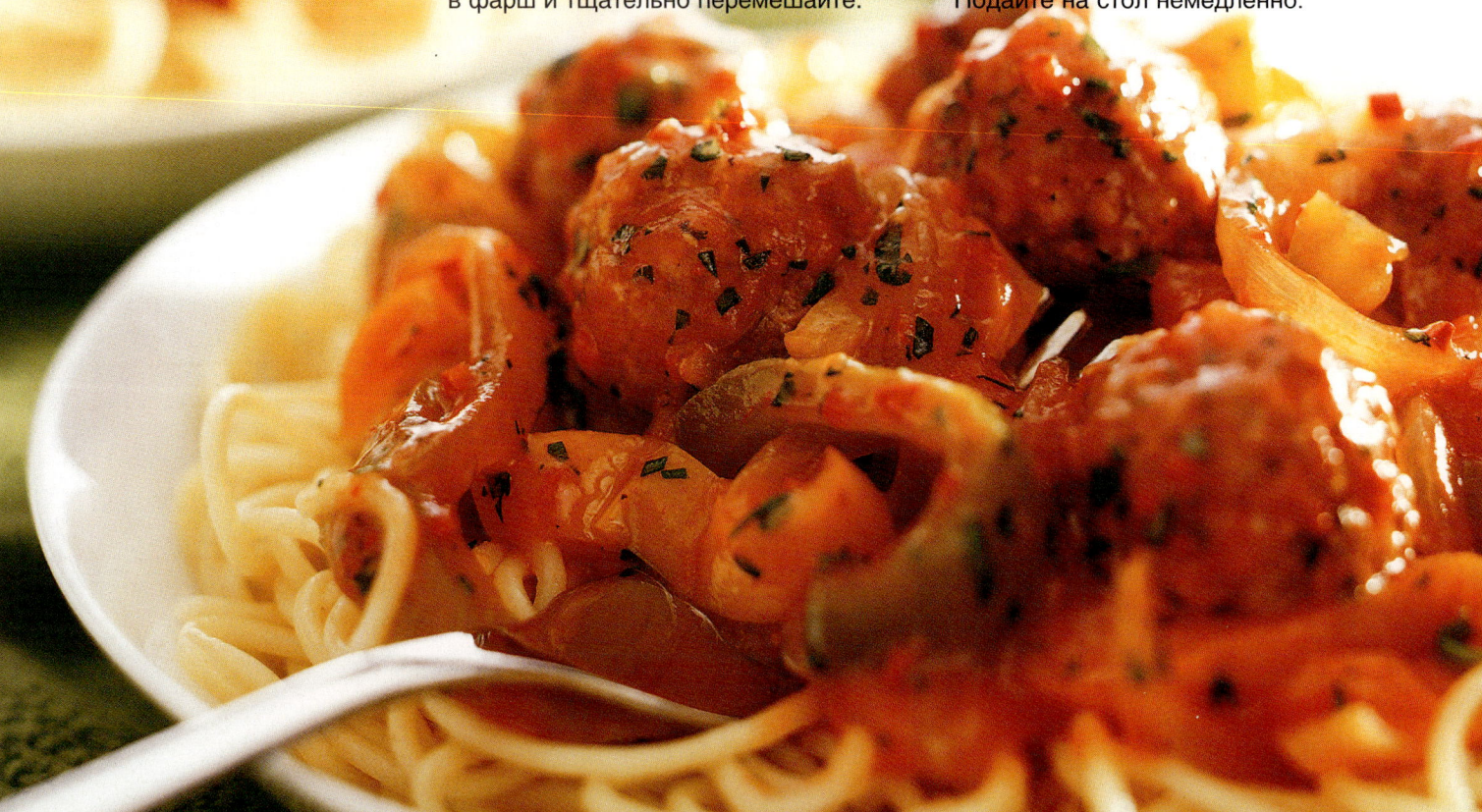

Бифштекс из баранины с зимними овощами

Эта пикантная смесь хорошо сочетается с бифштексами из баранины. Ее можно также добавить к жаркому или подать как отдельное блюдо, посыпав сверху тертым сыром.

Подготовка: **20 минут плюс 1,5 часа на охлаждение**
Приготовление: **1 час 15 минут**
Выход: **6 порций**

6 бифштексов из баранины
ДЛЯ МЯТНО-ТОМАТНОГО СОУСА
2 луковицы шалот, мелко нарезанные
5 нарезанных спелых помидоров
1 ст. л. свежей мяты, мелко нарезанной
1 ст. л. ароматизированного уксуса
1 ст. л. оливкового масла
ДЛЯ ОВОЩНОЙ СМЕСИ
1 ст. л. подсолнечного масла
1 луковица, крупно нарезанная
1/2 брюквы, нарезанной кубиками
2 моркови, нарезанные кубиками
2 пастернака, нарезанных кубиками
1 белый турнепс, нарезанный кубиками
1/2 сельдерея, нарезанного кубиками
425 мл овощного бульона или воды
3 стебелька свежего эстрагона
ДЛЯ ПОДЛИВЫ
50 г маргарина
150 г муки с разрыхлителем
50 г семечек подсолнечника
Черный перец

1 Смешайте все ингредиенты для соуса и поставьте в холодильник на полтора часа.

2 Нагрейте масло в сковороде с толстым дном. Поджарьте лук, чтобы он стал мягким. Добавьте остальные овощи и потушите на слабом огне 10 минут. Залейте бульоном или водой и добавьте эстрагон. Доведите до кипения и оставьте на медленном огне на 20—25 минут.

3 Для верхнего слоя разотрите маргарин с мукой, чтобы получилась масса, похожая на хлебные крошки. Добавьте семечки и перец.

4 Разогрейте духовку до 180°C. Переложите овощи в жаропрочную посуду и покройте «хлебными крошками». Выпекайте 25—30 минут, чтобы верхний слой зарумянился.

5 Поместите бифштексы в гриль примерно на 15 минут (переверните один раз), пока не зажарятся. Подайте к столу с овощной смесью и мятным соусом.

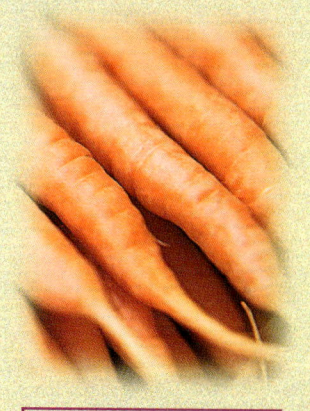

ПИЩЕВАЯ ЦЕННОСТЬ 1 порции:	
калорийность	**570 ккал**
углеводы	38 г
(сахар)	13 г
белки	42 г
жиры	29 г
(насыщенные)	8 г
клетчатка	8 г

Летнее фруктовое пюре со взбитыми сливками

Для десерта используйте пакет замороженных летних ягод. Можно комбинировать свежие малину, клубнику, чернику и вишню. Пюре станет более нежным, если протереть его через сито.

Подготовка: **8 минут**
Выход: **4 порции**

250 г размороженной смеси летних ягод
250 г нежирного творога
50 мл сливок
2 ст. л. сахарной пудры

1 Положите смесь ягод в миксер и сделайте пюре. Протрите пюре сквозь сито, чтобы удалить все семечки.

2 Слегка взбейте сливки. Размешайте творог и сахарную пудру с пюре и украсьте сливками.

3 Разложите в высокие фужеры и охладите.

4 Подавайте с бисквитами.

ПИЩЕВАЯ ЦЕННОСТЬ 1 порции:	
калорийность	**140 ккал**
углеводы	16 г
(сахар)	16 г
белки	5 г
жиры	6 г
(насыщенные)	4 г
клетчатка	1 г

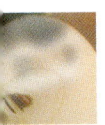

СВОБОДА В ПОЖИЛОМ ВОЗРАСТЕ

С выходом на пенсию всегда радикально меняется образ жизни. Это наблюдение справедливо как для одиноких людей, так и для тех, кто имеет семью. Для некоторых прекращение работы может оказаться неприятным ударом или даже тяжелой утратой; но есть и такие, кто ждет не дождется пенсии, чтобы заняться тем, что откладывалось «на потом».

Одна из положительных сторон жизни пенсионера – наличие свободного времени и возможности выбрать для себя новые интересные занятия или вернуться к старым. Если нормально питаться, есть все основания надеяться, что эти занятия могут продолжаться много лет. Здоровая диета – основа основ для сохранения хорошего самочувствия в пожилом возрасте.

Время новых интересов

Выход на пенсию дает прекрасную возможность для переоценки ценностей. На первый план при этом выходят здоровье и нормальная умственная деятельность. Пришло время серьезно позаботиться о том, в какой мере питание и образ жизни соответствуют этим задачам.

Хорошо известно, что пожилые люди гораздо чаще молодых страдают такими серьезными заболеваниями, как высокое артериальное давление, диабет и ишемическая болезнь сердца. Чтобы понизить риск их возникновения, старайтесь питаться как можно разнообразнее, не забывайте съедать пять порций фруктов и овощей ежедневно и по меньшей мере дважды в неделю включать в рацион пищу, богатую омега-3-жирными кислотами.

Помните также, что необходимо существенно увеличить потребление жидкости. Надо стараться выпивать по восемь стаканов воды или фруктового и овощного сока в день. Многие пожилые люди пьют меньше, чем нужно, чтобы не вставать по ночам в туалет. Однако это чревато серьезными проблемами: нарушение водно-солевого баланса может привести к обезвоживанию и даже к приступам тошноты и помутнению сознания. Лучше пить много жидкости, но не позднее чем за 2–3 часа до сна.

Готовить – одно удовольствие

Приготовление вкусной еды – само по себе приятное времяпрепровождение, кроме того, это один из способов сохранить здоровье в пожилом возрасте. Многие люди, особенно мужчины, всю жизнь едят то, что приготовил кто-то другой. Поэтому им редко удается испытать радость от приготовления пищи для себя.

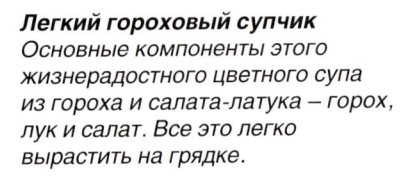

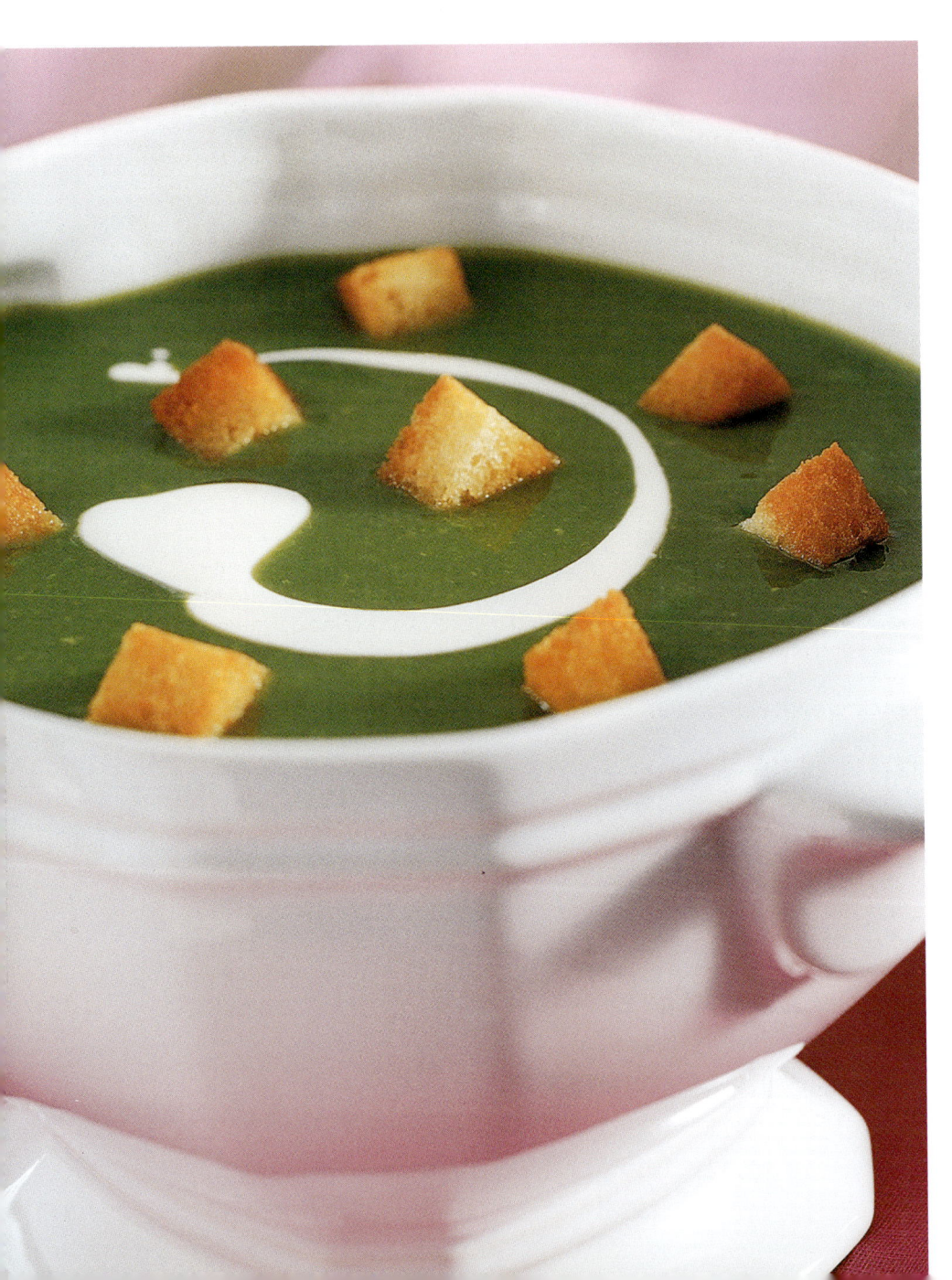

Легкий гороховый супчик
Основные компоненты этого жизнерадостного цветного супа из гороха и салата-латука – горох, лук и салат. Все это легко вырастить на грядке.

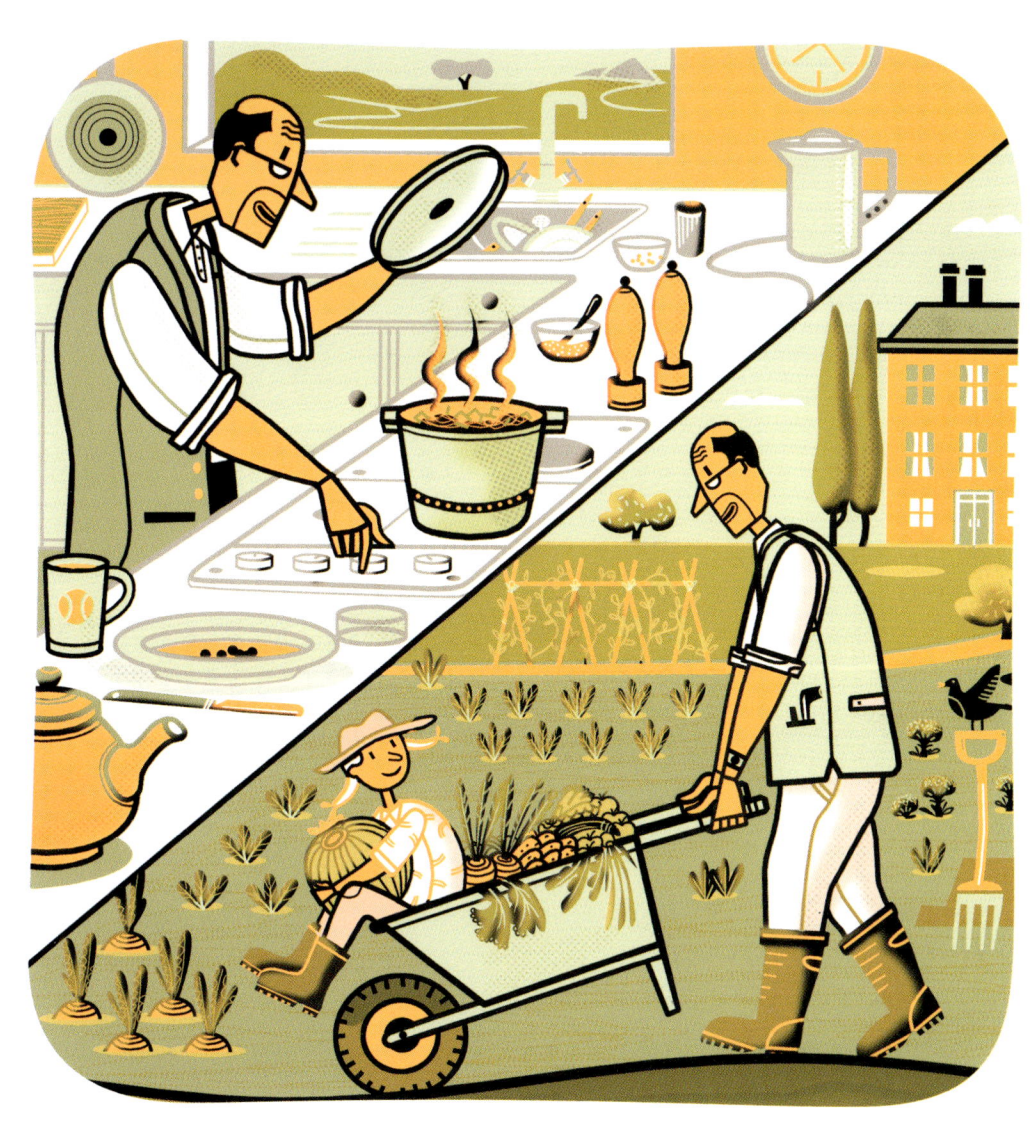

Благодарный труд
Работа в саду – прекрасный способ дать разумную нагрузку мышцам и к тому же постоянно получать урожай свежих плодов. Чувство глубокого удовлетворения знакомо всем, кто готовит и ест то, что выращено своим трудом.

У пенсионеров есть прекрасная возможность проявить свои кулинарные способности. Существует множество курсов, доступных всем – от новичков до честолюбивых шеф-поваров. Вдохновляют также телепередачи с участием известных кулинаров, демонстрирующих свои таланты. После того как вы овладели азами, почему бы не попробовать испечь себе хлеб или сделать макароны? И в том, и в другом случае придётся немало потрудиться, чтобы вымесить тесто, но результат вас несомненно порадует: полученные продукты будут полезными источниками углеводов. Приготовление джемов, консервов и приправ – тоже весьма благодарный труд. Они гораздо вкуснее покупных, к тому же точно известно, из каких продуктов они сделаны. И уж в них точно не будет вредных для здоровья красителей и консервантов.

ВЫРАЩИВАЙТЕ СЕБЕ ПИЩУ САМИ

Лучше всего сезонные фрукты и овощи выращивать самим. Это выгодно и гарантирует экологическую чистоту продуктов.

Если у вас нет своего участка, попробуйте выращивать зелень и овощи в ящиках на балконе или на окне. В библиотеке просмотрите специальные книги о том, как лучше использовать такие миниатюрные огороды.

Расширяйте ассортимент Теперь у вас больше времени, чтобы познакомиться с кухнями разных стран. Те вкусные блюда, которые вы ели в китайском, тайском, мексиканском, индийском или японском ресторане или покупали в готовом виде в супермаркете, теперь можно приготовить дома. Это нетрудно сделать с помощью различных приправ и соусов, большой выбор которых имеется теперь в каждом супермаркете.

Вас может удивить, как быстро вы решитесь приготовить вкуснейшее карри, а также потреблять всё больше полезных для здоровья свежих овощей, морепродуктов, птицы и рыбы.

Отличное лакомство для детей

Если перед приездом внуков вам хочется накупить конфет, печенья и чипсов, может быть, стоит задуматься. Хорошие отношения с внуками не следует поддерживать мороженым и шоколадом. Это может не понравиться вашим детям, если они стараются приучать своих отпрысков к здоровому питанию.

Поэтому ограничьтесь лишь одним лакомством в каждый приезд внуков и старайтесь приготовить или купить пищу, полезную для здоровья. Вот некоторые блюда, которые понравятся детям, и возможно, даже сами дети помогут вам их приготовить.

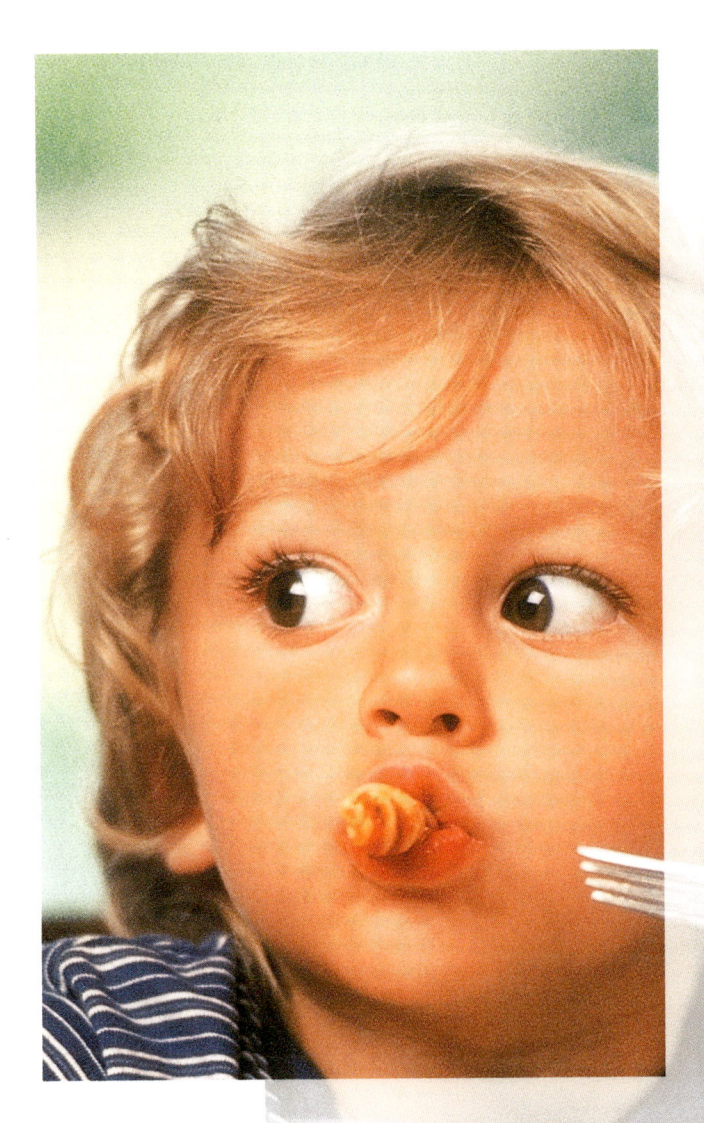

Привлекайте детей к приготовлению пищи

Главная радость многих пенсионеров – наличие свободного времени для внуков. Если вам повезло и вы регулярно видитесь с внуками, используйте это, чтобы поделиться с ними некоторыми своими интересами и увлечениями. Вы можете, в частности, привить детям правильное отношение к пище, чтобы они на всю жизнь сохранили способность наслаждаться вкусной едой.

Если вы сами выращиваете овощи или фрукты, пусть внуки помогают вам. Можно вместе сеять или сажать, пропалывать или поливать, а летом и осенью с удовольствием есть салат или овощи. Ваши внуки усвоят много

Домашние супы – морковный суп с апельсином, томатный суп или куриный бульон, а также суп из пастернака – нравятся детям.

Виноград, клубника и другие ягоды очень полезны.

Крекеры можно украсить кружочками сыра и фигурками из овощей.

Домашняя пицца хороша с кукурузой, ветчиной или тунцом.

Картофель в мундире подайте с салатом из фасоли или отварными бобами.

Домашние котлеты можно приготовить из постного фарша и подать с рогаликами из непросеянной муки.

Соус типа пюре или сливочного сыра украсьте морковкой, свежими сладкими перчиками.

Питту наполните паштетом из тунца с низкокалорийным майонезом.

Сухофрукты – прекрасная закуска.

Морковный торт, морковные булочки или оладьи с изюмом – вкусный десерт.

Дети с удовольствием лущат стручки гороха и едят его сырым, когда витаминов B$_1$ и C в нем больше всего. Постарайтесь привлечь внуков к выращиванию и сбору урожая в вашем саду.

полезных навыков и наберутся собственного опыта в садоводстве. Даже тем детям, кто совсем не любит овощи, интересно попробовать то, что они сами помогли вырастить.

Уроки жизни Давно подмечено психологами: общение с бабушкой и дедушкой благотворно влияет на поведение детей, расширяет их кругозор. Внуки научатся у вас очень многому, особенно если вы постоянно привлекаете их к участию в своих занятиях.

Например, дети могут накрыть на стол, а те, кто постарше, – участвовать в приготовлении пищи, даже если надо просто почистить овощи или смешать продукты для теста. Если у вас есть традиционное семейное блюдо, угостите им внуков или приготовьте его вместе.

Многие дети очень любят рассказы старших о своем детстве. Вы можете поведать им о том, что именно вы ели, будучи ребенком, как это блюдо в то время готовили, где покупали продукты, какими были магазины, как продукты заворачивали и упаковывали, рассказать им о карточной системе, если вам пришлось ее пережить.

Если вы любите собирать ягоды, например ежевику или малину, передайте свой опыт молодому поколению. Возьмите внуков на прогулку за город и покажите им, как найти и собрать эти ягоды. Объясните детям, какие ягоды нельзя собирать.

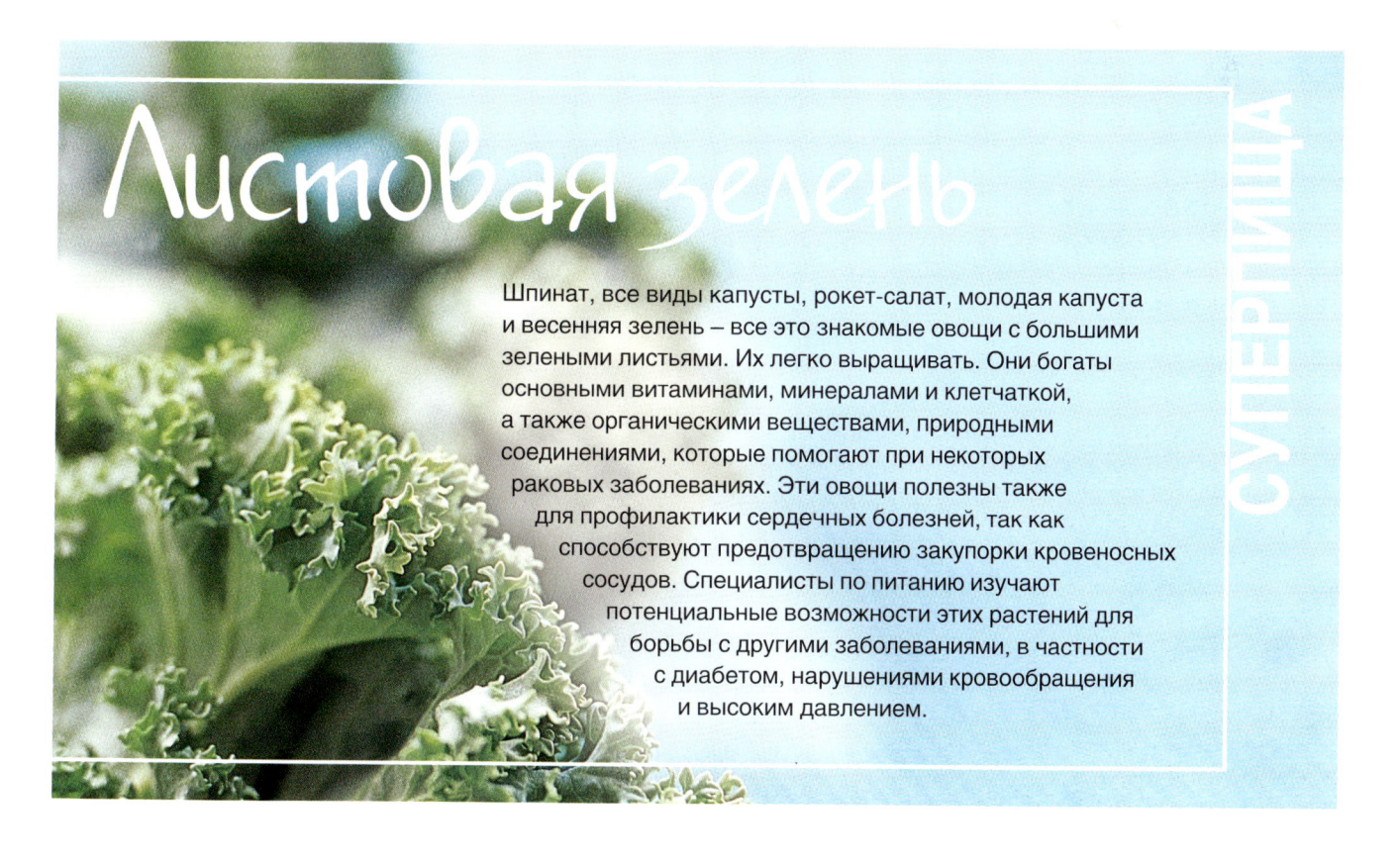

Листовая зелень

СУПЕРПИЩА

Шпинат, все виды капусты, рокет-салат, молодая капуста и весенняя зелень – все это знакомые овощи с большими зелеными листьями. Их легко выращивать. Они богаты основными витаминами, минералами и клетчаткой, а также органическими веществами, природными соединениями, которые помогают при некоторых раковых заболеваниях. Эти овощи полезны также для профилактики сердечных болезней, так как способствуют предотвращению закупорки кровеносных сосудов. Специалисты по питанию изучают потенциальные возможности этих растений для борьбы с другими заболеваниями, в частности с диабетом, нарушениями кровообращения и высоким давлением.

Теплый салат из спаржи

Этот салат легко приготовить, он хорош для ланча. Добавьте в него одно или два вареных яйца, нарезанных сегментами, или несколько кубиков любого сыра.

Подготовка: **5 минут**

Приготовление: **5 минут**

Выход: **4 порции**

ПИЩЕВАЯ ЦЕННОСТЬ 1 порции:	
калорийность	110 ккал
углеводы	3 г
(сахар)	3 г
белки	4 г
жиры	9 г
(насыщенные)	1 г
клетчатка	2 г

500 г спаржи, нарезанной
1 ст. л. оливкового масла
50 г листьев рокет-салата или смеси разных сортов
Несколько полосок лимонной цедры для украшения

ДЛЯ ЗАПРАВКИ
Тертая цедра половины лимона
2 ст. л. эстрагонного уксуса
1 ст. л. лимонного сока
2 ст. л. оливкового масла
1/2 ч. л. сахара
1/2 ч. л. дижонской горчицы
1 измельченный зубчик чеснока
Черный перец

1 Нагрейте гриль до высокой температуры. Покройте решетку гриля фольгой и разложите на ней спаржу. Смажьте оливковым маслом.

2 Подержите спаржу в гриле 4–5 минут, пока она не станет такой мягкой, что ее легко можно проткнуть ножом. Переложите на блюдо и дайте остыть.

3 Смешайте ингредиенты заправки в небольшой миске.

4 Разложите листья салата по тарелкам, в середине сложите горкой спаржу и полейте сверху заправкой. Украсьте лимонной цедрой.

Суп из гороха и салата-латука

В качестве приятного и сытного ланча в холодный день или легкого ужина, попробуйте этот согревающий суп. Горох придает блюду чудный цвет и роскошный аромат.

Подготовка: **10 минут**

Приготовление: **20 минут**

Выход: **4 порции**

ПИЩЕВАЯ ЦЕННОСТЬ 1 порции:	
калорийность	179 ккал
углеводы	16 г
(сахар)	7 г
белки	8 г
жиры	9,5 г
(насыщенные)	6 г
клетчатка	7 г

40 г сливочного масла
1 большая луковица, мелко нарезанная
450 г лущеного или замороженного гороха
2 вилка салата-латука
1 л овощного или куриного бульона
Соль и черный перец
Сметана и гренки

1 Растопите масло в большой глубокой сковороде на умеренном огне. Добавьте лук и оставьте на 5 минут, пока лук не станет мягким.

2 Добавьте горох, порубленный салат-латук, бульон и приправы. Доведите до кипения, убавьте огонь, накройте крышкой и оставьте на медленном огне на 15 минут, до готовности гороха.

3 Дайте слегка остыть, затем поместите в кухонный комбайн или миксер и сделайте пюре. Снова переложите в сковороду, добавьте еще приправы по вкусу и слегка подогрейте. Украсьте завитком из сметаны и гренками. Подайте к столу с теплым хлебом.

Маринованный цыпленок со свежим инжиром

Пряный сок этого нежирного блюда придает овощному гарниру бесподобный вкус. Чем дольше мариновать мясо в имбире, тем оно вкуснее. Поставьте его в холодильник в плотно закрытой посуде.

Подготовка: 5 минут и еще от 1 до 24 часов на маринование

Приготовление: 35–40 минут

Выход: 4 порции

8 куриных бедрышек, снимите кожу
Кусочек свежего имбиря – 3 см, натрите на терке
3 зубчика чеснока, размельчите
4 свежих инжира, разрежьте на четвертинки
1 ст. л. оливкового масла
Черный перец

1. Положите кусочки курицы в жаропрочную кастрюлю.

2. Смешайте имбирь и чеснок и натрите смесью куски курицы. Накройте крышкой и поставьте в холодильник не менее чем на 1 час, а можно и на сутки.

3. Нагрейте духовку до 190°С. Выньте кастрюлю с курицей из холодильника, положите на куски курицы инжир. Сбрызните маслом, приправьте черным перцем.

4. Накройте кастрюлю крышкой и запекайте в духовке в течение 35–40 минут. Курица готова, если при протыкании ножом вытекает прозрачный сок.

5. Подавайте с молодым картофелем и свежей зеленой фасолью.

ПИЩЕВАЯ ЦЕННОСТЬ 1 порции:	
калорийность	230 ккал
углеводы	4 г
(сахар)	4 г
белки	29 г
жиры	11 г
(насыщенные)	3 г
клетчатка	0,5 г

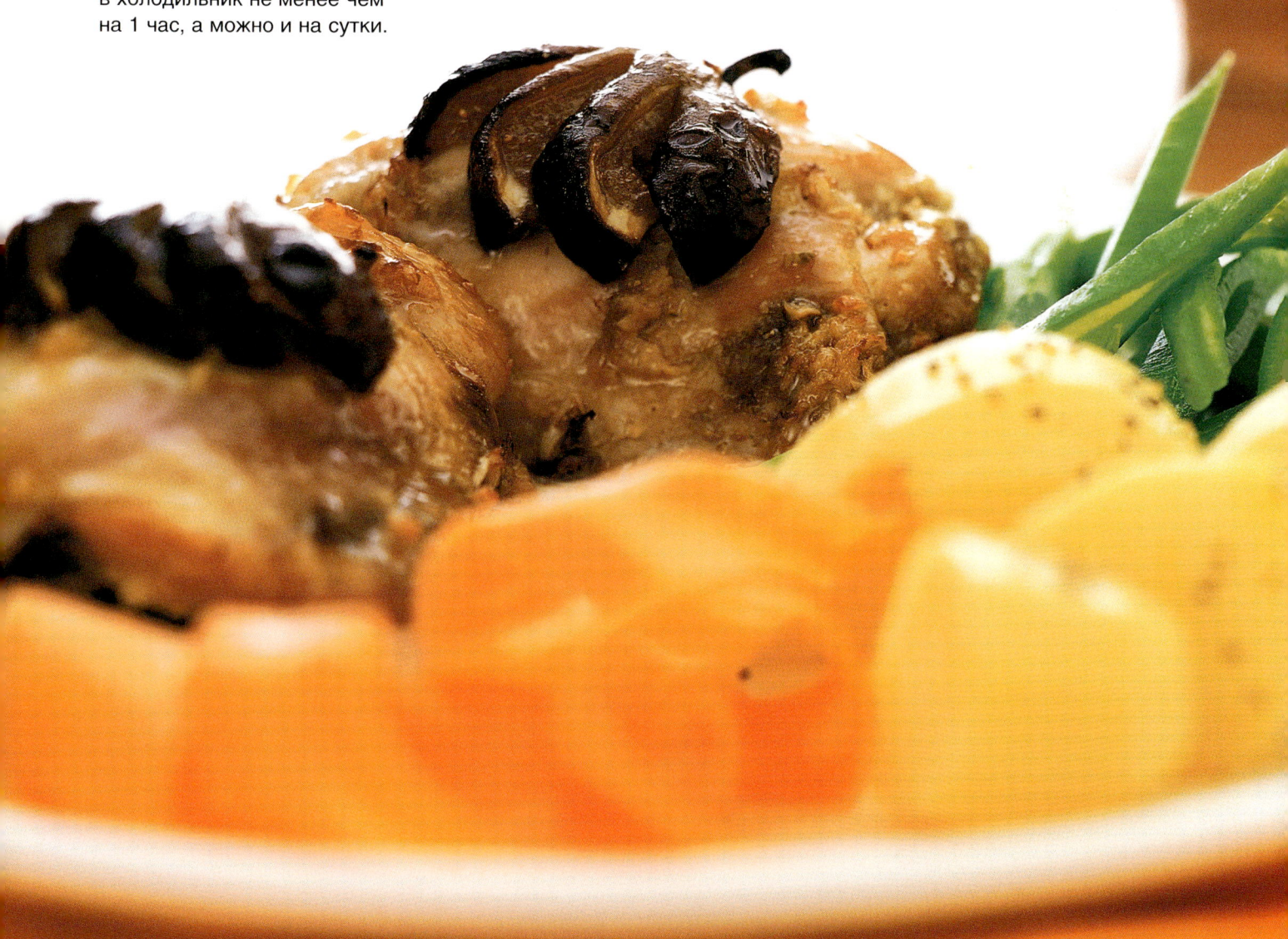

согласно обстоятельствам

КАК ЖИТЬ С АРТРИТОМ

Болезненность, тугоподвижность и опухание суставов – все это симптомы артрита, широко распространенного заболевания, сопровождающегося болями разной интенсивности – от легкого дискомфорта до острейших приступов. Женщины страдают артритом в три раза чаще, чем мужчины. Заболеваемость повышается с возрастом, хотя нельзя считать артрит уделом только пожилых людей. Существует около 200 его видов, из которых чаще всего встречаются остеоартроз, ревматоидный артрит и подагра.

Природа заболевания

Наиболее распространенный вид артрита – остеоартроз. Фактически им страдают в той или иной степени все люди старше 60 лет.

Остеоартроз может быть наследственным или возникнуть из-за повреждения сустава, при изнашивании суставного хряща – защитного слоя, покрывающего поверхность сустава. В норме хрящ прочен и обильно смазан синовиальной жидкостью, что позволяет суставам свободно двигаться. Но при повреждении хряща кость оказывается беззащитной, и это приводит к судорогам и тугоподвижности. Синовиальная оболочка воспаляется, сустав заполняется жидкостью и распухает.

Ревматоидный артрит имеет иное происхождение; он вызывается нарушениями в иммунной системе, которая начинает атаковать ткани собственного организма. Это может быть спровоцировано серьезной травмой, например переломом кости, однако глубинные причины пока не установлены.

Ревматоидный артрит считается наиболее тяжелой формой артрита. Для него характерны болезненность, распухание и часто деформация суставов, особенно сильно выраженная на пальцах рук и ног, в запястьях, коленных и тазобедренных суставах. Первые признаки артрита – тугоподвижность рук и ног по утрам. Ревматоидный артрит поражает в любом возрасте, но чаще встречается у женщин средних лет.

Подагра вызывается нарушением обмена веществ, которое приводит к отложению солей мочевой кислоты в суставах, что вызывает воспаление и сильную боль. Чаще встречается у мужчин и поражает, как правило, основание большого пальца стопы, но может затронуть также коленные и голеностопные суставы.

Бытует мнение, что к подагре приводит злоупотребление алкоголем. На самом деле алкоголь не является причиной болезни, хотя и может спровоцировать приступ. Если вы считаете, что это ваш случай, постарайтесь совсем отказаться от спиртного.

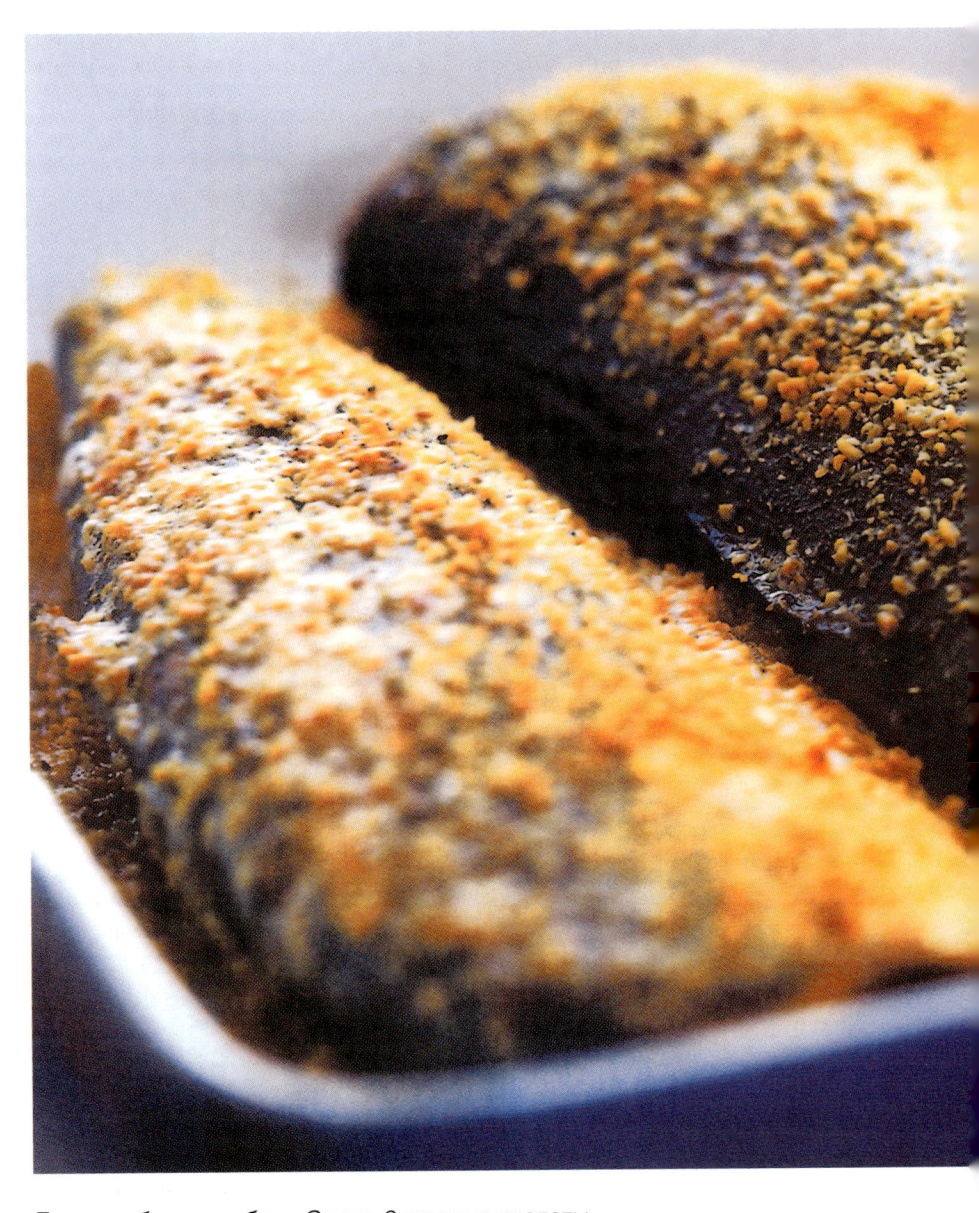

Есть, чтобы унять боль Омега-3-жирные кислоты, содержащиеся в натуральном виде в жирной рыбе, такой, как эта запеченная сельдь, обваленная в овсяной крупе, обладают эффективным противовоспалительным действием и могут облегчить боль при артрите.

Кроме того, больным подагрой следует воздерживаться от потребления продуктов с высоким содержанием пурина: субпродуктов, моллюсков и ракообразных, птицы, дичи и бобовых. Это вещество вызывает повышение уровня мочевой кислоты в крови. Замените их продуктами, богатыми калием, например бананами, апельсинами и зелеными листовыми овощами, которые способствуют выведению мочевой кислоты из организма.

Борьба с болезнью

При любом из этих артритов полезно сочетание медикаментозного лечения, физкультуры и разумного использования методов альтернативной медицины, в частности иглоукалывания и остеопатии. Лучше всего выработать у себя реалистичный подход к болезни, смирившись с тем, что чудодейственного средства от нее не существует. В то же время не отказывайтесь от альтернативных способов лечения; возможно, некоторые из них существенно облегчат ваше состояние.

Правильное питание тоже может снять остроту некоторых симптомов, однако радикального средства излечения артритов пока не найдено, особенно ревматоидного.

Диетотерапия

При артрите показаны продукты, укрепляющие иммунную систему и, следовательно, здоровье в целом.

Ешьте больше фруктов и овощей, так как они богаты витаминами-антиоксидантами. Шпинат, водяной кресс, морковь, сладкий картофель и манго – прекрасные источники бета-каротина, а цитрусовые, киви, малина и земляника богаты витамином С.

Сокращение потребления готовых продуктов, насыщенных животных жиров, сахара и соли пойдет вам на пользу. Следует есть больше цельнозернового и белого хлеба, макаронных изделий и риса, постного мяса, птицы (если не страдаете подагрой), рыбы (особенно жирной) и молочных продуктов с пониженным содержанием жира. Не забывайте пить много жидкости, преимущественно воды, старайтесь довести ее количество по крайней мере до восьми стаканов в день.

Полезные свойства жирной рыбы Людям, страдающим артритом, особенно полезны омега-3-жирные кислоты, обладающие противовоспалительным действием. Они содержатся в жирной рыбе – в сельди, макрели, лососе, форели, тунце (свежем, а не консервированном), сардинах, а также в печени трески и палтуса. Жирные кислоты стимулируют выработку организмом простагландинов – биохимических веществ, подавляющих воспалительные процессы.

Регулярное потребление омега-3-жирных кислот как с пищей, так и в виде пищевых добавок позволяет сократить на треть прием противовоспалительных лекарственных средств. Но прежде следует проконсультироваться с врачом.

Исключите продукты, в которых сомневаетесь Некоторым больным кажется, что пищевая аллергия и непереносимость пищи обостряют воспаление суставов. Поэтому они стараются избегать или совсем исключить из рациона целые группы продуктов, например молочные, мясо и птицу или цитрусовые, либо переключаются на сыроедение (см. врезку вверху справа). Однако исключение сразу нескольких видов пищи из рациона чревато дефицитом витаминов и минералов.

Если у вас возникли подозрения, что ухудшение состояния суставов связано с определенной пищей, обратитесь к врачу или опытному диетологу, которые порекомендуют соответствующую диету.

Коварная пища

Часто пациенты с ревматоидным артритом отрицательно реагируют на растения семейства пасленовых.

- В картофеле, томатах, сладком перце, авокадо и баклажанах, возможно, содержатся вещества, усиливающие воспалительные процессы.

- Убедительных доказательств, основанных на широкомасштабных исследованиях, не существует, но вы сами можете проверить такое утверждение.

- Попробуйте исключить эти продукты из рациона. Если боль ослабеет, можете внести в свое питание соответствующие коррективы.

Действенная альтернатива
Иглоукалывание, остеопатия и массаж способны облегчить страдания больных артритом. Иглоукалывание стимулирует высвобождение эндорфинов – болеутоляющих веществ, вырабатываемых организмом.

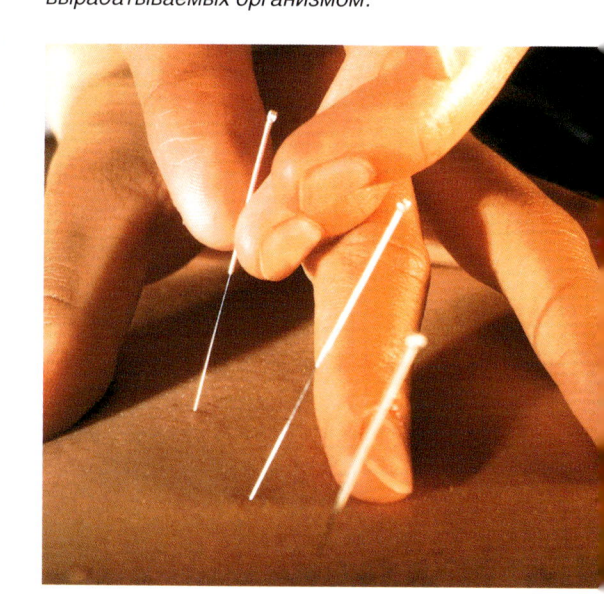

Лекарства и пища

Если вы принимаете нестероидные противовоспалительные лекарства типа ибупрофена, лучше делать это после еды, иначе может развиться язва желудка, которая в тяжелых случаях сопровождается кровотечением. А поскольку при ревматоидном артрите и без того часто наблюдается анемия, эти лекарства ухудшат ваше состояние. При анемии ешьте постную говядину, обогащенные железом готовые зерновые завтраки и консервированные сардины, чтобы не допустить дефицита железа.

Другое из обычно назначаемых лекарств – преднизолон – может усилить риск развития остеопороза, поэтому его прием необходимо сопровождать потреблением продуктов, богатых кальцием. Выбирайте нежирные источники этого минерала – частично обезжиренное или снятое молоко, нежирный йогурт, сыр, бобовые, зеленые листовые овощи и консервированную рыбу.

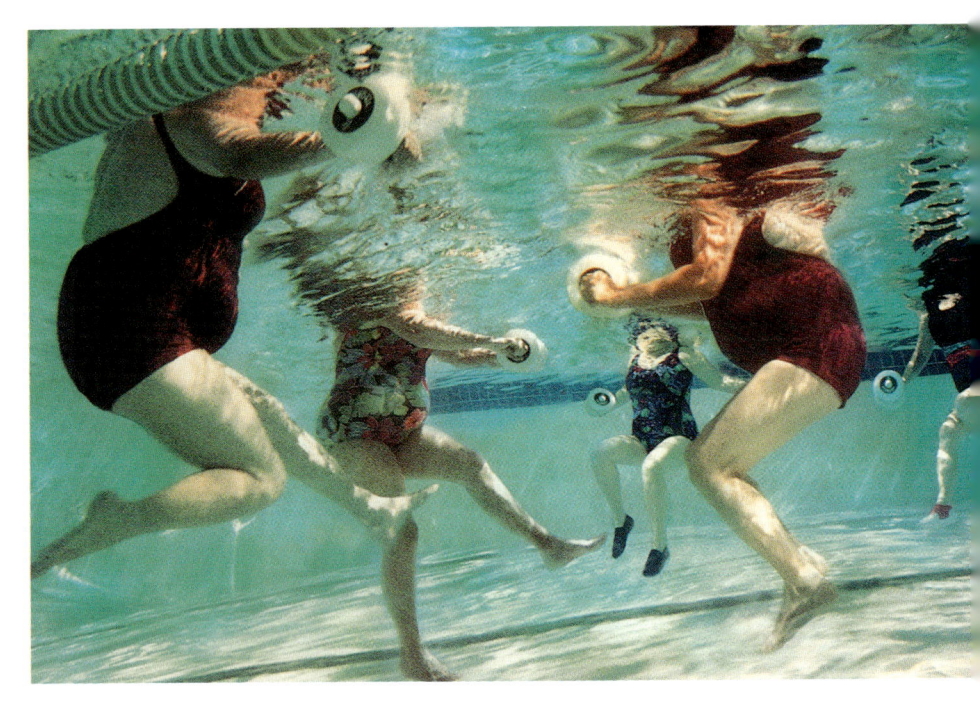

Движение помогает при артрите Физическая активность умеренной интенсивности, например ходьба, плавание или водная аэробика, способствует предупреждению тугоподвижности суставов. Упражнения в воде укрепляют мышцы, не причиняя боли пораженным суставам.

Сохраняйте стройность

Каждый лишний килограмм увеличивает нагрузку на суставы. Особенно страдают коленные и тазобедренные суставы, на которые и так приходится основной вес. Если необходимо похудеть, придерживайтесь здорового рациона питания, но избегайте радикальных «чудо-диет».

Больше движения Это принесет пользу вашим суставам: физические упражнения устраняют тугоподвижность и придают силу мышцам. Старайтесь заниматься физкультурой как можно чаще; при этом нагрузки должны быть умеренными, так как интенсивные движения вызывают боль в воспаленных суставах. Идеальный вид двигательной активности – плавание; оно дает работу мышцам, не нагружая суставы. Небольшие нагрузки на опорно-

---

ПРАВДА ИЛИ МИФ
Артрит: альтернативные методы

Вишня Ежедневное потребление 225 г вишни (свежей или консервированной) снижает уровень мочевой кислоты в крови и тем самым, возможно, способствует профилактике подагры.

Мидии Вытяжки из этого моллюска содержат уникальную группу эйкозатетраеновых кислот, обладающих более сильным действием, чем даже рыбий жир. При аллергии на устриц или мидий от этого средства следует воздержаться.

Строгая вегетарианская диета полностью исключает потребление продуктов животного происхождения. Такая диета облегчает симптомы ревматоидного артрита.

Куркума Куркумин, активное вещество, содержащееся в куркуме, обладает высокоэффективным противовоспалительным действием.

Медные браслеты Ношение медных браслетов при ревматоидном артрите дает некоторые положительные результаты. Медь активизирует фермент, предохраняющий суставы от воспаления. Отмечено, что при одновременном приеме аспирина эффективность браслетов повышается.

двигательный аппарат, например ходьба, тоже очень полезны.

О пользе пищевых добавок
При ревматоидном артрите действенную помощь оказывает рыбий жир в капсулах. Жир печени трески или палтуса содержит омега-3-жирные кислоты; часто рыбий жир комбинируют с витамином D, что облегчает усвоение кальция из пищи, и витамином А. Полезными могут оказаться и мультивитаминные комплексы с минералами.

Некоторые данные свидетельствуют об эффективности применения масел энотеры и бурачника. Активное вещество этих масел – гамма-линоленовая кислота, обладающая противовоспалительным действием. Указанные пищевые добавки показаны как при остеоартрозе, так и при ревматоидном артрите.

При остеоартрозе облегчить болезненность суставов помогает глюкозамин сульфат. Неизвестно, может ли он предотвратить разрушение суставов, однако он несомненно способствует замедлению этого процесса, обеспечивая выработку веществ, необходимых для образования костной ткани. Результаты исследований показали, что при лечении остеоартроза коленного и тазобедренного суставов эффективен хондроитин.

Другие методы борьбы с артритом Многим больным помогают иглоукалывание, массаж и остеопатия. Можно также использовать горячие или холодные компрессы. Для охлаждения воспаленных суставов применяют пакет с замороженным горошком. Накладывать его прямо на кожу не следует, а надо завернуть в полотенце и приложить к воспаленному суставу не более чем на 5 минут. Для горячего компресса намочите полотенце в горячей воде, отожмите, сложите в несколько слоев и наложите на пораженный сустав не более чем на 5 минут.

ИДЕИ ДЛЯ МЕНЮ
Против артрита

Потребление жирной рыбы помогает бороться с симптомами артрита, особенно ревматоидного. Ешьте ее не реже двух-трех раз в неделю.

ЗАВТРАК Витаминизированные зерновые завтраки, содержащие много клетчатки, с частично обезжиренным молоком и свежими или сушеными фруктами. Запивайте их апельсиновым соком. В выходные дни побалуйте себя копченой треской или рольмопсом (рыба, отваренная в подкисленной воде) по-скандинавски.

ОБЕД Паштет из копченой форели и вешенок; свежие сардины с лимонным соком; тост из зернового хлеба с сардинами, размятыми в томатном соусе; рольмопс с хлебом из цельнозерновой муки и зеленым салатом.

УЖИН Тунец, обжаренный с эстрагоном, под лимонным соусом с хреном; запеченная макрель или сельдь с молодым картофелем; макрель, запеченная в сидре; сливочный сыр с лососем и шнитт-луком в слоеном тесте; форель, фаршированная авокадо.

ДЕСЕРТЫ Достаточным количеством кальция обеспечивают молочные десерты, например рисовый пудинг с корицей или брюле (рецепт на с. 337), ароматизированное кардамоном, с черничным соусом.

ЕДА НА СКОРУЮ РУКУ Аппетитный овощной суп с добавлением сыра, дающего кальций; печеночный паштет с цельнозерновым хлебом, с водяным крессом и томатами черри. Быстро можно приготовить макароны-ракушки с маслинами и базиликом, а отбивная из постной баранины, зажаренная в гриле, обеспечивает необходимым минералом – железом.

Похрустите яблоком или добавьте его в кашу

Тунец с эстрагоном под лимонным соусом

Острый лимонный соус с хреном прекрасно оттеняет сочное мясо тунца, а корочка, образуемая цельнозерновой мукой с эстрагоном, приятно хрустит на зубах. Тунец можно заменить лососем.

Подготовка: **15 минут**

Приготовление: **20 минут**

Выход: **4 порции**

ПИЩЕВАЯ ЦЕННОСТЬ 1 порции:	
калорийность	**280 ккал**
углеводы	17 г
(сахар)	4 г
белки	38 г
жиры	10 г
(насыщенные)	2 г
клетчатка	2 г

100 г свежих хлебных крошек (из цельнозерновой муки)
10 г свежего эстрагона, мелко нарезанного
1 взбитое яйцо
Черный перец
4 куска тунца без костей, примерно по 115 г
100 г соуса из хрена
200 г нежирного йогурта
Натертая цедра 1 лимона

1 Нагрейте духовку до 180°С. Смешайте хлебные крошки с эстрагоном и насыпьте в тарелку.

2 Вылейте взбитое яйцо в неглубокую посуду, приправьте перцем.

3 Обмакните каждый кусок тунца в яйцо, а затем обваляйте в хлебных крошках с обеих сторон. Выложите на смазанный маслом противень и запекайте в духовке около 20 минут, до образования румяной корочки.

4 Тем временем смешайте хрен и йогурт, всыпьте, помешивая, цедру лимона. Подайте к рыбе.

Паштет из копченой форели и вешенок

Из вешенок получается изысканный паштет с великолепным вкусом. Подайте его с овсяными лепешками, крекером или тостами из цельнозерновой муки либо с каким-нибудь салатом в качестве закуски.

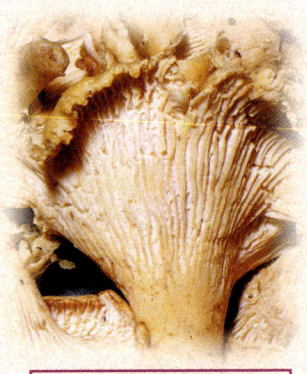

Подготовка: **15 минут**

Приготовление: **7 минут**

Выход: **3 порции**

ПИЩЕВАЯ ЦЕННОСТЬ 1 порции:	
калорийность	**150 ккал**
углеводы	1 г
(сахар)	1 г
белки	11 г
жиры	9 г
(насыщенные)	4 г
клетчатка	0

1 ст. л. оливкового масла
2 луковицы-шалот, мелко нарезанные
50 г вешенок, крупно нарезанных
100 г филе копченой форели
100 г нежирного сливочного сыра
1 ст. л. лимонного сока
Натертая цедра 1 лимона
Черный перец

1 Разогрейте оливковое масло в сковороде с толстым дном. Положите лук-шалот и слегка обжарьте в течение 2 минут. Добавьте вешенки. Накройте крышкой и тушите 5 минут, периодически помешивая. Выложите на тарелку и дайте остыть.

2 Сложите рыбу, сливочный сыр и цедру в кухонный комбайн, влейте сок и мешайте до умеренно однородной консистенции.

3 Добавьте охлажденные грибы с луком, приправьте черным перцем и снова перемешайте.

4 Переложите массу в посуду с крышкой. Если не будете подавать паштет сразу, держите его в холодильнике.

Кардамоновое брюле с черничным соусом

В этом изысканном десерте соус скрывается под слоем йогурта, создавая прекрасный вкусовой контраст. Блюдо гораздо менее жирное, чем привычный крем-брюле, а черника придает ему освежающий вкус.

Подготовка: **10 минут**

Приготовление: **10 минут**

Выход: **4 порции**

150 г черники, замороженные ягоды разморозьте
2 ч. л. сахарной пудры
Цедра 1 лимона
3 стручка кардамона
500 г нежирного йогурта
4 ч. л. с верхом сахарного песка

1. Положите чернику и сахар в кастрюлю с толстым дном и нагревайте на слабом огне, пока ягоды слегка не проварятся. Добавьте натертую лимонную цедру и дайте остыть.

2. Удалите семена из стручков кардамона и растолките их в порошок.

3. Смешайте йогурт с порошком кардамона.

4. Сильно нагрейте гриль.

5. Разложите остывшую чернику по 4 формочкам, сверху выложите йогурт.

6. Посыпьте сахаром – 1 чайная ложка на формочку. Поставьте в гриль на 5–6 минут, пока сахар не запузырится и не подрумянится.

7. Остудите брюле и держите в холодильнике, пока не придет время подавать на стол.

ПИЩЕВАЯ ЦЕННОСТЬ 1 порции:	
калорийность	50 ккал
углеводы	13 г
(сахар)	8 г
белки	113 г
жиры	0
(насыщенные)	0
клетчатка	1 г

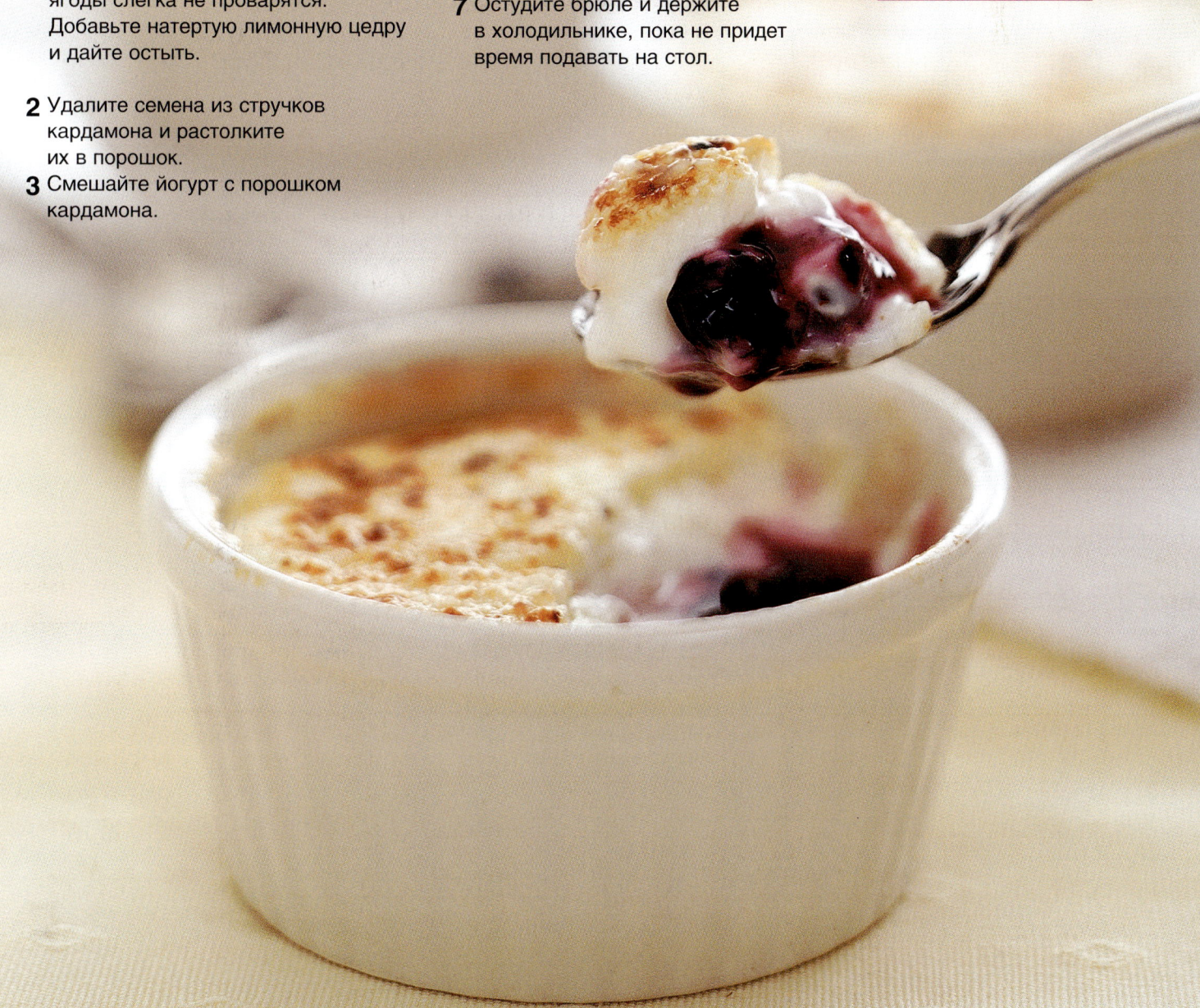

согласно обстоятельствам

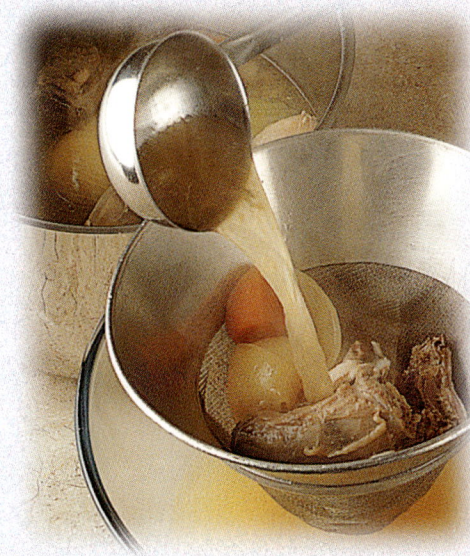

ОСНОВНЫЕ РЕЦЕПТЫ

Рецепты, помещенные в этом разделе, необходимы для приготовления многих блюд, описанных в книге. Кроме того, они полезны как основа для создания собственных кулинарных изысков.

Куриный бульон

По этому рецепту вы приготовите легкий, прозрачный, душистый бульон.

Подготовка: **5–10 минут**
Приготовление: **2,5–3 часа**
Выход: **1 л**

1 средняя курица и любые обрезки
Сырые куриные потроха
1 луковица, крупно нарезанная
2 большие моркови, крупно нарезанные
1 черешковый сельдерей, крупно нарезанный
1 лавровый лист
Несколько веточек петрушки
1 веточка тимьяна
3–4 горошины черного перца
1,7 л холодной воды

1 Разрубите тушку на 3–4 части. Сложите куски в большую кастрюлю вместе с потрохами. Добавьте овощи, зелень и перец горошком. Залейте водой.

2 Не накрывая крышкой, доведите воду до кипения; образующуюся пену снимайте. Накройте кастрюлю крышкой, уменьшите нагрев и дайте покипеть на слабом огне 2,5 часа, периодически удаляя пену.

3 Процедите бульон через марлю и дайте остыть, прежде чем ставить в холодильник. Можно хранить в холодильнике до 2 дней, в морозильнике – до 3 месяцев.

Овощной бульон

Этот бульон можно готовить круглый год, используя сезонные овощи.

Подготовка: **10 минут**
Приготовление: **около 45 минут**
Выход: **1 л**

450 г овощей – морковь, лук-порей, лук репчатый и грибы, в равных количествах, нарезанные
1 зубчик чеснока
6 горошин черного перца
2 веточки петрушки
2 веточки тимьяна
1 лавровый лист
1,2 л воды

1 Сложите все ингредиенты в кастрюлю, залейте водой. Доведите до кипения, не накрывая крышкой и снимая пену.

2 Накройте кастрюлю крышкой, варите на слабом огне в течение 30 минут, при необходимости снимая пену.

3 Процедите бульон через марлю и дайте остыть, прежде чем ставить в холодильник. Хранится в холодильнике до 4 дней, в морозильнике – до 3 месяцев.

Рыбный бульон

Не варите бульон дольше, чем указано в рецепте: продолжительная варка придает горечь.

Подготовка: **15 минут**
Приготовление: **35 минут**
Выход: **1 л**

1 кг костей и любых обрезков рыбы
85 г нарезанной моркови
2 корня черешкового сельдерея
250 мл сухого белого вина
1 л холодной воды
3 горошины черного перца

1 Вымойте кости и сложите в жаропрочную кастрюлю или кастрюлю с толстым дном. Разберите обрезки рыбы, удалите жабры. Промойте, положите в кастрюлю.

2 Добавьте овощи, травы, влейте белое вино и воду и доведите до кипения, снимите пену. Когда суп закипит, уменьшите нагрев, добавьте перец и неплотно прикройте кастрюлю крышкой. Варите 30 минут, периодически снимая пену.

3 Процедите бульон через марлю, положив ее на дно сита или дуршлага. Оставьте на 1 час, а затем снова процедите, чтобы получить совершенно прозрачный бульон. Хранится в холодильнике до 2 дней, в морозильнике — до 2 месяцев.

Основа для пиццы

Основу для пиццы можно заморозить, не выпекая. Пиццу готовьте из замороженной основы, выкладывая на нее начинку.

Подготовка: **30 минут плюс 1 час на то, чтобы тесто подошло**
Выход: **2 основы для пиццы диаметром 25 см**

2 ч. л. сухих дрожжей с чайной ложкой сахара без верха или 1 пакетик быстрорастворимых дрожжей
350 г муки
1 ч. л. соли
Теплая вода для смешивания
2 ст. л. оливкового масла

1 При использовании сухих дрожжей растворите сахар в 75 мл теплой воды, всыпьте дрожжи и оставьте на 10–15 минут, пока не появится пена. Просейте муку и соль в миску, сделайте в центре углубление и влейте туда разведенные дрожжи, 125 мл теплой воды и оливковое масло. Перемешайте деревянной ложкой до однородной консистенции.

2 Быстрорастворимые дрожжи всыпьте в миску одновременно с мукой и солью и хорошенько перемешайте. В центре сделайте углубление и влейте 200 мл теплой воды и оливковое масло. Деревянной ложкой месите до однородной консистенции.

3 Выложите тесто на посыпанную мукой доску и месите в течение 5 минут. Накройте и оставьте на 5 минут. Месите, пока тесто не станет однородным и эластичным. Если тесто кажется липким, добавьте немного муки, а если суховатым, то 1 столовую ложку воды.

4 Разделите тесто на две части. Разложите в миски, слегка смазанные растительным маслом, и накройте пленкой. Оставьте в теплом месте на 1 час, пока тесто не увеличится вдвое.

5 Слегка вымесите каждую порцию теста, затем раскатайте на доске, посыпанной мукой, чтобы получились лепешки диаметром 25 см и толщиной 1 см. Выложите на слегка смазанный маслом противень и защипите края, формируя невысокий бортик. Основа готова для заполнения начинкой, после чего пиццу сразу же следует выпекать в очень горячей духовке.

Нежирный майонез

Подготовка: **7–10 минут плюс время на выстаивание**
Выход: **около 100 мл**

Желтки 2 крутых яиц
1 ст. л. белого винного уксуса
1 ст. л. лимонного сока
Щепотка порошка сухой горчицы
Соль и перец
2 ст. л. нежирного йогурта

1 Разотрите желтки с уксусом, лимонным соком, горчичным порошком, солью и перцем (по вкусу). Хорошенько перемешайте.

2 Взбейте йогурт с яичной смесью до однородной массы. Накройте и дайте постоять 5–10 минут, пока не появится характерный вкус.

основные рецепты

СОДЕРЖАНИЕ ПИТАТЕЛЬНЫХ ВЕЩЕСТВ В НЕКОТОРЫХ ПИЩЕВЫХ ПРОДУКТАХ

ПРОДУКТ	КОЛИЧЕСТВО, г	КАЛОРИЙНОСТЬ, ккал	БЕЛКИ, г	УГЛЕВОДЫ, г	ЖИРЫ, г
ХЛЕБ, КАРТОФЕЛЬ И ЗЕРНОВЫЕ					
картофель (отварной)	115	86	1,7	20	0,3
картофель жареный (чипсы)	115	268	3,2	31,2	14,3
рис вареный	225	232	4,9	49,7	1,2
фасоль обыкновенная отварная	55	62	5	11	1,3
нут отварной	55	73	5	20,5	1,3
хлеб из цельнозерновой муки (2 ломтика)	2	180	6,2	34	2,4
кукурузные хлопья (без молока)	25	102	1,8	24	0,1
мука из цельного зерна	115	357	14,6	73	1,5
обычная мука	115	392	10,2	87	1,54
ФРУКТЫ И ОВОЩИ					
яблоко	1 среднее	54	0,4	14	0
банан	1 средний	123	1,5	30	0,3
апельсин	1 средний	37	1,1	18,1	0,1
персик	1 средний	31	0,6	9,7	0,1
свежий горох	115	95	8	11,5	1,7
замороженный горох	115	80	6,9	11	1
капуста отварная (чуть-чуть)	100	14	1	2	0
шпинат бланшированный	225	41	5,4	6,5	0,5
морковь сырая	50	18	0,3	3,9	
брокколи отварная (чуть-чуть)	100	24	3	1	
МЯСО, РЫБА И ИХ ЗАМЕНИТЕЛИ					
курица, жаренная с кожей	115	248	26	0	16,1
без кожи	115	170	29	0	6,2
2 бараньи отбивные	175	207	26	0	11,5
кусок филе в гриле	85	176	27,4	0	6,0
телячья печень жареная	85	222	25,1	3,4	11,2
креветки жареные	85	192	17,4	8,4	9,3
лосось вареный	115	227	23	0	15
лосось консервированный	85	179	16,7	0	7,4
МОЛОЧНЫЕ ПРОДУКТЫ					
цельное молоко	100	66	4,6	3,2	3,9
сыр чеддер	25	113	7,1	0,6	8,3
яйцо сырое	1 крупное	75	6,3	0,6	5,1
йогурт с пониженным содержанием жира, натуральный	115	65	6	9	1
ЖИРЫ					
оливковое масло	1 ст. л.	119	0	0	12,7
сливочное масло	1 ст. л.	102	0,1	0,1	10,4

РЕКОМЕНДОВАННЫЕ СУТОЧНЫЕ ДОЗЫ ВИТАМИНОВ

ВОЗРАСТ	B_1, мг	B_2, мг	НИАЦИН, мг	B_6, мг	B_{12}, мкг	ФОЛАТ, мкг	C, мг	A, мкг	D, мкг
0–3 мес.	0,2	0,4	3	0,2	0,3	50	25	350	8,5
4 мес.	0,2	0,4	3	0,2	0,3	50	25	350	8,5
7–9 мес.	0,2	0,4	4	0,3	0,4	50	25	350	7
10–12 мес.	0,3	0,4	5	0,4	0,4	50	252	350	7
1–3 года	0,5	0,6	8	0,7	0,5	70	30	400	7
4–6 лет	0,7	0,8	11	0,9	0,8	100	30	500	–
7–10 лет	0,7	1,0	12	1,0	1,0	150	30	500	–
МУЖЧИНЫ									
11–14 лет	0,9	1,2	15	1,2	1,2	200	35	600	–
15–18 лет	1,1	1,3	18	1,5	1,5	200	40	700	–
19–50 лет	1,0	1,3	17	1,4	1,5	200	40	700	–
50 лет и старше	0,9	1,3	16	1,4	1,5	200	40	700	10
ЖЕНЩИНЫ									
11–14 лет	0,7	1,1	12	1,0	1,2	200	35	600	–
15–18 лет	0,8	1,1	14	1,2	1,5	200	40	600	–
19–50 лет	0,8	1,1	13	1,2	1,5	200	40	600	–
50 лет и старше	0,8	1,1	12	1,2	1,5	200	40	600	10
беременные	+0,1	+0,3	–	–	–	+100	+10	+100	10
кормящие	+0,1	+0,5	+2	–	+0,5	+60	+30	+350	10

РЕКОМЕНДОВАННЫЕ СУТОЧНЫЕ ДОЗЫ МИНЕРАЛОВ

ВОЗРАСТ	КАЛЬЦИЙ, мг	ФОСФОР, мг	МАГНИЙ, мг	НАТРИЙ, мг	ЖЕЛЕЗО, мг	ЦИНК, мг	МЕДЬ, мг	СЕЛЕН, мкг	ЙОД, мкг
0–3 мес.	525	400	55	210	1,7	4,0	0,2	10	50
4 мес.	525	400	60	280	4,3	4,3	0,3	13	60
7–9 мес.	525	400	75	320	7,8	5,0	0,3	10	60
10–12 мес.	525	400	80	350	7,8	5,0	0,3	10	60
1–3 года	350	270	85	500	6,9	5,0	0,4	15	70
4–6 лет	450	350	120	700	6,1	6,5	0,6	20	100
7–10 лет	550	450	200	1200	8,7	7,0	0,7	30	110
МУЖЧИНЫ									
11–14 лет	1000	775	280	1600	11,3	9,0	0,8	45	130
15–18 лет	1000	775	300	1600	11,3	9,5	1,0	70	140
19–50 лет	700	550	300	1600	8,7	9,5	1,2	75	140
50 лет и старше	700	550	300	1600	8,7	9,5	1,2	75	140
ЖЕНЩИНЫ									
11–14 лет	800	625	280	1600	14,8	9,0	0,8	45	130
15–18 лет	800	625	300	1600	14,8	7,0	1,0	60	140
19–50 лет	700	550	270	1600	14,8	7,0	1,2	60	140
50 лет и старше	700	550	270	1600	8,7	7,0	1,2	60	140
кормящие	+500	+400	+50	–	–	+6,0	+0,3	+15	–

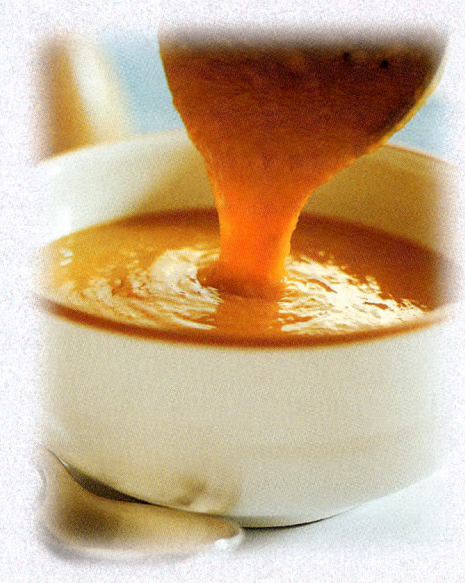

УКАЗАТЕЛЬ РЕЦЕПТОВ

Супы

Быстрый суп гаспачо 159
Густой суп из зимней тыквы и чечевицы 214
Креольский рыбный суп 42
Куриный суп 238
Овощной суп с кориандром 305
Суп из брокколи с сыром стилтон 188
Суп из гороха и салата-латука 330
Суп из моркови с имбирем 123
Сытный овощной суп 153
Томатный суп с жареным перцем 177
Чечевичный суп с жареным красным перцем 35
Суп «Том Ям» 128

Салаты, закуски

Артишоки, фаршированные креветками 115
Булочка с брезаолой и листовым салатом 177
Гуакомоль 213
Дал из красной чечевицы 64
Жареный козий сыр с салатом 52
Запеченные грибы 50
Пикантные мини-закуски к коктейлю 100
Салат из авокадо и грецких орехов 35
Салат из авокадо с семечками 288
Салат из креветок и розового грейпфрута 301
Салат из нута и сладкого перца 274
Салат из фасоли 105
Салат из шпината, водяного кресса и апельсинов 256
Теплый салат из спаржи 330
Хумус с красным перцем 86
Чипсы из сладкого картофеля 241

Мясные блюда

Ассорти-гриль по-средиземноморски 159
Бифштекс из баранины с зимними овощами 325
Жареная баранья печень с апельсиновым соусом 176
Жаркое из свинины с грибами шиитаке 122
Пикантные фрикадельки 324
Поджарка из говядины с зеленым перцем 300
Свиные эскалопы с цитрусовым соусом 158

Блюда из домашней птицы и дичи

Жареные цыплята с луком-шалотом и чесноком 72
Курица-гриль с пюре из сельдерея и кориандра 87
Курица с приправой из сладкого перца 123
Маринованный цыпленок со свежим инжиром 331
Оленина под клюквенно-апельсиновым соусом 227
Салат из индейки с заправкой из авокадо 248
Салат с горячими утиными грудками 34
Фрикасе из индейки 106
Шашлык из курицы и манго с кускусом и луком 321

Блюда из рыбы и морепродуктов

Жареный лосось под ананасным соусом 275
Жаркое из креветок и горошка по-восточному 128
Запеканка с копченой рыбой 203
Крабовые лепешки с соусом чили 231
Креветки с перцем чили по-китайски 73
Кулебяка с лососем 42
Лосось по-средиземноморски 65

Мидии в вине **289**

Палтус под соусом с крессом
водяным **115**

Паштет из копчёной форели
и вешенок **336**

Пицца с морепродуктами и рокет-
салатом **226**

Пряные мидии по-сардински **256**

Рагу из морепродуктов
по-креольски **101**

Ризотто с копчёной треской **168**

Рыба под зелёным соусом **269**

Рыбный шашлык с пряным
кускусом **215**

Салат нисуаз из свежего
тунца **263**

Треска в маринаде с салями
и сыром моццарелла **317**

Тунец с эстрагоном под лимонным
соусом **336**

Шашлык из гребешков и бекона
с рокет-салатом **168**

Овощи и вегетарианские блюда

Брокколи с орехами **64**

Вегетарианские бургеры
по-итальянски **152**

Жареные корнеплоды
с хреном **262**

Жареный красный перец
и креветки в тортилье **240**

Запеканка из макарон
и брокколи **197**

Испанская тортилья
со спаржей **293**

Карри из нута с райтой **305**

Макароны с брокколи
и орехами **282**

Макароны-ракушки с маслинами
и базиликом **107**

Омлет с сыром и овощами **275**

Омлет со шпинатом
и брынзой **196**

Паста с шалфейным
песто **320**

Печёные грибы с кориандровым
песто и брынзой **257**

Ризотто с горохом
и лимоном **188**

Салат из кускуса
с кориандром **283**

Спаржа-гриль с макаронами
тальятелле **249**

Тофу, жаренный с соусом сатай
и рисом **53**

Фасоль под соусом карри **43**

Яйца с густым томатным соусом
и перцем чили **268**

Десерты

Горячие бананы с фундуком
и кленовым сиропом **197**

Десерт с клубнично-
апельсиновым соусом **153**

Дыня с ягодным соусом **73**

Замороженный ягодный
шербет **52**

Кардамоновое брюле с черничным
соусом **337**

Летнее фруктовое пюре
со взбитыми сливками **325**

Обжаренные фрукты **301**

Печёные яблоки с начинкой **227**

Пудинг из панеттоне **230**

Рисовый пудинг с корицей **202**

Торт с сыром рикотта, миндалём
и абрикосами **169**

Тропическое наслаждение **107**

Фруктовый компот
с пряностями **79**

Фруктовый салат с ванильным
йогуртом **263**

Хлебный пудинг
с абрикосами **249**

Шербет из манго
и шампанского **114**

Экзотический творожный торт
с фруктами **100**

Блюда для малышей

Аппетитные оладьи **134**

Макароны с тунцом **141**

Пюре из тыквы и яблок **140**

Рубленая баранина
с абрикосами **140**

Хлебобулочные и кондитерские изделия

Банановые сдобы **86**

Кекс к чаю **189**

Лимонный кекс из поленты **129**

Овсяное печенье с финиками
и апельсином **268**

Фокачча с красным луком
и розмарином **293**

Фруктовые батончики **316**

Блюда к завтраку

Абрикосовое чудо **285**

Банановые мини-блинчики **285**

Гранола от стресса **214**

Мюсли с черникой **113**

Хрустящие овсяные хлопья
с малиной **241**

Напитки

Абрикосовый мусс **202**

Напиток, дающий силы **281**

Фруктовый мусс **246**

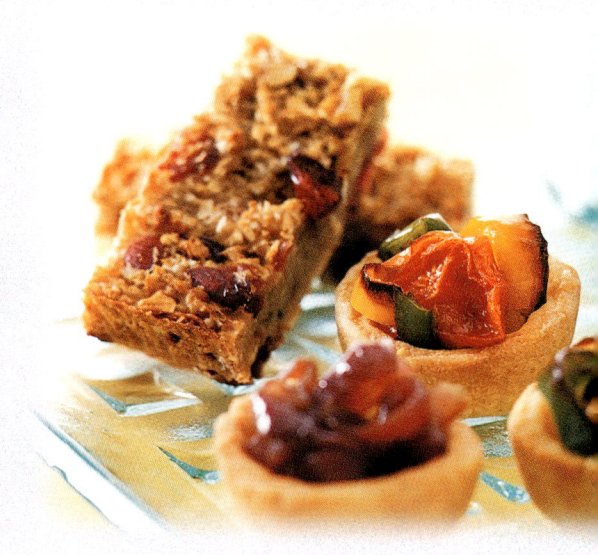

Алфавитный указатель

А

абрикосы 66, 174
    масло 174
    нектар 66
авокадо 14, **68**
акупунктура *см.* медицина нетрадиционная
алкоголь 17, 97, 258, **260–261**, 284–285
аллергия **116–117, 124–129**
    глютен 126–127
    депрессия 222
    клейковина 126–127
    лактоза 125–126
    младенцы 137
    молочные продукты 125–126
    непереносимость 124, 126
    орехи 13, 167, 171
    пищевая 124–127, 232, 250, 255, 273, 333
    пробы 124
    рецепты 128–129
    элиминационная диета 32, 125, 333
Альцгеймера болезнь 192–193
аминокислоты **10, 15**
    см. также белки; триптофан
ананас 165
анемия 33, **251**, 322
анорексия 236–237
антиоксиданты 12–13, 19, **118**
    бета-каротин 19
    кверцетин 19
    селен 11, 13
    соя 13
апельсины 18
аппетит **228–231**
    алкоголь 229–230
    аппестат 228
    витамины 228–229
    депрессия 216
    клетчатка 230
    курение 229
    меню 229
    минералы/минеральные соли 228–229
    напитки 229
    питание/пища 228–231
    рецепты 230–231
    сахар 230
    травы 230
    углеводы 229–230
    ароматерапия *см.* медицина нетрадиционная
артерии
    уплотнение 55, 162
артишок 18, 113
артрит **332–337**
    алкоголь 333
    аллергия 333
    антиоксиданты 333
    ванна успокаивающая 201
    вес 192, 334
    витамины 333
    гамма-линоленовая кислота 51, 335
    глюкозамин сульфат 335
    диетотерапия 332–333
    жидкость 333
    жиры 333
    курение 70
    лекарства 334
    медицина нетрадиционная 333–335
    меню 335
    минералы/минеральные соли 334
    омега-3-жирные кислоты 12, 18–19, 51, 178, 192, 332–333, 335
    остеоартроз 192, 332, 335
    питание/пища 178–179, 192, 332–334
    ревматоидный 51, 178, 332–335
    сахар 333
    соль 333
    физические нагрузки/физкультура 333–335
астма 124

Б

баклажан 113
бананы 192–193, 218, **278**, 284
баранина 15
белки 10, 12, 13, 15, 18
    соевые 186
беременность **160–169**
    алкоголь 165
    белки 165
    бессонница 244
    вес 91, 167, 175
    витамины 164, 166–167
    железо 167
    запор 165, 167
    клетчатка 165
    меню 166
    метаболизм (обмен веществ) 91
    минералы/минеральные соли 166
    молоко 162
    непреодолимая тяга 163, 235
    несварение 167
    рацион питания 162–169
    тошнота 162, 167
    физические нагрузки/физкультура 166–167
    фолаты, фолиевая кислота 164–165
бесплодие *см.* фертильность
бессонница **242–249**
    алкоголь 243
    белки 244–245
    витамин B 244–247
    кофеин 243
    мед 247
    медитация 247
    медицина нетрадиционная 247
    меню 246
    минералы/минеральные соли 246–247
    напитки 243, 245
    незаменимые кислоты 247
    пищеварительная система 243–244
    посменная работа 296–297
    причины 242–244
    рацион питания 242–249
    рецепты 246, 248–249
    сахар 243
    серотонин 245
    снотворные естественные 245, 247
    снотворные таблетки 247
    травы 243, 245
    триптофан 242–245
    углеводы 244–245
    уровень сахара в крови 243

физические
	нагрузки/физкультура
	247
бета-каротин *см.*
	антиоксиданты
биотин 37
бобовые 11, 12, 76, 93
боль головная 124, 316
брокколи 18, 243
бронхит 66
брюссельская капуста 18
булимия 236–238
бульоны **338–339**

В

валериана 219, 297
вегетарианская диета 15,
	41, 133, **149–150**, 252,
	302–303
вес **88–101**
	алкоголь 97
	анорексия 239
	артрит 191, 334
	беременность 91, 175
	булимия 239
	дети 148–119
	диабет 103–104,
		191–192
	меню 96
	метаболизм 88–91, 97
	младенцы и малыши
		132–133
	нарушения аппетита
		232, 236–239
	память 266
	показатель массы тела
		17
	похудение 16, 56–58,
		94–95, 97–99, 148–149,
		244, 255, 266, 323
	рацион питания 89–93,
		96–97, 100–101
	рецепты 100–101
	сердце 57–58
	средний возраст
		180–181
	старение 190–191

углеводы 91–92
усталость хроническая
	255
фертильность 161–162
физические
	нагрузки/физкультура
	57, 88–89, 91, 94, 99
энергия 10, 11, 16–17,
	88–91, 99
ветчина 12
вечеринки **284–285**
витамины 10, 20, 21, 23
	A 10, 12–13
	B 10–13, 21
	B$_1$ (тиамин) 21
	B$_2$ (рибофлавин) 13
	B$_6$ (пиридоксин) 13
	B$_{12}$ 12, 13, 15, 18
	C 10, 12, 15, 18, 19
	D 10, 13
	E 10, 12–13
	K 10
	биотин 37
	ниацин/никотиновая
		кислота 37
	пантотеновая кислота
		37
	фолаты, фолиевая
		кислота 13, 18
вишня 334
волосы **26–30, 33–35**
	белки 28, 33
	витамины 28–29, 33
	выпадение 33
	меню 29, 33
	незаменимые жирные
		кислоты 28
	облысение 33
	перхоть 33
	рацион питания 26–27,
		30, 34–35
	рецепты 34–35
восточная кухня 82–83,
	156, 206–207, 327
вредные привычки 258–261
вскармливание
	естественное *см.*

кормление грудью
искусственное 136, 175

Г

газы 82
гамма-линоленовая кислота
	51, 225, 335
гвоздика 198
гинкго 112, 193, 219
глаза
	бета-каротин 19, 299
	возрастная/старческая
		дегенерация 178, 292
	катаракта 19, 178
	компьютеры 292,
		298–299
	черника 298
гликемический индекс 78
гликоген 278
глюкозамин сульфат 335
глютен 126–127
говядина 12, 15
гомеопатия **219–222**
гормоны 102–107
	адреналин *см.* стресс
	вес 102
	витамины B, D 105
	гормонозаместительная
		терапия 49, 181, 184
	мелатонин 296
	меню 105
	минералы/минеральные
		соли 105
	рацион питания
		104–107
	регуляторы 105
	рецепты 105–107
	сахар 104
	соя 105
	уровень сахара в крови
		103–104
	фитоэстрогены 105
грейпфрут 298
гречка 29
грибы
	восточные 117
	шиитаке 119

Д

депрессия **216–227**
	алкоголь 218, 223, 224
	аллергия 222
	антиоксиданты 218
	аппетит 216, 229
	ароматерапия 225
	витамины 216–217, 225
	гамма-линоленовая
		кислота 225
	гомеопатия 222
	жиры 224
	клетчатка 224
	кофеин 218, 220–221,
		224
	курение 218, 222
	менопауза 183
	меню 224
	минералы/минеральные
		соли 217, 225
	напитки 219, 222, 224
	незаменимые жирные
		кислоты 217
	питание/пища 216–218,
		220–226
	предменструальный
		синдром 223–224
	сезонное аффективное
		расстройство 222–223
	серотонин 217–218
	сладости 218, 223–224
	соль 224
	травы 218–219, 222, 223
	триптофан 217, 223
	углеводы 222–224
	физические
		нагрузки/физкультура
		216–217, 222, 223
	эфирные масла 210,
		225
дети и подростки **142–153**
	алкоголь 149
	аллергия 167, 273
	белки 144
	вегетарианская
		диета/вегетарианцы
		149–150

витамины 147, 271, 272
внуки 328–329
гиперактивность 270–275
железо 149
жиры 144
зубы 146
кожа 148
легкая закуска 145–147, 236, 328
масло энотеры 270, 271
меню 151, 273
минералы/минеральные соли 144–147, 271–272
молоко 143–144, 146
напитки 143–144, 146, 149, 220, 270
незаменимые жирные кислоты 271
переходный возраст 144–150
питание/пища 142–153, 232, 236, 270–275, 320, 328
пищевые добавки 272
приготовление пищи 142–143, 151, 236, 320, 328, 329
рецепты 152–153, 274–275, 320–321
садоводство 328–329
сахар 144, 243, 272
синдром рассеянного внимания с гиперактивностью 270–275
сладости 236, 243
углеводы 143, 151, 272
уровень сахара в крови 147–148, 272
шоколад 220, 221, 243
детоксикационные диеты/детоксикация **80–81**, 284–285
диабет 10, **102–104**
глюкоза 103–104

жиры 103
питание/пища 103, 104
старческий 191
уровень сахара в крови 102–104
диетические продукты **13–14**, 15
аллергия 125–126
нежирные 46, 49, 63, 93, 96–97, 208, 280
дрожжевые грибы 78, 112
дрожжи 15
дыхательная система **66–73**
антиоксиданты 66–67
астма 124
бронхи 66
витамины 66–67, 71
грипп 67, 68, 211
загрязнение окружающей среды 70
инфекции 68–71
кашель 68
курение 67, 69–70
легкие 66–67, 71
лекарства 69
ликопен 66
меню 71
минералы/минеральные соли 66, 67
простуда 66, 67, 68, 91, 211
рак 69
рацион питания 66–73
рецепты 72–73
ринит 124
синдром хронической усталости 255
синусит 124
соль 71
стресс 210
трахея 66
чеснок 69, 117
эхинацея 119, 211

Ж
железо 11–13, 15, 18, 21
женьшень 113, 211, 255

жиры 10, 12–13, **14–15**, 258, **259–260**, 261, **312–313**
мононенасыщенные 14–15
насыщенные 13–15
ненасыщенные 13
полиненасыщенные 14–15
трансизомерные 15

З
загар 31, 288, 295
загрязнение окружающей среды 70, 273
запах изо рта 81, 84
запор см. пищеварительная система
земляника 19, 288
зубы 51
дети 146
минералы/минеральные соли 13, 45
протезы 192, 201
рецепты 45, 52
сахар 146
старение 192, 201

И
изжога 81–83, 167
имбирь 70, 81, 113, 198, 309
иммунная система **116–129**
антиоксиданты 116, 118–119, 165
витамины 118–119, 304
интерферон 68–69
курение 69
меню 120
минералы/минеральные соли 118, 119
рацион питания 117–123, 315, 322
рецепты 122–123
свободные радикалы 118
травы 117, 119
физические нагрузки/физкультура 118
импотенция 112
индейка 308
инсульт 13, **62–63**, **69–70**
см. также сердце: повышенное давление
инфекции мочевых путей 18, 111

Й
йогурт 13, 78, 117
йод 12–13

К
кава 211–212, 219
калий 12–13, 18 см. также минералы/минеральные соли
кальций 11–13, 15, 21 см. также кости; минералы
кардамон 81, 198
картофель 11, 71, 143, 145
в мундире 93
печеный 157
приготовление 93
сладкий 209
чипсы 93, 150, 157, 234, 241
катаракта 19, 178
кашель 68
клетчатка 11–13, 18–19, 21
клюква 18, 111
кожа **26–33**, **34–35**, 148
антиоксиданты 148, 295
белки 28–29
витамины 28–29
вода 29–30, 148
загар 31, 288, 295
крапивница 124
меню 30
минералы/минеральные соли 29, 148
напитки 29–30, 148
незаменимые жирные кислоты 28, 29, 148, 178

ожоги и порезы 33
продукты 174
псориаз 13, 18–19,
   32–33, 148, 178
пятна 30
рак 295
рацион питания 26–27,
   29, 30, 34–35, 148,
   179
рецепты 34–35
сухая 31
угри 30–31
экзема 31, 124
кондитерские изделия 15
корица 198
кормление грудью 134–135,
   170–175
корнеплоды 19
кости **44–53**
   алкоголь 48
   витамин D 46–48, 192
   кальций 44–46, 47, 48,
      49, 182, 193
   курение 48
   масла 51
   меню 50
   минералы/минеральные
      соли 13, 44, 47
   остеопороз 10, 44–49,
      182, 186, 192–194
   отруби 47
   питание/пища 49, 50,
      52–53, 182, 186, 192
   рецепты 50, 52–53
   соль 47–48
   соя 186
   суставы и мышцы
      50–51, 290, 292, 309
   физические
      нагрузки/физкультура
      48–51, 309
кофе 17
кофеин 17, 212, 220, 258,
   260, 297, 302, 316
крапивница 124
крекер 11
кресс водяной 110

кровь
   артерии 55
   кровеносные сосуды 18
   кровообращение см.
      сердце:
      кровообращение
   лейкоциты 116
   уровень сахара 11,
      78–79, 102, 103–104,
      235, 243–244, 264, 315
кролик 18
крыжовник 18
кукуруза сахарная 19
курение 261
куркума 334

Л
лактоза 125–126
лапша 224
лецитин 265–266
ликопен 11, 61–62, 66, 120,
   298–299
лимон 260
листериоз 23
лосось 19
лук 113
люцерна 230

М
магний 12–13, 18, 21
маис 11, **21–22**
майонез 13, 23
макароны 11, 21, 76, 149,
   224
макрель 18
малина 19, 267
малыши, напитки 133, 135,
   137
марганец 21
маргарин 13
масло 13, 56
   абрикосовое 174
   арахисовое 56
   ароматическое 67
   бурачника 51, 225, 335
   оливковое 14, 19, 39, 54,
      56, 62, 96, 104, 280

подсолнечное 14, 19,
   56, 96, 104, 280
рапсовое 14, 19, 56, 280
сафлоровое 19, 56, 104
соевое 14, 56
энотеры 51, 225, 270,
   271, 335
эфирное 174, 201, 210,
   225, 247, 316
массаж см. медицина
   нетрадиционная
мед 14, 247
медитация 210, 247
медицина нетрадиционная
   акупунктура 333, 335
   ароматерапия 84–85,
      174, 201, 210, 222,
      225, 247, 291, 316
   гипноз 84
   йога 222
   массаж 84–84, 210, 222,
      308, 333, 335
   остеопатия 333, 335
   рефлексотерапия 222
меланхолия послеродовая
   175
меласса (патока) 272
мелатонин 296, 308–309
менопауза **181–184**
   антиоксиданты 182–183
   белки 183
   вес 181, 183
   витамин D 182
   гормонозаместительная
      терапия 181, 184, 267
   депрессия 183
   жиры 182
   клетчатка 182
   кофеин 183
   метаболизм 91
   минералы/минеральные
      соли 182–183, 193
   напитки 183
   остеопороз см. кости
   память 267
   рацион питания
      182–183, 189

рецепты 189
соль 183
соя 185
физические
   нагрузки/физкультура
   183
менструация
   аменорея 108
   анемия 250–251, 322
   вес 108
   гормоны 105
   память 267
метаболизм 88–91, 97
мигрень 124
мидии 311
минералы/минеральные
   соли 10, 13, 20–21
младенцы и малыши
   132–141
   аллергия 137
   белки 132–133
   вегетарианская пища
      133
   витамины 133
   грудное вскармливание
      134–135, 163, 170–175
   железо 132–133
   жиры 132
   искусственное
      вскармливание 136,
      175
   кофеин 172
   меню 134
   минералы/минеральные
      соли 132–133
   напитки 133, 135
   отлучение от груди
      136
   питание/пища 132–137,
      140
   покупки 323
   рацион питания 134,
      138–9, 141, 323, 324
   рецепты 134, 140–141,
      324
   самостоятельное
      питание 136, 137

твердые предметы
136–137
мозг **36–43**
алкоголь 41, 266
Альцгеймера болезнь
40, 193, 267
антиоксиданты 36, 39
ацетилхолин 265–267
бессонница 266
вегетарианская пища 41
витамины 36–39, 265
гинкго 267
женьшень 267
кофе 41
кофеин 41, 266
кофермент Q10 267
курение 266
лецитин 265–266
меню 40
минералы/минеральные
соли 13, 36–41, 265
незаменимые жирные
кислоты 39, 265
память 39–40
рацион питания 38–43,
263–265
рецепты 42–43
сахар 40
стресс 266
углеводы 40–41
уровень сахара в крови
264
холин 266, 302
хуперсин А 267
молодежь **154–159**
алкоголь 304
витамины 302, 303, 304
иммунная система 304
кофеин 302
легкая закуска 154, 304
меню 155, 304
минералы/минеральные
соли 155, 303
напитки 155, 304
рацион питания
154–159, 302–305
рецепты 158–159, 305

студенты 302–305
экзамены 302, 304
молоко 13, **146** *см. также*
диетические продукты и
напитки
морковь 15, 19, 66, 113
мороженое 23
соевое 187
мука
без клейковины 127
гречневая 127
соевая 127, 187
цельнозерновая 76
мусс 23
мышцы *см.* кости: суставы
и мышцы
мюсли 15
мясо 12, 15, 20 *см. также*
рацион питания
мята 81, 84–85

Н
напитки 17
напитки, алкогольные
260–261
без кофеина 212, 245
безалкогольные 15, 17,
146, 194, 230
вода 17, 288
какао 41, 212, 220
кола 17
кофе 17 *см. также*
кофеин
молоко 13
овощные соки 212
соевые 15, 125, 186
фруктовые соки 12, 17
чай 17
чай зеленый 120, 219
чай травяной *см.* травы
шоколад 41, 212, 220
нарушения питания
232–240
аллергия 124–139
анорексия 236–237
булимия 236–238
меню 238, 297

непреодолимая тяга
233–235, 239
обжорство 236–239
посменная работа
296–297
расстройство аппетита
228–231
сладости 234–235
стресс 315–316
уровень сахара в крови
235
шоколад 234–235
незаменимые жирные
кислоты (омега-3 и
омега-6) 10, 13–14, 18,
56
непереносимость 124, 126
нервная система 36–43
антиоксиданты 36, 39
вегетарианская
диета/вегетарианцы
41
витамины 12, 36–39
меню 40
минералы/минеральные
соли 13, 36, 38–41
незаменимые жирные
кислоты 40
рацион питания 36–40,
42–43
рецепты 42–43
углеводы 40–41
несварение 81–84, 167
ниацин 37
ногти 26, **28–29**, **33–35**
белки 28, 33
витамины 28–29, 33
минералы/минеральные
соли 29, 33
незаменимые жирные
кислоты 28
рецепты 34–35

О
облысение *см.* волосы
обмен веществ 88–91, 97
овес, овсянка 11, 15

овощи 11–12, 15, 329
биофлавоноиды 61
бульоны 15, 338
замороженные 12
из своего сада 327
консервированные 12
корнеплоды 19
приготовление 12, 23
свежие 12
соки 12, 212
сушеные 12
сырые 12
токсоплазмоз 167
экологически чистые 20
ожоги 33
озноб 198
оленина 18
омар 310–311
орехи 11–15, 93, 179–180,
307
аллергия 13, 167, 172
арахис 15, 167, 172
бразильские 179, 218
грецкие 14, 19, 179–180,
212
кедровые 161
кокосы 179
миндаль 179–180, 239
фундук 19, 179–180
остеоартроз 192, 332–333,
334, 335
остеопороз *см.* кости
отравление пищевое 22–23,
167, 200
отруби *см.* клетчатка

П
память **39–40**, 190, 193,
264–269
алкоголь 266
Альцгеймера болезнь
193, 267
ацетилхолин 265–267
бессонница 266
витамины 190, 192, 265,
302
гинкго 267

кофе 41
кофеин 266
кофермент Q10 267
курение 266
лецитин 265–266
менопауза 266–267
менструация 266–267
меню 266
минералы/минеральные соли 265
незаменимые жирные кислоты 40, 265
оливковое масло 39
похудение 266
рацион питания 263–269
стимуляция 266
стресс 266
уровень сахара в крови 264
физические нагрузки/физкультура 266
холин 265–266
пантотеновая кислота 37
паштет 22–23, 163
пенсия 326–331
перец 148
   бета-каротин 67
   биофлавоноиды 62
   кайенский 97
   ликопен 61–62, 298
   острый стручковый 70, 218
персик 19, 329
печень (орган) 12, 37, 85, 149
печень (продукт питания) 150, 163
пикник 286, 287
пиридоксин (витамин B_6) 13
пироги 12
питательные вещества 10
   защитные 60–61, 67–68, 76
   макроэлементы 10
   микроэлементы 10, 60

растительного происхождения 18, 19
пища
быстрого приготовления 154, 156–157
зависимость 258–263
методы приготовления 20–23, 62–63, 93, 96, 98, 104, 121, 137, 167, 200, 260, 310
натуральная 20–21
непреодолимая тяга 163, 233–235, 239
температура приготовления 22–23, 167, 200
энергия 89–91
пищеварительная система 11, **74–87**, 124
бессонница 243–244
вода 79, 81
газы 82
грыжа 81, 83
детоксикация 80–81
диарея 288
дивертикулит 192
запах изо рта 81, 84
запор 11, 81–82, 165, 167, 192, 194, 288
изжога 81–83, 167
имбирь 309
камни в желчном пузыре 81, 83–84
клетчатка 11, 74–76, 192
медицина нетрадиционная 84–85
меню 79
напитки 192
несварение 81–84, 167
печень 12, 37, 85, 149
питание/пища 74–76, 78–79, 81–82, 86–87, 192, 194
рак 74, 76
рецепты 79, 86–87

синдром раздраженного кишечника 81, 84–85, 124
толстая кишка 74, 76–78
уровень сахара в крови 78–79, 102
чай 81, 84–85
энергия 78–79
язва 81, 82
пищевые добавки 15, 272
подагра 332–333
помидоры см. томаты
порезы 33
похмелье 284–285
почки (орган) 12
праздники 286–289
   витамины 287
   диарея 288
   загар 288
   запор 288
   меню 287
   напитки 286–288
   пикник 286–287
   рацион питания 286–289
   рецепты 288–289
продукты
растительные 15, 183 см. также вегетарианская диета
генетически измененные/модифицированные 21–22
группы 11–15
диетические 13–14
замена 92
замороженные 20, 200
консервированные 20
нежирные 13, 46, 49, 63, 93, 96–97, 104, 208, 280, 310, 313
покупка 20–21, 195, 200, 303, 318, 320
порции 11–14, 20, 92
сезонные 18–19

токсоплазмоз 167
экологически чистые 20
этикетки 20–21
просо 11
простата 111, 112, 120, 187
простуда 66–68, 91, 211
пряности 198
псориаз см. кожа
птица домашняя 12, 22, 93, 98

Р

работа **290–321**
   алкоголь 311
   белки 296, 309, 310
   бессонница 296, 297
   витамины 291–292, 306
   глаза 291–292
   деловые обеды 310–313
   жиры 294–295, 309–310, 312–313
   иммунная система 290–291, 306–307
   компьютер 290, 292, 298–299
   кофеин 297, 307, 315–316
   мелатонин 296
   меню 292, 297, 304, 317, 319
   на дому 298–301
   на открытом воздухе 295
   напитки 291, 295, 297–299, 307–309, 311, 316
   медицина нетрадиционная 291, 308
   незаменимые жирные кислоты 290–291, 295, 307
   офис 290–293
   перекусить на скорую руку 291, 295, 298, 306–307, 311, 316
   перелеты 308–309

алфавитный указатель

пищеварительная
система 309
посменная 296–297
путешествия 306–309
рацион питания 290,
291–298, 300–301,
306–311
рецепты 293, 300–301,
305, 316–317, 320–321
родители 318–321
сахар 291, 314
сердце 290–291,
296–297, 307
соль 307, 311
стресс 314–321
суставы и мышцы 290,
292, 309
триптофан 296, 308
углеводы 294, 296, 309,
310
учеба 302–305
физические
нагрузки/физкультура
290, 292, 299, 306,
308–309
энергия 294–295, 306
радикалы свободные 26,
60, 66, **118**, 291
рак 10, 187
алкоголь 121
антиоксиданты 12,
18–19, 105, 111, 118,
184–186, 295
жиры 121
загар 295
клетчатка 74, 119–120
курение 69–70, 121
ликопен 111, 120, 298
напитки 120, 179, 219
рацион питания 111,
119–121, 178–179
соя 69, 105, 120, 180,
184–186
фитоэстрогены 111
чай 120
рацион питания 170,
171–175, 198–203, 322–325

рибофлавин (витамин B₂) 13
рис 11, 15, **20–21**, 37, 314
родители 322–325
см. также младенцы
и малыши; дети
и подростки
алкоголь 172
аллергия 172
вес 175, 322
витамины 172–173, 322
иммунная система 322
кожа 174
меню 173
минералы/минеральные
соли 172–173, 322
напитки 170–172
работа 318–321
рецепты 176–177,
324–325
углеводы 322
усталость 173–175, 322
физические
нагрузки/физкультура
175, 323
энергия 322
ромашка 245
рыба **12–13**, 15
жирная 12–14, 57, 192,
208, 280
масла 14, 51, 56,
192–193
рыбий жир 14, 51, 56,
192–193, 218, 335

С

салаты 12, **18–19**
сальмонелла 22
сардины 191
сахар **13–15**, 258, 259
меласса 272
секс **108–115**
алкоголь 108
антиоксиданты 111
вес 108
витамины 108–110
импотенция 112
контрацепция 110, 163

меню 113
рацион питания
108–115
рецепты 113–115
цинк 109–110, 112
селедка 18
селен 11, 13
семечки 12–15
подсолнечника 190, 239
фенхеля 81
сердце 10, **54–65**
алкоголь 58, 63, 180,
258
антиоксиданты 12, 18,
60
атеросклероз 55, 162
вес 54, 56, 58–59, 63
витамин B₁₂ 61
жиры 54, 56, 63
калий 62–63, 191, 193
курение 56, 69–70
ликопен 61, 62
меню 61
минералы/минеральные
соли 60–61
напитки 219
насыщенные жиры 14
незаменимые жирные
кислоты 13, 18–19,
56, 192, 306
оливковое масло 54–55
повышенное давление
10, 54, 58–59, 178,
191, 307
посменная работа 296
работа 290–291, 296
рацион питания 55,
57–65, 178–180, 191,
193, 208, 290–291,
296–297, 307
рецепты 64–65
соль 54, 58, 59, 178,
191, 307
соя 63, 105, 180, 184,
186
стресс 207, 208, 307
трансизомерные

жирные кислоты 14
физические
нагрузки/физкультура
54, 56, 58, 290
фолаты 62
холестерин 11, 13, 14,
54–56, 76
серотонин 217–218, 234,
245, 254, 296
синдром хронической
усталости **250–257**
алкоголь 251, 257
анемия 250–251
белки 254
витамины 251, 252
дыхательная система
255
кофеин 255
меню 254
минералы/минеральные
соли 251–252
напитки 251–252
питание/пища 250–257
похудение 255
рецепты 256–257
углеводы 252, 254–255
уровень сахара в крови
252, 255
физические
нагрузки/физкультура
255
синусит 124
сладости 15, 234–236
сок фруктовый 12, 17 *см.
также* напитки
соль 258, 259, 261
сосиски 12, 150
соус голландский 23
соя 13, **184–187**, 302
антиоксиданты 63, 105,
184, 186
белки 186
генетически
модифицированная
21–22
изофлавоны 63, 105,
185, 186

кальций 49
масло 51, 56
менопауза 185
меню 185
мисо 187
мороженое 187
мука 187
напитки 15, 125, 186
остеопороз 186
пудинг 187
рак 69, 105, 120, 180, 184–186
сердце 63, 105, 180, 184, 186
средний возраст 184–187
текстурированные растительные белки 15, 185–186
темпех 186
тофу 15, 187
эдамам 185
спаржа 18–19, 163, 311
специи 198
спорт **278–283**
 белки 279–280
 витамины 280
 гликоген 278, 279
 жиры 280
 меню 281
 минералы/минеральные соли 280
 напитки 281–282
 рацион питания 278–280
 рецепты 281–283
 углеводы 278–279, 282
 уровень сахара в крови 278, 279
 энергия 278–279, 282
средний возраст **178–179**
 алкоголь 180
 вес 180–181
 глаза 178
 жиры 178
 меню 185
 напитки 180
 незаменимые жирные

кислоты 178
рацион питания 178–181, 184–189
рецепты 188–189
соль 178
соя 184–187
углеводы 178
физические нагрузки/физкультура 180–181
старение **190–197**
 алкоголь 194
 антиоксиданты 18, 26
 белки 192, 194–195
 вес 190–191
 витамины 190, 192, 193–194
 диабет 191
 зубы 193
 меню 195
 метаболизм 91, 190
 минеральные соли 192, 193, 194
 напитки 194, 326
 незаменимые жирные кислоты 39, 326
 остеопороз см. кости
 память 39–40, 190–192
 пенсия 326–331
 повышенное артериальное давление см. сердце
 рацион питания 190–197, 326–327, 330–331
 рецепты 196–197, 330–331
 соль 191–193
 физические нагрузки/физкультура 191, 194
старость **198–203**
 алкоголь 200
 белки 200
 зубы 201
 меню 201
 молоко 200

напитки 200
отравление пищевое 200
рецепты 202–203
соль 200–201
углеводы 200
физические нагрузки/физкультура 199
стимуляторы 17
стресс **206–215, 314–321**
 адреналин 206–207, 314
 алкоголь 208, 314
 витамины 209–211, 304, 315
 головная боль 316
 дыхательная система 210
 жиры 208
 иммунная система 315
 кофе 208
 курение 208
 медитация 210
 меню 213, 315
 минералы/минеральные соли 209, 211
 напитки 208, 212
 незаменимые жирные кислоты 210
 отсутствие аппетита 229
 работа 314–321
 расслабление 210
 рацион питания 206–215, 315–317
 рецепты 213–215, 316–317
 сахар 208–209
 сердце 207–208
 симптомы 206–208
 соль 315
 травы 211–12
 углеводы 207, 314
 уровень сахара в крови 315
 физические нагрузки/физкультура 210, 314

чай 208
студенты **302–305**
суставы см. кости: суставы и мышцы
сыр 13, 15, 311
 домашний 13
 листериоз 167
 мягкий 22–23, 167
 низкой жирности 93
 плесень 167

Т

творог 13
тиамин (витамин B_1) 21
токсоплазмоз 167
толстая кишка 74, 76–78
томаты
 генетически измененные/модифицированные 21–22
 ликопен 61, 66, 111, 120, 299
тофу 15, 187
травы 258
 бессонница 243, 245, 297
 депрессия 218–219, 222–223
 дыхательная система 69, 119, 211, 291, 307
 иммунная система 117, 119, 307
 пищеварительная система 81, 84
 потеря аппетита 230
 секс 113
 синдром хронической усталости 255
 стресс 211–212
 чаи 81, 84–85, 194, 212, 245–255, 281, 291, 297
триптофан 217, 223, 242–243, **244–245**, 258, 296, 308
тунец 93
турнепс 19, 222

У

углеводы 10, 11, **16–17**
угри 30–31
уксус 19
усталость 173–175, 315, 322
устрицы 110, 112

Ф

фазан 18
фенхель 81, 218, 243
фертильность **108–111**, **160–164**
    алкоголь 108, 160–161
    антиоксиданты 110, 162
    атеросклероз 162
    бесплодие 160–164
    вес 161–162
    витамины 108–110, 161, 163, 165
    контрацептивы 110, 163
    кофеин 163
    минералы/минеральные соли 109–111, 161–164
    незаменимые жирные кислоты 111, 164
    питание/пища 108–111, 160–161, 163–165
    сперма 161–162
    физические нагрузки/физкультура 162–163
    фитоэстрогены 111
    цинк 109–110, 161–163
фитоэстрогены 105, 111, 184–185
флавоноиды 18, 29, 61–62
фолаты, фолиевая кислота 13, 18, **36–39**, 62, 164–165
фосфор 13
фрукты 12, 76, 92, 96
    биофлавоноиды 18, 61
    замороженные 12, 20
    из своего сада 327
    консервированные 12
    подготовка 23, 167
    приготовление 12, 23
    свежие 12
    сушеные 12, 15, 76
    токсоплазмоз 167
    цитрусовые 18, 200
    экологически чистые 20

Х

хлеб 11, 15
    белый 15, 21
    из цельнозерновой муки с фруктами 250
    ржаной 15
    цельнозерновой 11, 15, 21, 76, 104, 157
хлопья 11
    дети и подростки 143
    завтрак 11, 15, 76, 112, 214, 238–239, 252–254
    цельнозерновые 11, 15
холестерин
    жиры 14, 54, 56
    клетчатка 11, 61, 76
    кровь 11, 13, 14, 54–55, 56, 61, 76
    липопротеины 55–56
    масла 54, 56
    пища 13, 54, 56
    экстракт из корней артишока 18
    яйца 13
холин **256–266**, 302
хрустящий картофель 13
хрустящий хлебец 11

Ц

цветная капуста 243, 302
целиакия **126–127**
цинк 12, 15, 18, 21
цистит *см.* инфекции мочевых путей
цыплята 12, 308

Ч

чай 17
черная смородина 19
черника 111, 267, **298**
чеснок 69, 113, 117
чечевица 12

Ш

шоколад 14–15, 258, 261, 302

Щ

щитовидная железа **12–13**, 91, **104–105**

Э

экзема 31, 124
эхинацея 119, 211, 291, 307

Я

яблоки 19
ягненок 12
язва 81, 82
яйца 12–13, 15, 22–23, 41, 93, 98, 161, 200

Список иллюстраций

Издатели выражают благодарность за участие в создании этой книги:

Editorial Assistant	Charlotte Beech
Picture Researcher	Richard Soar
Production Manager	Karol Davies
Production Controller	Nigel Reed
Computer Management	Elisa Merino, Paul Stradling
Illustrator	Ian Whadcock

8 Pictor, 21 Gettyone Stone, 26 (right) Gettyone Stone, 33 The Stock Market, 46-47 Telegraph Colour Library, 47 Images Colour Library, 48 (right) Gettyone Stone, 49 (right) Image Bank, 55 Images Colour Library, 70 (left) Image Bank, 80 (bottom) Gettyone Stone, 82-83 Gettyone Stone, 85 (bottom) Pictor, 95 (left) Images Colour Library, 99 Image Bank, 109 (top) Gettyone Stone, 118 Telegraph Colour Library, 135 Telegraph Colour Library, 138 (left) Telegraph Colour Library, 139 (left) The Stock Market, 139 (right) Telegraph Colour Library, 143 Gettyone Stone, 147 Gettyone Stone, 154-5 Telegraph Colour Library, 164 Telegraph Colour Library, 166 Gettyone Stone, 170 (bottom) Images Colour Library, 175 Images Colour Library, 180 (left) Gettyone Stone, 182 (left) Telegraph Colour Library, 199 The Stock Market, 206, 206-7 Courtesy of Yo! Sushi Soho Ltd, 216-7 Gettyone Stone, 220 (left) The Stock Market, 221 (left) Image Bank, 221 (right) Images Colour Library, 223 Image Bank, 230 Image Bank, 233 Telegraph Colour Library, 236 Gettyone Stone, 237 Telegraph Colour Library, 243 (right) The Stock Market, 259 Gettyone Stone, 271 Telegraph Colour Library, 280-1 Telegraph Colour library, 286 Images Colour Library, 290 (bottom) Telegraph Colour Library, 291 Image Bank, 292 Image Bank, 294 (bottom) Pictor, 299 Telegraph Colour Library, 303 Pictor, 304 Gettyone Stone, 307 (right) Gettyone Stone, 308 Courtesy of Virgin Atlantic, 311 Gettyone Stone, 312 Image Bank, 318 Gettyone Stone, 323 Gettyone Stone, 328 Image Bank, 333 Gettyone Stone, 334 Gettyone Stone.

Reader's Digest production credits:

Book Production Manager	Fiona McIntosh
Pre-Press Manager	Howard Reynolds
Pre-Press Technical Analyst	Martin Hendrick
Origination	Colourscan, Singapore
Printing and Binding	Brepols Graphic Industries NV, Turnhout, Belgium